Wichtiger Hinweis zu den „Allgemeinen Monographien"

Das Europäische Arzneibuch enthält eine Anzahl allgemeiner Monographien, die Gruppen von Produkten umfassen. Diese „Allgemeinen Monographien" beinhalten Anforderungen, die auf alle Produkte der entsprechenden Gruppe anwendbar sind oder in einigen Fällen für jedes Produkt der jeweiligen Gruppe, für das eine Einzelmonographie im Arzneibuch enthalten ist (siehe „1 Allgemeine Vorschriften, Allgemeine Monographien"). Falls in der Einleitung keine Einschränkung des Anwendungsbereichs der allgemeinen Monographie angegeben ist, gilt diese für alle Produkte der definierten Gruppe, unabhängig davon, ob ein bestimmtes Produkt in einer Einzelmonographie im Arzneibuch beschrieben ist.

Immer wenn eine Monographie angewendet wird, muss unbedingt abgeklärt werden, ob eine allgemeine Monographie auf das jeweilige Produkt anwendbar ist. Die nachstehend aufgelisteten Texte werden unter „Allgemeine Monographien" veröffentlicht, wenn nichts anderes angegeben ist. Die nachfolgende Liste wird falls erforderlich in jedem Nachtrag auf den neuesten Stand gebracht.

- Ätherische Öle
- Allergenzubereitungen
- Chemische Vorläufersubstanzen für radioaktive Arzneimittel
- Darreichungsformen (siehe Kapitel „Monographien zu Darreichungsformen" beziehungsweise Kapitel „Homöopathische Zubereitungen und Stoffe für homöopathische Zubereitungen")
- DNA-rekombinationstechnisch hergestellte Produkte
- Extrakte aus pflanzlichen Drogen
- Fermentationsprodukte
- Homöopathische Zubereitungen (siehe Kapitel „Homöopathische Zubereitungen und Stoffe für homöopathische Zubereitungen")
- Immunsera von Tieren zur Anwendung am Menschen
- Immunsera für Tiere
- Impfstoffe für Menschen
- Impfstoffe für Tiere
- Instantteezubereitungen aus pflanzlichen Drogen
- Lebende biotherapeutische Produkte zur Anwendung am Menschen
- Monoklonale Antikörper für Menschen
- Pflanzliche Drogen
- Zubereitungen aus pflanzlichen Drogen
- Pflanzliche Drogen für homöopathische Zubereitungen (siehe Kapitel „Homöopathische Zubereitungen und Stoffe für homöopathische Zubereitungen")
- Pflanzliche Drogen zur Teebereitung
- Pflanzliche fette Öle
- Pharmazeutische Zubereitungen
- Produkte mit dem Risiko der Übertragung von Erregern der spongiformen Enzephalopathie tierischen Ursprungs
- Radioaktive Arzneimittel
- Substanzen zur pharmazeutischen Verwendung
- Urtinkturen für homöopathische Zubereitungen (siehe Kapitel „Homöopathische Zubereitungen und Stoffe für homöopathische Zubereitungen")
- Vorschriften zur Herstellung homöopathischer konzentrierter Zubereitungen und zur Potenzierung (siehe Kapitel „Homöopathische Zubereitungen und Stoffe für homöopathische Zubereitungen")

Europäisches Arzneibuch

10. Ausgabe
7. Nachtrag

Europäisches Arzneibuch

10. Ausgabe
7. Nachtrag

Amtliche deutsche Ausgabe

Deutscher Apotheker Verlag
Avoxa – Mediengruppe Deutscher Apotheker

Wichtige Adressen

Bundesinstitut für Arzneimittel und Medizinprodukte
FG Arzneibuch
Kurt-Georg-Kiesinger-Allee 3
D-53175 Bonn
E-Mail: arzneibuch@bfarm.de

European Directorate for the Quality of Medicines & Health Care (EDQM)
Council of Europe
7 allée Kastner
CS 30026
F-67081 Strasbourg, France

Tel.: 00 33-388-41 30 30
Fax: 00 33-388-41 27 71
Internet: www.edqm.eu

Einreichen wissenschaftlicher Artikel
Mail: publications.info@edqm.eu

Vertragsstaaten, die das Übereinkommen über die Ausarbeitung eines Europäischen Arzneibuchs unterzeichnet haben und Mitglied der Europäischen Arzneibuch-Kommission sind:

- Albanien
- Belgien
- Bosnien-Herzegowina
- Bulgarien
- Dänemark
- Deutschland
- Estland
- Finnland
- Frankreich
- Griechenland
- Irland
- Island
- Italien
- Kroatien
- Lettland
- Litauen
- Großherzogtum Luxemburg
- Malta
- Republik Moldau
- Montenegro
- Niederlande
- Republik Nordmazedonien
- Norwegen
- Österreich
- Polen
- Portugal
- Rumänien
- Schweden
- Schweiz
- Serbien
- Slowakische Republik
- Slowenien
- Spanien
- Tschechische Republik
- Türkei
- Ukraine
- Ungarn
- Vereinigtes Königreich
- Zypern
- Europäische Union

Europäisches Arzneibuch 10. Ausgabe, 7. Nachtrag
ISBN 978-3-7692-8024-1

© Printed in Germany
Satz: le-tex publishing services, Leipzig
Druck: C.H.Beck, Nördlingen

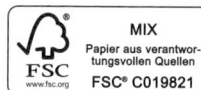

BEKANNTMACHUNG ZUM EUROPÄISCHEN ARZNEIBUCH

10. Ausgabe, 7. Nachtrag,
Amtliche deutsche Ausgabe[*]

Vom 14. September 2022
(Bundesanzeiger AT 23.09.2022 B5)

1. Im Rahmen des Übereinkommens über die Ausarbeitung eines Europäischen Arzneibuchs vom 22. Juli 1964, revidiert durch das Protokoll vom 16. November 1989 (BGBl. 1993 II S. 15), erfolgt beim Europarat die Ausarbeitung des Europäischen Arzneibuchs. Die Bundesrepublik Deutschland ist diesem Übereinkommen beigetreten (Gesetz vom 4. Juli 1973, BGBl. 1973 II S. 701) und hat sich damit verpflichtet, die Monographien und anderen Texte des Europäischen Arzneibuchs in geltende Normen zu überführen.

2. Der Ausschuss für Arzneimittel und Pharmazeutische Betreuung (Teilabkommen) des Europarats hat auf Empfehlung der Europäischen Arzneibuch-Kommission am 23. März 2021 mit der Resolution AP-CPH (21) 3 den 1. April 2022 als Termin für die Übernahme des 7. Nachtrags zur 10. Ausgabe des Europäischen Arzneibuchs durch die Vertragsstaaten des Übereinkommens über die Ausarbeitung eines Europäischen Arzneibuchs festgelegt. In der Bundesrepublik Deutschland erfolgte diese Übernahme mit der Bekanntmachung des Bundesinstituts für Arzneimittel und Medizinprodukte zum Europäischen Arzneibuch, 10. Ausgabe, 7. Nachtrag, vom 7. März 2022 (BAnz AT 15.03.2022 B5), mit der die Vorschriften des 7. Nachtrags zur 10. Ausgabe vorläufig anwendbar gemacht wurden.

3. Der 7. Nachtrag zur 10. Ausgabe des Europäischen Arzneibuchs umfasst neben berichtigten Texten und Monographien neue und revidierte Monographien sowie neue und revidierte andere Texte, die von der Europäischen Arzneibuch-Kommission auf deren Sitzung vom 23. bis 24. März 2021 beschlossen wurden.

4. Der 7. Nachtrag zur 10. Ausgabe des Europäischen Arzneibuchs wurde vom Europarat in englischer („European Pharmacopoeia, Supplement 10.7") und französischer Sprache („Pharmacopée Européenne, Supplément 10.7"), den Amtssprachen des Europarats, herausgegeben. Er wurde unter Beteiligung der zuständigen Behörden Deutschlands, Österreichs und der Schweiz in die deutsche Sprache übersetzt.

5. Die übersetzten Monographien und anderen Texte des 7. Nachtrags zur 10. Ausgabe des Europäischen Arzneibuchs werden hiermit nach § 55 Absatz 7 des Arzneimittelgesetzes (AMG) als „Europäisches Arzneibuch, 10. Ausgabe, 7. Nachtrag, Amtliche deutsche Ausgabe" bekannt gemacht. Die Bekanntmachung erfolgt gemäß § 55 Absatz 1 AMG, gegebenenfalls in Verbindung mit § 63 des Tierarzneimittelgesetzes, im Einvernehmen mit dem Paul-Ehrlich-Institut und dem Bundesamt für Verbraucherschutz und Lebensmittelsicherheit.

6. Das geltende Europäische Arzneibuch, Amtliche deutsche Ausgabe, umfasst nunmehr die amtlichen deutschen Ausgaben des Europäischen Arzneibuchs, 10. Ausgabe, Grundwerk 2020 und des Europäischen Arzneibuchs, 10. Ausgabe, 1., 2., 3., 4., 5., 6. und 7. Nachtrag.

7. Das Europäische Arzneibuch, 10. Ausgabe, 7. Nachtrag, Amtliche deutsche Ausgabe, kann beim Deutschen Apotheker Verlag bezogen werden.

8. Mit Beginn der Geltung des Europäischen Arzneibuchs, 7. Nachtrag, Amtliche deutsche Ausgabe, wird die Bekanntmachung zum Europäischen Arzneibuch, 10. Ausgabe, 7. Nachtrag, vom 7. März 2022 (BAnz AT 15.03.2022 B5) aufgehoben.

9. Das Europäische Arzneibuch, 10. Ausgabe, 7. Nachtrag, Amtliche deutsche Ausgabe, gilt ab dem 1. Januar 2023.

10. Für Arzneimittel, die sich am 1. Januar 2023 in Verkehr befinden und die die Anforderungen der Monographien sowie die Anforderungen der anderen Texte des Europäischen Arzneibuchs, 10. Ausgabe, 7. Nachtrag nicht erfüllen oder nicht nach deren Vorschriften hergestellt, geprüft oder bezeichnet worden sind, aber den am 31. Dezember 2022 geltenden Vorschriften entsprechen, findet diese Bekanntmachung erst ab dem 1. Juli 2023 Anwendung.

Bonn, den 14. September 2022

Bundesinstitut für Arzneimittel
und Medizinprodukte
In Vertretung
Prof. Dr. W. Knöß

---

[*] Diese Bekanntmachung ergeht im Anschluss an folgende Bekanntmachungen des Bundesinstituts für Arzneimittel und Medizinprodukte:
- Bekanntmachung zum Europäischen Arzneibuch, 10. Ausgabe, 7. Nachtrag vom 7. März 2022 (BAnz AT 15.03.2022 B5)
- Bekanntmachung zum Europäischen Arzneibuch, 10. Ausgabe, 6. Nachtrag, Amtliche deutsche Ausgabe vom 28. Juni 2022 (BAnz AT 07.07.2022 B5)

INHALTSVERZEICHNIS

Erläuterungen zu den Monographien	A
Wichtiger Hinweis zu den „Allgemeinen Monographien"	B
Wichtige Adressen	IV
Bekanntmachung zum Europäischen Arzneibuch	V
Inhaltsverzeichnis	VII
IV. INHALT DER 10. AUSGABE	**IX**
1. Änderungen seit dem 6. Nachtrag zur 10. Ausgabe	IX
– Neue Texte	IX
– Revidierte Texte	IX
– Berichtigte Texte	XI
– Titeländerungen	XI
– Ausgesetzte Texte	XI
– Gestrichene Texte	XII
2. Verzeichnis aller Texte der 10. Ausgabe	XIII
Allgemeiner Teil	**9137**
1 Allgemeine Vorschriften	9139
2 Allgemeine Methoden	9159
4 Reagenzien	9177
5 Allgemeine Texte	9523
Monographiegruppen	**9561**
Allgemeine Monographien	9563
Monographien zu Darreichungsformen	9585
Impfstoffe für Menschen	9591
Pflanzliche Drogen und Zubereitungen aus pflanzlichen Drogen	9627
Monographien A–Z	**9649**
Gesamtregister	**9769**

Die „Allgemeinen Vorschriften" gelten für alle Monographien und sonstigen Texte

IV. INHALT DER 10. AUSGABE

1. Änderungen seit dem 6. Nachtrag zur 10. Ausgabe

In der deutschsprachigen Übersetzung des 7. Nachtrags zur 10. Ausgabe der Ph. Eur. werden Änderungen gegenüber dem Grundwerk 2020 beziehungsweise dem 1., 2., 3., 4., 5. und 6. Nachtrag zur 10. Ausgabe durch Markierung der entsprechenden Textstellen gekennzeichnet.

Eine vertikale Linie am Textrand zeigt Textpassagen an, die inhaltlich revidiert oder berichtigt wurden; ein horizontaler Balken markiert Abschnitte, die gestrichen wurden.

Wie in der englischen und französischen Originalausgabe sind diese Markierungen nicht notwendigerweise vollständig. Sie dienen dem Anwender zur Information und sind nicht Bestandteil des amtlichen Texts. Redaktionelle Änderungen sind in der Regel nicht gekennzeichnet.

Bezieher (Buch oder elektronische Version) der englischsprachigen und/oder französischsprachigen Originalausgabe des Europäischen Arzneibuchs mit aktueller Bestellung und registrierter EPID haben Zugang zum Onlinearchiv mit allen nicht mehr gültigen Ausgaben und Nachträgen der European Pharmacopoeia/Pharmacopée Européenne im PDF-Format.

Beim EDQM können keine einzelnen Exemplare von in dieser Ausgabe publizierten Texten des Europäischen Arzneibuchs bezogen werden.

Eine Liste der im Laufe dieser Ausgabe veröffentlichten neuen Reagenzien ist unter „Nützliche Informationen" in *Pharmeuropa Online* verfügbar.

Neue Texte

Allgemeiner Teil

1.4	Allgemeine Monographien und Allgemeine Monographien zu Darreichungsformen
1.6	Referenzstandards
5.30	Monographien zu ätherischen Ölen (Text zur Information)

Monographiegruppen

Pflanzliche Drogen und Zubereitungen aus pflanzlichen Drogen

Bittere Aprikosensamen
Notopterygiumwurzelstock mit Wurzel
Pfirsichsamen
Sennesfrüchtetrockenextrakt, Eingestellter, mit Wasser hergestellter
Sennesfrüchtetrockenextrakt, Eingestellter, mit wässrig-alkoholischen Mischungen hergestellter

Monographien A–Z

Deferasirox-Tabletten zur Herstellung einer Suspension zum Einnehmen
Nebivololhydrochlorid
Teriflunomid-Tabletten

Revidierte Texte

Allgemeiner Teil

1.1	Allgemeines
1.2	Weitere Vorgaben zu Monographien und Allgemeinen Kapiteln
1.3	Allgemeine Kapitel
1.5	Einzelmonographien
1.7	Abkürzungen und Symbole
1.8	Internationales Einheitensystem (SI) und andere Einheiten
2.2.48	Raman-Spektroskopie

X   1. Änderungen seit dem 6. Nachtrag zur 10. Ausgabe

2.2.66   Detektion und Messung von Radioaktivität
4   Reagenzien
5.1.3   Prüfung auf ausreichende antimikrobielle Konservierung
5.2.7   Bewertung der Wirksamkeit von Impfstoffen und Immunsera für Tiere
5.4   Lösungsmittel-Rückstände
5.11   Zum Abschnitt „Eigenschaften" in Monographien
5.19   Unmittelbar vor Abgabe/Anwendung hergestellte radioaktive Arzneimittel *
5.22   Bezeichnungen von in der Traditionellen Chinesischen Medizin verwendeten pflanzlichen Drogen

Monographiegruppen

Allgemeine Monographien
Ätherische Öle
Fermentationsprodukte
Immunsera für Tiere
Impfstoffe für Menschen
Impfstoffe für Tiere *
Radioaktive Arzneimittel

Darreichungsformen
Flüssige Zubereitungen zur kutanen Anwendung

Impfstoffe für Menschen
Diphtherie-Tetanus-Pertussis(azellulär, aus Komponenten)-Hepatitis-B(rDNA)-Poliomyelitis(inaktiviert)-Haemophilus-Typ-b(konjugiert)-Adsorbat-Impfstoff
Haemophilus-Typ-b-Impfstoff (konjugiert)
Influenza-Lebend-Impfstoff (nasal)
Masern-Lebend-Impfstoff
Masern-Mumps-Röteln-Lebend-Impfstoff
Masern-Mumps-Röteln-Varizellen-Lebend-Impfstoff
Milzbrand-Adsorbat-Impfstoff (aus Zellkulturfiltraten) für Menschen
Mumps-Lebend-Impfstoff
Pocken-Lebend-Impfstoff
Röteln-Lebend-Impfstoff
Rotavirus-Lebend-Impfstoff (oral)

Pflanzliche Drogen und Zubereitungen aus pflanzlichen Drogen
Citronenöl
Mandarinenschalenöl
Sennesfiederblättchentrockenextrakt, Eingestellter
Süßorangenschalenöl

Monographien A–Z

Alfacalcidol
Anti-D-Immunglobulin vom Menschen
Anti-D-Immunglobulin vom Menschen zur intravenösen Anwendung
Atorvastatin-Calcium
Cefuroximaxetil
Chlortalidon
Cyanocobalamin
Deferasirox *
Etomidat
Flucloxacillin-Natrium-Monohydrat
Formoterolfumarat-Dihydrat
Gonadorelinacetat
Hyaluronidase
Hypromellosephthalat

Indapamid
Marbofloxacin für Tiere
Methylprednisolon
Miconazol
Miconazolnitrat
Oxytetracyclinhydrochlorid
Paracetamol
Prednisolonacetat
Racecadotril
Teicoplanin
Terpin-Monohydrat
Tetracainhydrochlorid
Thiopental-Natrium und Natriumcarbonat
Trifluridin

Hinweis: Bei den mit * gekennzeichneten Texten war eine Revision nicht erforderlich oder erfolgte bereits im 6. Nachtrag zur 10. Ausgabe (Ph. Eur. 10.6).

Berichtigte Texte

Allgemeiner Teil

2.1.7   Waagen für analytische Zwecke *
2.6.8   Prüfung auf Pyrogene *

Monographien A–Z

Aprotinin *
Aprotinin-Lösung, Konzentrierte *
Calciumpantothenat *
Ciclosporin *
Donepezilhydrochlorid **
Donepezilhydrochlorid-Monohydrat **
Natriumdodecylsulfat *

Hinweis: Bei den mit * gekennzeichneten Texten erfolgte die Berichtigung bereits im 4., 5. oder 6. Nachtrag zur 10. Ausgabe (Ph. Eur. 10.4/10.5/10.6).

Hinweis: Bei den mit ** gekennzeichneten Texten handelt es sich um nur in der deutschsprachigen Ausgabe der Ph. Eur. 10.7 berichtigte Texte.

Titeländerungen

Allgemeiner Teil

1.2   Begriffe in Allgemeinen Kapiteln und Monographien sowie Erläuterungen *wird zu:*
       1.2 Weitere Vorgaben zu Monographien und Allgemeinen Kapiteln
1.4   Monographien *wird zu:*
       1.4 Allgemeine Monographien und Allgemeine Monographien zu Darreichungsformen
1.5   Allgemeine Abkürzungen und Symbole *wird zu:* 1.7 Abkürzungen und Symbole
1.6   Internationales Einheitensystem und andere Einheiten *wird zu:*
       1.8 Internationales Einheitensystem (SI) und andere Einheiten

Monographiegruppen

Pflanzliche Drogen und Zubereitungen aus pflanzlichen Drogen
Eingestellter Sennesblättertrockenextrakt *wird zu:* Eingestellter Sennesfiederblättchentrockenextrakt

Monographien A–Z

Atorvastatin-Calcium-Trihydrat *wird zu:* Atorvastatin-Calcium
Flucloxacillin-Natrium *wird zu:* Flucloxacillin-Natrium-Monohydrat

Ausgesetzte Texte

*Der folgende Text wurde zum **1.7.2022** ausgesetzt:*

Monographien A–Z
Pferdeserum-Gonadotropin für Tiere

Gestrichene Texte

Die folgenden Texte wurden mit der Resolution AP-CPH (19) 4 zum **1.4.2020** *gestrichen:*

Pflanzliche Drogen und Zubereitungen aus pflanzlichen Drogen
Tinnevelly-Sennesfrüchte

Monographien A–Z
Insulin vom Rind

Die folgenden Texte wurden mit der Resolution AP-CPH (19) 5 zum **1.7.2020** *gestrichen:*

Allgemeiner Teil
2.6.24 Aviäre Virusimpfstoffe: Prüfungen auf fremde Agenzien in Saatgut
2.6.25 Aviäre Virus-Lebend-Impfstoffe: Prüfungen auf fremde Agenzien in Chargen von Fertigprodukten

Die folgenden Texte wurden mit der Resolution AP-CPH (19) 6 zum **1.1.2021** *gestrichen:*

Monographien A–Z
Carisoprodol
Meprobamat
Nalidixinsäure

Die folgenden Texte wurden mit der Resolution AP-CPH CORR (20) 4 zum **1.4.2021** *gestrichen:*

Monographien A–Z
Amobarbital
Amobarbital-Natrium
Biphasische Insulin-Suspension zur Injektion
Metrifonat

Der folgende Text wurde mit der Resolution AP-CPH (20) 5 zum **1.7.2021** *gestrichen:*

Monographien A–Z
Wasserdispergierbares Colecalciferol-Konzentrat

Der folgende Text wurde mit der Resolution AP-CPH (20) 6 zum **1.7.2021** *gestrichen:*

Monographien A–Z
Theobromin

Der folgende Text wurde mit der Resolution AP-CPH (21) 1 zum **1.1.2022** *gestrichen:*

Monographien A–Z
Barbital

Die folgenden Texte wurden mit der Resolution AP-CPH (21) 6 zum **1.7.2022** *gestrichen:*

Radioaktive Arzneimittel und Ausgangsmaterialien für radioaktive Arzneimittel
(^{99m}Tc)Technetium-Schwefel-Kolloid-Injektionslösung

Monographien A–Z
Aminoglutethimid
Lebertran (Typ B)

2. Verzeichnis aller Texte der 10. Ausgabe

Stand

Allgemeiner Teil

1 Allgemeine Vorschriften

1.1	Allgemeines	10.7
1.2	Weitere Vorgaben zu Monographien und Allgemeinen Kapiteln	10.7
1.3	Allgemeine Kapitel	10.7
1.4	Allgemeine Monographien und Allgemeine Monographien zu Darreichungsformen	10.7
1.5	Einzelmonographien	10.7
1.6	Referenzstandards	10.7
1.7	Abkürzungen und Symbole	10.7
1.8	Internationales Einheitensystem (SI) und andere Einheiten	10.7

2 Allgemeine Methoden

2.1 Geräte

2.1.1	Normaltropfenzähler	10.0
2.1.2	Vergleichstabelle der Porosität von Glassintertiegeln	10.0
2.1.3	UV-Analysenlampen	10.0
2.1.4	Siebe	10.0
2.1.5	Neßler-Zylinder	10.0
2.1.6	Gasprüfröhrchen	10.0
2.1.7	Waagen für analytische Zwecke	10.6

2.2 Methoden der Physik und der physikalischen Chemie

2.2.1	Klarheit und Opaleszenz von Flüssigkeiten	10.0
2.2.2	Färbung von Flüssigkeiten	10.3
2.2.3	pH-Wert – Potentiometrische Methode	10.0
2.2.4	Ungefährer pH-Wert von Lösungen	10.0
2.2.5	Relative Dichte	10.0
2.2.6	Brechungsindex	10.0
2.2.7	Optische Drehung	10.0
2.2.8	Viskosität	10.0
2.2.9	Kapillarviskosimeter	10.0
2.2.10	Viskosität – Rotationsviskosimeter	10.0
2.2.11	Destillationsbereich	10.0
2.2.12	Siedetemperatur	10.0
2.2.13	Bestimmung von Wasser durch Destillation	10.0
2.2.14	Schmelztemperatur – Kapillarmethode	10.0
2.2.15	Steigschmelzpunkt – Methode mit offener Kapillare	10.0
2.2.16	Sofortschmelzpunkt	10.0
2.2.17	Tropfpunkt	10.0
2.2.18	Erstarrungstemperatur	10.0
2.2.19	Amperometrie (Amperometrische Titration)	10.0
2.2.20	Potentiometrie (Potentiometrische Titration)	10.0
2.2.21	Fluorimetrie	10.0
2.2.22	Atomemissionsspektrometrie	10.0
2.2.23	Atomabsorptionsspektrometrie	10.0
2.2.24	IR-Spektroskopie	10.3
2.2.25	UV-Vis-Spektroskopie	10.0
2.2.26	Papierchromatographie	10.0
2.2.27	Dünnschichtchromatographie	10.0
2.2.28	Gaschromatographie	10.0
2.2.29	Flüssigchromatographie	10.3
2.2.30	Ausschlusschromatographie	10.0
2.2.31	Elektrophorese	10.0
2.2.32	Trocknungsverlust	10.0
2.2.33	Kernresonanzspektroskopie	10.0

Die „Allgemeinen Vorschriften" gelten für alle Monographien und sonstigen Texte

		Stand
2.2.34	Thermoanalyse	10.0
2.2.35	Osmolalität	10.0
2.2.36	Potentiometrische Bestimmung der Ionenkonzentration mit ionenselektiven Elektroden	10.0
2.2.37	Röntgenfluoreszenz-Spektroskopie	10.0
2.2.38	Leitfähigkeit	10.3
2.2.39	Molekülmassenverteilung in Dextranen	10.0
2.2.40	NIR-Spektroskopie	10.0
2.2.41	Zirkulardichroismus	10.0
2.2.42	Dichte von Feststoffen	10.0
2.2.43	Massenspektrometrie	10.0
2.2.44	Gesamter organischer Kohlenstoff in Wasser zum pharmazeutischen Gebrauch	10.0
2.2.45	Flüssigchromatographie mit superkritischen Phasen	10.0
2.2.46	Chromatographische Trennmethoden	10.0
2.2.47	Kapillarelektrophorese	10.0
2.2.48	Raman-Spektroskopie	10.7
2.2.49	Kugelfall- und automatisierte Kugelrollviskosimeter-Methoden	10.3
2.2.54	Isoelektrische Fokussierung	10.0
2.2.55	Peptidmustercharakterisierung	10.0
2.2.56	Aminosäurenanalyse	10.0
2.2.57	Atomemissionsspektrometrie mit induktiv gekoppeltem Plasma	10.0
2.2.58	Massenspektrometrie mit induktiv gekoppeltem Plasma	10.0
2.2.59	Glycan-Analyse von Glycoproteinen	10.0
2.2.61	Charakterisierung kristalliner Feststoffe durch Mikrokalorimetrie und Lösungskalorimetrie	10.0
2.2.63	Direkte amperometrische und gepulste elektrochemische Detektion	10.0
2.2.64	Peptid-Identifizierung durch Kernresonanzspektroskopie	10.0
2.2.65	Voltametrie	10.0
2.2.66	Detektion und Messung von Radioaktivität	10.7

2.3 Identitätsreaktionen

2.3.1	Identitätsreaktionen auf Ionen und funktionelle Gruppen	10.0
2.3.2	Identifizierung fetter Öle durch Dünnschichtchromatographie	10.0
2.3.3	Identifizierung von Phenothiazinen durch Dünnschichtchromatographie	10.0
2.3.4	Geruch	10.0

2.4 Grenzprüfungen

2.4.1	Ammonium	10.0
2.4.2	Arsen	10.0
2.4.3	Calcium	10.0
2.4.4	Chlorid	10.0
2.4.5	Fluorid	10.6
2.4.6	Magnesium	10.0
2.4.7	Magnesium, Erdalkalimetalle	10.0
2.4.8	Schwermetalle	10.0
2.4.9	Eisen	10.0
2.4.10	Blei in Zuckern	10.0
2.4.11	Phosphat	10.0
2.4.12	Kalium	10.0
2.4.13	Sulfat	10.0
2.4.14	Sulfatasche	10.0
2.4.15	Nickel in Polyolen	10.0
2.4.16	Asche	10.0
2.4.17	Aluminium	10.0
2.4.18	Freier Formaldehyd	10.0
2.4.19	Alkalisch reagierende Substanzen in fetten Ölen	10.0
2.4.20	Bestimmung von Verunreinigungen durch Elemente	10.0
2.4.21	Prüfung fetter Öle auf fremde Öle durch Dünnschichtchromatographie	10.0
2.4.22	Prüfung der Fettsäurenzusammensetzung durch Gaschromatographie	10.0
2.4.23	Sterole in fetten Ölen	10.0
2.4.24	Identifizierung und Bestimmung von Lösungsmittel-Rückständen (Restlösungsmittel)	10.1
2.4.25	Ethylenoxid und Dioxan	10.0
2.4.26	N,N-Dimethylanilin	10.1
2.4.27	Schwermetalle in pflanzlichen Drogen und Zubereitungen aus pflanzlichen Drogen	10.0
2.4.28	2-Ethylhexansäure	10.0

Beachten Sie den Hinweis auf „Allgemeine Monographien" zu Anfang des Bands auf Seite B

Stand

2.4.29	Bestimmung der Fettsäurenzusammensetzung von Omega-3-Säuren-reichen Ölen	10.6
2.4.30	Ethylenglycol und Diethylenglycol in ethoxylierten Substanzen	10.0
2.4.31	Nickel in hydrierten pflanzlichen Ölen	10.0
2.4.32	Gesamtcholesterol in Omega-3-Säuren-reichen Ölen	10.0
2.4.33	Tetrabutylammonium in radioaktiven Arzneimitteln	10.5

2.5 Gehaltsbestimmungsmethoden

2.5.1	Säurezahl	10.0
2.5.2	Esterzahl	10.0
2.5.3	Hydroxylzahl	10.0
2.5.4	Iodzahl	10.0
2.5.5	Peroxidzahl	10.0
2.5.6	Verseifungszahl	10.0
2.5.7	Unverseifbare Anteile	10.0
2.5.8	Stickstoff in primären aromatischen Aminen	10.0
2.5.9	Kjeldahl-Bestimmung, Halbmikro-Methode	10.0
2.5.10	Schöniger-Methode	10.0
2.5.11	Komplexometrische Titrationen	10.0
2.5.12	Halbmikrobestimmung von Wasser – Karl-Fischer-Methode	10.0
2.5.13	Aluminium in Adsorbat-Impfstoffen	10.0
2.5.14	Calcium in Adsorbat-Impfstoffen	10.0
2.5.15	Phenol in Sera und Impfstoffen	10.0
2.5.16	Protein in Polysaccharid-Impfstoffen	10.0
2.5.17	Nukleinsäuren in Polysaccharid-Impfstoffen	10.0
2.5.18	Phosphor in Polysaccharid-Impfstoffen	10.0
2.5.19	*O*-Acetyl-Gruppen in Polysaccharid-Impfstoffen	10.0
2.5.20	Hexosamine in Polysaccharid-Impfstoffen	10.0
2.5.21	Methylpentosen in Polysaccharid-Impfstoffen	10.0
2.5.22	Uronsäuren in Polysaccharid-Impfstoffen	10.0
2.5.23	Sialinsäure in Polysaccharid-Impfstoffen	10.0
2.5.24	Kohlendioxid in Gasen	10.0
2.5.25	Kohlenmonoxid in Gasen	10.0
2.5.26	Stickstoffmonoxid und Stickstoffdioxid in Gasen	10.0
2.5.27	Sauerstoff in Gasen	10.0
2.5.28	Wasser in Gasen	10.0
2.5.29	Schwefeldioxid	10.4
2.5.30	Oxidierende Substanzen	10.0
2.5.31	Ribose in Polysaccharid-Impfstoffen	10.0
2.5.32	Mikrobestimmung von Wasser – Coulometrische Titration	10.0
2.5.33	Gesamtprotein	10.0
2.5.34	Essigsäure in synthetischen Peptiden	10.0
2.5.35	Distickstoffmonoxid in Gasen	10.0
2.5.36	Anisidinzahl	10.0
2.5.37	Methyl-, Ethyl- und Isopropylmethansulfonat in Methansulfonsäure	10.0
2.5.38	Methyl-, Ethyl- und Isopropylmethansulfonat in Wirkstoffen	10.0
2.5.39	Methansulfonylchlorid in Methansulfonsäure	10.0
2.5.40	Methyl-, Ethyl- und Isopropyltoluolsulfonat in Wirkstoffen	10.0
2.5.41	Methyl-, Ethyl- und Isopropylbenzolsulfonat in Wirkstoffen	10.0
2.5.42	*N*-Nitrosamine in Wirkstoffen	10.3

2.6 Methoden der Biologie

2.6.1	Prüfung auf Sterilität	10.0
2.6.2	Prüfung auf Mykobakterien	10.0
2.6.7	Prüfung auf Mykoplasmen	10.0
2.6.8	Prüfung auf Pyrogene	10.5
2.6.10	Prüfung auf Histamin	10.0
2.6.11	Prüfung auf blutdrucksenkende Substanzen	10.0
2.6.12	Mikrobiologische Prüfung nicht steriler Produkte: Bestimmung der vermehrungsfähigen Mikroorganismen	10.3
2.6.13	Mikrobiologische Prüfung nicht steriler Produkte: Nachweis spezifizierter Mikroorganismen	10.3
2.6.14	Prüfung auf Bakterien-Endotoxine	10.0
2.6.15	Präkallikrein-Aktivator	10.0
2.6.16	Prüfung auf fremde Agenzien in Virusimpfstoffen für Menschen	10.2

Die „Allgemeinen Vorschriften" gelten für alle Monographien und sonstigen Texte

		Stand
2.6.17	Bestimmung der antikomplementären Aktivität von Immunglobulin	10.0
2.6.18	Prüfung auf Neurovirulenz von Virus-Lebend-Impfstoffen	10.0
2.6.20	Anti-A- und Anti-B-Hämagglutinine	10.0
2.6.21	Verfahren zur Amplifikation von Nukleinsäuren	10.0
2.6.22	Aktivierte Blutgerinnungsfaktoren	10.0
2.6.26	Prüfung auf Anti-D-Antikörper in Immunglobulin vom Menschen	10.0
2.6.27	Mikrobiologische Prüfung zellbasierter Zubereitungen	10.3
2.6.30	Prüfung auf Monozytenaktivierung	10.0
2.6.31	Mikrobiologische Prüfung von pflanzlichen Arzneimitteln zum Einnehmen und von Extrakten zu deren Herstellung	10.0
2.6.32	Prüfung auf Bakterien-Endotoxine unter Verwendung des rekombinanten Faktors C	10.3
2.6.33	Restliches Pertussis-Toxin	10.0
2.6.34	Bestimmung von Wirtszellproteinen	10.0
2.6.35	Quantifizierung und Charakterisierung von Wirtszell-DNA-Rückständen	10.0
2.6.36	Mikrobiologische Prüfung lebender biotherapeutischer Produkte: Keimzahlbestimmung mikrobieller Kontaminanten	10.0
2.6.37	Prinzipien zum Nachweis von Fremdviren in immunologischen Arzneimitteln für Tiere durch Kulturmethoden	10.2
2.6.38	Mikrobiologische Prüfung lebender biotherapeutischer Produkte: Nachweis spezifizierter Mikroorganismen	10.0

2.7 Biologische Wertbestimmungsmethoden

2.7.1	Immunchemische Methoden	10.0
2.7.2	Mikrobiologische Wertbestimmung von Antibiotika	10.0
2.7.4	Wertbestimmung von Blutgerinnungsfaktor VIII vom Menschen	10.0
2.7.5	Wertbestimmung von Heparin	10.0
2.7.6	Bestimmung der Wirksamkeit von Diphtherie-Adsorbat-Impfstoff	10.0
2.7.7	Bestimmung der Wirksamkeit von Pertussis(Ganzzell)-Impfstoff	10.0
2.7.8	Bestimmung der Wirksamkeit von Tetanus-Adsorbat-Impfstoff	10.0
2.7.9	Fc-Funktion von Immunglobulin	10.0
2.7.10	Wertbestimmung von Blutgerinnungsfaktor VII vom Menschen	10.0
2.7.11	Wertbestimmung von Blutgerinnungsfaktor IX vom Menschen	10.0
2.7.12	Wertbestimmung von Heparin in Blutgerinnungsfaktoren	10.0
2.7.13	Bestimmung der Wirksamkeit von Anti-D-Immunglobulin vom Menschen	10.0
2.7.14	Bestimmung der Wirksamkeit von Hepatitis-A-Impfstoff	10.3
2.7.15	Bestimmung der Wirksamkeit von Hepatitis-B-Impfstoff (rDNA)	10.0
2.7.16	Bestimmung der Wirksamkeit von Pertussis-Impfstoff (azellulär)	10.0
2.7.17	Wertbestimmung von Antithrombin III vom Menschen	10.0
2.7.18	Wertbestimmung von Blutgerinnungsfaktor II vom Menschen	10.0
2.7.19	Wertbestimmung von Blutgerinnungsfaktor X vom Menschen	10.0
2.7.20	In-vivo-Bestimmung der Wirksamkeit von Poliomyelitis-Impfstoff (inaktiviert)	10.0
2.7.21	Wertbestimmung von Von-Willebrand-Faktor vom Menschen	10.0
2.7.22	Wertbestimmung von Blutgerinnungsfaktor XI vom Menschen	10.0
2.7.23	Zählung der CD34/CD45+-Zellen in hämatopoetischen Produkten	10.0
2.7.24	Durchflusszytometrie	10.0
2.7.25	Wertbestimmung von Plasmin-Inhibitor vom Menschen	10.0
2.7.27	Flockungswert (Lf) von Diphtherie- und Tetanus-Toxin und -Toxoid (Ramon-Bestimmung)	10.0
2.7.28	Bestimmung der koloniebildenden hämato-poetischen Vorläuferzellen vom Menschen	10.0
2.7.29	Zellzählung und Vitalität von kernhaltigen Zellen	10.0
2.7.30	Wertbestimmung von Protein C vom Menschen	10.0
2.7.31	Wertbestimmung von Protein S vom Menschen	10.0
2.7.32	Wertbestimmung von α-1-Proteinase-Inhibitor vom Menschen	10.0
2.7.34	Wertbestimmung von C1-Esterase-Inhibitor vom Menschen	10.0
2.7.35	Immunnephelometrische Bestimmung von Impfstoffkomponenten	10.0

2.8 Methoden der Pharmakognosie

2.8.1	Salzsäureunlösliche Asche	10.0
2.8.2	Fremde Bestandteile	10.0
2.8.3	Spaltöffnungen und Spaltöffnungsindex	10.0
2.8.4	Quellungszahl	10.0
2.8.5	Wasser in ätherischen Ölen	10.0
2.8.6	Fremde Ester in ätherischen Ölen	10.0
2.8.7	Fette Öle, verharzte ätherische Öle in ätherischen Ölen	10.0

Beachten Sie den Hinweis auf „Allgemeine Monographien" zu Anfang des Bands auf Seite B

		Stand
2.8.8	Geruch und Geschmack von ätherischen Ölen	10.0
2.8.9	Verdampfungsrückstand von ätherischen Ölen	10.0
2.8.10	Löslichkeit von ätherischen Ölen in Ethanol	10.0
2.8.11	Gehaltsbestimmung von 1,8-Cineol in ätherischen Ölen	10.0
2.8.12	Ätherische Öle in pflanzlichen Drogen	10.4
2.8.13	Pestizid-Rückstände	10.6
2.8.14	Gerbstoffe in pflanzlichen Drogen	10.0
2.8.15	Bitterwert	10.0
2.8.16	Trockenrückstand von Extrakten	10.0
2.8.17	Trocknungsverlust von Extrakten	10.0
2.8.18	Bestimmung von Aflatoxin B_1 in pflanzlichen Drogen	10.0
2.8.20	Pflanzliche Drogen: Probenahme und Probenvorbereitung	10.0
2.8.21	Prüfung auf Aristolochiasäuren in pflanzlichen Drogen	10.0
2.8.22	Bestimmung von Ochratoxin A in pflanzlichen Drogen	10.0
2.8.23	Mikroskopische Prüfung pflanzlicher Drogen	10.0
2.8.24	Schaumindex	10.2
2.8.25	Hochleistungsdünnschichtchromatographie von pflanzlichen Drogen und Zubereitungen aus pflanzlichen Drogen	10.0
2.8.26	Pyrrolizidinalkaloide als Verunreinigungen	10.6

2.9 Methoden der pharmazeutischen Technologie

2.9.1	Zerfallszeit von Tabletten und Kapseln	10.6
2.9.2	Zerfallszeit von Suppositorien und Vaginalzäpfchen	10.0
2.9.3	Wirkstofffreisetzung aus festen Arzneiformen	10.0
2.9.4	Wirkstofffreisetzung aus Pflastern	10.5
2.9.5	Gleichförmigkeit der Masse einzeldosierter Arzneiformen	10.0
2.9.6	Gleichförmigkeit des Gehalts einzeldosierter Arzneiformen	10.0
2.9.7	Friabilität von nicht überzogenen Tabletten	10.0
2.9.8	Bruchfestigkeit von Tabletten	10.0
2.9.9	Prüfung der Konsistenz durch Penetrometrie	10.0
2.9.10	Ethanolgehalt	10.0
2.9.11	Prüfung auf Methanol und 2-Propanol	10.0
2.9.12	Siebanalyse	10.0
2.9.14	Bestimmung der spezifischen Oberfläche durch Luftpermeabilität	10.0
2.9.16	Fließverhalten	10.0
2.9.17	Bestimmung des entnehmbaren Volumens von Parenteralia	10.0
2.9.18	Zubereitungen zur Inhalation: Aerodynamische Beurteilung feiner Teilchen	10.0
2.9.19	Partikelkontamination – Nicht sichtbare Partikeln	10.3
2.9.20	Partikelkontamination – sichtbare Partikeln	10.0
2.9.22	Erweichungszeit von lipophilen Suppositorien	10.0
2.9.23	Bestimmung der Dichte von Feststoffen mit Hilfe von Gaspyknometern	10.0
2.9.25	Wirkstofffreisetzung aus wirkstoffhaltigen Kaugummis	10.0
2.9.26	Bestimmung der spezifischen Oberfläche durch Gasadsorption	10.0
2.9.27	Gleichförmigkeit und Genauigkeit der abgegebenen Dosen aus Mehrdosenbehältnissen	10.6
2.9.29	Intrinsische Lösungsgeschwindigkeit	10.0
2.9.31	Bestimmung der Partikelgröße durch Laserdiffraktometrie	10.0
2.9.32	Bestimmung der Porosität und Porengrößenverteilung von Feststoffen durch Quecksilberporosimetrie	10.0
2.9.33	Charakterisierung kristalliner und teilweise kristalliner Feststoffe durch Röntgenpulver-diffraktometrie	10.6
2.9.34	Schütt- und Stampfdichte von Pulvern	10.0
2.9.35	Feinheit von Pulvern	10.0
2.9.36	Fließverhalten von Pulvern	10.0
2.9.37	Optische Mikroskopie	10.0
2.9.38	Bestimmung der Partikelgrößenverteilung durch analytisches Sieben	10.0
2.9.39	Wechselwirkung von Wasser mit Feststoffen: Bestimmung der Sorptions-Desorptions-Isothermen und der Wasseraktivität	10.0
2.9.40	Gleichförmigkeit einzeldosierter Arzneiformen	10.0
2.9.41	Friabilität von Granulaten und Pellets	10.0
2.9.42	Wirkstofffreisetzung aus lipophilen festen Arzneiformen	10.0
2.9.43	Scheinbare Lösungsgeschwindigkeit	10.0
2.9.44	Zubereitungen zur Vernebelung: Charakterisierung	10.0
2.9.45	Benetzbarkeit von Pulvern und anderen porösen Feststoffen	10.0

Die „Allgemeinen Vorschriften" gelten für alle Monographien und sonstigen Texte

		Stand
2.9.47	Überprüfung der Gleichförmigkeit einzeldosierter Arzneiformen bei großem Stichprobenumfang....	10.0
2.9.49	Bestimmung der Fließeigenschaften von Pulvern mittels Scherzellen.............................	10.0
2.9.52	Rasterelektronenmikroskopie...	10.0
2.9.53	Partikelkontamination – Nicht sichtbare Partikeln in nicht injizierbaren, flüssigen Zubereitungen....	10.6

3 Material zur Herstellung von Behältnissen; Behältnisse

3.1 Material zur Herstellung von Behältnissen... 10.0
3.1.3	Polyolefine..	10.3
3.1.4	Polyethylen ohne Zusatzstoffe für Behältnisse zur Aufnahme parenteraler und ophthalmologischer Zubereitungen..	10.0
3.1.5	Polyethylen mit Zusatzstoffen für Behältnisse zur Aufnahme parenteraler und ophthalmologischer Zubereitungen...	10.3
3.1.6	Polypropylen für Behältnisse und Verschlüsse zur Aufnahme parenteraler und ophthalmologischer Zubereitungen...	10.3
3.1.7	Poly(ethylen-vinylacetat) für Behältnisse und Schläuche für Infusionslösungen zur totalen parenteralen Ernährung..	10.3
3.1.8	Siliconöl zur Verwendung als Gleitmittel..	10.0
3.1.9	Silicon-Elastomer für Verschlüsse und Schläuche..	10.0
3.1.10	Kunststoffe auf Polyvinylchlorid-Basis (weichmacherfrei) für Behältnisse zur Aufnahme nicht injizierbarer, wässriger Lösungen..	10.0
3.1.11	Kunststoffe auf Polyvinylchlorid-Basis (weichmacherfrei) für Behältnisse zur Aufnahme fester Darreichungsformen zur oralen Anwendung...	10.0
3.1.13	Kunststoffadditive...	10.0
3.1.14	Kunststoffe auf Polyvinylchlorid-Basis (weichmacherhaltig) für Behältnisse zur Aufnahme wässriger Lösungen zur intravenösen Infusion..	10.0
3.1.15	Polyethylenterephthalat für Behältnisse zur Aufnahme von Zubereitungen, die nicht zur parenteralen Anwendung bestimmt sind...	10.0

3.2 Behältnisse... 10.0
3.2.1	Glasbehältnisse zur pharmazeutischen Verwendung......................................	10.0
3.2.2	Kunststoffbehältnisse und -verschlüsse zur pharmazeutischen Verwendung................	10.6
3.2.2.1	Kunststoffbehältnisse zur Aufnahme wässriger Infusionszubereitungen....................	10.0
3.2.9	Gummistopfen für Behältnisse zur Aufnahme von wässrigen Zubereitungen zur parenteralen Anwendung, von Pulvern und gefriergetrockneten Pulvern................................	10.0

3.3 Behältnisse für Blut und Blutprodukte vom Menschen und Materialien zu deren Herstellung; Transfusionsbestecke und Materialien zu deren Herstellung; Spritzen..................... 10.0
3.3.1	Material für Behältnisse zur Aufnahme von Blut und Blutprodukten vom Menschen...............	10.0
3.3.2	Kunststoffe auf Polyvinylchlorid-Basis (weichmacherhaltig) für Behältnisse zur Aufnahme von Blut und Blutprodukten vom Menschen..	10.0
3.3.3	Kunststoffe auf Polyvinylchlorid-Basis (weichmacherhaltig) für Schläuche in Transfusionsbestecken für Blut und Blutprodukte..	10.0
3.3.4	Sterile Kunststoffbehältnisse für Blut und Blutprodukte vom Menschen.....................	10.3
3.3.5	Sterile, leere PVC-Behältnisse (weichmacherhaltig) für Blut und Blutprodukte vom Menschen.....	10.0
3.3.6	Sterile PVC-Behältnisse (weichmacherhaltig) mit Stabilisatorlösung für Blut vom Menschen.......	10.0
3.3.7	Transfusionsbestecke für Blut und Blutprodukte.......................................	10.0
3.3.8	Sterile Einmalspritzen aus Kunststoff...	10.3

4 Reagenzien

4.1 Reagenzien, Referenzlösungen und Pufferlösungen.. 10.7
4.1.1	Reagenzien..	10.7
4.1.2	Referenzlösungen für Grenzprüfungen...	10.7
4.1.3	Pufferlösungen...	10.7

4.2 Volumetrie
| 4.2.1 | Urtitersubstanzen für Maßlösungen.. | 10.7 |
| 4.2.2 | Maßlösungen... | 10.7 |

4.3 Chemische Referenzsubstanzen (*CRS*), Biologische Referenzzubereitungen (*BRP*), Referenzstandards für pflanzliche Drogen (*HRS*), Referenzspektren........................ 10.7

5 Allgemeine Texte

5.1 Allgemeine Texte zur Sterilität und mikrobiologischen Qualität

		Stand
5.1.1	Methoden zur Herstellung steriler Zubereitungen	10.0
5.1.2	Bioindikatoren und verwandte mikrobiologische Zubereitungen zur Herstellung steriler Produkte	10.0
5.1.3	Prüfung auf ausreichende antimikrobielle Konservierung	10.7
5.1.4	Mikrobiologische Qualität von nicht sterilen pharmazeutischen Zubereitungen und Substanzen zur pharmazeutischen Verwendung	10.3
5.1.5	Anwendung der F-Konzepte auf Hitzesterilisationsverfahren	10.3
5.1.6	Alternative Methoden zur Kontrolle der mikrobiologischen Qualität	10.0
5.1.7	Virussicherheit	10.0
5.1.8	Mikrobiologische Qualität von pflanzlichen Arzneimitteln zum Einnehmen und von Extrakten zu deren Herstellung	10.0
5.1.9	Hinweise zur Anwendung der Prüfung auf Sterilität	10.0
5.1.10	Empfehlungen zur Durchführung der Prüfung auf Bakterien-Endotoxine	10.3
5.1.11	Bestimmung der bakteriziden, fungiziden oder levuroziden Wirksamkeit von antiseptischen Arzneimitteln	10.0
5.1.12	Depyrogenisierung von Gegenständen in der Herstellung parenteraler Zubereitungen	10.3

5.2 Allgemeine Texte zu Impfstoffen und anderen biologischen Produkten

5.2.1	Terminologie in Monographien zu Impfstoffen und anderen biologischen Produkten	10.0
5.2.2	SPF-Hühnerherden für die Herstellung und Qualitätskontrolle von Impfstoffen	10.0
5.2.3	Zellkulturen für die Herstellung von Impfstoffen für Menschen	10.0
5.2.4	Zellkulturen für die Herstellung von Impfstoffen für Tiere	10.2
5.2.5	Management von fremden Agenzien in immunologischen Arzneimitteln für Tiere	10.2
5.2.6	Bewertung der Unschädlichkeit von Impfstoffen und Immunsera für Tiere	10.0
5.2.7	Bewertung der Wirksamkeit von Impfstoffen und Immunsera für Tiere	10.7
5.2.8	Minimierung des Risikos der Übertragung von Erregern der spongiformen Enzephalopathie tierischen Ursprungs durch Human- und Tierarzneimittel	10.0
5.2.9	Bewertung der Unschädlichkeit jeder Charge von Immunsera für Tiere	10.0
5.2.11	Trägerproteine für die Herstellung von Polysaccharid-Impfstoffen (konjugiert) für Menschen	10.0
5.2.12	Ausgangsmaterialien biologischen Ursprungs zur Herstellung von zellbasierten und von gentherapeutischen Arzneimitteln	10.0
5.2.13	Gesunde Hühnerherden für die Herstellung von inaktivierten Impfstoffen für Tiere	10.2
5.2.14	Ersatz von Methoden *in vivo* durch Methoden *in vitro* zur Qualitätskontrolle von Impfstoffen	10.0

5.3	Statistische Auswertung der Ergebnisse biologischer Wertbestimmungen und Reinheitsprüfungen	10.0
5.4	Lösungsmittel-Rückstände	10.7
5.5	Ethanoltabelle	10.0
5.6	Bestimmung der Aktivität von Interferonen	10.0
5.7	Tabelle mit physikalischen Eigenschaften der im Arzneibuch erwähnten Radionuklide	10.0
5.8	Harmonisierung der Arzneibücher	10.6
5.9	Polymorphie	10.0
5.10	Kontrolle von Verunreinigungen in Substanzen zur pharmazeutischen Verwendung	10.0
5.11	Zum Abschnitt „Eigenschaften" in Monographien	10.7
5.12	Referenzstandards	10.0
5.14	Gentransfer-Arzneimittel zur Anwendung am Menschen	10.0
5.15	Funktionalitätsbezogene Eigenschaften von Hilfsstoffen	10.0
5.16	Kristallinität	10.0

5.17 Empfehlungen zu Methoden der pharmazeutischen Technologie

5.17.1	Empfehlungen zur Bestimmung der Wirkstofffreisetzung	10.0
5.17.2	Empfehlungen zur Prüfung auf Partikelkontamination – sichtbare Partikeln	10.3
5.18	Methoden der Vorbehandlung bei der Zubereitung von Drogen der Traditionellen Chinesischen Medizin: Allgemeine Informationen	10.5
5.19	Unmittelbar vor Abgabe/Anwendung hergestellte radioaktive Arzneimittel	10.0

Die „Allgemeinen Vorschriften" gelten für alle Monographien und sonstigen Texte

	Stand
5.20 Verunreinigungen durch Elemente	10.0
5.21 Chemometrische Methoden zur Auswertung analytischer Daten	10.0
5.22 Bezeichnungen von in der Traditionellen Chinesischen Medizin verwendeten pflanzlichen Drogen	10.7
5.23 Monographien zu Extrakten aus pflanzlichen Drogen (Text zur Information)	10.0
5.24 Chemische Bildgebung	10.0
5.25 Prozessanalytische Technologie	10.4
5.28 Multivariate statistische Prozesskontrolle	10.4
5.30 Monographien zu ätherischen Ölen (Text zur Information)	10.7

Monographiegruppen

Allgemeine Monographien

Ätherische Öle	10.7
Allergenzubereitungen	10.6
Chemische Vorläufersubstanzen für radioaktive Arzneimittel	10.0
DNA-rekombinationstechnisch hergestellte Produkte	10.0
Extrakte aus pflanzlichen Drogen	10.0
Fermentationsprodukte	10.7
Immunsera von Tieren zur Anwendung am Menschen	10.4
Immunsera für Tiere	10.7
Impfstoffe für Menschen	10.7
Impfstoffe für Tiere	10.6
Instantteezubereitungen aus pflanzlichen Drogen	10.0
Lebende biotherapeutische Produkte zur Anwendung am Menschen	10.0
Monoklonale Antikörper für Menschen	10.0
Pflanzliche Drogen	10.0
Zubereitungen aus pflanzlichen Drogen	10.0
Pflanzliche Drogen zur Teebereitung	10.0
Pflanzliche fette Öle	10.0
Pharmazeutische Zubereitungen	10.0
Produkte mit dem Risiko der Übertragung von Erregern der spongiformen Enzephalopathie tierischen Ursprungs	10.0
Radioaktive Arzneimittel	10.7
Substanzen zur pharmazeutischen Verwendung	10.3

Monographien zu Darreichungsformen

Glossar	10.0
Arzneimittel-Vormischungen zur veterinärmedizinischen Anwendung	10.0
Flüssige Zubereitungen zum Einnehmen	10.0
Flüssige Zubereitungen zur kutanen Anwendung	10.7
Flüssige Zubereitungen zur kutanen Anwendung am Tier	10.0
Granulate	10.0
Halbfeste Zubereitungen zur kutanen Anwendung	10.5
Halbfeste Zubereitungen zur oralen Anwendung am Tier	10.0
Intraruminale Wirkstofffreisetzungssysteme	10.0
Intravesikale Zubereitungen	10.5
Kapseln	10.0
Wirkstoffhaltige Kaugummis	10.0
Parenteralia	10.5
Pulver zum Einnehmen	10.0
Pulver zur kutanen Anwendung	10.0
Wirkstoffhaltige Schäume	10.6
Stifte und Stäbchen	10.0
Tabletten	10.0
Wirkstoffhaltige Tampons	10.0
Pflaster	10.5
Wirkstoffhaltige Pflaster	10.5
Zubereitungen in Druckbehältnissen	10.0

Beachten Sie den Hinweis auf „Allgemeine Monographien" zu Anfang des Bands auf Seite B

	Stand
Zubereitungen zum Spülen	10.0
Zubereitungen zur Anwendung am Auge	10.6
Zubereitungen zur Anwendung am Ohr	10.6
Zubereitungen zur Anwendung in der Mundhöhle	10.5
Zubereitungen zur Inhalation	10.5
Zubereitungen zur intramammären Anwendung für Tiere	10.0
Zubereitungen zur intrauterinen Anwendung für Tiere	10.0
Zubereitungen zur nasalen Anwendung	10.3
Zubereitungen zur rektalen Anwendung	10.0
Zubereitungen zur vaginalen Anwendung	10.0

Impfstoffe für Menschen

BCG-Impfstoff (gefriergetrocknet)	10.0
BCG zur Immuntherapie	10.0
Cholera-Impfstoff (inaktiviert, oral)	10.0
Diphtherie-Adsorbat-Impfstoff	10.0
Diphtherie-Adsorbat-Impfstoff (reduzierter Antigengehalt)	10.0
Diphtherie-Tetanus-Adsorbat-Impfstoff	10.3
Diphtherie-Tetanus-Adsorbat-Impfstoff (reduzierter Antigengehalt)	10.3
Diphtherie-Tetanus-Hepatitis-B(rDNA)-Adsorbat-Impfstoff	10.3
Diphtherie-Tetanus-Pertussis(azellulär, aus Komponenten)-Adsorbat-Impfstoff	10.3
Diphtherie-Tetanus-Pertussis(azellulär, aus Komponenten)-Adsorbat-Impfstoff (reduzierter Antigengehalt)	10.3
Diphtherie-Tetanus-Pertussis(azellulär, aus Komponenten)-Haemophilus-Typ-b(konjugiert)-Adsorbat-Impfstoff	10.3
Diphtherie-Tetanus-Pertussis(azellulär, aus Komponenten)-Hepatitis-B(rDNA)-Adsorbat-Impfstoff	10.3
Diphtherie-Tetanus-Pertussis(azellulär, aus Komponenten)-Hepatitis-B(rDNA)-Poliomyelitis(inaktiviert)-Haemophilus-Typ-b(konjugiert)-Adsorbat-Impfstoff	10.7
Diphtherie-Tetanus-Pertussis(azellulär, aus Komponenten)-Poliomyelitis(inaktiviert)-Adsorbat-Impfstoff	10.3
Diphtherie-Tetanus-Pertussis(azellulär, aus Komponenten)-Poliomyelitis(inaktiviert)-Adsorbat-Impfstoff (reduzierter Antigengehalt)	10.3
Diphtherie-Tetanus-Pertussis(azellulär, aus Komponenten)-Poliomyelitis(inaktiviert)-Haemophilus-Typ-b(konjugiert)-Adsorbat-Impfstoff	10.3
Diphtherie-Tetanus-Pertussis(Ganzzell)-Adsorbat-Impfstoff	10.3
Diphtherie-Tetanus-Pertussis(Ganzzell)-Poliomyelitis(inaktiviert)-Adsorbat-Impfstoff	10.3
Diphtherie-Tetanus-Pertussis(Ganzzell)-Poliomyelitis(inaktiviert)-Haemophilus-Typ-b(konjugiert)-Adsorbat-Impfstoff	10.3
Diphtherie-Tetanus-Poliomyelitis(inaktiviert)-Adsorbat-Impfstoff (reduzierter Antigengehalt)	10.3
FSME-Impfstoff (inaktiviert)	10.0
Gelbfieber-Lebend-Impfstoff	10.2
Gürtelrose(Herpes-Zoster)-Lebend-Impfstoff	10.0
Haemophilus-Typ-b-Impfstoff (konjugiert)	10.7
Haemophilus-Typ-b-und-Meningokokken-Gruppe-C-Impfstoff (konjugiert)	10.0
Hepatitis-A-Adsorbat-Impfstoff (inaktiviert)	10.0
Hepatitis-A-Adsorbat(inaktiviert)-Typhus-Polysaccharid-Impfstoff	10.0
Hepatitis-A-Impfstoff (inaktiviert, Virosom)	10.0
Hepatitis-A(inaktiviert)-Hepatitis-B(rDNA)-Adsorbat-Impfstoff	10.0
Hepatitis-B-Impfstoff (rDNA)	10.0
Humanes-Papillomavirus-Impfstoff (rDNA)	10.0
Influenza-Impfstoff (inaktiviert)	10.0
Influenza-Impfstoff (inaktiviert, aus Zellkulturen)	10.0
Influenza-Lebend-Impfstoff (nasal)	10.7
Influenza-Spaltimpfstoff (inaktiviert)	10.0
Influenza-Spaltimpfstoff aus Oberflächenantigen (inaktiviert)	10.0
Influenza-Spaltimpfstoff aus Oberflächenantigen (inaktiviert, aus Zellkulturen)	10.0
Influenza-Spaltimpfstoff aus Oberflächenantigen (inaktiviert, Virosom)	10.0
Masern-Lebend-Impfstoff	10.7
Masern-Mumps-Röteln-Lebend-Impfstoff	10.7
Masern-Mumps-Röteln-Varizellen-Lebend-Impfstoff	10.7
Meningokokken-Gruppe-A-C-W135-Y-Impfstoff (konjugiert)*	10.0
Meningokokken-Gruppe-C-Impfstoff (konjugiert)	10.0
Meningokokken-Polysaccharid-Impfstoff	10.0
Milzbrand-Adsorbat-Impfstoff (aus Zellkulturfiltraten) für Menschen	10.7
Mumps-Lebend-Impfstoff	10.7

	Stand
Pertussis-Adsorbat-Impfstoff (azellulär, aus Komponenten)	10.0
Pertussis-Adsorbat-Impfstoff (azellulär, co-gereinigt)	10.0
Pertussis(Ganzzell)-Adsorbat-Impfstoff	10.0
Pneumokokken-Polysaccharid-Adsorbat-Impfstoff (konjugiert)	10.0
Pneumokokken-Polysaccharid-Impfstoff	10.0
Pocken-Lebend-Impfstoff	10.7
Poliomyelitis-Impfstoff (inaktiviert)	10.0
Poliomyelitis-Impfstoff (oral)	10.0
Röteln-Lebend-Impfstoff	10.7
Rotavirus-Lebend-Impfstoff (oral)	10.7
Tetanus-Adsorbat-Impfstoff	10.3
Tollwut-Impfstoff aus Zellkulturen für Menschen	10.0
Typhus-Impfstoff	10.0
Typhus-Lebend-Impfstoff (Stamm Ty 21a) (oral)	10.0
Typhus-Polysaccharid-Impfstoff	10.0
Varizellen-Lebend-Impfstoff	10.0

Impfstoffe für Tiere

Adenovirose-Impfstoff (inaktiviert) für Hunde	10.0
Adenovirose-Lebend-Impfstoff für Hunde	10.2
Aktinobazillose-Impfstoff (inaktiviert) für Schweine	10.0
Infektiöse-Anämie-Lebend-Impfstoff für Hühner	10.2
Aujeszky'sche-Krankheit-Impfstoff (inaktiviert) für Schweine	10.2
Aujeszky'sche-Krankheit-Lebend-Impfstoff zur parenteralen Anwendung für Schweine	10.2
Infektiöse-Aviäre-Encephalomyelitis-Lebend-Impfstoff	10.2
Infektiöse-Aviäre-Laryngotracheitis-Lebend-Impfstoff	10.2
Aviäres-Paramyxovirus-3-Impfstoff (inaktiviert) für Truthühner	10.2
Bordetella-bronchiseptica-Lebend-Impfstoff für Hunde	10.0
Botulismus-Impfstoff für Tiere	10.0
Infektiöse-Bovine-Rhinotracheitis-Lebend-Impfstoff für Rinder	10.2
Infektiöse-Bronchitis-Impfstoff (inaktiviert) für Geflügel	10.2
Infektiöse-Bronchitis-Lebend-Impfstoff für Geflügel	10.5
Brucellose-Lebend-Impfstoff (*Brucella melitensis* Stamm Rev. 1) für Tiere	10.0
Infektiöse-Bursitis-Impfstoff (inaktiviert) für Geflügel	10.2
Infektiöse-Bursitis-Lebend-Impfstoff für Geflügel	10.2
Calicivirose-Impfstoff (inaktiviert) für Katzen	10.0
Calicivirose-Lebend-Impfstoff für Katzen	10.2
Chlamydien-Impfstoff (inaktiviert) für Katzen	10.0
Cholera-Impfstoff (inaktiviert) für Geflügel	10.0
Clostridium-chauvoei-Impfstoff für Tiere	10.0
Clostridium-novyi-(Typ B)-Impfstoff für Tiere	10.0
Clostridium-perfringens-Impfstoff für Tiere	10.0
Clostridium-septicum-Impfstoff für Tiere	10.0
Colibacillose-Impfstoff (inaktiviert) für neugeborene Ferkel	10.0
Colibacillose-Impfstoff (inaktiviert) für neugeborene Wiederkäuer	10.0
Coronavirusdiarrhoe-Impfstoff (inaktiviert) für Kälber	10.2
Egg-Drop-Syndrom-'76-Impfstoff (inaktiviert)	10.2
Entenpest-Lebend-Impfstoff	10.2
Enzootische-Pneumonie-Impfstoff (inaktiviert) für Schweine	10.0
Furunkulose-Impfstoff (inaktiviert, injizierbar, mit öligem Adjuvans) für Salmoniden	10.0
Geflügelpocken-Lebend-Impfstoff	10.2
Hämorrhagische-Krankheit-Impfstoff (inaktiviert) für Kaninchen	10.2
Hepatitis-Typ-I-Lebend-Impfstoff für Enten	10.2
Herpesvirus-Impfstoff (inaktiviert) für Pferde	10.5
Influenza-Impfstoff (inaktiviert) für Pferde	10.0
Influenza-Impfstoff (inaktiviert) für Schweine	10.0
Kokzidiose-Lebend-Impfstoff für Hühner	10.2
Leptospirose-Impfstoff (inaktiviert) für Hunde	10.0
Leptospirose-Impfstoff (inaktiviert) für Rinder	10.0
Leukose-Impfstoff (inaktiviert) für Katzen	10.0
Mannheimia-Impfstoff (inaktiviert) für Rinder	10.0
Mannheimia-Impfstoff (inaktiviert) für Schafe	10.0
Marek'sche-Krankheit-Lebend-Impfstoff	10.2

Beachten Sie den Hinweis auf „Allgemeine Monographien" zu Anfang des Bands auf Seite B

	Stand
Maul-und-Klauenseuche-Impfstoff (inaktiviert) für Wiederkäuer	10.0
Milzbrandsporen-Lebend-Impfstoff für Tiere	10.0
Mycoplasma-gallisepticum-Impfstoff (inaktiviert)	10.0
Myxomatose-Lebend-Impfstoff für Kaninchen	10.2
Newcastle-Krankheit-Impfstoff (inaktiviert)	10.2
Newcastle-Krankheit-Lebend-Impfstoff	10.2
Infektiöse-Pankreasnekrose-Impfstoff (inaktiviert, injizierbar, mit öligem Adjuvans) für Salmoniden	10.0
Infektiöse-Panleukopenie-Impfstoff (inaktiviert) für Katzen	10.0
Infektiöse-Panleukopenie-Lebend-Impfstoff für Katzen	10.2
Parainfluenza-Virus-Lebend-Impfstoff für Hunde	10.2
Parainfluenza-Virus-Lebend-Impfstoff für Rinder	10.2
Parvovirose-Impfstoff (inaktiviert) für Hunde	10.0
Parvovirose-Impfstoff (inaktiviert) für Schweine	10.2
Parvovirose-Lebend-Impfstoff für Hunde	10.5
Pasteurella-Impfstoff (inaktiviert) für Schafe	10.0
Respiratorisches-Syncytial-Virus-Lebend-Impfstoff für Rinder	10.2
Progressive-Rhinitis-atrophicans-Impfstoff (inaktiviert) für Schweine	10.0
Infektiöse-Rhinotracheitis-Impfstoff (inaktiviert) für Rinder	10.0
Infektiöse-Rhinotracheitis-Lebend-Impfstoff für Truthühner	10.2
Rhinotracheitis-Virus-Impfstoff (inaktiviert) für Katzen	10.0
Rhinotracheitis-Virus-Lebend-Impfstoff für Katzen	10.2
Rotavirusdiarrhoe-Impfstoff (inaktiviert) für Kälber	10.2
Rotmaulseuche-Impfstoff (inaktiviert) für Regenbogenforellen	10.0
Salmonella-Enteritidis-Impfstoff (inaktiviert) für Hühner	10.0
Salmonella-Enteritidis-Lebend-Impfstoff (oral) für Hühner	10.0
Salmonella-Typhimurium-Impfstoff (inaktiviert) für Hühner	10.0
Salmonella-Typhimurium-Lebend-Impfstoff (oral) für Hühner	10.0
Klassische-Schweinepest-Lebend-Impfstoff (aus Zellkulturen)	10.2
Schweinerotlauf-Impfstoff (inaktiviert)	10.0
Staupe-Lebend-Impfstoff für Frettchen und Nerze	10.2
Staupe-Lebend-Impfstoff für Hunde	10.2
Tenosynovitis-Virus-Lebend-Impfstoff für Geflügel	10.2
Tetanus-Impfstoff für Tiere	10.3
Tollwut-Impfstoff (inaktiviert) für Tiere	10.4
Tollwut-Lebend-Impfstoff (oral) für Füchse und Marderhunde	10.2
Vibriose-Impfstoff (inaktiviert) für Salmoniden	10.0
Kaltwasser-Vibriose-Impfstoff (inaktiviert) für Salmoniden	10.0
Vibriose-Impfstoff (inaktiviert) für Seebarsche	10.6
Virusdiarrhoe-Impfstoff (inaktiviert) für Rinder	10.0

Immunsera für Menschen

Botulismus-Antitoxin	10.0
Diphtherie-Antitoxin	10.0
Gasbrand-Antitoxin *(Clostridium novyi)*	10.0
Gasbrand-Antitoxin *(Clostridium perfringens)*	10.0
Gasbrand-Antitoxin *(Clostridium septicum)*	10.0
Gasbrand-Antitoxin (polyvalent)	10.0
Schlangengift-Immunserum (Europa)	10.0
Tetanus-Antitoxin	10.0

Immunsera für Tiere

Tetanus-Antitoxin für Tiere	10.0

Radioaktive Arzneimittel und Ausgangsmaterialien für radioaktive Arzneimittel

(^{125}I)Albumin-Injektionslösung vom Menschen	10.0
(^{18}F)Alovudin-Injektionslösung	10.0
(^{13}N)Ammoniak-Injektionslösung	10.0
Betiatid zur Herstellung von radioaktiven Arzneimitteln	10.3
(^{51}Cr)Chromedetat-Injektionslösung	10.0
(^{57}Co)Cyanocobalamin-Kapseln	10.0
(^{58}Co)Cyanocobalamin-Kapseln	10.0
(^{57}Co)Cyanocobalamin-Lösung	10.0
(^{58}Co)Cyanocobalamin-Lösung	10.0

Die „Allgemeinen Vorschriften" gelten für alle Monographien und sonstigen Texte

	Stand
(^{18}F)Fludesoxyglucose-Injektionslösung	10.0
(^{18}F)Fluorcholin-Injektionslösung	10.0
(^{18}F)Fluorethyl-L-tyrosin-Injektionslösung	10.0
(^{18}F)Fluorid-Lösung zur Radiomarkierung	10.0
(^{18}F)Fluormisonidazol-Injektionslösung	10.0
(^{18}F)Fluorodopa-Injektionslösung ((^{18}F)Fluorodopa hergestellt durch elektrophile Substitution)	10.0
(^{18}F)Fluorodopa-Injektionslösung ((^{18}F)Fluorodopa hergestellt durch nukleophile Substitution)	10.0
(^{68}Ga)Galliumchlorid-Lösung zur Radiomarkierung	10.0
(^{68}Ga)Galliumchlorid-Lösung zur Radiomarkierung (hergestellt in einem Beschleuniger)	10.3
(^{67}Ga)Galliumcitrat-Injektionslösung	10.0
(^{68}Ga)Galliumedotreotid-Injektionslösung	10.6
(^{68}Ga)Gallium-PSMA-11-Injektionslösung	10.4
(^{111}In)Indium(III)-chlorid-Lösung	10.0
(^{111}In)Indiumoxinat-Lösung	10.0
(^{111}In)Indium-Pentetat-Injektionslösung	10.0
(^{123}I)Iobenguan-Injektionslösung	10.0
(^{131}I)Iobenguan-Injektionslösung für diagnostische Zwecke	10.0
(^{131}I)Iobenguan-Injektionslösung für therapeutische Zwecke	10.0
Iobenguansulfat zur Herstellung von radioaktiven Arzneimitteln	10.0
(^{131}I)Iodmethylnorcholesterol-Injektionslösung	10.0
(^{15}O)Kohlenmonoxid	10.0
(^{81m}Kr)Krypton zur Inhalation	10.0
Kupfertetramibitetrafluoroborat zur Herstellung von radioaktiven Arzneimitteln	10.0
(^{177}Lu)Lutetium-Lösung zur Radiomarkierung	10.0
Medronsäure zur Herstellung von radioaktiven Arzneimitteln	10.0
([^{11}C]Methoxy)Raclopid-Injektionslösung	10.0
([^{11}C]Methyl)Cholin-Injektionslösung	10.0
(5-[^{11}C]Methyl)Flumazenil-Injektionslösung	10.0
L-([^{11}C]Methyl)Methionin-Injektionslösung	10.0
Natrium([1-^{11}C])acetat-Injektionslösung	10.0
Natriumcalcium-Pentetat-Hydrat zur Herstellung von radioaktiven Arzneimitteln	10.6
Sterile Natrium(^{51}Cr)chromat-Lösung	10.0
Natriumdiphosphat-Decahydrat zur Herstellung von radioaktiven Arzneimitteln	10.0
Natrium(^{18}F)fluorid-Injektionslösung	10.0
Natriumiodhippurat-Dihydrat zur Herstellung von radioaktiven Arzneimitteln	10.0
Natrium(^{123}I)iodhippurat-Injektionslösung	10.0
Natrium(^{131}I)iodhippurat-Injektionslösung	10.0
Natrium(^{123}I)iodid-Injektionslösung	10.0
Natrium(^{131}I)iodid-Kapseln für diagnostische Zwecke	10.0
Natrium(^{131}I)iodid-Kapseln für therapeutische Zwecke	10.0
Natrium(^{131}I)iodid-Lösung	10.4
Natrium(^{123}I)iodid-Lösung zur Radiomarkierung	10.0
Natrium(^{131}I)iodid-Lösung zur Radiomarkierung	10.0
Natrium(^{99}Mo)molybdat-Lösung aus Kernspaltprodukten	10.0
Natrium(^{99m}Tc)pertechnetat-Injektionslösung (hergestellt in einem Beschleuniger)	10.0
Natrium(^{99m}Tc)pertechnetat-Injektionslösung aus Kernspaltprodukten	10.0
Natrium(^{99m}Tc)pertechnetat-Injektionslösung nicht aus Kernspaltprodukten	10.0
Natrium(^{32}P)phosphat-Injektionslösung	10.0
(^{18}F)PSMA-1007-Injektionslösung	10.5
(^{15}O)Sauerstoff	10.0
(^{89}Sr)Strontiumchlorid-Injektionslösung	10.0
(^{99m}Tc)Technetium-Albumin-Injektionslösung	10.0
(^{99m}Tc)Technetium-Bicisat-Injektionslösung	10.0
(^{99m}Tc)Technetium-Etifenin-Injektionslösung	10.0
(^{99m}Tc)Technetium-Exametazim-Injektionslösung	10.0
(^{99m}Tc)Technetium-Gluconat-Injektionslösung	10.0
(^{99m}Tc)Technetium-Macrosalb-Injektionslösung	10.0
(^{99m}Tc)Technetium-Mebrofenin-Injektionslösung	10.0
(^{99m}Tc)Technetium-Medronat-Injektionslösung	10.0
(^{99m}Tc)Technetium-Mertiatid-Injektionslösung	10.0
(^{99m}Tc)Technetium-Mikrosphären-Injektionslösung	10.0
(^{99m}Tc)Technetium-Oxidronat-Injektionslösung	10.0
(^{99m}Tc)Technetium-Pentetat-Injektionslösung	10.0

Beachten Sie den Hinweis auf „Allgemeine Monographien" zu Anfang des Bands auf Seite B

Stand

(^{99m}Tc)Technetium-Rheniumsulfid-Kolloid-Injektionslösung... 10.0
(^{99m}Tc)Technetium-Schwefel-Kolloid-Injektionslösung... 10.0
(^{99m}Tc)Technetium-Sestamibi-Injektionslösung... 10.0
(^{99m}Tc)Technetium-Succimer-Injektionslösung... 10.0
(^{99m}Tc)Technetium-Zinndiphosphat-Injektionslösung... 10.0
(^{99m}Tc)Technetium-Zinn-Kolloid-Injektionslösung... 10.0
Tetra-O-acetylmannosetriflat zur Herstellung von radioaktiven Arzneimitteln... 10.0
(^{201}Tl)Thalliumchlorid-Injektionslösung... 10.0
(^{15}O)Wasser-Injektionslösung... 10.0
Tritiiertes-(^{3}H)Wasser-Injektionslösung... 10.0
(^{133}Xe)Xenon-Injektionslösung... 10.0
(^{90}Y)Yttriumchlorid-Lösung zur Radiomarkierung... 10.0

Nahtmaterial für Menschen
Nahtmaterial für Menschen: Einleitung... 10.0
Steriles Catgut... 10.0
Sterile, nicht resorbierbare Fäden... 10.0
Sterile, resorbierbare, synthetische, geflochtene Fäden... 10.0
Sterile, resorbierbare, synthetische, monofile Fäden... 10.0

Nahtmaterial für Tiere
Steriles, resorbierbares Catgut im Fadenspender für Tiere... 10.0
Sterile, nicht resorbierbare Fäden im Fadenspender für Tiere... 10.0
Steriler Leinenfaden im Fadenspender für Tiere... 10.0
Steriler Polyamidfaden im Fadenspender für Tiere... 10.0
Steriler Polyesterfaden im Fadenspender für Tiere... 10.0
Steriler, geflochtener Seidenfaden im Fadenspender für Tiere... 10.0

Pflanzliche Drogen und Zubereitungen aus pflanzlichen Drogen
Pflanzliche Drogen: Einleitung... 10.0
Abelmoschus-Blütenkrone*... 10.0
Achyranthiswurzel *... 10.0
Agar... 10.0
Akebiaspross*... 10.0
Curaçao-Aloe... 10.0
Kap-Aloe... 10.0
Eingestellter Aloetrockenextrakt... 10.0
Amomum-Früchte*... 10.0
Runde Amomum-Früchte*... 10.0
Andornkraut... 10.0
Andrographiskraut*... 10.0
Anemarrhena-asphodeloides-Wurzelstock*... 10.0
Angelica-dahurica-Wurzel*... 10.0
Angelica-pubescens-Wurzel*... 10.0
Angelica-sinensis-Wurzel*... 10.0
Angelikawurzel... 10.0
Anis... 10.0
Anisöl... 10.0
Arnikablüten... 10.0
Arnikatinktur... 10.0
Artischockenblätter... 10.0
Artischockenblättertrockenextrakt... 10.0
Atractylodes-lancea-Wurzelstock*... 10.6
Atractylodes-macrocephala-Wurzelstock*... 10.0
Bärentraubenblätter... 10.0
Baikal-Helmkraut-Wurzel*... 10.4
Baldriantinktur... 10.0
Mit Wasser hergestellter Baldriantrockenextrakt... 10.0
Mit wässrig-alkoholischen Mischungen hergestellter Baldriantrockenextrakt... 10.0
Baldrianwurzel... 10.0
Geschnittene Baldrianwurzel... 10.0
Ballonblumenwurzel*... 10.0
Belladonnablätter... 10.0

	Stand
Eingestellter Belladonnablättertrockenextrakt	10.0
Eingestelltes Belladonnapulver	10.0
Eingestellte Belladonnatinktur	10.0
Siam-Benzoe	10.0
Siam-Benzoe-Tinktur	10.0
Sumatra-Benzoe	10.0
Sumatra-Benzoe-Tinktur	10.0
Birkenblätter	10.0
Bittere Aprikosensamen*	10.7
Bitterfenchelkrautöl	10.0
Bitterfenchelöl	10.0
Bitterkleeblätter	10.0
Bitterorangenblüten	10.0
Bitterorangenschale	10.0
Bitterorangenschalentinktur	10.0
Blutweiderichkraut	10.0
Bocksdornfrüchte*	10.0
Bockshornsamen	10.0
Boldoblätter	10.0
Boldoblättertrockenextrakt	10.0
Braunellenähren*	10.0
Brennnesselblätter	10.0
Brennnesselwurzel	10.6
Buchweizenkraut	10.0
Buschknöterichwurzelstock mit Wurzel*	10.0
Cascararinde	10.0
Eingestellter Cascaratrockenextrakt	10.0
Cassiaöl	10.0
Cayennepfeffer	10.0
Eingestellter Cayennepfefferdickextrakt	10.0
Eingestelltes, raffiniertes Cayennepfefferölharz	10.0
Eingestellte Cayennepfeffertinktur	10.0
Chinarinde	10.0
Eingestellter Chinarindenfluidextrakt	10.0
Chinesische-Esche-Rinde*	10.1
Chinesische-Quitte-Früchte*	10.5
Chinesischer-Liebstöckel-Wurzelstock*	10.0
Chinesischer-Liebstöckel-Wurzelstock mit Wurzel*	10.0
Chinesischer-Tragant-Wurzel*	10.0
Chinesisches-Hasenohr-Wurzel*	10.5
Cimicifugawurzelstock	10.0
Citronellöl	10.0
Citronenöl	10.7
Clematis-armandii-Spross*	10.0
Curcumawurzelstock	10.0
Cyathulawurzel*	10.3
Digitalis-purpurea-Blätter	10.0
Dostenkraut	10.0
Drynariawurzelstock*	10.0
Ecliptakraut*	10.0
Efeublätter	10.0
Eibischblätter	10.0
Eibischwurzel	10.0
Eichenrinde	10.0
Eisenkraut	10.0
Enziantinktur	10.0
Enzianwurzel	10.0
Ephedrakraut*	10.0
Erdrauchkraut	10.0
Eschenblätter	10.0
Eucalyptusblätter	10.0
Eucalyptusöl	10.5
Eucommiarinde*	10.0

Beachten Sie den Hinweis auf „Allgemeine Monographien" zu Anfang des Bands auf Seite B

2. Verzeichnis aller Texte der 10. Ausgabe XXVII

Stand

Färberdistelblüten*	10.0
Färberknöterichblätter	10.0
Färberwaidwurzel*	10.0
Faulbaumrinde	10.0
Eingestellter Faulbaumrindentrockenextrakt	10.0
Bitterer Fenchel	10.0
Süßer Fenchel	10.0
Flohsamen	10.0
Indische Flohsamen	10.0
Indische Flohsamenschalen	10.0
Forsythienfrüchte*	10.4
Frauenmantelkraut	10.0
Ganoderma*	10.6
Gardenienfrüchte*	10.0
Gastrodienwurzelstock*	10.0
Gekrönte-Scharte-Kraut	10.0
Javanische Gelbwurz	10.0
Kanadische Gelbwurz	10.6
Gewürznelken	10.3
Ginkgoblätter	10.0
Quantifizierter, raffinierter Ginkgotrockenextrakt	10.0
Ginsengtrockenextrakt	10.0
Ginsengwurzel	10.0
Glockenwindenwurzel*	10.0
Goldfadenwurzelstock*	10.0
Goldrutenkraut	10.0
Echtes Goldrutenkraut	10.0
Grüner Tee	10.0
Guar	10.0
Guarana*	10.0
Arabisches Gummi	10.0
Hagebuttenschalen	10.0
Hamamelisblätter	10.0
Hamamelisrinde	10.0
Hauhechelwurzel	10.0
Frische Heidelbeeren	10.0
Eingestellter, gereinigter Trockenextrakt aus frischen Heidelbeeren	10.0
Getrocknete Heidelbeeren	10.5
Herzgespannkraut	10.0
Hibiscusblüten	10.0
Himalayaschartenwurzel*	10.0
Himbeerblätter*	10.1
Hiobstränensamen*	10.0
Holunderblüten	10.0
Hopfenzapfen	10.0
Houttuyniakraut*	10.0
Ingwerwurzelstock	10.0
Eingestellter Ipecacuanhafluidextrakt	10.0
Eingestelltes Ipecacuanhapulver	10.0
Eingestellte Ipecacuanhatinktur	10.0
Ipecacuanhawurzel	10.0
Isländisches Moos/Isländische Flechte	10.0
Japanischer-Pagodenbaum-Blüten*	10.0
Japanischer-Pagodenbaum-Blütenknospen*	10.0
Johanniskraut	10.0
Quantifizierter Johanniskrauttrockenextrakt	10.0
Römische Kamille	10.0
Kamillenblüten	10.0
Kamillenfluidextrakt	10.0
Kamillenöl	10.0
Kiefernnadelöl	10.0
Klatschmohnblüten	10.0
Knoblauchpulver	10.0

Die „Allgemeinen Vorschriften" gelten für alle Monographien und sonstigen Texte

Ph. Eur. 10. Ausgabe, 7. Nachtrag

	Stand
Königskerzenblüten/Wollblumen	10.0
Kolasamen	10.0
Kolophonium	10.0
Kopoubohnenwurzel*	10.0
Mehlige Kopoubohnenwurzel*	10.0
Koriander	10.0
Korianderöl	10.0
Kümmel	10.3
Kümmelöl	10.0
Latschenkiefernöl	10.0
Lavendelblüten	10.0
Lavendelöl	10.0
Leinsamen	10.0
Leopardenblumenwurzelstock*	10.3
Lerchenspornwurzelstock *	10.0
Liebstöckelwurzel	10.3
Lindenblüten	10.3
Löwenzahnkraut mit Wurzel	10.0
Löwenzahnwurzel	10.0
Mädesüßkraut	10.0
Mäusedornwurzelstock	10.0
Magnolia-biondii-Blütenknospen*	10.0
Magnolia-officinalis-Blüten*	10.0
Magnolienrinde*	10.0
Malvenblätter	10.0
Malvenblüten	10.0
Mandarinenschale*	10.0
Mandarinenschalenöl	10.7
Mariendistelfrüchte	10.6
Eingestellter, gereinigter Mariendistelfrüchtetrockenextrakt	10.6
Mastix	10.0
Mateblätter	10.0
Melissenblätter	10.0
Melissenblättertrockenextrakt	10.0
Minzöl	10.0
Mönchspfefferfrüchte	10.0
Mönchspfefferfrüchtetrockenextrakt	10.0
Morindawurzel*	10.4
Muskatellersalbeiöl	10.0
Muskatöl	10.0
Mutterkraut	10.4
Myrrhe	10.0
Myrrhentinktur	10.0
Nelkenöl	10.0
Neroliöl/Bitterorangenblütenöl	10.0
Niaouliöl vom Cineol-Typ	10.0
Ningpo-Braunwurzwurzel*	10.6
Notoginsengwurzel*	10.0
Notopterygiumwurzelstock mit Wurzel *	10.7
Odermennigkraut	10.0
Ölbaumblätter	10.6
Ölbaumblättertrockenextrakt	10.0
Opium	10.0
Eingestelltes Opiumpulver	10.0
Eingestellte Opiumtinktur	10.0
Eingestellter Opiumtrockenextrakt	10.3
Orientalischer-Knöterich-Früchte*	10.0
Orthosiphonblätter	10.0
Passionsblumenkraut	10.3
Passionsblumenkrauttrockenextrakt	10.3
Pelargoniumwurzel	10.0
Perubalsam	10.0
Pfeffer*	10.0

Beachten Sie den Hinweis auf „Allgemeine Monographien" zu Anfang des Bands auf Seite B

2. Verzeichnis aller Texte der 10. Ausgabe

Stand

Langer Pfeffer*	10.0
Pfefferminzblätter	10.0
Pfefferminzblättertrockenextrakt	10.0
Pfefferminzöl	10.0
Rote Pfingstrosenwurzel*	10.0
Weiße Pfingstrosenwurzel*	10.0
Pfirsichsamen*	10.7
Afrikanische Pflaumenbaumrinde	10.0
Poria-cocos-Fruchtkörper*	10.0
Primelwurzel	10.0
Queckenwurzelstock	10.0
Quendelkraut	10.0
Ratanhiatinktur	10.0
Ratanhiawurzel	10.0
Rehmanniawurzel	10.1
Rhabarberwurzel	10.0
Ringelblumenblüten	10.1
Rohrkolbenpollen*	10.0
Rosmarinblätter	10.0
Rosmarinöl	10.0
Rosskastaniensamen	10.0
Eingestellter Rosskastaniensamentrockenextrakt	10.0
Rotwurzsalbei-Wurzelstock mit Wurzel*	10.0
Sägepalmenfrüchte	10.0
Sägepalmenfrüchteextrakt	10.0
Dreilappiger Salbei	10.0
Salbeiblätter	10.0
Spanisches Salbeiöl	10.0
Salbeitinktur	10.0
Schachtelhalmkraut	10.0
Schafgarbenkraut	10.0
Schisandrafrüchte*	10.0
Schlangenbartwurzel*	10.0
Schlangenwiesenknöterichwurzelstock*	10.0
Schnurbaumwurzel*	10.0
Schöllkraut	10.0
Schwarze-Johannisbeere-Blätter	10.0
Schwarznesselkraut	10.0
Seifenrinde	10.0
Senegawurzel	10.0
Sennesfiederblättchen	10.1
Eingestellter Sennesfiederblättchentrockenextrakt	10.7
Sennesfrüchte	10.1
Eingestellter, mit Wasser hergestellter Sennesfrüchtetrockenextrakt	10.7
Eingestellter, mit wässrig-alkoholischen Mischungen hergestellter Sennesfrüchtetrockenextrakt	10.7
Sinomenium-acutum-Spross*	10.5
Purpur-Sonnenhut-Kraut	10.5
Blasser-Sonnenhut-Wurzel	10.5
Purpur-Sonnenhut-Wurzel	10.5
Schmalblättriger-Sonnenhut-Wurzel	10.5
Speiköl	10.0
Spitzwegerichblätter	10.0
Stachelpanaxwurzelrinde*	10.0
Steinkleekraut	10.0
Stephania-tetrandra-Wurzel*	10.0
Sternanis	10.0
Sternanisöl	10.0
Wildes Stiefmütterchen mit Blüten	10.0
Stinkeschenfrüchte*	10.0
Stramoniumblätter	10.0
Eingestelltes Stramoniumpulver	10.0
Strauchpäonienwurzelrinde*	10.0
Süßholzwurzel	10.0

Die „Allgemeinen Vorschriften" gelten für alle Monographien und sonstigen Texte

Ph. Eur. 10. Ausgabe, 7. Nachtrag

	Stand
Süßholzwurzeltrockenextrakt als Geschmackskorrigens	10.0
Süßorangenschalenöl	10.7
Taigawurzel	10.0
Tang	10.0
Tausendgüldenkraut	10.0
Teebaumöl	10.0
Terpentinöl	10.0
Teufelskrallenwurzel	10.0
Teufelskrallenwurzeltrockenextrakt	10.0
Thymian	10.0
Thymianöl vom Thymol-Typ	10.0
Tolubalsam	10.0
Tormentilltinktur	10.0
Tormentillwurzelstock	10.0
Tragant	10.0
Uncariazweige mit Dornen*	10.0
Vielblütiger-Knöterich-Wurzel*	10.0
Vogelknöterichkraut	10.0
Wacholderbeeren	10.0
Wacholderöl	10.0
Asiatisches Wassernabelkraut	10.0
Weidenrinde	10.0
Weidenrindentrockenextrakt	10.0
Indischer Weihrauch	10.0
Weißdornblätter mit Blüten	10.3
Weißdornblätter-mit-Blüten-Fluidextrakt	10.3
Weißdornblätter-mit-Blüten-Trockenextrakt	10.3
Weißdornfrüchte	10.1
Wermutkraut	10.0
Großer-Wiesenknopf-Wurzel*	10.4
Wolfstrappkraut*	10.0
Yamswurzelknollen*	10.0
Japanische Yamswurzelknollen*	10.0
Zanthoxylum-bungeanum-Schale*	10.4
Zhekiang-Fritillariazwiebel *	10.6
Zimtblätteröl	10.0
Zimtöl	10.0
Zimtrinde	10.0
Zitronenverbenenblätter	10.0

Hinweis: Bei den mit * gekennzeichneten Texten handelt es sich um Monographien zu Drogen, die insbesondere in der Traditionellen Chinesischen Medizin (TCM) verwendet werden.

Homöopathische Zubereitungen und Stoffe für homöopathische Zubereitungen

Homöopathische Zubereitungen: Einleitung	10.0
Homöopathische Zubereitungen	10.3
Imprägnierte homöopathische Kügelchen (Streukügelchen/Globuli)	10.0
Pflanzliche Drogen für homöopathische Zubereitungen	10.0
Umhüllte homöopathische Kügelchen (Globuli velati)	10.0
Urtinkturen für homöopathische Zubereitungen	10.0
Vorschriften zur Herstellung homöopathischer konzentrierter Zubereitungen und zur Potenzierung	10.5
Wirkstofffreie Kügelchen für homöopathische Zubereitungen	10.3
Acidum picrinicum für homöopathische Zubereitungen	10.0
Acidum succinicum für homöopathische Zubereitungen	10.0
Adonis vernalis für homöopathische Zubereitungen*	10.1
Agaricus phalloides für homöopathische Zubereitungen	10.0
Allium sativum für homöopathische Zubereitungen	10.0
Ammonium carbonicum für homöopathische Zubereitungen	10.0
Anacardium für homöopathische Zubereitungen	10.5
Apis für homöopathische Zubereitungen	10.0
Arsenicum album für homöopathische Zubereitungen	10.0
Aurum chloratum natronatum für homöopathische Zubereitungen	10.0
Barium chloratum für homöopathische Zubereitungen	10.0
Belladonna für homöopathische Zubereitungen	10.0

Beachten Sie den Hinweis auf „Allgemeine Monographien" zu Anfang des Bands auf Seite B

Cadmium sulfuricum für homöopathische Zubereitungen.. 10.0
Calcium fluoratum für homöopathische Zubereitungen.. 10.0
Calcium iodatum für homöopathische Zubereitungen.. 10.0
Cocculus für homöopathische Zubereitungen... 10.0
Crocus für homöopathische Zubereitungen... 10.0
Cuprum aceticum für homöopathische Zubereitungen... 10.0
Cuprum metallicum für homöopathische Zubereitungen... 10.0
Digitalis für homöopathische Zubereitungen.. 10.0
Ferrum metallicum für homöopathische Zubereitungen... 10.0
Hedera helix für homöopathische Zubereitungen... 10.0
Histaminum für homöopathische Zubereitungen... 10.0
Hydrastis canadensis für homöopathische Zubereitungen.. 10.0
Hyoscyamus für homöopathische Zubereitungen... 10.0
Hypericum für homöopathische Zubereitungen.. 10.0
Ignatia für homöopathische Zubereitungen.. 10.0
Kalium bichromicum für homöopathische Zubereitungen.. 10.0
Magnesium fluoratum für homöopathische Zubereitungen... 10.1
Magnesium phosphoricum für homöopathische Zubereitungen.. 10.5
Nux vomica für homöopathische Zubereitungen... 10.0
Petroleum rectificatum für homöopathische Zubereitungen.. 10.0
Sanguinaria für homoeopathicas Zubereitungen.. 10.6
Selenium für homöopathische Zubereitungen... 10.0
Staphysagria für homöopathische Zubereitungen... 10.0
Sulfur für homöopathische Zubereitungen... 10.0
Toxicodendron quercifolium für homöopathische Zubereitungen*... 10.6
Urtica dioica für homöopathische Zubereitungen.. 10.0

Monographien A-Z

Stand

A

	Stand		Stand
Abacavirsulfat...............................	10.0	Alginsäure...................................	10.0
Acamprosat-Calcium.......................	10.3	Alimemazinhemitartrat.......................	10.0
Acarbose.....................................	10.0	Allantoin....................................	10.0
Acebutololhydrochlorid.....................	10.0	Allopurinol..................................	10.0
Aceclofenac..................................	10.0	Almagat......................................	10.0
Acemetacin...................................	10.0	Almotriptanmalat............................	10.1
Acesulfam-Kalium...........................	10.0	Alprazolam...................................	10.0
Acetazolamid.................................	10.0	Alprenololhydrochlorid......................	10.0
Aceton.......................................	10.0	Alprostadil..................................	10.0
Acetylcholinchlorid.........................	10.0	Alteplase zur Injektion.....................	10.0
Acetylcystein................................	10.3	Altizid......................................	10.1
β-Acetyldigoxin.............................	10.0	Alttuberkulin zur Anwendung am Menschen....	10.0
Acetylsalicylsäure..........................	10.0	Aluminiumchlorid-Hexahydrat.................	10.0
N-Acetyltryptophan........................	10.0	Wasserhaltiges Aluminiumhydroxid zur	
N-Acetyltyrosin...........................	10.0	Adsorption...............................	10.0
Aciclovir....................................	10.4	Aluminiumkaliumsulfat.......................	10.0
Acitretin....................................	10.0	Aluminium-Magnesium-Silicat.................	10.0
Adapalen.....................................	10.0	Aluminium-Natrium-Silicat...................	10.0
Adenin.......................................	10.0	Wasserhaltiges Aluminiumoxid/Algeldrat......	10.0
Adenosin.....................................	10.0	Wasserhaltiges Aluminiumphosphat............	10.4
Adipinsäure..................................	10.0	Aluminiumphosphat-Gel.......................	10.0
Äpfelsäure...................................	10.0	Aluminiumstearat............................	10.6
Alanin.......................................	10.0	Aluminiumsulfat.............................	10.0
Albendazol...................................	10.0	Alverincitrat...............................	10.0
Albuminlösung vom Menschen.................	10.6	Amantadinhydrochlorid.......................	10.0
Alcuroniumchlorid...........................	10.0	Ambroxolhydrochlorid........................	10.0
Alfacalcidol.................................	10.7	Ameisensäure................................	10.0
Alfadex......................................	10.0	Amfetaminsulfat.............................	10.0
Alfentanilhydrochlorid-Hydrat..............	10.1	Amidotrizoesäure-Dihydrat...................	10.0
Alfuzosinhydrochlorid.......................	10.0	Amikacin....................................	10.0

Die „Allgemeinen Vorschriften" gelten für alle Monographien und sonstigen Texte

Ph. Eur. 10. Ausgabe, 7. Nachtrag

	Stand		Stand
Amikacinsulfat	10.0	Antithrombin-III-Konzentrat vom Menschen	10.0
Amiloridhydrochlorid-Dihydrat	10.2	Anti-T-Lymphozyten-Immunglobulin vom	
4-Aminobenzoesäure	10.0	Tier zur Anwendung am Menschen	10.0
Aminocapronsäure	10.0	Apomorphinhydrochlorid-Hemihydrat	10.0
Aminoglutethimid	10.0	Aprepitant	10.0
Amiodaronhydrochlorid	10.0	Aprotinin	10.4
Amisulprid	10.0	Konzentrierte Aprotinin-Lösung	10.6
Amitriptylinhydrochlorid	10.0	Arginin	10.0
Amlodipinbesilat	10.0	Argininaspartat	10.0
Konzentrierte Ammoniak-Lösung	10.0	Argininhydrochlorid	10.0
Ammoniumbituminosulfonat	10.0	Argon	10.0
Ammoniumbromid	10.2	Aripiprazol	10.4
Ammoniumchlorid	10.4	Articainhydrochlorid	10.0
Ammoniumglycyrrhizat	10.0	Ascorbinsäure	10.0
Ammoniumhydrogencarbonat	10.0	Asparagin-Monohydrat	10.1
Ammoniummethacrylat-Copolymer (Typ A)	10.0	Aspartam	10.0
Ammoniummethacrylat-Copolymer (Typ B)	10.0	Aspartinsäure	10.0
Amorolfinhydrochlorid	10.0	Atazanavirsulfat	10.0
Amoxicillin-Trihydrat	10.0	Atenolol	10.1
Amoxicillin-Natrium	10.0	Atomoxetinhydrochlorid	10.0
Amphotericin B	10.0	Atorvastatin-Calcium	10.7
Ampicillin	10.0	Atovaquon	10.0
Ampicillin-Trihydrat	10.0	Atracuriumbesilat	10.0
Ampicillin-Natrium	10.0	Atropin	10.0
Amproliumhydrochlorid für Tiere	10.3	Atropinsulfat	10.0
Amylmetacresol	10.0	Azaperon für Tiere	10.0
Anastrozol	10.0	Azathioprin	10.3
Antazolinhydrochlorid	10.0	Azelastinhydrochlorid	10.0
Anti-D-Immunglobulin vom Menschen	10.7	Azithromycin	10.0
Anti-D-Immunglobulin vom Menschen zur intravenösen Anwendung	10.7		

B

	Stand		Stand
Bacampicillinhydrochlorid	10.0	Betacarotin	10.0
Bacitracin	10.5	Betadex	10.0
Bacitracin-Zink	10.5	Betahistindihydrochlorid	10.0
Baclofen	10.0	Betahistindimesilat	10.0
Bambuterolhydrochlorid	10.3	Betamethason	10.3
Bariumsulfat	10.0	Betamethasonacetat	10.3
Hydriertes Baumwollsamenöl	10.0	Betamethasondihydrogenphosphat-Dinatrium	10.5
Beclometasondipropionat	10.0	Betamethasondipropionat	10.3
Beclometasondipropionat-Monohydrat	10.0	Betamethasonvalerat	10.0
Benazeprilhydrochlorid	10.0	Betaxololhydrochlorid	10.0
Bendroflumethiazid	10.0	Bezafibrat	10.0
Benperidol	10.0	Bicalutamid	10.0
Benserazidhydrochlorid	10.4	Bifonazol	10.0
Bentonit	10.0	Biotin	10.0
Benzalkoniumchlorid	10.2	Biperidenhydrochlorid	10.0
Benzalkoniumchlorid-Lösung	10.2	Bisacodyl	10.6
Benzbromaron	10.0	Basisches Bismutcarbonat	10.0
Benzethoniumchlorid	10.0	Basisches Bismutgallat	10.0
Benzocain	10.1	Schweres, basisches Bismutnitrat	10.0
Benzoesäure	10.0	Basisches Bismutsalicylat	10.0
Wasserhaltiges Benzoylperoxid	10.6	Bisoprololfumarat	10.0
Benzydaminhydrochlorid	10.0	Bleomycinsulfat	10.3
Benzylalkohol	10.0	Blutgerinnungsfaktor VII vom Menschen	10.0
Benzylbenzoat	10.0	Konzentrierte Lösung von Blutgerinnungsfaktor VIIa (rDNA) human	10.0
Benzylpenicillin-Benzathin-Tetrahydrat	10.0		
Benzylpenicillin-Kalium	10.0	Blutgerinnungsfaktor VIII vom Menschen	10.0
Benzylpenicillin-Natrium	10.0	Blutgerinnungsfaktor VIII (rDNA) human	10.0
Benzylpenicillin-Procain-Monohydrat	10.4	Blutgerinnungsfaktor IX vom Menschen	10.0

Beachten Sie den Hinweis auf „Allgemeine Monographien" zu Anfang des Bands auf Seite B

2. Verzeichnis aller Texte der 10. Ausgabe XXXIII

	Stand
Konzentrierte Lösung von Blutgerinnungsfaktor IX (rDNA) human	10.3
Pulver zur Herstellung einer Injektionslösung von Blutgerinnungsfaktor IX (rDNA) human	10.3
Blutgerinnungsfaktor XI vom Menschen	10.0
Boldin	10.0
Raffiniertes Borretschöl	10.0
Borsäure	10.0
Botulinum-Toxin Typ A zur Injektion	10.0
Botulinum-Toxin Typ B zur Injektion	10.0
Brimonidintartrat	10.0
Bromazepam	10.0
Bromhexinhydrochlorid	10.0
Bromocriptinmesilat	10.0
Bromperidol	10.0
Bromperidoldecanoat	10.0
Brompheniraminmaleat	10.0
Brotizolam	10.0
Budesonid	10.0
Bufexamac	10.0
Buflomedilhydrochlorid	10.0
Bumetanid	10.6
Bupivacainhydrochlorid	10.0
Buprenorphin	10.0
Buprenorphinhydrochlorid	10.0
Buserelin	10.0
Buspironhydrochlorid	10.0
Busulfan	10.0
Butylhydroxyanisol	10.0
Butyl-4-hydroxybenzoat	10.6
Butylhydroxytoluol	10.0
Basisches Butylmethacrylat-Copolymer	10.0
Butylscopolaminiumbromid	10.0

C

	Stand
Cabergolin	10.0
Calcifediol-Monohydrat	10.0
Calcipotriol	10.0
Calcipotriol-Monohydrat	10.0
Calcitonin (Lachs)	10.0
Calcitriol	10.0
Calciumacetat	10.5
Calciumascorbat	10.0
Calciumcarbonat	10.6
Calciumchlorid-Dihydrat	10.3
Calciumchlorid-Hexahydrat	10.0
Calciumdobesilat-Monohydrat	10.0
Calciumfolinat-Hydrat	10.0
Calciumglucoheptonat	10.0
Calciumgluconat	10.6
Wasserfreies Calciumgluconat	10.6
Calciumgluconat zur Herstellung von Parenteralia	10.0
Calciumglycerophosphat	10.0
Calciumhydrogenphosphat	10.6
Calciumhydrogenphosphat-Dihydrat	10.6
Calciumhydroxid	10.6
Calciumlactat	10.0
Calciumlactat-Monohydrat	10.4
Calciumlactat-Trihydrat	10.4
Calciumlactat-Pentahydrat	10.4
Calciumlävulinat-Dihydrat	10.0
Calciumlevofolinat-Hydrat	10.0
Calciumpantothenat	10.4
Calciumstearat	10.5
Calciumsulfat-Dihydrat	10.3
D-Campher	10.0
Racemischer Campher	10.0
Candesartancilexetil	10.3
Capecitabin	10.0
Caprylsäure	10.0
Captopril	10.5
Carbachol	10.0
Carbamazepin	10.2
Carbasalat-Calcium	10.0
Carbidopa-Monohydrat	10.0
Carbimazol	10.0
Carbocistein	10.0
Carbomere	10.4
Carboplatin	10.6
Carboprost-Trometamol	10.0
Carboxymethylstärke-Natrium (Typ A)	10.6
Carboxymethylstärke-Natrium (Typ B)	10.6
Carboxymethylstärke-Natrium (Typ C)	10.0
Carmellose	10.0
Carmellose-Calcium	10.0
Carmellose-Natrium	10.0
Niedrig substituiertes Carmellose-Natrium	10.0
Carmustin	10.0
Carnaubawachs	10.0
Carprofen für Tiere	10.0
Carrageen	10.0
Carteololhydrochlorid	10.0
Carvedilol	10.0
Cefaclor-Monohydrat	10.0
Cefadroxil-Monohydrat	10.0
Cefalexin-Monohydrat	10.4
Cefalotin-Natrium	10.0
Cefamandolnafat	10.0
Cefapirin-Natrium	10.0
Cefatrizin-Propylenglycol	10.0
Cefazolin-Natrium	10.0
Cefepimdihydrochlorid-Monohydrat	10.0
Cefixim	10.0
Cefoperazon-Natrium	10.0
Cefotaxim-Natrium	10.0
Cefoxitin-Natrium	10.0
Cefpodoximproxetil	10.0
Cefprozil-Monohydrat	10.0
Cefradin	10.0
Ceftazidim-Pentahydrat	10.0
Ceftazidim-Pentahydrat mit Natriumcarbonat zur Injektion	10.0
Ceftriaxon-Dinatrium	10.0
Cefuroximaxetil	10.7
Cefuroxim-Natrium	10.0
Celecoxib	10.0
Celiprololhydrochlorid	10.3
Mikrokristalline Cellulose	10.4

Die „Allgemeinen Vorschriften" gelten für alle Monographien und sonstigen Texte

2. Verzeichnis aller Texte der 10. Ausgabe

Text	Stand
Mikrokristalline Cellulose und Carmellose-Natrium	10.0
Celluloseacetat	10.0
Celluloseacetatbutyrat	10.0
Celluloseacetatphthalat	10.6
Cellulosepulver	10.4
Cetirizindihydrochlorid	10.0
Cetrimid	10.0
Cetylalkohol	10.0
Cetylpalmitat	10.0
Cetylpyridiniumchlorid	10.0
Cetylstearylalkohol	10.3
Emulgierender Cetylstearylalkohol (Typ A)	10.0
Emulgierender Cetylstearylalkohol (Typ B)	10.0
Cetylstearylisononanoat	10.0
Chenodesoxycholsäure	10.6
Chinidinsulfat	10.0
Chininhydrochlorid	10.0
Chininsulfat	10.0
Chitosanhydrochlorid	10.0
Chloralhydrat	10.0
Chlorambucil	10.0
Chloramphenicol	10.0
Chloramphenicolhydrogensuccinat-Natrium	10.0
Chloramphenicolpalmitat	10.0
Chlorcyclizinhydrochlorid	10.0
Chlordiazepoxid	10.0
Chlordiazepoxidhydrochlorid	10.0
Chlorhexidindiacetat	10.0
Chlorhexidindigluconat-Lösung	10.0
Chlorhexidindihydrochlorid	10.0
Chlormadinonacetat	10.0
Chlorobutanol	10.0
Chlorobutanol-Hemihydrat	10.0
Chlorocresol	10.0
Chloroquinphosphat	10.0
Chloroquinsulfat	10.0
Chlorphenaminmaleat	10.0
Chlorpromazinhydrochlorid	10.4
Chlorprothixenhydrochlorid	10.0
Chlortalidon	10.7
Chlortetracyclinhydrochlorid	10.1
Cholesterol	10.0
Cholesterol zur parenteralen Anwendung	10.6
Chondroitinsulfat-Natrium	10.0
Choriongonadotropin	10.0
Chymotrypsin	10.0
Ciclesonid	10.0
Ciclopirox	10.2
Ciclopirox-Olamin	10.4
Ciclosporin	10.5
Cilastatin-Natrium	10.0
Cilazapril	10.0
Cimetidin	10.0
Cimetidinhydrochlorid	10.0
Cinchocainhydrochlorid	10.0
Cineol	10.0
Cinnarizin	10.0
Ciprofibrat	10.0
Ciprofloxacin	10.0
Ciprofloxacinhydrochlorid	10.0
Cisatracuriumbesilat	10.0
Cisplatin	10.0
Citalopramhydrobromid	10.0
Citalopramhydrochlorid	10.0
Citronensäure	10.0
Citronensäure-Monohydrat	10.0
Cladribin	10.0
Clarithromycin	10.0
Clazuril für Tiere	10.0
Clebopridmalat	10.0
Clemastinfumarat	10.0
Clenbuterolhydrochlorid	10.0
Clindamycin-2-dihydrogenphosphat	10.0
Clindamycinhydrochlorid	10.0
Clioquinol	10.0
Clobazam	10.0
Clobetasolpropionat	10.1
Clobetasonbutyrat	10.0
Clodronat-Dinatrium-Tetrahydrat	10.0
Clofazimin	10.0
Clofibrat	10.0
Clomifencitrat	10.5
Clomipraminhydrochlorid	10.0
Clonazepam	10.0
Clonidinhydrochlorid	10.0
Clopamid	10.0
Clopidogrelbesilat	10.0
Clopidogrelhydrochlorid	10.0
Clopidogrelhydrogensulfat	10.0
Closantel-Natrium-Dihydrat für Tiere	10.0
Clotrimazol	10.5
Cloxacillin-Natrium	10.0
Clozapin	10.0
Cocainhydrochlorid	10.0
Cocoylcaprylocaprat	10.0
Codein-Monohydrat	10.3
Codeinhydrochlorid-Dihydrat	10.3
Codeinphosphat-Hemihydrat	10.3
Codeinphosphat-Sesquihydrat	10.5
Codergocrinmesilat	10.0
Coffein	10.0
Coffein-Monohydrat	10.0
Colchicin	10.0
Colecalciferol	10.0
Ölige Lösungen von Colecalciferol	10.6
Colecalciferol-Trockenkonzentrat	10.0
Colestyramin	10.0
Colistimethat-Natrium	10.1
Colistinsulfat	10.1
Copovidon	10.1
Cortisonacetat	10.0
Croscarmellose-Natrium	10.6
Crospovidon	10.6
Crotamiton	10.0
Cyanocobalamin	10.7
Cyclizinhydrochlorid	10.1
Cyclopentolathydrochlorid	10.0
Cyclophosphamid	10.0
Cyproheptadinhydrochlorid-1,5-Hydrat	10.4
Cyproteronacetat	10.0
Cysteinhydrochlorid-Monohydrat	10.0
Cystin	10.0
Cytarabin	10.0

Beachten Sie den Hinweis auf „Allgemeine Monographien" zu Anfang des Bands auf Seite B

Ph. Eur. 10. Ausgabe, 7. Nachtrag

D

	Stand
Dacarbazin	10.5
Dalteparin-Natrium	10.0
Danaparoid-Natrium	10.3
Dapson	10.6
Daunorubicinhydrochlorid	10.0
Decyloleat	10.0
Deferasirox	10.6
Deferasirox-Tabletten zur Herstellung einer Suspension zum Einnehmen	10.7
Deferipron	10.0
Deferipron-Lösung zum Einnehmen	10.3
Deferipron-Tabletten	10.6
Deferoxaminmesilat	10.0
Dembrexinhydrochlorid-Monohydrat für Tiere	10.0
Demeclocyclinhydrochlorid	10.1
Deptropincitrat	10.0
Dequaliniumchlorid	10.0
3-O-Desacyl-4′-monophosphoryl-lipid A	10.0
Desfluran	10.0
Desipraminhydrochlorid	10.0
Deslanosid	10.0
Desloratadin	10.0
Desmopressin	10.0
Desogestrel	10.0
Detomidinhydrochlorid für Tiere	10.0
Dexamethason	10.3
Dexamethasonacetat	10.3
Dexamethasondihydrogenphosphat-Dinatrium	10.5
Dexamethasonisonicotinat	10.4
Dexamfetaminsulfat	10.0
Dexchlorpheniraminmaleat	10.0
Dexpanthenol	10.4
Dextran 1 zur Herstellung von Parenteralia	10.0
Dextran 40 zur Herstellung von Parenteralia	10.0
Dextran 60 zur Herstellung von Parenteralia	10.0
Dextran 70 zur Herstellung von Parenteralia	10.0
Dextranomer	10.0
Dextrin	10.0
Dextromethorphanhydrobromid	10.0
Dextromoramidhydrogentartrat	10.0
Dextropropoxyphenhydrochlorid	10.0
Diacerein	10.0
Diazepam	10.0
Diazoxid	10.0
Dibrompropamidindiisetionat	10.0
Dibutylphthalat	10.0
2,4-Dichlorbenzylalkohol	10.0
Dichlormethan	10.0
Diclazuril für Tiere	10.0
Diclofenac-Kalium	10.0
Diclofenac-Natrium	10.0
Dicloxacillin-Natrium	10.0
Dicycloverinhydrochlorid	10.0
Didanosin	10.0
Dienogest	10.0
Diethylcarbamazindihydrogencitrat	10.0
Diethylenglycolmonoethylether	10.0
Diethylenglycolpalmitostearat	10.0
Diethylphthalat	10.0
Diethylstilbestrol	10.0
Difloxacinhydrochlorid-Trihydrat für Tiere	10.0
Digitoxin	10.0
Digoxin	10.0
Wasserhaltiges Dihydralazinsulfat	10.4
Dihydrocodein[(R,R)-tartrat]	10.0
Dihydroergocristinmesilat	10.0
Dihydroergotaminmesilat	10.0
Dihydrostreptomycinsulfat für Tiere	10.5
Dihydrotachysterol	10.0
Dikaliumclorazepat-Monohydrat	10.6
Diltiazemhydrochlorid	10.0
Dimenhydrinat	10.0
Dimercaprol	10.0
Dimethylacetamid	10.0
Dimethylsulfoxid	10.1
Dimeticon	10.0
Dimetindenmaleat	10.6
Dinoproston	10.0
Dinoprost-Trometamol	10.0
Diosmin	10.0
Diphenhydraminhydrochlorid	10.0
Diphenoxylathydrochlorid	10.0
Dipivefrinhydrochlorid	10.0
Diprophyllin	10.1
Dipyridamol	10.0
Dirithromycin	10.0
Disopyramid	10.4
Disopyramidphosphat	10.0
Distickstoffmonoxid	10.0
Disulfiram	10.0
Dithranol	10.0
Dobutaminhydrochlorid	10.0
Docetaxel	10.0
Docetaxel-Trihydrat	10.0
Docusat-Natrium	10.0
Dodecylgallat	10.0
Domperidon	10.0
Domperidonmaleat	10.0
Donepezilhydrochlorid	10.7
Donepezilhydrochlorid-Monohydrat	10.7
Dopaminhydrochlorid	10.0
Dopexaminhydrochlorid	10.0
Dorzolamidhydrochlorid	10.0
Dosulepinhydrochlorid	10.4
Doxapramhydrochlorid	10.0
Doxazosinmesilat	10.0
Doxepinhydrochlorid	10.0
Doxorubicinhydrochlorid	10.0
Doxycyclinhyclat	10.0
Doxycyclin-Monohydrat	10.0
Doxylaminhydrogensuccinat	10.0
Dronedaronhydrochlorid	10.0
Dronedaron-Tabletten*	10.6
Droperidol	10.0
Drospirenon	10.0
Duloxetinhydrochlorid	10.0
Dutasterid	10.0
Dydrogesteron	10.0

Die „Allgemeinen Vorschriften" gelten für alle Monographien und sonstigen Texte

E

	Stand		Stand
Ebastin	10.0	Escitalopram	10.0
Econazol	10.0	Escitalopramoxalat	10.0
Econazolnitrat	10.0	Esketaminhydrochlorid	10.0
Edetinsäure	10.4	Esomeprazol-Magnesium-Dihydrat	10.0
Edrophoniumchlorid	10.0	Esomeprazol-Magnesium-Trihydrat	10.0
Eisen(II)-fumarat	10.5	Esomeprazol-Natrium	10.0
Eisen(II)-gluconat-Hydrat	10.5	Essigsäure 99 %	10.0
Getrocknetes Eisen(II)-sulfat	10.6	C1-Esterase-Inhibitor vom Menschen	10.0
Eisen(II)-sulfat-Heptahydrat	10.6	Estradiol-Hemihydrat	10.0
Eisen(III)-chlorid-Hexahydrat	10.0	Estradiolbenzoat	10.0
Emedastindifumarat	10.0	Estradiolvalerat	10.0
Enalaprilat-Dihydrat	10.0	Estriol	10.0
Enalaprilmaleat	10.0	Konjugierte Estrogene	10.0
Enilconazol für Tiere	10.0	Etacrynsäure	10.6
Enoxaparin-Natrium	10.0	Etamsylat	10.0
Enoxolon	10.0	Etanercept	10.3
Enrofloxacin für Tiere	10.0	Ethacridinlactat-Monohydrat	10.0
Entacapon	10.0	Ethambutoldihydrochlorid	10.0
Entecavir-Monohydrat	10.0	Wasserfreies Ethanol	10.0
Ephedrin	10.0	Ethanol 96 %	10.0
Ephedrin-Hemihydrat	10.0	Ethanolamin	10.5
Ephedrinhydrochlorid	10.0	Ether	10.0
Racemisches Ephedrinhydrochlorid	10.0	Ether zur Narkose	10.0
Epinastinhydrochlorid	10.3	Ethinylestradiol	10.0
Epinephrin/Adrenalin	10.3	Ethionamid	10.0
Epinephrinhydrogentartrat/Adrenalinhydrogentartrat	10.0	Ethosuximid	10.0
		Ethylacetat	10.0
Epirubicinhydrochlorid	10.3	Ethylcellulose	10.5
Eplerenon	10.0	Ethylendiamin	10.0
Erbsenstärke	10.0	Ethylenglycolmonopalmitostearat	10.0
Hydriertes Erdnussöl	10.0	Ethyl-4-hydroxybenzoat	10.6
Raffiniertes Erdnussöl	10.0	Ethylmorphinhydrochlorid	10.0
Ergocalciferol	10.0	Ethyloleat	10.0
Ergometrinmaleat	10.1	Etidronat-Dinatrium	10.0
Ergotamintartrat	10.3	Etilefrinhydrochlorid	10.0
Erythritol	10.0	Etodolac	10.0
Erythromycin	10.4	Etofenamat	10.0
Erythromycinestolat	10.0	Etomidat	10.7
Erythromycinethylsuccinat	10.0	Etoposid	10.0
Erythromycinlactobionat	10.0	Eugenol	10.0
Erythromycinstearat	10.0	Everolimus	10.3
Konzentrierte Erythropoetin-Lösung	10.5	Exemestan	10.1

F

	Stand		Stand
Raffiniertes Färberdistelöl	10.0	Fibrinogen vom Menschen	10.0
Famotidin	10.0	Konzentrierte Filgrastim-Lösung	10.0
Febantel für Tiere	10.0	Filgrastim-Lösung zur Injektion	10.0
Felbinac	10.0	Finasterid	10.0
Felodipin	10.0	Fingolimodhydrochlorid	10.0
Felypressin	10.0	Fipronil für Tiere	10.0
Fenbendazol für Tiere	10.0	Flavoxathydrochlorid	10.0
Fenbufen	10.0	Flecainidacetat	10.0
Fenofibrat	10.0	Flubendazol	10.0
Fenoterolhydrobromid	10.0	Flucloxacillin-Magnesium-Octahydrat	10.0
Fentanyl	10.0	Flucloxacillin-Natrium-Monohydrat	10.7
Fentanylcitrat	10.0	Fluconazol	10.0
Fenticonazolnitrat	10.0	Flucytosin	10.0
Fexofenadinhydrochlorid	10.0	Fludarabinphosphat	10.5
Fibrin-Kleber	10.0	Fludrocortisonacetat	10.0

Beachten Sie den Hinweis auf „Allgemeine Monographien" zu Anfang des Bands auf Seite B

Ph. Eur. 10. Ausgabe, 7. Nachtrag

	Stand		**Stand**
Flumazenil	10.0	Fluticasonfuroat	10.6
Flumequin	10.0	Fluticasonpropionat	10.4
Flumetasonpivalat	10.0	Flutrimazol	10.0
Flunarizindihydrochlorid	10.0	Fluvastatin-Natrium	10.0
Flunitrazepam	10.0	Fluvoxaminmaleat	10.0
Flunixinmeglumin für Tiere	10.0	Follitropin	10.0
Fluocinolonacetonid	10.0	Konzentrierte Follitropin-Lösung	10.0
Fluocortolonpivalat	10.1	Folsäure-Hydrat	10.0
Fluorescein	10.4	Formaldehyd-Lösung 35 %	10.0
Fluorescein-Natrium	10.0	Formoterolfumarat-Dihydrat	10.7
Fluorouracil	10.0	Foscarnet-Natrium-Hexahydrat	10.0
Fluoxetinhydrochlorid	10.3	Fosfomycin-Calcium	10.0
Flupentixoldihydrochlorid	10.0	Fosfomycin-Natrium	10.0
Fluphenazindecanoat	10.1	Fosfomycin-Trometamol	10.0
Fluphenazindihydrochlorid	10.0	Fosinopril-Natrium	10.6
Fluphenazinenantat	10.1	Framycetinsulfat	10.0
Flurazepamhydrochlorid	10.0	Fructose	10.0
Flurbiprofen	10.6	Fulvestrant	10.0
Fluspirilen	10.0	Furosemid	10.0
Flutamid	10.0	Fusidinsäure	10.0

G

	Stand		**Stand**
Gabapentin	10.0	Glucose-Monohydrat	10.0
Gadobutrol-Monohydrat	10.4	Glucose-Sirup	10.0
Gadodiamid-Hydrat	10.0	Sprühgetrockneter Glucose-Sirup	10.0
Galactose	10.0	Glutaminsäure	10.0
Galantaminhydrobromid	10.1	Glutathion	10.0
Gammadex	10.0	Glycerol	10.0
Ganciclovir	10.0	Glycerol 85 %	10.0
Gasgemisch aus Acetylen (1 Prozent) in Stickstoff	10.0	Glyceroldibehenat	10.0
Gasgemisch aus Kohlenmonoxid (5 Prozent) in Stickstoff	10.0	Glyceroldistearat	10.0
		Glycerol-Formal	10.0
		Glycerolmonocaprylat	10.0
Gasgemisch aus Methan (2 Prozent) in Stickstoff	10.0	Glycerolmonocaprylocaprat	10.0
		Glycerolmonolinoleat	10.0
Gefitinib	10.0	Glycerolmonooleat	10.0
Gelatine	10.4	Glycerolmonostearat 40–55	10.0
Gemcitabinhydrochlorid	10.5	Glyceroltrinitrat-Lösung	10.0
Gemfibrozil	10.0	Glycin	10.1
Gentamicinsulfat	10.1	Glycopyrroniumbromid	10.0
Gestoden	10.0	Gonadorelinacetat	10.7
Glibenclamid	10.0	Goserelin	10.0
Gliclazid	10.5	Gramicidin	10.0
Glimepirid	10.0	Granisetronhydrochlorid	10.0
Glipizid	10.5	Griseofulvin	10.0
Glucagon human	10.0	Guaifenesin	10.0
Glucosaminhydrochlorid	10.0	Guajacol	10.0
Glucosaminsulfat-Kaliumchlorid	10.0	Guanethidinmonosulfat	10.0
Glucosaminsulfat-Natriumchlorid	10.0	Guargalactomannan	10.0
Glucose	10.0	Arabisches Gummi, getrocknete Dispersion	10.0

H

	Stand		**Stand**
Hämodialyselösungen	10.0	Haloperidoldecanoat	10.0
Hämofiltrations- und Hämodiafiltrationslösungen	10.0	Halothan	10.0
		Harnstoff	10.0
Konzentrierte Hämofiltrations- und Hämodiafiltrationslösungen	10.0	Hartfett	10.0
		Hartfett mit Zusatzstoffen	10.0
Halofantrinhydrochlorid	10.0	Hartparaffin	10.0
Haloperidol	10.0	Helium	10.0

2. Verzeichnis aller Texte der 10. Ausgabe

	Stand
Heparin-Calcium	10.5
Heparin-Natrium	10.0
Niedermolekulare Heparine	10.5
Hepatitis-A-Immunglobulin vom Menschen	10.0
Hepatitis-B-Immunglobulin vom Menschen	10.0
Hepatitis-B-Immunglobulin vom Menschen zur intravenösen Anwendung	10.0
Heptaminolhydrochlorid	10.0
Hexamidindiisetionat	10.0
Hexetidin	10.0
Hexylresorcin	10.0
Histamindihydrochlorid	10.0
Histidin	10.0
Histidinhydrochlorid-Monohydrat	10.0
Homatropinhydrobromid	10.0
Homatropinmethylbromid	10.0
Honig	10.0
Hyaluronidase	10.7
Hydralazinhydrochlorid	10.6
Hydrochlorothiazid	10.0
Hydrocodonhydrogentartrat-2,5-Hydrat	10.0
Hydrocortison	10.0
Hydrocortisonacetat	10.0
Hydrocortisonhydrogensuccinat	10.0
Hydromorphonhydrochlorid	10.0
Hydroxocobalaminacetat	10.0
Hydroxocobalaminhydrochlorid	10.0
Hydroxocobalaminsulfat	10.0
Hydroxycarbamid	10.0
Hydroxychloroquinsulfat	10.0
Hydroxyethylcellulose	10.6
Hydroxyethylsalicylat	10.0
Hydroxyethylstärken	10.5
Hydroxypropylbetadex	10.0
Hydroxypropylcellulose	10.6
Niedrig substituierte Hydroxypropylcellulose	10.6
Hydroxypropylstärke	10.0
Vorverkleisterte Hydroxypropylstärke	10.0
Hydroxyzindihydrochlorid	10.0
Hymecromon	10.0
Hymenopterengifte für Allergenzubereitungen	10.0
Hyoscyaminsulfat	10.0
Hypromellose	10.6
Hypromellosephthalat	10.7

I

	Stand
Ibandronat-Natrium-Monohydrat	10.5
Ibuprofen	10.0
Idoxuridin	10.0
Ifosfamid	10.0
Imatinibmesilat	10.0
Imidacloprid für Tiere	10.0
Imipenem-Monohydrat	10.0
Imipraminhydrochlorid	10.0
Normales Immunglobulin vom Menschen zur intramuskulären Anwendung	10.0
Normales Immunglobulin vom Menschen zur intravenösen Anwendung	10.0
Normales Immunglobulin vom Menschen zur subkutanen Anwendung	10.0
Indapamid	10.7
Indinavirsulfat	10.0
Indometacin	10.0
Konzentrierte Infliximab-Lösung	10.3
myo-Inositol	10.4
Insulin aspart	10.0
Insulin glargin	10.0
Insulin human	10.0
Insulin lispro	10.0
Insulin vom Schwein	10.0
Lösliches Insulin als Injektionslösung	10.4
Insulin-Zink-Kristallsuspension zur Injektion	10.4
Insulin-Zink-Suspension zur Injektion	10.4
Amorphe Insulin-Zink-Suspension zur Injektion	10.4
Insulinzubereitungen zur Injektion	10.4
Konzentrierte Interferon-alfa-2-Lösung	10.0
Konzentrierte Interferon-beta-1a-Lösung	10.0
Konzentrierte Interferon-gamma-1b-Lösung	10.0
Iod	10.0
Iodixanol	10.0
Iohexol	10.0
Iopamidol	10.0
Iopansäure	10.0
Iopromid	10.0
Iotrolan	10.0
Ioxaglinsäure	10.0
Ipratropiumbromid	10.0
Irbesartan	10.3
Irinotecanhydrochlorid-Trihydrat	10.1
Isoconazol	10.3
Isoconazolnitrat	10.3
Isofluran	10.0
Isoleucin	10.0
Isomalt	10.0
Isoniazid	10.0
Isophan-Insulin-Suspension zur Injektion	10.4
Biphasische Isophan-Insulin-Suspension zur Injektion	10.0
Isoprenalinhydrochlorid	10.1
Isoprenalinsulfat	10.0
Isopropylisostearat	10.0
Isopropylmyristat	10.0
Isopropylpalmitat	10.0
Verdünntes Isosorbiddinitrat	10.0
Verdünntes Isosorbidmononitrat	10.0
Isotretinoin	10.0
Isoxsuprinhydrochlorid	10.0
Isradipin	10.0
Itraconazol	10.0
Ivermectin	10.0

Beachten Sie den Hinweis auf „Allgemeine Monographien" zu Anfang des Bands auf Seite B

J

	Stand		Stand
Josamycin	10.1	Josamycinpropionat	10.1

K

	Stand		Stand
Kakaobutter	10.2	Kaliumpermanganat	10.0
Kaliumacetat	10.0	Kaliumsorbat	10.0
Kaliumbromid	10.2	Kaliumsulfat	10.0
Kaliumcarbonat	10.0	Kanamycinmonosulfat	10.5
Kaliumchlorid	10.4	Saures Kanamycinsulfat	10.5
Kaliumcitrat	10.0	Kartoffelstärke	10.0
Kaliumclavulanat	10.3	Ketaminhydrochlorid	10.0
Verdünntes Kaliumclavulanat	10.3	Ketobemidonhydrochlorid	10.0
Kaliumdihydrogenphosphat	10.0	Ketoconazol	10.3
Kaliumhydrogenaspartat-Hemihydrat	10.0	Ketoprofen	10.0
Kaliumhydrogencarbonat	10.0	Ketorolac-Trometamol	10.0
Kaliumhydrogentartrat	10.4	Ketotifenhydrogenfumarat	10.0
Kaliumhydroxid	10.0	Medizinische Kohle	10.0
Kaliumiodid	10.0	Kohlendioxid	10.0
Kaliummetabisulfit	10.6	Kohlenmonoxid	10.0
Kaliummonohydrogenphosphat	10.3	Raffiniertes Kokosfett	10.0
Kaliumnatriumtartrat-Tetrahydrat	10.0	Kupfer(II)-sulfat	10.5
Kaliumnitrat	10.0	Kupfer(II)-sulfat-Pentahydrat	10.6
Kaliumperchlorat	10.0		

L

	Stand		Stand
Labetalolhydrochlorid	10.3	Levofloxacin-Hemihydrat	10.0
Lachsöl vom Zuchtlachs	10.3	Levomepromazinhydrochlorid	10.4
Lacosamid	10.0	Levomepromazinmaleat	10.0
Lacosamid-Infusionszubereitung	10.3	Levomethadonhydrochlorid	10.0
Lacosamid-Lösung zum Einnehmen	10.3	Levonorgestrel	10.1
Lacosamid-Tabletten	10.6	Levothyroxin-Natrium	10.0
Lactitol-Monohydrat	10.1	Lidocain	10.0
Lactobionsäure	10.2	Lidocainhydrochlorid-Monohydrat	10.0
Lactose	10.3	Lincomycinhydrochlorid-Monohydrat	10.0
Lactose-Monohydrat	10.3	Liothyronin-Natrium	10.0
Lactulose	10.0	Lisinopril-Dihydrat	10.1
Lactulose-Sirup	10.0	Lithiumcarbonat	10.0
Lamivudin	10.5	Lithiumcitrat	10.0
Lamotrigin	10.0	Lobelinhydrochlorid	10.0
Lansoprazol	10.0	Lösungen zur Aufbewahrung von Organen	10.3
Latanoprost	10.3	Lomustin	10.0
Lauromacrogol 400	10.0	Loperamidhydrochlorid	10.0
Lebertran (Typ A)	10.0	Loperamidoxid-Monohydrat	10.0
Lebertran (Typ B)	10.0	Lopinavir	10.0
Lebertran vom Zuchtkabeljau	10.3	Loratadin	10.0
Leflunomid	10.0	Lorazepam	10.4
Natives Leinöl	10.0	Losartan-Kalium	10.3
Letrozol	10.3	Lovastatin	10.4
Leucin	10.0	Lufenuron für Tiere	10.0
Leuprorelin	10.0	Luft zur medizinischen Anwendung	10.0
Levamisol für Tiere	10.0	Künstliche Luft zur medizinischen Anwendung	10.0
Levamisolhydrochlorid	10.0	Lymecyclin	10.0
Levetiracetam	10.0	Lynestrenol	10.0
Levocabastinhydrochlorid	10.1	Lysinacetat	10.0
Levocarnitin	10.0	DL-Lysinacetylsalicylat	10.3
Levodopa	10.0	Lysinhydrochlorid	10.0
Levodropropizin	10.0		

M

	Stand
Macrogolcetylstearylether	10.0
Macrogol-30-dipolyhydroxystearat	10.0
Macrogole	10.3
Hochmolekulare Macrogole	10.0
Macrogol-6-glycerolcaprylocaprat	10.0
Macrogolglycerolcaprylocaprate	10.0
Macrogolglycerolcocoate	10.0
Macrogolglycerolhydroxystearat	10.0
Macrogolglycerollaurate	10.0
Macrogolglycerollinoleate	10.0
Macrogol-20-glycerolmonostearat	10.0
Macrogolglycerololeate	10.0
Macrogolglycerolricinoleat	10.0
Macrogolglycerolstearate	10.0
Macrogol-15-hydroxystearat	10.0
Macrogolisotridecylether	10.0
Macrogollaurylether	10.0
Macrogololeat	10.0
Macrogololeylether	10.0
Macrogol-Poly(vinylalkohol)-Pfropfcopolymer	10.0
Macrogol-40-sorbitolheptaoleat	10.0
Macrogolstearate	10.0
Macrogolstearylether	10.0
Magaldrat	10.0
Magnesiumacetat-Tetrahydrat	10.0
Magnesiumaluminometasilicat	10.4
Magnesiumaspartat-Dihydrat	10.0
Leichtes basisches Magnesiumcarbonat	10.6
Schweres basisches Magnesiumcarbonat	10.5
Magnesiumchlorid-4,5-Hydrat	10.0
Magnesiumchlorid-Hexahydrat	10.3
Magnesiumcitrat	10.0
Magnesiumcitrat-Nonahydrat	10.0
Magnesiumcitrat-Dodecahydrat	10.0
Magnesiumgluconat	10.0
Magnesiumglycerophosphat	10.0
Magnesiumhydroxid	10.3
Magnesiumlactat-Dihydrat	10.0
Leichtes Magnesiumoxid	10.3
Schweres Magnesiumoxid	10.3
Magnesiumperoxid	10.0
Magnesiumpidolat	10.0
Magnesiumstearat	10.6
Magnesiumsulfat-Heptahydrat	10.3
Magnesiumtrisilicat	10.0
Raffiniertes Maisöl	10.1
Maisstärke	10.0
Malathion	10.0
Maleinsäure	10.0
Maltitol	10.0
Maltitol-Lösung	10.0
Maltodextrin	10.0
Natives Mandelöl	10.0
Raffiniertes Mandelöl	10.0
Mangangluconat	10.0
Wasserhaltiges Manganglycerophosphat	10.0
Mangansulfat-Monohydrat	10.0
Mannitol	10.0
Maprotilinhydrochlorid	10.0
Marbofloxacin für Tiere	10.7
Masern-Immunglobulin vom Menschen	10.0

	Stand
Mebendazol	10.0
Mebeverinhydrochlorid	10.0
Meclozindihydrochlorid	10.0
Medroxyprogesteronacetat	10.0
Mefenaminsäure	10.0
Mefloquinhydrochlorid	10.0
Megestrolacetat	10.0
Meglumin	10.0
Meldonium-Dihydrat	10.0
Meloxicam	10.0
Melphalan	10.0
Menadion	10.0
Menthol	10.0
Racemisches Menthol	10.0
Mepivacainhydrochlorid	10.0
Mepyraminmaleat	10.0
Mercaptopurin-Monohydrat	10.1
Meropenem-Trihydrat	10.0
Mesalazin	10.0
Mesna	10.0
Mesterolon	10.0
Mestranol	10.0
Metacresol	10.0
Metamizol-Natrium-Monohydrat	10.0
Metforminhydrochlorid	10.1
Methacrylsäure-Ethylacrylat-Copolymer (1:1)	10.0
Methacrylsäure-Ethylacrylat-Copolymer-(1:1)-Dispersion 30%	10.0
Methacrylsäure-Methylmethacrylat-Copolymer (1:1)	10.0
Methacrylsäure-Methylmethacrylat-Copolymer (1:2)	10.0
Methadonhydrochlorid	10.0
Methan	10.0
Methanol	10.0
Methenamin	10.0
Methionin	10.0
Racemisches Methionin	10.0
Methotrexat	10.0
Methylaminolevulinathydrochlorid	10.6
Methylcellulose	10.6
Methyldopa	10.0
Methylergometrinmaleat	10.0
Methyl-4-hydroxybenzoat	10.6
Methylhydroxyethylcellulose	10.0
Methylnicotinat	10.0
Methylphenidathydrochlorid	10.0
Methylphenobarbital	10.0
Methylprednisolon	10.7
Methylprednisolonacetat	10.0
Methylprednisolonhydrogensuccinat	10.0
N-Methylpyrrolidon	10.0
Methylrosaniliniumchlorid	10.0
Methylsalicylat	10.0
Methyltestosteron	10.0
Methylthioniniumchlorid-Hydrat	10.0
Metixenhydrochlorid	10.0
Metoclopramid	10.0
Metoclopramidhydrochlorid-Monohydrat	10.0
Metolazon	10.0
Metoprololsuccinat	10.0

Beachten Sie den Hinweis auf „Allgemeine Monographien" zu Anfang des Bands auf Seite B

	Stand
Metoprololtartrat	10.0
Metronidazol	10.0
Metronidazolbenzoat	10.0
Mexiletinhydrochlorid	10.3
Mianserinhydrochlorid	10.0
Miconazol	10.7
Miconazolnitrat	10.7
Midazolam	10.0
Milbemycinoxim für Tiere	10.0
Milben für Allergenzubereitungen	10.0
Milchsäure	10.0
(S)-Milchsäure	10.0
Minocyclinhydrochlorid-Dihydrat	10.3
Minoxidil	10.0
Mirtazapin	10.0
Misoprostol	10.0
Mitomycin	10.0
Mitoxantronhydrochlorid	10.0
Modafinil	10.0
Konzentrierte Molgramostim-Lösung	10.0
Molsidomin	10.0
Mometasonfuroat	10.1
Mometasonfuroat-Monohydrat	10.0
Montelukast-Natrium	10.0
Morantelhydrogentartrat für Tiere	10.0
Morphinhydrochlorid	10.0
Morphinsulfat	10.0
Moxidectin für Tiere	10.4
Moxifloxacinhydrochlorid	10.3
Moxonidin	10.0
Mupirocin	10.3
Mupirocin-Calcium	10.3
Mycophenolatmofetil	10.0

N

	Stand
Nabumeton	10.0
Raffiniertes Nachtkerzenöl	10.0
Nadolol	10.0
Nadroparin-Calcium	10.0
Naftidrofurylhydrogenoxalat	10.0
Naloxonhydrochlorid-Dihydrat	10.0
Naltrexonhydrochlorid	10.0
Nandrolondecanoat	10.0
Naphazolinhydrochlorid	10.0
Naphazolinnitrat	10.0
Naproxen	10.0
Naproxen-Natrium	10.0
Nateglinid	10.0
Natriumacetat-Trihydrat	10.3
Natriumalendronat-Trihydrat	10.0
Natriumalginat	10.0
Natriumamidotrizoat	10.0
Natriumaminosalicylat-Dihydrat	10.4
Natriumascorbat	10.0
Natriumaurothiomalat	10.0
Natriumbenzoat	10.0
Natriumbromid	10.5
Natriumcalciumedetat	10.6
Natriumcaprylat	10.0
Natriumcarbonat	10.3
Natriumcarbonat-Monohydrat	10.3
Natriumcarbonat-Decahydrat	10.3
Natriumcetylstearylsulfat	10.0
Natriumchlorid	10.4
Natriumcitrat	10.0
Natriumcromoglicat	10.4
Natriumcyclamat	10.0
Natriumdihydrogenphosphat-Dihydrat	10.3
Natriumdodecylsulfat	10.5
Natriumedetat	10.4
Natriumethyl-4-hydroxybenzoat	10.0
Natriumfluorid	10.0
Natriumfusidat	10.0
Wasserhaltiges Natriumglycerophosphat	10.0
Natriumhyaluronat	10.0
Natriumhydrogencarbonat	10.3
Natriumhydroxid	10.0
Natriumiodid	10.0
Natriumlactat-Lösung	10.4
Natrium-(S)-lactat-Lösung	10.4
Natriumlauroylsarcosinat zur äußeren Anwendung	10.0
Natriummetabisulfit	10.3
Natriummethyl-4-hydroxybenzoat	10.0
Natriummolybdat-Dihydrat	10.0
Natriummonohydrogenphosphat	10.3
Natriummonohydrogenphosphat-Dihydrat	10.3
Natriummonohydrogenphosphat-Dodecahydrat	10.3
Natriummycophenolat	10.3
Natriumnitrit	10.0
Wasserhaltiges Natriumperborat	10.0
Natriumphenylbutyrat	10.0
Natriumpicosulfat	10.0
Natriumpolystyrolsulfonat	10.0
Natriumpropionat	10.0
Natriumpropyl-4-hydroxybenzoat	10.0
Natriumsalicylat	10.0
Natriumselenit	10.0
Natriumselenit-Pentahydrat	10.0
Natriumstearat	10.6
Natriumstearylfumarat	10.0
Wasserfreies Natriumsulfat	10.0
Natriumsulfat-Decahydrat	10.0
Natriumsulfit	10.6
Natriumsulfit-Heptahydrat	10.6
Natriumtetraborat	10.3
Natriumthiosulfat	10.0
Natriumvalproat	10.0
Nebivololhydrochlorid	10.7
Neohesperidindihydrochalcon	10.0
Neomycinsulfat	10.1
Neostigminbromid	10.2
Neostigminmetilsulfat	10.2
Netilmicinsulfat	10.0
Nevirapin	10.0
Nevirapin-Hemihydrat	10.1
Nicardipinhydrochlorid	10.0
Nicergolin	10.0
Nicethamid	10.0

	Stand
Niclosamid	10.0
Niclosamid-Monohydrat	10.0
Nicorandil	10.0
Nicotin	10.0
Nicotinamid	10.0
Nicotinditartrat-Dihydrat	10.0
Nicotinresinat	10.0
Nicotinsäure	10.0
Nifedipin	10.0
Nifluminsäure	10.0
Nifuroxazid	10.0
Nilotinibhydrochlorid-Monohydrat	10.0
Nilutamid	10.0
Nimesulid	10.0
Nimodipin	10.0
Nitrazepam	10.0
Nitrendipin	10.0
Nitrofural	10.6

	Stand
Nitrofurantoin	10.0
Nitroprussidnatrium	10.0
Nizatidin	10.0
Nomegestrolacetat	10.1
Nonoxinol 9	10.0
Norepinephrinhydrochlorid/Noradrenalinhydrochlorid	10.0
Norepinephrintartrat/Noradrenalintartrat	10.0
Norethisteron	10.0
Norethisteronacetat	10.0
Norfloxacin	10.4
Norfluran	10.0
Norgestimat	10.0
Norgestrel	10.0
Nortriptylinhydrochlorid	10.0
Noscapin	10.2
Noscapinhydrochlorid-Monohydrat	10.0
Nystatin	10.0

O

Octoxinol 10	10.0
Octreotid	10.0
Octyldodecanol	10.0
Octylgallat	10.0
Ölsäure	10.0
Ofloxacin	10.3
Olanzapin	10.0
Olanzapinembonat-Monohydrat	10.2
Oleylalkohol	10.0
Natives Olivenöl	10.0
Raffiniertes Olivenöl	10.0
Olmesartanmedoxomil	10.3
Olsalazin-Natrium	10.0
Omega-3-Säurenethylester 60	10.0
Omega-3-Säurenethylester 90	10.0
Omega-3-Säuren-reiches Fischöl	10.0
Omega-3-Säuren-Triglyceride	10.3
Omeprazol	10.5
Omeprazol-Magnesium	10.0
Omeprazol-Natrium	10.0
Ondansetronhydrochlorid-Dihydrat	10.2
Orbifloxacin für Tiere	10.0

Orciprenalinsulfat	10.0
Orphenadrincitrat	10.0
Orphenadrinhydrochlorid	10.0
Oseltamivirphosphat	10.0
Ouabain	10.0
Oxacillin-Natrium-Monohydrat	10.0
Oxaliplatin	10.0
Oxazepam	10.0
Oxcarbazepin	10.0
Oxeladinhydrogencitrat	10.0
Oxfendazol für Tiere	10.1
Oxitropiumbromid	10.0
Oxolinsäure	10.0
Oxybuprocainhydrochlorid	10.0
Oxybutyninhydrochlorid	10.6
Oxycodonhydrochlorid	10.0
Oxymetazolinhydrochlorid	10.1
Oxytetracyclin-Dihydrat	10.2
Oxytetracyclinhydrochlorid	10.7
Oxytocin	10.0
Konzentrierte Oxytocin-Lösung	10.0

P

Paclitaxel	10.1
Palmitinsäure	10.0
Palmitoylascorbinsäure	10.3
Pamidronat-Dinatrium-Pentahydrat	10.0
Pancuroniumbromid	10.0
Pankreas-Pulver	10.0
Pantoprazol-Natrium-Sesquihydrat	10.0
Papaverinhydrochlorid	10.0
Paracetamol	10.7
Dickflüssiges Paraffin	10.0
Dünnflüssiges Paraffin	10.0
Paraldehyd	10.0
Parnaparin-Natrium	10.0
Paroxetinhydrochlorid	10.4
Paroxetinhydrochlorid-Hemihydrat	10.4

Pefloxacinmesilat-Dihydrat	10.0
Pemetrexed-Dinatrium-2,5-Hydrat	10.5
Pemetrexed-Dinatrium-Heptahydrat	10.0
Penbutololsulfat	10.0
Penicillamin	10.5
Pentaerythrityltetranitrat-Verreibung	10.0
Pentamidindiisetionat	10.0
Pentazocin	10.0
Pentazocinhydrochlorid	10.0
Pentazocinlactat	10.0
Pentobarbital	10.3
Pentobarbital-Natrium	10.3
Pentoxifyllin	10.1
Pentoxyverincitrat	10.0
Pepsin	10.0

Beachten Sie den Hinweis auf „Allgemeine Monographien" zu Anfang des Bands auf Seite B

	Stand		Stand
Pergolidmesilat	10.0	Plasma vom Menschen (gepoolt, virusinaktiviert)	10.0
Perindopril-*tert*-butylamin	10.1		
Peritonealdialyselösungen	10.0	Plasma vom Menschen (Humanplasma) zur Fraktionierung	10.0
Permethrin (25:75)	10.0		
Perphenazin	10.0	Podophyllotoxin	10.0
Pethidinhydrochlorid	10.0	Pollen für Allergenzubereitungen	10.0
Pferdeserum-Gonadotropin für Tiere	10.0	Poloxamere	10.0
Phenazon	10.0	Polyacrylat-Dispersion 30 %	10.0
Pheniraminmaleat	10.0	Polymyxin-B-sulfat	10.1
Phenobarbital	10.0	Polyoxypropylenstearylether	10.0
Phenobarbital-Natrium	10.0	Polysorbat 20	10.0
Phenol	10.0	Polysorbat 40	10.0
Phenolphthalein	10.0	Polysorbat 60	10.0
Phenolsulfonphthalein	10.0	Polysorbat 80	10.0
Phenoxybenzaminhydrochlorid	10.6	Poly(vinylacetat)	10.0
Phenoxyethanol	10.0	Poly(vinylacetat)-Dispersion 30 %	10.0
Phenoxymethylpenicillin	10.2	Poly(vinylalkohol)	10.0
Phenoxymethylpenicillin-Benzathin-Tetrahydrat	10.0	Povidon	10.6
		Povidon-Iod	10.0
Phenoxymethylpenicillin-Kalium	10.2	Pramipexoldihydrochlorid-Monohydrat	10.0
Phentolaminmesilat	10.0	Prasugrelhydrochlorid	10.0
Phenylalanin	10.0	Pravastatin-Natrium	10.6
Phenylbutazon	10.0	Prazepam	10.0
Phenylephrin	10.1	Praziquantel	10.0
Phenylephrinhydrochlorid	10.1	Prazosinhydrochlorid	10.1
Phenylmercuriborat	10.0	Prednicarbat	10.4
Phenylmercurinitrat	10.0	Prednisolon	10.4
Phenylpropanolaminhydrochlorid	10.0	Prednisolonacetat	10.7
Phenylquecksilber(II)-acetat	10.0	Prednisolondihydrogenphosphat-Dinatrium	10.0
Phenytoin	10.0	Prednisolonpivalat	10.0
Phenytoin-Natrium	10.0	Prednison	10.3
Phloroglucin	10.0	Pregabalin	10.0
Phloroglucin-Dihydrat	10.0	Prilocain	10.0
Pholcodin-Monohydrat	10.0	Prilocainhydrochlorid	10.0
Phospholipide aus Eiern zur Injektion	10.0	Primaquinbisdihydrogenphosphat	10.1
Phospholipide aus Soja zur Injektion	10.0	Primidon	10.3
Phosphorsäure 85 %	10.5	Probenecid	10.0
Phosphorsäure 10 %	10.5	Procainamidhydrochlorid	10.0
Phthalylsulfathiazol	10.0	Procainhydrochlorid	10.0
Physostigminsalicylat	10.0	Prochlorperazinhydrogenmaleat	10.0
all-rac-Phytomenadion	10.6	Progesteron	10.0
Phytosterol	10.0	Proguanilhydrochlorid	10.0
Picotamid-Monohydrat	10.0	Prolin	10.0
Pilocarpinhydrochlorid	10.0	Promazinhydrochlorid	10.4
Pilocarpinnitrat	10.0	Promethazinhydrochlorid	10.4
Pimobendan für Tiere	10.1	Propacetamolhydrochlorid	10.0
Pimozid	10.0	Propafenonhydrochlorid	10.0
Pindolol	10.0	1-Propanol	10.0
Pioglitazonhydrochlorid	10.0	2-Propanol	10.0
Pipemidinsäure-Trihydrat	10.0	Propanthelinbromid	10.0
Piperacillin-Monohydrat	10.4	Propofol	10.0
Piperacillin-Natrium	10.4	Propranololhydrochlorid	10.0
Piperazin-Hexahydrat	10.0	Propylenglycol	10.0
Piperazinadipat	10.0	Propylenglycoldicaprylocaprat	10.0
Piperazincitrat	10.0	Propylenglycoldilaurat	10.0
Piracetam	10.4	Propylenglycolmonolaurat	10.0
Pirenzepindihydrochlorid-Monohydrat	10.0	Propylenglycolmonopalmitostearat	10.0
Piretanid	10.0	Propylgallat	10.0
Pirfenidon	10.0	Propyl-4-hydroxybenzoat	10.6
Piroxicam	10.0	Propylthiouracil	10.0
Pivampicillin	10.0	Propyphenazon	10.4
Pivmecillinamhydrochlorid	10.0	Protaminsulfat	10.0

Die „Allgemeinen Vorschriften" gelten für alle Monographien und sonstigen Texte

	Stand
α-1-Proteinase-Inhibitor vom Menschen	10.0
Prothrombinkomplex vom Menschen	10.0
Protirelin	10.0
Proxyphyllin	10.0
Pseudoephedrinhydrochlorid	10.0
Pullulan	10.0

	Stand
Pyrantelembonat	10.1
Pyrazinamid	10.0
Pyridostigminbromid	10.0
Pyridoxinhydrochlorid	10.0
Pyrimethamin	10.1
Pyrrolidon	10.0

Q

Quecksilber(II)-chlorid	10.4
Quetiapinfumarat	10.0

Quinaprilhydrochlorid	10.0

R

Rabeprazol-Natrium	10.0
Rabeprazol-Natrium-Hydrat	10.0
Racecadotril	10.7
Raloxifenhydrochlorid	10.0
Raltegravir-Kalium	10.0
Raltegravir-Kautabletten	10.6
Raltegravir-Tabletten	10.6
Ramipril	10.5
Ranitidinhydrochlorid	10.5
Raffiniertes Rapsöl	10.0
Regorafenib-Monohydrat	10.0
Regorafenib-Tabletten	10.6
Reisstärke	10.0
Remifentanilhydrochlorid	10.0
Repaglinid	10.0
Reserpin	10.0
Resorcin	10.0
Ribavirin	10.0
Riboflavin	10.0
Riboflavinphosphat-Natrium	10.0
Rifabutin	10.0
Rifampicin	10.0
Rifamycin-Natrium	10.0
Rifaximin	10.0
Rilmenidindihydrogenphosphat	10.0

Rinderserum	10.0
Riociguat	10.4
Riociguat-Tabletten	10.6
Risedronat-Natrium-2,5-Hydrat	10.0
Risperidon	10.0
Ritonavir	10.0
Rivaroxaban	10.3
Rivaroxaban-Tabletten	10.6
Rivastigmin	10.0
Rivastigminhydrogentartrat	10.0
Rizatriptanbenzoat	10.0
Hydriertes Rizinusöl	10.1
Natives Rizinusöl	10.5
Raffiniertes Rizinusöl	10.5
Rocuroniumbromid	10.0
Röteln-Immunglobulin vom Menschen	10.0
Rohcresol	10.0
Ropinirolhydrochlorid	10.0
Ropivacainhydrochlorid-Monohydrat	10.0
Rosuvastatin-Calcium	10.6
Rosuvastatin-Tabletten	10.6
Rotigotin	10.0
Roxithromycin	10.0
Rupatadinfumarat	10.0
Rutosid-Trihydrat	10.0

S

Saccharin	10.0
Saccharin-Natrium	10.0
Saccharose	10.0
Saccharose-Sirup	10.0
Saccharosemonopalmitat	10.0
Saccharosestearat	10.0
Salbutamol	10.4
Salbutamolsulfat	10.6
Salicylsäure	10.0
Salmeterolxinafoat	10.0
Salpetersäure	10.0
Salzsäure 36 %	10.0
Salzsäure 10 %	10.0
Saquinavirmesilat	10.0
Sauerstoff	10.0
Sauerstoff 93 %	10.0
Schellack	10.0

Schimmelpilze für Allergenzubereitungen	10.0
Schwefel	10.3
Schwefelsäure	10.3
Scopolamin	10.0
Scopolaminhydrobromid	10.0
Selamectin für Tiere	10.0
Selegilinhydrochlorid	10.0
Selendisulfid	10.0
Serin	10.0
Sertaconazolnitrat	10.6
Sertralinhydrochlorid	10.0
Raffiniertes Sesamöl	10.0
Sevofluran	10.0
Kolloidales Silber	10.3
Silbernitrat	10.0
Sildenafilcitrat	10.0
Hochdisperses Siliciumdioxid	10.0

Beachten Sie den Hinweis auf „Allgemeine Monographien" zu Anfang des Bands auf Seite B

2. Verzeichnis aller Texte der 10. Ausgabe XLV

	Stand		Stand
Hochdisperses, hydrophobes Siliciumdioxid	10.0	Hämatopoetische Stammzellen vom Menschen	10.0
Siliciumdioxid zur dentalen Anwendung	10.0	Stanozolol	10.1
Siliciumdioxid-Hydrat	10.0	Stavudin	10.0
Simeticon	10.0	Stearinsäure	10.4
Simvastatin	10.0	Stearylalkohol	10.0
Sitagliptinphosphat-Monohydrat	10.0	Stickstoff	10.0
Sitagliptin-Tabletten	10.6	Sauerstoffarmer Stickstoff	10.0
Hydriertes Sojaöl	10.0	Stickstoffmonoxid	10.0
Raffiniertes Sojaöl	10.0	Konzentrierte Streptokinase-Lösung	10.0
Solifenacinsuccinat	10.0	Streptomycinsulfat	10.3
Somatostatin	10.5	Sucralfat	10.0
Somatropin	10.0	Sucralose	10.0
Somatropin zur Injektion	10.0	Sufentanil	10.0
Somatropin-Lösung zur Injektion	10.0	Sufentanilcitrat	10.0
Konzentrierte Somatropin-Lösung	10.0	Sulbactam-Natrium	10.0
Raffiniertes Sonnenblumenöl	10.0	Sulfacetamid-Natrium	10.0
Sorafenibtosilat	10.4	Sulfadiazin	10.0
Sorafenib-Tabletten	10.6	Sulfadimethoxin	10.4
Sorbinsäure	10.0	Sulfadimethoxin-Natrium für Tiere	10.4
Sorbitanmonolaurat	10.0	Sulfadimidin	10.0
Sorbitanmonooleat	10.0	Sulfadoxin	10.0
Sorbitanmonopalmitat	10.0	Sulfafurazol	10.0
Sorbitanmonostearat	10.0	Sulfaguanidin	10.0
Sorbitansesquioleat	10.0	Sulfamerazin	10.0
Sorbitantrioleat	10.0	Sulfamethizol	10.1
Sorbitol	10.0	Sulfamethoxazol	10.0
Lösung von partiell dehydratisiertem Sorbitol	10.0	Sulfamethoxypyridazin für Tiere	10.0
Sorbitol-Lösung 70 % (kristallisierend)	10.0	Sulfanilamid	10.0
Sorbitol-Lösung 70 % (nicht kristallisierend)	10.0	Sulfasalazin	10.0
Sotalolhydrochlorid	10.3	Sulfathiazol	10.0
Spectinomycindihydrochlorid-Pentahydrat	10.0	Sulfinpyrazon	10.0
Spectinomycinsulfat-Tetrahydrat für Tiere	10.0	Sulfobutylbetadex-Natrium	10.3
Spiramycin	10.1	Sulindac	10.5
Spiraprilhydrochlorid-Monohydrat	10.0	Sulpirid	10.0
Spironolacton	10.0	Sultamicillin	10.0
Squalan	10.1	Sultamicillintosilat-Dihydrat	10.0
Squalen	10.0	Sumatriptansuccinat	10.0
Stabilisatorlösungen für Blutkonserven	10.0	Suxamethoniumchlorid	10.0
Vorverkleisterte Stärke	10.0	Suxibuzon	10.0

T

	Stand		Stand
Tacalcitol-Monohydrat	10.0	Teriparatid	10.0
Tacrolimus-Monohydrat	10.0	Terlipressin	10.0
Tadalafil	10.0	Terpin-Monohydrat	10.7
Talkum	10.6	Testosteron	10.1
Tamoxifencitrat	10.0	Testosterondecanoat	10.0
Tamsulosinhydrochlorid	10.0	Testosteronenantat	10.0
Tannin	10.0	Testosteronisocaproat	10.0
Tapentadolhydrochlorid	10.0	Testosteronpropionat	10.0
Teicoplanin	10.7	Tetanus-Immunglobulin vom Menschen	10.0
Telmisartan	10.0	Tetracain	10.0
Temazepam	10.0	Tetracainhydrochlorid	10.7
Temozolomid	10.0	Tetracosactid	10.0
Tenoxicam	10.0	Tetracyclin	10.0
Terazosinhydrochlorid-Dihydrat	10.6	Tetracyclinhydrochlorid	10.0
Terbinafinhydrochlorid	10.0	Tetrazepam	10.0
Terbutalinsulfat	10.0	Tetryzolinhydrochlorid	10.0
Terconazol	10.0	Theophyllin	10.0
Terfenadin	10.0	Theophyllin-Ethylendiamin	10.0
Teriflunomid	10.5	Theophyllin-Ethylendiamin-Hydrat	10.0
Teriflunomid-Tabletten	10.7	Theophyllin-Monohydrat	10.0

Die „Allgemeinen Vorschriften" gelten für alle Monographien und sonstigen Texte

	Stand
Thiamazol	10.0
Thiaminchloridhydrochlorid	10.0
Thiaminnitrat	10.0
Thiamphenicol	10.0
Thiocolchicosid (aus Ethanol kristallisiert)	10.0
Thiocolchicosid-Hydrat	10.0
Thioctsäure	10.0
Thiomersal	10.0
Thiopental-Natrium und Natriumcarbonat	10.7
Thioridazin	10.0
Thioridazinhydrochlorid	10.0
Threonin	10.0
Thymol	10.0
Tiabendazol	10.0
Tiamulin für Tiere	10.0
Tiamulinhydrogenfumarat für Tiere	10.0
Tianeptin-Natrium	10.0
Tiapridhydrochlorid	10.0
Tiaprofensäure	10.1
Tibolon	10.0
Ticagrelor	10.4
Ticagrelor-Tabletten	10.6
Ticarcillin-Natrium	10.0
Ticlopidinhydrochlorid	10.0
Tierische Epithelien und Hautanhangsgebilde für Allergenzubereitungen	10.0
Tigecyclin	10.6
Tilidinhydrochlorid-Hemihydrat	10.1
Timololmaleat	10.0
Tinidazol	10.0
Tinzaparin-Natrium	10.0
Tioconazol	10.0
Tiotropiumbromid-Monohydrat	10.0
Titandioxid	10.5
Tizanidinhydrochlorid	10.0
Tobramycin	10.6
all-*rac*-α-Tocopherol	10.0
RRR-α-Tocopherol	10.0
all-*rac*-α-Tocopherolacetat	10.0
RRR-α-Tocopherolacetat	10.0
α-Tocopherolacetat-Trockenkonzentrat	10.0
DL-α-Tocopherolhydrogensuccinat	10.0
RRR-α-Tocopherolhydrogensuccinat	10.6
Tolbutamid	10.0
Tolfenaminsäure	10.0
Tollwut-Immunglobulin vom Menschen	10.0
Tolnaftat	10.0
Tolterodintartrat	10.0
Weißer Ton	10.0
Topiramat	10.0
Torasemid	10.0
Tosylchloramid-Natrium	10.0

	Stand
Tramadolhydrochlorid	10.3
Tramazolinhydrochlorid-Monohydrat	10.3
Trandolapril	10.0
Tranexamsäure	10.1
Trapidil	10.0
Trazodonhydrochlorid	10.6
Trehalose-Dihydrat	10.0
Tretinoin	10.0
Triacetin	10.0
Triamcinolon	10.0
Triamcinolonacetonid	10.0
Triamcinolonhexacetonid	10.0
Triamteren	10.0
Tribenosid	10.0
Tributylacetylcitrat	10.0
Tri-*n*-butylphosphat	10.0
Tricalciumphosphat	10.6
Trichloressigsäure	10.0
Triclabendazol für Tiere	10.0
Triethylcitrat	10.0
Trifluoperazindihydrochlorid	10.0
Trifluridin	10.7
Triflusal	10.0
Mittelkettige Triglyceride	10.0
Triglyceroldiisostearat	10.0
Trihexyphenidylhydrochlorid	10.0
Trimebutinmaleat	10.0
Trimetazidindihydrochlorid	10.0
Trimethadion	10.0
Trimethoprim	10.0
Trimipraminmaleat	10.0
Trolamin	10.0
Trometamol	10.0
Tropicamid	10.0
Tropisetronhydrochlorid	10.0
Trospiumchlorid	10.0
Troxerutin	10.0
Trypsin	10.4
Tryptophan	10.0
Gereinigtes Tuberkulin aus *Mycobacterium avium*	10.0
Gereinigtes Tuberkulin aus *Mycobacterium bovis*	10.0
Gereinigtes Tuberkulin zur Anwendung am Menschen	10.0
Tylosin für Tiere	10.0
Tylosinphosphat für Tiere	10.0
Tylosinphosphat-Lösung als Bulk für Tiere	10.0
Tylosintartrat für Tiere	10.0
Tyrosin	10.0
Tyrothricin	10.0

U

Ubidecarenon	10.0
Undecylensäure	10.0
Urofollitropin	10.0

Urokinase	10.0
Ursodesoxycholsäure	10.0

Beachten Sie den Hinweis auf „Allgemeine Monographien" zu Anfang des Bands auf Seite B

Ph. Eur. 10. Ausgabe, 7. Nachtrag

V

	Stand		Stand
Valaciclovirhydrochlorid	10.0	Verapamilhydrochlorid	10.6
Valaciclovirhydrochlorid-Hydrat	10.0	Verbandwatte aus Baumwolle	10.0
Valin	10.0	Verbandwatte aus Viskose	10.0
Valnemulinhydrochlorid für Tiere	10.0	Vigabatrin	10.0
Valproinsäure	10.0	Vinblastinsulfat	10.0
Valsartan	10.3	Vincamin	10.4
Vancomycinhydrochlorid	10.4	Vincristinsulfat	10.0
Vanillin	10.0	Vindesinsulfat	10.0
Vardenafilhydrochlorid-Trihydrat	10.0	Vinorelbintartrat	10.0
Varizellen-Immunglobulin vom Menschen	10.0	Vinpocetin	10.0
Varizellen-Immunglobulin vom Menschen zur intravenösen Anwendung	10.0	Vitamin A	10.0
		Ölige Lösung von synthetischem Vitamin A	10.3
Gelbes Vaselin	10.0	Wasserdispergierbares, synthetisches Vitamin A	10.0
Weißes Vaselin	10.0	Vitamin-A(synthetisch)-Pulver	10.0
Vecuroniumbromid	10.0	Von-Willebrand-Faktor vom Menschen	10.0
Vedaprofen für Tiere	10.0	Voriconazol	10.0
Venlafaxinhydrochlorid	10.0		

W

	Stand		Stand
Gebleichtes Wachs	10.0	Wasserstoffperoxid-Lösung 3 %	10.0
Gelbes Wachs	10.0	Weinsäure	10.0
Warfarin-Natrium	10.0	Natives Weizenkeimöl	10.0
Warfarin-Natrium-Clathrat	10.0	Raffiniertes Weizenkeimöl	10.0
Gereinigtes Wasser	10.0	Weizenstärke	10.6
Wasser für Injektionszwecke	10.0	Wollwachs	10.0
Wasser zum Verdünnen konzentrierter Hämodialyselösungen	10.0	Hydriertes Wollwachs	10.0
Wasser zur Herstellung von Extrakten	10.0	Wasserhaltiges Wollwachs	10.0
Wasserstoffperoxid-Lösung 30 %	10.0	Wollwachsalkohole	10.3

X

	Stand		Stand
Xanthangummi	10.0	Xylometazolinhydrochlorid	10.1
Xylazinhydrochlorid für Tiere	10.4	Xylose	10.0
Xylitol	10.0		

Y

	Stand
Yohimbinhydrochlorid	10.0

Z

	Stand		Stand
Wasserhaltiges Zanamivir	10.1	Zinkundecylenat	10.0
Zidovudin	10.5	Zinn(II)-chlorid-Dihydrat	10.0
Zinkacetat-Dihydrat	10.6	Ziprasidonhydrochlorid-Monohydrat	10.0
Zinkacexamat	10.3	Ziprasidonmesilat-Trihydrat	10.0
Zinkchlorid	10.0	Zoledronsäure-Monohydrat	10.1
Zinkgluconat	10.6	Zolmitriptan	10.0
Zinkoxid	10.6	Zolpidemtartrat	10.1
Zinkstearat	10.5	Zopiclon	10.0
Zinksulfat-Monohydrat	10.0	Zucker-Stärke-Pellets	10.0
Zinksulfat-Hexahydrat	10.0	Zuclopenthixoldecanoat	10.4
Zinksulfat-Heptahydrat	10.0		

Die „Allgemeinen Vorschriften" gelten für alle Monographien und sonstigen Texte

Allgemeiner Teil

Die „Allgemeinen Vorschriften" gelten für alle Monographien und sonstigen Texte

1 Allgemeine Vorschriften

1.1 Allgemeines 9143
1.2 Weitere Vorgaben zu Monographien und Allgemeinen Kapiteln 9145
1.3 Allgemeine Kapitel 9147
1.4 Allgemeine Monographien und Allgemeine Monographien zu Darreichungsformen ... 9148

1.5 Einzelmonographien 9148
1.6 Referenzstandards 9153
1.7 Abkürzungen und Symbole 9153
1.8 Internationales Einheitensystem (SI) und andere Einheiten 9155

Die „Allgemeinen Vorschriften" gelten für alle Monographien und sonstigen Texte

1 Allgemeine Vorschriften

1.1 Allgemeines
1.1.1 Allgemeine Grundlagen
1.1.1.1 Qualitätssysteme
1.1.1.2 Vereinbarte Begriffe
1.1.1.3 Verweis auf die Zulassungsdokumente
1.1.2 Konformität mit dem Arzneibuch
1.1.2.1 Geltungsbereich
1.1.2.2 Nachweis der Konformität mit dem Arzneibuch
1.1.2.3 Nachweis der Eignung von Monographien
1.1.2.4 Validierung und Einführung analytischer Verfahren des Europäischen Arzneibuchs
1.1.2.5 Alternative analytische Verfahren
1.1.2.6 Harmonisierung der Arzneibücher

1.2 Weitere Vorgaben zu Monographien und Allgemeinen Kapiteln
1.2.1 Mengenangaben
1.2.2 Glaswaren
1.2.3 Temperatur
1.2.4 Wasserbad
1.2.5 Trocknen und Glühen bis zur Massekonstanz
1.2.5 Lösungen
1.2.7 Reagenzien und Lösungsmittel
1.2.8 Gehaltsangaben
1.2.9 Warnhinweise

1.3 Allgemeine Kapitel
1.3.1 Behältnisse und ihre Materialien

1.4 Allgemeine Monographien und Allgemeine Monographien zu Darreichungsformen

1.5 Einzelmonographien
1.5.1 Allgemeine Grundlagen
1.5.1.1 Monographietitel
1.5.1.2 Relative Atom- und Molekülmassen, Strukturformeln
1.5.1.3 Registriernummer des Chemical Abstracts Service (CAS)
1.5.1.4 Definition
1.5.1.5 Herstellung
1.5.1.6 Potenzielle (Ver-)Fälschungen
1.5.1.7 Eigenschaften
1.5.1.8 Prüfung auf Identität
1.5.1.9 Prüfung auf Reinheit und Gehaltsbestimmung
1.5.1.10 Lagerung
1.5.1.11 Beschriftung
1.5.1.12 Verunreinigungen
1.5.1.13 Funktionalitätsbezogene Eigenschaften von Hilfsstoffen
1.5.2 Pflanzliche Drogen
1.5.3 Monographien zu Arzneimitteln mit chemisch definierten Wirkstoffen (Zubereitungen)
1.5.3.1 Verwandte Substanzen
1.5.3.2 Wirkstofffreisetzung/Zerfallszeit
1.5.3.3 Verunreinigungen
1.5.3.4 Lagerung

1.6 Referenzstandards

1.7 Abkürzungen und Symbole

1.8 Internationales Einheitensystem (SI) und andere Einheiten

---

Die „Allgemeinen Vorschriften" gelten für alle Monographien und sonstigen Texte

1.1 Allgemeines

1.1.1 Allgemeine Grundlagen

Die „Allgemeinen Vorschriften" gelten für alle Monographien und sonstigen Texte des Europäischen Arzneibuchs (Pharmacopoea Europaea).

Die offiziellen Texte des Europäischen Arzneibuchs werden in Englisch und Französisch veröffentlicht. Übersetzungen in andere Sprachen können von Vertragsstaaten des Übereinkommens zum Europäischen Arzneibuch erstellt werden. In Zweifels- oder Streitfällen sind ausschließlich die durch das EDQM veröffentlichten englischen und französischen Versionen ausschlaggebend.

Das Datum, zu dem Texte des Europäischen Arzneibuchs implementiert sein müssen, wird durch eine Resolution vom Europäischen Ausschuss für Arzneimittel und Pharmazeutische Betreuung (Teilabkommen) des Europarats festgesetzt, die einer Empfehlung der Europäischen Arzneibuch-Kommission folgt. Diese Implementierung erfolgt in der Regel 1 Jahr nach Verabschiedung und etwa 6 Monate nach Veröffentlichung. Soll ein Text zu einem früheren Zeitpunkt als dem Datum der Veröffentlichung einer neuen Ausgabe oder eines neuen Nachtrags des Europäischen Arzneibuchs implementiert werden, so geschieht das durch eine Resolution des Europäischen Ausschusses für Arzneimittel und Pharmazeutische Betreuung, die den zu implementierenden Text in seiner gesamten Länge enthält. Außerdem wird der Text zur Information in „Pharmeuropa Online" veröffentlicht und auf der Website des EDQM als Teil der Resolution aufgeschaltet.

In den Texten des Europäischen Arzneibuchs ist mit dem Wort „Arzneibuch" ohne weiteren Zusatz das Europäische Arzneibuch gemeint. Die offizielle Abkürzung „Ph. Eur." kann zu diesem Zweck ebenfalls verwendet werden.

1.1.1.1 Qualitätssysteme

Die in Monographien wiedergegebenen Qualitätsstandards gelten nur, wenn die darin adressierten Produkte im Rahmen eines geeigneten Qualitätssystems hergestellt wurden. Das Qualitätssystem muss sicherstellen, dass die Produkte gleichbleibend den Anforderungen des Arzneibuchs entsprechen.

1.1.1.2 Vereinbarte Begriffe

Arzneimittel

a) alle Stoffe oder Kombinationen von Stoffen, denen Eigenschaften zur Behandlung oder Vorbeugung von Krankheiten bei Menschen und/oder Tieren zugeschrieben werden, oder

b) alle Stoffe oder Kombinationen von Stoffen, die bei Menschen und/oder Tieren verwendet oder ihnen verabreicht werden, um entweder physiologische Funktionen durch Ausüben einer pharmakologischen, immunologischen oder metabolischen Wirkung wiederherzustellen, zu korrigieren oder zu verändern, oder um eine medizinische Diagnose zu erstellen

Wirkstoff: Alle Stoffe, die dazu bestimmt sind, bei der Herstellung eines Arzneimittels verwendet zu werden und die hierbei zu einem arzneilich wirksamen Bestandteil des Arzneimittels werden

Diese Stoffe sind dazu bestimmt eine pharmakologische Aktivität zu entfalten oder einen anderen direkten Einfluss bezüglich Diagnose, Heilung, Linderung, Behandlung oder Vorbeugung einer Krankheit zu haben oder die Struktur und die Funktion des Körpers zu beeinflussen.

Hilfsstoff (Zusatzstoff): Jeder Bestandteil eines Arzneimittels, der kein Wirkstoff ist; Beispiele hierfür sind Adjuvanzien, Stabilisatoren, Konservierungsmittel, Verdünnungsmittel und Antioxidanzien

Pflanzliches Arzneimittel: Jedes Arzneimittel, das als Wirkstoff ausschließlich eine oder mehrere pflanzliche Drogen, Zubereitungen aus pflanzlichen Drogen oder die Kombination von einer oder mehreren pflanzlichen Drogen mit einer oder mehreren Zubereitungen aus pflanzlichen Drogen enthält

Zuständige Behörde: Die nationale, supranationale oder internationale Einrichtung oder Organisation, die die Entscheidungsbefugnis bezüglich der in Frage stehenden Angelegenheit hat

Das kann beispielsweise eine nationale Arzneibuchbehörde (NPA, national pharmacopoeia authority), eine Zulassungsbehörde oder ein offizielles Kontrolllaboratorium für Arzneimittel (OMCL, official medicines control laboratory) sein.

„Abgesehen von begründeten und zugelassenen Fällen": Dieser Ausdruck bedeutet, dass die betreffenden Anforderungen erfüllt sein müssen, außer die zuständige Behörde genehmigt, falls vom Hersteller in einem besonderen Fall hinreichend begründet, eine Modifizierung (zum Beispiel eines analytischen Verfahrens oder Grenzwerts) oder eine Ausnahme.

„sollte/sollten": Formulierungen mit „sollte" oder „sollten" sind informativ oder empfehlend gemeint.

„geeignet, angemessen": In bestimmten Texten werden die Ausdrücke „geeignet" und „angemessen" verwendet, um ein Reagenz, eine Prüfung, einen Mikroorganismus und anderes zu beschreiben. In diesen Fällen, falls die Eignungskriterien im Text nicht weiter beschrieben sind, muss die Eignung zur Zufriedenheit der zuständigen Behörde nachgewiesen werden.

1.1.1.3 Verweis auf die Zulassungsdokumente

Monographien und Allgemeine Kapitel können Verweise auf Dokumente, die von Arzneimittelzulassungsbehörden herausgegeben wurden, zum Beispiel Richtlinien und Leitlinien der Europäischen Union, enthalten. Diese Verweise werden den Benutzern und Benutzerinnen des Arzneibuchs als Information zur Verfügung gestellt. Das Einbeziehen eines solchen Verweises ändert nicht den rechtlichen Status des referenzierten Dokuments, es sei denn dies ist im Text ausdrücklich angegeben.

1.1.2 Konformität mit dem Arzneibuch

1.1.2.1 Geltungsbereich

Die Verwendung des Titels oder des lateinischen Untertitels einer Monographie besagt, dass ein Produkt den Anforderungen dieser Monographie entspricht. Solche Verweise auf Monographien in den Texten des Arzneibuchs werden durch Angabe des Titels der Monographie und des lateinischen Titels in Fettschrift dargestellt.

Der Geltungsbereich einer Monographie ist in ihrem Abschnitt „Definition" angegeben.

Arzneimittel, in deren Beschriftung der modifizierte internationale Freiname (INNM, modified international nonproprietary name) des Wirkstoffs angegeben ist (zum Beispiel Raltegravir-Kalium), müssen auch dann der zugehörigen Monographie entsprechen, wenn der Titel der Monographie nur den nichtmodifizierten internationalen Freinamen (INN) angibt (zum Beispiel **Raltegravir-Tabletten (Raltegraviri compressi)**).

Haltbarkeit und Zeitspanne bis zur Wiederholungsprüfung: Ein Arzneimittel muss über seine gesamte Haltbarkeit die Anforderungen der entsprechenden Monographie erfüllen. Die Haltbarkeit und der Zeitpunkt, ab dem die Dauer der Haltbarkeit berechnet wird, werden vom Hersteller basierend auf den Ergebnissen von Stabilitätsstudien vorgeschlagen und von der zuständigen Behörde genehmigt. Eine individuelle Haltbarkeit und/oder Spezifikationen für geöffnete oder angebrochene Behältnisse können durch die zuständige Behörde festgelegt werden.

Der Gegenstand jeder anderen Monographie muss über die gesamte Zeitspanne bis zu seiner Wiederholungsprüfung der Monographie entsprechen. Davon ausgenommen sind Substanzen, die bekanntlich instabil sind, und bestimmte Antibiotika, für die eher eine Haltbarkeit als eine Zeitspanne bis zur Wiederholungsprüfung festgelegt wird.

Die in Monographien zu Arzneimitteln angegebenen Spezifikationen für die Haltbarkeit können von den in den Zulassungen aufgeführten Freigabespezifikationen abweichen. Die Spezifikationen in Monographien zu anderen Produkten müssen über die Zeitspanne bis zur Wiederholungsprüfung erfüllt werden.

Anwendungen am Menschen und/oder am Tier: Wirkstoffe, Hilfsstoffe, Arzneimittel oder andere in Monographien beschriebene Produkte sind sowohl für die Anwendung am Menschen als auch am Tier bestimmt, außer sie sind im Titel oder in der Definition der Monographie ausdrücklich auf die eine oder andere Anwendung beschränkt.

Qualitätsklassen: Bestimmte Produkte, die Gegenstand einer Monographie sind, kann es in verschiedenen Qualitätsklassen geben, die für unterschiedliche Zwecke geeignet sind. Wenn in der Monographie nichts anderes angegeben ist, gelten die Anforderungen für alle Qualitätsklassen des Produkts.

In einigen Monographien, insbesondere zu Hilfsstoffen, kann den Prüfvorschriften zur Information eine Liste mit funktionalitätsbezogenen Eigenschaften, die für die Verwendung der Substanz relevant sind, angehängt sein. Ebenso können zur Bestimmung einer oder mehrerer dieser Eigenschaften analytische Prüfverfahren zur Information angegeben sein.

1.1.2.2 Nachweis der Konformität mit dem Arzneibuch

Wenn in den Allgemeinen Vorschriften oder in den Monographien nichts anderes angegeben ist, stellen die Ausführungen in den Monographien verbindliche Anforderungen dar.

1) Ein Produkt hat dann Arzneibuch-Qualität, wenn es allen in der Monographie aufgeführten Anforderungen entspricht. Das bedeutet nicht, dass ein Hersteller zur Beurteilung der Konformität mit dem Arzneibuch vor der Freigabe alle in einer Monographie aufgeführten Prüfungen durchführen muss. Der Hersteller kann durch das Produktdesign, die Kontrollstrategie und mit den beispielsweise aus Validierungsstudien des Herstellungsprozesses gewonnen Daten sicherstellen, dass das Produkt die Qualitätsanforderungen des Arzneibuchs erfüllt.

Der in bestimmten Monographien erscheinende Ausdruck „das folgende Verfahren ist als Beispiel aufgeführt" bedeutet, dass das beschriebene analytische Verfahren validiert wurde und wie es ist implementiert werden kann oder durch ein geeignetes, validiertes Verfahren (ohne dass seine Vergleichbarkeit mit dem als Beispiel angegebenen Verfahren gezeigt werden muss), das aber der Genehmigung der zuständigen Behörde obliegt, ersetzt werden kann.

2) Ein weiterentwickelter Ansatz der Qualitätskontrolle könnte sich die Strategien der prozessanalytischen Technologie (PAT) und/oder der Echtzeit-Freigabeprüfung (einschließlich der parametrischen Freigabe) als Alternative zur alleinigen Prüfung am Endprodukt zu Nutze machen. Die Notwendigkeit der Übereinstimmung mit den Anforderungen des Arzneibuchs schließt die Echtzeit-Freigabeprüfung, falls von der zuständigen Behörde als geeignet erachtet, nicht von vornherein aus.

3) Reduzieren von Prüfungen am Tier: Das Europäische Arzneibuch hat sich gemäß dem 3R-Prinzip (Replacement, Reduction, Refinement) des Europäischen Übereinkommens zum Schutz der für Versuche und andere wissenschaftliche Zwecke verwendeten Wirbeltiere verpflichtet, die Verwendung von Tieren zu Prüfungszwecken auslaufen zu lassen. Indem Hersteller nachweisen, dass sie die Anforderungen des Arzneibuchs, wie unter Punkt 1) dargestellt, erfüllen, können sie in Betracht ziehen, zusätzliche Systeme zur Überwachung der Gleichförmigkeit der Herstellung

zu etablieren. Wenn in einer Monographie Prüfungen am Tier vorgeschrieben sind, können mit Zustimmung der zuständigen Behörde die Prüfungen zum Nachweis der Konformität mit dem Arzneibuch so gewählt werden, dass die Verwendung von Tieren auf ein Mindestmaß reduziert wird.

1.1.2.3 Nachweis der Eignung von Monographien

Der Hersteller muss die Eignung der Monographie für die Qualitätskontrolle seiner Substanz oder seines Arzneimittels beurteilen, da die Wahl der analytischen Verfahren durch den Herstellungsprozess und/oder die Zusammensetzung des Arzneimittels beeinflusst werden kann. In Fällen, in denen die in einer Monographie zur Sicherstellung der Qualität eines Produkts oder einer Substanz angegebenen Spezifikationen von der zuständigen Behörde als unzureichend eingestuft werden, kann die Behörde vom Hersteller in Übereinstimmung mit nationalen oder regionalen Vorgaben geeignetere Spezifikationen verlangen. In diesen Fällen informiert die zuständige Behörde die Europäische Arzneibuch-Kommission entweder durch die nationale Arzneibuchbehörde oder das Sekretariat der Europäischen Arzneibuch-Kommission (EDQM). Der Hersteller ist aufgefordert, der nationalen Arzneibuchbehörde oder dem EDQM die Einzelheiten zu den mutmaßlichen Unzulänglichkeiten und die zusätzlichen angewandten Spezifikationen zur Verfügung zu stellen, so dass die Kommission des Europäischen Arzneibuchs über die Notwendigkeit, die betroffene Monographie zu überarbeiten, entscheiden kann.

1.1.2.4 Validierung und Einführung analytischer Verfahren des Europäischen Arzneibuchs

Die in einer Einzelmonographie angegebenen analytischen Verfahren wurden entsprechend anerkannter wissenschaftlicher Praxis und gemäß den Empfehlungen zur Methodenvalidierung validiert. Wenn in der Einzelmonographie oder im zugehörigen Allgemeinen Kapitel nichts anderes vorgegeben ist, so ist die Validierung dieser analytischen Verfahren durch den Anwender/die Anwenderin nicht erforderlich.

Die in Allgemeinen Kapiteln angegebenen analytischen Verfahren können für Wirkstoffe, Hilfsstoffe, Arzneimittel oder andere Produkte, die nicht durch eine Einzelmonographie abgedeckt sind, verwendet werden. In diesen Fällen liegt die Methodenvalidierung in der Verantwortung des Anwenders/der Anwenderin.

Bei der Einführung eines analytischen Verfahrens des Europäischen Arzneibuchs muss der Anwender/die Anwenderin beurteilen, ob und in welchem Umfang es erforderlich ist, die Eignung der Methode unter den aktuellen Anwendungsbedingungen und gemäß den relevanten Monographien, Allgemeinen Kapiteln und Qualitätssystemen nachzuweisen.

1.1.2.5 Alternative analytische Verfahren

Die Prüfungen auf Reinheit und die Gehaltsbestimmungen sind die offiziellen Methoden, auf denen die Qualitätsstandards des Arzneibuchs basieren. Mit Zustimmung der zuständigen Behörde können alternative analytische Verfahren zu Kontrollzwecken eingesetzt werden, sofern sie eine eindeutige Entscheidung darüber ermöglichen, ob die Anforderungen der Monographie auch unter Anwendung des offiziellen analytischen Verfahrens erfüllt würden. In Zweifels- oder Streitfällen sind ausschließlich die analytischen Verfahren des Europäischen Arzneibuchs ausschlaggebend.

1.1.2.6 Harmonisierung der Arzneibücher

Das Europäische Arzneibuch beteiligt sich innerhalb einer informellen Struktur, genannt „Pharmacopoeial Discussion Group" (PDG), am Prozess der Harmonisierung mit der JP (Japanese Pharmacopoeia) und der USP (United States Pharmacopeia). Weitere Informationen dazu werden im Allgemeinen Text „5.8 Harmonisierung der Arzneibücher" gegeben.

10.7/1.02.00.00

1.2 Weitere Vorgaben zu Monographien und Allgemeinen Kapiteln

1.2.1 Mengenangaben

Die für Reinheitsprüfungen mit numerischen Grenzwerten und Gehaltsbestimmungen vorgegebene Substanzmenge entspricht der Menge, die bei der Entwicklung des analytischen Verfahrens verwendet wurde. Die tatsächlich verwendete Menge darf höchstens um 10 Prozent von der vorgegebenen Menge abweichen. In jedem Fall muss die Menge genau abgemessen und das Prüfergebnis ausgehend von dieser genau gemessenen Menge berechnet werden.

Für Reinheitsprüfungen ohne numerische Grenzwerte, die üblicherweise durch Vergleich mit einer unter gleichen Bedingungen geprüften Referenzsubstanz durchgeführt werden, muss die vorgegebene Menge zur Prüfung eingesetzt werden.

Reagenzien werden in den vorgeschriebenen Mengen verwendet.

Die Anzahl der relevanten Stellen einer Mengenangabe beinhaltet spezifische Anforderungen für die zu messenden Mengen (Massen oder Volumen), wie nachfolgend ausgeführt.

Für Massen sind die Anforderungen an Waagen zu analytischen Zwecken in der Allgemeinen Methode 2.1.7 aufgeführt und gelten für alle Texte. Zusätzlich muss beim Wiegen die Anzeige einer Waage zum im Text angegebenen Wert passen, wenn sie mathematisch auf die gleiche Anzahl relevanter Stellen gerundet wird. Ist zum Beispiel der Zielwert der Masse im Text 50,0 mg, muss das Minimalgewicht der Waage (m_{min}) kleiner sein und das Wiegen wird auf ± 5 Untereinheiten nach der letzten Ziffer des angegebenen Massenwerts durchgeführt. So sind zum Beispiel 50,0 mg je nach Ablesbarkeit der Waage als 49,95 bis 50,04 mg oder 49,950 bis 50,049 mg zu interpretieren.

Ist bei Volumenangaben die Ziffer nach dem Komma eine Null oder ist die letzte Ziffer nach dem Komma eine Null (zum Beispiel 10,0 oder 0,50 ml), muss das Volumen mit Hilfe einer Vollpipette, eines Messkolbens oder einer Bürette gemessen werden, je nachdem, was besser geeignet ist. Andernfalls kann ein Messzylinder oder eine Messpipette verwendet werden. Werden Volumen in Mikrolitern angegeben, ist eine Mikroliterpipette oder eine Mikroliterspritze zu verwenden.

Trotzdem ist es allgemein anerkannt, dass in bestimmten Fällen die Anzahl der relevanten Stellen der Mengenangabe nicht mit der Anzahl der aufgeführten Stellen des spezifizierten numerischen Grenzwerts einhergeht. Die Mengen müssen dann mit einer deutlich besseren Genauigkeit gewogen werden.

1.2.2 Glaswaren

Glasgeräte zur Maßanalyse müssen den Anforderungen der Klasse A der betreffenden Norm der Internationalen Organisation für Normung (ISO) entsprechen.

Falls nichts anderes vorgeschrieben ist, werden für visuelle Vergleichsprüfungen identische, durchsichtige, farblose Reagenzgläser aus Neutralglas mit flachem Boden (Neßler-Zylinder) verwendet. Die vorgeschriebenen Flüssigkeitsvolumen beziehen sich auf Reagenzgläser von 16 mm innerem Durchmesser. Reagenzgläser mit einem größeren inneren Durchmesser können ebenfalls verwendet werden, vorausgesetzt das Volumen der zu prüfenden Flüssigkeit wird angepasst (siehe Allgemeine Methode „2.1.5 Neßler-Zylinder"). Gleiche Flüssigkeitsvolumen werden in Durchsicht von oben nach unten gegen einen weißen oder, falls erforderlich, einen schwarzen Untergrund und bei diffusem Licht verglichen.

1.2.3 Temperatur

Falls nichts anderes vorgeschrieben ist, werden analytische Verfahren bei einer Temperatur von 15 bis 25 °C durchgeführt.

Wird in einem Text eine Temperatur ohne numerischen Wert angegeben, so bedeuten die allgemeinen Begriffe:
- Tiefgekühlt: Unterhalb von −15 °C
- Kühlschrank: 2 bis 8 °C
- Kalt oder kühl: 8 bis 15 °C
- Raumtemperatur: 15 bis 25 °C

1.2.4 Wasserbad

Werden keine anderen Temperaturangaben gemacht, bedeutet der Begriff „Wasserbad" ein Bad mit siedendem Wasser. Anstelle des Wasserbads kann auch eine andere Heizquelle verwendet werden, die eine Temperatur von annähernd 100 °C, aber nicht darüber, oder die vorgegebene Temperatur liefert.

1.2.5 Trocknen und Glühen bis zur Massekonstanz

„Trocknen bis zur Massekonstanz" und „Glühen bis zur Massekonstanz" bedeuten, dass 2 aufeinanderfolgende Wägungen um höchstens 0,5 mg voneinander abweichen dürfen. Die zweite Wägung erfolgt nach zusätzlichem Trocknen oder Glühen, von einer für die Art und Menge des Rückstands angemessenen Dauer.

Wird Trocknen mit der Angabe „im Exsikkator" oder „im Vakuum" vorgeschrieben, sind die Bedingungen der Allgemeinen Methode „2.2.32 Trocknungsverlust" einzuhalten.

1.2.6 Lösungen

Eine „frisch hergestellte Lösung" bedeutet, dass die Lösung zu dem Zeitpunkt hergestellt wird, an dem die Prüfung/Gehaltsbestimmung durchgeführt werden soll und innerhalb von 24 h verwendet wird.

Die Angabe „unmittelbar vor Gebrauch/Verwendung" zeigt an, dass die Stabilität der entsprechenden Lösung(en) während der Erarbeitung des Texts als kritisch angesehen wurde. Die Zeitspanne zwischen der Herstellung und der Verwendung muss so klein wie möglich gehalten werden.

1.2.7 Reagenzien und Lösungsmittel

Die sachgerechte Durchführung der analytischen Verfahren des Arzneibuchs und die Verlässlichkeit der Ergebnisse hängen unter anderem von der Qualität der verwendeten Reagenzien ab. Die Reagenzien sind im Allgemeinen Kapitel 4 „Reagenzien" und Unterkapiteln beschrieben und es wird erwartet, dass sie in einer für Analysen geeigneten Qualität eingesetzt werden. Die Beschreibung einiger Reagenzien enthält spezifische Eignungsprüfungen.

Ist kein Blindversuch vorgeschrieben, müssen Lösungsmittel für eine Prüfung auf Reinheit oder eine Gehaltsbestimmung, in der ein Indikator verwendet wird, zuvor gegen diesen Indikator neutralisiert werden.

Wird kein Lösungsmittel genannt, bedeutet der Begriff „Lösung" eine wässrige Lösung.

Ist in einem analytischen Verfahren des Europäischen Arzneibuchs oder zur Herstellung von Reagenzien die Verwendung von Wasser spezifiziert oder implizit vorgesehen, muss das Wasser den Anforderungen der Monographie **Gereinigtes Wasser (Aqua purificata)** entsprechen, wobei in vielen Fällen die Anforderungen bezüglich Bakterien-Endotoxine (Gereinigtes Wasser als Bulk) und mikrobieller Verunreinigungen (in Behältnisse abgefülltes gereinigtes Wasser) nicht relevant sind. Unter dem Begriff „destilliertes Wasser" wird gereinigtes Wasser verstanden, das durch Destillation gewonnen wurde.

Der Begriff „Ethanol" ohne weitere Angaben bedeutet „wasserfreies Ethanol". Der Begriff „Alkohol" ohne weitere Angaben bedeutet Ethanol 96 %. Andere Verdünnungen von Ethanol werden durch den Begriff „Ethanol" oder „Alkohol" gefolgt von der benötigten Prozentangabe des Volumens Ethanol (C_2H_6O) angegeben.

1.2.8 Gehaltsangaben

Bei der Gehaltsangabe wird der Ausdruck „Prozent" (%) je nach Bedingungen mit einer der beiden Bedeutungen verwendet:
- Prozent (m/m) (Prozentgehalt Masse in Masse) bedeutet die Anzahl Gramm einer Substanz in 100 Gramm Endprodukt
- Prozent (V/V) (Prozentgehalt Volumen in Volumen) bedeutet die Anzahl Milliliter einer Substanz in 100 Milliliter Endprodukt

Unter den Angaben „Teile je Million" (ppm, parts per million) und „Teile je Milliarde" (ppb, parts per billion) sind, wenn nichts anderes angegeben ist, Massenverhältnisse (m/m) zu verstehen.

1.2.9 Warnhinweise

Werden keine angemessenen Vorsichtsmaßnahmen ergriffen, können die in Monographien beschriebenen Stoffe und die für die Verwendung im Europäischen Arzneibuch spezifizierten Reagenzien gesundheitsschädlich sein. Die Prinzipien der Guten Praxis im Qualitätskontrolllaboratorium und die Vorgaben zutreffender Regulierungen müssen zu jeder Zeit befolgt werden. In bestimmten Monographien oder Allgemeinen Kapiteln wird mit Warnhinweisen auf bestimmte Gefahren hingewiesen. Das Fehlen solcher Warnhinweise bedeutet nicht, dass keine Gefahren vorliegen.

10.7/1.03.00.00

1.3 Allgemeine Kapitel

Allgemeine Kapitel (siehe Kapitel 2, 3 und 5 des Europäischen Arzneibuchs) werden verbindlich, sobald in einer Monographie auf sie referenziert wird, es sei denn, die Formulierung weist klar darauf hin, dass der Text zu Informationszwecken zitiert wird und nicht um ihn verbindlich zu machen.

Wenn ein Allgemeines Kapitel in keiner Monographie oder in keinem Allgemeinen Kapitel referenziert wird, dient es der Information. In der Regel wird dies in der Einleitung des Allgemeinen Kapitels angegeben.

Falls nichts anderes angegeben ist werden Allgemeine Kapitel auch verbindlich, wenn auf sie in einem anderen Allgemeinen Kapitel Bezug genommen wird, das selbst wiederum in einer Monographie referenziert wird.

In einem Allgemeinen Kapitel aufgeführte Anforderungen werden in der Einzelmonographie nicht wiederholt, es sei denn, sie sind für den betreffenden Stoff spezifisch (zum Beispiel Symmetriefaktor, Signal-Rausch-Verhältnis der Allgemeinen Methode „2.2.46 Chromatographische Trennmethoden")

1.3.1 Behältnisse und ihre Materialien

Materialien zur Herstellung von Behältnissen werden im Allgemeinen Kapitel „3.1 Material zur Herstellung von Behältnissen" und den Unterabschnitten beschrieben. Jeder Unterabschnitt adressiert ein bestimmtes Kunststoffmaterial zusammen mit einer Liste vertretbarer Zusatzstoffe (Additive). Die Spezifikationen für jedes dieser Materialien hängen von der Zusammensetzung ab und sind daher nur für Materialien anwendbar, deren Zusammensetzung in der Einleitung zur Spezifikation erwähnt ist. Die Verwendung von Materialien abweichender Zusammensetzung und die für sie geltenden Prüfmethoden und Grenzwerte müssen von der zuständigen Behörde genehmigt werden.

Die im Kapitel „3.2 Behältnisse" und seinen Unterabschnitten aufgeführten Spezifikationen für Behältnisse wurden für die allgemeine Anwendung auf Behältnisse der jeweils angegebenen Kategorie entwickelt. Angesichts der großen Vielfalt verfügbarer Behältnisse und möglicher Neuentwicklungen schließt die Veröffentlichung einer Spezifikation aber nicht aus, dass unter begründeten Umständen Behältnisse verwendet werden, die anderen, von der zuständigen Behörde genehmigten Spezifikationen entsprechen.

Behältnisse für menschliches Blut oder Blutbestandteile, Transfusionsbestecke und Spritzen, die nicht als Primärverpackung für Arzneimittel dienen, sind im Kapitel „3.3 Behältnisse für Blut und Blutprodukte vom Menschen und Materialien zu deren Herstellung, Transfusionsbestecke und Materialien zu deren Herstellung; Spritzen" und seinen Unterabschnitten beschrieben. Die meisten dieser Texte haben ausschließlich informativen Charakter.

In Monographien des Arzneibuchs kann auf Definitionen und Spezifikationen von Behältnissen verwiesen werden. In den Allgemeinen Monographien zu Darreichungsformen kann im Abschnitt „Definition" oder „Herstellung" die Verwendung bestimmter Behältnistypen verlangt sein, wie sie im Kapitel „3.2 Behältnisse" und seinen Unterabschnitten beschrieben sind. In bestimmten anderen Monographien kann im Abschnitt „Lagerung" der für diese Verwendung empfohlene Behältnistyp angeben sein.

10.7/1.04.00.00

1.4 Allgemeine Monographien und Allgemeine Monographien zu Darreichungsformen

Allgemeine Monographien und Einzelmonographien ergänzen einander.

Immer wenn eine Einzelmonographie zur Anwendung kommt, ist es wesentlich sich zu vergewissern, ob eine oder mehrere Allgemeine Monographien auf das betreffende Produkt ebenfalls anwendbar sind.

Stoffe und Arzneimittel die in einer Einzelmonographie adressiert werden, müssen auch den zugehörigen und anwendbaren Allgemeinen Monographien entsprechen. Querverweise auf anwendbare Allgemeine Monographien werden in Einzelmonographien jedoch nicht gegeben. Allerdings sind Ausnahmen möglich. Zum Beispiel beinhalten Einzelmonographien zu Arzneimitteln, die chemisch definierte Wirkstoffe enthalten, einen Verweis auf die entsprechende Monographie der Darreichungsform.

Die in Allgemeinen Monographien gegebenen Anforderungen gelten für alle Produkte einer bestimmten Kategorie oder, in einigen Fällen, nur für jene Produkte der Kategorie, für die eine Einzelmonographie im Europäischen Arzneibuch existiert. Werden in der Einleitung einer Allgemeinen Monographie keine Einschränkungen zum Geltungsbereich gemacht, gilt sie für alle Produkte der festgelegten Kategorie und unabhängig davon, ob für das jeweilige Produkt im Europäischen Arzneibuch eine Einzelmonographie vorliegt.

Gelten die Vorgaben einer Allgemeinen Monographie für ein bestimmtes Produkt nicht, wird in der Einzelmonographie ausdrücklich darauf hingewiesen.

Monographien zu Darreichungsformen gelten für alle Arzneimittel des definierten Typs. Für ein bestimmtes Arzneimittel sind diese Anforderungen aber nicht unbedingt allumfassend. Die zuständige Behörde kann zu den in der Allgemeinen Monographie vorgeschriebenen zusätzlich Anforderungen festlegen.

10.7/1.05.00.00

1.5 Einzelmonographien

1.5.1 Allgemeine Grundlagen

1.5.1.1 Monographietitel

Die Titel der Monographien sind in Deutsch und in Latein angegeben.

Sofern vorhanden und wenn keine berechtigten Gründe dagegen sprechen, wird der Internationale Freiname (INN) verwendet. Falls erforderlich wird dieser mit der Bezeichnung des Anions oder Kations und dem Gehalt an Kristallwasser ergänzt. Zusätzliche Kriterien können die Anwendbarkeit der Monographie auf bestimmte Kategorien oder Formen (wie die Anwendung am Tier, die Darreichungsform, die Art der Anwendung) beschränken.

1.5.1.2 Relative Atom- und Molekülmassen, Strukturformeln

Die relative Atommasse (A_r) oder die relative Molekülmasse (M_r) ist, wo angezeigt, am Anfang der Monographie angegeben.

Die relativen Atom- und Molekülmassen sowie die Summen- und Strukturformeln stellen keine analytischen Standards für die beschriebene Substanz dar.

1.5.1.3 Registriernummer des Chemical Abstracts Service (CAS)

CAS-Registriernummern sind, sofern verfügbar, in den Monographien zur Information aufgeführt, um der Anwenderin/dem Anwender einen erleichterten Zugang zu nützlichen Informationen zur Verfügung zu stellen. Die CAS-Registriernummer (CAS Registry Number®) ist ein eingetragenes Warenzeichen der American Chemical Society.

1.5.1.4 Definition

Die Angaben in diesem Abschnitt stellen die offizielle Definition des Stoffs oder Produkts der entsprechenden Monographie dar.

Grenzwerte für den Gehalt: Sind Grenzwerte für den Gehalt vorgeschrieben, so beziehen sie sich auf den Gehalt, wie er mit der unter „Gehaltsbestimmung" angegebenen Methode bestimmt wurde.

1.5.1.5 Herstellung

Die Angaben im Abschnitt „Herstellung" weisen auf besondere Aspekte des Herstellungsprozesses hin, sind aber nicht unbedingt vollständig. Falls nichts anderes angegeben ist, stellen sie verbindliche Anforderungen für den Hersteller dar. Sie können sich zum Beispiel auf Ausgangsstoffe, den Herstellprozess selbst, dessen Validierung und Steuerung, prozessbedingte Heterogenität der Stoffe, In-Prozess-Kontrollen oder Prüfungen beziehen, die vom Hersteller am Endprodukt, entweder als Stichprobe an ausgewählten Chargen oder an jeder Charge vor der Freigabe durchzuführen sind. Diese Anforderungen lassen sich nicht notwendigerweise an einer Probe des Endprodukts durch unabhängiges, externes Laborpersonal überprüfen. Die zuständige Behörde kann zum Beispiel anhand vom Hersteller erhaltener Daten, durch eine Inspektion oder Prüfung von Mustern feststellen, ob diese Vorschriften befolgt wurden.

Ist kein Abschnitt „Herstellung" vorhanden, bedeutet dies nicht, dass die vorstehenden Angaben nicht beachtet werden müssen.

Wahl des Impfstoffstamms, Wahl der Impfstoffzusammensetzung: Im Abschnitt „Herstellung" einer Impfstoffmonographie können die Eigenschaften eines Impfstoffstamms oder einer Impfstoffzusammensetzung definiert sein. Falls nichts anderes angegeben ist, werden zur Information analytische Verfahren zur Bestätigung dieser Eigenschaften als Beispiele geeigneter Methoden angegeben. Wenn durch die zuständige Behörde genehmigt, können andere Methoden ohne vorherige Validierung gegen die Methode der Monographie angewendet werden.

1.5.1.6 Potenzielle (Ver-)Fälschungen

Angesichts der Zunahme von betrügerischen Handlungen und Fällen von Fälschungen können der Anwenderin/dem Anwender des Europäischen Arzneibuchs Informationen zur Verfügung gestellt werden, die es ihm/ihr erleichtern ge- oder verfälschte Produkte (wie Wirkstoffe, Hilfsstoffe, Zwischenprodukte, Bulkprodukte oder fertige Arzneimittel) zu erkennen.

Monographien zu Stoffen, die ein Risiko für eine absichtliche Verunreinigung tragen oder bezüglich derer bereits ein Vorfall stattgefunden hat, können einen Abschnitt enthalten, in dem eine analytische Methode zur Detektion eventueller Verfälschungen mit zugehörigen Grenzwerten aufgeführt ist. In diesen Fällen wird auch daran erinnert, dass alle Stufen der Herstellung sowie die Herkunft der Ausgangsmaterialien Gegenstand eines geeigneten Qualitätssystems sein müssen. Die Häufigkeit der Prüfung durch den Herstellungsbetrieb oder die verarbeitenden Betriebe (das heißt Hersteller von Zwischenprodukten, Bulkprodukten oder fertigen Arzneimitteln) hängt von einer Risikobeurteilung ab. Darin müssen der Kenntnisstand über die gesamte Lieferkette und nationale Anforderungen berücksichtigt werden.

Anforderungen, die in diesem Abschnitt aufgeführt sind, beziehen sich auf die gesamte Lieferkette vom Herstellungsbetrieb bis zu den Verwendern/Verwenderinnen. Ist dieser Abschnitt nicht vorhanden, bedeutet dies nicht, dass die vorstehenden Angaben nicht beachtet werden müssen.

1.5.1.7 Eigenschaften

Die Angaben im Abschnitt „Eigenschaften" stellen keine Anforderungen des Europäischen Arzneibuchs dar, sondern dienen ausschließlich der Information.

Hygroskopizität, Kristallinität, Löslichkeit: Siehe Allgemeinen Text „5.11 Zum Abschnitt „Eigenschaften" in Monographien".

Polymorphie: Zeigt eine Substanz Polymorphie, ist das in der Regel angegeben. Mit Ausnahme einiger weniger Fälle wird in den Monographien keine bestimmte kristalline Form verlangt. Abhängig von der Funktion einer Substanz in einem Arzneimittel kann es aber trotzdem für den Hersteller erforderlich sein sicherzustellen, dass eine bestimmte kristalline Form verwendet wird. Die Informationen im Abschnitt „Eigenschaften" zielen darauf ab, die Notwendigkeit bewusstzumachen, diesen Aspekt während der Entwicklung eines Arzneimittels zu beurteilen. Siehe auch Allgemeinen Text „5.9 Polymorphie".

1.5.1.8 Prüfung auf Identität

Zielsetzung: Die Prüfungen unter „Prüfung auf Identität" sind nicht darauf ausgerichtet, eine vollständige Bestätigung der chemischen Struktur oder der Zusammensetzung eines Produkts zu ermöglichen. Sie sollen mit einem annehmbaren Maß an Sicherheit belegen, dass das Produkt mit den Angaben in der Beschriftung übereinstimmt.

Eine Identitätsprüfung kann auf eine im Abschnitt „Prüfung auf Reinheit" der Monographie aufgeführte Prüfung verweisen.

Führt eine Monographie zum Beispiel die Identitätsprüfungen A, B und C auf, müssen alle drei Prüfungen durchgeführt und die Anforderungen erfüllt werden.

In bestimmten Monographien gibt es Kombinationen von zwei oder mehr Identitätsprüfungen, die gleichwertig sind und unabhängig voneinander durchgeführt werden können. Ihnen geht ein Satz wie „Die Prüfungen A, B oder die Prüfungen C, D werden wahlweise durchgeführt." voran. Bestimmt eine Prüfung zum Beispiel die Enantiomerenreinheit durch Chromatographie während die andere Prüfung auf die spezifische optische Drehung zielt, so ist der Zweck beider Prüfungen der gleiche, nämlich die Bestätigung, dass es sich um das richtige Enantiomer handelt.

In einigen Monographien ist der Abschnitt zur Prüfung auf Identität wie folgt unterteilt:
- „1:" Die in der ersten Identifikationsreihe aufgeführte(n) Prüfung(en) dürfen unter allen Gegebenheiten durchgeführt werden.
- „2:" Die als zweite Identifikationsreihe aufgeführte(n) Prüfung(en) dürfen als alleinige Prüfungen nur in Apotheken durchgeführt werden, wenn sichergestellt ist, dass die Substanz oder Zubereitung vollständig auf eine zertifizierte Charge zurückgeführt werden kann, die nachweislich sämtlichen anderen Anforderungen der Monographie entspricht. Die Implementierung der Prüfungen der zweiten Identifikationsreihe unterliegt nationalen Vorschriften.

1.5.1.9 Prüfung auf Reinheit und Gehaltsbestimmung

Zielsetzung: Die Anforderungen sind nicht darauf ausgerichtet alle möglichen Verunreinigungen zu berücksichtigen. Es darf jedoch nicht davon ausgegangen werden, dass zum Beispiel eine Verunreinigung, die durch die vorgeschriebenen Prüfungen nicht nachweisbar ist, toleriert werden kann, wenn gesunder Menschenverstand und gute pharmazeutische Praxis ihre Abwesenheit erfordern. Siehe auch Abschnitt „1.5.1.12 Verunreinigungen".

Berechnungen: Muss das Ergebnis einer Prüfung auf die getrocknete oder wasserfreie Substanz oder auf eine sonstige angegebene Basis bezogen werden, so werden Trocknungsverlust, Wassergehalt oder andere Parameter nach dem in der Monographie bei der entsprechenden Prüfung angegebenen analytischen Verfahren bestimmt. Angaben wie „getrocknete Substanz" oder „wasserfreie Substanz" werden in Klammern hinter dem Ergebnis aufgeführt.

Wird ein Lösungsmittelrückstand quantitativ bestimmt und eine Prüfung auf Trocknungsverlust nicht durchgeführt, muss die Menge an verbliebenem Lösungsmittel bei der Gehaltsberechnung der Substanz, der spezifischen Drehung und der spezifischen Absorption berücksichtigt werden, auch wenn in der Einzelmonographie darauf nicht weiter hingewiesen wird.

Grenzwerte: Die vorgeschriebenen Grenzwerte basieren auf Ergebnissen, die in der routinemäßigen analytischen Praxis erhalten wurden. Mit ihnen soll gezeigt werden, dass das untersuchte Produkt die Anforderungen der Monographie erfüllt. Sie berücksichtigen die normalen Fehlergrenzen der Analytik, die akzeptablen Schwankungen bei der Herstellung oder Zubereitung sowie eine vertretbare Zersetzung. Daher dürfen auf die vorgeschriebenen Grenzwerte keine weiteren Toleranzen angewendet werden.

Um das Einhalten eines numerischen Grenzwerts festzustellen, wird der errechnete Wert des Ergebnisses eines analytischen Verfahrens, falls nichts anderes vorgeschrieben ist, zunächst auf die vorgegebene Anzahl Stellen gerundet. Die Grenzwerte, angegeben in Prozentgehalten oder als absolute Werte, werden bis zur letzten angegebenen Ziffer berücksichtigt (zum Beispiel bedeutet 0,15 zwei und 140 drei signifikante Stellen). Beim Runden wird nur die Ziffer unmittelbar rechts der letzten Stelle des Grenzwerts berücksichtigt. Ist diese Ziffer kleiner als 5, wird sie fallengelassen, ohne die davor stehende Zahl zu ändern. Ist diese Ziffer gleich oder größer als 5, wird sie fallengelassen und die vorstehende Zahl um 1 erhöht.

Angabe der zulässigen Grenzwerte für Verunreinigungen: Die Grenzwerte für „verwandte Substanzen" werden in den Monographien entweder durch den Vergleich der Peakflächen (vergleichende Methode) oder durch numerische Werte (quantitative Methode) ausgedrückt. Bei Prüfungen mit der vergleichenden Methode können zur Information der ungefähr tolerierte Gehalt der genannten Verunreinigung oder der Summe der Verunreinigungen in Klammern angegeben werden. Die Annahme oder Ablehnung erfolgt auf Grundlage der Einhaltung oder Nicht-Einhaltung der vorgegebenen Grenzwerte.

Falls die Verwendung einer Referenzsubstanz für eine genannte Verunreinigung nicht vorgeschrieben und auch nichts anderes angegeben ist, kann der Gehalt der Verunreinigung bezogen auf die angegebene Konzentration der Substanz, mit der die Referenzlösung nach den Angaben der Monographie hergestellt wird, ausgedrückt werden.

Chirale Substanzen: Monographien zu einem bestimmten Enantiomer beinhalten eine Prüfung auf Enantiomerenreinheit, entweder unter Verwendung der spezifischen optischen Drehung oder eines chromatographischen Verfahrens.

Die Verwendung der optischen Drehung zur Bestätigung des racemischen Charakters einer Substanz ist nur dann aufgeführt, wenn Informationen zur spezifischen optischen Drehung der Enantiomere verfügbar sind, die darauf hinweisen, dass die Prüfung eine Unterscheidung bezüglich der Enantiomerenreinheit ermöglicht.

Äquivalentangaben: Sind für die Umsetzung der Anforderungen einer Monographie Äquivalente angegeben, kommen nur die angegebenen Stellen zur Anwendung. Zum Beispiel kann es bei einer Titration heißen: 1 ml Salzsäure (1 mol · l^{-1}) entspricht 50,05 mg CaCO$_3$.

Nährmedien: Die in den Monographien und Allgemeinen Kapiteln beschriebenen Nährmedien sind für ihren jeweiligen Zweck als zufriedenstellend beurteilt worden. Die Bestandteile dieser Medien, insbesondere diejenigen biologischen Ursprungs, variieren jedoch in ihrer Qualität. Um ein optimales Ergebnis zu erhalten, kann es deshalb erforderlich sein, die Konzentration bestimmter Bestandteile zu ändern, insbesondere bei
- Peptonen und Fleisch- oder Hefeextrakten in Bezug auf ihre Näreigenschaften
- Substanzen mit puffernden Eigenschaften
- Gallensalzen (Cholaten), Gallenextrakt, Desoxycholat und färbenden Substanzen, je nach ihren selektiven Eigenschaften
- Antibiotika, abhängig von ihrer Aktivität.

1.5.1.10 Lagerung

Die Angaben und Empfehlungen im Abschnitt „Lagerung" stellen keine Anforderungen des Arzneibuchs dar.

Die im Europäischen Arzneibuch beschriebenen Produkte müssen so gelagert werden, dass eine Verunreinigung und, so weit wie möglich, eine Zersetzung verhindert werden. Werden besondere Lagerungsbedingungen empfohlen, insbesondere die Art des Behältnisses (siehe Abschnitt „1.3.1 Behältnisse und ihre Materialien") und

Temperaturbereiche, werden diese in der Monographie angegeben.

Folgende in den Monographien unter „Lagerung" verwendete Begriffe bedeuten:

„dicht verschlossen": Das Produkt ist in einem dicht verschlossenen Behältnis („3.2 Behältnisse") zu lagern. Wenn das Behältnis in einer Umgebung mit hoher Luftfeuchtigkeit geöffnet wird, müssen Vorsichtsmaßnahmen ergriffen werden. Falls erforderlich kann zum Aufrechterhalten einer geringen Feuchtigkeit ein Trocknungsmittel dem Behältnis beigefügt werden, vorausgesetzt, dass ein direkter Kontakt mit dem Produkt ausgeschlossen wird.

„vor Licht geschützt": Das Produkt ist entweder in einem Behältnis zu lagern, dessen Material genügend Licht absorbiert, um den Inhalt vor strahlenbedingten Veränderungen zu schützen, oder das Behältnis wird mit einer äußeren Umhüllung versehen, welche den gleichen Schutz bietet, oder die Lagerung erfolgt an einem Ort, an dem eine solche Lichteinwirkung ausgeschlossen ist.

1.5.1.11 Beschriftung

Im Allgemeinen unterliegt die Beschriftung supranationalen und nationalen Vorschriften sowie internationalen Abkommen.

Angaben im Abschnitt „Beschriftung" sind demzufolge nicht umfassend. Außerdem sind für Arzneibuchzwecke nur die Angaben verbindlich, die zur Feststellung der Übereinstimmung oder Nichtübereinstimmung mit der Monographie erforderlich sind. Alle weiteren Angaben zur Beschriftung wurden als Empfehlungen aufgenommen.

Im Arzneibuch umfasst der Begriff „Beschriftung" Angaben auf dem Behältnis, der Verpackung, in der Packungsbeilage oder einem dem Produkt beiliegenden Analysenzertifikat, je nach Entscheidung der zuständigen Behörde.

1.5.1.12 Verunreinigungen

Monographien können eine Liste aller bekannten und möglichen Verunreinigungen enthalten, die nachweislich durch die Reinheitsprüfungen erfasst werden (siehe auch „5.10 Kontrolle von Verunreinigungen in Substanzen zur pharmazeutischen Verwendung"). Die Verunreinigungen sind durch einen oder mehrere Buchstaben des Alphabets gekennzeichnet. Fehlt ein Buchstabe in der alphabetischen Abfolge, wurde die mit diesem Buchstaben gekennzeichnete Verunreinigung während der Erarbeitung, aber vor Veröffentlichung der Monographie oder im Zuge ihrer Revision gestrichen.

1.5.1.13 Funktionalitätsbezogene Eigenschaften von Hilfsstoffen

Einige Monographien von Hilfsstoffen können einen Abschnitt zu funktionalitätsbezogenen Eigenschaften enthalten. Diese Angaben stellen keine verbindlichen Anforderungen dar. Da die Eigenschaften aber für eine bestimmte Verwendung eines Hilfsstoffs von Bedeutung sein können, werden diese Informationen als Orientierungshilfe gegeben. Die Entscheidung solche funktionalitätsbezogenen Eigenschaften eines Hilfsstoffs zu kontrollieren, liegt beim Hersteller des Arzneimittels und wird bewusst im Hinblick auf die Formulierung des Produkts, in dem der Hilfsstoff eingesetzt wird, gefällt. Die analytischen Verfahren, Grenzwerte und Toleranzen werden auf einer vertraglichen Basis zwischen dem verarbeitenden Betrieb und dem Lieferanten des Hilfsstoffs festgelegt (siehe auch „Qualitätsklassen" unter „1.1.2.1 Geltungsbereich").

1.5.2 Pflanzliche Drogen

Dieser Abschnitt ergänzt den Abschnitt „1.5.1 Allgemeine Grundlagen".

Definition: In Monographien zu pflanzlichen Drogen gibt die Definition an, ob sich die Monographie zum Beispiel auf die ganze oder die zerkleinerte Droge bezieht. Ist die Monographie auf verschiedene Formen anzuwenden, zum Beispiel auf die ganze und die zerkleinerte Droge, wird das in der Definition eindeutig angegeben.

Prüfung auf Identität: Monographien zu pflanzlichen Drogen können schematische Zeichnungen der für die Identifizierung aussagekräftigsten mikroskopischen botanischen Strukturen enthalten. Die Zeichnungen vervollständigen die Beschreibung der entsprechenden Prüfung auf Identität.

Prüfung auf Reinheit und Gehaltsbestimmung: Wenn in der Monographie nichts anderes vorgeschrieben ist, werden die Prüfungen auf Sulfatasche, Asche, mit Wasser oder Ethanol extrahierbare Bestandteile, Wassergehalt, Gehalt an Leitsubstanzen und Gehalt an Wirkstoffen auf die nicht speziell getrocknete Droge bezogen.

1.5.3 Monographien zu Arzneimitteln mit chemisch definierten Wirkstoffen (Zubereitungen)

Dieser Abschnitt ergänzt den Abschnitt „1.5.1 Allgemeine Grundlagen".

Arzneimittel mit chemisch definierten Wirkstoffen, die Gegenstand einer Monographie sind, sind ausschließlich für die Anwendung am Menschen bestimmt, sofern in der Monographie nichts anderes angegeben ist.

Arzneimittel mit chemisch definierten Wirkstoffen müssen den Anforderungen der Allgemeinen Monographie **Pharmazeutische Zubereitungen (Pharmaceutica)**, der Monographie zur entsprechenden Darreichungsform, der relevanten Einzelmonographie und jedes anderen zutreffenden Texts entsprechen.

1.5.3.1 Verwandte Substanzen

Monographien zu Arzneimitteln begrenzen Zersetzungsprodukte, die bei der Herstellung oder über die Dauer der Haltbarkeit des Arzneimittels auftreten können, einschließlich aller Verunreinigungen, die aus der Synthese stammen.

Unter bestimmten Umständen ist es erforderlich, im Arzneimittel die Verunreinigungen aus der Synthese zu identifizieren, zum Beispiel wenn sie in der Prüfung auf verwandte Substanzen in einer Menge nachgewiesen werden, die über dem Berichtsgrenzwert für das Arzneimittel liegt. Daher beschreibt die Monographie, wie solche bekannten Verunreinigungen aus der Synthese identifiziert werden können, damit sie nicht berücksichtigt und nicht berichtet werden müssen.

Monographien zu Arzneimitteln sind nicht konzipiert, Verunreinigungen aus der Synthese zu kontrollieren, die keine Zersetzungsprodukte sind. Trotzdem können Prüfungen der Monographie, sofern sie Verunreinigungen aus der Synthese nachweisen und durch den Anwender/die Anwenderin dahingehend validiert wurden, zu deren Kontrolle eingesetzt werden.

Um andere Zersetzungsprodukte als die durch die Monographie erfassten zu überwachen (wie Zersetzungsprodukte in Verbindung mit anderen Hilfsstoffen, verwendeten Behältnissen oder einem unterschiedlichen Herstellungsprozess), können in der Tat weitere Kontrollen erforderlich sein.

1.5.3.2 Wirkstofffreisetzung/Zerfallszeit

Die folgenden Ausdrücke werden verwendet:
- *Monographierte Prüfung der Wirkstofffreisetzung:* das in der Einzelmonographie mit den Akzeptanzkriterien beschriebene analytische Verfahren
- *Produktspezifische Prüfung der Wirkstofffreisetzung:* das vom Antragsteller einer Zulassung eines Arzneimittels (MAA, marketing authorisation application) mit den Akzeptanzkriterien vorgeschlagene analytische Verfahren
- *In-house-Prüfung der Wirkstofffreisetzung:* das durch den Antragsteller mit definierten Akzeptanzkriterien entwickelte analytische Verfahren

In Übereinstimmung mit den auf nationaler und regionaler Ebene angewandten maßgeblichen Leitlinien (wie ICH Q6A) und der betreffenden Arzneibuch-Monographie zur Darreichungsform muss der Antragsteller einer Zulassung eine geeignete produktspezifische Prüfung der Wirkstofffreisetzung für die routinemäßige Kontrolle zur Bestätigung der von Charge zu Charge gleichbleibenden Qualität vorschlagen. Diese Prüfung muss im Zulassungsantrag beschrieben und bei der zuständigen Behörde eingereicht werden, es sei denn, die Daten rechtfertigen den Ersatz der Prüfung der Wirkstofffreisetzung durch die Prüfung der Zerfallszeit (siehe nachstehend). Die Eignung der Prüfung der Wirkstofffreisetzung muss durch den Antragsteller zur Zufriedenheit der zuständigen Behörde nachgewiesen werden.

Gegebenenfalls ist in der Einzelmonographie zu einem Arzneimittel eine Prüfung der Wirkstofffreisetzung aufgeführt. In diesen Fällen kann der Antragsteller entweder die monographierte Prüfung der Wirkstofffreisetzung wählen oder eine In-house-Prüfung als produktspezifische Prüfung der Wirkstofffreisetzung entwickeln. In jedem Fall muss der Antragsteller die Eignung der gewählten Prüfung zur Zufriedenheit der zuständigen Behörde nachweisen.

Wird eine In-house-Prüfung der Wirkstofffreisetzung vorgeschlagen, so wird normalerweise im Rahmen des Zulassungsantrags nicht verlangt, dass die Wahl einer nicht monographierten Prüfung begründet und ihre Eignung gegen die monographierte Prüfung der Wirkstofffreisetzung gezeigt wird.

Allerdings muss das Arzneimittel, wird es mit der monographierten Prüfung der Wirkstofffreisetzung geprüft, dieser entsprechen, sofern vom Antragsteller nichts anderes begründet wird.

Wenn ein Arzneimittel aus Sicht der zuständigen Behörde zugelassen werden kann, obwohl es der monographierten Prüfung der Wirkstofffreisetzung nicht entspricht, ist die Behörde aufgefordert, dies der Kommission des Europäischen Arzneibuchs zur Kenntnis zu bringen, so dass eine Überprüfung und gegebenenfalls eine Überarbeitung der Monographie erfolgen kann.

Wie in der Leitlinie ICH Q6A dargelegt, kann die Prüfung der Wirkstofffreisetzung bei sich schnell auflösenden Arzneimitteln mit Wirkstoffen, die über den gesamten physiologischen Bereich sehr gut löslich sind, durch eine Prüfung der Zerfallszeit ersetzt werden. Dies muss vom Antragsteller zur Zufriedenheit der zuständigen Behörde begründet werden.

1.5.3.3 Verunreinigungen

Verunreinigungen, die bereits in der Monographie des Wirkstoffs aufgelistet und mit Großbuchstaben bezeichnet sind (A, B, C, D und so weiter), behalten ihre Bezeichnung. Verunreinigungen, die für das fertige Arzneimittel spezifisch sind, werden mit „FP-" gefolgt von einem Buchstaben des Alphabets (FP-A, FP-B und so weiter) ausgewiesen.

1.5.3.4 Lagerung

Wie schon in den anderen Monographien, stellen die Aussagen im Abschnitt „Lagerung" in Monographien zu Arzneimitteln lediglich Empfehlungen dar. Abhängig vom Arzneimittel und von der Genehmigung durch die zuständige Behörde können für Arzneimittel andere Lagerungsbedingungen zutreffen.

10.7/1.06.00.00

1.6 Referenzstandards

Bestimmte Monographien erfordern die Verwendung von Referenzstandards. Dabei kann es sich um chemische Referenzsubstanzen (CRS, chemical reference substances), pflanzliche Referenzstandards (HRS, herbal reference standards), biologische Referenzzubereitungen (BRP, biological reference preparations) oder Referenzspektren handeln (siehe auch Allgemeinen Text „5.12 Referenzstandards"). Ist nichts anderes angegeben, sind im Fall eines Schlichtungsverfahrens ausschließlich die in den Texten aufgeführten Referenzstandards ausschlaggebend.

10.7/1.07.00.00

1.7 Abkürzungen und Symbole

A	Absorption
$A_{1cm}^{1\%}$	Spezifische Absorption
A_r	Relative Atommasse
AAS	Atomabsorptionsspektrometrie
AES	Atomemissionsspektrometrie
$[\alpha]_D^{20}$	Spezifische Drehung
BRP	Biologische Referenzzubereitung
CAS Nr.	Registriernummer des Chemical Abstracts Service
CFU	Colony-forming units
CRS	Chemische Referenzsubstanz
d_{20}^{20}	Relative Dichte
DNA	Desoxyribonukleinsäure (desoxyribonucleic acid)
ELISA	Enzyme linked immunosorbent assay
GMP	Good Manufacturing Practice
HRS	Referenzstandard für pflanzliche Drogen
ICP	Inductively coupled plasma
I. E.	Internationale Einheit
ISO	International Organization for Standardization
KBE	Koloniebildende Einheiten
λ	Wellenlänge
M	Molarität
M_r	Relative Molekülmasse
n_D^{20}	Brechungsindex
OES	Optische Emissionsspektrometrie (Syn. AES)
PAGE	Polyamid-Gelelektrophorese (polyacrylamide gel electrophoresis)
Ph. Eur. E.	Ph.-Eur.-Einheit
ppb	Teile je Milliarde Teile (parts per billion), zum Beispiel Mikrogramm je Kilogramm
ppm	Teile je Million Teile (parts per million), zum Beispiel Milligramm je Kilogramm
R	Bezeichnet eine unter „4 Reagenzien" beschriebene Substanz oder Lösung
R_F	Retardationsfaktor, siehe „2.2.46 Chromatographische Trennmethoden"
R_{st}	Ein in der Chromatographie verwendeter Ausdruck; Quotient aus Laufstrecke einer Substanz und Laufstrecke einer Referenzsubstanz
RNA	Ribonukleinsäure (ribonucleic acid)
RV	Bezeichnet eine unter „4.2.1 Urtitersubstanzen für Maßlösungen" beschriebene Substanz
Sdp	Siedetemperatur
SDS-PAGE	Natriumdodecylsulfat-Polyacrylamid-Gelelektrophorese (sodium dodecyl sulphate polyacrylamide gel electrophoresis)
Smp	Schmelztemperatur
TAMC	Gesamtanzahl aerober Mikroorganismen (total aerobic microbial count)
TYMC	Gesamtzahl an Hefen und Schimmelpilzen (total combined yeast/moulds count)
WHO	Weltgesundheitsorganisation (World Health Organization)

Abkürzungen in Monographien zu Immunglobulinen, Sera und Impfstoffen

BHK	Baby Hamster Kidney
CHO	Chinese Hamster Ovary
CVS	Challenge-Virus-Standard
DLM	Dosis letalis minima (kleinste tödliche Dosis)

1.7 Abkürzungen und Symbole

ED_{50}	Die statistisch ermittelte Dosis eines Impfstoffs, die unter den festgelegten Versuchsbedingungen voraussichtlich in 50 Prozent der Versuchstiere die Bildung spezifischer Antikörper gegen das entsprechende Impfantigen induziert
EID_{50}	Die statistisch ermittelte Menge eines Virus, die voraussichtlich 50 Prozent der damit behandelten Embryonen in Bruteiern infiziert
ID_{50}	Die statistisch ermittelte Menge eines Virus, die voraussichtlich 50 Prozent der damit behandelten Versuchstiere infiziert
KH_{50}	Hämolytische Komplementaktivität, entspricht der Menge Komplement, die $2{,}5 \cdot 10^8$ (50 Prozent) von insgesamt $5 \cdot 10^8$ optimal sensibilisierten Erythrozyten zu hämolysieren vermag
L+-Dosis	Die kleinste Toxinmenge, die unter den festgelegten Versuchsbedingungen nach Mischen mit 1 I. E. Antitoxin und Verabreichen in der vorgeschriebenen Weise den Tod der Versuchstiere innerhalb einer bestimmten Zeit herbeiführt
L+/10-Dosis	Die kleinste Toxinmenge, die unter den festgelegten Versuchsbedingungen nach Mischen mit 0,1 I. E. Antitoxin und Verabreichen in der vorgeschriebenen Weise den Tod der Versuchstiere innerhalb einer bestimmten Zeit herbeiführt
LD_{50}	Die statistisch ermittelte Menge einer Substanz, die nach Verabreichen in der vorgeschriebenen Weise voraussichtlich den Tod der Hälfte der Versuchstiere innerhalb einer bestimmten Zeit herbeiführt
Lf-Dosis	Flockungseinheit, die Menge Toxin oder Toxoid, die in Gegenwart von 1 I. E. Antitoxin in der kürzesten Zeit zu einer Flockung führt
Lo/10-Dosis	Die größte Toxinmenge, die unter den festgelegten Versuchsbedingungen nach Mischen mit 0,1 I. E. Antitoxin und Verabreichen in der vorgeschriebenen Weise beim Versuchstier innerhalb einer bestimmten Zeit keine Symptome einer Giftwirkung hervorruft
Lp/10-Dosis	Die kleinste Toxinmenge, die unter den festgelegten Versuchsbedingungen nach Mischen mit 0,1 I. E. Antitoxin und Verabreichen in der vorgeschriebenen Weise die Lähmung der Versuchstiere innerhalb einer bestimmten Zeit herbeiführt
Lr/100-Dosis	Die kleinste Toxinmenge, die unter den festgelegten Versuchsbedingungen nach Mischen mit 0,01 I. E. Antitoxin und intrakutaner Injektion innerhalb einer bestimmten Zeit bei Versuchstieren eine charakteristische Reaktion an der Injektionsstelle hervorruft
Mab	Monoklonaler Antikörper (monoclonal antibody)
ND_{50}	Die statistisch ermittelte Menge Antikörper, die unter den festgelegten Versuchsbedingungen 50 Prozent der Viren neutralisiert
PBE	Pocken- oder plaquebildende Einheiten
PBMC	Peripheral blood mononuclear cells
PD_{50}	Die statistisch ermittelte Dosis eines Impfstoffs, die unter den festgelegten Versuchsbedingungen voraussichtlich 50 Prozent der Tiere vor der Prüfdosis an Mikroorganismen oder Toxinen schützt, gegen welche der Impfstoff wirksam ist
SPF	Frei von spezifizierten pathogenen Mikroorganismen (specified-pathogen-free)
$ZKLD_{50}$	Die statistisch ermittelte Menge eines Virus, die voraussichtlich 50 Prozent der damit inokulierten Zellkulturen infiziert

Abkürzungen für Kombinationsimpfstoffe, die in der Kopfzeile erwähnt werden

DIP	Diphtherie-Toxoid
HVB	Hepatits B (rDNA)
Hib	Hämophilus Typ b (konjugiert)
IPV	Poliomyelitis, inaktiviert (inactivated polio virus)
MEA	Masern (measles)
MUM	Mumps
PER_a	Pertussis (azellulär)
PER_w	Pertussis (ganzzellig) (w= whole)
RUB	Röteln (Rubella)
TET	Tetanus-Toxoid
VAR	Varicella

Sammlungen von Mikroorganismen

ATCC	American Type Culture Collection
CIP	Collection des bactéries de l'Institut Pasteur
IMI	International Mycological Institute
IP	Institut Pasteur, Collection Nationale de Culture de Microorganismes (CNCM)
NBRC	NITE (National Institute of Technology and Evaluation) Biological Resource Center
NCIMB	National Collection of Industrial Food and Marine Bacteria Ltd.
NCPF	National Collection of Pathogenic Fungi
NCTC	National Collection of Type Cultures
NCYC	National Collection of Yeast Cultures
S.S.I	Statens Serum Institut

Weitere relevante Organisationen

WOAH (OIE)	Weltorganisation für Tiergesundheit / World Organization of Animal Health (vormals Office International des Epizooties)
NIBSC	National Institute for Biological Standards and Control
NIST	National Institute of Standards and Technology

10.7/1.08.00.00

1.8 Internationales Einheitensystem (SI) und andere Einheiten

Internationales Einheitensystem (SI)

Das Internationale Einheitensystem umfasst 2 Hauptklassen von Einheiten, die Basiseinheiten und die davon abgeleiteten Einheiten[1]. Die Basiseinheiten sind der Meter, das Kilogramm, die Sekunde, das Ampere, das Kelvin, das Mol und die Candela.

Die abgeleiteten Einheiten werden als Produkte von Potenzen der Basiseinheiten gebildet, wobei die einzelnen Größen durch algebraische Beziehungen miteinander verbunden sind. Einige dieser abgeleiteten Einheiten haben spezielle Namen und Symbole. Die im Europäischen Arzneibuch verwendeten abgeleiteten Einheiten sind in Tab. 1.8-1 zusammengestellt.

Tabelle 1.8-1: In der Ph. Eur. verwendete abgeleitete Einheiten und ihre Äquivalenz mit anderen Einheiten

Größe		Einheit				Umrechnung von anderen Einheiten in SI-Einheiten
Name	Symbol	Name	Symbol	Ausdruck in SI-Basiseinheiten	Ausdruck in anderen SI-Einheiten	
Wellenzahl	ν	eins je Meter	1/m	m^{-1}		
Wellenlänge	λ	Mikrometer Nanometer	µm nm	10^{-6} m 10^{-9} m		
Fläche	A, S	Quadratmeter	m^2	m^2		
Volumen	V	Kubikmeter	m^3	m^3		$1\ ml = 1\ cm^3 = 10^{-6}\ m^3$
Frequenz	ν	Hertz	Hz	s^{-1}		
Dichte	ρ	Kilogramm je Kubikmeter	kg/m³	$kg \cdot m^{-3}$		$1\ g \cdot ml^{-1} = 1\ g \cdot cm^{-3} = 10^3\ kg \cdot m^{-3}$
Geschwindigkeit	v	Meter je Sekunde	m/s	$m \cdot s^{-1}$		
Kraft	F	Newton	N	$m \cdot kg \cdot s^{-2}$		$1\ dyn = 1\ g \cdot cm \cdot s^{-2} = 10^{-5}\ N$ $1\ kp = 9{,}80665\ N$
Druck	p	Pascal	Pa	$m^{-1} \cdot kg \cdot s^{-2}$	$N \cdot m^{-2}$	$1\ dyn \cdot cm^{-2} = 10^{-1}\ Pa = 10^{-1}\ N \cdot m^{-2}$ $1\ atm = 101\ 325\ Pa = 101{,}325\ kPa$ $1\ bar = 10^5\ Pa = 0{,}1\ MPa$ $1\ mm\ Hg = 133{,}322387\ Pa$ $1\ Torr = 133{,}322368\ Pa$ $1\ psi = 6{,}894757\ kPa$
Dynamische Viskosität	η	Pascalsekunde	Pa·s	$m^{-1} \cdot kg \cdot s^{-1}$	$N \cdot s \cdot m^{-2}$	$1\ P = 10^{-1}\ Pa \cdot s = 10^{-1}\ N \cdot s \cdot m^{-2}$ $1\ cP = 1\ mPa \cdot s$
Kinematische Viskosität	ν	Quadratmeter je Sekunde	m²/s	$m^2 \cdot s^{-1}$	$Pa \cdot s \cdot m^3 \cdot kg^{-1}$ $N \cdot m \cdot s \cdot kg^{-1}$	$1\ St = 1\ cm^2 \cdot s^{-1} = 10^{-4}\ m^2 \cdot s^{-1}$
Energie, Arbeit	W	Joule	J	$m^2 \cdot kg \cdot s^{-2}$	$N \cdot m$	$1\ erg = 1\ cm^2 \cdot g \cdot s^{-2} = 1\ dyn \cdot cm = 10^{-7}\ J$ $1\ cal = 4{,}1868\ J$

---

[1] Die Definitionen der Einheiten des internationalen Systems sind publiziert in „SI – Das Internationale Einheitensystem". Herausgeber ist die Physikalisch-Technische Bundesanstalt (http://www.ptb.de). Die deutschsprachige Übersetzung – gültig für die Bundesrepublik Deutschland, Österreich und die Schweiz – basiert auf der vom Internationalen Büro für Maß und Gewicht (Bureau International des Poids et Mesures) herausgegebenen Schrift „Le Système International d'Unités (SI)".

1.8 Internationales Einheitensystem (SI) und andere Einheiten

Größe		Einheit				Umrechnung von anderen Einheiten in SI-Einheiten
Name	Symbol	Name	Symbol	Ausdruck in SI-Basiseinheiten	Ausdruck in anderen SI-Einheiten	
Leistung, Energiefluss	P	Watt	W	$m^2 \cdot kg \cdot s^{-3}$	$N \cdot m \cdot s^{-1}$ $J \cdot s^{-1}$	$1\ erg \cdot s^{-1} = 1\ dyn \cdot cm \cdot s^{-1} = 10^{-7}\ W$ $= 10^{-7}\ N \cdot m \cdot s^{-1} = 10^{-7}\ J \cdot s^{-1}$
Energiedosis absorbierter Strahlung	D	Gray	Gy	$m^2 \cdot s^{-2}$	$J \cdot kg^{-1}$	$1\ rad = 10^{-2}\ Gy$
Elektrische Spannung, elektrische Potenzialdifferenz	U	Volt	V	$m^2 \cdot kg \cdot s^{-3} \cdot A^{-1}$	$W \cdot A^{-1}$	
Elektrischer Widerstand	R	Ohm	Ω	$m^2 \cdot kg \cdot s^{-3} \cdot A^{-2}$	$V \cdot A^{-1}$	
Elektrische Ladung	Q	Coulomb	C	$A \cdot s$		
Aktivität bezogen auf ein Radionuklid	A	Becquerel	Bq	s^{-1}		$1\ Ci = 37 \cdot 10^9\ Bq = 37 \cdot 10^9\ s^{-1}$
Molarität oder Stoffmengenkonzentration	c	Mol je Kubikmeter	mol/m³	$mol \cdot m^{-3}$		$1\ mol \cdot l^{-1} = 1\ M = 1\ mol \cdot dm^{-3}$ $= 10^3\ mol \cdot m^{-3}$
Massekonzentration	p	Kilogramm je Kubikmeter	kg/m³	$kg \cdot m^{-3}$		$1\ g \cdot l^{-1} = 1\ g \cdot dm^{-3} = 1\ kg \cdot m^{-3}$
Katalytische Aktivität	Z	Katal	kat	$mol \cdot s^{-1}$		

Einige wichtige und oft verwendete Einheiten außerhalb des Internationalen Einheitensystems sind in Tab. 1.8-2 aufgeführt.

Die Präfixe in Tab. 1.8-3 werden zur Bildung von Namen und Symbolen benutzt, die dezimale Vielfache oder Teile von SI-Einheiten darstellen.

Tabelle 1.8-2: Nicht-SI-Einheiten, die mit den SI-Einheiten zusammen benutzt werden

Größe	Einheit		Größe in SI-Einheiten
	Name	Symbol	
Zeit	Minute Stunde Tag	min h d	$1\ min = 60\ s$ $1\ h = 60\ min = 3600\ s$ $1\ d = 24\ h = 86400\ s$
Ebener Winkel	Grad	°	$1° = (\pi/180)\ rad$
Volumen	Liter	l	$1\ l = dm^3 = 10^{-3}\ m^3$
Masse	Tonne Dalton	t Da	$1\ t = 10^3\ kg$ $1\ Da = 1{,}660539040(20) \cdot 10^{-27}\ kg$
Drehzahl	Umdrehungen je Minute	min^{-1}	$1\ min^{-1} = (1/60)\ s^{-1}$
Energie	Elektronenvolt	eV	$1\ eV = 1{,}602176634 \cdot 10^{-19}\ J$

Tabelle 1.8-3: Dezimale Vielfache und Teile von SI-Einheiten

Faktor	Präfix	Präfixzeichen	Faktor	Präfix	Präfixzeichen
10^{18}	Exa	E	10^{-1}	Deci	d
10^{15}	Peta	P	10^{-2}	Centi	c
10^{12}	Tera	T	10^{-3}	Milli	m
10^{9}	Giga	G	10^{-6}	Micro	μ
10^{6}	Mega	M	10^{-9}	Nano	n
10^{3}	Kilo	k	10^{-12}	Pico	p
10^{2}	Hecto	h	10^{-15}	Femto	f
10^{1}	Deca	da	10^{-18}	Atto	a

Anmerkungen

1. Im Arzneibuch wird die Temperatur in Grad Celsius angegeben (Symbol t); diese Temperatur ist durch die Gleichung

$$t = T - T_0$$

gegeben, in der definitionsgemäß $T_0 = 273{,}15\ K$ ist. Die Temperatur in Grad Celsius wird durch das Symbol °C ausgedrückt. Die Einheit „Grad Celsius" entspricht der Einheit „Kelvin".

2. Der Radiant (rad) ist der ebene Winkel zwischen 2 Radien, die auf dem Kreisumfang einen Bogen begrenzen, dessen Länge gleich der des Radius ist.

3. Im Arzneibuch wird die Zentrifugalkraft in Bezug auf die Erdbeschleunigung (g) definiert:
$$g = 9{,}80665\,\text{m} \cdot \text{s}^{-1}$$

4. Das Arzneibuch verwendet auch dimensionslose Größen wie die relative Dichte (2.2.5), die Absorption (2.2.25), die spezifische Absorption (2.2.25) sowie den Brechungsindex (2.2.6).

5. Die Einheit Mikrokatal ist als die enzymatische Aktivität definiert, die unter definierten Bedingungen ein Mikromol Substrat je Sekunde umsetzt, zum Beispiel durch Hydrolyse.

2 Allgemeine Methoden

2.2 Methoden der Physik und der physikalischen Chemie 9161

2.2 Methoden der Physik und der physikalischen Chemie

2.2.48 Raman-Spektroskopie 9163

2.2.66 Detektion und Messung von Radioaktivität 9166

10.7/2.02.48.00

2.2.48 Raman-Spektroskopie

Grundlagen

Die Raman-Spektroskopie ist eine auf Schwingungen basierende spektroskopische Technik, bei der eine Probe mit intensivem monochromatischem Licht, normalerweise Laserlicht, bestrahlt wird, wobei auch andere Bestrahlungstechniken möglich sind. Der größte Teil der Strahlung wird von der Probe mit der gleichen Wellenlänge wie der des eingestrahlten Lichts gestreut. Dieser Vorgang wird als Rayleigh-Streuung oder elastische Lichtstreuung bezeichnet. Nur ein sehr kleiner Anteil der eingestrahlten Photonen (etwa 10^{-6} bis 10^{-8}) wird von der Probe bei von der Anregungswellenlänge verschobenen Wellenlängen gestreut. Dieses gestreute Licht wird als Raman-Streuung oder unelastische Lichtstreuung bezeichnet. Die Unterschiede zwischen der Wellenlänge des eingestrahlten Lichts und den Wellenlängen der Raman-Streuung werden als Raman-Verschiebung (Raman-Shift) bezeichnet und stehen in Verbindung mit den Molekülschwingungen in der Probe. Das gestreute Licht mit niedrigerer Energie wird als Stokes-Streuung, das gestreute Licht mit höherer Energie wird als Anti-Stokes-Streuung bezeichnet. Bei einer konventionellen Raman-Analyse wird häufiger die Stokes-Streuung analysiert. Für das Raman-Spektrum werden die Intensitäten der gestreuten Raman-Strahlung oder die Anzahl Photonen bezogen auf die Raman-Verschiebung, normalerweise ausgedrückt in Wellenzahlen (in cm^{-1}), aufgezeichnet.

Die Raman-Spektroskopie ist eine zur IR-Spektroskopie komplementäre Methode. Beide Techniken erfassen die molekularen Grundschwingungen in einem untersuchten Material. Auf Grund verschiedener Anregungsbedingungen haben die Raman-Spektroskopie und die IR-Spektroskopie unterschiedliche Empfindlichkeiten für die verschiedenen funktionellen Gruppen in einem untersuchten Material. Die Raman-Spektroskopie ist besonders geeignet für die Prüfung polarisierbarer Bindungen, funktioneller Gruppen und hochsymmetrischer Schwingungen (zum Beispiel C–C-Einfach- und Mehrfachbindungen); sie ist aber weniger empfindlich auf polare Bindungen (zum Beispiel C=O) und asymmetrische Schwingungen. Zum Beispiel zeigt Wasser, das sehr intensive Absorptions-Banden im IR-Spektrum hat, nur relativ schwache Raman-Streuung-Signale und verursacht dadurch nur geringe Interferenzen in einem Raman-Spektrum. Raman-Spektroskopie kann dadurch bei wässrigen Lösungen eingesetzt werden.

Eine wesentliche Schwierigkeit bei der Raman-Spektroskopie besteht darin, dass das zu prüfende Material (oder seine Verunreinigungen) Fluoreszenz zeigen kann, welche das Raman-Signal überlagern kann. Eine Fluoreszenz kann durch Auswahl einer längerwelligen Anregungsstrahlung, zum Beispiel aus dem nahen Infrarotbereich, vermieden werden. Dies führt aber zu einer niedrigeren Ausbeute an Raman-Streuung und dadurch zu einer längeren Analysendauer. Zusätzlich kann spezielle Hard- oder Software zu einer Begrenzung des Einflusses einer Fluoreszenz beitragen.

Abgesehen von verschiedenen Aufnahmegeometrien (90° Streuung oder 180° Rückstreuung) umfasst die Raman-Spektroskopie methodische Varianten wie Transmissions-Raman-Spektroskopie (TRS, transmission Raman spectroscopy), Resonanz-Raman-Spektroskopie (RR, resonance Raman spectroscopy), oberflächenverstärkte Raman-Spektroskopie (SERS, surface-enhanced Raman spectroscopy), spitzenverstärkte Raman-Spektroskopie (TERS, tip-enhanced Raman spectroscopy), räumlich versetzte Raman-Spektroskopie (SORS, spatially offset Raman spectroscopy), Raman-optische Aktivität (ROA, Raman optical activity), kohärente Anti-Stokes Raman-Spektroskopie (CARS, coherent anti-Stokes Raman spectroscopy), stimulierte Raman-Spektroskopie (SRS, stimulated Raman spectroscopy) und konfokale Raman-Spektroskopie (CF, confocal Raman spectroscopy). Die Raman-Spektroskopie eignet sich ebenfalls für bildgebende Verfahren mit dem Vorteil einer hohen räumlichen Auflösung.

Anwendungen

Die Raman-Spektroskopie wird normalerweise für qualitative und quantitative Anwendungen verwendet und kann bei festen, flüssigen und gasförmigen Proben angewendet werden. Die Raman-Spektroskopie ist eine schnelle und nichtinvasive analytische Methode und kann off-line, at-line, on-line oder in-line, zum Beispiel zur Prozessanalytischen Technologie (PAT) (siehe Allgemeines Kapitel „5.25 Prozessanalytische Technologie") eingesetzt werden. Ein Raman-Spektrometer kann in großem Abstand vom Messort eingesetzt werden, dabei werden lange optische Glasfaserleitungen zur Aufnahme des Raman-Signals verwendet.

Die Raman-Spektroskopie besitzt breite Anwendungsmöglichkeiten, zum Beispiel:

– Identifizierung von Materialien, wie Wirkstoffen und Hilfsstoffen
– Bestimmung von Feststoffeigenschaften, zum Beispiel Polymorphie und Solvatation
– Qualitätskontrolle, wie Gehaltsbestimmung, Prüfung der Gleichförmigkeit einzeldosierter Arzneiformen
– Prozessanalyse, wie Überwachung von biologischen und chemischen Reaktionen, Synthesen, Kristallisation, Granulation, Mischvorgängen, Trocknungsprozessen, Lyophilisation, Extrusion, Einkapselungen und Beschichtungen
– Detektion von verfälschten Produkten
– Erfassung (mapping), bildliche Darstellung und Tiefenprofilerkennung von Arzneiformen, wie Verteilung von chemischen Bestandteilen, Detektion von unbekannten Substanzen.

Apparatur

Zwei Typen von Raman-Spektrometern werden abhängig vom Detektionsprinzip unterschieden, dispersive Spektrometer und Fourier-Transformation(FT)-Spektrometer. Dies können Tischgeräte (einschließlich mikroskopgekoppelte Geräte und tragbare Geräte) oder Hand-Spektrometer sein.

Raman-Spektrometer bestehen typischerweise aus folgenden Komponenten
- einer Quelle für monochromatisches Licht, typischerweise einem Laser, mit einer Wellenlänge im ultravioletten, sichtbaren oder nahen infraroten Spektralbereich; die meisten Geräte mit einem Arbeitsbereich unter 1064 nm sind dispersiv, die Geräte mit einem Arbeitsbereich bei oder über 1064 nm basieren auf der FT-Technik. Zusätzlich sollten die Wellenlänge und die Intensität des Laserlichts je nach beabsichtigter Anwendung und zu untersuchendem Material gewählt werden, insbesondere wenn es sich um potenziell fluoreszierende Nebenbestandteile handelt.
- einer geeigneten Optik (Linsen, Spiegel oder Glasfaser-Geräteteile) die das monochromatische Licht zum zu untersuchenden Material leitet und das vom zu untersuchenden Material gestreute Raman-Licht sammelt; falls anwendbar kann der Laserstrahl mit einem Mikroskop auf das zu untersuchende Material fokussiert werden.
- einer optischen Vorrichtung (zum Beispiel Filter), welche die frequenzverschobene Raman-Streustrahlung zum Detektor weiterleitet, aber das elastisch gestreute Licht der Rayleigh-Strahlung vom Detektor fernhält, und
- einer Vorrichtung zur spektralen Zerlegung (Gitter und/oder Prismenpolychromator) in Kombination mit einer Spaltblende zur Selektion der Wellenlängen und einem Einzel- oder Multikanal-Detektor (zum Beispiel einer ladungsgekoppelten Schaltung (CCD, charge-coupled device)), oder
- einem Interferometer mit einem Detektor, der die Intensität der Streustrahlung gegen die Zeit aufzeichnet, und einer Datenverarbeitungseinheit (zum Beispiel Computer mit geeigneter Software), die aus den Messdaten mit Hilfe der Fourier-Transformation den Frequenz- oder den Wellenzahlbereich berechnet
- für spezielle Anwendungen, ein Probenzubehör (zum Beispiel Probenhalter, beweglicher Träger) um die Probe im Strahlengang der Anregungsstrahlung zu positionieren.

Raman-Spektrometer sind üblicherweise mit einer Schnittstelle zu einer dazugehörigen Software für die Aufnahme von Spektren ausgestattet. Bei Bedarf sollte das Laborpersonal in der Lage sein, die aufgenommenen Spektren hinsichtlich Validität der Messung (Integrität der Probe, Fluoreszenz, gesättigte Signale, Signal-Rausch-Verhältnis) und Validität der analytischen Schlussfolgerung (zum Beispiel Identifizierung durch Spektrenvergleich) zu beurteilen.

Leistungsfähigkeit der Apparatur

Gemäß der Gebrauchsanweisung des Herstellers werden die vorgeschriebenen Kalibrierungen und/oder Prüfungen der Systemleistungsfähigkeit in regelmäßigen Zeitabständen, abhängig von der Geräteverwendung, durchgeführt. Zum Beispiel werden zum Kalibrieren oft die Emissionsspektren von Niederdrucklampen verwendet, die charakteristische Maxima bei Wellenzahlen über den gesamten Spektralbereich des Geräts aufweisen (zum Beispiel Neon-Lampen, aber auch Quecksilber-, Argon-, Krypton- oder Xenon-Lampen).

Wellenzahlenskala

Die Wellenzahlenskala der Raman-Verschiebung wird mit einem geeigneten Standard überprüft, der charakteristische Maxima bei den ausgewählten Wellenzahlen aufweist, zum Beispiel mit einer organischen Substanz wie Polystyrol, Paracetamol oder Cyclohexan (siehe Tabelle 2.2.48-1).

Tab. 2.2.48-1: Raman-Verschiebungen ausgedrückt in Wellenzahlen (und Toleranzen) für Polystyrol, Paracetamol und Cyclohexan

	Wellenzahl[A] [cm^{-1}]	Toleranzen	
		Tischgerät	Handgerät
Polystyrol[B]	620,9	±1,5	±2,5
	1001,4	±1,5	±2,0
	1031,8	±1,5	±2,0
	1602,3	±1,5	±3,0
	3054,3	±3,0	NA[E]
Paracetamol[C]	797,2	±1,5	±2,5
	857,9	±1,5	±2,0
	1168,5	±1,5	±2,0
	1236,8	±1,5	±2,0
	1323,9	±1,5	±2,5
	1648,4	±1,5	±3,0
	2931,1	±2,0	NA[E]
Cyclohexan[D]	801,3	±1,5	±2,5
	1028,3	±1,0	±2,0
	1266,4	±1,0	±2,0
	1444,4	±1,0	±2,5
	2852,9	±2,0	±3,0

[A] *Standard guide for Raman shift standards for spectrometer calibration* (American Society for Testing and Materials ASTM E 1840)
[B] Polystyrol-Film (zum Beispiel 76 μm), -Pellets (zum Beispiel NIST 706a) oder -Stift
[C] Paracetamol zur Geräte-Qualifizierung *CRS* (repräsentiert die monokline Form I)
[D] Cyclohexan *R*
[E] NA: keine Daten verfügbar

Mindestens 3 Bereiche von Wellenzahlverschiebungen, die den für die Messungen vorgesehenen Arbeitsbereich des Instruments abdecken, sollten gewählt werden. Bei dispersiven Raman-Spektrometern, die multiple Gitter für unterschiedliche spektrale Auflösungen verwenden, sollte die Wellenzahlenskala mit der gleichen optischen Auflösung wie für die Probenmessung vorgesehen verifiziert werden. Alle Gitter, die für die Raman-Messungen verwendet werden, müssen auf die Genauigkeit der Raman-Verschiebung verifiziert werden.

Response-Intensitäts-Skala

Die absoluten und relativen Intensitäten der Raman-Banden werden durch Variationen verschiedener Faktoren beeinflusst, insbesondere:
- Polarisation der Anregungsstrahlung
- Polarisation des Raman-Streulichts
- Intensität des Anregungslichts
- Instrument-/Detektor-Antwort
- Fokus und Geometrie bei der Probe/der Versuchsanordnung
- Packdichte der Partikeln bei festen Proben
- Brechungsindex n oder Änderung des Brechungsindexes n (Δn) zwischen Analyt und Umgebung
- Partikelgröße und Partikelgrößenverteilung
- Streuungsquerschnitt
- Absorptionsquerschnitt

Die Verifizierung der Response-Intensitäts-Skala wird hauptsächlich für quantitative Methoden durchgeführt.

Geeignete Akzeptanzkriterien können je nach Anwendung unterschiedlich sein. Eine maximale Abweichung von ± 10 Prozent in der Bandenintensität im Vergleich zur vorherigen Gerätequalifizierung kann in den meisten Fällen eingehalten werden. Eine Response-Kalibrierung kann die Verwendung von Weißlicht-Standards oder Lumineszenz-Glas (zum Beispiel NIST SRM 2241) miteinbeziehen.

Spektrale Auflösung

Die spektrale Auflösung ist die Fähigkeit eines spektroskopschen Systems benachbarte Banden zu trennen, wodurch die Charakterisierung komplexer Proben möglich wird (zum Beispiel Bandenanalyse, Kristallinität, Polymorphie).

Geeignete Akzeptanzkriterien für die Kontrolle der spektralen Auflösung entsprechend den Spezifikationen jedes Geräts und der beabsichtigten Anwendung müssen berücksichtigt werden oder sind in einer Monographie definiert. Für Identitätsprüfungen muss die spektrale Auflösung kleiner oder gleich 15 cm^{-1} (gemessen im Wellenzahl-Bereich von 1000 cm^{-1} bis 1100 cm^{-1}) sein, sofern nichts anderes in einer Monographie vorgeschrieben ist.

Die spektrale Auflösung wird unter Verwendung eines geeigneten Referenzmaterials verifiziert. Die für die Prüfung verwendeten Geräteparameter wie Laser, Spaltbreite und Gitter für dispersive Geräte und Kreisblende (Jacquinot stop oder J-stop) für FT-Geräte müssen die gleichen sein wie die für die Messung der Probe. Zum Beispiel wird das Raman-Spektrum von Calciumcarbonat zur Gerätequalifizierung CRS aufgenommen und die Halbwertsbreite (W_{1085}, die gesamte Peakbreite bei halber Peakhöhe) der Bande bei 1085 cm^{-1} bestimmt. Die spektrale Auflösung (R) unter Verwendung von Calciumcarbonat wird durch folgende Gleichung ausgedrückt:

$$R = \frac{(W_{1085} - 0{,}684)}{1{,}0209}$$

Verfahren

Probenvorbereitung

Raman-Spektren können von Feststoffen, Flüssigkeiten und Gasen im Allgemeinen ohne vorhergehende Probenvorbereitung oder Verdünnung aufgenommen werden. Die Messungen können entweder direkt oder in geeigneten Behältnissen wie Glas- oder Kunststoffbehältnissen oder mittels Film durchgeführt werden, vorausgesetzt, dass unerwünscht beitragende Signale unter Kontrolle sind.

Bei der Anwendung der Raman-Spektroskopie können der gemessene Probenbereich und das Probenvolumen klein sein (insbesondere bei einem mit einem Mikroskop gekoppeltem System), daher muss sichergestellt sein, dass die Messung repräsentativ ist. Das kann beispielsweise erreicht werden durch Probenrotation, multiple Messungen aus verschiedenen Probenvorbereitungen unter Anwendung des orbitalen Raster-Scans (ORS), Erweiterung des angestrahlten Bereichs durch Reduzieren der Vergrößerung (Fokussieren), Defokussierung des Laserstrahls oder Veränderung der Fokuslänge zwischen den Messungen, um in verschiedenen Probentiefen zu messen. TRS und SORS können aufgrund der Trennung von Anregungs- und Aufnahmeregionen einen relativ großen Bereich auflösen.

Nicht immer ist es möglich, die Raman-Spektroskopie als zerstörungsfreie Technik zu betrachten. Die mit dem Laser transportierte Energie ist abhängig von der Einwirkungsdauer und der Wellenlänge. Ein Übermaß an Energie kann den physikalischen Zustand verändern oder die Probe zerstören.

Für eine chemische bildgebende Analyse, bei der die Probenoberfläche gescannt wird, muss die Probenvorbereitung an die Geräteausstattung angepasst werden. Zum Beispiel benötigen Spektrometer gekoppelt mit einem Mikroskop Proben mit einer ebenen Oberfläche (siehe Allgemeines Kapitel „5.24 Chemische Bildgebung").

Qualitative Methoden

Da zur Bestimmung der Identität die Lagen von Frequenzverschiebungen und die relativen Intensitäten genutzt werden, ist eine identische Laserintensität für den Referenzstandard und das zu untersuchende Material nicht zwingend notwendig. Das zu prüfende Material wird im gleichen physikalischen Zustand (zum Beispiel flüssig, fest) gemessen wie das Referenzmaterial oder das Datenbank-Material. Die Raman-Technologie bietet den Vorteil einer nicht invasiven Messung des zu untersuchenden Materials ohne Entfernen der Verpackung. Einige Verpackungsmaterialien können aber zu zusätzlichen Signalen im Raman-Spektrum führen. Das ist insbesondere der Fall, wenn die Verpackung bei der Anregungswellenlänge des Lasers absorbiert, das Raman-Signal verstärkt, eine hohe Raman-Streuung besitzt oder andere spektroskopische Interferenzen zeigt.

Eine Bestimmung der Identität kann entweder unter Verwendung eines Referenzstandards oder einer Referenzspektrenbibliothek durchgeführt werden.

Identifizierung unter Verwendung eines Referenz-Standards: Das zu untersuchende Material und der Referenzstandard werden auf die gleiche Weise vorbereitet. Die Spektren werden mit dem gleichen (oder einem äquivalenten) Instrumententyp unter den gleichen Bedingungen aufgenommen und zwischen 400 cm^{-1} und 2000 cm^{-1} verglichen, wenn nichts anderes vorgeschrieben ist. Wenn die im festen Zustand der Probe aufgenommenen Spektren Unterschiede in den Positionen der Signalmaxima aufweisen, werden das zu untersuchende Material und der Referenzstandard in der gleichen Weise behandelt, so dass sie kristallisieren oder sich in der gleichen Festform ausbilden, oder sie werden wie in der Monographie beschrieben behandelt und anschließend die Spektren aufgenommen. Dieses Vorgehen darf aber bei Substanzen, bei denen in der Monographie eine bestimmte polymorphe Form beschrieben wird, nicht durchgeführt werden.

Identifizierung unter Verwendung einer Referenzspektrenbibliothek: Die Spektren einer geeigneten Anzahl von Materialien, die eine typische Variation (wie Hersteller, Charge, Partikelgröße, Profil der Verunreinigungen) darstellen und den Anforderungen der Monographie oder vorgegebenen Spezifikationen entsprechen, werden aufgenommen. Die Anzahl und die Auswahl der Proben für die Datenbank hängen von der vorgesehenen Verwendung ab. Um einen qualitativen Vergleich der Spektren zu erleichtern, kann eine geeignete mathematische Umformung des Raman-Spektrums vorgenommen werden (zum Beispiel Basislinienkorrektur, Normalisierung, Ableitung und Korrektur der Effekte kosmischer Strahlung).

Vergleichsverfahren: Verschiedene Vergleichsverfahren können angewendet werden. Das Laborpersonal muss die verwendete Methode und die spezifischen Akzeptanzkriterien, die eine Schlussfolgerung für die Identität erlauben, dokumentieren und begründen. Die Spektren können entweder durch Übereinanderlegen (im gesamten Spektralbereich oder in dem in der Monographie angegebenen Bereich) oder durch Anwendung mathematischer Berechnungen durch die Software verglichen werden. Zum Beispiel ist folgende Vorgehensweise möglich:

– ein visueller Vergleich basierend auf den Bandenpositionen und relativen Intensitäten, wenn nichts anderes vorgeschrieben ist; die Maxima im mit dem zu untersuchenden Material erhaltenen Spektrum stimmen in Bezug auf die Lage und, falls anwendbar, die relative Intensität mit denen im mit dem Referenzstandard erhaltenen Spektrum überein

– eine statistische Bestimmung der Ähnlichkeit zwischen den Spektren des zu untersuchenden Materials und des Referenzstandards – dieser Wert wird durch die Software berechnet und der Identifizierungsgrenzwert wird individuell durch den Anwender/die Anwenderin definiert

– eine Evaluierung mit chemometrischen Methoden (wie Ähnlichkeit und Abstandsmessungen, Klassifizierungsmethoden); diese Methoden beinhalten den Aufbau einer Referenzspektrenbibliothek sowie die Erarbeitung, Einschätzung und Validierung eines chemometrischen Modells (siehe Allgemeines Kapitel „5.21 Chemometrische Methoden zur Auswertung analytischer Daten").

Quantitative Methoden

Eine quantitative Bestimmung erfordert eine Messung des Referenzstandards und des zu prüfenden Materials bei der gleichen nominalen Laserintensität und Laserwellenlänge. Das zu untersuchende Material muss im gleichen physikalischen Aggregatzustand (zum Beispiel flüssig, fest) und im gleichen Konzentrationsbereich wie der Referenzstandard oder das Material in der Referenzspektrenbibliothek, der/das bei der Kalibrierung verwendet wurde, untersucht werden. Obwohl das Lambert-Beer'sche Gesetz für die Raman-Spektroskopie nicht gilt, ist die Raman-Intensität direkt proportional zur Konzentration der Raman-streuenden Substanz, und die Kalibrierung kann auf beiden chemometrischen Methoden, der univariaten und der multivariaten, basieren (siehe Allgemeines Kapitel „5.21 Chemometrische Methoden zur Auswertung analytischer Daten"). Bei festen Proben und Suspensionen aber kann die Raman-Intensität durch Matrixeffekte (zum Beispiel Fluoreszenz und Eigenabsorption) beeinflusst werden. Das Raman-Signal wird durch den Brechungsindex des Materials, die Partikelgröße und die Partikelgrößenverteilung (kleine Partikeln ergeben eine relativ intensivere Raman-Streuung als große Partikeln), die Packdichte, den Streuungsquerschnitt, den Absorptionsquerschnitt und weitere Faktoren (siehe auch unter „Response-Intensitäts-Skala") beeinflusst.

10.7/2.02.66.00

2.2.66 Detektion und Messung von Radioaktivität

Einführung

Im Europäischen Arzneibuch wird der Begriff Radioaktivität sowohl zur Beschreibung des Phänomens des radioaktiven Zerfalls als auch der physikalischen Größe dieses Phänomens verwendet. In den Monographien der radioaktiven Arzneimittel werden Detektion und Messung der Radioaktivität zu verschiedenen Zwecken durchgeführt: Bestätigung der Eigenschaften, Prüfung auf Identität, Bestimmung der Radionuklid-Reinheit und der radiochemischen Reinheit und Bestimmung der Radioaktivität in einer Substanz (Gehaltsbestimmung).

Unter diesen Voraussetzungen kann die Messung qualitativ, quantitativ oder beides sein, abhängig davon, ob sie zur Identifizierung des Radionuklids oder zur Bestimmung seiner Aktivität (Zerfallsrate) oder für beides eingesetzt wird.

Radioaktive Quellen können entsprechend ihrer radionuklidischen Zusammensetzung verschiedene Arten von Emissionen wie Alphateilchen, Elektronen, Positronen, Gammastrahlen und Röntgenstrahlen produzieren.

Jedes Radionuklid liefert charakteristische Emissionen mit spezifischen Energien und relativen Intensitäten. Solche Strahlungen können aufgrund ihrer ionisierenden Eigenschaften in einer Ionisationskammer ohne weitere Charakterisierung detektiert werden. Wenn diese Strahlungen unter Verwendung eines Spektrometers detektiert und analysiert werden, wird ein Energiespektrum erhalten. Eine detaillierte Spektrenanalyse wird normalerweise zur Identifizierung von in Proben vorhandenen Radionukliden verwendet. Die Spektrometrie kann auch zur quantitativen Bestimmung der Radioaktivität in einer Probe mit einem einzigen Radionuklid oder mit einer Mischung von Radionukliden oder mit charakteristischen Radionukliden verwendet werden.

Die Messung der Radioaktivität wird im Allgemeinen durch eine Zählung der Zerfallsereignisse (Emissionen) ausgeführt. Daher haben die Probengeometrie bei der Messung der Radioaktivität und die Aufnahmedauer starken Einfluss auf das Ergebnis. Im Allgemeinen muss die Messgeometrie mit einer kalibrierten Geometrie übereinstimmen und die Aufnahmedauer muss lang genug sein, um eine ausreichende Zählstatistik zu erreichen.

Die Messung der Radioaktivität kann in einem Stand-alone-Modus (zum Beispiel unter Verwendung einer Ionisationskammer oder eines Spektrometers) oder in Kombination mit einem Trennsystem (zum Beispiel Radiochromatographie) durchgeführt werden, um den relativen Anteil von verschiedenen radioaktiven chemischen Spezies, die in einer Mischung vorliegen können, zu erfassen.

Messung von Radioaktivität

Eine direkte Bestimmung der Radioaktivität einer vorgegebenen Probe in Becquerel (Bq) kann in Kenntnis des Zerfallsmusters des Radionuklids durchgeführt werden, wobei in der Praxis viele Korrekturen notwendig sind, um genaue Resultate zu erhalten. Aus diesem Grund ist eine Messung mit Hilfe einer Primärstandard-Quelle oder durch Verwendung von Messinstrumenten wie einer Ionisationskammer oder einem Spektrometer, das mit geeigneten Standards für die bestimmten Radionuklide kalibriert wurde, möglich.

Ein Spektrometer wird zur Messung der Radioaktivität eines Radionuklids in einer Mischung verwendet, dabei wird jedes Radionuklid durch seine Emissionen und deren charakteristische Energien identifiziert.

Alle Messungen von Radioaktivität müssen bezüglich Totzeitverlusten und durch Subtraktion der Untergrundaktivität aus der Umgebung sowie Störsignalen vom Gerät korrigiert werden.

Die Radioaktivität einer Zubereitung ist für ein bestimmtes Datum angegeben. Wenn die Halbwertszeit eines Radionuklids unter 70 Tagen liegt, wird auch die Zeit angegeben. Dabei muss die Angabe der Radioaktivität auf eine bestimmte Zeitzone bezogen sein. Die Radioaktivität zu einem anderen Zeitpunkt kann aus der Kurve des exponentiellen Zerfalls oder aus Tabellen berechnet werden.

Im Allgemeinen erfordert eine korrekte Messung der Radioaktivität die Berücksichtigung einzelner oder aller folgenden Punkte:

Totzeitverluste: Aufgrund der begrenzten Auflösungszeit (Totzeit) des Detektors und der angeschlossenen elektronischen Ausrüstung kann durch Koinzidenzverluste eine Korrektur der Ergebnisse erforderlich sein. Die Totzeit eines Zählers ist das kleinste Zeitintervall, das der Zähler benötigt, um zwei einzelne Impulse getrennt aufzulösen. Treten Strahlungsereignisse in einem kleineren Zeitintervall auf, können sie nicht detektiert werden oder werden als Einzelereignis mit einer summierten Energie detektiert. Diese Verluste werden manchmal als Totzeitverluste bezeichnet. Bei einem Zählsystem mit einer konstanten Totzeit τ, die jedem Zählimpuls folgt, wird die wahre Zählrate je Sekunde nach folgender Formel berechnet:

$$\frac{N_1}{1 - N_1 \cdot \tau}$$

N_1 = beobachtete Zählrate je Sekunde
τ = Totzeit in Sekunden

Bei manchen Geräten wird diese Korrektur automatisch durchgeführt. Korrekturen wegen Koinzidenzverlusten müssen vor einer Korrektur der Untergrundaktivität durchgeführt werden.

Korrekturen für den Zerfall während einer Messung: Wenn die Zeitdauer einer einzelnen Messung t_m nicht vernachlässigbar kurz im Vergleich zur Halbwertszeit des Radionuklids $T_{1/2}$ ist, muss der Zerfall während dieser Messzeit in der Berechnung berücksichtigt werden. Zum Beispiel liegt bei einem Zerfall während einer Zählperiode, die 15 Prozent der Halbwertszeit des Radionuklids beträgt, ein kumulativer Verlust an Zählereignissen von 5 Prozent vor.

Nachdem eine Korrektur der Instrumentenanzeige (wie Zählrate, Ionisationsstrom) zum Ausgleich der Untergrundaktivität und, falls erforderlich, der Verluste durch elektronische Effekte erfolgt ist, wird die korrigierte Instrumentenanzeige zu Beginn einer Einzelmessung nach folgender Formel berechnet:

$$\frac{R(\lambda t_m)}{1 - (e^{-\lambda t_m})}$$

R = Instrumentenanzeige vor einer Zerfallskorrektur, aber mit erfolgter Korrektur für eine Untergrundaktivität oder Ähnliches
λ = Zerfallskonstante des Radionuklids (ln $2/T_{1/2}$)
e = Basis des natürlichen Logarithmus (ln)
t_m = Messdauer

Statistik von Radioaktivitätsmessungen: Die Ergebnisse von Bestimmungen der Radioaktivität zeigen Abweichungen, die hauptsächlich von der zufälligen Natur der Kernumwandlungen herrühren. Eine Zählung in einem bestimmten Zeitraum kann nur eine Schätzung der wahren Rate von Kernumwandlungen darstellen. Eine ausreichende Anzahl von Zählungen muss durchgeführt werden, um Schwankungen in der Anzahl der Kernumwandlungen je Zeiteinheit zu kompensieren. Im Fall der Messung der Radioaktivität ist die Standardabweichung der aufgezeichneten Zählungen die Quadratwurzel aus der Anzahl der Zählungen, daher sind mindestens 10 000 Zählungen erforderlich, um eine relative Standardabweichung von höchstens 1 Prozent zu erreichen.

Linearität: Die Linearität eines Messgeräts ist der Bereich der Radioaktivität für ein bestimmtes Radionuklid, in welchem die Messantwort konstant bleibt.

Der lineare Bereich eines Geräts zum Messen von Radioaktivität kann durch wiederholtes Zählen einer radioaktiven Probe in einer definierten Geometrie bestimmt werden, wobei die Probe von einem Aktivitätsniveau oberhalb des linearen Messbereichs zerfällt. Nach der Korrektur der Untergrundaktivität wird der natürliche Logarithmus der Daten der Zählrate gegen die verstrichene Zeit nach der ersten Messung (Abb. 2.2.66-1) aufgetragen.

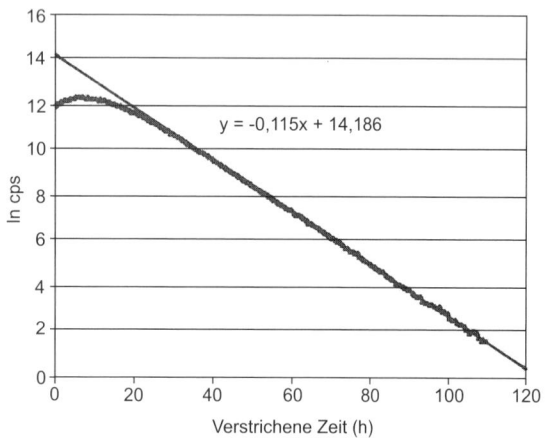

Abb. 2.2.66-1: Das Diagramm zeigt die gemessene und extrapolierte Zählrate (natürlicher Logarithmus von Zählungen je Sekunde (cps, counts per second)) von einer Technetium-99m-Quelle als Funktion der Zeit, beginnend bei einem Radioaktivitätsniveau oberhalb des linearen Bereichs des Messgeräts.

Die lineare Regressionsanalyse des zentralen, linearen Bereichs der Daten liefert eine Steigung, die der Zerfallskonstante λ, die ein für jedes Radionuklid charakteristischer Zahlenwert ist, entspricht:

$$\ln cps = -\lambda t + c$$

Der Wert c repräsentiert den natürlichen Logarithmus der Zählrate zum Zeitpunkt $t = 0$ eines perfekt linear messenden Geräts.

Die resultierende Regressionsgleichung wird zur Berechnung der theoretischen Zählrate zu jedem Zeitpunkt der aktuellen Datenaufzeichnung verwendet. Wenn die Abweichung der gemessenen Zählrate von der theoretischen Zählrate unannehmbar groß ist, ist der lineare Messbereich des Geräts überschritten worden.

Alternativ kann eine Reihe von Verdünnungen einer radioaktiven Lösung mit bekannter Radioaktivitätskonzentration hergestellt werden. Gleiche Volumen jeder Verdünnung werden bei standardisierter Geometrie und Zähleinstellung gezählt. Das Verhältnis der Zählrate (nach Korrektur der Untergrundaktivität und des Zerfalls) zur berechneten Radioaktivität in Becquerel der jeweiligen Probe ist die Zähleffizienz. Der Bereich, über den dieses Verhältnis konstant ist, ist der verwendbare Bereich der Messvorrichtung für das betreffende Radionuklid.

Die Nachweisgrenze und die Bestimmungsgrenze einer Messvorrichtung und die verwendeten Methoden für die Messung der Radioaktivität müssen vor ihrem routinemäßigen Einsatz etabliert sein.

Nachweisgrenze: Die Nachweisgrenze (LOD, Limit of detection) für eine einzelne Methode ist die geringste Radioaktivitätsmenge in einer Probe, die detektiert werden kann, wobei der exakte Zahlenwert für die Radioaktivität nicht notwendigerweise bestimmt werden kann. In der Praxis müssen Werte für die Untergrundaktivität und deren Standardabweichung ermittelt werden. Die LOD wird normalerweise als das 3fache der Standardabweichung der Untergrundaktivität angenommen.

Bestimmungsgrenze: Die Bestimmungsgrenze (LOQ, Limit of quantification) für eine einzelne Methode ist die geringste Radioaktivitätsmenge in einer Probe, die mit einer angemessenen Präzision und Richtigkeit quantitativ bestimmt werden kann. Die LOQ wird insbesondere bei der Bestimmung von Verunreinigungen und/oder Zersetzungsprodukten angewendet. In der Praxis wird die LOQ normalerweise als das 10fache der Standardabweichung des Untergrundsignals angenommen.

Messung der Radioaktivität mit Ionisationskammern

Apparatur: Ionisationskammern (mit Aktivimeter) sind in der Radiopharmazie die zur Messung der Radioaktivität meist verwendeten Geräte. Damit können im Allgemeinen Aktivitäten vom niedrigen zweistelligen Kilobecquerel-Bereich bis zu mehreren Hundert Gigabecquerel gemessen werden. Normalerweise umfasst die Apparatur eine geschlossene Probenschacht-Ionisationskammer mit einer eingebauten Elektronik, um das Detektorsignal in einen Messwert für die Radioaktivität umzuwandeln.

Die Kammer ist mit einem Gas gefüllt, an dem eine elektrische Spannung angelegt ist. Wenn das Gas durch eine von der Quelle ausgesendeten Strahlung ionisiert wird, wird der resultierende Ionisationsstrom gemessen und zur in der Ionisationskammer vorhandenen Radioaktivität in Beziehung gesetzt. Der Ionisationsstrom wird durch die angelegte Spannung, die Energie und Intensität der Strahlung sowie durch Natur und Druck des Gases beeinflusst. Die Instrumenteneinstellung (Kalibrierfaktor) wird so vorgenommen, dass eine direkte Beziehung zwischen der Ionisation, hervorgerufen durch die Strahlung eines spezifischen Radionuklids, und einem Zahlenwert für die Radioaktivität für eine jeweilige Messgeometrie erhalten wird.

Da eine Ionisationskammer nur den Strom aus allen in der Kammer auftretenden Ionisationsvorgängen misst, kann nicht zwischen den Emissionen von verschiedenen Radionukliden unterschieden werden.

Für eine genaue Messung der Radioaktivität eines spezifischen Radionuklids muss die Messung um den Beitrag zum Ionisationsstrom, der durch Radionuklid-Verunreinigungen in der Zubereitung hervorgerufen wird, korrigiert werden.

Die zu messenden Aktivitätsbereiche werden durch Sättigungsphänomene, den Arbeitsbereich des Verstärkers und das Design der Kammer begrenzt. Der lineare Bereich der Ionisationskammer wird wie zuvor unter „Linearität" beschrieben etabliert.

Die Ionisationskammer muss abgeschirmt werden, um die Untergrundaktivität auf ein akzeptierbares Maß zu minimieren.

Methode: Die Probe wird im Probenschacht der Ionisationskammer unter Verwendung eines Probenhalters in einer bestimmten Position platziert. Nach Erreichen eines stabilen Messsignals wird die Aktivität abgelesen. Das Messen der Probe unter genau den gleichen geometrischen Bedingungen wie beim Messen der Kalibriersubstanz führt zu den genauesten Ergebnissen. Falls erforderlich wird die zu messende Zubereitung auf das gleiche Volumen wie das der Kalibriersubstanz verdünnt.

Kalibrierung: Die Ionisationskammer wird kalibriert, wobei Form, Dimension, Material des Probengefäßes, das Volumen und die Zusammensetzung der Lösung, die Lage in der Kammer und das zu messende Radionuklid berücksichtigt werden. Grenzen für Unsicherheiten der Kalibrierung können in nationalen und internationalen Vorschriften gefunden werden.

Die Ionisationskammer ist mindestens einmal im Jahr zu kalibrieren, wobei Radionuklidquellen zu verwenden sind, die sich auf nationale oder internationale Standards beziehen lassen und bezüglich der Geometrie in geeigneten Behältnissen (Fläschchen, Spritzen) vorliegen. Um unterschiedliche Konfigurationen der zu messenden Radionuklide zu berücksichtigen, werden Hilfskorrekturen eingeführt und etabliert. Eine Linearitätsprüfung der Messsignale über den gesamten Bereich der Energien und Aktivitäten, für den die Ausrüstung verwendet wird, wird durchgeführt.

Für jeden Aufbau und vor jeder Verwendung (mindestens einmal an jedem Tag der Verwendung) wird eine Gleichförmigkeitsprüfung der Ionisationskammer unter Verwendung von Standardquellen von Radionukliden mit langen Halbwertszeiten durchgeführt, um den Kalibrierstatus zu verifizieren. Eine Prüfung mit einer Referenzquelle wie Caesium-137 muss an jedem Tag der Verwendung durchgeführt werden, um nachzuweisen, dass die Ionisationskammer noch im kalibrierten Status ist.

Messung der Radioaktivität mit Festkörperdetektoren

Festkörperdetektoren umfassen Kunststoffszintillationsdetektoren, Kristallszintillationsdetektoren und Halbleiterdetektoren. Zusätzlich zu ihrer Anwendung in der Spektrometrie (siehe Abschnitt „Spektrometrie") können Festkörperdetektoren zur Messung der Radioaktivität eingesetzt werden. Insbesondere wegen ihrer hohen Empfindlichkeit werden Kunststoff- und Kristallszintillationsdetektoren für die Zählung bei niedrigen Radioaktivitätsniveaus verwendet. Totzeitverluste müssen bei diesen Detektortypen besonders in Betracht gezogen werden. Halbleiterdetektoren werden verwendet, wenn eine höhere Energieauflösung erforderlich wird, zum Beispiel bei Mischungen von Radionukliden oder wenn möglicherweise Radionuklid-Verunreinigungen mit Emissionen von ähnlicher Energie vorliegen.

Apparatur: Die Ausrüstung besteht aus einem abgeschirmten Detektor, der mit einem Kunststoff- oder Kristallszintillator gekoppelt an einen Photomultiplier oder an einen Halbleiter, die jeweils mit einem Verstärker und einer Zählelektronik verbunden sind, ausgestattet ist. Das System kann ein justierbares Energiefenster besitzen, das vom Anwender zur Auswahl eines Zählbereichs im Energiespektrum des Radionuklids verwendet wird.

Die Instrumente besitzen unterschiedliche Eigenschaften in Bezug auf Energieauflösungsvermögen und Detektionseffektivität, die vom Typ des Detektors, seinem Volumen und seiner Geometrie abhängig sind. Eine geringere Effektivität erfordert eine längere Messzeit.

Zu messende Proben werden vor dem Detektor oder bei Bohrlochdetektoren in der Bohrung platziert. Messkammern können von der Detektorabschirmung umschlossen sein und Einzelproben können über Klappen oder andere Positionierungssysteme in den Detektor eingebracht werden, um eine korrekte Messgeometrie sicherzustellen.

Ein Szintillationsdetektor kann für dynamische Radioaktivitätsmessungen eingesetzt werden, wenn zum Beispiel das Eluat eines Flüssigchromatographen über oder durch einen Detektor geleitet wird; siehe auch Abschnitt „Detektion und Messung von Radioaktivität in Kombination mit einer Trenntechnik".

Methode: Sichergestellt werden muss, dass die Radioaktivität der Probe eine Zählrate im linearen Bereich der Messausrüstung ergibt. Die Messung wird gestartet, nachdem die Abschirmung platziert oder die Abdeckung der Bohrung wieder eingesetzt ist und die Zählzeit zum Erreichen einer ausreichenden Zählung für einen statistisch signifikanten Wert gewählt ist.

Kalibrierung: Der Detektor muss durch Bestimmung seiner Effizienz unter Verwendung einer Radionuklidquelle, die auf einen nationalen oder internationalen Standard rückführbar ist, kalibriert werden. Für Kalibrierungen im Sinne einer Effizienzbestimmung werden Quellen wie Caesium-137, Kobalt-60, Barium-133 und andere Quellen, die den gewünschten Energiebereich abdecken, verwendet.

Messung der Radioaktivität mit Flüssigszintillationsdetektoren

Die Flüssigszintillationszählung wird normalerweise für Betateilchen emittierende Proben verwendet; sie kann jedoch auch für Alphateilchen emittierende Proben eingesetzt werden. Das Prinzip der Detektion von Radioaktivität mit Flüssigszintillationsdetektoren wird nachfolgend unter „Betaspektrometrie" beschrieben.

Kalibrierung: Unter Berücksichtigung des Verlusts an Zähleffizienz durch Löscheffekte (Quenching) kann der Flüssigszintillationszähler den Einsatz einer externen

Quelle erfordern, typischerweise Barium-133 oder Europium-152, die nahe dem Probengefäß zu platzieren ist, um Compton-Elektronen freizusetzen. Das Muster des resultierenden Spektrums wird automatisch analysiert, um einen Quenching-Parameter zu berechnen. Dieser Parameter kann daraufhin mit der Zähleffizienz in Beziehung gesetzt werden, indem Quellen bekannter Aktivität bei einem bestimmten Niveau des Quenching-Agens gemessen werden. Die erhaltene Quenching-Kurve erlaubt die Bestimmung der Aktivität einer unbekannten Probe durch Kenntnis der Zählrate und des Werts für den Quenching-Parameter.

Bestimmung der Halbwertszeit

Die Halbwertszeit ist charakteristisch für ein Radionuklid und kann zu seiner Identifizierung verwendet werden. Sie wird durch Messen der Änderung der Radioaktivität einer zu prüfenden Probe als Funktion der Zeit berechnet. Die Messungen sind im linearen Bereich eines kalibrierten Geräts durchzuführen.

Apparatur: Die Halbwertszeit kann mit jedem Typ eines quantitativen Radioaktivitätsdetektors gemessen werden, vorausgesetzt der Detektor wird im linearen Bereich des während der Messung auftretenden gesamten Aktivitätsbereichs verwendet und die Geometrie bleibt während der Messung unverändert.

Bei Zubereitungen, die ein Radionuklid mit einer kurzen Halbwertszeit enthalten, und falls in der Monographie angegeben, trägt die Bestimmung der ungefähren Halbwertszeit zur Identifizierung bei.

Methode

Halbwertszeit: Die zu prüfende Zubereitung wird als solche oder verdünnt, oder nach geeigneter Verdünnung getrocknet in einer Kapsel verwendet. Die radioaktive Probe wird so vorbereitet, dass ein Materialverlust vermieden wird. Wenn die Probe eine Flüssigkeit (Lösung) ist, wird sie in einem geschlossenen Probenfläschchen oder einem versiegelten Röhrchen eingesetzt. Wenn die Probe ein getrockneter Rückstand in einer Kapsel ist, wird sie durch einen haftenden Celluloseacetatfilm oder durch ein anderes geeignetes Material geschützt.

Die Radioaktivität der Probe muss hoch genug sein, um eine Messung über einen Zeitraum der 3fachen erwarteten Halbwertszeit zu erlauben, muss jedoch bei jeder Messung innerhalb des linearen Bereichs des Geräts liegen. Falls erforderlich wird eine Korrektur zum Ausgleich der Totzeitverluste vorgenommen.

Die gleiche Quelle wird unter den gleichen geometrischen Bedingungen und in Intervallen, die normalerweise mindestens der Hälfte der erwarteten Halbwertszeit entsprechen, mehrmals gemessen. Jeder Wert wird gegen das Zeitintervall aus der ersten Messung aufgezeichnet. Um einen Einfluss durch Zerfall während der Messung zu vermeiden, muss die Zähldauer für alle Messungen gleich sein.

Eine graphische Darstellung kann mit der Zeit als Abszisse und dem Logarithmus der relativierten Instrumentenablesung (zum Beispiel Zählrate) als Ordinate erstellt werden. Die Halbwertszeit wird aus der Steigung des Abschnitts, der am besten der Linearität entspricht, gegen die jeder Messung entsprechende Zeit ermittelt.

Ungefähre Halbwertszeit: Zu diesem Zweck werden mindestens 3 Messungen über einen Zeitraum von mindestens einem Viertel der erwarteten Halbwertszeit durchgeführt.

Die Probe und das zu verwendende Instrument entsprechen den zuvor genannten Anforderungen. Die Daten werden wie angegeben verarbeitet.

Spektrometrie

Radionuklide können durch ihr Emissionsspektrum identifiziert werden. Für jede Art der Emission (zum Beispiel Alphateilchen, Betateilchen, Elektronen, Gammastrahlen, Röntgenstrahlen) wird, um ein Emissionsspektrum zu erhalten, eine spezifische Ausrüstung benötigt. Spektrometer müssen zur einwandfreien Funktion kalibriert werden. Die folgenden Abschnitte beschreiben unterschiedliche Ausrüstungen und allgemeine Vorgehensweisen für eine zuverlässige Messung.

Gammaspektrometrie

Grundlagen: Bei der Gammaspektrometrie mit einem Szintillationsdetektor führt die Absorption von Gamma- und Röntgenstrahlen zu einer Freisetzung von Licht, das durch einen Photomultiplier in einen elektrischen Impuls umgewandelt wird. Bei der Gammaspektrometrie mit einem Halbleiterdetektor ergibt die Absorption von Gamma- und Röntgenstrahlen unmittelbar einen elektrischen Impuls.

In beiden Fällen ist die Signalamplitude proportional der Energie der absorbierten Strahlung. Die am häufigsten verwendeten Detektoren für Gamma- und Röntgenstrahlenspektrometrie sind Szintillationszähler mit thalliumdotiertem Natriumiodid (NaI(Tl)) und Halbleiterdetektoren mit hochreinem Germanium (HPGe).

Ein Gammaspektrum kann durch Sammeln und Analysieren einer ausreichenden Anzahl von Impulsen aufgenommen werden.

Apparatur: Ein Gammaspektrometer besteht normalerweise aus einer abgeschirmten Messkammer, in der die Probe positioniert ist, einem Detektor, einer verbindenden Elektronik und einem Multikanalanalysator.

Die Abschirmung der Kammer muss in der Lage sein, die Untergrundaktivität auf ein Niveau zu reduzieren, das die Aufzeichnung eines korrekten Gammaspektrums ermöglicht.

Die Messkammer hat eine bewegliche Abdeckung oder eine Lade, um die Positionierung der Probe zu ermöglichen. Ein Probenhalter kann vorhanden sein, um eine reproduzierbare Geometrie bei den Messungen zu ermöglichen.

Die Messdauer hängt von der Radioaktivität des Zielradionuklids ab. Eine Messdatenerfassung über einen längeren Zeitraum kann für eine ausreichende Zählstatistik erforderlich sein. Bei diesem Detektortyp müssen Totzeitverluste sorgfältig berücksichtigt werden.

Die Empfindlichkeit eines NaI(Tl)-Detektors ist höher als die eines Germanium-Detektors der gleichen Größe.

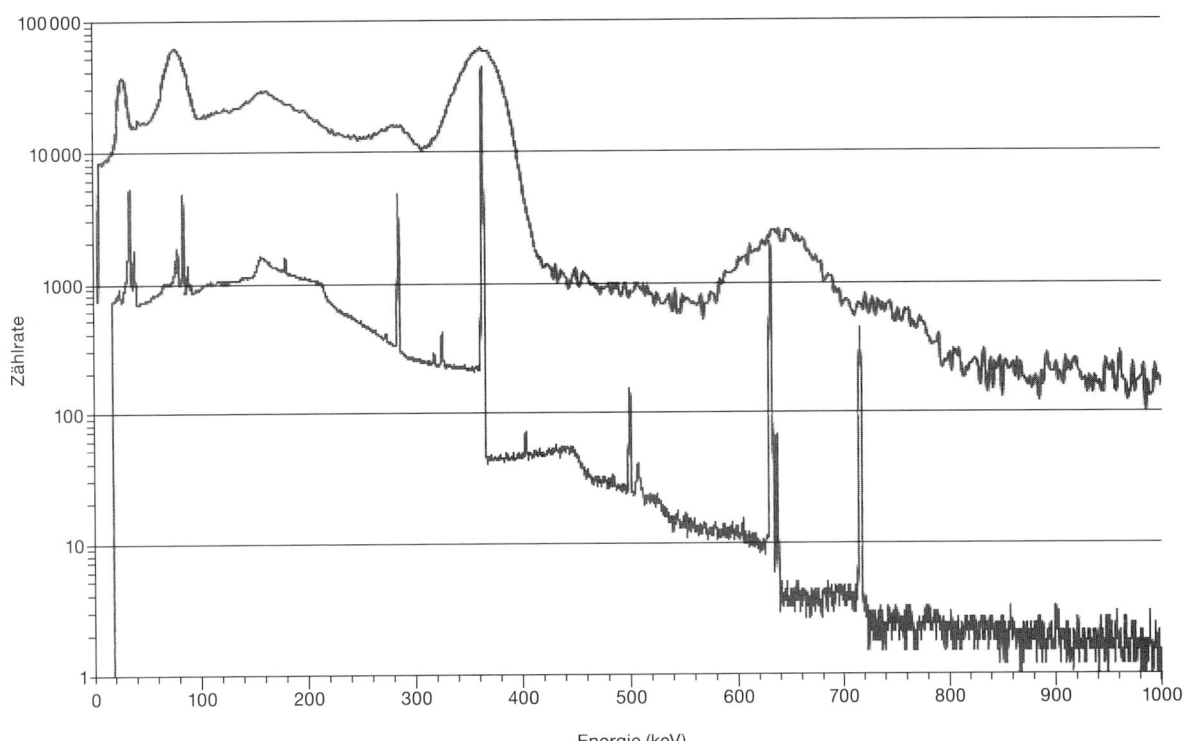

Abb. 2.2.66-2: Vergleich von Pulshöhen-Spektren, aufgenommen mit einem NaI(Tl)-Szintillationszähler (obere Kurve) und einem HPGe-Halbleiterdetektor (untere Kurve). Die Quelle ist eine Gamma- und Röntgenstrahlung vom Zerfall von Iod-131.

Im Allgemeinen werden Peaks in einem Energiespektrum mit einer Messunsicherheit identifiziert, die von der Peakbreite bei halber Höhe (FWHM, full width of the peak at its half-maximum height) abhängig ist. Die Energieauflösung eines Festkörperszintillationsdetektors ist viel geringer als die eines Halbleiterdetektors, daher sind die mit einem Halbleiterdetektor erhaltenen Peaks viel schmaler als die eines Szintillationsdetektors. Die Abb. 2.2.66-2 zeigt einen Vergleich von Spektren der gleichen Quelle mit den zwei verschiedenen Detektortypen.

Die unterschiedliche Leistungsfähigkeit von NaI(Tl)- und HPGe-Detektoren kann ihre Anwendung bei manchen Spektralanalysen einschränken.

Zur Identifizierung eines oder mehrerer Radionuklide in einer Zubereitung und zur Bestimmung der Radionuklid-Reinheit muss bezüglich des Herstellungsprozesses des Radionuklids eine Risikobeurteilung über eine potenzielle Anwesenheit anderer Radionuklide mit Photonenergien im gleichen Bereich (± 10 Prozent) wie dem des oder der Radionuklide in der pharmazeutischen Zubereitung erfolgen.

Sind Radionuklid-Verunreinigungen vorhanden, die Gamma- oder Röntgenstrahlen mit einer Energie aussenden, die im gleichen Bereich wie die der Photonen, die vom Radionuklid in der Zubereitung ausgesendet werden, liegen, ist zur Peak-Identifizierung eine gemessene Peakenergie in einem maximalen Intervall von ± 2 keV oder ± 2 Prozent (stets der größere Wert) in Bezug zur nominalen Peakenergie (siehe „5.7 Tabelle mit physikalischen Eigenschaften der im Arzneibuch erwähnten Radionuklide") ausreichend.

Falls solche Verunreinigungen nicht zu erwarten sind, ist zur Peak-Identifizierung ein maximales Intervall von ± 10 keV oder ± 6 Prozent (stets der größere Wert) bezogen auf die nominale Peakenergie ausreichend.

Methode: Die Zählrate der Probe muss im linearen Bereich der Messausrüstung liegen. Bei flüssigen Proben kann dies durch geeignetes Verdünnen erreicht werden; bei festen Proben durch eine Vergrößerung der Distanz zwischen Quelle und Detektor oder durch Verwendung von abschwächendem Material. Die zu prüfende Zubereitung wird in einem Behältnis in die Instrumentenkammer eingebracht und nach Schließen der Abschirmung das Spektrum aufgenommen.

Für die quantitative Messung muss das verwendete Behältnis die gleiche Form, die gleichen Dimensionen und das gleiche Volumen haben und aus dem gleichen Material bestehen wie das Behältnis für den Kalibrierstandard.

Für die quantitative Messung müssen die Zusammensetzung der Lösung und die Position des Behältnisses in der Messkammer die gleichen sein wie für die Messung des Kalibrierstandards.

Radionuklid-Identifizierung: Das Spektrometer wird in Bezug auf die Energie kalibriert. Der Vergleich der Peakenergien der Probe mit den in einer Monographie vorgeschriebenen Energien ist eine gültige Prüfung zur Identifizierung.

Radionuklid-Reinheit: Das Spektrometer wird in Bezug auf Effizienz und Energie kalibriert. Die LOQ und die Auflösung der Messausrüstung werden bestimmt; beide müssen im Bereich der Grenzwerte des zu bestimmenden Radionuklids liegen. Das Spektrum der Zubereitung wird aufgenommen.

Die in der zu prüfenden Zubereitung vorliegenden Radionuklide werden identifiziert und ihre Radioaktivität mit Hilfe des Allgemeinen Texts „5.7 Tabelle mit phy-

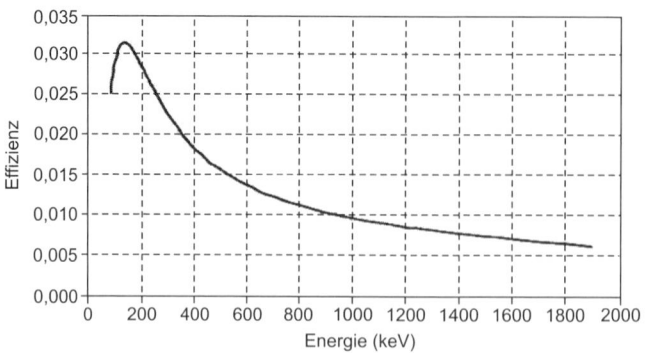

Abb. 2.2.66-3: Typische HPGe-Effizienzkurve, gemessen mit einem bestimmten, auf dem Detektor platzierten Gefäß

sikalischen Eigenschaften der im Arzneibuch erwähnten Radionuklide" bestimmt. Weil das Niveau der radioaktiven Verunreinigungen, ausgedrückt als Prozentsatz der Gesamtradioaktivität, mit der Zeit steigen oder sinken kann, muss die gemessene Aktivität jeder Verunreinigung auf die Aktivität der Zubereitung über die ganze Dauer der Haltbarkeit erneut berechnet werden. Die Aktivitäten aller Radionuklid-Verunreinigungen müssen unter Berücksichtigung der Bestimmungsgrenze summiert und zur Gesamtradioaktivität der Zubereitung in Beziehung gesetzt werden.

Die Probe wird in der Nähe des Detektors oder in einem Bohrlochdetektor positioniert. Alle Ereignisse innerhalb eines voreingestellten Energiebereichs werden gesammelt und als Zahlenwert pro Sekunde oder über eine voreingestellte Zeitdauer summiert auf einem Zähler angezeigt. Wenn die Unterschiede in den vom Radionuklid oder von den Radionukliden ausgesendeten Photonenenergien ausreichend groß sind, kann ein NaI(Tl)-Detektor wegen seiner hohen Empfindlichkeit geeignet sein. Wenn jedoch Emissionen von ähnlicher Energie unterschieden werden müssen, wird ein HPGe-Detektor oder ein anderer Halbleiterdetektor benötigt.

Kalibrierung: Eine Kalibrierung in Bezug auf die Energie wird unter Verwendung von Peaks bekannter Quellen durchgeführt, die auf nationale oder internationale Standards wie Cobalt-57, Caesium-137, Cobalt-60 oder andere, die den gewünschten Energiebereich abdecken, rückverfolgbar sind. Eine Kalibrierung in Bezug auf die Effizienz kann gleichzeitig erreicht werden, so dass nicht nur das Energiespektrum, sondern auch die Aktivität der Probe und der Radionuklid-Verunreinigungen bestimmt werden können. Die Kalibrierung der Effizienz kann mit einer Referenz-Radionuklidquelle, deren Energiepeaks den gewünschten Bereich abdecken, durchgeführt werden. Außerdem kann dafür ein gemischter Referenz-Radionuklidstandard mit Gammastrahlenenergien, die den gewünschten Bereich abdecken, verwendet werden.

Um die Effizienzkurve zu erhalten, muss das Detektorsignal als Funktion der Energie gemessen werden, wobei jede einzelne Probe/Detektor-Geometrie eingesetzt wird. Zu diesem Zweck ist die Messung mit Hilfe einer primären Standardquelle möglich. Primärstandards für Radionuklide mit einer kurzen Halbwertszeit, zum Beispiel einige Positronenstrahler, sind möglicherweise nicht verfügbar. Beim Messen sollten sich die Proben grundsätzlich in einem Gefäß befinden und in einer bestimmten Position zum Detektor platziert sein. Die Probe/Detektor-Geometrie ist definiert durch die Position der Probe relativ zum Detektor sowie durch die Eigenschaften des Gefäßes und der Probe, wie Form, Volumen und Dichte. Die Abb. 2.2.66-3 zeigt eine typische HPGe-Detektoreffizienzkurve für ein zylindrisches, auf dem Detektor platziertes Gefäß.

Betaspektrometrie

Für einen Betastrahler ist ein Betaspektrometer zur Bestimmung der Energieverteilung der emittierten Betateilchen erforderlich. Das Betaspektrometer ist analog dem Gammaspektrometer aufgebaut. Beim Betaspektrometer werden jedoch häufig Flüssigszintillatoren zum Umwandeln der Energie der Betateilchen in detektierbares Licht, das analysiert werden kann, eingesetzt. Betaspektrometrie wird meistens ausgeführt, indem die Probe in einem transparenten oder durchscheinenden Behältnis (Glas oder Kunststoff) in einem Flüssigszintillator-Cocktail aufgelöst oder suspendiert wird. Anschließend erfolgt die Zählung der elektrischen Impulse, die von einem Photomultiplier aus dem ausgesendeten Licht generiert werden. Die Impulsamplitude steht in direkter Beziehung zur Energie der absorbierten Strahlung. Durch Erfassen einer ausreichenden Anzahl von Impulsen kann ein Betaspektrum aufgenommen werden. Durch entsprechende Auswahl des Flüssigszintillator-Cocktails werden Zählfehler durch Quenching, Chemolumineszenz, Phosphoreszenz und andere Faktoren minimiert. Durch Koinzidenzzählung mit zwei oder mehreren Photomultipliern wird erreicht, dass Zählimpulse, die von der Untergrundaktivität, der Elektronik und von anderen Quellen ausgehen, minimiert werden.

Um zwischen Emissionen von Alpha- und Betateilchen unterscheiden zu können, wird normalerweise die Pulsform-Diskriminierung eingesetzt.

Radionuklid-Identifizierung: Die Bestimmung der Übereinstimmung der durchschnittlichen und/oder höchsten Energien im Energiespektrum der Probe mit den in einer Monographie vorgeschriebenen Energien ist eine gültige Prüfung zur Identifizierung.

Kalibrierung: Eine gebräuchliche Methode zur Energiekalibrierung ist die Verwendung einer Referenzprobe ohne Quenching zur Bestimmung der maximalen Energie der Betateilchen, die vom betreffenden Radionuklid ausgesendet werden.

Alphaspektrometrie

Zur Identifizierung und für die Gehaltsbestimmung von Alphastrahlern wird meist die Flüssigszintillations-Spektrometrie eingesetzt. Das Prinzip ist im Abschnitt „Betaspektrometrie" erklärt.

Für die Identifizierung und Bestimmung der Radionuklid-Reinheit von Alphastrahlern kann die Spektrometrie unter Verwendung eines Siliciumdioden-Halbleiterdetektors eingesetzt werden. Bei Verwendung dieses Detektors führt die Absorption von Alphateilchen zu einer unmittelbaren Erzeugung eines elektrischen Impulses. Die durch die Wechselwirkung mit Radioaktivität hervorgerufene Bewegung von Defektelektronenpaaren erzeugt eine elektrische Ladung, die verstärkt und gemessen werden kann.

Die Probenvorbereitung ist von enormer Wichtigkeit. Nach einer chemischen Isolierung des zu untersuchenden Radionuklids wird die Probe zur Minimierung der Selbstabsorption in einer sehr dünnen Schicht auf einer Edelstahlscheibe elektrolytisch abgeschieden. Der Effekt der gesamten Vorgehensweise kann experimentell durch Zusatz einer bekannten Menge eines Tracers bestimmt werden, über welchen die Effizienz der chemischen Isolierung, der elektrischen Entladung und der Zählung bewertet werden kann.

Bei beiden Detektortypen ist die Impulsamplitude proportional zur Energie der absorbierten Strahlung. Durch Erfassen einer ausreichenden Anzahl von Impulsen kann ein Alphaspektrum aufgenommen werden.

Radionuklid-Identifizierung: Der Vergleich der Peak-Energien der Probe mit den in einer Monographie vorgeschriebenen Energien ist eine gültige Prüfung zur Identifizierung.

Kalibrierung: Ein Alphaspektrometer muss in Bezug auf die Energie und Effizienz kalibriert werden. Dieser Vorgang wird unter Verwendung von Peaks bekannter Quellen, die den gewünschten Energiebereich abdecken, wie Americium-241 und Plutonium-242, durchgeführt. Nicht alle von der Quelle ausgesendeten Alphateilchen lösen im System einen Zählimpuls aus. Die Wahrscheinlichkeit, dass ein ausgesendetes Alphateilchen mit dem Detektormaterial in Wechselwirkung tritt und einen Zählimpuls auslöst, entspricht der Detektoreffizienz, die von der Geometrie abhängt.

Detektion und Messung von Radioaktivität in Kombination mit einer Trenntechnik

Eine radioaktive Zubereitung kann das Radionuklid in unterschiedlichen chemischen Formen, das heißt in anderen Formen als der beabsichtigten Form, enthalten. Daher müssen die verschiedenen Substanzen, die das Radionuklid enthalten, getrennt werden. Der Prozentanteil der Radioaktivität des betreffenden Radionuklids, gebunden in der angegebenen chemischen Form, und der Beitrag zur Gesamtradioaktivität, der von den entsprechenden Radionukliden anderer Substanzen kommt, müssen bestimmt werden. Zu diesem Zweck werden Instrumente zur Detektion und zur Messung von Radioaktivität in Kombination mit einer physikalisch-chemischen Trenntechnik verwendet. Prinzipiell kann jede Trennmethode verwendet werden.

Monographien zu radioaktiven Arzneimitteln können die kombinierte Anwendung einer Radioaktivitätsmessung mit Papierchromatographie (2.2.26), Dünnschichtchromatographie (2.2.27), Gaschromatographie (2.2.28), Flüssigchromatographie (2.2.29), Ausschlusschromatographie (2.2.30) oder Elektrophorese (2.2.31) vorschreiben.

In allen Fällen wird die Radioaktivität jedes Analyten nach der mit der angegebenen Methode ausgeführten Trennung gemessen.

Messungen der Radioaktivität können unter Verwendung von Detektoren, die mit anderen Detektoren in analytischen Instrumenten in Serie geschaltet sind, wie einem Flüssigchromatographen, entweder mit einer In-line-Detektion von Analyten oder in einer Off-line-Ausführung durchgeführt werden. Off-line bedeutet, dass nach der analytischen Trennung die Messung der Radioaktivität an den durch Flüssigchromatographie gleicher Volumen erhaltenen Eluatfraktionen durchgeführt wird oder dass die Verteilung der Radioaktivität durch Papierchromatographie oder Dünnschichtchromatographie ermittelt wird.

In-line-Detektion und Messung von Radioaktivität in Kombination mit Flüssigchromatographie

Apparatur: Die Flüssigchromatographie (siehe 2.2.29) kann zur Abtrennung der radioaktiven Hauptsubstanz einer radioaktiven Zubereitung von den radiochemischen Verunreinigungen oder Zersetzungsprodukten verwendet werden. Bei der In-line-Detektion wird normalerweise ein Szintillationsdetektor verwendet, der mit einer Zähleinheit und einem Aufzeichnungsgerät verbunden ist. Das Szintillationsmaterial des Detektors wird auf der Basis der zu detektierenden Emission ausgewählt, zum Beispiel ein Kunststoffszintillator für Betastrahlung oder ein Kristallszintillator für Gamma- und Röntgenstrahlung. Auch im Fall von Betateilchen emittierenden Radionukliden kann dem Eluat ein Flüssigszintillator-Cocktail zugesetzt werden, bevor es den In-line-Detektor erreicht.

Die gleichzeitige Verwendung eines Radioaktivitätsdetektors mit weiteren in Serie geschalteten Detektoren (wie UV-, Brechungsindex-, Leitfähigkeitsdetektoren), ermöglicht
- die Identifizierung der Substanz, zum Beispiel durch Vergleich mit der Retentionszeit eines bekannten Standards
- die Bestimmung des Gehalts der Substanz mit einem geeigneten Referenzstandard
- die Messung der Radioaktivität, die mit dieser Substanz assoziiert ist.

Wenn verschiedene Detektoren in Serie geschaltet sind, werden die experimentell ermittelten Retentionszeiten um die Zeitverzögerung zwischen den Detektoren korrigiert.

Bei der Flüssigchromatographie können bestimmte radiochemische Verunreinigungen, wie kolloidale Verunreinigungen, auf der Säule zurückgehalten werden. In solchen Fällen ist eine eigene Methode zur Bestimmung des

Gehalts der zurückgehaltenen radiochemischen Verunreinigungen erforderlich. Die Formel für die Berechnung der gesamten radiochemischen Reinheit muss den relativen Gehalt der zurückgehaltenen radiochemischen Verunreinigungen berücksichtigen.

Eine Möglichkeit, solche Retentionsprobleme bei der Methodenvalidierung zu untersuchen, ist die Bestimmung der Wiederfindung der Radioaktivität der Säule durch Messen der Gesamtradioaktivität der chromatographischen Ausrüstung, sowohl mit als auch ohne Säule.

Methode: Falls erforderlich wird die Probe verdünnt und das vorgeschriebene Volumen unter den angegebenen Bedingungen auf die Säule aufgebracht. Daher ist es wichtig, sowohl LOD und LOQ als auch die Linearität des Detektors über den gesamten zu messenden Aktivitätsbereich nachzuweisen.

Durchflussdetektor: Ein Abschnitt des Leitungsröhrchens, durch das das Eluat mit der radioaktiven Substanz fließt, wird vor dem Detektor oder innerhalb des Detektors geführt. Die Zähleffizienz kann durch Verwendung eines längeren Leitungsabschnitts im Detektorbereich (zum Beispiel durch zahlreiche Windungen vor oder im Detektor) gesteigert werden; dabei wird jedoch die Fähigkeit des Systems, zwei nahe beieinander liegende radioaktive Peaks zu trennen, vermindert.

Wenn die Prüfung auf radiochemische Reinheit die Bestimmung der Summe der radiochemischen Verunreinigungen oder eine quantitative Bestimmung einer einzelnen Verunreinigung vorschreibt, ist das Festlegen eines geeigneten Schwellenwerts und geeigneter Bedingungen für die Integration der Peakflächen wichtig. Bei solchen Prüfungen ist der Grenzwert für die Berücksichtigung, das heißt der Grenzwert, bei dem oder unterhalb dessen ein Peak nicht mehr berücksichtigt wird, abhängig von der Methode und steht in Bezug zu LOD und LOQ. Somit muss für das Datenerfassungssystem ein Grenzwert eingegeben werden, der mindestens dem 0,5fachen dieser Grenze der Nichtberücksichtigung entspricht.

Das Detektorsignal wird als Funktion der Zeit aufgezeichnet.

Die Peak-Identifizierung im radiometrischen Signal (Radiochromatogramm) wird auf Basis der Retentionszeiten der Analyten durchgeführt. Zu diesem Zweck können Profile anderer Detektoren herangezogen werden.

Eine Quantifizierung der verschiedenen Komponenten in den Profilen des Chromatogramms und des Radiochromatogramms wird mit Hilfe der Peakflächen durchgeführt. Diese werden normalerweise durch direkte Integration des Detektorsignals unter Verwendung eines handelsüblichen Softwareprogramms erhalten.

Off-line-Detektion und Messung von Radioaktivität

Flüssigchromatographie (2.2.29)

Vorausgesetzt die Retentionszeiten der verschiedenen radiochemischen Substanzen sind reproduzierbar, besteht eine alternative Methode für eine Quantifizierung der Radioaktivität darin, dass das Flüssigchromatographieeluat in eine Serie von zeitlich definierten Anteilen (Fraktionen) aufgeteilt und für eine Off-line-Analyse des Gehalts an Radioaktivität gesammelt wird. Die Radioaktivität der den Peaks entsprechenden Fraktionen kann als Prozentsatz der Gesamtradioaktivität aller Fraktionen ausgedrückt werden, wobei die LOQ zu berücksichtigen ist.

Methode: Die Probe wird in dem vorgeschriebenen Volumen und unter den vorgeschriebenen Bedingungen eingespritzt. Die Fraktionen werden am Ende des Chromatographiesystems gesammelt.

Das Volumen zwischen dem Detektor, der zur Bestimmung der Retentionszeiten der Peaks verwendet wird, und dem Sammelpunkt wird gemessen und daraus ein Verzögerungsfaktor auf Basis der Durchflussrate des Eluenten berechnet. Dieser Vorgang wird für alle Peaks angewendet, um die Elutionszeit jedes Peaks beim Sammelpunkt festzulegen. Die Fraktionen werden entweder zu festgelegten Zeitintervallen oder zum Zeitpunkt des aus der Verzögerungszeit berechneten Auftretens eines Peaks gesammelt, so dass jeder wichtige Peak in einer oder mehreren Fraktionen gesammelt wird.

Die Radioaktivität jeder Fraktion wird unter Verwendung eines kalibrierten Instruments, wie einem Dosiskalibrierer oder einem Szintillationsdetektor, unter Berücksichtigung von LOQ und Linearität gemessen.

Ein Elutionsprofil wird durch Auflisten der Zählimpulse je Fraktion gegen die Elutionszeit oder gegen das Volumen erhalten. Die Aktivitäten der zu einem Peak gehörenden Fraktionen können addiert und der relative Prozentanteil zur Definition der radiochemischen Reinheit kann berechnet werden.

Dünnschichtchromatographie (2.2.27) und Papierchromatographie (2.2.26)

Wenn eine Dünnschichtchromatographie oder eine Papierchromatographie als analytische Methode zur Trennung von Komponenten einer radioaktiven Zubereitung validiert ist, können die Zahl und die relativen Intensitäten der getrennten Flecke mit einem Radioaktivitätsdetektor, der die Radioaktivität einer bestimmten Position im Chromatogramm zuordnen kann, detektiert und gemessen werden.

Die Lage der Flecke (Peaks) ermöglicht deren chemische Identifizierung durch Vergleich mit der Lage der Flecke der gleichen chemischen, nicht radioaktiven Substanz unter Verwendung einer geeigneten Detektionsmethode.

Apparatur

Scanvorrichtung: Die Apparatur besteht im Allgemeinen aus einem Radioaktivitätsdetektor wie einem ortsempfindlichen Proportionalzähler oder einem Szintillationszähler mit Kollimator, der in einem festen Abstand zur Scanebene, auf der der zu scannende Chromatographieträger positioniert ist, fixiert ist.

Die Radioaktivität der auf dem Chromatographieträger aufgetragenen Probe muss eine Zählrate im linearen Bereich der Ausrüstung ergeben; falls erforderlich ist die Probe zu verdünnen. Die zu scannende Fläche wird auf der Referenzposition eingestellt, so dass die gewünschte Scanspur genau auf die Scanbewegung des Detektors ausgerichtet ist. Die Scanzeit wird so eingestellt, dass eine ausreichende Zählzeit während des Laufs ermöglicht wird.

Der Detektor oder die Plattform wird entlang der x- oder y-Achse in einer Ebene bewegt, so dass die gesamte Oberfläche in einem einzigen Lauf gescannt werden kann.

Der Detektor ist mit einer geeigneten Zählvorrichtung verbunden, so dass die vorhandene Radioaktivität quantitativ bestimmt und die Zählrate der gescannten Fläche räumlich zugeordnet werden kann.

Die Radioaktivität wird automatisch gegen die Entwicklungsdistanz aufgezeichnet und das Profil beschreibt Peaks, deren Fläche proportional zur Anzahl der Zählpulse je Längeneinheit ist.

Radioaktivitätszähler: Falls höchstens drei radiochemische Komponenten identifiziert werden müssen und diese vollständig getrennt vorliegen, kann das chromatographische Trägermaterial in gleich große Streifen geschnitten werden. Dabei ist jeder Streifen höchstens halb so lang wie der Träger, entsprechend der Differenz der Retardationsfaktoren der beiden am dichtesten zusammenliegenden Flecke. Jeder einzelne Streifen wird von einer Seite beginnend nummeriert und getrennt ausgezählt. Alternativ kann bei etablierten Systemen der Träger in zwei oder mehrere ungleiche Teile geschnitten und falls erforderlich zu geometrisch ungefähr gleich geformten Teilen gefaltet werden, bevor die Zählung durchgeführt wird. Zu diesem Zweck kann eine Ionisationskammer oder ein Szintillationszähler verwendet werden, vorausgesetzt sie werden innerhalb ihres Linearitätsbereichs und oberhalb ihrer LOQ verwendet.

Autoradiographie: Zusätzlich kann mit der Autoradiographie ein Abbild der radioaktiven Verteilung auf dem Chromatographieträger erhalten werden. In diesem Fall muss für die Messantwort des Systems, mit dem ein Verteilungsabbild wie ein Phosphor-Imager oder ein photographischer Film erhalten wird, die Linearität der Radioaktivität im Chromatogramm gezeigt werden. Anderenfalls muss das System im Voraus kalibriert oder zur gleichen Zeit einer Reihe von radioaktiven Referenzquellen ausgesetzt werden, die durch Verdünnen einer kalibrierten Standardlösung hergestellt werden. Diese Quellen müssen den erwarteten Radioaktivitätsbereich, der auf dem Träger vorliegen kann, abdecken.

Methode: Die benötigte Probenmenge wird auf dem Startbereich des chromatographischen Trägers aufgebracht, falls erforderlich unter Trocknen, um ein Auseinanderdiffundieren des Flecks zu verhindern. Das Chromatogramm wird entsprechend der vorgeschriebenen Methode entwickelt. Falls in der Einzelmonographie vorgeschrieben, kann eine Trägersubstanz zugesetzt werden.

Bei der Papier- und Dünnschichtchromatographie ist es vorteilhaft, die zu prüfende Zubereitung nicht zu verdünnen. Jedoch muss vermieden werden, eine so große Menge an Radioaktivität aufzutragen, dass Zählverluste durch Überlagerungen (Totzeitverluste) während der Radioaktivitätsmessung auftreten.

Nach der Entwicklung wird der Chromatographieträger getrocknet und die Positionen der radioaktiven Flächenbereiche werden durch Messen der Radioaktivität über die Laufstrecke des Chromatogramms detektiert. Dazu wird ein geeigneter Detektor mit Kollimator, die Autoradiographiemethode oder das Zerschneiden der Streifen in Teile und das Zählen jedes Teils als Methode eingesetzt.

Die Radioaktivität kann durch Integration unter Verwendung eines automatischen Integrators oder Digitalzählers gemessen werden.

Die Verhältnisse der Peakflächen zueinander geben die Prozentanteile an Radioaktivität der entsprechenden radiochemischen Substanzen wieder.

Wenn die Streifen in Teile geschnitten werden, geben die Prozentanteile der gemessenen Radioaktivität die Prozentgehalte an Radioaktivität der entsprechenden radiochemischen Substanzen wieder.

Kalibrierung: Wichtig ist, die LOD und die LOQ sowie die Linearität des Detektors über den gesamten Bereich der zu messenden Aktivitäten und in allen Positionen auf dem chromatographischen Trägersystem aufzuzeigen. Dies wird durch Auftragen von Proben, die einen Aktivitätsbereich von 0,1 bis 100 Prozent des erwarteten Bereichs abdecken, erreicht. Die Proben werden durch Verdünnen hergestellt. Auf den Träger wird jeweils ein gleiches Volumen, falls erforderlich unter Trocknen, aufgetragen. Nach der Auswertung des Radioaktivitätsprofils unter Verwendung der Standardeinstellung der Ausrüstung werden die Peakflächen für den Vergleich mit der auf jedem Startfleck aufgetragenen berechneten Menge an Radioaktivität integriert. Die Messantwort des Detektors über die gesamte Länge und Breite der Detektorbahn ist zu verifizieren, da sich die Messantwort mit der Detektorposition ändern kann.

Das Peakauflösungsvermögen wird durch die Größe der Flecke, die Gesamtradioaktivität der Radionuklide und die Detektorausstattung beeinflusst. Das Auflösungsvermögen kann durch Auftragen von jeweils 5 µl auf die Startpunkte, getrennt durch 2-mm-Abstände, im Bereich von 4 bis 20 mm geprüft werden. Die ungefähre Auflösung des Detektionssystems kann aus dem Radioaktivitätsprofil der Wegstrecke zwischen zwei Punkten, bei denen gerade noch eine Basislinientrennung vorliegt, bestimmt werden.

4 Reagenzien

	Reagenzien-Verzeichnis	9179
4	Reagenzien	9206
4.1	Reagenzien, Referenzlösungen und Pufferlösungen	9206
4.1.1	Reagenzien	9206
4.1.2	Referenzlösungen für Grenzprüfungen ...	9491
4.1.3	Pufferlösungen	9500
4.2	Volumetrie	9512
4.2.1	Urtitersubstanzen für Maßlösungen	9512
4.2.2	Maßlösungen	9512
4.3	Chemische Referenzsubstanzen (*CRS*), Biologische Referenzzubereitungen (*BRP*), Referenzstandards für pflanzliche Drogen (*HRS*), Referenzspektren	9521

Reagenzien-Verzeichnis

4.1.1 Reagenzien

Neue Reagenzien

Amygdalin *R*
Isoimperatorin *R*

Primverin *R*

Gestrichene Reagenzien

Diphenylcarbazon-Quecksilber(II)-chlorid-Reagenz *R*
Dithizon-Lösung *R* 2
Karl-Fischer-Lösung *R*

Quecksilber(II)-acetat-Lösung *R*
Ruß zur Gaschromatographie, graphitierter *R* 1
trans-Terpin *R*

4.1 Reagenzien, Referenzlösungen und Pufferlösungen

4.1.1 Reagenzien

A

Acebutololhydrochlorid *R*
Acetal *R*
Acetaldehyd *R*
Acetaldehyd-Ammoniak *R*
Acetanhydrid *R*
Acetanhydrid-Schwefelsäure-Lösung *R*
Aceton *R*
(D_6)Aceton *R*
Acetonitril *R*
Acetonitril *R* 1
Acetonitril zur Chromatographie *R*
(D_3)Acetonitril *R*
Acetoxyvalerensäure *R*
Acetylacetamid *R*
Acetylaceton *R*
Acetylaceton-Reagenz *R* 1
Acetylaceton-Reagenz *R* 2
N-Acetyl-ε-caprolactam *R*
Acetylchlorid *R*
Acetylcholinchlorid *R*
Acetylen *R*
Acetyleugenol *R*
N-Acetylglucosamin *R*
Acetylierungsgemisch *R* 1
Acetyl-11-keto-β-boswelliasäure *R*
N-(α)-Acetyl--lysin *R*
N-(ε)-Acetyl--lysin *R*
N-Acetylneuraminsäure *R*

Acetylsalicylsäure *R*
N-Acetyltryptophan *R*
Acetyltyrosinethylester *R*
Acetyltyrosinethylester-Lösung (0,2 mol · l^{-1}) *R*
Acrylamid *R*
Acrylamid-Bisacrylamid-Lösung (29:1),
   30-prozentige *R*
Acrylamid-Bisacrylamid-Lösung (36,5:1),
   30-prozentige *R*
Acrylsäure *R*
Actein *R*
Acteosid *R*
Adamantan *R*
Adenin *R*
Adenosin *R*
Adipinsäure *R*
Adrenalonhydrochlorid *R*
Äpfelsäure *R*
Aescin *R*
Aesculetin *R*
Aesculin *R*
Aflatoxin B$_1$ *R*
Agarose zur Chromatographie *R*
Agarose zur Chromatographie, quer vernetzte *R*
Agarose zur Chromatographie, quer vernetzte *R* 1
Agarose zur Elektrophorese *R*
Agarose-Polyacrylamid *R*
Agnusid *R*
Aktivkohle *R*
Alanin *R*

β-Alanin *R*
Albumin vom Menschen *R*
Albuminlösung vom Menschen *R*
Albuminlösung vom Menschen *R* 1
Aldehyddehydrogenase *R*
Aldehyddehydrogenase-Lösung *R*
Aldrin *R*
Aleuritinsäure *R*
Alizarin S *R*
Alizarin-S-Lösung *R*
Aloe-Emodin *R*
Aloin *R*
Alovudin *R*
Aluminium *R*
Aluminium-Teststreifen *R*
Aluminiumchlorid *R*
Aluminiumchlorid-Lösung *R*
Aluminiumchlorid-Reagenz *R*
Aluminiumkaliumsulfat *R*
Aluminiumnitrat *R*
Aluminiumoxid, basisches *R*
Aluminiumoxid, neutrales *R*
Aluminiumoxid, wasserfreies *R*
Aluminiumoxid zur Chromatographie, desaktiviertes *R*
Ameisensäure *R*
Ameisensäure, wasserfreie *R*
Americium-243-Spikelösung *R*
Amidoschwarz 10B *R*
Amidoschwarz-10B-Lösung *R*
4-Aminoantipyrin *R*
4-Aminoantipyrin-Lösung *R*
Aminoazobenzol *R*
Aminobenzoesäure *R*
Aminobenzoesäure-Lösung *R*
2-Aminobenzoesäure *R*
3-Aminobenzoesäure *R*
4-(4-Aminobenzol-1-sulfonyl)phenol *R*
N-(4-Aminobenzoyl)-L-glutaminsäure *R*
Aminobutanol *R*
4-Aminobutansäure *R*
Aminochlorbenzophenon *R*
Aminoethanol *R*
4-Aminofolsäure *R*
6-Aminohexansäure *R*
Aminohippursäure *R*
Aminohippursäure-Reagenz *R*
Aminohydroxynaphthalinsulfonsäure *R*
Aminohydroxynaphthalinsulfonsäure-Lösung *R*
cis-Aminoindanol *R*
Aminomethylalizarindiessigsäure *R*
Aminomethylalizarindiessigsäure-Lösung *R*
Aminomethylalizarindiessigsäure-Reagenz *R*
4-(Aminomethyl)benzoesäure *R*
Aminonitrobenzophenon *R*
6-Aminopenicillansäure *R*
Aminophenazon *R*
2-Aminophenol *R*
3-Aminophenol *R*
4-Aminophenol *R*
4-(4-Aminophenoxy)-*N*-methylpicolinamid *R*
Aminopolyether *R*
3-Aminopropanol *R*
3-Aminopropionsäure *R*
Aminopyrazolon *R*

Aminopyrazolon-Lösung *R*
3-Aminosalicylsäure *R*
4-Aminosalicylsäure *R*
Ammoniak-Lösung *R*
Ammoniak-Lösung, bleifreie *R*
Ammoniak-Lösung, konzentrierte *R*
Ammoniak-Lösung, konzentrierte *R* 1
Ammoniak-Lösung, verdünnte *R* 1
Ammoniak-Lösung, verdünnte *R* 2
Ammoniak-Lösung, verdünnte *R* 3
Ammoniak-Lösung, verdünnte *R* 4
Ammoniumacetat *R*
Ammoniumacetat *R* 1
Ammoniumacetat-Lösung *R*
(1*R*)-(−)-Ammoniumcampher-10-sulfonat *R*
Ammoniumcarbamat *R*
Ammoniumcarbonat *R*
Ammoniumcarbonat-Lösung *R*
Ammoniumcarbonat-Lösung *R* 1
Ammoniumcer(IV)-nitrat *R*
Ammoniumcer(IV)-sulfat *R*
Ammoniumchlorid *R*
Ammoniumchlorid-Lösung *R*
Ammoniumcitrat *R*
Ammoniumdihydrogenphosphat *R*
Ammoniumeisen(II)-sulfat *R*
Ammoniumeisen(III)-sulfat *R*
Ammoniumeisen(III)-sulfat-Lösung *R* 2
Ammoniumeisen(III)-sulfat-Lösung *R* 5
Ammoniumeisen(III)-sulfat-Lösung *R* 6
Ammoniumformiat *R*
Ammoniumhexafluorogermanat(IV) *R*
Ammoniumhydrogencarbonat *R*
Ammoniummolybdat *R*
Ammoniummolybdat-Lösung *R*
Ammoniummolybdat-Lösung *R* 2
Ammoniummolybdat-Lösung *R* 3
Ammoniummolybdat-Lösung *R* 4
Ammoniummolybdat-Lösung *R* 5
Ammoniummolybdat-Lösung *R* 6
Ammoniummolybdat-Reagenz *R*
Ammoniummolybdat-Reagenz *R* 1
Ammoniummolybdat-Reagenz *R* 2
Ammoniummonohydrogenphosphat *R*
Ammoniumnitrat *R*
Ammoniumnitrat *R* 1
Ammoniumoxalat *R*
Ammoniumoxalat-Lösung *R*
Ammoniumpersulfat *R*
Ammoniumpyrrolidincarbodithioat *R*
Ammoniumsulfamat *R*
Ammoniumsulfat *R*
Ammoniumsulfid-Lösung *R*
Ammoniumthiocyanat *R*
Ammoniumthiocyanat-Lösung *R*
Ammoniumvanadat *R*
Ammoniumvanadat-Lösung *R*
Amoxicillin-Trihydrat *R*
Amygdalin *R*
tert-Amylalkohol *R*
α-Amylase *R*
α-Amylase-Lösung *R*
β-Amyrin *R*
Andrographolid *R*

Anethol *R*
Anilin *R*
Anilinhydrochlorid *R*
Anionenaustauscher *R*
Anionenaustauscher *R* 1
Anionenaustauscher *R* 2
Anionenaustauscher *R* 3
Anionenaustauscher, schwacher *R*
Anionenaustauscher, stark basischer *R*
Anionenaustauscher zur Chromatographie, stark basischer *R*
Anionenaustauscher zur Chromatographie, stark basischer *R* 1
Anionenaustauscher zur Chromatographie, stark basischer *R* 2
Anisaldehyd *R*
Anisaldehyd-Reagenz *R*
Anisaldehyd-Reagenz *R* 1
Anisaldehyd-Reagenz *R* 2
p-Anisidin *R*
Anisketon *R*
Anthracen *R*
Anthranilsäure *R*
Anthron *R*
Antimon(III)-chlorid *R*
Antimon(III)-chlorid-Lösung *R*
Antithrombin III *R*
Antithrombin-III-Lösung *R* 1
Antithrombin-III-Lösung *R* 2
Antithrombin-III-Lösung *R* 3
Antithrombin-III-Lösung *R* 4
Antithrombin-III-Lösung *R* 5
Antithrombin-III-Lösung *R* 6
Apigenin *R*
Apigenin-7-glucosid *R*
Aprotinin *R*
Arabinose *R*
Arachidylalkohol *R*
Arbutin *R*
Arginin *R*
Argon *R*
Argon *R* 1
Argon zur Chromatographie *R*
Aromadendren *R*
Arsenazo III *R*
Arsen(III)-oxid *R*
Ascorbinsäure *R*
Ascorbinsäure-Lösung *R*
Asiaticosid *R*
Asparagin *R*
Aspartinsäure *R*
D-Aspartinsäure *R*
L-Aspartyl-L-phenylalanin *R*
Astragalosid IV *R*
Atropinsulfat *R*
Aucubin *R*
Azomethin H *R*
Azomethin-H-Lösung *R*

B

Baicalin *R*
Barbaloin *R*
Barbital *R*
Barbital-Natrium *R*
Barbitursäure *R*
Bariumacetat *R*
Bariumcarbonat *R*
Bariumchlorid *R*
Bariumchlorid-Lösung *R* 1
Bariumchlorid-Lösung *R* 2
Bariumhydroxid *R*
Bariumhydroxid-Lösung *R*
Bariumnitrat *R*
Bariumsulfat *R*
Benzalaceton *R*
Benzaldehyd *R*
Benzethoniumchlorid *R*
Benzidin *R*
Benzil *R*
Benzocain *R*
1,4-Benzochinon *R*
Benzoesäure *R*
Benzohydrazid *R*
Benzoin *R*
Benzol *R*
4-(Benzolsulfonyl)anilin *R*
Benzol-1,2,4-triol *R*
Benzophenon *R*
Benzoylargininethylesterhydrochlorid *R*
Benzoylchlorid *R*
N-Benzoyl-L-prolyl-L-phenylalanyl-L-arginin(4-nitroanilid)-acetat *R*
3-Benzoylpropionsäure *R*
2-Benzoylpyridin *R*
Benzylalkohol *R*
Benzylbenzoat *R*
Benzylcinnamat *R*
Benzylcyanid *R*
Benzylether *R*
Benzylpenicillin-Natrium *R*
2-Benzylpyridin *R*
4-Benzylpyridin *R*
Benzyltrimethylammoniumchlorid *R*
Berberinchlorid *R*
Bergapten *R*
Bernsteinsäure *R*
Betulin *R*
Bibenzyl *R*
Biphenyl *R*
(−)-α-Bisabolol *R*
Bisbenzimid *R*
Bisbenzimid-Lösung *R*
Bisbenzimid-Stammlösung *R*
Bis(diphenylmethyl)ether *R*
Bismutnitrat, basisches *R*
Bismutnitrat, basisches *R* 1
Bismutnitrat-Lösung *R*
Bismutnitrat-Pentahydrat *R*
N,*O*-Bis(trimethylsilyl)acetamid *R*
N,*O*-Bis(trimethylsilyl)trifluoracetamid *R*
Bis-tris-propan *R*
Biuret *R*

Biuret-Reagenz *R*
Blei(II)-acetat *R*
Blei(II)-acetat-Lösung *R*
Blei(II)-acetat-Lösung, basische *R*
Blei(II)-acetat-Papier *R*
Blei(II)-acetat-Watte *R*
Blei(II)-nitrat *R*
Blei(II)-nitrat-Lösung *R*
Blei(IV)-oxid *R*
Blockierlösung *R*
Blutgerinnungsfaktor-V-Lösung *R*
Blutgerinnungsfaktor Xa *R*
Blutgerinnungsfaktor-Xa-Lösung *R*
Blutgerinnungsfaktor-Xa-Lösung *R* 1
Blutgerinnungsfaktor-Xa-Lösung *R* 2
BMP-Mischindikator-Lösung *R*
Boldin *R*
Borneol *R*
Bornylacetat *R*
Borsäure *R*
Borsäure-Lösung, gesättigte, kalte *R*
Bortrichlorid *R*
Bortrichlorid-Lösung, methanolische *R*
Bortrifluorid *R*
Bortrifluorid-Lösung, methanolische *R*
Brenzcatechin *R*
Brenztraubensäure *R*
Brillantblau *R*
Brom *R*
Brom-Lösung *R*
Bromcresolgrün *R*
Bromcresolgrün-Lösung *R*
Bromcresolgrün-Methylrot-Mischindikator-Lösung *R*
Bromcresolpurpur *R*
Bromcresolpurpur-Lösung *R*
Bromcyan-Lösung *R*
Bromdesoxyuridin *R*
Bromelain *R*
Bromelain-Lösung *R*
Brommethoxynaphthalin *R*
Bromophos *R*
Bromophos-ethyl *R*
Bromphenolblau *R*
Bromphenolblau-Lösung *R*
Bromphenolblau-Lösung *R* 1
Bromphenolblau-Lösung *R* 2
Bromthymolblau *R*
Bromthymolblau-Lösung *R* 1
Bromthymolblau-Lösung *R* 2
Bromthymolblau-Lösung *R* 3
Bromthymolblau-Lösung *R* 4
Bromwasser *R*
Bromwasser *R* 1
Bromwasserstoffsäure 47 % *R*
Bromwasserstoffsäure 30 % *R*
Bromwasserstoffsäure, verdünnte *R*
Bromwasserstoffsäure, verdünnte *R* 1
Brucin *R*
i-Butan *R*
n-Butan *R*
Butanal *R*
Butan-1,4-diol *R*
1-Butanol *R*
2-Butanol *R* 1

tert-Butanol *R*
Butano-4-lacton *R*
Buttersäure *R*
Butylacetat *R*
Butylacetat *R* 1
Butylamin *R*
4-(Butylamino)benzoesäure *R*
Butyldihydroxyboran *R*
tert-Butylhydroperoxid *R*
Butyl-4-hydroxybenzoat *R*
Butylhydroxytoluol *R*
Butylmethacrylat *R*
tert-Butylmethylether *R*
tert-Butylmethylether *R* 1
2-Butyloctanol *R*

C

Cadmium *R*
Cadmiumnitrat-Tetrahydrat *R*
Caesiumchlorid *R*
Calciumacetat *R*
Calcium-bis(formylhomotaurin) *R*
Calciumcarbonat *R*
Calciumcarbonat *R* 1
Calciumchlorid *R*
Calciumchlorid *R* 1
Calciumchlorid, wasserfreies *R*
Calciumchlorid-Lösung *R*
Calciumchlorid-Lösung (0,025 mol·l^{-1}) *R*
Calciumchlorid-Lösung (0,02 mol·l^{-1}) *R*
Calciumchlorid-Lösung (0,01 mol·l^{-1}) *R*
Calciumdihydrogenphosphat-Monohydrat *R*
Calciumhydroxid *R*
Calciumhydroxid-Lösung *R*
Calciumlactat-Pentahydrat *R*
Calciumsulfat-Hemihydrat *R*
Calciumsulfat-Lösung *R*
Calconcarbonsäure *R*
Calconcarbonsäure-Verreibung *R*
Campesterol *R*
Camphen *R*
Campher *R*
(1*S*)-(+)-Campher-10-sulfonsäure *R*
Caprinalkohol *R*
ε-Caprolactam *R*
Capsaicin *R*
Carbazol *R*
Carbomer *R*
Carbophenothion *R*
5-Carboxyuracil *R*
Car-3-en *R*
Carminsäure *R*
Carvacrol *R*
Carveol *R*
(+)-Carvon *R*
(+)-Carvon *R* 1
(−)-Carvon *R*
β-Caryophyllen *R*
Caryophyllenoxid *R*
Casein *R*
Casticin *R*
Catalpol *R*

Catechin *R*
Cathinhydrochlorid *R*
Cellulose zur Chromatographie *R*
Cellulose zur Chromatographie *R* 1
Cellulose zur Chromatographie F$_{254}$ *R*
Cer(III)-nitrat *R*
Cer(IV)-sulfat *R*
Cetrimid *R*
Cetrimoniumbromid *R*
Cetylalkohol *R*
Cetylpyridiniumchlorid-Monohydrat *R*
Cetylstearylalkohol *R*
Chamazulen *R*
Chelerythrinchlorid *R*
Chinaldinrot *R*
Chinaldinrot-Lösung *R*
Chinhydron *R*
Chinidin *R*
Chinidinsulfat *R*
Chinin *R*
Chininhydrochlorid *R*
Chininsulfat *R*
3-Chinuclidinol *R*
Chloracetanilid *R*
Chloralhydrat *R*
Chloralhydrat-Lösung *R*
Chloramin T *R*
Chloramin-T-Lösung *R*
Chloramin-T-Lösung *R* 1
Chloramin-T-Lösung *R* 2
Chloranilin *R*
2-Chlorbenzoesäure *R*
4-Chlorbenzolsulfonamid *R*
5-Chlorchinolin-8-ol *R*
Chlordan *R*
2-Chlor-2-desoxy-D-glucose *R*
Chlordiazepoxid *R*
2-Chlor-*N*-(2,6-dimethylphenyl)acetamid *R*
Chloressigsäure *R*
2-Chlorethanol *R*
2-Chlorethanol-Lösung *R*
Chlorethylaminhydrochlorid *R*
Chlorfenvinphos *R*
3-Chlor-2-methylanilin *R*
2-Chlornicotinsäure *R*
Chlornitroanilin *R*
2-Chlor-5-nitrobenzoesäure *R*
Chlorobutanol *R*
Chloroform *R*
Chloroform, angesäuertes *R*
Chloroform, ethanolfreies *R*
(D)Chloroform *R*
Chlorogensäure *R*
Chlorothiazid *R*
Chlorphenol *R*
2-[2-(4-Chlorphenyl)acetyl]benzoesäure *R*
1-Chlorphthalazin *R*
3-Chlorpropan-1,2-diol *R*
Chlorpyriphos *R*
Chlorpyriphos-methyl *R*
4-Chlorresorcin *R*
Chlorsalicylsäure *R*
Chlortetracyclinhydrochlorid *R*
Chlortriethylaminhydrochlorid *R*

Chlortrimethylsilan *R*
5α-Cholestan *R*
Cholesterol *R*
Cholinchlorid *R*
Chondroitinase ABC *R*
Chondroitinase AC *R*
Choriongonadotropin *R*
Chrom(III)-acetylacetonat *R*
Chromazurol S *R*
Chrom(III)-chlorid-Hexahydrat *R*
Chrom(III)-kaliumsulfat *R*
Chromogensubstrat *R* 1
Chromogensubstrat *R* 2
Chromogensubstrat *R* 3
Chromogensubstrat *R* 4
Chromogensubstrat *R* 5
Chromotrop 2B *R*
Chromotrop-2B-Lösung *R*
Chromotropsäure-Natrium *R*
Chromotropsäure-Natrium-Lösung *R*
Chromotropsäure-Schwefelsäure-Lösung *R*
Chrom(VI)-oxid *R*
Chrysanthemin *R*
α-Chymotrypsin zur Peptidmustercharakterisierung *R*
Cimifugin *R*
Cinchonidin *R*
Cinchonin *R*
Cineol *R*
1,4-Cineol *R*
Cinnamamid *R*
Cinnamylacetat *R*
Citral *R*
Citronellal *R*
Citronellol *R*
Citronellylacetat *R*
Citronenöl *R*
Citronensäure, wasserfreie *R*
Citronensäure-Monohydrat *R*
Citropten *R*
Clobetasolpropionat *R*
Cobalt(II)-chlorid *R*
Cobalt(II)-nitrat *R*
Codein *R*
Codeinphosphat *R*
Coffein *R*
Convallatoxin *R*
Coomassie-Färbelösung *R*
Coomassie-Färbelösung *R* 1
Cortison *R*
Cortisonacetat *R*
Corydalin *R*
Costunolid *R*
Coumaphos *R*
m-Cresol *R*
o-Cresol *R*
p-Cresol *R*
m-Cresolpurpur *R*
m-Cresolpurpur-Lösung *R*
Cresolrot *R*
Cresolrot-Lösung *R*
Cumarin *R*
o-Cumarsäure *R*
Curcumin *R*
Curcuminoide *R*

Cyanessigsäure *R*
Cyanessigsäureethylester *R*
Cyanguanidin *R*
Cyanocobalamin *R*
Cyanopropylphenylen(6)methyl(94)polysiloxan *R*
Cyanopropyl(3)phenyl(3)methyl(94)polysiloxan *R*
Cyanopropyl(7)phenyl(7)methyl(86)polysiloxan *R*
Cyanopropyl(25)phenyl(25)methyl(50)polysiloxan *R*
Cyanopropylpolysiloxan *R*
Cyasteron *R*
α-Cyclodextrin *R*
β-Cyclodextrin *R*
β-Cyclodextrin zur Trennung chiraler Komponenten, modifiziertes *R*
β-Cyclodextrin zur Trennung chiraler Komponenten, modifiziertes *R* 1
Cyclohexan *R*
Cyclohexan *R* 1
1,2-Cyclohexandinitrilotetraessigsäure *R*
Cyclohexylamin *R*
Cyclohexylmethanol *R*
3-Cyclohexylpropansäure *R*
Cyhalothrin *R*
Cymarin *R*
p-Cymen *R*
Cynarin *R*
Cypermethrin *R*
L-Cystein *R*
Cysteinhydrochlorid *R*
L-Cystin *R*
Cytosin *R*

D

Daidzein *R*
Daidzin *R*
Dansylchlorid *R*
Dantron *R*
DC-Platte mit Aluminiumoxid G *R*
DC-Platte mit Cellulose *R*
DC-Platte mit Kieselgel *R*
DC-Platte mit Kieselgel F$_{254}$ *R*
DC-Platte mit Kieselgel G *R*
DC-Platte mit Kieselgel GF$_{254}$ *R*
DC-Platte mit Kieselgel zur Aminopolyetherprüfung *R*
DC-Platte mit octadecylsilyliertem Kieselgel *R*
DC-Platte mit octadecylsilyliertem Kieselgel F$_{254}$ *R*
DC-Platte mit octadecylsilyliertem Kieselgel zur Trennung chiraler Komponenten *R*
DC-Platte mit silanisiertem Kieselgel *R*
DC-Platte mit silanisiertem Kieselgel F$_{254}$ *R*
o,p'-DDD *R*
p,p'-DDD *R*
o,p'-DDE *R*
p,p'-DDE *R*
o,p'-DDT *R*
p,p'-DDT *R*
Decan *R*
Decanal *R*
Decanol *R*
Decansäure *R*
Decylalkohol *R*
Defluorhydroxy-PSMA-1007 *R*

Defluortrimethylaminium-PSMA-1007-trifluoracetat *R*
Dehydrocostuslacton *R*
Deltamethrin *R*
Demeclocyclinhydrochlorid *R*
Demethylflumazenil *R*
Demethylmisonidazol *R*
14-Desoxy-11,12-didehydroandrographolid *R*
4-Desoxypyridoxinhydrochlorid *R*
Desoxyribonukleinsäure, Natriumsalz *R*
2-Desoxy-D-ribose *R*
Desoxyuridin *R*
Dextran zur Chromatographie, quer vernetztes *R* 2
Dextran zur Chromatographie, quer vernetztes *R* 3
Dextranblau 2000 *R*
3,3'-Diaminobenzidin-tetrahydrochlorid *R*
1,2-Diamino-4,5-methylendioxy-benzol-dihydrochlorid *R*
1,3-Diaminopropan-2-on-dihydrochlorid-Monohydrat *R*
Diammonium-2,2'-azinobis(3-ethylbenzothiazolin-6-sulfonat) *R*
Diazinon *R*
Diazobenzolsulfonsäure-Lösung *R* 1
Dibrommethan *R*
Dibutylamin *R*
Dibutylammoniumphosphat-Lösung zur Ionenpaarbildung *R*
Dibutylether *R*
Dibutylphthalat *R*
Dicarboxidindihydrochlorid *R*
Dichlofenthion *R*
3,5-Dichloranilin *R*
2,4-Dichlorbenzoesäure *R*
Dichlorbenzol *R*
5,7-Dichlorchinolin-8-ol *R*
Dichlorchinonchlorimid *R*
2,3-Dichlor-5,6-dicyanbenzochinon *R*
(*S*)-3,5-Dichlor-2,6-dihydroxy-*N*-[(1-ethylpyrrolidin-2-yl)methyl]benzamid-hydrobromid *R*
Dichloressigsäure *R*
Dichloressigsäure-Reagenz *R*
Dichlorethan *R*
Dichlorfluorescein *R*
Dichlormethan *R*
Dichlormethan *R* 1
Dichlormethan, angesäuertes *R*
2,6-Dichlorphenol *R*
Dichlorphenolindophenol *R*
Dichlorphenolindophenol-Lösung, eingestellte *R*
Dichlorvos *R*
Dicyclohexyl *R*
Dicyclohexylamin *R*
Dicyclohexylharnstoff *R*
Didocosahexaenoin *R*
Didodecyl(3,3'-thiodipropionat) *R*
Dieldrin *R*
Diethanolamin *R*
1,1-Diethoxyethan *R*
Diethoxytetrahydrofuran *R*
Diethylamin *R*
Diethylamin *R* 1
Diethylaminoethyldextran *R*
N,N-Diethylanilin *R*
Diethylenglycol *R*
Diethylethylendiamin *R*

Beachten Sie den Hinweis auf „Allgemeine Monographien" zu Anfang des Bands auf Seite B

Ph. Eur. 10. Ausgabe, 7. Nachtrag

Diethylhexylphthalat *R*
Diethylphenylendiaminsulfat *R*
Diethylphenylendiaminsulfat-Lösung *R*
Diethylsulfon *R*
Diflubenzuron *R*
Digitonin *R*
Digitoxin *R*
Diglycin *R*
Digoxin *R*
Dihydrocapsaicin *R*
10,11-Dihydrocarbamazepin *R*
Dihydrocarvon *R*
2,4-Dihydroxybenzaldehyd *R*
2,5-Dihydroxybenzoesäure *R*
5,7-Dihydroxy-4-methylcumarin *R*
1,3-Dihydroxynaphthalin *R*
2,7-Dihydroxynaphthalin *R*
2,7-Dihydroxynaphthalin-Lösung *R*
5,7-Diiodchinolin-8-ol *R*
Diisobutylketon *R*
Diisopropylether *R*
N,N-Diisopropylethylamin *R*
N,N'-Diisopropylethylendiamin *R*
4,4'-Dimethoxybenzophenon *R*
3,4-Dimethoxy-L-phenylalanin *R*
Dimethoxypropan *R*
Dimethylacetamid *R*
Dimethylamin *R*
Dimethylamin-Lösung *R*
Dimethylaminobenzaldehyd *R*
Dimethylaminobenzaldehyd-Lösung *R* 1
Dimethylaminobenzaldehyd-Lösung *R* 2
Dimethylaminobenzaldehyd-Lösung *R* 6
Dimethylaminobenzaldehyd-Lösung *R* 7
Dimethylaminobenzaldehyd-Lösung *R* 8
Dimethylaminobenzaldehyd-Lösung *R* 9
Dimethylaminoethanol *R*
(2-Dimethylaminoethyl)methacrylat *R*
3-Dimethylaminophenol *R*
2-(Dimethylamino)thioacetamidhydrochlorid *R*
Dimethylaminozimtaldehyd *R*
Dimethylaminozimtaldehyd-Lösung *R*
N,N-Dimethylanilin *R*
2,3-Dimethylanilin *R*
2,6-Dimethylanilin *R*
2,6-Dimethylanilinhydrochlorid *R*
2,4-Dimethyl-6-*tert*-butylphenol *R*
Dimethylcarbonat *R*
Dimethyl-β-cyclodextrin *R*
Dimethyldecylamin *R*
1,1-Dimethylethylamin *R*
Dimethylformamid *R*
Dimethylformamiddiethylacetal *R*
N,N-Dimethylformamiddimethylacetal *R*
Dimethylglyoxim *R*
1,3-Dimethyl-2-imidazolidinon *R*
Dimethyloctylamin *R*
2,5-Dimethylphenol *R*
2,6-Dimethylphenol *R*
3,4-Dimethylphenol *R*
N,N-Dimethyl-L-phenylalanin *R*
Dimethylpiperazin *R*
Dimethylstearamid *R*
Dimethylsulfon *R*

Dimethylsulfoxid *R*
Dimethylsulfoxid *R* 1
Dimethylsulfoxid *R* 2
(D₆)Dimethylsulfoxid *R*
Dimeticon *R*
Dimidiumbromid *R*
Dimidiumbromid-Sulfanblau-Reagenz *R*
Dinatriumbicinchoninat *R*
Dinitrobenzoesäure *R*
Dinitrobenzoesäure-Lösung *R*
Dinitrobenzol *R*
Dinitrobenzol-Lösung *R*
Dinitrobenzoylchlorid *R*
Dinitrophenylhydrazin *R*
Dinitrophenylhydrazin-Reagenz *R*
Dinitrophenylhydrazin-Schwefelsäure *R*
Dinitrophenylhydrazinhydrochlorid-Lösung *R*
Dinonylphthalat *R*
Dioctadecyldisulfid *R*
Dioctadecyl(3,3'-thiodipropionat) *R*
Di-*n*-octylphthalat *R*
Diosgenin *R*
Dioxan *R*
Dioxan-Lösung *R*
Dioxan-Lösung *R* 1
Dioxan-Lösung *R* 2
Dioxaphosphan *R*
Diphenylamin *R*
Diphenylamin-Lösung *R*
Diphenylamin-Lösung *R* 1
Diphenylamin-Lösung *R* 2
Diphenylanthracen *R*
Diphenylbenzidin *R*
Diphenylboryloxyethylamin *R*
Diphenylcarbazid *R*
Diphenylcarbazid-Lösung *R*
Diphenylcarbazon *R*
2,2-Diphenylglycin *R*
1,2-Diphenylhydrazin *R*
Diphenylmethanol *R*
Diphenyloxazol *R*
Diphenylphenylenoxid-Polymer *R*
2,2'-Dipyridylamin *R*
Distickstoffmonoxid *R*
Ditalimphos *R*
5,5'-Dithiobis(2-nitrobenzoesäure) *R*
Dithioerythritol *R*
Dithiol *R*
Dithiol-Reagenz *R*
Dithiothreitol *R*
Dithizon *R*
Dithizon *R* 1
Dithizon-Lösung *R*
Docosahexaensäuremethylester *R*
Docusat-Natrium *R*
Dodecyltrimethylammoniumbromid *R*
D-Dopa *R*
Dotriacontan *R*
Doxycyclin *R*
Dragendorffs Reagenz *R*
Dragendorffs Reagenz *R* 1
Dragendorffs Reagenz *R* 2
Dragendorffs Reagenz *R* 3
Dragendorffs Reagenz *R* 4

Die „Allgemeinen Vorschriften" gelten für alle Monographien und sonstigen Texte

Dragendorffs Reagenz R 5
Dragendorffs Reagenz, verdünntes R

E

β-Ecdysteron R
Echimidin R
Echimidin-N-oxid R
Echinacosid R
Echtblausalz B R
Echtblausalz-B-Lösung R
Echtrotsalz B R
Edotreotid R
Eisen R
Eisen(III)-chlorid R
Eisen(III)-chlorid-Lösung R 1
Eisen(III)-chlorid-Lösung R 2
Eisen(III)-chlorid-Lösung R 3
Eisen(III)-chlorid-Hexacyanoferrat(III)-Arsenit-Reagenz R
Eisen(III)-chlorid-Kaliumperiodat-Lösung R
Eisen(III)-chlorid-Sulfaminsäure-Reagenz R
Eisen(III)-nitrat R
Eisen(III)-salicylat-Lösung R
Eisen(II)-sulfat R
Eisen(II)-sulfat-Lösung R 2
Eisen(III)-sulfat R
Eisen(III)-sulfat-Lösung R
Eisen(III)-sulfat-Pentahydrat R
Elektrolyt-Reagenz zur Mikrobestimmung von Wasser R
Emodin R
Endoprotease LysC R
α-Endosulfan R
β-Endosulfan R
Endrin R
Entfärberlösung R
Entwicklerlösung R
(−)-Epicatechin R
(−)-Epigallocatechin-3-O-gallat R
Epilactose R
Epinephrin R
Eriochromschwarz T R
Eriochromschwarz-T-Verreibung R
Eriochromschwarz-T-Verreibung R 1
Erucamid R
Erucifolin R
Erucifolin-N-oxid R
Erythritol R
Erythrozyten-Suspension vom Kaninchen R
Essigsäure R
Essigsäure 99 % R
Essigsäure, verdünnte R
Essigsäure, verdünnte R 1
Essigsäure, wasserfreie R
(D_4)Essigsäure R
Estradiol R
17α-Estradiol R
Estragol R
Ethan R
Ethanol x % R
Ethanol 96 % R
Ethanol 96 %, aldehydfreies R

Ethanol, wasserfreies R
Ethanol, wasserfreies R 1
Ether R
Ether, peroxidfreier R
Ethion R
Ethoxychrysoidinhydrochlorid R
Ethoxychrysoidinhydrochlorid-Lösung R
Ethylacetat R
Ethylacetat R 1
Ethylacetat-Sulfaminsäure-Reagenz R
Ethylacrylat R
4-[(Ethylamino)methyl]pyridin R
Ethylbenzoat R
Ethylbenzol R
Ethylbenzolsulfonat R
Ethyl-5-bromvalerat R
Ethylclorazepat R
Ethylendiamin R
(Ethylendinitrilo)tetraessigsäure R
Ethylenglycol R
Ethylenglycolmonododecylether R
Ethylenglycolmonoethylether R
Ethylenglycolmonomethylether R
Ethylenoxid R
Ethylenoxid-Lösung R
Ethylenoxid-Lösung R 1
Ethylenoxid-Lösung R 2
Ethylenoxid-Lösung R 3
Ethylenoxid-Lösung R 4
Ethylenoxid-Stammlösung R
Ethylenoxid-Stammlösung R 1
Ethylenoxid-Stammlösung R 2
Ethylformiat R
Ethylhexandiol R
2-Ethylhexansäure R
Ethyl-4-hydroxybenzoat R
Ethylmaleinimid R
Ethylmethansulfonat R
2-Ethyl-2-methylbernsteinsäure R
Ethylmethylketon R
2-Ethylpyridin R
Ethyltoluolsulfonat R
Ethylvinylbenzol-Divinylbenzol-Copolymer R
Eugenol R
Euglobulin vom Menschen R
Euglobulin vom Rind R
Europinhydrochlorid R
Europin-N-oxid R
Evodiamin R
Extraktionsharz R

F

Faktor-V-Mangelplasmasubstrat R
Faktor-VII-Mangelplasma R
Fargesin R
(E,E)-Farnesol R
Fehling'sche Lösung R
Fehling'sche Lösung R 2
Fehling'sche Lösung R 3
Fehling'sche Lösung R 4
Fenchlorphos R
Fenchon R

Fenvalerat *R*
Ferrocyphen *R*
Ferroin-Lösung *R*
Ferulasäure *R*
Fibrinblau *R*
Fibrinogen *R*
Fixierlösung *R*
Fixierlösung zur IEF auf Polyacrylamidgel *R*
Flufenaminsäure *R*
Flumazenil *R*
Flunitrazepam *R*
Fluorcholinchlorid *R*
2-Fluor-2-desoxy-D-glucose *R*
2-Fluor-2-desoxy-D-mannose *R*
Fluordinitrobenzol *R*
1-Fluor-2,4-dinitrophenyl-5-L-alaninamid *R*
Fluoren *R*
(9-Fluorenyl)methylchlorformiat *R*
Fluorescamin *R*
Fluorescein *R*
Fluorescein-Natrium *R*
Fluorethyl(2-hydroxyethyl)dimethylammoniumchlorid *R*
Fluorethyl-D-tyrosinhydrochlorid *R*
Fluorethyl-L-tyrosinhydrochlorid *R*
Fluormisonidazol *R*
1-Fluor-2-nitro-4-(trifluormethyl)benzol *R*
DL-6-Fluorodopahydrochlorid *R*
6-Fluorolevodopahydrochlorid *R*
Flusssäure *R*
Folsäure *R*
Formaldehyd-Lösung *R*
Formaldehyd-Lösung *R* 1
Formaldehyd-Schwefelsäure *R*
Formamid *R*
Formamid *R* 1
Formamid-Sulfaminsäure-Reagenz *R*
Forsythosid A *R*
Fructose *R*
Fuchsin *R*
Fucose *R*
Fumarsäure *R*
Furfural *R*

G

Gadoliniumchlorid-Hexahydrat *R*
Gadoliniumsulfat-Octahydrat *R*
Galactose *R*
1,6-Galactosylgalactose *R*
Galacturonsäure *R*
(^{68}Ga)Galliumchlorid-Lösung *R*
Galliumedotreotid *R*
Gallium-PSMA-11 *R*
Gallussäure *R*
Ganoderinsäure A *R*
Gastrodin *R*
Gelatine *R*
Gelatine, hydrolysierte *R*
Geniposid *R*
Geraniol *R*
Geranylacetat *R*
Gewebefaktor-vom-Menschen-Lösung *R*

Ginsenosid Rb1 *R*
Ginsenosid Re *R*
Ginsenosid Rf *R*
Ginsenosid Rg1 *R*
Ginsenosid Rg2 *R*
Ginsenosid Ro *R*
Gitoxin *R*
D-Glucosaminhydrochlorid *R*
Glucose *R*
D-Glucuronsäure *R*
L-Glutamin *R*
Glutaminsäure *R*
L-γ-Glutamyl-L-cystein *R*
Glutamyl-Endopeptidase zur Peptidmustercharakterisierung *R*
Glutaraldehyd *R*
Glutarsäure *R*
L-Glutathion, oxidiertes *R*
Glycerol *R*
Glycerol *R* 1
Glycerol 85 % *R*
Glycerol 85 % *R* 1
Glycerol-1-decanoat *R*
Glycerol-1-octanoat *R*
Glycidol *R*
Glycin *R*
Glycinanhydrid *R*
Glycolsäure *R*
Glycyrrhetinsäure *R*
18α-Glycyrrhetinsäure *R*
Glyoxal-Lösung *R*
Glyoxalbishydroxyanil *R*
Gramin *R*
Guajacol *R*
Guajakharz *R*
Guajazulen *R*
Guanidinhydrochlorid *R*
Guanin *R*
Gummi, Arabisches *R*
Gummi-Lösung, Arabisches- *R*

H

Hämoglobin *R*
Hämoglobin-Lösung *R*
Hamamelitannin *R*
Harnstoff *R*
Harpagid *R*
Harpagosid *R*
Hederacosid C *R*
Hederagenin *R*
α-Hederin *R*
Heliotrin *R*
Heliotrin-*N*-oxid *R*
Helium zur Chromatographie *R*
Heparin *R*
Heparinase I *R*
Heparinase II *R*
Heparinase III *R*
HEPES *R*
Heptachlor *R*
Heptachlorepoxid *R*
Heptafluorbuttersäure *R*

Heptafluor-*N*-methyl-*N*-(trimethylsilyl)butanamid *R*
Heptan *R*
Hesperidin *R*
Hexachlorbenzol *R*
α-Hexachlorcyclohexan *R*
β-Hexachlorcyclohexan *R*
δ-Hexachlorcyclohexan *R*
Hexachloroplatin(IV)-säure *R*
Hexacosan *R*
Hexadimethrinbromid *R*
1,1,1,3,3,3-Hexafluorpropan-2-ol *R*
Hexamethyldisilazan *R*
Hexan *R*
Hexansäure *R*
Hexylamin *R*
Hibifolin *R*
Hippursäure *R*
Histamin-Lösung *R*
Histamindihydrochlorid *R*
Histidin *R*
Histidinmonohydrochlorid *R*
Holmiumoxid *R*
Holmiumperchlorat-Lösung *R*
DL-Homocystein *R*
L-Homocysteinthiolactonhydrochlorid *R*
Homoorientin *R*
Honokiol *R*
Hydrastinhydrochlorid *R*
Hydrazin *R*
Hydrazindihydrochlorid *R*
Hydrazinsulfat *R*
Hydrochinon *R*
Hydrochinon-Lösung *R*
Hydrocortisonacetat *R*
4′-Hydroxyacetophenon *R*
4-Hydroxybenzhydrazid *R*
2-Hydroxybenzimidazol *R*
4-Hydroxybenzoesäure *R*
Hydroxychinolin *R*
4-Hydroxycumarin *R*
6-Hydroxydopa *R*
4-Hydroxyisophthalsäure *R*
Hydroxylamin-Lösung, alkalische *R*
Hydroxylamin-Lösung, alkalische *R* 1
Hydroxylaminhydrochlorid *R*
Hydroxylaminhydrochlorid-Lösung *R* 2
Hydroxylaminhydrochlorid-Lösung, ethanolische *R*
Hydroxymethylfurfural *R*
Hydroxynaphtholblau *R*
2-Hydroxypropylbetadex zur Chromatographie *R*
Hydroxypropyl-β-cyclodextrin *R*
12-Hydroxystearinsäure *R*
Hydroxyuracil *R*
Hyoscyaminsulfat *R*
Hypericin *R*
Hyperosid *R*
Hypophosphit-Reagenz *R*

I

Ibuprofen *R*
Imidazol *R*
Iminobibenzyl *R*
Iminodiessigsäure *R*
Imipraminhydrochlorid *R*
Imperatorin *R*
2-Indanaminhydrochlorid *R*
Indigo *R*
Indigocarmin *R*
Indigocarmin-Lösung *R*
Indigocarmin-Lösung *R* 1
Indirubin *R*
Indometacin *R*
Inosin *R*
myo-Inositol *R*
Intermedin *R*
Intermedin-*N*-oxid *R*
Iod *R*
Iod-Chloroform *R*
Iod-Lösung *R*
Iod-Lösung *R* 1
Iod-Lösung *R* 2
Iod-Lösung *R* 3
Iod-Lösung *R* 4
Iod-Lösung *R* 5
Iod-Lösung, ethanolische *R*
Iodacetamid *R*
2-Iodbenzoesäure *R*
3-Iodbenzylammoniumchlorid *R*
Iodessigsäure *R*
Iodethan *R*
2-Iodhippursäure *R*
Iodmonobromid *R*
Iodmonobromid-Lösung *R*
Iodmonochlorid *R*
Iodmonochlorid-Lösung *R*
Iod(V)-oxid, gekörntes *R*
Iodplatin-Reagenz *R*
Iodplatin-Reagenz *R* 1
Iod-123- und Ruthenium-106-Spikelösung *R*
Ioduracil *R*
Iodwasserstoffsäure *R*
Ionenaustauscher zur hydrophoben Interaktionschromatographie *R*
Ionenaustauscher zur Chromatographie *R*
Ionenaustauscher zur Umkehrphasen-Chromatographie *R*
Irisflorentin *R*
Isatin *R*
Isatin-Reagenz *R*
Isoamylalkohol *R*
Isoamylbenzoat *R*
Isoandrosteron *R*
N-Isobutyldodecatetraenamid *R*
N-Isobutyldodecatetraenamid-Lösung *R*
Isobutylmethylketon *R*
Isobutylmethylketon *R* 1
Isobutylmethylketon *R* 3
Isobutylmethylketon, wassergesättigtes *R*
Isodrin *R*
Isoeugenol *R*
Isoimperatorin *R*
Isoleucin *R*
Isomalt *R*
Isomaltitol *R*
Isomenthol *R*
(+)-Isomenthon *R*

Isomethyleugenol *R*
Isonicotinamid *R*
Isonicotinsäure *R*
Isopropylamin *R*
Isopropyliodid *R*
Isopropylmethansulfonat *R*
Isopropylmyristat *R*
4-Isopropylphenol *R*
Isopropyltoluolsulfonat *R*
Isopulegol *R*
Isoquercitrin *R*
Isoquercitrosid *R*
Isorhamnetin-3-*O*-neohesperidosid *R*
Isorhamnetin-3-*O*-rutinosid *R*
Isorhynchophyllin *R*
Isosilibinin *R*
Isovitexin *R*

J

Jacobin *R*
Jacobin-*N*-oxid *R*
Johannisbrotkernmehl *R*

K

Kämpferol *R*
Kaffeesäure *R*
Kaliumacetat *R*
Kaliumantimonoxidtartrat *R*
Kaliumbromat *R*
Kaliumbromid *R*
Kaliumcarbonat *R*
Kaliumchlorat *R*
Kaliumchlorid *R*
Kaliumchlorid-Lösung (0,1 mol·l^{-1}) *R*
Kaliumchromat *R*
Kaliumchromat-Lösung *R*
Kaliumcitrat *R*
Kaliumcyanid *R*
Kaliumcyanid-Lösung *R*
Kaliumcyanid-Lösung, bleifreie *R*
Kaliumdichromat *R*
Kaliumdichromat-Lösung *R*
Kaliumdichromat-Lösung *R* 1
Kaliumdihydrogenphosphat *R*
Kaliumdihydrogenphosphat-Lösung (0,2 mol·l^{-1}) *R*
Kaliumfluorid *R*
Kaliumhexacyanoferrat(II) *R*
Kaliumhexacyanoferrat(II)-Lösung *R*
Kaliumhexacyanoferrat(III) *R*
Kaliumhexacyanoferrat(III)-Lösung *R*
Kaliumhexahydroxoantimonat(V) *R*
Kaliumhexahydroxoantimonat(V)-Lösung *R*
Kaliumhexahydroxoantimonat(V)-Lösung *R* 1
Kaliumhydrogencarbonat *R*
Kaliumhydrogencarbonat-Lösung, methanolische, gesättigte *R*
Kaliumhydrogenphthalat *R*
Kaliumhydrogenphthalat-Lösung (0,2 mol·l^{-1}) *R*
Kaliumhydrogensulfat *R*
Kaliumhydrogentartrat *R*

Kaliumhydroxid *R*
Kaliumhydroxid-Lösung, ethanolische *R*
Kaliumhydroxid-Lösung, ethanolische *R* 1
Kaliumhydroxid-Lösung (2 mol·l^{-1}), ethanolische *R*
Kaliumhydroxid-Lösung (0,5 mol·l^{-1}) in Ethanol 10 % *R*
Kaliumiodat *R*
Kaliumiodid *R*
Kaliumiodid-Lösung *R*
Kaliumiodid-Lösung, gesättigte *R*
Kaliumiodid-Lösung, iodierte *R* 1
Kaliumiodid-Stärke-Lösung *R*
Kaliummonohydrogenphosphat *R*
Kaliummonohydrogenphosphat-Trihydrat *R*
Kaliumnatriumtartrat *R*
Kaliumnitrat *R*
Kaliumperiodat *R*
Kaliumpermanganat *R*
Kaliumpermanganat-Lösung *R*
Kaliumpermanganat-Phosphorsäure *R*
Kaliumperrhenat *R*
Kaliumpersulfat *R*
Kaliumphosphat-Trihydrat *R*
Kaliumplumbit-Lösung *R*
Kaliumsulfat *R*
Kalium-4-sulfobenzoat *R*
Kaliumtartrat *R*
Kaliumtetraoxalat *R*
Kaliumthiocyanat *R*
Kaliumthiocyanat-Lösung *R*
Kaolin, leichtes *R*
Kationenaustauscher *R*
Kationenaustauscher *R* 1
Kationenaustauscher *R* 2
Kationenaustauscher, schwacher *R*
Kationenaustauscher, schwach saurer *R*
Kationenaustauscher, starker *R*
Kationenaustauscher, stark saurer *R*
Kationenaustauscher, Calciumsalz, stark saurer *R*
Kationenaustauscher, Natriumsalz, stark saurer *R*
11-Keto-β-boswelliasäure *R*
Kieselgel AGP zur Trennung chiraler Komponenten *R*
Kieselgel BC zur Trennung chiraler Komponenten *R*
Kieselgel G *R*
Kieselgel GF$_{254}$ *R*
Kieselgel H *R*
Kieselgel H, silanisiertes *R*
Kieselgel HF$_{254}$ *R*
Kieselgel HF$_{254}$, silanisiertes *R*
Kieselgel (Kronenether) zur Trennung chiraler Komponenten *R*
Kieselgel-Amylosederivat zur Chromatographie *R*
Kieselgel-Amylosederivat zur Trennung chiraler Komponenten *R*
Kieselgel-Anionenaustauscher zur Chromatographie *R*
Kieselgel-beta-Cyclodextrin-Derivat zur Trennung chiraler Komponenten *R*
Kieselgel-β-Cyclodextrin-Derivat zur Trennung chiraler Komponenten *R*
Kieselgel-Cellulosederivat zur Trennung chiraler Komponenten *R*
Kieselgel-Kationenaustauscher zur Chromatographie, stark saurer *R*

Kieselgel-Proteinderivat zur Trennung chiraler Komponenten *R*

Kieselgel mit π-Akzeptor/π-Donator-Komplex zur Trennung chiraler Komponenten *R*

Kieselgel mit saurem α1-Glycoprotein zur Trennung chiraler Komponenten *R*

Kieselgel vom Harnstoff-Typ zur Trennung chiraler Komponenten *R*

Kieselgel zur Ausschlusschromatographie *R*

Kieselgel zur Chromatographie *R*

Kieselgel zur Chromatographie, amidoalkylsilyliertes *R*

Kieselgel zur Chromatographie, amidohexadecylsilyliertes *R*

Kieselgel zur Chromatographie, amidohexadecylsilyliertes, nachsilanisiertes *R*

Kieselgel zur Chromatographie, aminopropylmethylsilyliertes *R*

Kieselgel zur Chromatographie, aminopropylsilyliertes *R*

Kieselgel zur Chromatographie, aminopropylsilyliertes *R* 1

Kieselgel zur Trennung chiraler Komponenten, belegt mit Albumin vom Menschen *R*

Kieselgel zur Chromatographie, butylsilyliertes *R*

Kieselgel zur Chromatographie, butylsilyliertes, nachsilanisiertes *R*

Kieselgel zur Chromatographie, carbamoylsilyliertes *R*

Kieselgel zur Chromatographie, cyanopropylsilyliertes *R*

Kieselgel zur Chromatographie, cyanopropylsilyliertes *R* 1

Kieselgel zur Chromatographie, cyanopropylsilyliertes, nachsilanisiertes, desaktiviertes *R*

Kieselgel zur Chromatographie, cyanosilyliertes *R*

Kieselgel zur Chromatographie, cyanosilyliertes, nachsilanisiertes *R*

Kieselgel zur Chromatographie, cyanosilyliertes, nachsilanisiertes, desaktiviertes *R*

Kieselgel zur Chromatographie, dihydroxypropylsilyliertes *R*

Kieselgel zur Chromatographie, diisobutyloctadecylsilyliertes *R*

Kieselgel zur Chromatographie, diisopropylcyanosilyliertes *R*

Kieselgel zur Chromatographie, 4-dimethylaminobenzylcarbamidsilyliertes *R*

Kieselgel zur Chromatographie, dimethyloctadecylsilyliertes *R*

Kieselgel zur Chromatographie, Diol, mit stark wässrigen mobilen Phasen kompatibles, octadecylsilyliertes, nachsilanisiertes *R*

Kieselgel zur Chromatographie, dodecylsilyliertes, nachsilanisiertes *R*

Kieselgel zur Chromatographie, hexadecanoylamidopropylsilyliertes, nachsilanisiertes *R*

Kieselgel zur Chromatographie, hexadecylamidylsilyliertes *R*

Kieselgel zur Chromatographie, hexadecylamidylsilyliertes, nachsilanisiertes *R*

Kieselgel zur Chromatographie, hexylsilyliertes *R*

Kieselgel zur Chromatographie, hexylsilyliertes, nachsilanisiertes *R*

Kieselgel zur Chromatographie (Hybridmaterial) mit eingebetteten polaren Gruppen, octadecylsilyliertes, ethanverbrücktes, nachsilanisiertes *R*

Kieselgel zur Chromatographie (Hybridmaterial), mit geladener Oberfläche, phenylhexylsilyliertes, ethanverbrücktes, nachsilanisiertes *R*

Kieselgel zur Chromatographie (Hybridmaterial) mit geladener Oberfläche, octadecylsilyliertes, ethanverbrücktes, nachsilanisiertes *R*

Kieselgel zur Chromatographie (Hybridmaterial), octadecylsilyliertes, ethanverbrücktes, nachsilanisiertes *R*

Kieselgel zur Chromatographie (Hybridmaterial), octylsilyliertes, ethanverbrücktes, nachsilanisiertes *R*

Kieselgel zur Chromatographie (Hybridmaterial), phenylsilyliertes, ethanverbrücktes, nachsilanisiertes *R*

Kieselgel zur Chromatographie, hydrophiles *R*

Kieselgel zur Chromatographie hydroxypropylsilyliertes *R*

Kieselgel zur Chromatographie mit eingebetteten polaren Gruppen, octadecylsilyliertes, nachsilanisiertes *R*

Kieselgel zur Chromatographie mit eingebetteten polaren Gruppen, octadecylsilyliertes, verkapseltes *R*

Kieselgel zur Chromatographie mit eingebetteten polaren Gruppen, octylsilyliertes, nachsilanisiertes *R*

Kieselgel zur Chromatographie mit erweitertem pH-Bereich, octadecylsilyliertes, nachsilanisiertes *R*

Kieselgel zur Chromatographie mit festem Kern, alkylsilyliertes, nachsilanisiertes *R*

Kieselgel zur Chromatographie mit festem Kern, octadecylsilyliertes *R*

Kieselgel zur Chromatographie mit festem Kern, octylsilyliertes *R*

Kieselgel zur Chromatographie mit festem Kern, octadecylsilyliertes, nachsilanisiertes *R*

Kieselgel zur Chromatographie mit festem Kern, octylsilyliertes, nachsilanisiertes *R*

Kieselgel zur Chromatographie mit festem Kern, pentafluorphenylpropylsilyliertes, nachsilanisiertes *R*

Kieselgel zur Chromatographie mit festem Kern, phenylhexylsilyliertes, nachsilanisiertes *R*

Kieselgel zur Chromatographie, mit zu 100 Prozent wässrigen mobilen Phasen kompatibles, octadecylsilyliertes *R*

Kieselgel zur Chromatographie, mit zu 100 Prozent wässrigen mobilen Phasen kompatibles, octadecylsilyliertes, nachsilanisiertes *R*

Kieselgel zur Chromatographie, 4-nitrophenylcarbamidsilyliertes *R*

Kieselgel zur Chromatographie, octadecanoylamidopropylsilyliertes *R*

Kieselgel zur Chromatographie, octadecylphenylsilyliertes, nachsilanisiertes *R*

Kieselgel zur Chromatographie, octadecylsilyliertes *R*

Kieselgel zur Chromatographie, octadecylsilyliertes *R* 1

Kieselgel zur Chromatographie, octadecylsilyliertes *R* 2

Kieselgel zur Chromatographie, octadecylsilyliertes, desaktiviertes *R*

Kieselgel zur Chromatographie, octadecylsilyliertes, extra dichtes, nachsilanisiertes *R*
Kieselgel zur Chromatographie, octadecylsilyliertes, monolithisches, nachsilanisiertes *R*
Kieselgel zur Chromatographie, octadecylsilyliertes, nachsilanisiertes *R*
Kieselgel zur Chromatographie, octadecylsilyliertes, nachsilanisiertes *R* 1
Kieselgel zur Chromatographie, octadecylsilyliertes, nachsilanisiertes, desaktiviertes *R*
Kieselgel zur Chromatographie, octadecylsilyliertes, nachsilanisiertes, desaktiviertes *R* 1
Kieselgel zur Chromatographie, octadecylsilyliertes, polar nachsilanisiertes *R*
Kieselgel zur Chromatographie, octadecylsilyliertes, quer vernetztes, nachsilanisiertes *R*
Kieselgel zur Chromatographie, octadecylsilyliertes, zur Trennung von polycyclischen aromatischen Kohlenwasserstoffen *R*
Kieselgel zur Chromatographie, octylsilyliertes *R*
Kieselgel zur Chromatographie, octylsilyliertes *R* 1
Kieselgel zur Chromatographie, octylsilyliertes *R* 2
Kieselgel zur Chromatographie, octylsilyliertes *R* 3
Kieselgel zur Chromatographie, octylsilyliertes, desaktiviertes *R*
Kieselgel zur Chromatographie, octylsilyliertes, extra dichtes, nachsilanisiertes *R*
Kieselgel zur Chromatographie, octylsilyliertes, nachsilanisiertes *R*
Kieselgel zur Chromatographie, octylsilyliertes, nachsilanisiertes, desaktiviertes *R*
Kieselgel zur Chromatographie, oxypropionitrilsilyliertes *R*
Kieselgel zur Chromatographie, phenylhexylsilyliertes *R*
Kieselgel zur Chromatographie, phenylhexylsilyliertes, nachsilanisiertes *R*
Kieselgel zur Chromatographie, phenylsilyliertes *R*
Kieselgel zur Chromatographie, phenylsilyliertes, extra dichtes, nachsilanisiertes *R*
Kieselgel zur Chromatographie, phenylsilyliertes, nachsilanisiertes *R*
Kieselgel zur Chromatographie, phenylsilyliertes, nachsilanisiertes, desaktiviertes *R*
Kieselgel zur Chromatographie, poröses *R*
Kieselgel zur Chromatographie, propoxyphenyliertes, nachsilanisiertes *R*
Kieselgel zur Chromatographie, propylsilyliertes *R*
Kieselgel zur Chromatographie, trimethylsilyliertes *R*
Kieselgel zur Chromatographie zur Verwendung mit stark wässrigen mobilen Phasen, alkyliertes *R*
Kieselgel zur Chromatographie zur Verwendung mit stark wässrigen mobilen Phasen, alkyliertes, nachsilanisiertes *R*
Kieselgel zur Trennung chiraler Komponenten, belegt mit L-Penicillamin *R*
Kieselgel zur Trennung chiraler Komponenten, vancomycingebundenes *R*
Kieselgur *R*
Kieselgur G *R*
Kieselgur-Filtrierhilfsmittel *R*
Kieselgur zur Gaschromatographie *R*
Kieselgur zur Gaschromatographie, silanisierte *R*
Kohlendioxid *R*
Kohlendioxid *R* 1
Kohlendioxid *R* 2
Kohlenmonoxid *R*
Kohlenmonoxid *R* 1
Kohlenwasserstoffe zur Gaschromatographie *R*
Kongorot *R*
Kongorot-Fibrin *R*
Kongorot-Lösung *R*
Kongorot-Papier *R*
Konzentrische Säule für die Gaschromatographie *R*
Kristallviolett *R*
Kristallviolett-Lösung *R*
Kupfer *R*
Kupfer(II)-acetat *R*
Kupfer(II)-chlorid *R*
Kupfer(II)-citrat-Lösung *R*
Kupfer(II)-citrat-Lösung *R* 1
Kupferedetat-Lösung *R*
Kupfer(II)-Ethylendiaminhydroxid-Lösung *R*
Kupfer(II)-nitrat *R*
Kupfer(II)-sulfat, wasserfreies *R*
Kupfer(II)-sulfat-Pentahydrat *R*
Kupfer(II)-sulfat-Lösung *R*
Kupfer(II)-sulfat-Lösung *R* 1
Kupfer(II)-tetrammin-Reagenz *R*

L

Lackmus *R*
Lackmuspapier, blaues *R*
Lackmuspapier, rotes *R*
Lactobionsäure *R*
Lactose-Monohydrat *R*
α-Lactose-Monohydrat *R*
β-Lactose *R*
Lactulose *R*
Lanatosid C *R*
Lanthan(III)-chlorid-Lösung *R*
Lanthan(III)-chlorid-Heptahydrat *R*
Lanthannitrat *R*
Lanthannitrat-Lösung *R*
Lanthan(III)-oxid *R*
Lasiocarpin *R*
Lasiocarpin-*N*-oxid *R*
Laurinsäure *R*
Laurylalkohol *R*
Lavandulol *R*
Lavandulylacetat *R*
Leiocarposid *R*
Leucin *R*
Levodopa *R*
Levomenol *R*
(Z)-Ligustilid *R*
Limonen *R*
Linalool *R*
Linalylacetat *R*
Lindan *R*
Linolensäure *R*
Linolenylalkohol *R*
Linoleylalkohol *R*
Linolsäure *R*
Linsidominhydrochlorid *R*
Lithium *R*

Lithiumcarbonat *R*
Lithiumchlorid *R*
Lithiumhydroxid *R*
Lithiummetaborat, wasserfreies *R*
Lithiumsulfat *R*
Lithiumtrifluormethansulfonat *R*
Lösung zur DC-Eignungsprüfung *R*
Lösungen zur Papierchromatographie-Eignungsprüfung *R*
Loganin *R*
Longifolen *R*
Luft, kohlenwasserstofffreie *R*
Lumiflavin *R*
Luteolin *R*
Luteolin-7-glucosid *R*
Lutetiumchlorid-Hexahydrat *R*
Lycopsamin *R*
Lycopsamin-*N*-oxid *R*
Lysinhydrochlorid *R*
Lysyl-Endopeptidase *R*

M

Macrogol 200 *R*
Macrogol 200 *R* 1
Macrogol 300 *R*
Macrogol 400 *R*
Macrogol 600 *R*
Macrogol 1000 *R*
Macrogol 1500 *R*
Macrogol 4000 *R*
Macrogol 6000 *R*
Macrogol 20 000 *R*
Macrogol, desaktiviertes *R*
Macrogol, polar desaktiviertes *R*
Macrogoladipat *R*
Macrogolcetylstearylether *R*
Macrogol-23-laurylether *R*
Macrogol-20 000-nitroterephthalat *R*
Macrogolsuccinat *R*
Magensaft, künstlicher *R*
Magnesium *R*
Magnesiumacetat *R*
Magnesiumchlorid *R*
Magnesiumnitrat *R*
Magnesiumnitrat-Lösung *R*
Magnesiumoxid *R*
Magnesiumoxid *R* 1
Magnesiumoxid, schweres *R*
Magnesiumsilicat zur Pestizid-Rückstandsanalyse *R*
Magnesiumsulfat *R*
Magnolin *R*
Magnolol *R*
Maisöl *R*
Makisteron A *R*
Malachitgrün *R*
Malachitgrün-Lösung *R*
Malathion *R*
Maleinsäure *R*
Maleinsäureanhydrid *R*
Maleinsäureanhydrid-Lösung *R*
Maltitol *R*
Maltol *R*

Maltose-Monohydrat *R*
Maltotriose *R*
Mandelsäure *R*
Mangan-Silber-Papier *R*
Mangan(II)-sulfat *R*
Mannitol *R*
Mannose *R*
Marrubiin *R*
Mayers Reagenz *R*
Meclozindihydrochlorid *R*
Medronsäure *R*
Melamin *R*
Menadion *R*
Menthofuran *R*
Menthol *R*
Menthon *R*
Menthylacetat *R*
2-Mercaptobenzimidazol *R*
2-Mercaptoethanol *R*
Mercaptopurin-Monohydrat *R*
Mesalazin *R*
Mesityloxid *R*
Metanilgelb *R*
Metanilgelb-Lösung *R*
Methacrylsäure *R*
Methan *R*
Methan *R* 1
Methanol *R*
Methanol *R* 1
Methanol *R* 2
Methanol *R* 3
Methanol, aldehydfreies *R*
Methanol, wasserfreies *R*
(D_4)Methanol *R*
Methansulfonsäure *R*
Methansulfonylchlorid *R*
Methenamin *R*
L-Methionin *R*
Methionin, racemisches *R*
L-Methioninsulfoxid *R*
(*RS*)-Methotrexat *R*
Methoxychlor *R*
(1*RS*)-1-(6-Methoxynaphthalin-2-yl)ethanol *R*
1-(6-Methoxynaphthalin-2-yl)ethanon *R*
6-Methoxy-2-naphthoesäure *R*
Methoxyphenylessigsäure *R*
Methoxyphenylessigsäure-Reagenz *R*
3-Methoxy-L-tyrosin *R*
trans-2-Methoxyzimtaldehyd *R*
Methylacetat *R*
Methyl(4-acetylbenzoat) *R*
Methyl(4-acetylbenzoat)-Reagenz *R*
Methylacrylat *R*
Methylal *R*
Methylaminhydrochlorid *R*
Methyl(4-aminobenzoat) *R*
4-(Methylamino)phenolsulfat *R*
3-(Methylamino)-1-phenylpropan-1-ol *R*
Methylanthranilat *R*
Methylarachidat *R*
Methylbehenat *R*
Methylbenzoat *R*
Methyl(benzolsulfonat) *R*
Methylbenzothiazolonhydrazonhydrochlorid *R*

(R)-(+)-α-Methylbenzylisocyanat R
(S)-(−)-α-Methylbenzylisocyanat R
2-Methylbutan R
2-Methylbut-2-en R
Methyl-4-(butylamino)benzoat R
Methylcaprat R
Methylcaproat R
Methylcaprylat R
Methylcellulose 450 R
Methylcinnamat R
Methylcyclohexan R
Methyldecanoat R
Methyldopa, racemisches R
3-O-Methyldopaminhydrochlorid R
4-O-Methyldopaminhydrochlorid R
Methyleicosenoat R
Methylenbisacrylamid R
Methylenblau R
Methylenblau-Lösung R
Methylerucat R
3-O-Methylestron R
Methyleugenol R
Methyl-4-hydroxybenzoat R
1-Methylimidazol R
1-Methylimidazol R 1
2-Methylimidazol R
Methyliodid R
Methyllaurat R
Methyllignocerat R
Methyllinoleat R
Methyllinolenat R
Methyl-γ-linolenat R
Methylmargarat R
Methylmethacrylat R
Methylmethansulfonat R
Methyl-2-methoxybenzoat R
Methyl-4-methoxybenzoat R
Methyl(N-methylanthranilat) R
Methylmyristat R
Methylnervonat R
Methyloleat R
Methylophiopogonanon A R
Methylorange R
Methylorange-Lösung R
Methylorange-Mischindikator-Lösung R
Methylpalmitat R
Methylpalmitoleat R
Methylpelargonat R
2-Methylpentan R
4-Methylpentan-2-ol R
3-Methylpentan-2-on R
Methylphenyloxazolylbenzol R
1-Methyl-4-phenyl-1,2,3,6-tetrahydropyridin R
Methylpiperazin R
4-(4-Methylpiperidin-1-yl)pyridin R
Methylpolysiloxan R
Methylprednisolon R
2-Methyl-1-propanol R
(15R)-15-Methylprostaglandin $F_{2\alpha}$ R
2-Methylpyridin R
5-Methylpyridin-2-amin R
5-Methylpyridin-2(1H)-on R
N-Methylpyrrolidin R
N-Methylpyrrolidon R

Methylrot R
Methylrot-Lösung R
Methylrot-Mischindikator-Lösung R
Methylsalicylat R
Methylstearat R
Methylthymolblau R
Methylthymolblau-Mischung R
N-Methyl-m-toluidin R
Methyltoluolsulfonat R
Methyltricosanoat R
Methyltridecanoat R
Methyl-3,4,5-trimethoxybenzoat R
N-Methyltrimethylsilyltrifluoracetamid R
Milchsäure R
Milchsäure-Reagenz R
Minocyclinhydrochlorid R
Molekularsieb R
Molekularsieb zur Chromatographie R
Molybdänschwefelsäure R 2
Molybdänschwefelsäure R 3
Molybdatophosphorsäure R
Molybdatophosphorsäure-Lösung R
Molybdat-Vanadat-Reagenz R
Molybdat-Vanadat-Reagenz R 2
Molybdat-Wolframat-Reagenz R
Molybdat-Wolframat-Reagenz, verdünntes R
Monocrotalin R
Monocrotalin-N-oxid R
Monodocosahexaenoin R
Morphinhydrochlorid R
Morpholin R
Morpholin zur Chromatographie R
2-(Morpholin-4-yl)ethansulfonsäure R
Murexid R
Myosmin R
β-Myrcen R
Myristicin R
Myristinsäure R
Myristylalkohol R
Myrtillin R

N

Naphthalin R
Naphthalin-2,3-diamin R
Naphtharson R
Naphtharson-Lösung R
Naphtharson-Lösung R 1
1-Naphthol R
1-Naphthol-Lösung R
2-Naphthol R
2-Naphthol-Lösung R
2-Naphthol-Lösung R 1
Naphtholbenzein R
Naphtholbenzein-Lösung R
Naphtholgelb R
Naphtholgelb S R
1-Naphthylamin R
1-Naphthylessigsäure R
Naphthylethylendiamindihydrochlorid R
Naphthylethylendiamindihydrochlorid-Lösung R
Naringin R
Natrium R

Natriumacetat *R*
Natriumacetat, wasserfreies *R*
Natriumarsenit *R*
Natriumarsenit-Lösung *R*
Natriumascorbat-Lösung *R*
Natriumazid *R*
Natriumbenzolsulfonat *R*
Natriumbismutat *R*
Natriumbromid *R*
Natriumbutansulfonat *R*
Natriumcalciumedetat *R*
Natriumcarbonat *R*
Natriumcarbonat, wasserfreies *R*
Natriumcarbonat-Lösung *R*
Natriumcarbonat-Lösung *R* 1
Natriumcarbonat-Lösung *R* 2
Natriumcarbonat-Monohydrat *R*
Natriumcetylstearylsulfat *R*
Natriumchlorid *R*
Natriumchlorid-Lösung *R*
Natriumchlorid-Lösung, gesättigte *R*
Natriumcitrat *R*
Natriumdecansulfonat *R*
Natriumdecylsulfat *R*
Natriumdesoxycholat *R*
Natriumdiethyldithiocarbamat *R*
Natriumdihydrogenphosphat *R*
Natriumdihydrogenphosphat, wasserfreies *R*
Natriumdihydrogenphosphat-Monohydrat *R*
Natriumdioctylsulfosuccinat *R*
Natriumdiphosphat *R*
Natriumdisulfit *R*
Natriumdithionit *R*
Natriumdodecylsulfat *R*
Natriumedetat *R*
Natriumfluorid *R*
Natriumformiat *R*
Natriumglucuronat *R*
Natriumglycocholat-Dihydrat *R*
Natriumheptansulfonat *R*
Natriumheptansulfonat-Monohydrat *R*
Natriumhexanitrocobaltat(III) *R*
Natriumhexanitrocobaltat(III)-Lösung *R*
Natriumhexansulfonat *R*
Natriumhexansulfonat-Monohydrat *R*
Natriumhexansulfonat-Monohydrat zur Ionenpaar-Chromatographie *R*
Natriumhydrogencarbonat *R*
Natriumhydrogencarbonat-Lösung *R*
Natriumhydrogensulfat *R*
Natriumhydrogensulfit *R*
Natriumhydroxid *R*
Natriumhydroxid-Lösung *R*
Natriumhydroxid-Lösung (4 mol · l^{-1}) *R*
Natriumhydroxid-Lösung (2 mol · l^{-1}) *R*
Natriumhydroxid-Lösung, carbonatfreie *R*
Natriumhydroxid-Lösung, konzentrierte *R*
Natriumhydroxid-Lösung, methanolische *R*
Natriumhydroxid-Lösung, methanolische *R* 1
Natriumhydroxid-Lösung, verdünnte *R*
Natrium(2-hydroxybutyrat) *R*
Natriumhypobromit-Lösung *R*
Natriumhypochlorit-Lösung *R*
Natriumhypophosphit *R*

Natriumiodid *R*
Natriumlaurylsulfat *R*
Natriumlaurylsulfat *R* 1
Natriumlaurylsulfonat zur Chromatographie *R*
Natriummethansulfonat *R*
Natrium-2-methyl-2-thiazolin-4-carboxylat *R*
Natriummolybdat *R*
Natriummonohydrogenarsenat *R*
Natriummonohydrogencitrat *R*
Natriummonohydrogenphosphat, wasserfreies *R*
Natriummonohydrogenphosphat-Dihydrat *R*
Natriummonohydrogenphosphat-Heptahydrat *R*
Natriummonohydrogenphosphat-Dodecahydrat *R*
Natriummonohydrogenphosphat-Lösung *R*
Natriumnaphthochinonsulfonat *R*
Natriumnitrat *R*
Natriumnitrit *R*
Natriumnitrit-Lösung *R*
Natriumoctansulfonat *R*
Natriumoctansulfonat-Monohydrat *R*
Natriumoctylsulfat *R*
Natriumoxalat *R*
Natriumoxidronat *R*
Natriumpentansulfonat *R*
Natriumpentansulfonat-Monohydrat *R*
Natriumpentansulfonat-Monohydrat *R* 1
Natriumperchlorat *R*
Natriumperiodat *R*
Natriumperiodat-Lösung *R*
Natriumphosphat *R*
Natriumphosphit-Pentahydrat *R*
Natriumpikrat-Lösung, alkalische *R*
Natrium-1-propansulfonat *R*
Natriumpyruvat *R*
Natriumrhodizonat *R*
Natriumsalicylat *R*
Natriumstearylfumarat *R*
Natriumsulfat, wasserfreies *R*
Natriumsulfat, wasserfreies *R* 1
Natriumsulfat-Decahydrat *R*
Natriumsulfid *R*
Natriumsulfid-Lösung *R*
Natriumsulfid-Lösung *R* 1
Natriumsulfit, wasserfreies *R*
Natriumsulfit-Heptahydrat *R*
Natriumtartrat *R*
Natriumtaurodesoxycholat-Monohydrat *R*
Natriumtetraborat *R*
Natriumtetraborat-Lösung *R*
Natriumtetrahydroborat *R*
Natriumtetrahydroborat-Reduktionslösung *R*
Natriumtetraphenylborat *R*
Natriumtetraphenylborat-Lösung *R*
Natriumthioglycolat *R*
Natriumthiosulfat *R*
Natriumthiosulfat, wasserfreies *R*
Natriumtrimethylsilyl-(D$_4$)propionat *R*
Natriumtrimethylsilyl-(D$_4$)propionat *R* 1
Natriumwolframat *R*
Neohesperidin *R*
trans-Nerolidol *R*
Nerylacetat *R*
Neßlers Reagenz *R*
Nickel(II)-chlorid *R*

Nickelnitrat-Hexahydrat *R*
Nickel(II)-sulfat *R*
Nicotinamid-Adenin-Dinukleotid *R*
Nicotinamid-Adenin-Dinukleotid-Lösung *R*
Nicotinoylhydrazid *R*
Nicotinsäure *R*
Nilblau A *R*
Nilblau-A-Lösung *R*
Ninhydrin *R*
Ninhydrin-Lösung *R*
Ninhydrin-Lösung *R* 1
Ninhydrin-Lösung *R* 2
Ninhydrin-Lösung *R* 3
Ninhydrin-Lösung *R* 4
Ninhydrin-Reagenz *R*
Nitranilin *R*
Nitrazepam *R*
Nitrilotriessigsäure *R*
Nitrobenzaldehyd *R*
4-Nitrobenzaldehyd *R*
Nitrobenzaldehyd-Lösung *R*
Nitrobenzaldehyd-Papier *R*
4-Nitrobenzoesäure *R*
Nitrobenzol *R*
Nitrobenzoylchlorid *R*
Nitrobenzylchlorid *R*
4-(4-Nitrobenzyl)pyridin *R*
Nitroethan *R*
Nitrofurantoin *R*
Nitromethan *R*
4-Nitrophenol *R*
Nitroprussidnatrium *R*
3-Nitrosalicylsäure *R*
N-Nitrosodiethanolamin *R*
N-Nitrosodiethylamin, deuteriertes *R*
N-Nitrosodiisopropanolamin *R*
Nitrosodipropylamin *R*
Nitrosodipropylamin-Lösung *R*
N-Nitrosoethylmethylamin *R*
Nitrotetrazolblau *R*
Nonivamid *R*
Nonylamin *R*
Nordazepam *R*
DL-Norleucin *R*
Noscapinhydrochlorid *R*
Nystose *R*

O

Ochratoxin-A-Lösung *R*
Octan *R*
Octanal *R*
Octanol *R*
3-Octanon *R*
Octansäure *R*
Octoxinol 10 *R*
Octreotidacetat *R*
Octylamin *R*
Ölsäure *R*
Oleamid *R*
Oleanolsäure *R*
Oleuropein *R*
Oleylalkohol *R*

Olivenöl *R*
Orcin *R*
Orientin *R*
Osthol *R*
Oxalsäure *R*
Oxalsäure-Schwefelsäure-Lösung *R*
Oxazepam *R*
2,2′-Oxybis(*N*,*N*-dimethylethylamin) *R*
4,4′-[Oxybis[(4,1-phenylen)sulfonyl]]dianilin *R*
Oxytetracyclinhydrochlorid *R*

P

Paeoniflorin *R*
Paeonol *R*
Palladium *R*
Palladium(II)-chlorid *R*
Palladium(II)-chlorid-Lösung *R*
Palmatin *R*
Palmitinsäure *R*
Palmitoleinsäure *R*
Palmitylalkohol *R*
Pankreas-Pulver *R*
Papain *R*
Papaverinhydrochlorid *R*
Papier zur Chromatographie *R*
Paracetamol *R*
Paracetamol, 4-aminophenolfreies *R*
Paraffin, flüssiges *R*
Paraldehyd *R*
Pararosaniliniumchlorid *R*
Pararosaniliniumchlorid-Reagenz *R*
Parthenolid *R*
Peimin *R*
Peiminin *R*
Penicillinase-Lösung *R*
Pentafluorpropansäure *R*
Pentafluorpropansäureanhydrid *R*
Pentan *R*
1,2-Pentandiol *R*
Pentanol *R*
3-Pentanon *R*
Pentetsäure *R*
tert-Pentylalkohol *R*
Pepsin *R*
Peptid-*N*-glycosidase F *R*
Perchlorsäure *R*
Perchlorsäure-Lösung *R*
Perfluorheptansäure *R*
Periodat-Essigsäure-Reagenz *R*
Periodsäure *R*
Permethrin *R*
Peroxid-Teststreifen *R*
Perylen *R*
Petrolether *R*
Petrolether *R* 1
Petrolether *R* 2
Petrolether *R* 3
Petrolether *R* 4
α-Phellandren *R*
Phenanthren *R*
Phenanthrolinhydrochlorid *R*
Phenazon *R*

Phenol *R*
Phenolphthalein *R*
Phenolphthalein-Lösung *R*
Phenolphthalein-Lösung *R* 1
Phenolphthalein-Papier *R*
Phenolrot *R*
Phenolrot-Lösung *R*
Phenolrot-Lösung *R* 2
Phenolrot-Lösung *R* 3
2-Phenoxyanilin *R*
Phenoxyessigsäure *R*
Phenoxyethanol *R*
Phenylalanin *R*
p-Phenylendiamindihydrochlorid *R*
Phenylessigsäure *R*
Phenylglycin *R*
D-Phenylglycin *R*
Phenylhydrazin *R*
Phenylhydrazinhydrochlorid *R*
Phenylhydrazinhydrochlorid-Lösung *R*
Phenylhydrazin-Schwefelsäure *R*
Phenylisothiocyanat *R*
Phenyl(5)methyl(95)polysiloxan *R*
Phenyl(5)methyl(95)polysiloxan, desaktiviertes *R*
Phenyl(50)methyl(50)polysiloxan *R*
1-Phenylpiperazin *R*
1-Phenylpropan-2-ol *R*
1-Phenyl-1,2,3,4-tetrahydroisochinolin *R*
pH-Indikatorstreifen *R*
Phloroglucid *R*
Phloroglucin *R*
Phloroglucin-Lösung *R*
Phosalon *R*
Phosphorige Säure *R*
Phosphor(V)-oxid *R*
Phosphorsäure 85 % *R*
Phosphorsäure 10 % *R*
Phosphorsäure, verdünnte *R* 1
Phthalaldehyd *R*
Phthalaldehyd-Reagenz *R*
Phthalazin *R*
Phthaleinpurpur *R*
Phthalsäure *R*
Phthalsäureanhydrid *R*
Phthalsäureanhydrid-Lösung *R*
Picein *R*
Picrotin *R*
Picrotoxinin *R*
Pikrinsäure *R*
Pikrinsäure-Lösung *R*
Pikrinsäure-Lösung *R* 1
α-Pinen *R*
β-Pinen *R*
1,4-Piperazindiethansulfonsäure *R*
Piperazin-Hexahydrat *R*
Piperidin *R*
Piperin *R*
Piperiton *R*
Pirimiphos-ethyl *R*
Plasma, blutplättchenarmes *R*
Plasma vom Kaninchen *R*
Plasmasubstrat *R*
Plasmasubstrat *R* 1
Plasmasubstrat *R* 2

Plasmasubstrat *R* 3
Plasminogen vom Menschen *R*
Plutonium-242-Spikelösung *R*
Poloxamer 188 *R*
Polyamin-Poly(vinylalkohol)-Pfropfcopolymer *R*
Poly[(cyanopropyl)methylphenylmethyl]siloxan *R*
Poly[(cyanopropyl)(phenyl)][dimethyl]siloxan *R*
Poly[cyanopropyl(7)phenyl(7)methyl(86)]siloxan *R*
Poly(cyanopropyl)siloxan *R*
Polydatin *R*
Poly(*O*-2-diethylaminoethyl)agarose zur Ionen-
    austauschchromatographie *R*
Poly(dimethyl)(diphenyl)(divinyl)siloxan *R*
Poly(dimethyl)(diphenyl)siloxan *R*
Poly(dimethyl)(diphenyl)siloxan, desaktiviertes *R*
Polydimethylsiloxan *R*
Polyetherhydroxidgel zur Chromatographie *R*
Polymer mit eingebetteten polaren Gruppen, silicium-
    organisches, amorphes, octadecylsilyliertes,
    nachsilanisiertes *R*
Polymer mit festem Kern, siliciumorganisches, mit zu
    100 Prozent wässrigen mobilen Phasen kompatibles,
    octadecylsilyliertes, nachsilanisiertes *R*
Polymer, siliciumorganisches, amorphes, octadecyl-
    silyliertes *R*
Polymer, siliciumorganisches, amorphes,
    propyl-2-phenylsilyliertes, nachsilanisiertes *R*
Polymer zur Chromatographie, siliciumorganisches,
    mehrschichtiges, octadecylsilyliertes,
    nachsilanisiertes *R*
Polymer zur Chromatographie, siliciumorganisches,
    amorphes, octadecylsilyliertes, nachsilanisiertes *R*
Polymethacrylatgel *R*
Polymethacrylatgel, butyliertes *R*
Polymethacrylatgel, hydroxyliertes *R*
Poly[methyl(50)phenyl(50)]siloxan *R*
Poly[methyl(trifluorpropylmethyl)siloxan] *R*
Polyorganosiloxan für sauerstoffhaltige
    Verbindungen *R*
Polyphosphorsäure *R*
Polysorbat 20 *R*
Polysorbat 65 *R*
Polysorbat 80 *R*
Polystyrol 900–1000 *R*
Povidon *R*
Primverin *R*
Procainhydrochlorid *R*
Prolin *R*
D-Prolyl-L-phenylalanyl-L-arginin(4-nitroanilid)-
    dihydrochlorid *R*
Propan *R*
Propan-1,3-diol *R*
1-Propanol *R*
1-Propanol *R* 1
2-Propanol *R*
2-Propanol *R* 1
2-Propanol *R* 2
Propetamphos *R*
Propidiumiodid *R*
Propionaldehyd *R*
Propionsäure *R*
Propionsäureanhydrid *R*
Propionsäureanhydrid-Reagenz *R*
Propylacetat *R*

Propylenglycol *R*
Propylenoxid *R*
Propyl-4-hydroxybenzoat *R*
Protaminsulfat *R*
Protopinhydrochlorid *R*
PSMA-11 *R*
PSMA-1007 *R*
Pteroinsäure *R*
Puerarin *R*
Pulegon *R*
Pullulanase *R*
Putrescin *R*
Pyrazin-2-carbonitril *R*
Pyridin *R*
Pyridin, wasserfreies *R*
Pyridin-2-amin *R*
Pyridin-4-carbonitril *R*
Pyridiniumbromidperbromid *R*
Pyridylazonaphthol *R*
Pyridylazonaphthol-Lösung *R*
4-(2-Pyridylazo)resorcin-Mononatriumsalz *R*
Pyrogallol *R*
Pyrogallol-Lösung, alkalische *R*
Pyrrolidin *R*
2-Pyrrolidon *R*

Q

Quecksilber(II)-acetat *R*
Quecksilber(II)-chlorid *R*
Quecksilber(II)-chlorid-Lösung *R*
Quecksilber(II)-iodid *R*
Quecksilber(II)-nitrat *R*
Quecksilber(II)-oxid *R*
Quecksilber(II)-sulfat-Lösung *R*
Quecksilber(II)-thiocyanat *R*
Quecksilber(II)-thiocyanat-Lösung *R*
Quercetin-Dihydrat *R*
Quercitrin *R*
Quillaja-Saponine, gereinigte *R*

R

Raclopridtartrat *R*
Raffinose *R*
Raffinose-Pentahydrat *R*
Raltegravir-Kalium *R*
Raney-Nickel *R*
Raney-Nickel, halogenfreies *R*
Rapsöl *R*
Reduktionsgemisch *R*
Reichstein-Substanz S *R*
Reineckesalz *R*
Reineckesalz-Lösung *R*
Resorcin *R*
Resorcin-Reagenz *R*
Resveratrol *R*
Retrorsin *R*
Retrorsin-*N*-oxid *R*
Rhamnose *R*
Rhaponticin *R*
Rhein *R*

Rhodamin B *R*
Rhodamin 6 G *R*
Rhynchophyllin *R*
Ribose *R*
Ricinolsäure *R*
Rinderalbumin *R*
Rinderalbumin *R* 1
Rinderhirn, getrocknetes *R*
Rinderthrombin *R*
Rizinusöl, polyethoxyliertes *R*
Rosmarinsäure *R*
Rosuvastatinethylester *R*
Ruß zur Gaschromatographie, graphitierter *R*
Rutecarpin *R*
Rutheniumrot *R*
Rutheniumrot-Lösung *R*
Rutosid *R*
Rutosid-Trihydrat *R*

S

Sabinen *R*
Saccharin-Natrium *R*
Saccharose *R*
Säureblau 83 *R*
Säureblau 90 *R*
Säureblau 92 *R*
Säureblau-92-Lösung *R*
Säureblau 93 *R*
Säureblau-93-Lösung *R*
Safrol *R*
Saikosaponin A *R*
Saikosaponin D *R*
Salicin *R*
Salicylaldazin *R*
Salicylaldehyd *R*
Salicylsäure *R*
Salpetersäure *R*
Salpetersäure, bleifreie *R*
Salpetersäure, bleifreie *R* 1
Salpetersäure, bleifreie, verdünnte *R*
Salpetersäure, blei- und cadmiumfreie *R*
Salpetersäure, nickelfreie *R*
Salpetersäure, rauchende *R*
Salpetersäure, schwermetallfreie *R*
Salpetersäure, schwermetallfreie, verdünnte *R*
Salpetersäure, verdünnte *R*
Salpetersäure, verdünnte *R* 1
Salpetersäure, verdünnte *R* 2
Salvianolsäure B *R*
Salzsäure *R*
Salzsäure *R* 1
Salzsäure (6 mol · l^{-1}) *R*
Salzsäure (3 mol · l^{-1}) *R*
Salzsäure (2 mol · l^{-1}) *R*
Salzsäure, bleifreie *R*
Salzsäure, bromhaltige *R*
Salzsäure, ethanolische *R*
Salzsäure (0,1 mol · l^{-1}), ethanolische *R*
Salzsäure, methanolische *R*
Salzsäure, methanolische *R* 1
Salzsäure, schwermetallfreie *R*
Salzsäure, verdünnte *R*

Salzsäure, verdünnte R 1
Salzsäure, verdünnte R 2
Salzsäure, verdünnte R 3
Salzsäure, verdünnte, schwermetallfreie R
(D)Salzsäure R
(D)Salzsäure-Lösung R
Sand R
Sanguinarinchlorid R
Sarafloxacinhydrochlorid R
Sauerstoff R
Sauerstoff R 1
Schiffs Reagenz R
Schiffs Reagenz R 1
Schisandrin R
γ-Schisandrin R
Schwefel R
Schwefeldioxid R
Schwefeldioxid R 1
Schwefelkohlenstoff R
Schwefelsäure R
Schwefelsäure R 1
Schwefelsäure (5 mol · l^{-1}) R
Schwefelsäure, ethanolische R
Schwefelsäure (2,5 mol · l^{-1}), ethanolische R
Schwefelsäure (0,25 mol · l^{-1}), ethanolische R
Schwefelsäure, nitratfreie R
Schwefelsäure, nitratfreie R 1
Schwefelsäure, schwermetallfreie R
Schwefelsäure, verdünnte R
Schwefelsäure, verdünnte R 1
Schwefelwasserstoff R
Schwefelwasserstoff R 1
Schwefelwasserstoff-Lösung R
Sclareol R
Scopolaminhydrobromid R
Scopoletin R
SDS-PAGE-Lösung, gepufferte R
SDS-PAGE-Proben-Pufferlösung, konzentrierte R
SDS-PAGE-Proben-Pufferlösung für reduzierende
 Bedingungen, konzentrierte R
Selen R
Selenige Säure R
Senecionin R
Senecionin-N-oxid R
Seneciphyllin R
Seneciphyllin-N-oxid R
Senecivernin R
Senecivernin-N-oxid R
Senkirkin R
Sennosid A R
Sennosid B R
Serin R
Serumgonadotropin R
Sialinsäure R
Silberdiethyldithiocarbamat R
Silberdiethyldithiocarbamat-Lösung R
Silbernitrat R
Silbernitrat-Lösung R 1
Silbernitrat-Lösung R 2
Silbernitrat-Lösung, ammoniakalische R
Silbernitrat-Pyridin R
Silbernitrat-Reagenz R
Silberoxid R
Silbersulfat R

Silibinin R
Silicagel R
Hochdisperses Siliciumdioxid R
Silicristin R
Silidianin R
Sinensetin R
Sinomenin R
Sirolimus R
Sitostanol R
β-Sitosterol R
Sojalecithin R
Sojaöl, raffiniertes R
Sonnenblumenöl R
Sorbitol R
Sphingomyelin aus Eigelb R
Squalan R
Stärke, lösliche R
Stärke-Lösung R
Stärke-Lösung R 1
Stärke-Lösung R 2
Stärke-Lösung, iodidfreie R
Stärke-Papier, iodathaltiges R
Stärke-Papier, iodidhaltiges R
Stanolon R
Staphylococcus-aureus-Stamm-V8-Protease,
 Typ XVII-B R
Stavudin R
Stearinsäure R
Stearylalkohol R
Stickstoff R
Stickstoff R 1
Stickstoff, sauerstofffreier R
Stickstoff zur Chromatographie R
Stickstoff-Gas-Mischung R
Stickstoffdioxid R
Stickstoffmonoxid R
Stigmasterol R
Streptomycinsulfat R
Strontium-85-Spikelösung R
Strontium-85-Standardlösung R
Strontiumcarbonat R
Strontiumchlorid-Hexahydrat R
Strontiumselektives Extraktionsharz R
Strychnin R
Styrol R
Styrol-Divinylbenzol-Copolymer R
Sudanorange R
Sudanrot G R
Sulfaminsäure R
Sulfanblau R
Sulfanilamid R
Sulfanilsäure R
Sulfanilsäure-Lösung R
Sulfanilsäure-Lösung R 1
Sulfanilsäure-Lösung, diazotierte R
Sulfathiazol R
Sulfosalicylsäure R
Swertiamarin R
Szintillationslösung R
Szintillationslösung R 1

T

Tagatose *R*
Talkum *R*
Tannin *R*
Tanshinon II$_A$ *R*
Taxifolin *R*
Tecnazen *R*
α-Terpinen *R*
γ-Terpinen *R*
Terpinen-4-ol *R*
α-Terpineol *R*
Terpinolen *R*
Testosteron *R*
Testosteronpropionat *R*
1,2,3,4-Tetra-*O*-acetyl-β-D-glucopyranose *R*
1,3,4,6-Tetra-*O*-acetyl-β-D-mannopyranose *R*
Tetrabutylammoniumbromid *R*
Tetrabutylammoniumdihydrogenphosphat *R*
Tetrabutylammoniumdihydrogenphosphat-Lösung *R*
Tetrabutylammoniumhydrogensulfat *R*
Tetrabutylammoniumhydrogensulfat *R* 1
Tetrabutylammoniumhydroxid *R*
Tetrabutylammoniumhydroxid-Lösung *R*
Tetrabutylammoniumhydroxid-Lösung *R* 1
Tetrabutylammoniumiodid *R*
Tetrachlorethan *R*
Tetrachlorkohlenstoff *R*
Tetrachlorvinphos *R*
Tetracos-15-ensäuremethylester *R*
Tetracyclinhydrochlorid *R*
Tetradecan *R*
Tetraethylammoniumhydrogensulfat *R*
Tetraethylammoniumhydroxid-Lösung *R*
Tetraethylenpentamin *R*
Tetraheptylammoniumbromid *R*
Tetrahexylammoniumbromid *R*
Tetrahexylammoniumhydrogensulfat *R*
Tetrahydrofuran *R*
Tetrahydrofuran zur Chromatographie *R*
Tetrahydropalmatin *R*
Tetrakis(decyl)ammoniumbromid *R*
α-Tetralon *R*
Tetramethylammoniumbromid *R*
Tetramethylammoniumchlorid *R*
Tetramethylammoniumhydrogensulfat *R*
Tetramethylammoniumhydroxid *R*
Tetramethylammoniumhydroxid-Lösung *R*
Tetramethylammoniumhydroxid-Lösung, verdünnte *R*
Tetramethylbenzidin *R*
1,1,3,3-Tetramethylbutylamin *R*
Tetramethyldiaminodiphenylmethan *R*
Tetramethyldiaminodiphenylmethan-Reagenz *R*
Tetramethylethylendiamin *R*
Tetramethylsilan *R*
Tetrandrin *R*
Tetrapropylammoniumchlorid *R*
Tetrapropylammoniumhydrogensulfat *R*
Tetrazolblau *R*
Tetrazoliumbromid *R*
Tetrazoliumsalz *R*
Thallium(I)-sulfat *R*
Thebain *R*
Theobromin *R*

Theophyllin *R*
Thiamazol *R*
(2-Thienyl)essigsäure *R*
Thioacetamid *R*
Thioacetamid-Lösung *R*
Thioacetamid-Reagenz *R*
Thioäpfelsäure *R*
Thiobarbitursäure *R*
Thiodiethylenglycol *R*
Thioglycolsäure *R*
Thioharnstoff *R*
Thiomersal *R*
Threonin *R*
Thrombin vom Menschen *R*
Thrombin-vom-Menschen-Lösung *R*
Thrombin-vom-Menschen-Lösung *R* 1
Thrombin-vom-Menschen-Lösung *R* 2
Thromboplastin-Reagenz *R*
Thujon *R*
Thymidin *R*
Thymin *R*
Thymol *R*
Thymolblau *R*
Thymolblau-Lösung *R*
Thymolphthalein *R*
Thymolphthalein-Lösung *R*
Titan *R*
Titan(III)-chlorid *R*
Titan(III)-chlorid-Lösung *R*
Titan(III)-chlorid-Schwefelsäure-Reagenz *R*
Titangelb *R*
Titangelb-Lösung *R*
Titangelb-Papier *R*
Titan(IV)-oxid *R*
α-Tocopherol *R*
α-Tocopherolacetat *R*
o-Tolidin *R*
o-Tolidin-Lösung *R*
Tollwut-Antiserum, fluoresceinkonjugiertes *R*
o-Toluidin *R*
p-Toluidin *R*
Toluidinblau *R*
o-Toluidinhydrochlorid *R*
Toluol *R*
Toluol, schwefelfreies *R*
2-Toluolsulfonamid *R*
4-Toluolsulfonamid *R*
4-Toluolsulfonsäure *R*
Toluolsulfonylharnstoff *R*
Tosylargininmethylesterhydrochlorid *R*
Tosylargininmethylesterhydrochlorid-Lösung *R*
Tosyllysinchlormethanhydrochlorid *R*
Tosylphenylalanylchlormethan *R*
Toxaphen *R*
Tragant *R*
Triacetin *R*
Triamcinolon *R*
Triamcinolonacetonid *R*
Tribromphenol *R*
Tributylcitrat *R*
Tributylphosphat *R*
Tributylphosphin *R*
Trichloressigsäure *R*
Trichloressigsäure-Lösung *R*

Trichlorethan R
Trichlorethen R
Trichlortrifluorethan R
Trichodesmin R
Tricin R
Tricosan R
Tridecylalkohol R
Tridocosahexaenoin R
Triethanolamin R
Triethylamin R
Triethylamin R 1
Triethylamin R 2
Triethylendiamin R
Triethylphosphonoformiat R
Triflumuron R
Trifluoressigsäure R
Trifluoressigsäureanhydrid R
3-Trifluormethylanilin R
4-Trifluormethylphenol R
Trifluorpropylmethylpolysiloxan R
Triglycin R
Trigonellinhydrochlorid R
1,2,4-Trimethylbenzol R
Trimethylpentan R
Trimethylpentan R 1
Trimethylpentan zur Chromatographie R
1-(Trimethylsilyl)imidazol R
Trimethylsulfoniumhydroxid R
Trimethylzinn(IV)-chlorid R
2,4,6-Trinitrobenzolsulfonsäure R
Triolein R
Triphenylmethanol R
Triphenyltetrazoliumchlorid R
Triscyanoethoxypropan R
Trometamol R
Trometamol-Lösung R
Trometamol-Lösung R 1
Tropasäure R
Troxerutin R
Trypsin R
Trypsin zur Peptidmustercharakterisierung R
Tryptophan R
Typhaneosid R
Tyramin R
Tyrosin R

U

Umbelliferon R
Undecansäure R
Uracil R
Uridin R
Ursolsäure R

V

Valencen R
Valerensäure R
Valeriansäure R
Valin R
Vanadium(V)-oxid R
Vanadium-Schwefelsäure R

Vanillin R
Vanillin-Phosphorsäure-Lösung R
Vanillin-Reagenz R
Vaselin, weißes R
Veratrol R
Verbenon R
Vinylacetat R
Vinylchlorid R
Vinyl(1)phenyl(5)methyl(94)polysiloxan R
Vinylpolymer zur Chromatographie, aminoalkyliertes R
Vinylpolymer zur Chromatographie, octadecyliertes R
Vinylpolymer zur Chromatographie, octadecylsilyliertes R
2-Vinylpyridin R
4-Vinylpyridin R
1-Vinylpyrrolidin-2-on R
Vitexin R
Vitexin-2″-O-rhamnosid R

W

Wachs, Gebleichtes R
Wasser R
Wasser R 1
Wasser, ammoniumfreies R
Wasser, destilliertes R
Wasser, destilliertes, deionisiertes R
Wasser für Injektionszwecke R
Wasser, kohlendioxidfreies R
Wasser, nitratfreies R
Wasser, partikelfreies R
Wasser zur Chromatographie R
(D_2)Wasser R
(D_2)Wasser R 1
Wasserstoff zur Chromatographie R
Wasserstoffperoxid-Lösung 30 % R
Wasserstoffperoxid-Lösung 3 % R
Wedelolacton R
Weinsäure R
Wolframatokieselsäure R
Wolframatophosphorsäure-Lösung R

X

Xanthydrol R
Xanthydrol R 1
Xanthydrol-Lösung R
Xylenolorange R
Xylenolorange-Lösung R
Xylenolorange-Verreibung R
Xylitol R
Xylol R
m-Xylol R
o-Xylol R
Xylose R

Y

Yohimbinhydrochlorid R

Z

Zimtaldehyd *R*
trans-Zimtaldehyd *R*
trans-Zimtsäure *R*
Zink *R*
Zink, aktiviertes *R*
Zinkacetat *R*
Zinkacetat-Lösung *R*
Zinkchlorid *R*
Zinkchlorid-Ameisensäure *R*
Zinkchlorid-Lösung, iodhaltige *R*
Zinkiodid-Stärke-Lösung *R*
Zinkoxid *R*
Zinkstaub *R*
Zinksulfat *R*
Zinn *R*
Zinn(II)-chlorid *R*
Zinn(II)-chlorid-Lösung *R*
Zinn(II)-chlorid-Lösung *R* 1
Zinn(II)-chlorid-Lösung *R* 2
Zinn-Prüfset zur halbquantitativen Bestimmung *R*
Zirconiumnitrat *R*
Zirconiumnitrat-Lösung *R*

4.1.2 Referenzlösungen für Grenzprüfungen

A

Acetaldehyd-Lösung (100 ppm C_2H_4O) *R*
Acetaldehyd-Lösung (100 ppm C_2H_4O) *R* 1
Aluminium-Lösung (200 ppm Al) *R*
Aluminium-Lösung (100 ppm Al) *R*
Aluminium-Lösung (10 ppm Al) *R*
Aluminium-Lösung (5 ppm Al) *R*
Aluminium-Lösung (2 ppm Al) *R*
Ammonium-Lösung (100 ppm NH_4) *R*
Ammonium-Lösung (3 ppm NH_4) *R*
Ammonium-Lösung (2,5 ppm NH_4) *R*
Ammonium-Lösung (1 ppm NH_4) *R*
Antimon-Lösung (100 ppm Sb) *R*
Antimon-Lösung (1 ppm Sb) *R*
Arsen-Lösung (10 ppm As) *R*
Arsen-Lösung (1 ppm As) *R*

B

Barium-Lösung (0,1 % Ba) *R*
Barium-Lösung (50 ppm Ba) *R*
Barium-Lösung (2 ppm Ba) *R*
Bismut-Lösung (100 ppm Bi) *R*
Blei-Lösung (0,1 % Pb) *R*
Blei-Lösung (100 ppm Pb) *R*
Blei-Lösung (10 ppm Pb) *R*
Blei-Lösung (10 ppm Pb) *R* 1
Blei-Lösung (2 ppm Pb) *R*
Blei-Lösung (1 ppm Pb) *R*
Blei-Lösung (0,25 ppm Pb) *R*
Blei-Lösung (0,1 ppm Pb) *R*
Blei-Lösung (1000 ppm Pb), ölige *R*

C

Cadmium-Lösung (0,1 % Cd) *R*
Cadmium-Lösung (10 ppm Cd) *R*
Calcium-Lösung (400 ppm Ca) *R*
Calcium-Lösung (100 ppm Ca) *R*
Calcium-Lösung (100 ppm Ca) *R* 1
Calcium-Lösung (10 ppm Ca) *R*
Calcium-Lösung (100 ppm Ca), ethanolische *R*
Chlorid-Lösung (50 ppm Cl) *R*
Chlorid-Lösung (8 ppm Cl) *R*
Chlorid-Lösung (5 ppm Cl) *R*
Chrom-Lösung (0,1 % Cr) *R*
Chrom-Lösung (100 ppm Cr) *R*
Chrom-Lösung (0,1 ppm Cr) *R*
Chrom-Lösung (1000 ppm Cr), ölige *R*
Cobalt-Lösung (100 ppm Co) *R*
Cyanoferrat(II)-Lösung (100 ppm $Fe(CN)_6$) *R*
Cyanoferrat(III)-Lösung (50 ppm $Fe(CN)_6$) *R*

E

Eisen-Lösung (1 g · l^{-1} Fe) *R*
Eisen-Lösung (250 ppm Fe) *R*
Eisen-Lösung (20 ppm Fe) *R*
Eisen-Lösung (10 ppm Fe) *R*
Eisen-Lösung (8 ppm Fe) *R*
Eisen-Lösung (2 ppm Fe) *R*
Eisen-Lösung (1 ppm Fe) *R*
Element-Lösung zur Atomspektrometrie (1,000 g · l^{-1}) *R*

F

Fluorid-Lösung (10 ppm F) *R*
Fluorid-Lösung (1 ppm F) *R*
Formaldehyd-Lösung (5 ppm CH_2O) *R*

G

Germanium-Lösung (100 ppm Ge) *R*
Glyoxal-Lösung (20 ppm $C_2H_2O_2$) *R*
Glyoxal-Lösung (2 ppm $C_2H_2O_2$) *R*

I

Iodid-Lösung (10 ppm I) *R*

K

Kalium-Lösung (0,2 % K) *R*
Kalium-Lösung (600 ppm K) *R*

Kalium-Lösung (100 ppm K) *R*
Kalium-Lösung (20 ppm K) *R*
Kupfer-Lösung (0,1 % Cu) *R*
Kupfer-Lösung (10 ppm Cu) *R*
Kupfer-Lösung (0,1 ppm Cu) *R*
Kupfer-Lösung (1000 ppm Cu), ölige *R*
Kupfer-Standardlösung (0,1 % Cu) für ICP *R*

L

Lutetium-Lösung (20 ppm Lu) *R*

M

Magnesium-Lösung (0,1 % Mg) *R*
Magnesium-Lösung (1000 ppm Mg) *R*
Magnesium-Lösung (100 ppm Mg) *R*
Magnesium-Lösung (10 ppm Mg) *R*
Magnesium-Lösung (10 ppm Mg) *R* 1
Mangan-Lösung (1000 ppm Mn) *R*
Mangan-Lösung (100 ppm Mn) *R*

N

Natrium-Lösung (1000 ppm Na) *R*
Natrium-Lösung (200 ppm Na) *R*
Natrium-Lösung (50 ppm Na) *R*
Nickel-Lösung (10 ppm Ni) *R*
Nickel-Lösung (5 ppm Ni) *R*
Nickel-Lösung (0,2 ppm Ni) *R*
Nickel-Lösung (0,1 ppm Ni) *R*
Nickel-Lösung (1000 ppm Ni), ölige *R*
Nitrat-Lösung (100 ppm NO_3) *R*
Nitrat-Lösung (10 ppm NO_3) *R*
Nitrat-Lösung (2 ppm NO_3) *R*

P

Palladium-Lösung (500 ppm Pd) *R*
Palladium-Lösung (20 ppm Pd) *R*
Palladium-Lösung (0,5 ppm Pd) *R*
Phosphat-Lösung (200 ppm PO_4) *R*
Phosphat-Lösung (5 ppm PO_4) *R*
Platin-Lösung (30 ppm Pt) *R*

Q

Quecksilber-Lösung (1000 ppm Hg) *R*
Quecksilber-Lösung (10 ppm Hg) *R*

R

Referenzlösung zur Mikrobestimmung von Wasser *R*

S

Scandium-Standardlösung (0,1 % Sc) für ICP *R*
Selen-Lösung (100 ppm Se) *R*
Selen-Lösung (1 ppm Se) *R*
Silber-Lösung (5 ppm Ag) *R*
Strontium-Lösung (1,0 % Sr) *R*
Sulfat-Lösung (100 ppm SO_4) *R*
Sulfat-Lösung (10 ppm SO_4) *R*
Sulfat-Lösung (10 ppm SO_4) *R* 1
Sulfit-Lösung (80 ppm SO_2) *R*
Sulfit-Lösung (1,5 ppm SO_2) *R*

T

Thallium-Lösung (10 ppm Tl) *R*
Titan-Lösung (100 ppm Ti) *R*

V

Vanadium-Lösung (1 g · l^{-1} V) *R*

W

Wasserstoffperoxid-Lösung (2 ppm H_2O_2) *R*

Z

Zink-Lösung (5 mg · ml^{-1} Zn) *R*
Zink-Lösung (100 ppm Zn) *R*
Zink-Lösung (10 ppm Zn) *R*
Zink-Lösung (5 ppm Zn) *R*
Zinn-Lösung (5 ppm Sn) *R*
Zinn-Lösung (0,1 ppm Sn) *R*
Zinn-Lösung (1000 ppm Sn), ölige *R*
Zirconium-Lösung (1 g · l^{-1} Zr) *R*

4.1.3 Pufferlösungen

Die Lösungen sind nach aufsteigendem pH-Wert geordnet.

Aceton-Lösung, gepufferte *R*
Pufferlösung zur Einstellung der Gesamtionenstärke *R*
Pufferlösung zur Einstellung der Gesamtionenstärke *R* 1
Pufferlösung pH 2,0 *R*
Phosphat-Pufferlösung pH 2,0 *R*
Phosphat-Pufferlösung pH 2,0 (0,125 mol · l^{-1}) *R*
Sulfat-Pufferlösung pH 2,0 *R*
Pufferlösung pH 2,2 *R*
Pufferlösung pH 2,5 *R*
Pufferlösung pH 2,5 *R* 1
Phosphat-Pufferlösung pH 2,5 (0,2 mol · l^{-1}) *R*
Phosphat-Pufferlösung pH 2,8 *R*

Pufferlösung pH 3,0 R
Phosphat-Pufferlösung pH 3,0 R
Phosphat-Pufferlösung pH 3,0 R 1
Citrat-Pufferlösung pH 3,0 (0,25 mol · l^{-1}) R
Phosphat-Pufferlösung pH 3,0 (0,1 mol · l^{-1}) R
Phosphat-Pufferlösung pH 3,2 R
Phosphat-Pufferlösung pH 3,2 R 1
Phosphat-Pufferlösung pH 3,25 R
Phosphat-Pufferlösung pH 3,4 R
Pufferlösung pH 3,5 R
Phosphat-Pufferlösung pH 3,5 R
Pufferlösung pH 3,6 R
Pufferlösung pH 3,7 R
Kupfersulfat-Pufferlösung pH 4,0 R
Natriumacetat-Pufferlösung pH 4,0 (0,1 mol · l^{-1}) R
Acetat-Pufferlösung pH 4,4 R
Phthalat-Pufferlösung pH 4,4 R
Acetat-Pufferlösung pH 4,5 R
Ammoniumacetat-Pufferlösung pH 4,5 (0,5 mol · l^{-1}) R
Natriumacetat-Pufferlösung pH 4,5 R
Phosphat-Pufferlösung pH 4,5 (0,05 mol · l^{-1}) R
Acetat-Pufferlösung pH 4,6 R
Succinat-Pufferlösung pH 4,6 R
Acetat-Pufferlösung pH 4,7 R
Acetat-Pufferlösung pH 4,7 R 1
Acetat-Pufferlösung pH 5,0 R
Citrat-Pufferlösung pH 5,0 R
Natriumacetat-Pufferlösung pH 5,0 R
Natriumphosphat-Pufferlösung pH 5,0 (0,2 mol · l^{-1}), deuterierte R
Phosphat-Pufferlösung pH 5,0 R
Pufferlösung pH 5,2 R
Phosphat-Pufferlösung pH 5,4 (0,067 mol · l^{-1}) R
Pufferlösung pH 5,5 R
Acetat-Natriumedetat-Pufferlösung pH 5,5 R
Phosphat-Pufferlösung pH 5,5 R
Phosphat-Citrat-Pufferlösung pH 5,5 R
Phosphat-Pufferlösung pH 5,6 R
Phosphat-Pufferlösung pH 5,8 R
Acetat-Pufferlösung pH 6,0 R
Diethylammoniumphosphat-Pufferlösung pH 6,0 R
Morpholinethansulfonat-Pufferlösung (1 mol · l^{-1}) pH 6,0 R
Phosphat-Pufferlösung pH 6,0 R
Phosphat-Pufferlösung pH 6,0 R 1
Phosphat-Pufferlösung pH 6,0 R 2
Phosphat-Pufferlösung pH 6,4 R
Phosphat-Pufferlösung pH 6,4, gelatinehaltige R
Phthalat-Pufferlösung pH 6,4 (0,5 mol · l^{-1}) R
Pufferlösung pH 6,5 R
Imidazol-Pufferlösung pH 6,5 R
Phosphat-Pufferlösung pH 6,5 R
Phosphat-Pufferlösung pH 6,5 (0,1 mol · l^{-1}) R
Pufferlösung pH 6,6 R
Phosphat-Pufferlösung pH 6,7 (0,1 mol · l^{-1}) R
Phosphat-Pufferlösung pH 6,8 R
Phosphat-Pufferlösung pH 6,8 R 1
Phosphat-Pufferlösung pH 6,8, natriumchloridhaltige R
Trometamol-Pufferlösung pH 6,8 (1 mol · l^{-1}) R
Pufferlösung pH 7,0 R
Kaliumphosphat-Pufferlösung pH 7,0 R
Maleat-Pufferlösung pH 7,0 R
Natriumcalciumacetat-Pufferlösung pH 7,0 R
Phosphat-Pufferlösung pH 7,0 R

Phosphat-Pufferlösung pH 7,0 R 1
Phosphat-Pufferlösung pH 7,0 R 2
Phosphat-Pufferlösung pH 7,0 R 3
Phosphat-Pufferlösung pH 7,0 R 4
Phosphat-Pufferlösung pH 7,0 R 5
Phosphat-Pufferlösung pH 7,0 R 6
Phosphat-Pufferlösung pH 7,0 R 7
Phosphat-Pufferlösung pH 7,0 (0,1 mol · l^{-1}) R
Phosphat-Pufferlösung pH 7,0 (0,067 mol · l^{-1}) R
Phosphat-Pufferlösung pH 7,0 (0,063 mol · l^{-1}) R
Phosphat-Pufferlösung pH 7,0 (0,05 mol · l^{-1}) R
Phosphat-Pufferlösung pH 7,0 (0,03 mol · l^{-1}) R
Phosphat-Pufferlösung pH 7,0 (0,025 mol · l^{-1}) R
Tetrabutylammonium-Pufferlösung pH 7,0 R
Pufferlösung pH 7,2 R
Phosphat-Pufferlösung pH 7,2 R
Phosphat-Pufferlösung pH 7,2, albuminhaltige R
Phosphat-Pufferlösung pH 7,2, albuminhaltige R 1
Pufferlösung pH 7,2, physiologische R
Imidazol-Pufferlösung pH 7,3 R
Barbital-Pufferlösung pH 7,4 R
Phosphat-Pufferlösung pH 7,4 R
Phosphat-Pufferlösung pH 7,4, natriumchloridhaltige R
Phosphat-Pufferlösung pH 7,4, natriumchloridhaltige R 1
Trometamol-Pufferlösung pH 7,4 R
Trometamol-Pufferlösung pH 7,4, natriumchloridhaltige R
Trometamol-Pufferlösung pH 7,4, natriumchloridhaltige R 1
Trometamol-Acetat-Pufferlösung pH 7,4 R
Trometamol-Acetat-Pufferlösung pH 7,4, natriumchloridhaltige R
Borat-Pufferlösung pH 7,5 R
HEPES-Pufferlösung pH 7,5 R
Natriumphosphat-Pufferlösung pH 7,5 (0,25 mol · l^{-1}) R
Phosphat-Pufferlösung pH 7,5 (0,33 mol · l^{-1}) R
Phosphat-Pufferlösung pH 7,5 (0,2 mol · l^{-1}) R
Phosphat-Pufferlösung pH 7,5 (0,05 mol · l^{-1}) R
Trometamol-Pufferlösung pH 7,5 R
Trometamol-Pufferlösung pH 7,5 R 1
Trometamol-Pufferlösung pH 7,5 (1 mol · l^{-1}) R
Trometamol-Pufferlösung pH 7,5 (0,1 mol · l^{-1}) R
Trometamol-Pufferlösung pH 7,5 (0,05 mol · l^{-1}) R
Natriumcitrat-Pufferlösung pH 7,8 (Natriumcitrat (0,034 mol · l^{-1}), Natriumchlorid (0,101 mol · l^{-1})) R
Pufferlösung pH 8,0 R
Pufferlösung pH 8,0 R 1
Borat-Pufferlösung pH 8,0 (0,0015 mol · l^{-1}) R
Natriumphosphat-Pufferlösung pH 8,0 (0,02 mol · l^{-1}) R
Phosphat-Pufferlösung pH 8,0 (1 mol · l^{-1}) R
Phosphat-Pufferlösung pH 8,0 (0,1 mol · l^{-1}) R
Phosphat-Pufferlösung pH 8,0 (0,02 mol · l^{-1}) R
Trometamol-Pufferlösung pH 8,0 R
Trometamol-Pufferlösung pH 8,0 (1 mol · l^{-1}) R
Trometamol-Acetat-Pufferlösung pH 8,0 R
Trometamol-Acetat-Pufferlösung pH 8,0, natriumchloridhaltige R
Trometamol-Pufferlösung pH 8,1 R
Guanidin-Trometamol-Pufferlösung pH 8,3 R
Trometamol-Aminoessigsäure-Pufferlösung pH 8,3 R
Trometamol-Pufferlösung pH 8,3 R
Barbital-Pufferlösung pH 8,4 R
Trometamol-Natriumedetat-Pufferlösung pH 8,4 R

Die „Allgemeinen Vorschriften" gelten für alle Monographien und sonstigen Texte

Trometamol-Natriumedetat-Pufferlösung pH 8,4 *R* 1
Trometamol-Natriumedetat-BSA-Pufferlösung pH 8,4, albuminhaltige *R*
Guanidin-Trometamol-Natriumedetat-Pufferlösung pH 8,5 *R*
Phosphat-Pufferlösung pH 8,5 *R*
Trometamol-Acetat-Pufferlösung pH 8,5 *R*
Guanidin-Trometamol-Natriumedetat-Pufferlösung pH 8,6 *R*
Barbital-Pufferlösung pH 8,6 *R* 1
Trometamol-Pufferlösung pH 8,8 (1,5 mol · l^{-1}) *R*
Trometamol-Pufferlösung pH 8,8 (3 mol · l^{-1}) *R*
Pufferlösung pH 9,0 *R*
Pufferlösung pH 9,0 *R* 1
Phosphat-Pufferlösung pH 9,0 *R*
Trometamol-Pufferlösung pH 9,0 *R*
Trometamol-Pufferlösung pH 9,0 *R* 1
Trometamol-Pufferlösung pH 9,0 (0,05 mol · l^{-1}) *R*
Ammoniumchlorid-Pufferlösung pH 9,5 *R*
Ammoniumchlorid-Pufferlösung pH 10,0 *R*
Borat-Pufferlösung pH 10,0 *R*
Diethanolamin-Pufferlösung pH 10,0 *R*
Ammoniumcarbonat-Pufferlösung pH 10,3 (0,1 mol · l^{-1}) *R*
Ammoniumchlorid-Pufferlösung pH 10,4 *R*
Borat-Pufferlösung pH 10,4 *R*
Ammoniumchlorid-Pufferlösung pH 10,7 *R*
Pufferlösung pH 10,9 *R*
Pufferlösung pH 11 *R*
Phosphat-Pufferlösung pH 11,3 (0,1 mol · l^{-1}) *R*

4.2 Volumetrie

4.2.1 Urtitersubstanzen für Maßlösungen

Arsen(III)-oxid *RV*
Benzoesäure *RV*
Eisen(II)-ethylendiammoniumsulfat *RV*
Kaliumbromat *RV*
Kaliumhydrogenphthalat *RV*
Natriumchlorid *RV*
Sulfanilsäure *RV*
Trometamol *RV*
Zink *RV*

4.2.2 Maßlösungen

Ammoniumcer(IV)-nitrat-Lösung (0,1 mol · l^{-1})
Ammoniumcer(IV)-sulfat-Lösung (0,1 mol · l^{-1})
Ammoniumeisen(III)-sulfat-Lösung (0,1 mol · l^{-1})
Ammoniumthiocyanat-Lösung (0,1 mol · l^{-1})
Bariumchlorid-Lösung (0,1 mol · l^{-1})
Bariumperchlorat-Lösung (0,05 mol · l^{-1})
Bariumperchlorat-Lösung (0,005 mol · l^{-1})
Benzethoniumchlorid-Lösung (0,004 mol · l^{-1})
Bismutnitrat-Lösung (0,01 mol · l^{-1})
Blei(II)-nitrat-Lösung (0,1 mol · l^{-1})
Bromid-Bromat-Lösung (0,0167 mol · l^{-1})
Cer(IV)-sulfat-Lösung (0,1 mol · l^{-1})
Eisen(II)-sulfat-Lösung (0,1 mol · l^{-1})
Iod-Lösung (0,5 mol · l^{-1})
Iod-Lösung (0,05 mol · l^{-1})
Iod-Lösung (0,01 mol · l^{-1})
Kaliumbromat-Lösung (0,033 mol · l^{-1})
Kaliumhydrogenphthalat-Lösung (0,1 mol · l^{-1})
Kaliumhydroxid-Lösung (0,1 mol · l^{-1})
Kaliumhydroxid-Lösung (0,5 mol · l^{-1}), ethanolische
Kaliumhydroxid-Lösung (0,5 mol · l^{-1}) in Ethanol 60 %
Kaliumiodat-Lösung (0,05 mol · l^{-1})
Kaliumiodid-Lösung (0,001 mol · l^{-1})
Kaliumpermanganat-Lösung (0,02 mol · l^{-1})
Kupfer(II)-sulfat-Lösung (0,02 mol · l^{-1})
Lanthannitrat-Lösung (0,1 mol · l^{-1})
Lithiummethanolat-Lösung (0,1 mol · l^{-1})
Magnesiumchlorid-Lösung (0,1 mol · l^{-1})
Natriumarsenit-Lösung (0,1 mol · l^{-1})
Natriumedetat-Lösung (0,1 mol · l^{-1})
Natriumhydroxid-Lösung (1 mol · l^{-1})
Natriumhydroxid-Lösung (0,1 mol · l^{-1})
Natriumhydroxid-Lösung (0,1 mol · l^{-1}), ethanolische
Natriummethanolat-Lösung (0,1 mol · l^{-1})
Natriumnitrit-Lösung (0,1 mol · l^{-1})
Natriumperiodat-Lösung (0,1 mol · l^{-1})
Natriumthiosulfat-Lösung (0,1 mol · l^{-1})
Perchlorsäure (0,1 mol · l^{-1})
Salpetersäure (1 mol · l^{-1})
Salzsäure (1 mol · l^{-1})
Salzsäure (0,1 mol · l^{-1})
Schwefelsäure (0,5 mol · l^{-1})
Silbernitrat-Lösung (0,1 mol · l^{-1})
Tetrabutylammoniumhydroxid-Lösung (0,1 mol · l^{-1})
Tetrabutylammoniumhydroxid-Lösung (0,1 mol · l^{-1}), 2-propanolische
Zinkchlorid-Lösung (0,05 mol · l^{-1})
Zinksulfat-Lösung (0,1 mol · l^{-1})

4.3 Chemische Referenzsubstanzen (*CRS*), Biologische Referenzzubereitungen (*BRP*), Referenzstandards für pflanzliche Drogen (*HRS*), Referenzspektren

Siehe dort

10.7/4.00.00.00

4 Reagenzien

Zusätzliche Informationen zu Reagenzien, die nur durch ein Warenzeichen vollständig identifizierbar sind oder deren Verfügbarkeit begrenzt ist, sind auf der Website des EDQM in der „Knowledge Database" aufgeführt. Diese Informationen dienen nur dazu, den Erwerb solcher Reagenzien zu vereinfachen, und soll in keinem Fall bedeuten, dass die genannten Lieferanten in besonderer Weise von der Europäischen Arzneibuch-Kommission oder vom Europarat empfohlen oder anerkannt sind. Reagenzien anderer Herkunft zu verwenden ist daher zulässig, sofern sie den Anforderungen des Arzneibuchs entsprechen.

10.7/4.01.00.00

4.1 Reagenzien, Referenzlösungen und Pufferlösungen

Der Buchstabe *R*, der im Arzneibuch nach dem Namen einer Substanz oder einer Lösung steht, bezeichnet ein Reagenz, das in der folgenden Reagenzienliste aufgeführt ist. Die für Reagenzien beschriebenen Spezifikationen sind nicht unbedingt ausreichend für eine Verwendung der Reagenzien als Arzneimittel oder pharmazeutischer Hilfsstoff.

Jede Reagenzbeschreibung enthält eine 7-stellige Code-Nummer (zum Beispiel 1002501). Diese Code-Nummer dient der Identifizierung durch das Sekretariat der Ph. Eur. und bleibt für ein gegebenes Reagenz auch während späterer Revisionen der Reagenzienliste unverändert erhalten. Sie kann auch für die Benutzer des Arzneibuchs zum Beispiel beim Umgang mit dem Reagenzienbestand von Nutzen sein. In der Reagenzbeschreibung kann außerdem eine CAS-Nummer (Chemical Abstract Service Registry Number) enthalten sein, die an ihrer typischen Schreibweise (zum Beispiel CAS Nr. 9002-93-1) zu erkennen ist.

Einige Reagenzien in dieser Liste sind toxisch und sollten nur unter entsprechenden Sicherheitsmaßnahmen guter Laborpraxis gehandhabt werden.

Wässrige Reagenzlösungen sind mit Wasser *R* herzustellen. In der Flüssigchromatographie ist Wasser zur Chromatographie *R* für die Herstellung mobiler Phasen zu verwenden, wenn Wasser oder eine wässrige Lösung eine der Komponenten ist. Wird eine Reagenzlösung unter Verwendung eines Ausdrucks wie „eine Lösung von Salzsäure (10 g · l^{-1} HCl)" beschrieben, bedeutet dies, dass die Lösung durch entsprechende Verdünnung mit Wasser *R* aus einer konzentrierten, in der Reagenzienliste beschriebenen Lösung herzustellen ist. Die für die Grenzprüfungen auf Barium, Calcium und Sulfat verwendeten Lösungen müssen mit destilliertem Wasser *R* hergestellt werden. Ist das Lösungsmittel nicht angegeben, handelt es sich um eine wässrige Lösung.

Reagenzien und deren Lösungen sind in der Regel dicht verschlossen zu lagern. Die Beschriftung muss den zutreffenden internationalen und nationalen Vorschriften entsprechen.

4.1.1 Reagenzien

A

Acebutololhydrochlorid *R* 1148900

CAS Nr. 34381-68-5

Muss der Monographie **Acebutololhydrochlorid (Acebutololi hydrochloridum)** entsprechen

Acetal *R* 1112300

$C_6H_{14}O_2$ M_r 118,2
CAS Nr. 105-57-7

Acetaldehyddiethylacetal; 1,1-Diethoxyethan

Klare, farblose, flüchtige Flüssigkeit; mischbar mit Wasser und mit Ethanol 96 %

d_{20}^{20}: etwa 0,824
n_D^{20}: etwa 1,382
Sdp: etwa 103 °C

Acetaldehyd R   1000200

C_2H_4O M_r 44,1
CAS Nr. 75-07-0

Ethanal

Klare, farblose, entflammbare Flüssigkeit; mischbar mit Wasser und mit Ethanol 96 %

d_{20}^{20}:   etwa 0,788
n_D^{20}:   etwa 1,332
Sdp: etwa 21 °C

Acetaldehyd-Ammoniak R   1133500

$C_6H_{15}N_3 \cdot 3\,H_2O$ M_r 183,3
CAS Nr. 58052-80-5

2,4,6-Trimethylhexahydro-1,3,5-triazin, Trihydrat

Gehalt: mindestens 95,0 Prozent

Kristalle oder Pulver, farblos oder weiß bis blassgelb

Smp: 95 bis 97 °C

Gehaltsbestimmung: 0,900 g Substanz werden in Wasser R zu 50,0 ml gelöst und mit Salzsäure (1 mol · l^{-1}) R titriert. Der Endpunkt wird mit Hilfe der Potentiometrie (2.2.20) bestimmt.
1 ml Salzsäure (1 mol · l^{-1}) entspricht 61,08 mg $C_6H_{15}N_3 \cdot 3\,H_2O$.

Acetanhydrid R   1000500

$C_4H_6O_3$ M_r 102,1
CAS Nr. 108-24-7

Essigsäureanhydrid

Gehalt: mindestens 97,0 Prozent (*m/m*)

Klare, farblose Flüssigkeit

Sdp: 136 bis 142 °C

Gehaltsbestimmung: 2,00 g Substanz werden in einem Erlenmeyerkolben mit Schliffstopfen in 50,0 ml Natriumhydroxid-Lösung (1 mol · l^{-1}) gelöst. Die Lösung wird 1 h lang unter Rückflusskühlung zum Sieden erhitzt und nach Zusatz von 0,5 ml Phenolphthalein-Lösung R mit Salzsäure (1 mol · l^{-1}) titriert. Die Anzahl Milliliter Natriumhydroxid-Lösung (1 mol · l^{-1}) für 1 g Substanz wird berechnet (n_1).
2,00 g Substanz werden in einem Erlenmeyerkolben mit Schliffstopfen in 20 ml Cyclohexan R gelöst. Die Lösung wird in Eis gekühlt und mit einer kalten Mischung von 10 ml Anilin R und 20 ml Cyclohexan R versetzt. Die Mischung wird 1 h lang unter Rückflusskühlung zum Sieden erhitzt und nach Zusatz von 50,0 ml Natriumhydroxid-Lösung (1 mol · l^{-1}) kräftig geschüttelt. Nach Zusatz von 0,5 ml Phenolphthalein-Lösung R wird die Lösung mit Salzsäure (1 mol · l^{-1}) titriert und die Anzahl Milliliter Natriumhydroxid-Lösung (1 mol · l^{-1}) für 1 g Substanz berechnet (n_2).

Der Prozentgehalt an $C_4H_6O_3$ wird nach folgender Formel berechnet:

$$10{,}2(n_1 - n_2)$$

Acetanhydrid-Schwefelsäure-Lösung R   1000502

5 ml Acetanhydrid R werden vorsichtig mit 5 ml Schwefelsäure R gemischt. Die Mischung wird unter Kühlen tropfenweise in 50 ml wasserfreies Ethanol R eingebracht.

Unmittelbar vor Gebrauch herzustellen

Aceton R   1000600

CAS Nr. 67-64-1

Muss der Monographie **Aceton (Acetonum)** entsprechen

(D$_6$)Aceton R   1024900

C_3D_6O M_r 64,1
CAS Nr. 666-52-4

(D$_6$)2-Propanon

Klare, farblose Flüssigkeit; mischbar mit Wasser, mit Dimethylformamid, mit wasserfreiem Ethanol und mit Methanol

d_{20}^{20}:   etwa 0,87
n_D^{20}:   etwa 1,357
Sdp: etwa 55 °C

Deuterierungsgrad: mindestens 99,5 Prozent

Wasser und Deuteriumoxid: höchstens 0,1 Prozent

Acetonitril R   1000700

C_2H_3N M_r 41,05
CAS Nr. 75-05-8

Methylcyanid; Ethannitril

Klare, farblose Flüssigkeit; mischbar mit Wasser, mit Aceton und mit Methanol

d_{20}^{20}: etwa 0,78
n_D^{20}: etwa 1,344

Eine Lösung der Substanz (100 g·l⁻¹) muss neutral gegen Lackmus-Papier reagieren.

Destillationsbereich (2.2.11): Mindestens 95 Prozent der Substanz müssen zwischen 80 und 82 °C destillieren.

Wird die Substanz in der Spektroskopie verwendet, muss sie zusätzlich folgender Prüfung entsprechen:

Absorption (2.2.25): höchstens 0,01 bei 255 bis 420 nm, mit Wasser R als Kompensationsflüssigkeit bestimmt

Acetonitril R 1   1000702

Muss Acetonitril R und folgenden zusätzlichen Anforderungen entsprechen:

Gehalt: mindestens 99,9 Prozent

Absorption (2.2.25): höchstens 0,10 bei 200 nm, mit Wasser R als Kompensationsflüssigkeit bestimmt

Acetonitril zur Chromatographie R   1000701

Muss dem Reagenz Acetonitril R entsprechen

Wird die Substanz in der Chromatographie verwendet, muss sie zusätzlich folgenden Prüfungen entsprechen:

Absorption (2.2.25): höchstens 0,01 bei 240 nm und größeren Wellenlängen, mit Wasser R als Kompensationsflüssigkeit bestimmt

Gehalt (2.2.28): mindestens 99,8 Prozent

(D₃)Acetonitril R   1173100

C_2D_3N M_r 44,1
CAS Nr. 2206-26-0

(²H₃)-Acetonitril

Klare, farblose Flüssigkeit; mischbar mit Wasser, mit Aceton und mit Methanol

d_{20}^{20}: etwa 0,78
n_D^{20}: etwa 1,344

Deuterierungsgrad: mindestens 99,8 Prozent

Acetoxyvalerensäure R   1165800

$C_{17}H_{24}O_4$ M_r 292,4
CAS Nr. 81397-67-3

(2E)-3-[(1RS,4S,7R,7aR)-1-(Acetyloxy)-3,7-dimethyl-2,4,5,6,7,7a-hexahydro-1H-inden-4-yl]-2-methylprop-2-ensäure

Farbloses bis blassgelbes, viskoses Öl

Absorption (2.2.25): Absorptionsmaximum bei etwa 216 nm, in Methanol R bestimmt

Acetylacetamid R   1102600

$C_4H_7NO_2$ M_r 101,1
CAS Nr. 5977-14-0

3-Oxobutanamid

Smp: 53 bis 56 °C

Acetylaceton R   1000900

$C_5H_8O_2$ M_r 100,1
CAS Nr. 123-54-6

2,4-Pentandion

Farblose bis schwach gelbliche, leicht entflammbare Flüssigkeit; leicht löslich in Wasser, mischbar mit Aceton, mit Essigsäure 99 % und mit Ethanol 96 %

n_D^{20}: 1,452 bis 1,453
Sdp: 138 bis 140 °C

Acetylaceton-Reagenz R 1   1000901

100 ml Ammoniumacetat-Lösung R werden mit 0,2 ml Acetylaceton R versetzt.

Acetylaceton-Reagenz R 2   1000902

0,2 ml Acetylaceton R, 3 ml Essigsäure 99 % R und 25 g Ammoniumacetat R werden in Wasser R zu 100 ml gelöst.

N-Acetyl-ε-caprolactam R   1102700

$C_8H_{13}NO_2$ M_r 155,2
CAS Nr. 1888-91-1

N-Acetylhexan-6-lactam; 1-Acetylazepan-2-on

Farblose Flüssigkeit; mischbar mit wasserfreiem Ethanol

d_{20}^{20}: etwa 1,100
n_D^{20}: etwa 1,489
Sdp: etwa 135 °C

Acetylchlorid R   1000800

C_2H_3ClO M_r 78,5
CAS Nr. 75-36-5

Klare, farblose, entflammbare Flüssigkeit, zersetzt sich in Wasser und in Ethanol 96 %; mischbar mit Dichlorethan

d_{20}^{20}: etwa 1,10

Destillationsbereich (2.2.11): Mindestens 95 Prozent Substanz müssen zwischen 49 und 53 °C destillieren.

Acetylcholinchlorid R   1001000

$C_7H_{16}ClNO_2$ M_r 181,7
CAS Nr. 60-31-1

(2-Acetyloxyethyl)trimethylammoniumchlorid

Kristallines Pulver; sehr leicht löslich in kaltem Wasser und in Ethanol 96 %

Die Substanz zersetzt sich in heißem Wasser und in Alkalien.

Lagerung: bei –20 °C

Acetylen R   1199800

H—C≡C—H

C_2H_2 M_r 26,04
CAS Nr. 74-86-2

Ethin

Gehalt: mindestens 99,0 Prozent (V/V)

Acetyleugenol R   1100700

$C_{12}H_{14}O_3$ M_r 206,2
CAS Nr. 93-28-7

(4-Allyl-2-methoxyphenyl)acetat

Gelbe, ölige Flüssigkeit; praktisch unlöslich in Wasser, leicht löslich in Ethanol 96 %

n_D^{20}: etwa 1,521
Sdp: 281 bis 282 °C

Wird die Substanz in der Gaschromatographie verwendet, muss sie zusätzlich folgender Anforderung entsprechen:

Gehaltsbestimmung: Gaschromatographie (2.2.28) wie in der Monographie **Nelkenöl (Caryophylli floris aetheroleum)** beschrieben

Untersuchungslösung: die Substanz

Gehalt: mindestens 98,0 Prozent, ermittelt mit Hilfe des Verfahrens „Normalisierung"

N-Acetylglucosamin R   1133600

$C_8H_{15}NO_6$ M_r 221,2
CAS Nr. 7512-17-6

2-(Acetylamino)-2-desoxy-D-glucopyranose

Smp: etwa 202 °C

Acetylierungsgemisch R 1   1000501

25,0 ml Acetanhydrid R werden in wasserfreiem Pyridin R zu 100,0 ml gelöst.

Lagerung: vor Licht und Luft geschützt

Acetyl-11-keto-β-boswelliasäure R   1167700

$C_{32}H_{48}O_5$ M_r 512,7
CAS Nr. 67416-61-9

3α-(Acetyloxy)-11-oxours-12-en-24-säure;
(4β)-3α-(Acetyloxy)-11-oxours-12-en-23-säure;
Acetyl-11-keto-β-boswellinsäure

Weißes bis fast weißes Pulver; unlöslich in Wasser, löslich in Aceton, in wasserfreiem Ethanol und in Methanol

Smp: 271 bis 274 °C

Wird die Substanz in der Flüssigchromatographie verwendet, muss sie zusätzlich folgender Anforderung entsprechen:

Gehaltsbestimmung: Flüssigchromatographie (2.2.29) wie in der Monographie **Indischer Weihrauch (Olibanum indicum)** beschrieben

Gehalt: mindestens 90 Prozent, ermittelt mit Hilfe des Verfahrens „Normalisierung"

N-(α)-Acetyl-L-lysin R 1209700

$C_8H_{16}N_2O_3$ M_r 188,2
CAS Nr. 1946-82-3

(2S)-2-Acetamido-6-aminohexansäure

N-(ε)-Acetyl-L-lysin R 1209600

$C_8H_{16}N_2O_3$ M_r 188,2
CAS Nr. 692-04-6

(2S)-6-Acetamido-2-aminohexansäure

N-Acetylneuraminsäure R 1001100

$C_{11}H_{19}NO_9$ M_r 309,3
CAS Nr. 131-48-6

5-Acetamido-3,5-didesoxy-α-D-*glycero*-D-*galacto*-2-nonulopyranosonsäure; *O*-Sialinsäure

Weiße bis fast weiße, nadelförmige Kristalle; löslich in Wasser und in Methanol, schwer löslich in wasserfreiem Ethanol, praktisch unlöslich in Aceton

$[\alpha]_D^{20}$: etwa −36, an einer Lösung der Substanz (10 g · l^{-1}) bestimmt
Smp: etwa 186 °C, unter Zersetzung

Acetylsalicylsäure R 1209400

$C_9H_8O_4$ M_r 180,2
CAS Nr. 50-78-2

2-(Acetyloxy)benzoesäure

Weißes bis fast weißes, kristallines Pulver oder farblose Kristalle; schwer löslich in Wasser, leicht löslich in Ethanol 96 %

N-Acetyltryptophan R 1102800

$C_{13}H_{14}N_2O_3$ M_r 246,3
CAS Nr. 1218-34-4

2-Acetylamino-3-(indol-3-yl)propansäure

Weißes bis fast weißes Pulver oder farblose Kristalle; schwer löslich in Wasser

Die Substanz löst sich in verdünnten Alkalihydroxid-Lösungen.

Smp: etwa 205 °C

Gehaltsbestimmung: Flüssigchromatographie (2.2.29) wie in der Monographie **Tryptophan (Tryptophanum)** beschrieben

Untersuchungslösung: 10,0 mg Substanz werden in einer Mischung von 10 Volumteilen Acetonitril R und 90 Volumteilen Wasser R zu 100,0 ml gelöst.

Gehalt: mindestens 99,0 Prozent, ermittelt mit Hilfe des Verfahrens „Normalisierung"

Acetyltyrosinethylester R 1001200

$C_{13}H_{17}NO_4 \cdot H_2O$ M_r 269,3
CAS Nr. 36546-50-6

N-Acetyl-L-tyrosinethylester, Monohydrat; Ethyl=[(*S*)-2-acetamido-3-(4-hydroxyphenyl)propionat]-Monohydrat

Weißes bis fast weißes, kristallines Pulver, das zur Gehaltsbestimmung von Chymotrypsin geeignet ist

$[\alpha]_D^{20}$: +21 bis +25, an einer Lösung der Substanz (10 g · l^{-1}) in Ethanol 96 % R bestimmt
$A_{1cm}^{1\%}$: 60 bis 68, bei 278 nm in Ethanol 96 % R gemessen

Acetyltyrosinethylester-Lösung (0,2 mol · l^{-1}) R 1001201

0,54 g Acetyltyrosinethylester R werden in Ethanol 96 % R zu 10,0 ml gelöst.

Acrylamid *R* 1001500

C₃H₅NO M_r 71,1
CAS Nr. 79-06-1

Propenamid

Farblose oder weiße Flocken oder weißes bis fast weißes, kristallines Pulver; sehr leicht löslich in Wasser und in Methanol, leicht löslich in wasserfreiem Ethanol

Smp: etwa 84 °C

Acrylamid-Bisacrylamid-Lösung (29:1), 30-prozentige *R* 1001501

290 g Acrylamid *R* und 10 g Methylenbisacrylamid *R* werden in 1000 ml Wasser *R* gelöst. Die Lösung wird filtriert.

Acrylamid-Bisacrylamid-Lösung (36,5:1), 30-prozentige *R* 1001502

292 g Acrylamid *R* und 8 g Methylenbisacrylamid *R* werden in 1000 ml Wasser *R* gelöst. Die Lösung wird filtriert.

Acrylsäure *R* 1133700

C₃H₄O₂ M_r 72,1
CAS Nr. 79-10-7

Prop-2-ensäure; Vinylameisensäure

Gehalt: mindestens 99 Prozent

Die Substanz ist mit 0,02 Prozent Hydrochinonmonomethylether stabilisiert.

Korrodierend wirkende Flüssigkeit; mischbar mit Wasser und mit Ethanol 96 %

Die Substanz polymerisiert leicht in Gegenwart von Sauerstoff.

d_{20}^{20}: etwa 1,05
n_D^{20}: etwa 1,421
Smp: 12 bis 15 °C
Sdp: etwa 141 °C

Actein *R* 1181500

C₃₇H₅₆O₁₁ M_r 677
CAS Nr. 18642-44-9

(23*R*,24*R*,25*S*,26*S*)-3β-(β-D-Xylopyranosyloxy)-16β,23:23,26:24,25-triepoxy-26-hydroxy-9,19-cyclolanostan-12β-ylacetat

Acteosid *R* 1145100

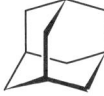

C₂₉H₃₆O₁₅ M_r 625
CAS Nr. 61276-17-3

2-(3,4-Dihydroxyphenyl)ethyl-3-*O*-(6-desoxy-α-L-mannopyranosyl)-4-*O*-[(2*E*)-3-(3,4-dihydroxyphenyl)prop-2-enoyl]-β-D-glucopyranosid; Verbascosid

Schwach gelbliches Pulver; leicht löslich in Wasser und in Methanol

Smp: etwa 140 °C, unter Zersetzung

Adamantan *R* 1181600

C₁₀H₁₆ M_r 136,2
CAS Nr. 281-23-2

Tricyclo[3.3.1.1³,⁷]decan

Smp: etwa 270 °C

Adenin *R* 1172800

CAS Nr. 73-24-5

Muss der Monographie **Adenin (Adeninum)** entsprechen

Adenosin *R* 1001600

C₁₀H₁₃N₅O₄ M_r 267,2
CAS Nr. 58-61-7

1-(6-Amino-9*H*-purin-9-yl)-1-desoxy-β-D-ribofuranose

Weißes bis fast weißes, kristallines Pulver; schwer löslich in Wasser, praktisch unlöslich in Aceton und in Ethanol 96 %

Die Substanz löst sich in verdünnten Säuren.

Smp: etwa 234 °C

Adipinsäure *R* 1095600

C₆H₁₀O₄ M_r 146,1
CAS Nr. 124-04-9

Hexandisäure

Prismen; leicht löslich in Methanol, löslich in Aceton, praktisch unlöslich in Petrolether

Smp: etwa 152 °C

Adrenalonhydrochlorid *R* 1155100

C₉H₁₂ClNO₃ M_r 217,7
CAS Nr. 62-13-5

1-(3,4-Dihydroxyphenyl)-2-(methylamino)ethanon-hydrochlorid; 3′,4′-Dihydroxy-2-(methylamino)aceto=
phenon-hydrochlorid

Blassgelbe Kristalle; leicht löslich in Wasser, löslich in Ethanol 96 %

Smp: etwa 244 °C

Äpfelsäure *R* 1200400

CAS Nr. 6915-15-7

Muss der Monographie **Äpfelsäure (Acidum malicum)** entsprechen

Aescin *R* 1001700

CAS Nr. 6805-41-0

Gemisch verwandter Saponine aus den Samen von *Aesculus hippocastanum* L.

Feines, fast weißes bis schwach gelbliches oder rötliches, amorphes Pulver

Chromatographie: Dünnschichtchromatographie (2.2.27)

Untersuchungslösung: 10 mg Aescin *R* werden in Ethanol 70 % *R* zu 10 ml gelöst.

Platte: DC-Platte mit Kieselgel *R*

Fließmittel: die obere Phase einer Mischung von 10 Volumteilen Essigsäure 99 % *R*, 40 Volumteilen Wasser *R* und 50 Volumteilen 1-Butanol *R*

Auftragen: 20 µl Untersuchungslösung; bandförmig (20 × 3 mm)

Laufstrecke: 12 cm

Trocknen: bei 100 bis 105 °C

Detektion: Die Platte wird mit etwa 10 ml Anisaldehyd-Lösung *R* (für eine 200-mm × 200-mm-Platte) besprüht und erneut bei 100 bis 105 °C erhitzt.

Ergebnis: Das Chromatogramm zeigt eine Hauptzone mit einem R_F-Wert von etwa 0,4.

Aesculetin *R* 1185800

C₉H₆O₄ M_r 178,1
CAS Nr. 305-01-1

6,7-Dihydroxy-2*H*-1-benzopyran-2-on

Aesculin *R* 1119400

C₁₅H₁₆O₉ · 1,5 H₂O M_r 367,3
CAS Nr. 531-75-9

6-(β-D-Glucopyranosyloxy)-7-hydroxy-2*H*-chromen-2-on, Sesquihydrat

Weißes bis fast weißes Pulver oder farblose Kristalle; wenig löslich in Wasser und in Ethanol 96 %, leicht löslich in heißem Wasser und in heißem Ethanol 96 %

Dünnschichtchromatographie (2.2.27): Wird die Substanz wie in der Monographie **Taigawurzel (Eleutherococci radix)** beschrieben geprüft, darf das Chromatogramm nur eine Hauptzone zeigen.

Aflatoxin B$_1$ R 1166000

$C_{17}H_{12}O_6$ M_r 312,3
CAS Nr. 1162-65-8

(6a*R*,9a*S*)-4-Methoxy-2,3,6a,9a-tetrahydrocyclopenta=[c]furo[3′,2′:4,5]furo[2,3-*h*][1]benzopyran-1,11-dion; (6a*R*,9a*S*)-4-Methoxy-2,3,6a,9a-tetrahydrocyclopenta=[c]furo[3′,2′:4,5]furo[2,3-*h*][1]chromen-1,11-dion

Weiße bis schwach gelbe Kristalle

Agarose zur Chromatographie R 1001800

CAS Nr. 9012-36-6

Eine Suspension der Substanz (40 g · l^{-1}) in Wasser *R*

Die gequollenen Agarose-Kügelchen haben einen Durchmesser von 60 bis 140 μm. Die Substanz wird in der Ausschlusschromatographie zur Trennung von Proteinen mit einer relativen Molekülmasse zwischen 6 · 10^4 und 2 · 10^7 und zur Trennung von Polysacchariden mit einer relativen Molekülmasse zwischen 3 · 10^3 und 5 · 10^6 verwendet.

Agarose zur Chromatographie, quer vernetzte R 1001900

CAS Nr. 61970-08-9

Die Substanz wird aus Agarose durch Reaktion mit 2,3-Dibrompropanol unter stark alkalischen Reaktionsbedingungen hergestellt.

Die gequollenen Agarose-Kügelchen liegen als Suspension vor.

Die Substanz wird in der Ausschlusschromatographie zur Trennung von Proteinen und von Polysacchariden verwendet.

Agarose zur Chromatographie, quer vernetzte R 1 1001901

CAS Nr. 65099-79-8

Die Substanz wird aus Agarose durch Reaktion mit 2,3-Dibrompropanol unter stark alkalischen Reaktionsbedingungen hergestellt.

Eine 4-prozentige Suspension der Substanz in Wasser *R*

Die gequollenen Agarose-Kügelchen haben einen Durchmesser von 60 bis 140 μm. Die Substanz wird in der Ausschlusschromatographie zur Trennung von Proteinen mit einer relativen Molekülmasse zwischen 7 · 10^4 und 4 · 10^7 und zur Trennung von Polysacchariden mit einer relativen Molekülmasse zwischen 1 · 10^5 und 2 · 10^7 verwendet.

Agarose zur Elektrophorese R 1002000

CAS Nr. 9012-36-6

Neutrales, lineares Polysaccharid, dessen Hauptbestandteil aus Agar stammt

Weißes bis fast weißes Pulver; praktisch unlöslich in kaltem Wasser, sehr schwer löslich in heißem Wasser

Agarose-Polyacrylamid R 1002200

Agarose, die in ein Netzwerk von quer vernetztem Polyacrylamid eingebunden ist; geeignet zur Trennung von Globulinen mit einer relativen Molekülmasse von 2 · 10^4 bis 35 · 10^4

Agnusid R 1162000

$C_{22}H_{26}O_{11}$ M_r 466,4
CAS Nr. 11027-63-7

(1*RS*,4a*SR*,5*RS*,7a*RS*)-5-Hydroxy-7-[[(4-hydroxybenzoyl)oxy]methyl]-1,4a,5,7a-tetrahydrocyclopenta[c]pyran-1-yl-β-D-glucopyranosid

Weiße bis fast weiße Kristalle

Aktivkohle R 1017800

CAS Nr. 64365-11-3

Muss der Monographie **Medizinische Kohle (Carbo activatus)** entsprechen

Alanin R 1102900

CAS Nr. 56-41-7

Muss der Monographie **Alanin (Alaninum)** entsprechen

β-Alanin *R* 1004500

$H_2N{-}CH_2{-}CH_2{-}COOH$

$C_3H_7NO_2$ M_r 89,1
CAS Nr. 107-95-9

3-Aminopropionsäure

Gehalt: mindestens 99 Prozent

Weißes bis fast weißes, kristallines Pulver; leicht löslich in Wasser, schwer löslich in Ethanol 96 %, praktisch unlöslich in Aceton

Smp: etwa 200 °C, unter Zersetzung

Albumin vom Menschen *R* 1133800

Serumalbumin vom Menschen, das mindestens 96 Prozent Albumin enthält

Albuminlösung vom Menschen *R* 1002400

CAS Nr. 9048-46-8

Muss der Monographie **Albuminlösung vom Menschen (Albumini humani solutio)** entsprechen

Albuminlösung vom Menschen *R* 1 1002401

Albuminlösung vom Menschen *R* wird mit einer Lösung von Natriumchlorid *R* (9 g · l^{-1}) so verdünnt, dass eine Proteinkonzentration von 1 g · l^{-1} erhalten wird. Die Lösung wird mit Hilfe von Essigsäure 99 % *R* auf einen pH-Wert von 3,5 bis 4,5 eingestellt.

Aldehyddehydrogenase *R* 1103000

Aus Backhefe gewonnenes Enzym, welches bei einem pH-Wert von 8,0 in Gegenwart von Nicotinamid-Adenin-Dinucleotid, Kaliumsalzen und Thiolen Acetaldehyd zu Essigsäure oxidiert

Aldehyddehydrogenase-Lösung *R* 1103001

Eine 70 Einheiten entsprechende Menge Aldehyddehydrogenase *R* wird in Wasser *R* zu 10 ml gelöst.

Lagerung: höchstens 8 h lang bei 4 °C

Aldrin *R* 1123100

$C_{12}H_8Cl_6$ M_r 364,9
CAS Nr. 309-00-2

Smp: etwa 104 °C
Sdp: etwa 145 °C

Eine geeignete, zertifizierte Referenzlösung (10 ng · µl^{-1} in Cyclohexan) kann verwendet werden.

Aleuritinsäure *R* 1095700

$C_{16}H_{32}O_5$ M_r 304,4
CAS Nr. 533-87-9

(9*RS*,10*SR*)-9,10,16-Trihydroxyhexadecansäure

Weißes bis fast weißes, sich fettig anfühlendes Pulver; löslich in Methanol

Smp: etwa 101 °C

Alizarin S *R* 1002600

$C_{14}H_7NaO_7S · H_2O$ M_r 360,3
CAS Nr. 130-22-3

C.I. Nr. 58 005; Schultz Nr. 1145
3,4-Dihydroxy-2-anthrachinonsulfonsäure, Natriumsalz, Monohydrat

Orangegelbes Pulver; leicht löslich in Wasser und in Ethanol 96 %

Alizarin-S-Lösung *R* 1002601

Eine Lösung von Alizarin S *R* (1 g · l^{-1})

Empfindlichkeitsprüfung: Wird die Lösung zur Einstellung von Bariumperchlorat-Lösung (0,05 mol · l^{-1}) verwendet (4.2.2), muss sie unter den Bedingungen der Einstellung einen Farbumschlag von Gelb nach Orangerot zeigen.

Umschlagsbereich: pH-Wert 3,7 (gelb) bis 5,2 (violett)

Aloe-Emodin *R* 1188800

$C_{15}H_{10}O_5$ M_r 270,2
CAS Nr. 481-72-1

1,8-Dihydroxy-3-(hydroxymethyl)anthracen-9,10-dion; 1,8-Dihydroxy-3-(hydroxymethyl)anthrachinon

Aloin R 1008800

$C_{21}H_{22}O_9 \cdot H_2O$ M_r 436,4
CAS Nr. 1415-73-2

10-(β-D-Glucopyranosyl)-1,8-dihydroxy-3-(hydroxy=
methyl)anthron, Monohydrat; Barbaloin

Gelbe Nadeln oder gelbes bis dunkelgelbes, kristallines Pulver, an Luft und Licht sich dunkel färbend; wenig löslich in Wasser und in Ethanol 96 %,
löslich in Aceton, in Ammoniak-Lösung und in
Alkalihydroxid-Lösungen

$A_{1cm}^{1\%}$: etwa 192 bei 269 nm, etwa 226 bei 296,5 nm,
etwa 259 bei 354 nm, jeweils in Methanol R
bestimmt und auf die wasserfreie Substanz
berechnet

Dünnschichtchromatographie (2.2.27): Die Substanz
wird wie in der Monographie **Faulbaumrinde (Frangulae cortex)** beschrieben geprüft; das Chromatogramm darf nur eine Hauptzone zeigen.

Alovudin R 1185400

$C_{10}H_{13}FN_2O_4$ M_r 244,2
CAS Nr. 25526-93-6

1-[(2R,4S,5R)-4-Fluor-5-(hydroxymethyl)tetrahydro=
furan-2-yl]-5-methylpyrimidin-2,4(1H,3H)-dion; Fluor-
desoxythymidin; 3′-Desoxy-3′-fluorthymidin

Gehalt: mindestens 95 Prozent

Farblose Kristalle

Aluminium R 1118200

Al A_r 26,98
CAS Nr. 7429-90-5

Weißes bis fast weißes, verformbares, flexibles, bläu-
liches Metall in Form von Barren, Blättchen, Pulver,
Streifen oder Draht

An feuchter Luft wird eine Oxidschicht gebildet, die
das Metall vor weiterer Korrosion schützt.

Analysenqualität

Aluminium-Teststreifen R 1199900

Handelsübliche Teststreifen zur Bestimmung von Aluminium in wässrigen Lösungsmitteln mit einem Gehalt
unter 5 ppm

Aluminiumchlorid R 1002700

$AlCl_3 \cdot 6\ H_2O$ M_r 241,4
CAS Nr. 7784-13-6

Aluminiumchlorid, Hexahydrat

Gehalt: mindestens 98,0 Prozent $AlCl_3 \cdot 6\ H_2O$

Weißes bis schwach gelbliches, kristallines, hygroskopisches Pulver; leicht löslich in Wasser und in Ethanol 96 %

Lagerung: dicht verschlossen

Aluminiumchlorid-Lösung R 1002701

65,0 g Aluminiumchlorid R werden in Wasser R zu
100 ml gelöst. Die Lösung wird nach Zusatz von 0,5 g
Aktivkohle R 10 min lang gerührt, filtriert und das Filtrat unter dauerndem Rühren mit genügend Lösung von
Natriumhydroxid R (10 g · l⁻¹) versetzt (etwa 60 ml), bis
ein pH-Wert von etwa 1,5 erhalten wird.

Aluminiumchlorid-Reagenz R 1002702

2,0 g Aluminiumchlorid R werden in 100 ml einer
5-prozentigen Lösung (V/V) von Essigsäure 99 % R in
Methanol R gelöst.

Aluminiumkaliumsulfat R 1003000

CAS Nr. 7784-24-9

Muss der Monographie **Aluminiumkaliumsulfat (Alumen)** entsprechen

Aluminiumnitrat R 1002800

$Al(NO_3)_3 \cdot 9\ H_2O$ M_r 375,1
CAS Nr. 7784-27-2

Aluminiumnitrat, Nonahydrat

Zerfließliche Kristalle; sehr leicht löslich in Wasser und
in Ethanol 96 %, sehr schwer löslich in Aceton

Lagerung: dicht verschlossen

Aluminiumoxid, basisches R 1118300

Basische Form von wasserfreiem Aluminiumoxid R, das
zur Säulenchromatographie geeignet ist

pH-Wert (2.2.3): 1 g Substanz wird 5 min lang mit 10 ml
kohlendioxidfreiem Wasser R geschüttelt. Der pH-Wert
der Suspension muss etwa 9 bis 10 betragen.

Aluminiumoxid, neutrales R 1118400

Al$_2$O$_3$ M_r 102,0

Muss der Monographie **Wasserhaltiges Aluminiumoxid / Algeldrat (Aluminii oxidum hydricum)** entsprechen

Aluminiumoxid, wasserfreies R 1002900

CAS Nr. 1344-28-1

γ-Aluminiumoxid, das durch Erhitzen wasserfrei gemacht und aktiviert ist

Die Teilchengröße beträgt 75 bis 150 µm.

Aluminiumoxid zur Chromatographie, desaktiviertes R 1188900

In geeigneter Weise desaktiviertes Aluminiumoxid zur sicheren Trennung und Detektion von nur in Spuren vorhandenen polaren Kohlenwasserstoffen unter Anwendung in PLOT-Schichtkapillaren (PLOT, porous layer open tubular)

Ameisensäure R 1039300

HCOOH

CH$_2$O$_2$ M_r 46,03
CAS Nr. 64-18-6

Gehalt: mindestens 98,0 Prozent *(m/m)*

Farblose, ätzende Flüssigkeit; mischbar mit Wasser und mit Ethanol 96 %

d_{20}^{20}: etwa 1,22

Gehaltsbestimmung: Ein Erlenmeyerkolben, der 10 ml Wasser R enthält, wird genau gewogen. Nach raschem Zusatz von etwa 1 ml Substanz wird der Ansatz erneut genau gewogen. Die Lösung wird mit 50 ml Wasser R verdünnt und mit Natriumhydroxid-Lösung (1 mol · l^{-1}) titriert. Der Endpunkt wird mit Hilfe der Potentiometrie (2.2.20) oder nach Zusatz von 0,5 ml Phenolphthalein-Lösung R als Indikator bestimmt.

1 ml Natriumhydroxid-Lösung (1 mol · l^{-1}) entspricht 46,03 mg CH$_2$O$_2$.

Bei der Nutzung für massenspektrometrische Anwendungen kann eine besondere Qualität erforderlich sein.

Ameisensäure, wasserfreie R

Siehe Ameisensäure R

Americium-243-Spikelösung R 1167500

Enthält 50 Bq · l^{-1} ^{243}Am und eine Lösung von Lanthan(III)-chlorid-Heptahydrat R (134 mg · l^{-1}) in einer Lösung von Salzsäure R (103 g · l^{-1})

Amidoschwarz 10B R 1003100

C$_{22}$H$_{14}$N$_6$Na$_2$O$_9$S$_2$ M_r 617
CAS Nr. 1064-48-8

C.I. Nr. 20470; Schultz Nr. 299
4-Amino-5-hydroxy-3-(4-nitrophenylazo)-6-phenylazo-2,7-naphthalindisulfonsäure, Dinatriumsalz

Dunkelbraunes bis schwarzes Pulver; wenig löslich in Wasser, löslich in Ethanol 96 %

Amidoschwarz-10B-Lösung R 1003101

Eine Lösung von Amidoschwarz 10B R (5 g · l^{-1}) in einer Mischung von 10 Volumteilen Essigsäure R und 90 Volumteilen Methanol R

4-Aminoantipyrin R 1004600

C$_{11}$H$_{13}$N$_3$O M_r 203,2
CAS Nr. 83-07-8

4-Amino-1,5-dimethyl-2-phenyl-1,2-dihydro-3H-pyrazol-3-on

Hellgelbe Nadeln oder hellgelbes Pulver; wenig löslich in Wasser, leicht löslich in Ethanol 96 %

Smp: etwa 108 °C

4-Aminoantipyrin-Lösung R 1004601

Eine Lösung von 4-Aminoantipyrin R (1 g · l^{-1}) in Pufferlösung pH 9,0 R

Aminoazobenzol R 1003200

C$_{12}$H$_{11}$N$_3$ M_r 197,2
CAS Nr. 60-09-3

C.I. Nr. 11000
Azobenzol-4-amin

Bräunlich gelbe Nadeln mit bläulichem Schimmer; schwer löslich in Wasser, leicht löslich in Ethanol 96 %

Smp: etwa 128 °C

Reagenzien A 9217

Aminobenzoesäure *R* 1003300

$C_7H_7NO_2$ M_r 137,1
CAS Nr. 150-13-0

4-Aminobenzoesäure

Weißes bis fast weißes, kristallines Pulver; schwer löslich in Wasser, leicht löslich in Ethanol 96 %, praktisch unlöslich in Petrolether

Smp: etwa 187 °C

Dünnschichtchromatographie (2.2.27): Die Substanz wird wie in der Monographie **Procainhydrochlorid (Procaini hydrochloridum)** beschrieben geprüft; das Chromatogramm darf nur einen Hauptfleck zeigen.

Lagerung: vor Licht geschützt

Aminobenzoesäure-Lösung *R* 1003301

1 g Aminobenzoesäure *R* wird in einer Mischung von 18 ml wasserfreier Essigsäure *R*, 20 ml Wasser *R* und 1 ml Phosphorsäure 85 % *R* gelöst.

Unmittelbar vor Gebrauch werden 2 Volumteile der Lösung mit 3 Volumteilen Aceton *R* gemischt.

2-Aminobenzoesäure *R*

Siehe Anthranilsäure *R*

3-Aminobenzoesäure *R* 1147400

$C_7H_7NO_2$ M_r 137,1
CAS Nr. 99-05-8

Weiße bis fast weiße Kristalle

Eine wässrige Lösung der Substanz färbt sich beim Stehen an der Luft braun.

Smp: etwa 174 °C

Lagerung: dicht verschlossen, vor Licht geschützt

4-(4-Aminobenzol-1-sulfonyl)phenol *R* 1211700

$C_{12}H_{11}NO_3S$ M_r 249,3
CAS Nr. 25963-47-7

Graues bis hellbraunes, hygroskopisches Pulver; schwer löslich in Methanol

Smp: etwa 138 °C

N-(4-Aminobenzoyl)-L-glutaminsäure *R* 1141700

$C_{12}H_{14}N_2O_5$ M_r 266,3
CAS Nr. 4271-30-1

ABGA; (2S)-2-[(4-Aminobenzoyl)amino]pentandisäure

Weißes bis fast weißes, kristallines Pulver

Smp: etwa 175 °C, unter Zersetzung

Aminobutanol *R* 1003500

$C_4H_{11}NO$ M_r 89,1
CAS Nr. 5856-63-3

2-Amino-1-butanol

Ölige Flüssigkeit; mischbar mit Wasser, löslich in Ethanol 96 %

d_{20}^{20}: etwa 0,94
n_D^{20}: etwa 1,453
Sdp: etwa 180 °C

4-Aminobutansäure *R* 1123200

$C_4H_9NO_2$ M_r 103,1
CAS Nr. 56-12-2

γ-Aminobuttersäure; GABA

Umkristallisiert aus Methanol und Ether in Form von Blättchen, aus Wasser und Ethanol 96 % in Form von Nadeln; leicht löslich in Wasser, praktisch unlöslich oder schwer löslich in anderen Lösungsmitteln

Smp: etwa 202 °C (vermindert sich bei schnellem Aufheizen)

Aminochlorbenzophenon R 1003600

C$_{13}$H$_{10}$ClNO M_r 231,7
CAS Nr. 719-59-5

2-Amino-5-chlorbenzophenon

Gehalt: mindestens 95,0 Prozent

Gelbes, kristallines Pulver; praktisch unlöslich in Wasser, leicht löslich in Aceton, löslich in Ethanol 96 %

Smp: etwa 97 °C

Lagerung: vor Licht geschützt

Aminoethanol R 1034900

C$_2$H$_7$NO M_r 61,1
CAS Nr. 141-43-5

2-Aminoethanol; Ethanolamin

Klare, farblose, viskose, hygroskopische Flüssigkeit; mischbar mit Wasser und mit Methanol

d_{20}^{20}: etwa 1,014
n_D^{20}: etwa 1,454
Smp: etwa 11 °C

Lagerung: dicht verschlossen

4-Aminofolsäure R 1163700

C$_{19}$H$_{20}$N$_8$O$_5$ M_r 440,4
CAS Nr. 54-62-6

(2S)-2-[[4-[[(2,4-Diaminopteridin-6-yl)methyl]amino]-benzoyl]amino]pentandisäure; N-[4-[[(2,4-Diaminopteridin-6-yl)methyl]amino]benzoyl]-L-glutaminsäure; Aminopterin

Gelbliches Pulver

Smp: etwa 230 °C

6-Aminohexansäure R 1103100

C$_6$H$_{13}$NO$_2$ M_r 131,2
CAS Nr. 60-32-2

Farblose Kristalle; leicht löslich in Wasser, wenig löslich in Methanol, praktisch unlöslich in wasserfreiem Ethanol

Smp: etwa 205 °C

Aminohippursäure R 1003700

C$_9$H$_{10}$N$_2$O$_3$ M_r 194,2
CAS Nr. 61-78-9

N-(4-Aminobenzoyl)aminoessigsäure

Weißes bis fast weißes Pulver; wenig löslich in Wasser, löslich in Ethanol 96 %

Smp: etwa 200 °C

Aminohippursäure-Reagenz R 1003701

3 g Phthalsäure R und 0,3 g Aminohippursäure R werden in Ethanol 96 % R zu 100 ml gelöst.

Aminohydroxynaphthalinsulfonsäure R 1112400

C$_{10}$H$_9$NO$_4$S M_r 239,3
CAS Nr. 116-63-2

4-Amino-3-hydroxynaphthalin-1-sulfonsäure

Weiße bis graue Nadeln, die sich bei Lichteinwirkung rosa färben, inbesondere in Gegenwart von Feuchtigkeit; praktisch unlöslich in Wasser und in Ethanol 96 %, löslich in Alkalihydroxid-Lösungen und in heißen Natriumdisulfit-Lösungen

Lagerung: vor Licht geschützt

Aminohydroxynaphthalinsulfonsäure-Lösung R 1112401

5,0 g wasserfreies Natriumsulfit R werden mit 94,3 g Natriumhydrogensulfit R und 0,7 g Aminohydroxynaphthalinsulfonsäure R gemischt. 1,5 g Mischung werden in Wasser R zu 10,0 ml gelöst.

Die Lösung ist am Tag der Verwendung herzustellen.

cis-Aminoindanol R 1168300

C₉H₁₁NO M_r 149,2
CAS Nr. 126456-43-7

(1S,2R)-1-Amino-2,3-dihydro-1H-inden-2-ol; (–)-cis-1-Aminoindan-2-ol

Gehalt: mindestens 98,0 Prozent (Summe der Enantiomere, mit Hilfe der Gaschromatographie bestimmt)

$[\alpha]_D^{20}$: –69 bis –59, an einer Lösung der Substanz (2 g · l⁻¹) in Chloroform R bestimmt

Smp: 118 bis 122 °C

Aminomethylalizarindiessigsäure R 1003900

C₁₉H₁₅NO₈ · 2 H₂O M_r 421,4
CAS Nr. 3952-78-1

2,2′-[(3,4-Dihydroxyanthrachinon-2-yl)methylennitrilo]=diessigsäure-Dihydrat; N-(3,4-Dihydroxyanthrachinon-2-ylmethyl)iminodiessigsäure-Dihydrat; Alizarinkomplexon-Dihydrat

Feines, blass-bräunlich-gelbes bis orangebraunes Pulver; praktisch unlöslich in Wasser, löslich in Alkalihydroxid-Lösungen

Smp: etwa 185 °C

Trocknungsverlust (2.2.32): höchstens 10,0 Prozent, mit 1,000 g Substanz bestimmt

Aminomethylalizarindiessigsäure-Lösung R 1003902

0,192 g Aminomethylalizarindiessigsäure R werden in 6 ml frisch hergestellter Natriumhydroxid-Lösung (1 mol · l⁻¹) gelöst. Die Lösung wird mit 750 ml Wasser R und 25 ml Succinat-Pufferlösung pH 4,6 R versetzt. Diese Lösung wird mit Salzsäure (0,5 mol · l⁻¹) tropfenweise versetzt, bis die Farbe von Rotviolett nach Gelb umschlägt (pH 4,5 bis 5). Nach Zusatz von 100 ml Aceton R wird diese Lösung mit Wasser R zu 1000 ml verdünnt.

Aminomethylalizarindiessigsäure-Reagenz R 1003901

Lösung A: 0,36 g Cer(III)-nitrat R werden in Wasser R zu 50 ml gelöst.

Lösung B: 0,7 g Aminomethylalizarindiessigsäure R werden in 50 ml Wasser R suspendiert. Die Substanz wird durch Zusatz von etwa 0,25 ml konzentrierter Ammoniak-Lösung R gelöst und die Lösung nach Zusatz von 0,25 ml Essigsäure 99 % R mit Wasser R zu 100 ml verdünnt.

Lösung C: 6 g Natriumacetat R werden in 50 ml Wasser R gelöst. Die Lösung wird nach Zusatz von 11,5 ml Essigsäure 99 % R mit Wasser R zu 100 ml verdünnt.

33 ml Aceton R werden mit 6,8 ml Lösung C, 1,0 ml Lösung B und 1,0 ml Lösung A versetzt. Die Mischung wird mit Wasser R zu 50 ml verdünnt.

Empfindlichkeitsprüfung: 1,0 ml Fluorid-Lösung (10 ppm F) R wird mit 19,0 ml Wasser R und 5,0 ml Aminomethylalizarindiessigsäure-Reagenz versetzt. Nach 20 min muss die Mischung eine Blaufärbung zeigen.

Lagerung: höchstens 5 Tage lang

4-(Aminomethyl)benzoesäure R 1167800

C₈H₉NO₂ M_r 151,2
CAS Nr. 56-91-7

Aminonitrobenzophenon R 1004000

C₁₃H₁₀N₂O₃ M_r 242,2
CAS Nr. 1775-95-7

(2-Amino-5-nitrophenyl)(phenyl)methanon

Gelbes, kristallines Pulver; praktisch unlöslich in Wasser, löslich in Tetrahydrofuran, schwer löslich in Methanol

Smp: etwa 160 °C

$A_{1cm}^{1\%}$: 690 bis 720, bei 233 nm an einer Lösung der Substanz (10 mg · l⁻¹) in Methanol R bestimmt

6-Aminopenicillansäure R 1162100

C₈H₁₂N₂O₃S M_r 216,3
CAS Nr. 551-16-6

(2S,5R,6R)-6-Amino-3,3-dimethyl-7-oxo-4-thia-1-azabicyclo[3.2.0]heptan-2-carbonsäure

Aussehen: weißes bis fast weißes Pulver

Smp: etwa 205 °C, unter Zersetzung

Aminophenazon *R* 1133900

C₁₃H₁₇N₃O M_r 231,3
CAS Nr. 58-15-1

4-(Dimethylamino)-1,5-dimethyl-2-phenyl-1,2-dihyd=
ro-3*H*-pyrazol-3-on

Weißes bis fast weißes, kristallines Pulver oder farblose Kristalle; löslich in Wasser, leicht löslich in Ethanol 96 %

Smp: etwa 108 °C

2-Aminophenol *R* 1147500

C₆H₇NO M_r 109,1
CAS Nr. 95-55-6

Schwach-gelblich-braune Kristalle, die schnell braun
werden; wenig löslich in Wasser, löslich in Ethanol 96 %

Smp: etwa 172 °C

Lagerung: dicht verschlossen, vor Licht geschützt

3-Aminophenol *R* 1147600

C₆H₇NO M_r 109,1
CAS Nr. 591-27-5

Schwach-gelblich-braune Kristalle; wenig löslich in
Wasser

Smp: etwa 122 °C

4-Aminophenol *R* 1004300

C₆H₇NO M_r 109,1
CAS Nr. 123-30-8

Gehalt: mindestens 95 Prozent

Weißes bis schwach gefärbtes, kristallines Pulver, das
sich unter Luft- und Lichteinfluss dunkler färbt; wenig
löslich in Wasser, löslich in wasserfreiem Ethanol

Smp: etwa 186 °C, unter Zersetzung

Lagerung: vor Licht geschützt

4-(4-Aminophenoxy)-*N*-methylpicolinamid *R*
1210600

C₁₃H₁₃N₃O₂ M_r 243,3
CAS Nr. 284462-37-9

4-(4-Aminophenoxy)-*N*-methylpyridin-2-carboxamid

Gehalt: mindestens 99,0 Prozent

Hellbraunes Pulver

Smp: 110 bis 112 °C

Aminopolyether *R* 1112500

C₁₈H₃₆N₂O₆ M_r 376,5
CAS Nr. 23978-09-8

4,7,13,16,21,24-Hexaoxa-1,10-diazabicyclo[8.8.8]hexa=
cosan

Smp: 70 bis 73 °C

3-Aminopropanol *R* 1004400

C₃H₉NO M_r 75,1
CAS Nr. 156-87-6

3-Amino-1-propanol, Propanolamin

Klare, farblose, viskose Flüssigkeit

d_{20}^{20}: etwa 0,99
n_D^{20}: etwa 1,461
Smp: etwa 11 °C

3-Aminopropionsäure *R*

Siehe β-Alanin *R*

Aminopyrazolon *R*

Siehe 4-Aminoantipyrin *R*

Aminopyrazolon-Lösung *R*

Siehe 4-Aminoantipyrin-Lösung *R*

3-Aminosalicylsäure *R* 1183600

C₇H₇NO₃ M_r 153,1
CAS Nr. 570-23-0

3-Amino-2-hydroxybenzoesäure

Smp: etwa 240 °C

Schwer löslich in Wasser

4-Aminosalicylsäure *R* 1183700

C₇H₇NO₃ M_r 153,1
CAS Nr. 65-49-6

4-Amino-2-hydroxybenzoesäure

Weißes bis fast weißes, voluminöses Pulver, das bei Kontakt mit Luft und Licht dunkel wird; schwer löslich in Wasser, löslich in Ethanol 96 %, in verdünnter Salpetersäure und in Natriumhydroxid-Lösungen

Smp: 135 bis 145 °C

Lagerung: dicht verschlossen, vor Licht geschützt, bei höchstens 30 °C

Ammoniak-Lösung *R* 1004701

NH₃ M_r 17,03

Gehalt: mindestens 170 und höchstens 180 g · l⁻¹ NH₃

Herstellung: 67 g konzentrierte Ammoniak-Lösung *R* werden mit Wasser *R* zu 100 ml verdünnt.

d_{20}^{20}: 0,931 bis 0,934

Wird die Ammoniak-Lösung R für die Grenzprüfung auf Eisen verwendet, muss sie zusätzlich folgender Prüfung entsprechen:

5 ml Substanz werden im Wasserbad zur Trockne eingedampft. Der Rückstand wird in 10 ml Wasser *R* gelöst. Nach Zusatz von 2 ml einer Lösung von Citronensäure-Monohydrat *R* (200 g · l⁻¹) und 0,1 ml Thioglycolsäure *R* wird die Lösung mit Ammoniak-Lösung *R* alkalisch gemacht und mit Wasser *R* zu 20 ml verdünnt. Dabei darf keine Rosafärbung auftreten.

Lagerung: vor Kohlendioxid geschützt, unterhalb von 20 °C

Ammoniak-Lösung, bleifreie *R* 1004705

Verdünnte Ammoniak-Lösung *R* 1, die zusätzlich folgender Prüfung entsprechen muss: 20 ml Lösung werden mit 1 ml bleifreier Kaliumcyanid-Lösung *R* versetzt. Nach Verdünnen mit Wasser *R* zu 50 ml und Zusatz von 0,10 ml Natriumsulfid-Lösung *R* darf die Lösung nicht stärker gefärbt sein als eine Vergleichslösung ohne Natriumsulfid-Zusatz.

Ammoniak-Lösung, konzentrierte *R* 1004700

Muss der Monographie **Konzentrierte Ammoniak-Lösung (Ammoniae solutio concentrata)** entsprechen

Ammoniak-Lösung, konzentrierte *R* 1 1004800

Gehalt: mindestens 30,0 Prozent (*m/m*) NH₃ (M_r 17,03)

Klare, farblose Flüssigkeit

d_{20}^{20}: weniger als 0,892

Gehaltsbestimmung: Ein Erlenmeyerkolben mit Schliffstopfen, der 50,0 ml Salzsäure (1 mol · l⁻¹) enthält, wird genau gewogen, der Inhalt mit 2 ml Substanz versetzt und der Kolben erneut genau gewogen. Nach Zusatz von 0,5 ml Methylrot-Mischindikator-Lösung *R* wird die Lösung mit Natriumhydroxid-Lösung (1 mol · l⁻¹) titriert.

1 ml Salzsäure (1 mol · l⁻¹) entspricht 17,03 mg NH₃.

Lagerung: vor Kohlendioxid geschützt, unterhalb von 20 °C

Ammoniak-Lösung, verdünnte *R* 1 1004702

Gehalt: mindestens 100 und höchstens 104 g · l⁻¹ NH₃ (M_r 17,03)

Herstellung: 41 g konzentrierte Ammoniak-Lösung *R* werden mit Wasser *R* zu 100 ml verdünnt.

Ammoniak-Lösung, verdünnte *R* 2 1004703

Gehalt: mindestens 33 und höchstens 35 g · l⁻¹ NH₃ (M_r 17,03)

Herstellung: 14 g konzentrierte Ammoniak-Lösung *R* werden mit Wasser *R* zu 100 ml verdünnt.

Ammoniak-Lösung, verdünnte *R* 3 1004704

Gehalt: mindestens 1,6 und höchstens 1,8 g · l⁻¹ NH₃ (M_r 17,03)

Herstellung: 0,7 g konzentrierte Ammoniak-Lösung *R* werden mit Wasser *R* zu 100 ml verdünnt.

Ammoniak-Lösung, verdünnte *R* 4 1004706

Gehalt: mindestens 8,4 und höchstens 8,6 g · l⁻¹ NH₃ (M_r 17,03)

Herstellung: 3,5 g konzentrierte Ammoniak-Lösung *R* werden mit Wasser *R* zu 100 ml verdünnt.

Ammoniumacetat R   1004900

NH$_4^\oplus$ [H$_3$C—COO$^\ominus$]

C$_2$H$_7$NO$_2$ M_r 77,1
CAS Nr. 631-61-8

Farblose, stark zerfließliche Kristalle; sehr leicht löslich in Wasser und in Ethanol 96 %

Lagerung: dicht verschlossen

Ammoniumacetat R 1   1004902

C$_2$H$_7$NO$_2$ M_r 77,1
CAS Nr. 631-61-8

Gehalt: mindestens 99,0 Prozent (wasserfreie Substanz)

Farblose, stark zerfließliche Kristalle; sehr leicht löslich in Wasser und in Ethanol 96 %

Wasser (2.5.12): höchstens 1 Prozent

Sulfatasche (2.4.14): höchstens 0,01 Prozent

Lagerung: dicht verschlossen

Ammoniumacetat-Lösung R   1004901

150 g Ammoniumacetat R werden in Wasser R gelöst. Nach Zusatz von 3 ml Essigsäure 99 % R wird die Lösung mit Wasser R zu 1000 ml verdünnt.

Lagerung: Eine Woche lang haltbar

(1R)-(−)-Ammoniumcampher-10-sulfonat R   1103200

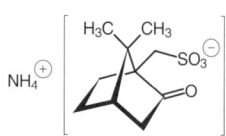

C$_{10}$H$_{19}$NO$_4$S M_r 249,3

Gehalt: mindestens 97,0 Prozent (1R)-(−)-Ammonium= campher-10-sulfonat

$[\alpha]_D^{20}$: −18 ± 2, an einer Lösung der Substanz (50 g · l^{-1}) in Wasser R bestimmt

Ammoniumcarbamat R   1168400

NH$_4^\oplus$ [H$_2$N—COO$^\ominus$]

CH$_6$N$_2$O$_2$ M_r 78,1
CAS Nr. 1111-78-0

Carbamidsäure-Ammoniumsalz

Ammoniumcarbonat R   1005200

CAS Nr. 506-87-6

Gemisch von wechselnden Mengen Ammoniumhydrogencarbonat (NH$_4$HCO$_3$, M_r 79,1) und Ammoniumcarbamat (H$_2$NCOONH$_4$, M_r 78,1)

Weiße bis fast weiße, durchscheinende Masse; langsam löslich in etwa 4 Teilen Wasser

Die Substanz wird durch siedendes Wasser zersetzt.

Die Substanz setzt mindestens 30 Prozent (*m/m*) NH$_3$ (M_r 17,03) frei.

Gehaltsbestimmung: 2,00 g Substanz werden in 25 ml Wasser R gelöst und langsam mit 50,0 ml Salzsäure (1 mol · l^{-1}) versetzt. Nach Zusatz von 0,1 ml Methylorange-Lösung R wird die Lösung mit Natriumhydroxid-Lösung (1 mol · l^{-1}) titriert.

1 ml Salzsäure (1 mol · l^{-1}) entspricht 17,03 mg NH$_3$.

Lagerung: unterhalb von 20 °C

Ammoniumcarbonat-Lösung R   1005201

Eine Lösung vom Ammoniumcarbonat R (158 g · l^{-1})

Ammoniumcarbonat-Lösung R 1   1005202

20 g Ammoniumcarbonat R werden in 20 ml verdünnter Ammoniak-Lösung R 1 gelöst. Die Lösung wird mit Wasser R zu 100 ml verdünnt.

Ammoniumcer(IV)-nitrat R   1005000

Ce(NH$_4$)$_2$(NO$_3$)$_6$ M_r 548,2
CAS Nr. 16774-21-3

Orangegelbe, durchscheinende Kristalle oder orangegelbes, kristallines Pulver; löslich in Wasser

Ammoniumcer(IV)-sulfat R   1005100

Ce(NH$_4$)$_4$(SO$_4$)$_4$ · 2 H$_2$O M_r 633
CAS Nr. 10378-47-9

Orangegelbe Kristalle oder orangegelbes, kristallines Pulver; langsam löslich in Wasser

Ammoniumchlorid R   1005300

CAS Nr. 12125-02-9

Muss der Monographie **Ammoniumchlorid (Ammonii chloridum)** entsprechen

Ammoniumchlorid-Lösung R   1005301

Eine Lösung von Ammoniumchlorid R (107 g · l^{-1})

Ammoniumcitrat R 1103300

2 NH$_4^+$ [$^-$OOC—C(OH)(COOH)—COO$^-$]

C$_6$H$_{14}$N$_2$O$_7$ M_r 226,2
CAS Nr. 3012-65-5

Ammoniummonohydrogencitrat

Weißes bis fast weißes, kristallines Pulver oder farblose Kristalle; leicht löslich in Wasser, schwer löslich in Ethanol 96 %

pH-Wert (2.2.3): Der pH-Wert einer Lösung der Substanz (22,6 g · l^{-1}) beträgt etwa 4,3.

Ammoniumdihydrogenphosphat R   1005400

(NH$_4$)H$_2$PO$_4$ M_r 115,0
CAS Nr. 7722-76-1

Weißes bis fast weißes, kristallines Pulver oder farblose Kristalle; leicht löslich in Wasser

pH-Wert (2.2.3): Der pH-Wert einer Lösung der Substanz (23 g · l^{-1}) beträgt etwa 4,2.

Ammoniumeisen(II)-sulfat R   1038200

Fe(NH$_4$)$_2$(SO$_4$)$_2$ · 6 H$_2$O M_r 392,2
CAS Nr. 7783-85-9

Kristalle oder Körnchen, blass-bläulich-grün; leicht löslich in Wasser, praktisch unlöslich in Ethanol 96 %

Lagerung: vor Licht geschützt

Ammoniumeisen(III)-sulfat R   1037700

FeNH$_4$(SO$_4$)$_2$ · 12 H$_2$O M_r 482,2
CAS Nr. 7783-83-7

Schwach violett gefärbte, verwitternde Kristalle; sehr leicht löslich in Wasser, praktisch unlöslich in Ethanol 96 %

Ammoniumeisen(III)-sulfat-Lösung R 2   1037702

Eine Lösung von Ammoniumeisen(III)-sulfat R (100 g · l^{-1})

Falls erforderlich wird die Lösung vor Gebrauch filtriert.

Ammoniumeisen(III)-sulfat-Lösung R 5   1037704

30,0 g Ammoniumeisen(III)-sulfat R werden mit 40 ml Salpetersäure R geschüttelt. Die Lösung wird mit Wasser R zu 100 ml verdünnt. Zeigt die Lösung eine Trübung, wird sie zentrifugiert oder filtriert.

Lagerung: vor Licht geschützt

Ammoniumeisen(III)-sulfat-Lösung R 6   1037705

20 g Ammoniumeisen(III)-sulfat R werden in 75 ml Wasser R gelöst. Nach Zusatz von 10 ml einer 2,8-prozentigen Lösung (*V/V*) von Schwefelsäure R wird die Lösung mit Wasser R zu 100 ml verdünnt.

Ammoniumformiat R   1112600

NH$_4^+$ [HCOO$^-$]

CH$_5$NO$_2$ M_r 63,1
CAS Nr. 540-69-2

Kristalle oder Granulat, zerfließlich; sehr leicht löslich in Wasser, löslich in Ethanol 96 %

Smp: 119 bis 121 °C

Lagerung: dicht verschlossen

Ammoniumhexafluorogermanat(IV) R   1134000

(NH$_4$)$_2$GeF$_6$ M_r 222,7
CAS Nr. 16962-47-3

Weiße bis fast weiße Kristalle; leicht löslich in Wasser

Ammoniumhydrogencarbonat R   1005500

(NH$_4$)HCO$_3$ M_r 79,1
CAS Nr. 1066-33-7

Gehalt: mindestens 99 Prozent

Ammoniummolybdat R   1005700

(NH$_4$)$_6$Mo$_7$O$_{24}$ · 4 H$_2$O M_r 1236
CAS Nr. 12054-85-2

Farblose bis schwach gelbe oder grünliche Kristalle; löslich in Wasser, praktisch unlöslich in Ethanol 96 %

Ammoniummolybdat-Lösung R   1005702

Eine Lösung von Ammoniummolybdat R (100 g · l^{-1})

Ammoniummolybdat-Lösung R 2   1005703

5,0 g Ammoniummolybdat R werden unter Erhitzen in 30 ml Wasser R gelöst. Die Lösung wird abgekühlt, mit verdünnter Ammoniak-Lösung R 2 auf einen pH-Wert von 7,0 eingestellt und mit Wasser R zu 50 ml verdünnt.

Ammoniummolybdat-Lösung R 3   1005704

Lösung A: 5 g Ammoniummolybdat R werden unter Erwärmen in 20 ml Wasser R gelöst.

Lösung B: 150 ml Ethanol 96 % *R* und 150 ml Wasser *R* werden gemischt. Unter Kühlen wird die Mischung mit 100 ml Schwefelsäure *R* versetzt.

Unmittelbar vor Gebrauch werden 20 Volumteile Lösung A mit 80 Volumteilen Lösung B versetzt.

Ammoniummolybdat-Lösung *R* 4   1005705

1,0 g Ammoniummolybdat *R* wird in Wasser *R* zu 40 ml gelöst. Nach Zusatz von 3 ml Salzsäure *R* und 5 ml Perchlorsäure *R* wird die Lösung mit Aceton *R* zu 100 ml verdünnt.

Lagerung: vor Licht geschützt und innerhalb von 1 Monat zu verwenden

Ammoniummolybdat-Lösung *R* 5   1005707

1,0 g Ammoniummolybdat *R* wird in 40,0 ml einer 15-prozentigen Lösung (*V/V*) von Schwefelsäure *R* gelöst.

Die Lösung ist am Tag der Verwendung herzustellen.

Ammoniummolybdat-Lösung *R* 6   1005709

Etwa 40 ml Wasser *R* werden langsam mit 10 ml Schwefelsäure *R* versetzt, gemischt und erkalten gelassen. Die Lösung wird mit Wasser *R* zu 100 ml verdünnt und gemischt. Diese Lösung wird mit 2,5 g Ammoniummolybdat *R* und 1 g Cer(IV)-sulfat *R* versetzt und 15 min lang bis zum Lösen geschüttelt.

Ammoniummolybdat-Reagenz *R*   1005701

In der angegebenen Reihenfolge wird 1 Volumteil einer Lösung von Ammoniummolybdat *R* (25 g · l^{-1}) mit 1 Volumteil einer Lösung von Ascorbinsäure *R* (100 g · l^{-1}) und 1 Volumteil Schwefelsäure *R* (294,5 g · l^{-1} H_2SO_4) gemischt. Die Mischung wird mit 2 Volumteilen Wasser *R* versetzt.

Lagerung: Das Reagenz ist innerhalb eines Tages zu verwenden.

Ammoniummolybdat-Reagenz *R* 1   1005706

10 ml einer Lösung von Natriummonohydrogenarsenat *R* (60 g · l^{-1}), 50 ml Ammoniummolybdat-Lösung *R* und 90 ml verdünnte Schwefelsäure *R* werden gemischt und mit Wasser *R* zu 200 ml verdünnt.

Lagerung: 24 h lang unter Lichtschutz bei 37 °C

Ammoniummolybdat-Reagenz *R* 2   1005708

50 g Ammoniummolybdat *R* werden in 600 ml Wasser *R* gelöst. 250 ml kaltes Wasser *R* und 150 ml Schwefelsäure *R* werden vorsichtig gemischt und abgekühlt. Anschließend werden beide Lösungen gemischt.

Lagerung: Das Reagenz ist innerhalb eines Tages zu verwenden.

Ammoniummonohydrogenphosphat *R*   1006100

$(NH_4)_2HPO_4$ M_r 132,1
CAS Nr. 7783-28-0

Weiße bis fast weiße Kristalle oder weiße bis fast weiße Körnchen, hygroskopisch; sehr leicht löslich in Wasser, praktisch unlöslich in Ethanol 96 %

pH-Wert (2.2.3): etwa 8 für eine Lösung der Substanz (200 g · l^{-1})

Lagerung: dicht verschlossen

Ammoniumnitrat *R*   1005800

NH_4NO_3 M_r 80,0
CAS Nr. 6484-52-2

Weißes bis fast weißes, kristallines Pulver oder farblose Kristalle, hygroskopisch; sehr leicht löslich in Wasser, leicht löslich in Methanol, löslich in Ethanol 96 %

Lagerung: dicht verschlossen

Ammoniumnitrat *R* 1   1005801

Die Substanz muss Ammoniumnitrat *R* mit folgenden zusätzlichen Prüfungen entsprechen:

Sauer reagierende Substanzen: Eine Lösung der Substanz ist schwach sauer (2.2.4).

Chlorid (2.4.4): höchstens 100 ppm, mit 0,50 g Substanz bestimmt

Sulfat (2.4.13): höchstens 150 ppm, mit 1,0 g Substanz bestimmt

Sulfatasche (2.4.14): höchstens 0,05 Prozent, mit 1,0 g Substanz bestimmt

Ammoniumoxalat *R*   1005900

$2\,NH_4^{\oplus}\ [^{\ominus}OOC-COO^{\ominus}] \cdot H_2O$

$C_2H_8N_2O_4 \cdot H_2O$ M_r 142,1
CAS Nr. 6009-70-7

Farblose Kristalle; löslich in Wasser

Ammoniumoxalat-Lösung *R*   1005901

Eine Lösung von Ammoniumoxalat *R* (40 g · l^{-1})

Ammoniumpersulfat *R*   1006000

$(NH_4)_2S_2O_8$ M_r 228,2
CAS Nr. 7727-54-0

Weißes bis fast weißes, kristallines Pulver oder weiße bis fast weiße, körnige Kristalle; leicht löslich in Wasser

Ammoniumpyrrolidincarbodithioat R   1006200

$C_5H_{12}N_2S_2$ M_r 164,3
CAS Nr. 5108-96-3

1-Pyrrolidincarbodithiosäure, Ammoniumsalz

Weißes bis hellgelbes, kristallines Pulver; wenig löslich in Wasser, sehr schwer löslich in Ethanol 96 %

Lagerung: in einem Behältnis, das in einem Beutel aus Baumwolle ein Stück Ammoniumcarbonat enthält

Ammoniumsulfamat R   1006400

$NH_4^{\oplus}[H_2NSO_3]^{\ominus}$ M_r 114,1
CAS Nr. 7773-06-0

Sulfamidsäure, Ammoniumsalz

Weißes bis fast weißes, kristallines Pulver oder farblose Kristalle, hygroskopisch; sehr leicht löslich in Wasser, schwer löslich in Ethanol 96 %

Smp: etwa 130 °C

Lagerung: dicht verschlossen

Ammoniumsulfat R   1006500

$(NH_4)_2SO_4$ M_r 132,1
CAS Nr. 7783-20-2

Farblose Kristalle oder weißes bis fast weißes Granulat; sehr leicht löslich in Wasser, praktisch unlöslich in Aceton und Ethanol 96 %

pH-Wert (2.2.3): Der pH-Wert einer Lösung der Substanz (50 g · l^{-1}) in kohlendioxidfreiem Wasser R muss zwischen 4,5 und 6,0 liegen.

Sulfatasche (2.4.14): höchstens 0,1 Prozent

Ammoniumsulfid-Lösung R   1123300

120 ml verdünnte Ammoniak-Lösung R 1 werden mit Schwefelwasserstoff R gesättigt und mit 80 ml verdünnter Ammoniak-Lösung R 1 versetzt.

Unmittelbar vor Gebrauch herzustellen

Ammoniumthiocyanat R   1006700

NH_4SCN M_r 76,1
CAS Nr. 1762-95-4

Farblose, zerfließliche Kristalle; sehr leicht löslich in Wasser, löslich in Ethanol 96 %

Lagerung: dicht verschlossen

Ammoniumthiocyanat-Lösung R   1006701

Eine Lösung von Ammoniumthiocyanat R (76 g · l^{-1})

Ammoniumvanadat R   1006800

NH_4VO_3 M_r 117,0
CAS Nr. 7803-55-6

Weißes bis schwach gelbliches, kristallines Pulver; schwer löslich in Wasser, löslich in verdünnter Ammoniak-Lösung R 1

Ammoniumvanadat-Lösung R   1006801

1,2 g Ammoniumvanadat R werden in 95 ml Wasser R gelöst. Die Lösung wird mit Schwefelsäure R zu 100 ml verdünnt.

Amoxicillin-Trihydrat R   1103400

Muss der Monographie **Amoxicillin-Trihydrat (Amoxicillinum trihydricum)** entsprechen

Amygdalin R   1216300

$C_{20}H_{27}NO_{11}$ M_r 457,4
CAS Nr. 29883-15-6

(R)-[(6-O-β-D-Glucopyranosyl-β-D-glucopyranosyl)=oxy](phenyl)acetonitril

tert-Amylalkohol R   1062700

$C_5H_{12}O$ M_r 88,1
CAS Nr. 75-85-4

2-Methyl-2-butanol; *tert*-Pentylalkohol

Flüchtige, entflammbare Flüssigkeit; leicht löslich in Wasser, mischbar mit Ethanol 96 % und Glycerol

d_{20}^{20}: etwa 0,81

Destillationsbereich (2.2.11): Mindestens 95 Prozent Substanz müssen zwischen 100 und 104 °C destillieren.

Lagerung: vor Licht geschützt

α-Amylase R 1100800

1,4-α-D-Glucan-4-glucanohydrolase (EC 3.2.1.1)

Weißes bis hellbraunes Pulver

α-Amylase-Lösung R 1100801

Eine Lösung von α-Amylase R mit einer Aktivität von 800 FAU (fungal amylase activity units) je Gramm

β-Amyrin R 1141800

$C_{30}H_{50}O$ M_r 426,7
CAS Nr. 559-70-6

Olean-12-en-3β-ol

Weißes bis fast weißes Pulver

Smp: 187 bis 190 °C

Andrographolid R 1198100

$C_{20}H_{30}O_5$ M_r 350,4
CAS Nr. 5508-58-7

(3E,4S)-3-[2-[(1R,4aS,5R,6R,8aS)-6-Hydroxy-5-(hydro= xymethyl)-5,8a-dimethyl-2-methylendecahydronaph= thalin-1-yl]ethyliden]-4-hydroxydihydrofuran-2(3H)-on

Anethol R 1006900

$C_{10}H_{12}O$ M_r 148,2
CAS Nr. 4180-23-8

(E)-1-Methoxy-4-(1-propenyl)benzol

Weiße bis fast weiße, bis 21 °C kristalline Masse, oberhalb 23 °C flüssig; praktisch unlöslich in Wasser, leicht löslich in wasserfreiem Ethanol, löslich in Ethylacetat und in Petrolether

n_D^{25}: etwa 1,56
Sdp: etwa 230 °C

Wird die Substanz in der Gaschromatographie verwendet, muss sie zusätzlich folgender Anforderung entsprechen:

Gehaltsbestimmung: Gaschromatographie (2.2.28) wie in der Monographie **Anisöl (Anisi aetheroleum)** beschrieben

Untersuchungslösung: die Substanz

Gehalt: mindestens 99,0 Prozent *trans*-Anethol (Retentionszeit etwa 41 min), ermittelt mit Hilfe des Verfahrens „Normalisierung"

Anilin R 1007100

C_6H_7N M_r 93,1
CAS Nr. 62-53-3

Farblose bis schwach gelbliche Flüssigkeit; löslich in Wasser, mischbar mit Ethanol 96 %

d_{20}^{20}: etwa 1,02
Sdp: 183 bis 186 °C

Lagerung: vor Licht geschützt

Anilinhydrochlorid R 1147700

C_6H_8ClN M_r 129,6
CAS Nr. 142-04-1

Benzolaminhydrochlorid

Kristalle, die bei Kontakt mit Luft und Licht dunkel werden

Smp: etwa 198 °C

Lagerung: vor Licht geschützt

Gehalt: mindestens 97,0 Prozent

Anionenaustauscher R 1007200

Austauscherharz in der Chlorid-Form mit einem mit quartären Ammonium-Gruppen funktionalisierten Latex, der mit Divinylbenzol quervernetzt ist

Das Austauscherharz wird auf einem Glasintertiegel (40) (2.1.2) so lange mit Natriumhydroxid-Lösung (1 mol·l⁻¹) gewaschen, bis die Waschflüssigkeit frei von Chlorid ist, und danach so lange mit Wasser R gewaschen, bis sie neutral reagiert.

Das Austauscherharz wird in frisch hergestelltem ammoniumfreiem Wasser R suspendiert. Die Suspension wird vor Kohlendioxid geschützt gelagert.

Anionenaustauscher R 1 1123400

Austauscherharz mit quartären Ammoniumgruppen [–CH$_2$N$^⊕$(CH$_3$)$_3$], die an ein Methacrylat-Gerüst fixiert sind

Anionenaustauscher R 2 1141900

Konjugat von gleichmäßigen, 10 μm großen, hydrophilen Polyether-Partikeln und einem quartären Ammoniumsalz, das eine für die Anionenaustauschchromatographie von Proteinen geeignete Matrix ergibt

Anionenaustauscher R 3 1180900

Austauscherharz mit quartären Ammonium-Gruppen, die an ein mit 55 Prozent Divinylbenzol vernetztes Ethylvinylbenzol-Gerüst fixiert sind

Anionenaustauscher, schwacher R 1146700

Austauscherharz mit Diethylaminoethyl-Gruppen, die an ein Poly(methylmethacrylat)-Gerüst fixiert sind

Anionenaustauscher, stark basischer R 1026600

Gelförmiges Austauscherharz in der Hydroxid-Form, mit quartären Ammoniumgruppen [–CH$_2$N$^⊕$(CH$_3$)$_3$, Typ 1], die an ein mit 8 Prozent Divinylbenzol vernetztes Polystyrolgerüst fixiert sind

Braune, durchscheinende Kügelchen

Teilchengröße: 0,2 bis 1,0 mm

Wassergehalt: etwa 50 Prozent

Austauschkapazität: mindestens 1,2 mÄqu. je Milliliter

Anionenaustauscher zur Chromatographie, stark basischer R 1112700

Austauscherharz mit einem mit quartären Ammonium-Gruppen funktionalisierten Latex, der mit Divinylbenzol quervernetzt ist

Anionenaustauscher zur Chromatographie, stark basischer R 1 1187400

Nichtporöses Austauscherharz, mit 100 nm großen, durch quartäre Ammonium-Gruppen funktionalisierten Latex-Kügelchen agglomeriert

Anionenaustauscher zur Chromatographie, stark basischer R 2 1203000

Austauscherharz mit einem mit quartären Ammonium-Gruppen funktionalisierten Latex, der mit Ethylvinylbenzol-Divinylbenzol quervernetzt ist

Anisaldehyd R 1007300

C$_8$H$_8$O$_2$ M_r 136,1
CAS Nr. 123-11-5

4-Methoxybenzaldehyd

Ölige Flüssigkeit; sehr schwer löslich in Wasser, mischbar mit Ethanol 96 %

Sdp: etwa 248 °C

Wird die Substanz in der Gaschromatographie verwendet, muss sie zusätzlich folgender Anforderung entsprechen:

Gehaltsbestimmung: Gaschromatographie (2.2.28) wie in der Monographie **Anisöl (Anisi aetheroleum)** beschrieben

Untersuchungslösung: die Substanz

Gehalt: mindestens 99,0 Prozent, ermittelt mit Hilfe des Verfahrens „Normalisierung"

Anisaldehyd-Reagenz R 1007301

0,5 ml Anisaldehyd R werden mit 10 ml Essigsäure 99 % R, 85 ml Methanol R und 5 ml Schwefelsäure R in der angegebenen Reihenfolge gemischt.

Anisaldehyd-Reagenz R 1 1007302

10 ml Anisaldehyd R werden mit 90 ml Ethanol 96 % R gemischt. Nach Zusatz von 10 ml Schwefelsäure R wird die Mischung erneut gemischt.

Anisaldehyd-Reagenz R 2 1007303

170 ml kaltes Methanol R werden mit 20 ml Essigsäure 99 % R und 10 ml Schwefelsäure R gründlich gemischt. Die Mischung wird auf Raumtemperatur abgekühlt und mit 1,0 ml Anisaldehyd R versetzt.

p-Anisidin R 1103500

C$_7$H$_9$NO M_r 123,2
CAS Nr. 104-94-9

4-Methoxyanilin

Gehalt: mindestens 97,0 Prozent

Weiße bis fast weiße Kristalle; wenig löslich in Wasser, löslich in wasserfreiem Ethanol

Vorsicht: Die Substanz sensibilisiert und reizt die Haut.

Lagerung: vor Licht geschützt, bei 0 bis 4 °C

Während der Lagerung verfärbt sich die Substanz durch Oxidation dunkel. Die verfärbte Substanz kann wie folgt reduziert und entfärbt werden: 20 g Substanz werden in 500 ml Wasser *R* von 75 °C gelöst. Nach Zusatz von 1 g Natriumsulfit-Heptahydrat *R* und 10 g Aktivkohle *R* wird die Mischung 5 min lang gerührt. Die Mischung wird filtriert und das Filtrat auf etwa 0 °C abgekühlt. Nach mindestens 4 h langem Stehenlassen bei 0 °C werden die entstandenen Kristalle abfiltriert, mit einer kleinen Menge Wasser *R* von etwa 0 °C gewaschen und anschließend im Vakuum (2.2.32) getrocknet.

Anisketon *R* 1174700

$C_{10}H_{12}O_2$ M_r 164,2
CAS Nr. 122-84-9

1-(4-Methoxyphenyl)propan-2-on

Anthracen *R* 1007400

$C_{14}H_{10}$ M_r 178,2
CAS Nr. 120-12-7

Weißes bis fast weißes, kristallines Pulver; praktisch unlöslich in Wasser, schwer löslich in Chloroform

Smp: etwa 218 °C

Anthranilsäure *R* 1003400

$C_7H_7NO_2$ M_r 137,1
CAS Nr. 118-92-3

2-Aminobenzoesäure

Weißes bis schwach gelbes, kristallines Pulver; wenig löslich in kaltem Wasser, leicht löslich in heißem Wasser, in Ethanol 96 % und in Glycerol

Lösungen in Ethanol 96 % oder in Ether, besonders aber in Glycerol, zeigen eine violette Fluoreszenz.

Smp: etwa 145 °C

Anthron *R* 1007500

$C_{14}H_{10}O$ M_r 194,2
CAS Nr. 90-44-8

Anthracen-9(10*H*)-on

Blassgelbes, kristallines Pulver

Smp: etwa 155 °C

Antimon(III)-chlorid *R* 1007700

$SbCl_3$ M_r 228,1
CAS Nr. 10025-91-9

Farblose Kristalle oder durchscheinende, kristalline Masse, hygroskopisch; leicht löslich in wasserfreiem Ethanol

Die Substanz wird durch Wasser hydrolysiert.

Lagerung: dicht verschlossen, vor Feuchtigkeit geschützt

Antimon(III)-chlorid-Lösung *R* 1007701

30 g Antimon(III)-chlorid *R* werden rasch 2-mal mit je 15 ml ethanolfreiem Chloroform *R* abgespült. Die Spülflüssigkeit wird vollständig dekantiert. Die abgespülten Kristalle werden sofort in 100 ml ethanolfreiem Chloroform *R* unter Erwärmen gelöst.

Lagerung: über einigen Gramm wasserfreiem Natriumsulfat *R*

Antithrombin III *R* 1007800

CAS Nr. 90170-80-2

Antithrombin III (AT. III) wird aus Plasma vom Menschen gewonnen und durch Chromatographie auf Heparin-Agarose gereinigt. Die spezifische Aktivität muss mindestens 6 I. E. je Milligramm betragen.

Antithrombin-III-Lösung *R* 1 1007801

Antithrombin III *R* wird entsprechend den Angaben des Herstellers rekonstituiert und mit natriumchloridhaltiger Trometamol-Pufferlösung pH 7,4 *R* auf einen Gehalt von 1 I. E. je Milliliter verdünnt.

Antithrombin-III-Lösung *R* 2 1007802

Antithrombin III *R* wird entsprechend den Angaben des Herstellers rekonstituiert und mit natriumchloridhaltiger Trometamol-Pufferlösung pH 7,4 *R* auf einen Gehalt von 0,5 I. E. je Milliliter verdünnt.

Antithrombin-III-Lösung R 3 1007803

Antithrombin III R wird entsprechend den Angaben des Herstellers rekonstituiert und die Lösung mit Phosphat-Pufferlösung pH 6,5 R auf einen Gehalt von 0,3 I. E. je Milliliter verdünnt.

Antithrombin-III-Lösung R 4 1007804

Antithrombin III R wird entsprechend den Angaben des Herstellers rekonstituiert und die Lösung mit Trometamol-Natriumedetat-Pufferlösung pH 8,4 R auf einen Gehalt von 0,1 I. E. je Milliliter verdünnt.

Antithrombin-III-Lösung R 5 1007805

Antithrombin III R wird entsprechend den Angaben des Herstellers rekonstituiert und die Lösung mit Trometamol-Natriumedetat-Pufferlösung pH 8,4 R 1 auf einen Gehalt von 0,125 I. E. je Milliliter verdünnt.

Antithrombin-III-Lösung R 6 1007806

Antithrombin III R wird entsprechend den Angaben des Herstellers rekonstituiert und die Lösung mit Trometamol-Natriumedetat-Pufferlösung pH 8,4 R 1 auf einen Gehalt von 1,0 I. E. je Milliliter verdünnt.

Apigenin R 1095800

$C_{15}H_{10}O_5$ M_r 270,2
CAS Nr. 520-36-5

5,7-Dihydroxy-2-(4-hydroxyphenyl)-4H-chromen-4-on

Schwach gelbliches Pulver; praktisch unlöslich in Wasser, wenig löslich in Ethanol 96 %

Smp: etwa 310 °C, unter Zersetzung

Dünnschichtchromatographie (2.2.27): Die Substanz wird wie in der Monographie **Römische Kamille (Chamomillae romanae flos)** beschrieben geprüft, wobei 10 µl einer Lösung der Substanz (0,25 g · l⁻¹) in Methanol R aufgetragen werden. Das Chromatogramm muss im oberen Drittel eine gelblich grün fluoreszierende Hauptzone zeigen.

Apigenin-7-glucosid R 1095900

$C_{21}H_{20}O_{10}$ M_r 432,4
CAS Nr. 578-74-5

Apigetrin; 7-(β-D-Glucopyranosyloxy)-5-hydroxy-2-(4-hydroxyphenyl)-4H-1-benzopyran-4-on; 7-(β-D-Glucopyranosyloxy)-5-hydroxy-2-(4-hydroxyphenyl)-4H-chromen-4-on

Schwach gelbliches Pulver; praktisch unlöslich in Wasser, wenig löslich in Ethanol 96 %

Smp: 198 bis 201 °C

Dünnschichtchromatographie (2.2.27): Die Substanz wird wie in der Monographie **Römische Kamille (Chamomillae romanae flos)** beschrieben geprüft, wobei 10 µl einer Lösung der Substanz (0,25 g · l⁻¹) in Methanol R aufgetragen werden. Das Chromatogramm muss im mittleren Drittel eine gelblich fluoreszierende Hauptzone zeigen.

Wird die Substanz in der Flüssigchromatographie verwendet, muss sie zusätzlich folgender Anforderung entsprechen:

Gehaltsbestimmung: Flüssigchromatographie (2.2.29) wie in der Monographie **Kamillenblüten (Matricariae flos)** beschrieben

Untersuchungslösung: 10,0 mg Substanz werden in Methanol R zu 100,0 ml gelöst.

Gehalt: mindestens 95,0 Prozent, ermittelt mit Hilfe des Verfahrens „Normalisierung"

Aprotinin R 1007900

CAS Nr. 9087-70-1

Muss der Monographie **Aprotinin (Aprotininum)** entsprechen

Arabinose R 1008000

$C_5H_{10}O_5$ M_r 150,1
CAS Nr. 87-72-9

(3R,4S,5S)-Tetrahydro-2H-pyran-2,3,4,5-tetrol; L-(+)-Arabinose; L-Arabinopyranose

Weißes bis fast weißes, kristallines Pulver; leicht löslich in Wasser

$[\alpha]_D^{20}$: +103 bis +105, an einer Lösung der Substanz (50 g · l⁻¹) in Wasser R, das etwa 0,05 Prozent Ammoniak (NH₃) enthält, bestimmt

Arachidylalkohol R   1156300

H₃C[ ]₉OH

C₂₀H₄₂O M_r 298,5
CAS Nr. 629-96-9

1-Eicosanol; Eicosan-1-ol

Gehalt: mindestens 96 Prozent

Smp: etwa 65 °C

Arbutin R   1008100

C₁₂H₁₆O₇ M_r 272,3
CAS Nr. 497-76-7

Arbutosid; 4-Hydroxyphenyl-β-D-glucopyranosid

Feine, weiße bis fast weiße, glänzende Nadeln; leicht löslich in Wasser, sehr leicht löslich in heißem Wasser, löslich in Ethanol 96 %

Dünnschichtchromatographie (2.2.27): Die Prüfung erfolgt wie in der Monographie **Bärentraubenblätter (Uvae ursi folium)** beschrieben; das Chromatogramm darf nur eine Hauptzone zeigen.

Arginin R   1103600

CAS Nr. 74-79-3

Muss der Monographie **Arginin (Argininum)** entsprechen

Argon R   1008200

Ar A_r 39,95
CAS Nr. 7440-37-1

Gehalt: mindestens 99,995 Prozent (V/V)

Kohlenmonoxid (2.5.25, Methode I): höchstens 0,6 ppm (V/V)

Werden 10 Liter Argon R bei einer Durchflussrate von 4 Liter je Stunde geprüft, dürfen bei der Titration höchstens 0,05 ml Natriumthiosulfat-Lösung (0,002 mol · l⁻¹) verbraucht werden.

Argon R 1   1176000

Ar A_r 39,95
CAS Nr. 7440-37-1

Gehalt: mindestens 99,99990 Prozent (V/V)

Argon zur Chromatographie R   1166200

Ar A_r 39,95
CAS Nr. 7440-37-1

Gehalt: mindestens 99,95 Prozent (V/V)

Aromadendren R   1139100

C₁₅H₂₄ M_r 204,4
CAS Nr. 489-39-4

(1R,2S,4R,8R,11R)-3,3,11-Trimethyl-7-methylentricyclo[6.3.0.0²,⁴]undecan

Klare, fast farblose Flüssigkeit

d_4^{20}:   etwa 0,911
n_D^{20}:   etwa 1,497
$[\alpha]_D^{20}$:   etwa +12
Sdp: etwa 263 °C

Wird die Substanz in der Gaschromatographie verwendet, muss sie zusätzlich folgender Anforderung entsprechen:

Gehaltsbestimmung: Gaschromatographie (2.2.28) wie in der Monographie **Teebaumöl (Melaleucae aetheroleum)** beschrieben

Gehalt: mindestens 92 Prozent, ermittelt mit Hilfe des Verfahrens „Normalisierung"

Arsenazo III R   1198200

C₂₂H₁₈As₂N₄O₁₄S₂ M_r 776
CAS Nr. 1668-00-4

3,6-Bis-[(2-arsonophenyl)diazenyl]-4,5-dihydroxynaphthalin-2,7-disulfonsäure

Braunes Pulver

Arsen(III)-oxid R   1008300

As₂O₃ M_r 197,8
CAS Nr. 1327-53-3

Kristallines Pulver oder weiße bis fast weiße Masse; schwer löslich in Wasser, löslich in siedendem Wasser

Ascorbinsäure *R* 1008400

CAS Nr. 50-81-7

Muss der Monographie **Ascorbinsäure (Acidum ascorbicum)** entsprechen

Ascorbinsäure-Lösung *R* 1008401

50 mg Ascorbinsäure *R* werden in 0,5 ml Wasser *R* gelöst. Die Lösung wird mit Dimethylformamid *R* zu 50 ml verdünnt.

Asiaticosid *R* 1123500

$C_{48}H_{78}O_{19}$ M_r 959
CAS Nr. 16830-15-2

[*O*-6-Desoxy-α-L-mannopyranosyl-(1→4)-*O*-β-D-glucopyranosyl-(1→6)-β-D-glucopyranosyl](2α,3β,23-trihydroxy-4α-urs-12-en-28-oat)

Weißes bis fast weißes, hygroskopisches Pulver; löslich in Methanol, schwer löslich in wasserfreiem Ethanol, unlöslich in Acetonitril

Smp: etwa 232 °C, unter Zersetzung

Wasser (2.5.12): 6,0 Prozent

Lagerung: vor Feuchtigkeit geschützt

Wird die Substanz in der Flüssigchromatographie verwendet, muss sie zusätzlich folgender Anforderung entsprechen:

Gehaltsbestimmung: Flüssigchromatographie (2.2.29) wie in der Monographie **Asiatisches Wassernabelkraut (Centellae asiaticae herba)** beschrieben

Gehalt: mindestens 97,0 Prozent, ermittelt mit Hilfe des Verfahrens „Normalisierung"

Asparagin *R* 1200000

$C_4H_8N_2O_3$ M_r 132,12
CAS Nr. 70-47-3

Aspartinsäure *R* 1134100

CAS Nr. 56-84-8

Muss der Monographie **Aspartinsäure (Acidum asparticum)** entsprechen

D-Aspartinsäure *R* 1200100

$C_4H_7NO_4$ M_r 133,1
CAS Nr. 1783-96-6

L-Aspartyl-L-phenylalanin *R* 1008500

$C_{13}H_{16}N_2O_5$ M_r 280,3
CAS Nr. 13433-09-5

(*S*)-3-Amino-*N*-[(*S*)-1-carboxy-2-phenylethyl]succinamidsäure

Weißes bis fast weißes Pulver

Smp: etwa 210 °C, unter Zersetzung

Astragalosid IV *R* 1178200

$C_{41}H_{68}O_{14}$ M_r 785
CAS Nr. 84687-43-4

(20R,24S)-20,24-Epoxy-16β,25-dihydroxy-3β-(β-D-xy=
lopyranosyloxy)-9,19-cyclolanostan-6α-yl-β-D-gluco=
pyranosid

Atropinsulfat R 1159000

CAS Nr. 5908-99-6

Muss der Monographie **Atropinsulfat (Atropini sulfas)** entsprechen

Aucubin R 1145200

$C_{15}H_{22}O_9$ M_r 346,3
CAS Nr. 479-98-1

(1S,4aR,5S,7aS)-5-Hydroxy-7-(hydroxymethyl)-1,4a,5,
7a-tetrahydrocyclopenta[c]pyran-1-yl-β-D-glucopyrano=
sid

Kristalle; löslich in Wasser, in Ethanol 96 % und in Methanol, praktisch unlöslich in Petrolether

Smp: etwa 181 °C

Azomethin H R 1008700

$C_{17}H_{12}NNaO_8S_2$ M_r 445,4
CAS Nr. 5941-07-1

4-Hydroxy-5-(2-hydroxybenzylidenamino)-2,7-naph=
thalin-2,7-disulfonsäure, Mononatriumsalz

Azomethin-H-Lösung R 1008701

0,45 g Azomethin H R und 1 g Ascorbinsäure R werden unter Erwärmen in Wasser R zu 100 ml gelöst.

B

Baicalin R 1179200

$C_{21}H_{18}O_{11}$ M_r 446,4
CAS Nr. 21967-41-9

5,6-Dihydroxy-4-oxo-2-phenyl-4H-1-benzopyran-7-yl-
β-D-glucopyranosiduronsäure

Barbaloin R

Siehe Aloin R

Barbital R 1008900

$C_8H_{12}N_2O_3$ M_r 184,2
CAS Nr. 57-44-3

5,5-Diethyl-2,4,6(1H,3H,5H)-pyrimidintrion

Gehalt: mindestens 98,0 Prozent

Smp: 188 bis 192 °C

Weißes bis fast weißes, kristallines Pulver; leicht löslich in Wasser, löslich in Ethanol 96 %

Barbital-Natrium R 1009000

$C_8H_{11}N_2NaO_3$ M_r 206,2
CAS Nr. 144-02-5

5,5-Diethylbarbitursäure, Natriumsalz

Gehalt: mindestens 98,0 Prozent

Farblose Kristalle oder weißes bis fast weißes, kristallines Pulver; leicht löslich in Wasser, schwer löslich in Ethanol 96 %

Barbitursäure R   1009100

$C_4H_4N_2O_3$ M_r 128,1
CAS Nr. 67-52-7

1H,3H,5H-Pyrimidin-2,4,6-trion

Weißes bis fast weißes Pulver; schwer löslich in Wasser, leicht löslich in siedendem Wasser und in verdünnten Säuren

Smp: etwa 253 °C

Bariumacetat R   1162700

$Ba^{2+} [H_3C-COO^-]_2$

$C_4H_6BaO_4$ M_r 255,4
CAS Nr. 543-80-6

Bariumdiacetat

Weißes bis fast weißes Pulver; löslich in Wasser

d_{20}^{20}: 2,47

Bariumcarbonat R   1009200

$BaCO_3$ M_r 197,3
CAS Nr. 513-77-9

Weißes bis fast weißes Pulver oder weiße bis fast weiße, bröckelige Masse; praktisch unlöslich in Wasser

Bariumchlorid R   1009300

$BaCl_2 \cdot 2 H_2O$ M_r 244,3
CAS Nr. 10326-27-9

Farblose Kristalle; leicht löslich in Wasser, schwer löslich in Ethanol 96 %

Bariumchlorid-Lösung R 1   1009301

Eine Lösung von Bariumchlorid R (61 g · l^{-1})

Bariumchlorid-Lösung R 2   1009302

Eine Lösung von Bariumchlorid R (36,5 g · l^{-1})

Bariumhydroxid R   1009400

$Ba(OH)_2 \cdot 8 H_2O$ M_r 315,5
CAS Nr. 12230-71-6

Farblose Kristalle, löslich in Wasser

Bariumhydroxid-Lösung R   1009401

Eine Lösung von Bariumhydroxid R (47,3 g · l^{-1})

Bariumnitrat R   1163800

$Ba(NO_3)_2$ M_r 261,3
CAS Nr. 10022-31-8

Kristalle oder kristallines Pulver; leicht löslich in Wasser, sehr schwer löslich in Aceton und in Ethanol 96 %

Smp: etwa 590 °C

Bariumsulfat R   1009500

CAS Nr. 7727-43-7

Muss der Monographie **Bariumsulfat (Barii sulfas)** entsprechen

Benzalaceton R   1168500

$C_{10}H_{10}O$ M_r 146,2
CAS Nr. 122-57-6

(3E)-4-Phenylbut-3-en-2-on

Weiße bis blassgelbe Masse

Gehalt: mindestens 98,0 Prozent

Smp: etwa 39 °C
Sdp: etwa 261 °C

Benzaldehyd R   1009600

C_7H_6O M_r 106,1
CAS Nr. 100-52-7

Farblose bis schwach gelbe Flüssigkeit; schwer löslich in Wasser, mischbar mit Ethanol 96 %

d_{20}^{20}: etwa 1,05
n_D^{20}: etwa 1,545

Destillationsbereich (2.2.11): Mindestens 95 Prozent Substanz müssen zwischen 177 und 180 °C destillieren.

Lagerung: vor Licht geschützt

Benzethoniumchlorid *R* 1009900

$C_{27}H_{42}ClNO_2$ M_r 448,1
CAS Nr. 121-54-0

Benzyldimethyl[2-[2-[4-(1,1,3,3-tetramethylbutyl)=phenoxy]ethoxy]ethyl]ammoniumchlorid

Feines, weißes bis fast weißes Pulver oder farblose Kristalle; löslich in Wasser und in Ethanol 96%

Smp: etwa 163 °C

Lagerung: vor Licht geschützt

Benzidin *R* 1145300

$C_{12}H_{12}N_2$ M_r 184,2
CAS Nr. 92-87-5

Biphenyl-4,4′-diamin; Biphenyl-4,4′-diazan

Gehalt: mindestens 95 Prozent

Weißes bis schwach gelbliches oder rötliches Pulver, das sich unter Luft- und Lichteinfluss dunkler färbt

Smp: etwa 120 °C

Lagerung: vor Licht geschützt

Benzil *R* 1117800

$C_{14}H_{10}O_2$ M_r 210,2
CAS Nr. 134-81-6

Diphenylethandion

Gelbes, kristallines Pulver; praktisch unlöslich in Wasser, löslich in Ethanol 96%, in Ethylacetat und in Toluol

Smp: 95 °C

Benzocain *R* 1123600

CAS Nr. 94-09-7

Muss der Monographie **Benzocain (Benzocainum)** entsprechen

1,4-Benzochinon *R* 1118500

$C_6H_4O_2$ M_r 108,1
CAS Nr. 106-51-4

Cyclohexa-2,5-dien-1,4-dion

Gehalt: mindestens 98,0 Prozent

Benzoesäure *R* 1010100

CAS Nr. 65-85-0

Muss der Monographie **Benzoesäure (Acidum benzoicum)** entsprechen

Benzohydrazid *R* 1194400

$C_7H_8N_2O$ M_r 136,2
CAS Nr. 613-94-5

Benzoyldiazan

Benzoin *R* 1010200

$C_{14}H_{12}O_2$ M_r 212,3
CAS Nr. 579-44-2

2-Hydroxy-1,2-diphenylethanon

Schwach gelbliche Kristalle; sehr schwer löslich in Wasser, leicht löslich in Aceton, löslich in heißem Ethanol 96%

Smp: etwa 137 °C

Benzol *R* 1009800

C_6H_6 M_r 78,1
CAS Nr. 71-43-2

Klare, farblose, entflammbare Flüssigkeit; praktisch unlöslich in Wasser, mischbar mit Ethanol 96%

Sdp: etwa 80 °C

Wenn Benzol zur Herstellung einer Referenzlösung verwendet wird, kann das pure Reagenz aus Sicherheitsgründen durch ein handelsübliches Referenzmaterial, das eine zertifizierte Menge an Benzol enthält, ersetzt werden.

4-(Benzolsulfonyl)anilin *R* 1211800

$C_{12}H_{11}NO_2S$ M_r 233,3
CAS Nr. 7019-01-4

Hellbraunes Pulver

Smp: etwa 176 °C

Benzol-1,2,4-triol *R* 1177500

$C_6H_6O_3$ M_r 126,1
CAS Nr. 533-73-3

Hydroxyhydrochinon; Hydroxychinol

Leicht löslich in Wasser, in Ethanol 96 % und in Ethylacetat

Smp: etwa 140 °C

Benzophenon *R* 1010300

$C_{13}H_{10}O$ M_r 182,2
CAS Nr. 119-61-9

Diphenylmethanon

Prismatische Kristalle; praktisch unlöslich in Wasser, leicht löslich in Ethanol 96 %

Smp: etwa 48 °C

Benzoylargininethylesterhydrochlorid *R* 1010500

$C_{15}H_{23}ClN_4O_3$ M_r 342,8
CAS Nr. 2645-08-1

Ethyl[(S)-2-benzamido-5-guanidinovalerianat]-hydro=
chlorid

Weißes bis fast weißes, kristallines Pulver; sehr leicht löslich in Wasser und in wasserfreiem Ethanol

$[\alpha]_D^{20}$: −15 bis −18, an einer Lösung der Substanz (10 g · l^{-1}) bestimmt

Smp: etwa 129 °C

$A_{1cm}^{1\%}$: 310 bis 340, bei 227 nm mit einer Lösung der Substanz (10 mg · l^{-1}) bestimmt

Benzoylchlorid *R* 1010400

C_7H_5ClO M_r 140,6
CAS Nr. 98-88-4

Farblose, tränenreizende Flüssigkeit

Die Substanz zersetzt sich in Gegenwart von Wasser und Ethanol 96 %.

d_{20}^{20}: etwa 1,21
Sdp: etwa 197 °C

N-Benzoyl-L-prolyl-L-phenylalanyl-L-arginin-(4-nitroanilid)-acetat *R* 1010600

$C_{35}H_{42}N_8O_8$ M_r 703

3-Benzoylpropionsäure *R* 1171000

$C_{10}H_{10}O_3$ M_r 178,2
CAS Nr. 2051-95-8

4-Oxo-4-phenylbutansäure

Smp: etwa 118 °C

2-Benzoylpyridin *R* 1134300

$C_{12}H_9NO$ M_r 183,2
CAS Nr. 91-02-1

Phenyl(pyridin-2-yl)methanon

Farblose Kristalle; löslich in Ethanol 96 %

Smp: etwa 43 °C

Benzylalkohol R   1010700

CAS Nr. 100-51-6

Muss der Monographie **Benzylalkohol (Alcohol benzylicus)** entsprechen

Benzylbenzoat R   1010800

CAS Nr. 120-51-4

Muss der Monographie **Benzylbenzoat (Benzylis benzoas)** und zusätzlich folgender Prüfung entsprechen:

Dünnschichtchromatographie (2.2.27): Die Substanz wird wie in der Monographie **Perubalsam (Balsamum peruvianum)** beschrieben geprüft, wobei 20 µl einer 0,3-prozentigen Lösung (*V/V*) der Substanz in Ethylacetat *R* aufgetragen werden. Nach dem Besprühen und Erhitzen muss das Chromatogramm eine Hauptzone mit einem R_F-Wert von etwa 0,8 zeigen.

Benzylcinnamat R   1010900

$C_{16}H_{14}O_2$ M_r 238,3
CAS Nr. 103-41-3

Benzyl(3-phenylprop-2-enoat)

Farblose bis gelbliche Kristalle; praktisch unlöslich in Wasser, löslich in Ethanol 96 %

Smp: etwa 39 °C

Dünnschichtchromatographie (2.2.27): Die Substanz wird wie in der Monographie **Perubalsam (Balsamum peruvianum)** beschrieben geprüft, wobei 20 µl einer Lösung der Substanz (3 g · l⁻¹) in Ethylacetat *R* aufgetragen werden. Nach dem Besprühen und Erhitzen muss das Chromatogramm eine Hauptzone mit einem R_F-Wert von etwa 0,6 zeigen.

Benzylcyanid R   1171100

C_8H_7N M_r 117,2
CAS Nr. 140-29-4

Phenylacetonitril

Gehalt: mindestens 95,0 Prozent

Klare, farblose bis hellgelbe Flüssigkeit

n_D^{20}: etwa 1,523
Sdp: etwa 233 °C

Benzylether R   1140900

$C_{14}H_{14}O$ M_r 198,3
CAS Nr. 103-50-4

Dibenzylether

Klare, farblose Flüssigkeit; praktisch unlöslich in Wasser, mischbar mit Aceton und wasserfreiem Ethanol

d_{20}^{20}: etwa 1,043
n_D^{20}: etwa 1,562
Sdp: etwa 296 °C, unter Zersetzung

Benzylpenicillin-Natrium R   1011000

CAS Nr. 69-57-8

Muss der Monographie **Benzylpenicillin-Natrium (Benzylpenicillinum natricum)** entsprechen

2-Benzylpyridin R   1112900

$C_{12}H_{11}N$ M_r 169,2
CAS Nr. 101-82-6

Gehalt: mindestens 98,0 Prozent

Gelbe Flüssigkeit

Smp: 13 bis 16 °C

4-Benzylpyridin R   1181200

$C_{12}H_{11}N$ M_r 169,2
CAS Nr. 2116-65-6

Gehalt: mindestens 98,0 Prozent

Gelbe Flüssigkeit

Smp: 72 bis 78 °C

Benzyltrimethylammoniumchlorid R   1155700

$C_{10}H_{16}ClN$ M_r 185,7
CAS Nr. 56-93-9

N,N,N-Trimethylphenylmethanaminiumchlorid;
N,N,N-Trimethylbenzolmethanaminiumchlorid

Weißes bis fast weißes Pulver; löslich in Wasser

Smp: etwa 230 °C, unter Zersetzung

Berberinchlorid *R* 1153400

C$_{20}$H$_{18}$ClNO$_4$ · 2 H$_2$O M_r 407,8
CAS Nr. 5956-60-5

9,10-Dimethoxy-5,6-dihydrobenzo[g]-1,3-benzodioxo=
lo[5,6-a]chinoliziniumchlorid-Dihydrat

Gelbe Kristalle; schwer löslich in Wasser, praktisch unlöslich in Ethanol 96 %

Smp: 204 bis 206 °C

Wird die Substanz in der Flüssigchromatographie verwendet, muss sie zusätzlich folgender Anforderung entsprechen:

Gehaltsbestimmung: Flüssigchromatographie (2.2.29) wie in der Monographie **Kanadische Gelbwurz (Hydrastidis rhizoma)** beschrieben

Gehalt: mindestens 95 Prozent, ermittelt mit Hilfe des Verfahrens „Normalisierung"

Bergapten *R* 1103700

C$_{12}$H$_8$O$_4$ M_r 216,2
CAS Nr. 484-20-8

4-Methoxy-7H-furo[3,2-g]chromen-7-on; 5-Methoxy=
psoralen

Farblose Kristalle; praktisch unlöslich in Wasser, wenig löslich in Ethanol 96 %, schwer löslich in Essigsäure 99 %

Smp: etwa 188 °C

Bernsteinsäure *R* 1085600

C$_4$H$_6$O$_4$ M_r 118,1
CAS Nr. 110-15-6

Butandisäure

Weißes bis fast weißes, kristallines Pulver oder farblose Kristalle; löslich in Wasser und in Ethanol 96 %

Smp: 184 bis 187 °C

Betulin *R* 1011100

C$_{30}$H$_{50}$O$_2$ M_r 442,7
CAS Nr. 473-98-3

Lup-20(39)-en-3β,28-diol

Weißes bis fast weißes, kristallines Pulver

Smp: 248 bis 251 °C

Bibenzyl *R* 1011200

C$_{14}$H$_{14}$ M_r 182,3
CAS Nr. 103-29-7

1,2-Diphenylethan

Weißes bis fast weißes, kristallines Pulver; praktisch unlöslich in Wasser, sehr leicht löslich in Dichlormethan, leicht löslich in Aceton, löslich in Ethanol 96 %

Smp: 50 bis 53 °C

Biphenyl *R* 1168600

C$_{12}$H$_{10}$ M_r 154,2
CAS Nr. 92-52-4

1,1-Biphenyl

Smp: 68 bis 70 °C

(−)-α-Bisabolol *R* 1128800

C$_{15}$H$_{26}$O M_r 222,4
CAS Nr. 23089-26-1

(2S)-6-Methyl-2-[(1S)-4-methylcyclohex-3-enyl]hept-5-en-2-ol; Levomenol

Farblose, viskose Flüssigkeit mit schwachem, charakteristischem Geruch; praktisch unlöslich in Wasser, leicht löslich in Ethanol 96 %, in Methanol, in Toluol, in fetten und in ätherischen Ölen

d_{20}^{20}: 0,925 bis 0,935
n_D^{20}: 1,492 bis 1,500
$[\alpha]_D^{20}$: –54,5 bis –58,0, an einer Lösung der Substanz (50 g · l^{-1}) in Ethanol 96 % R bestimmt

Wird die Substanz in der Gaschromatographie verwendet, muss sie zusätzlich folgender Anforderung entsprechen:

Gehaltsbestimmung: Gaschromatographie (2.2.28) wie in der Monographie **Kamillenöl (Matricariae aetheroleum)** beschrieben

Untersuchungslösung: Lösung der Substanz (4 g · l^{-1}) in Cyclohexan R

Gehalt: mindestens 95,0 Prozent, ermittelt mit Hilfe des Verfahrens „Normalisierung"

Bisbenzimid R   1103800

$C_{25}H_{27}Cl_3N_6O \cdot 5\ H_2O$ M_r 624
CAS Nr. 23491-44-3

4-[5-[5-(4-Methylpiperazin-1-yl)benzimidazol-2-yl]=benzimidazol-2-yl]phenol-trihydrochlorid, Pentahydrat

Bisbenzimid-Lösung R   1103802

100 μl Bisbenzimid-Stammlösung R werden mit natriumchloridhaltiger Phosphat-Pufferlösung pH 7,4 R zu 100 ml verdünnt.

Unmittelbar vor Gebrauch herzustellen

Bisbenzimid-Stammlösung R   1103801

5 mg Bisbenzimid R werden in Wasser R zu 100 ml gelöst.

Lagerung: im Dunkeln

Bis(diphenylmethyl)ether R   1203100

$C_{26}H_{22}O$ M_r 350,5
CAS Nr. 574-42-5

[Oxybis(methantriyl)]tetrabenzol; 1,1′,1″,1‴-(Oxymethanylyliden)tetrabenzol

Bismutnitrat, basisches R   1011500

4 $BiNO_3(OH)_2 \cdot BiO(OH)$ M_r 1462
CAS Nr. 1304-85-4

Weißes bis fast weißes Pulver; praktisch unlöslich in Wasser

Bismutnitrat, basisches R 1   1011501

Gehalt: mindestens 71,5 und höchstens 74,0 Prozent Bismut (Bi) sowie mindestens 14,5 und höchstens 16,5 Prozent Nitrat, berechnet als Distickstoffpentoxid (N_2O_5)

Bismutnitrat-Lösung R   1011502

5 g basisches Bismutnitrat R 1 werden in einer Mischung von 8,4 ml Salpetersäure R und 50 ml Wasser R gelöst. Die Lösung wird mit Wasser R zu 250 ml verdünnt und falls erforderlich filtriert.

Acidität: 10 ml Lösung werden mit 0,05 ml Methylorange-Lösung R versetzt. 5,0 bis 6,25 ml Natriumhydroxid-Lösung (1 mol · l^{-1}) müssen bis zum Farbumschlag des Indikators verbraucht werden.

Bismutnitrat-Pentahydrat R   1165600

$Bi(NO_3)_3 \cdot 5\ H_2O$ M_r 485,1
CAS Nr. 10035-06-0

Smp: etwa 30 °C

N,O-Bis(trimethylsilyl)acetamid R   1093600

$C_8H_{21}NOSi_2$ M_r 203,4
CAS Nr. 10416-59-8

Farblose Flüssigkeit

d_{20}^{20}: etwa 0,83

N,O-Bis(trimethylsilyl)trifluoracetamid R   1133200

$C_8H_{18}F_3NOSi_2$ M_r 257,4
CAS Nr. 25561-30-2

BSTFA; Trimethylsilyl[2,2,2-trifluor-N-(trimethylsilyl)=acetimidat]

Farblose Flüssigkeit

d_{20}^{20}: etwa 0,97
n_D^{20}: etwa 1,38
Sdp$_{12\,mm}$: etwa 40 °C

Bis-tris-propan *R*   1185500

$C_{11}H_{26}N_2O_6$ M_r 282,3
CAS Nr. 64431-96-5

2,2′-(Propan-1,3-diyldiimino)bis[2-(hydroxymethyl)-1,3-propandiol]

Gehalt: mindestens 99,0 Prozent

Biuret *R*   1011600

$C_2H_5N_3O_2$ M_r 103,1
CAS Nr. 108-19-0

Weiße bis fast weiße, hygroskopische Kristalle; löslich in Wasser, wenig löslich in Ethanol 96 %

Smp: 188 bis 190 °C, unter Zersetzung

Lagerung: dicht verschlossen

Biuret-Reagenz *R*   1011601

1,5 g Kupfer(II)-sulfat-Pentahydrat *R* und 6,0 g Kaliumnatriumtartrat *R* werden in 500 ml Wasser *R* gelöst. Die Lösung wird mit 300 ml einer kohlendioxidfreien Lösung von Natriumhydroxid *R* (100 g · l^{-1}) versetzt und mit der gleichen Lösung zu 1000 ml verdünnt und gemischt.

Blei(II)-acetat *R*   1048100

$C_4H_6O_4Pb \cdot 3\,H_2O$ M_r 379,3
CAS Nr. 6080-56-4

Farblose, verwitternde Kristalle; leicht löslich in Wasser, löslich in Ethanol 96 %

Blei(II)-acetat-Lösung *R*   1048103

Eine Lösung von Blei(II)-acetat *R* (95 g · l^{-1}) in kohlendioxidfreiem Wasser *R*

Blei(II)-acetat-Lösung, basische *R*   1048400

CAS Nr. 1335-32-6

Gehalt: mindestens 16,7 und höchstens 17,4 Prozent (*m/m*) Pb (A_r 207,2) als Acetat, das etwa folgender Zusammensetzung entspricht: $C_8H_{14}O_{10}Pb_3$

40,0 g Blei(II)-acetat *R* werden in 90 ml kohlendioxidfreiem Wasser *R* gelöst. Die Lösung wird mit konzentrierter Natriumhydroxid-Lösung *R* auf einen pH-Wert von 7,5 eingestellt. Nach dem Zentrifugieren wird der klare, farblose Überstand verwendet.

Dicht verschlossen bleibt die Lösung klar.

Blei(II)-acetat-Papier *R*   1048102

Filterpapier (etwa 80 g/m^2) wird in eine Mischung von 1 Volumteil verdünnter Essigsäure *R* und 10 Volumteilen Blei(II)-acetat-Lösung *R* eingetaucht. Nach dem Trocknen wird das Filterpapier in Streifen von 15 mm × 40 mm geschnitten.

Blei(II)-acetat-Watte *R*   1048101

Watte wird in eine Mischung von 1 Volumteil verdünnter Essigsäure *R* und 10 Volumteilen Blei(II)-acetat-Lösung *R* eingetaucht. Zur Entfernung der überschüssigen Lösung wird die Watte, ohne sie auszudrücken, auf mehrere Lagen Filterpapier gelegt und an der Luft trocknen gelassen.

Lagerung: dicht verschlossen

Blei(II)-nitrat *R*   1048300

Pb(NO$_3$)$_2$ M_r 331,2
CAS Nr. 10099-74-8

Farblose Kristalle oder weißes bis fast weißes, kristallines Pulver; leicht löslich in Wasser

Blei(II)-nitrat-Lösung *R*   1048301

Eine Lösung von Blei(II)-nitrat *R* (33 g · l^{-1})

Blei(IV)-oxid *R*   1048200

PbO$_2$ M_r 239,2
CAS Nr. 1309-60-0

Bleidioxid

Dunkelbraunes Pulver, das beim Erhitzen Sauerstoff abgibt; praktisch unlöslich in Wasser, löslich in Salzsäure unter Entwicklung von Chlor, löslich in verdünnter Salpetersäure in Gegenwart von Wasserstoffperoxid-Lösung, Oxalsäure oder anderen, reduzierenden Substanzen, löslich in heißen, konzentrierten Alkalihydroxid-Lösungen

Blockierlösung *R*   1122400

Eine 10-prozentige Lösung (*V/V*) von Essigsäure *R*

Blutgerinnungsfaktor-V-Lösung R — 1021400

Die Lösung kann nach folgender Methode oder nach jeder anderen Methode, die den Faktor VIII abtrennt, hergestellt werden.

Die Lösung wird aus frischem, oxalsäurehaltigem Plasma vom Rind durch fraktionierte Fällung bei 4 °C mit einer bei 4 °C zubereiteten, gesättigten Lösung von Ammoniumsulfat R hergestellt. Die Fraktion, die zwischen 38 und 50 Prozent Sättigung ausfällt, wird abgetrennt. Sie enthält Faktor V ohne signifikante Verunreinigung mit Faktor VIII. Das Ammoniumsulfat wird durch Dialyse dieser Fraktion entfernt und die Lösung mit einer Lösung von Natriumchlorid R (9 g · l^{-1}) so verdünnt, dass eine Lösung erhalten wird, die zwischen 10 und 20 Prozent der Menge an Faktor V enthält, die normalerweise in frischem Plasma vom Menschen enthalten ist.

Faktor-V-Gehalt: 2 Verdünnungen der Blutgerinnungsfaktor-V-Lösung in Imidazol-Pufferlösung pH 7,3 R werden hergestellt, wobei die eine 1 Volumteil in 10 Volumteilen Pufferlösung, die andere 1 Volumteil in 20 Volumteilen Pufferlösung enthält. Jede Verdünnung wird wie folgt geprüft: 0,1 ml Faktor-V-Mangelplasmasubstrat R, 0,1 ml der zu untersuchenden Verdünnung, 0,1 ml Thromboplastin-Reagenz R und 0,1 ml einer Lösung von Calciumchlorid R (3,5 g · l^{-1}) werden gemischt. Die Koagulationszeiten werden bestimmt, das heißt die Zeitspanne zwischen dem Zusatz der Calciumchlorid-Lösung und dem ersten Anzeichen einer Fibrinbildung, die entweder visuell oder mit Hilfe einer geeigneten Apparatur beobachtet werden kann.

In gleicher Weise wird die Koagulationszeit (in einem Doppelversuch) von 4 Verdünnungen von Plasma vom Menschen in Imidazol-Pufferlösung pH 7,3 R bestimmt. Die Verdünnungen enthalten jeweils 1 Volumteil Plasma in 10 Volumteilen Pufferlösung (entsprechend 100 Prozent Faktor V), 1 Volumteil Plasma in 50 Volumteilen Pufferlösung (entsprechend 20 Prozent Faktor V), 1 Volumteil Plasma in 100 Volumteilen Pufferlösung (entsprechend 10 Prozent Faktor V) und 1 Volumteil Plasma in 1000 Volumteilen Pufferlösung (entsprechend 1 Prozent Faktor V). Die Mittelwerte der Koagulationszeiten für jede Plasmaverdünnung werden auf logarithmisches Papier gegen den entsprechenden Prozentgehalt an Faktor V aufgetragen. Der Prozentgehalt der 2 Verdünnungen der Blutgerinnungsfaktor-V-Lösung wird durch Interpolation ermittelt. Der Mittelwert der beiden Ergebnisse ergibt den Prozentgehalt an Faktor V in der zu prüfenden Lösung.

Lagerung: tiefgefroren, bei einer –20 °C nicht überschreitenden Temperatur

Blutgerinnungsfaktor Xa R — 1037300

CAS Nr. 9002-05-5

Blutgerinnungsfaktor Xa ist ein Enzym, das Prothrombin in Thrombin umwandelt. Die nicht vollständig gereinigte Zubereitung wird aus flüssigem Plasma vom Rind gewonnen und kann durch Aktivierung des Proenzyms Blutgerinnungsfaktor X mit Hilfe eines geeigneten Aktivators wie dem Gift der Kettenviper hergestellt werden.

Lagerung: die gefriergetrocknete Zubereitung bei –20 °C und die gefrorene Lösung unterhalb von –20 °C

Blutgerinnungsfaktor-Xa-Lösung R — 1037301

Blutgerinnungsfaktor Xa R wird entsprechend den Angaben des Herstellers mit natriumchloridhaltiger Trometamol-Pufferlösung pH 7,4 R gelöst und verdünnt.

Eine Veränderung der Absorption der Lösung (2.2.25), gemessen bei 405 nm gegen die natriumchloridhaltige Trometamol-Pufferlösung als Kompensationsflüssigkeit, darf nach Subtraktion der Absorption der Blindlösung höchstens 0,20 je Minute betragen.

Blutgerinnungsfaktor-Xa-Lösung R 1 — 1037302

Blutgerinnungsfaktor Xa R wird entsprechend den Angaben des Herstellers rekonstituiert und die Lösung mit Trometamol-Natriumedetat-Pufferlösung pH 8,4 R auf einen Gehalt von 1,4 nkat je Milliliter verdünnt.

Blutgerinnungsfaktor-Xa-Lösung R 2 — 1037303

Blutgerinnungsfaktor Xa R wird entsprechend den Angaben des Herstellers rekonstituiert und die Lösung mit Trometamol-Natriumedetat-Pufferlösung pH 8,4 R 1 so verdünnt, dass eine Lösung mit einer Absorption zwischen 0,65 und 1,25 bei 405 nm erhalten wird, wenn der Blindwert der amidolytischen Aktivität entsprechend der Allgemeinen Methode „Wertbestimmung von Heparin" (2.7.5) unter Anwendung der Endpunktmethode bestimmt wird.

BMP-Mischindikator-Lösung R — 1013000

0,1 g Bromthymolblau R, 20 mg Methylrot R und 0,2 g Phenolphthalein R werden in Ethanol 96 % R zu 100 ml gelöst. Die Lösung wird filtriert.

Boldin R — 1118800

$C_{19}H_{21}NO_4$ M_r 327,4
CAS Nr. 476-70-0

1,10-Dimethoxy-6aα-aporphin-2,9-diol

Weißes bis fast weißes, kristallines Pulver; sehr schwer löslich in Wasser, löslich in Ethanol 96 % und in verdünnten Säuren

$[\alpha]_D^{25}$: etwa +127, an einer Lösung der Substanz (1 g · l⁻¹) in wasserfreiem Ethanol R bestimmt
Smp: etwa 163 °C

Borneol R   1011900

$C_{10}H_{18}O$ M_r 154,3
CAS Nr. 507-70-0

endo-1,7,7-Trimethylbicyclo[2.2.1]heptan-2-ol

Farblose Kristalle, leicht sublimierbar; praktisch unlöslich in Wasser, leicht löslich in Ethanol 96 % und in Petrolether

Smp: etwa 208 °C

Dünnschichtchromatographie (2.2.27): Auf eine Schicht Kieselgel G R werden 10 µl einer Lösung der Substanz (1 g · l⁻¹) in Toluol R aufgetragen. Die Chromatographie erfolgt mit Chloroform R über eine Laufstrecke von 10 cm. Die Platte wird an der Luft trocknen gelassen, mit Anisaldehyd-Reagenz R (10 ml für eine 200-mm × 200-mm-Platte) besprüht und 10 min lang bei 100 bis 105 °C erhitzt. Das Chromatogramm darf nur einen Hauptfleck zeigen.

Bornylacetat R   1012000

$C_{12}H_{20}O_2$ M_r 196,3
CAS Nr. 5655-61-8

endo-1,7,7-Trimethylbicyclo[2.2.1]hept-2-ylacetat

Farblose Kristalle oder farblose Flüssigkeit; sehr schwer löslich in Wasser, löslich in Ethanol 96 %

Smp: etwa 28 °C

Dünnschichtchromatographie (2.2.27): Auf eine Schicht Kieselgel G R werden 10 µl einer Lösung der Substanz (2 g · l⁻¹) in Toluol R aufgetragen. Die Chromatographie erfolgt mit Chloroform R über eine Laufstrecke von 10 cm. Die Platte wird an der Luft trocknen gelassen, mit Anisaldehyd-Reagenz R (10 ml für eine 200-mm × 200-mm-Platte) besprüht und 10 min lang bei 100 bis 105 °C erhitzt. Das Chromatogramm darf nur einen Hauptfleck zeigen.

Borsäure R   1011800

CAS Nr. 10043-35-3

Muss der Monographie **Borsäure (Acidum boricum)** entsprechen

Borsäure-Lösung, gesättigte, kalte R   1011801

3 g Borsäure R werden mit 50 ml Wasser R versetzt. Die Lösung wird 10 min lang geschüttelt und anschließend 2 h lang im Kühlschrank aufbewahrt.

Bortrichlorid R   1112000

BCl_3 M_r 117,2
CAS Nr. 10294-34-5

Farbloses Gas; reagiert mit Wasser sehr heftig

Die Substanz ist als Lösung in geeigneten Lösungsmitteln (2-Chlorethanol, Dichlormethan, Heptan, Hexan, Methanol) erhältlich.

n_D^{20}: etwa 1,420
Sdp: etwa 12,6 °C

Vorsicht: Die Substanz ist toxisch und wirkt ätzend.

Bortrichlorid-Lösung, methanolische R   1112001

Eine 12-prozentige Lösung (*m/m*) von Bortrichlorid R in Methanol R

Lagerung: bei −20 °C, vor Licht geschützt, vorzugsweise in Ampullen

Bortrifluorid R   1012100

BF_3 M_r 67,8
CAS Nr. 7637-07-2

Farbloses Gas

Bortrifluorid-Lösung, methanolische R   1012101

Eine Lösung von Bortrifluorid R (140 g · l⁻¹) in Methanol R

Brenzcatechin R   1073600

$C_6H_6O_2$ M_r 110,1
CAS Nr. 120-80-9

1,2-Benzoldiol

Farblose bis schwach gelb gefärbte Kristalle; löslich in Wasser, Aceton und Ethanol 96 %

Smp: etwa 102 °C

Lagerung: vor Licht geschützt

Brenztraubensäure R 1109300

H₃C—C(=O)—COOH

C₃H₄O₃ M_r 88,1
CAS Nr. 127-17-3

2-Oxopropansäure

Gelbliche Flüssigkeit; mischbar mit Wasser und mit wasserfreiem Ethanol

d_{20}^{20}: etwa 1,267
n_D^{20}: etwa 1,43
Sdp: etwa 165 °C

Brillantblau R

Siehe Säureblau 83 R

Brom R 1012400

Br₂ M_r 159,8
CAS Nr. 7726-95-6

Bräunlich rote, rauchende Flüssigkeit; schwer löslich in Wasser, löslich in Ethanol 96 %

d_{20}^{20}: etwa 3,1

Brom-Lösung R 1012401

30 g Brom R und 30 g Kaliumbromid R werden in Wasser R zu 100 ml gelöst.

Bromcresolgrün R 1012600

C₂₁H₁₄Br₄O₅S M_r 698
CAS Nr. 76-60-8

4,4′-(3H-2,1-Benzoxathiol-3-yliden)bis(2,6-dibrom-3-methylphenol)-S,S-dioxid

Bräunlich weißes Pulver; schwer löslich in Wasser, löslich in Ethanol 96 % und in verdünnten Alkalihydroxid-Lösungen

Bromcresolgrün-Lösung R 1012601

50 mg Bromcresolgrün R werden in 0,72 ml Natriumhydroxid-Lösung (0,1 mol·l⁻¹) und 20 ml Ethanol 96 % R gelöst. Die Lösung wird mit Wasser R zu 100 ml verdünnt.

Empfindlichkeitsprüfung: Eine Mischung von 0,2 ml Bromcresolgrün-Lösung und 100 ml kohlendioxidfreiem Wasser R muss blau sein. Bis zum Farbumschlag nach Grün dürfen höchstens 0,2 ml Salzsäure (0,02 mol·l⁻¹) verbraucht werden.

Umschlagsbereich: pH-Wert 3,6 (gelb) bis 5,2 (blau)

Bromcresolgrün-Methylrot-Mischindikator-Lösung R 1012602

0,15 g Bromcresolgrün R und 0,1 g Methylrot R werden in 180 ml wasserfreiem Ethanol R gelöst. Die Lösung wird mit Wasser R zu 200 ml verdünnt.

Bromcresolpurpur R 1012700

C₂₁H₁₆Br₂O₅S M_r 540,2
CAS Nr. 115-40-2

4,4′-(3H-2,1-Benzoxathiol-3-yliden)bis(2-brom-6-methylphenol)-S,S-dioxid

Rosarotes Pulver; praktisch unlöslich in Wasser, löslich in Ethanol 96 % und in verdünnten Alkalihydroxid-Lösungen

Bromcresolpurpur-Lösung R 1012701

50 mg Bromcresolpurpur R werden in 0,92 ml Natriumhydroxid-Lösung (0,1 mol·l⁻¹) und 20 ml Ethanol 96 % R gelöst. Die Lösung wird mit Wasser R zu 100 ml verdünnt.

Empfindlichkeitsprüfung: Eine Mischung von 0,2 ml Bromcresolpurpur-Lösung, 100 ml kohlendioxidfreiem Wasser R und 0,05 ml Natriumhydroxid-Lösung (0,02 mol·l⁻¹) muss bläulich violett sein. Bis zum Farbumschlag nach Gelb dürfen höchstens 0,2 ml Salzsäure (0,02 mol·l⁻¹) verbraucht werden.

Umschlagsbereich: pH-Wert 5,2 (gelb) bis 6,8 (bläulich violett)

Bromcyan-Lösung R 1023700

CAS Nr. 506-68-3

Bromwasser R wird tropfenweise und unter Kühlung bis zum Verschwinden der Gelbfärbung mit Ammoniumthiocyanat-Lösung (0,1 mol·l⁻¹) versetzt.

Unmittelbar vor Gebrauch herzustellen

Bromdesoxyuridin R   1012500

$C_9H_{11}BrN_2O_5$ M_r 307,1
CAS Nr. 59-14-3

5-Brom-2'-desoxyuridin; 5-Brom-1-(2-desoxy-β-D-erythro-pentofuranosyl)-1H,3H-pyrimidin-2,4-dion

Smp: etwa 194 °C

Dünnschichtchromatographie (2.2.27): Die Substanz wird wie in der Monographie **Idoxuridin (Idoxuridinum)** angegeben geprüft, wobei 5 µl einer Lösung der Substanz (0,25 g · l^{-1}) aufgetragen werden. Das Chromatogram darf nur einen Hauptfleck zeigen.

Bromelain R   1012300

CAS Nr. 37189-34-7

Konzentrat von proteolytischen Enzymen, die aus *Ananas comosus* (L.) Merr. gewonnen werden.

Hellgelbes Pulver

Aktivität: 1 g Substanz setzt innerhalb von 20 min etwa 1,2 g Aminostickstoff aus einer Lösung von Gelatine R bei 45 °C und einem pH-Wert von 4,5 frei.

Bromelain-Lösung R   1012301

Eine Lösung von Bromelain R (10 g · l^{-1}) in einer Mischung von 1 Volumteil Phosphat-Pufferlösung pH 5,5 R und 9 Volumteilen einer Lösung von Natriumchlorid R (9 g · l^{-1})

Brommethoxynaphthalin R   1159100

$C_{11}H_9BrO$ M_r 237,1
CAS Nr. 5111-65-9

2-Brom-6-methoxynaphthalin

Smp: etwa 109 °C

Bromophos R   1123700

$C_8H_8BrCl_2O_3PS$ M_r 366,0
CAS Nr. 2104-96-3

Bromofos

Eine geeignete, zertifizierte Referenzlösung (10 ng · µl^{-1} in Isooctan) kann verwendet werden.

Bromophos-ethyl R   1123800

$C_{10}H_{12}BrCl_2O_3PS$ M_r 394,0
CAS Nr. 4824-78-6

Bromofos-ethyl

Eine geeignete, zertifizierte Referenzlösung (10 ng · µl^{-1} in Isooctan) kann verwendet werden.

Bromphenolblau R   1012800

$C_{19}H_{10}Br_4O_5S$ M_r 670
CAS Nr. 115-39-9

4,4'-(3H-2,1-Benzoxathiol-3-yliden)bis(2,6-dibromphenol)-S,S-dioxid

Hellorangegelbes Pulver; sehr schwer löslich in Wasser, schwer löslich in Ethanol 96 %, leicht löslich in Alkalihydroxid-Lösungen

Bromphenolblau-Lösung R   1012801

0,1 g Bromphenolblau R werden in 1,5 ml Natriumhydroxid-Lösung (0,1 mol · l^{-1}) und 20 ml Ethanol 96 % R gelöst. Die Lösung wird mit Wasser R zu 100 ml verdünnt.

Empfindlichkeitsprüfung: Eine Mischung von 0,05 ml Bromphenolblau-Lösung, 20 ml kohlendioxidfreiem Wasser R und 0,05 ml Salzsäure (0,1 mol · l^{-1}) muss gelb sein. Bis zum Farbumschlag nach Bläulich-Violett dürfen höchstens 0,1 ml Natriumhydroxid-Lösung (0,1 mol · l^{-1}) verbraucht werden.

Umschlagsbereich: pH-Wert 2,8 (gelb) bis 4,4 (bläulich violett)

Bromphenolblau-Lösung R 1 1012802

50 mg Bromphenolblau R werden unter Erwärmen in 3,73 ml Natriumhydroxid-Lösung (0,02 mol·l^{-1}) gelöst. Die Lösung wird mit Wasser R zu 100 ml verdünnt.

Bromphenolblau-Lösung R 2 1012803

0,2 g Bromphenolblau R werden in einer Mischung von 3 ml Natriumhydroxid-Lösung (0,1 mol·l^{-1}) und 10 ml Ethanol 96 % R unter Erwärmen gelöst. Nach dem Erkalten wird die Lösung mit Ethanol 96 % R zu 100 ml verdünnt.

Bromthymolblau R 1012900

$C_{27}H_{28}Br_2O_5S$ M_r 624
CAS Nr. 76-59-5

4,4′-(3H-2,1-Benzoxathiol-3-yliden)bis(2-brom-6-isopropyl-3-methylphenol)-S,S-dioxid

Rosarotes bis bräunliches Pulver; praktisch unlöslich in Wasser, löslich in Ethanol 96 % und in verdünnten Alkalihydroxid-Lösungen

Bromthymolblau-Lösung R 1 1012901

50 mg Bromthymolblau R werden in einer Mischung von 4 ml Natriumhydroxid-Lösung (0,02 mol·l^{-1}) und 20 ml Ethanol 96 % R gelöst. Die Lösung wird mit Wasser R zu 100 ml verdünnt.

Empfindlichkeitsprüfung: Eine Mischung von 0,3 ml Bromthymolblau-Lösung R 1 und 100 ml kohlendioxidfreiem Wasser R muss gelb sein. Bis zum Farbumschlag nach Blau dürfen höchstens 0,1 ml Natriumhydroxid-Lösung (0,02 mol·l^{-1}) verbraucht werden.

Umschlagsbereich: pH-Wert 5,8 (gelb) bis 7,4 (blau)

Bromthymolblau-Lösung R 2 1012902

Eine Lösung von Bromthymolblau R (10 g·l^{-1}) in Dimethylformamid R

Bromthymolblau-Lösung R 3 1012903

0,1 g Bromthymolblau R werden in einer Mischung von 3,2 ml Natriumhydroxid-Lösung (0,05 mol·l^{-1}) und 5 ml Ethanol 90 % R unter Erwärmen gelöst. Die Lösung wird mit Ethanol 90 % R zu 250 ml verdünnt.

Bromthymolblau-Lösung R 4 1012904

0,1 g Bromthymolblau R werden in einer Mischung gleicher Volumteile Ethanol 96 % R und Wasser R zu 100 ml gelöst. Die Lösung wird, falls erforderlich, filtriert.

Bromwasser R 1012402

3 ml Brom R werden mit 100 ml Wasser R bis zur Sättigung geschüttelt.

Lagerung: über Brom R und vor Licht geschützt

Bromwasser R 1 1012403

0,5 ml Brom R werden mit 100 ml Wasser R geschüttelt.

Lagerung: vor Licht geschützt; höchstens eine Woche lang

Bromwasserstoffsäure 47 % R 1118900

Eine 47-prozentige Lösung (*m/m*) von Bromwasserstoff in Wasser R

Bromwasserstoffsäure 30 % R 1098700

CAS Nr. 10035-10-6

Eine 30-prozentige Lösung (*m/m*) von Bromwasserstoff in Essigsäure 99 % R

Beim Öffnen wird die Lösung vorsichtig entgast.

Bromwasserstoffsäure, verdünnte R 1098701

5,0 ml Bromwasserstoffsäure 30 % R werden in Probeflaschen aus Braunglas mit Polyethylenstopfen unter Argon R versiegelt und unter Lichtausschluss aufbewahrt. Unmittelbar vor Gebrauch werden 5,0 ml Essigsäure 99 % R zugesetzt und gemischt.

Lagerung: unter Lichtausschluss

Bromwasserstoffsäure, verdünnte R 1 1118901

Enthält 7,9 g·l^{-1} HBr

16,81 g Bromwasserstoffsäure 47 % R werden mit Wasser R zu 1000 ml verdünnt.

Brucin *R* 1013100

$C_{23}H_{26}N_2O_4$ M_r 394,5
CAS Nr. 357-57-3

2,3-Dimethoxystrychnidin-10-on; 2,3-Dimethoxystrychnin

Farblose Kristalle; schwer löslich in Wasser, leicht löslich in Ethanol 96 %

Smp: etwa 178 °C

i-Butan *R* 1189000

C_4H_{10} M_r 58,12
CAS Nr. 75-28-5

Isobutan; 2-Methylpropan

Gehalt: mindestens 99,0 Prozent (*V/V*)

n-Butan *R* 1189100

C_4H_{10} M_r 58,12
CAS Nr. 106-97-8

Butan

Gehalt: mindestens 99,0 Prozent (*V/V*)

Butanal *R* 1134400

C_4H_8O M_r 72,1
CAS Nr. 123-72-8

Butyraldehyd

d_{20}^{20}: 0,806
n_D^{20}: 1,380
Sdp: 75 °C

Butan-1,4-diol *R* 1174800

$C_4H_{10}O_2$ M_r 90,12
CAS Nr. 110-63-4

1-Butanol *R* 1013200

$C_4H_{10}O$ M_r 74,1
CAS Nr. 71-36-3

n-Butanol

Klare, farblose Flüssigkeit; mischbar mit Ethanol 96 %

d_{20}^{20}: etwa 0,81
Sdp: 116 bis 119 °C

2-Butanol *R* 1 1013301

$C_4H_{10}O$ M_r 74,1
CAS Nr. 78-92-2

Gehalt: mindestens 99,0 Prozent

Klare, farblose Flüssigkeit; löslich in Wasser, mischbar mit Ethanol 96 %

d_{20}^{20}: etwa 0,81

Destillationsbereich (2.2.11): Mindestens 95 Prozent Substanz müssen zwischen 99 und 100 °C destillieren.

Gehaltsbestimmung: Gaschromatographie (2.2.28) wie in der Monographie **2-Propanol (Alcohol isopropylicus)** beschrieben

tert-Butanol *R* 1056500

$C_4H_{10}O$ M_r 74,1
CAS Nr. 75-65-0

2-Methyl-2-propanol

Klare, farblose Flüssigkeit oder kristalline Masse; löslich in Wasser, mischbar mit Ethanol 96 %

Erstarrungspunkt (2.2.18): etwa 25 °C

Destillationsbereich (2.2.11): Mindestens 95 Prozent Substanz müssen zwischen 81 und 83 °C destillieren.

Butano-4-lacton *R* 1104000

$C_4H_6O_2$ M_r 86,1
CAS Nr. 96-48-0

Tetrahydrofuran-2-on; γ-Butyrolacton

Ölige Flüssigkeit; mischbar mit Wasser, löslich in Methanol

n_D^{25}: etwa 1,435
Sdp: etwa 204 °C

Buttersäure R 1014000

H₃C–CH₂–CH₂–COOH

$C_4H_8O_2$ M_r 88,1
CAS Nr. 107-92-6

Butansäure

Gehalt: mindestens 99,0 Prozent

Ölige Flüssigkeit; mischbar mit Wasser und mit Ethanol 96 %

d_{20}^{20}: etwa 0,96
n_D^{20}: etwa 1,398
Sdp: etwa 163 °C

Butylacetat R 1013400

$C_6H_{12}O_2$ M_r 116,2
CAS Nr. 123-86-4

Klare, farblose, entflammbare Flüssigkeit; schwer löslich in Wasser, mischbar mit Ethanol 96 %

d_{20}^{20}: etwa 0,88
n_D^{20}: etwa 1,395

Destillationsbereich (2.2.11): Mindestens 95 Prozent Substanz müssen zwischen 123 und 126 °C destillieren.

Butylacetat R 1 1013401

Gehalt: mindestens 99,5 Prozent $C_6H_{12}O_2$, mit Hilfe der Gaschromatographie bestimmt

Klare, farblose, entflammbare Flüssigkeit; schwer löslich in Wasser, mischbar mit Ethanol 96 %

d_{20}^{20}: etwa 0,883
n_D^{20}: etwa 1,395

Butanol: höchstens 0,2 Prozent, mit Hilfe der Gaschromatographie bestimmt

n-Butylformiat: höchstens 0,1 Prozent, mit Hilfe der Gaschromatographie bestimmt

n-Butylpropionat: höchstens 0,1 Prozent, mit Hilfe der Gaschromatographie bestimmt

Wasser: höchstens 0,1 Prozent

Butylamin R 1013600

H₃C–CH₂–CH₂–CH₂–NH₂

$C_4H_{11}N$ M_r 73,1
CAS Nr. 109-73-9

Farblose Flüssigkeit; mischbar mit Wasser und mit Ethanol 96 %

n_D^{20}: etwa 1,401
Sdp: etwa 78 °C

Vor Gebrauch zu destillieren und innerhalb eines Monats zu verwenden

4-(Butylamino)benzoesäure R 1206700

$C_{11}H_{15}NO_2$ M_r 193,2
CAS Nr. 4740-24-3

Weißes bis fast weißes Pulver

Gehalt: 96,5 bis 103,5 Prozent

Butyldihydroxyboran R 1013700

$C_4H_{11}BO_2$ M_r 101,9
CAS Nr. 4426-47-5

Butylboronsäure

Gehalt: mindestens 98 Prozent

Smp: 90 bis 92 °C

tert-Butylhydroperoxid R 1118000

$C_4H_{10}O_2$ M_r 90,1
CAS Nr. 75-91-2

1,1-Dimethylethylhydroperoxid

Entflammbare Flüssigkeit; löslich in organischen Lösungsmitteln

d_{20}^{20}: etwa 0,898
n_D^{20}: etwa 1,401
Sdp: etwa 35 °C

Butyl-4-hydroxybenzoat R 1103900

CAS Nr. 94-26-8

Muss der Monographie **Butyl-4-hydroxybenzoat (Butylis parahydroxybenzoas)** entsprechen

Butylhydroxytoluol R 1013800

CAS Nr. 128-37-0

Muss der Monographie **Butylhydroxytoluol (Butylhydroxytoluenum)** entsprechen

Butylmethacrylat *R*   1145400

$C_8H_{14}O_2$ M_r 142,2
CAS Nr. 97-88-1

Butyl(2-methylpropenoat)

Klare, farblose Flüssigkeit

d_4^{20}:   etwa 0,894
n_D^{20}:   etwa 1,424
Sdp: etwa 163 °C

tert-Butylmethylether *R*   1013900

$C_5H_{12}O$ M_r 88,1
CAS Nr. 1634-04-4

2-Methoxy-2-methylpropan; (1,1-Dimethylethyl)=methylether

Klare, farblose, entflammbare Flüssigkeit

n_D^{20}: etwa 1,376

Absorption (2.2.25): höchstens 0,30 bei 240 nm, 0,10 bei 255 nm und 0,01 bei 280 nm, mit Wasser *R* als Kompensationsflüssigkeit bestimmt

tert-Butylmethylether *R* 1   1126400

Gehalt: mindestens 99,5 Prozent

d_{20}^{20}:   etwa 0,741
n_D^{20}:   etwa 1,369
Sdp: etwa 55 °C

2-Butyloctanol *R*   1206100

$C_{12}H_{26}O$ M_r 186,3
CAS Nr. 3913-02-8

(2*E*)-2-Butyloctan-1-ol

C

Cadmium *R*   1014100

Cd A_r 112,4
CAS Nr. 7440-43-9

Silberweißes, glänzendes Metall; praktisch unlöslich in Wasser, leicht löslich in Salpetersäure und in heißer Salzsäure

Cadmiumnitrat-Tetrahydrat *R*   1174900

$Cd(NO_3)_2 \cdot 4\,H_2O$ M_r 308,5
CAS Nr. 10022-68-1

Hygroskopische, orthorhombische Kristalle; sehr leicht löslich in Wasser, löslich in Aceton und in Ethanol 96 %

Smp: etwa 59,5 °C

Caesiumchlorid *R*   1014200

CsCl M_r 168,4
CAS Nr. 7647-17-8

Weißes bis fast weißes Pulver; sehr leicht löslich in Wasser, leicht löslich in Methanol, praktisch unlöslich in Aceton

Calciumacetat *R*   1191600

$C_4H_6CaO_4$ M_r 158,2
CAS Nr. 62-54-4

Calciumdiacetat

Muss der Monographie **Calciumacetat (Calcii acetas)** entsprechen

Calcium-bis(formylhomotaurin) *R*   1209300

$C_8H_{16}CaN_2O_8S_2$ M_r 372,4

Calcium-bis(3-formamidopropan-1-sulfonat)

Weißes bis fast weißes Pulver

Gehalt: mindestens 80,0 Prozent

Calciumcarbonat *R*   1014500

CAS Nr. 471-34-1

Muss der Monographie **Calciumcarbonat (Calcii carbonas)** entsprechen

Calciumcarbonat *R* 1   1014501

Muss Calciumcarbonat *R* und folgender zusätzlichen Anforderung entsprechen:

Chlorid (2.4.4): höchstens 50 ppm

Calciumchlorid *R*   1014600

CAS Nr. 10035-04-8

Muss der Monographie **Calciumchlorid-Dihydrat (Calcii chloridum dihydricum)** entsprechen

Calciumchlorid *R* 1   1014700

$CaCl_2 \cdot 4\,H_2O$ $\qquad M_r\,183{,}1$

Calciumchlorid, Tetrahydrat

Eisen: höchstens 0,05 ppm

Calciumchlorid, wasserfreies *R*   1014800

$CaCl_2$ $\qquad M_r\,111{,}0$
CAS Nr. 10043-52-4

Gehalt: mindestens 98,0 Prozent, berechnet auf die getrocknete Substanz

Weißes bis fast weißes, zerfließliches Granulat; sehr leicht löslich in Wasser, leicht löslich in Ethanol 96 % und in Methanol

Trocknungsverlust (2.2.32): höchstens 5,0 Prozent, durch Trocknen im Trockenschrank bei 200±10 °C bestimmt

Lagerung: dicht verschlossen, vor Feuchtigkeit geschützt

Calciumchlorid-Lösung *R*   1014601

Eine Lösung von Calciumchlorid *R* (73,5 g · l^{-1})

Calciumchlorid-Lösung (0,025 mol · l^{-1}) *R*   1014604

0,368 g Calciumchlorid *R* werden in Wasser *R* zu 100,0 ml gelöst.

Calciumchlorid-Lösung (0,02 mol · l^{-1}) *R*   1014603

2,94 g Calciumchlorid *R* werden in 900 ml Wasser *R* gelöst. Die Lösung wird auf einen pH-Wert von 6,0 bis 6,2 eingestellt und mit Wasser *R* zu 1000,0 ml verdünnt.

Lagerung: bei 2 bis 8 °C

Calciumchlorid-Lösung (0,01 mol · l^{-1}) *R*   1014602

0,147 g Calciumchlorid *R* werden in Wasser *R* zu 100,0 ml gelöst.

Calciumdihydrogenphosphat-Monohydrat *R*   1157200

$CaH_4O_8P_2 \cdot H_2O$ $\qquad M_r\,252{,}1$
CAS Nr. 10031-30-8

Calciumtetrahydrogenbisphosphat, Monohydrat; Phosphorsäure, Calciumsalz (2:1), Monohydrat; Calciumdihydrogenphosphat-Monohydrat, einbasiges

Weißes bis fast weißes, kristallines Pulver; löslich in Wasser

Calciumhydroxid *R*   1015000

$Ca(OH)_2$ $\qquad M_r\,74{,}1$
CAS Nr. 1305-62-0

Weißes bis fast weißes Pulver; fast vollständig löslich in 600 Teilen Wasser

Calciumhydroxid-Lösung *R*   1015001

Frisch hergestellte, gesättigte Lösung von Calciumhydroxid *R*

Calciumlactat-Pentahydrat *R*   1015100

CAS Nr. 41372-22-9

Muss der Monographie **Calciumlactat-Pentahydrat (Calcii lactas pentahydricus)** entsprechen

Calciumsulfat-Hemihydrat *R*   1015200

$CaSO_4 \cdot 0{,}5\,H_2O$ $\qquad M_r\,145{,}1$
CAS Nr. 10034-76-1

Weißes bis fast weißes Pulver; löslich in etwa 1500 Teilen Wasser, praktisch unlöslich in Ethanol 96 %

Wird die Substanz im Verhältnis 2:1 mit Wasser gemischt, erstarrt sie schnell zu einer harten, porösen Masse.

Calciumsulfat-Lösung *R*   1015201

5 g Calciumsulfat-Hemihydrat *R* werden 1 h lang mit 100 ml Wasser *R* geschüttelt. Die Mischung wird anschließend filtriert.

Calconcarbonsäure R 1015300

$C_{21}H_{14}N_2O_7S$ M_r 438,4
CAS Nr. 3737-95-9

3-Hydroxy-4-(2-hydroxy-4-sulfonaphthalin-1-yldiazenyl)naphthalin-2-carbonsäure

Bräunlich schwarzes Pulver; schwer löslich in Wasser, sehr schwer löslich in Aceton und in Ethanol 96 %, wenig löslich in verdünnten Natriumhydroxid-Lösungen

Calconcarbonsäure-Verreibung R 1015301

1 Teil Calconcarbonsäure R wird mit 99 Teilen Natriumchlorid R verrieben.

Empfindlichkeitsprüfung: 50 mg Calconcarbonsäure-Verreibung werden in einer Mischung von 2 ml konzentrierter Natriumhydroxid-Lösung R und 100 ml Wasser R gelöst. Die Lösung muss blau gefärbt sein. Nach Zusatz von 1 ml einer Lösung von Magnesiumsulfat R ($10 g \cdot l^{-1}$) und 0,1 ml einer Lösung von Calciumchlorid R ($1,5 g \cdot l^{-1}$) muss sich die Lösung violett und nach Zusatz von 0,15 ml Natriumedetat-Lösung ($0,01 mol \cdot l^{-1}$) rein blau färben.

Campesterol R 1211900

$C_{28}H_{48}O$ M_r 400,7
CAS Nr. 474-62-4

(24R)-Ergost-5-en-3β-ol

Weißes bis fast weißes, kristallines Pulver

Camphen R 1139200

$C_{10}H_{16}$ M_r 136,2
CAS Nr. 79-92-5

2,2-Dimethyl-3-methylenbicyclo[2.2.1]heptan

Wird die Substanz in der Gaschromatographie verwendet, muss sie zusätzlich folgender Anforderung entsprechen:

Gehaltsbestimmung: Gaschromatographie (2.2.28) wie in der Monographie **Rosmarinöl (Rosmarini aetheroleum)** beschrieben

Gehalt: mindestens 90 Prozent, ermittelt mit Hilfe des Verfahrens „Normalisierung"

Campher R 1113000

CAS Nr. 76-22-2

Muss der Monographie **Racemischer Campher (Camphora racemica)** entsprechen

Wird die Substanz in der Gaschromatographie verwendet, muss sie zusätzlich folgender Anforderung entsprechen:

Gehaltsbestimmung: Gaschromatographie (2.2.28) wie in der Monographie **Lavendelöl (Lavandulae aetheroleum)** beschrieben

Untersuchungslösung: eine Lösung der Substanz ($10 g \cdot l^{-1}$) in Hexan R

Gehalt: mindestens 95,0 Prozent, ermittelt mit Hilfe des Verfahrens „Normalisierung"

(1S)-(+)-Campher-10-sulfonsäure R 1104100

$C_{10}H_{16}O_4S$ M_r 232,3
CAS Nr. 3144-16-9

[(1S)-7,7-Dimethyl-2-oxobicyclo[2.2.1]heptan-1-yl]methansulfonsäure; Reychlers Säure; (1S,4R)-(+)-2-Oxobornan-10-sulfonsäure

Prismenförmige, hygroskopische Kristalle; löslich in Wasser

Gehalt: mindestens 99,0 Prozent (1S)-(+)-Campher-10-sulfonsäure

$[\alpha]_D^{20}$: +20 ± 1, an einer Lösung der Substanz ($43 g \cdot l^{-1}$) in Wasser R bestimmt

Smp: etwa 194 °C, unter Zersetzung

ΔA (2.2.41): $10,2 \cdot 10^3$, an einer Lösung der Substanz ($1,0 g \cdot l^{-1}$) bei 290,5 nm bestimmt

Caprinalkohol R

Siehe Decanol R

ε-Caprolactam R   1104200

C$_6$H$_{11}$NO M_r 113,2
CAS Nr. 105-60-2

Hexan-6-lactam; Azepan-2-on

Hygroskopische Schuppen; leicht löslich in Wasser, wasserfreiem Ethanol und in Methanol

Smp: etwa 70 °C

Capsaicin R   1147900

C$_{18}$H$_{27}$NO$_3$ M_r 305,4
CAS Nr. 404-86-4

(E)-N-[(4-Hydroxy-3-methoxyphenyl)methyl]-8-methylnon-6-enamid

Weißes bis fast weißes, kristallines Pulver; praktisch unlöslich in Wasser, leicht löslich in wasserfreiem Ethanol

Smp: etwa 65 °C

Wird die Substanz zur Gehaltsbestimmung in der Monographie Cayennepfeffer (Capsici fructus) verwendet, muss sie zusätzlich folgender Anforderung entsprechen:

Gehaltsbestimmung: Flüssigchromatographie (2.2.29) wie in der Monographie **Cayennepfeffer** beschrieben

Gehalt: mindestens 95,0 Prozent, ermittelt mit Hilfe des Verfahrens „Normalisierung"

Carbazol R   1015400

C$_{12}$H$_9$N M_r 167,2
CAS Nr. 86-74-8

Dibenzopyrrol

Kristalle; praktisch unlöslich in Wasser, leicht löslich in Aceton, schwer löslich in wasserfreiem Ethanol

Smp: etwa 245 °C

Carbomer R   1015500

CAS Nr. 9007-20-9

Ein quer vernetztes Polymer der Acrylsäure; enthält einen hohen Anteil (56 bis 68 Prozent) an Carboxyl-

Gruppen, berechnet auf die 1 h lang bei 80 °C getrocknete Substanz

Mittlere relative Molekülmasse etwa $3 \cdot 10^6$

pH-Wert (2.2.3): Eine Suspension der Substanz (10 g · l^{-1}) hat einen pH-Wert von etwa 3.

Carbophenothion R   1016200

C$_{11}$H$_{16}$ClO$_2$PS$_3$ M_r 342,9
CAS Nr. 786-19-6

Carbofenotion; O,O-Diethyl-S-[[(4-chlorphenyl)thio]methyl]phosphorodithioat

Gelbliche Flüssigkeit; praktisch unlöslich in Wasser, mischbar mit organischen Lösungsmitteln

d_4^{25}: etwa 1,27

Für die Monographie **Wollwachs (Adeps lanae)** kann eine geeignete, zertifizierte Referenzlösung (10 ng · μl^{-1} in Isooctan) verwendet werden.

5-Carboxyuracil R   1209800

C$_5$H$_4$N$_2$O$_4$ M_r 156,1
CAS Nr. 23945-44-0

2,4-Dioxo-1,2,3,4-tetrahydropyrimidin-5-carbonsäure; Uracil-5-carbonsäure

Smp: etwa 283 °C

Car-3-en R   1124000

C$_{10}$H$_{16}$ M_r 136,2
CAS Nr. 498-15-7

3,7,7-Trimethylbicyclo[4.1.0]hept-3-en

Flüssigkeit mit stechendem Geruch; schwer löslich in Wasser, löslich in organischen Lösungsmitteln

d_{20}^{20}:   etwa 0,864
n_D^{20}:   1,473 bis 1,474
$[\alpha]_D^{20}$:   +15 bis +17

Sdp: 170 bis 172 °C

Wird die Substanz in der Gaschromatographie verwendet, muss sie zusätzlich folgender Anforderung entsprechen:

Gehaltsbestimmung: Gaschromatographie (2.2.28) wie in der Monographie **Muskatöl (Myristicae fragrantis aetheroleum)** beschrieben

Gehalt: mindestens 95,0 Prozent, ermittelt mit Hilfe des Verfahrens „Normalisierung"

Carminsäure *R*   1156700

$C_{22}H_{20}O_{13}$ M_r 492,4
CAS Nr. 1260-17-9

7-α-D-Glucopyranosyl-3,5,6,8-tetrahydroxy-1-methyl-9,10-dioxo-9,10-dihydroanthracen-2-carbonsäure

Dunkelrotes Pulver; sehr schwer löslich in Wasser, löslich in Dimethylsulfoxid, sehr schwer löslich in Ethanol 96 %

Carvacrol *R*   1016400

$C_{10}H_{14}O$ M_r 150,2
CAS Nr. 499-75-2

5-Isopropyl-2-methylphenol

Bräunliche Flüssigkeit; praktisch unlöslich in Wasser, sehr leicht löslich in Ethanol 96 %

d_{20}^{20}:   etwa 0,975
n_D^{20}:   etwa 1,523
Sdp: etwa 237 °C

Wird die Substanz in der Gaschromatographie verwendet, muss sie zusätzlich folgender Anforderung entsprechen:

Gehaltsbestimmung: Gaschromatographie (2.2.28) wie in der Monographie **Pfefferminzöl (Menthae piperitae aetheroleum)** beschrieben

Untersuchungslösung: 0,1 g Substanz werden in etwa 10 ml Aceton *R* gelöst.

Gehalt: mindestens 95,0 Prozent, ermittelt mit Hilfe des Verfahrens „Normalisierung"

Carveol *R*   1160400

$C_{10}H_{16}O$ M_r 152,2
CAS Nr. 99-48-9

p-Mentha-1(6),8-dien-2-ol; 2-Methyl-5-(1-methylethenyl)cyclohex-2-enol

Die Substanz enthält unterschiedliche Gehalte an *cis*- und *trans*-Carveol.

Wird die Substanz in der Gaschromatographie verwendet, muss sie zusätzlich folgender Anforderung entsprechen:

Gehaltsbestimmung: Gaschromatographie (2.2.28) wie in der Monographie **Kümmelöl (Carvi aetheroleum)** unter „Prüfung auf Reinheit, Chromatographisches Profil" beschrieben

Gehalt: mindestens 97 Prozent, ermittelt mit Hilfe des Verfahrens „Normalisierung"

(+)-Carvon *R*   1016500

$C_{10}H_{14}O$ M_r 150,2
CAS Nr. 2244-16-8

(+)-*p*-Mentha-6,8-dien-2-on; (5*S*)-2-Methyl-5-(1-methylethenyl)cyclohex-2-enon

Flüssigkeit; praktisch unlöslich in Wasser, mischbar mit Ethanol 96 %

d_{20}^{20}:   etwa 0,965
n_D^{20}:   etwa 1,500
$[\alpha]_D^{20}$:   etwa +61
Sdp: etwa 230 °C

Wird die Substanz in der Gaschromatographie verwendet, muss sie zusätzlich folgender Anforderung entsprechen:

Gehaltsbestimmung: Gaschromatographie (2.2.28) wie in der Monographie **Pfefferminzöl (Menthae piperitae aetheroleum)** beschrieben

Untersuchungslösung: die Substanz

Gehalt: mindestens 98,0 Prozent, ermittelt mit Hilfe des Verfahrens „Normalisierung"

(+)-Carvon *R* 1   1016501

CAS Nr. 2244-16-8

Entspricht (+)-Carvon *R* mit folgender zusätzlicher Anforderung:

Gehaltsbestimmung: Gaschromatographie (2.2.28) wie in der Monographie **Kümmelöl (Carvi aetheroleum)** unter „Prüfung auf Reinheit, Chirale Reinheit" beschrieben

Gehalt: mindestens 98 Prozent

(−)-Carvon *R*   1160500

$C_{10}H_{14}O$ M_r 150,2
CAS Nr. 6485-40-1

(−)-*p*-Mentha-1(6),8-dien-2-on; (5*R*)-2-Methyl-5-(1-methylethenyl)cyclohex-2-enon

Flüssigkeit

d_{20}^{20}:   etwa 0,965
n_D^{20}:   etwa 1,4988
$[\alpha]_D^{20}$:   etwa −62
Sdp: etwa 230 °C

Gehaltsbestimmung: Gaschromatographie (2.2.28) wie in der Monographie **Kümmelöl (Carvi aetheroleum)** unter „Prüfung auf Reinheit, Chirale Reinheit" beschrieben

Gehalt: mindestens 99 Prozent

β-Caryophyllen *R*   1101000

$C_{15}H_{24}$ M_r 204,4
CAS Nr. 87-44-5

(*E*)-(1*R*,9*S*)-4,11,11-Trimethyl-8-methylenbicyclo[7.2.0]undec-4-en

Ölige Flüssigkeit; praktisch unlöslich in Wasser, mischbar mit Ethanol 96 %

Wird die Substanz in der Gaschromatographie verwendet, muss sie zusätzlich folgender Anforderung entsprechen:

Gehaltsbestimmung: Gaschromatographie (2.2.28) wie in der Monographie **Nelkenöl (Caryophylli floris aetheroleum)** beschrieben

Untersuchungslösung: die Substanz

Gehalt: mindestens 90,0 Prozent, ermittelt mit Hilfe des Verfahrens „Normalisierung"

Caryophyllenoxid *R*   1149000

$C_{15}H_{24}O$ M_r 220,4
CAS Nr. 1139-30-6

(−)-β-Caryophyllenepoxid; (1*R*,4*R*,6*R*,10*S*)-4,12,12-Trimethyl-9-methylen-5-oxatricyclo[8.2.0.0^{4,6}]dodecan

Farblose, feine Kristalle mit Klümpchen

Smp: 62 bis 63 °C

Wird die Substanz in der Gaschromatographie verwendet, muss sie zusätzlich folgender Anforderung entsprechen:

Gehaltsbestimmung: Gaschromatographie (2.2.28) wie in der Monographie **Terpentinöl (Terebinthinae aetheroleum)** beschrieben

Gehalt: mindestens 99,0 Prozent, ermittelt mit Hilfe des Verfahrens „Normalisierung"

Casein *R*   1016600

CAS Nr. 9000-71-9

Gemisch verwandter Phosphoproteine aus der Milch

Weißes bis fast weißes, amorphes Pulver oder weiße Körnchen; sehr schwer löslich in Wasser und unpolaren organischen Lösungsmitteln; löslich in konzentrierter Salzsäure unter Bildung einer schwach violett gefärbten Lösung, bildet Salze mit Säuren und Basen

Der isoelektrische Punkt liegt bei etwa pH 4,7; alkalische Lösungen sind linksdrehend.

Casticin *R*   1162200

$C_{19}H_{18}O_8$ M_r 374,3
CAS Nr. 479-91-4

5-Hydroxy-2-(3-hydroxy-4-methoxyphenyl)-3,6,7-trimethoxy-4*H*-1-benzopyran-4-on

Gelbe Kristalle

Catalpol R 1142300

$C_{15}H_{22}O_{10}$ M_r 362,3
CAS Nr. 2415-24-9

[(1aS,1bS,2S,5aR,6S,6aS)-6-Hydroxy-1a-(hydroxymethyl)-1a,1b,2,5a,6,6a-hexahydrooxireno[4,5]cyclopenta[1,2-c]pyran-2-yl]-β-D-glucopyranosid

Smp: 203 bis 205 °C

Catechin R 1119000

$C_{15}H_{14}O_6 \cdot x\,H_2O$ M_r 290,3
(wasserfreie Substanz)
CAS Nr. 154-23-4

(+)-(2R,3S)-2-(3,4-Dihydroxyphenyl)-3,4-dihydro-2H-chromen-3,5,7-triol, x H₂O; Catechol, Cianidanol, Cyanidol

Cathinhydrochlorid R 1206800

$C_9H_{14}ClNO$ M_r 187,7
CAS Nr. 2153-98-2

(1S,2S)-2-Amino-1-phenylpropan-1-ol-hydrochlorid; Norpseudoephedrinhydrochlorid

Weißer bis fast weißer Feststoff

Gehalt: mindestens 95,0 Prozent

Cellulose zur Chromatographie R 1016800

CAS Nr. 9004-34-6

Feines, weißes bis fast weißes, homogenes Pulver

Die mittlere Korngröße ist kleiner als 30 µm.

Herstellung der Dünnschichtplatten: 15 g Substanz werden in 100 ml Wasser R suspendiert und 60 s lang mit einem elektrisch betriebenen Gerät homogenisiert. Die sorgfältig gereinigten Platten werden mittels eines Streichgeräts mit einer 0,1 mm dicken Schicht versehen und an der Luft trocknen gelassen.

Cellulose zur Chromatographie R 1 1016900

Mikrokristalline Cellulose

Herstellung der Dünnschichtplatten: 25 g Substanz werden in 90 ml Wasser R suspendiert und 60 s lang mit einem elektrisch betriebenen Gerät homogenisiert. Die sorgfältig gereinigten Platten werden mittels eines Streichgeräts mit einer 0,1 mm dicken Schicht versehen und an der Luft trocknen gelassen.

Cellulose zur Chromatographie F_{254} R 1017000

Mikrokristalline Cellulose F_{254}

Feines, weißes bis fast weißes, homogenes Pulver, das einen Fluoreszenzindikator mit intensivster Anregung der Fluoreszenz bei 254 nm enthält

Die mittlere Korngröße ist kleiner als 30 µm.

Herstellung der Dünnschichtplatten: 25 g Substanz werden in 100 ml Wasser R suspendiert und 60 s lang mit einem elektrisch betriebenen Gerät homogenisiert. Die sorgfältig gereinigten Platten werden mittels eines Streichgeräts mit einer 0,1 mm dicken Schicht versehen und an der Luft trocknen gelassen.

Cer(III)-nitrat R 1017400

$Ce(NO_3)_3 \cdot 6\,H_2O$ M_r 434,3
CAS Nr. 10294-41-4

Cer(III)-nitrat, Hexahydrat

Farbloses bis blassgelbes, kristallines Pulver; leicht löslich in Wasser und in Ethanol 96 %

Cer(IV)-sulfat R 1017300

$Ce(SO_4)_2 \cdot 4\,H_2O$ M_r 404,3
CAS Nr. 10294-42-5

Cer(IV)-sulfat, Tetrahydrat; Cersulfat

Gelbes bis orangegelbes, kristallines Pulver oder Kristalle; sehr schwer löslich in Wasser

Die Substanz löst sich langsam in verdünnten Säuren.

Cetrimid R 1017600

CAS Nr. 8044-71-1

Muss der Monographie **Cetrimid (Cetrimidum)** entsprechen

Cetrimoniumbromid R   1017700

$C_{19}H_{42}BrN$ M_r 364,5
CAS Nr. 57-09-0

Hexadecyltrimethylammoniumbromid

Weißes bis fast weißes, kristallines Pulver; löslich in Wasser, leicht löslich in Ethanol 96 %

Smp: etwa 240 °C

Cetylalkohol R   1160600

$C_{16}H_{34}O$ M_r 242,4
CAS Nr. 36653-82-4

Hexadecan-1-ol

Gehalt: mindestens 95,0 Prozent

Smp: etwa 48 °C

Cetylpyridiniumchlorid-Monohydrat R   1162800

$C_{21}H_{38}ClN \cdot H_2O$ M_r 358,0
CAS Nr. 6004-24-6

1-Hexadecylpyridiniumchlorid-Monohydrat

Weißes bis fast weißes Pulver; leicht löslich in Wasser und in Ethanol 96 %

Smp: 80 bis 83 °C

Cetylstearylalkohol R   1017500

CAS Nr. 67762-27-0

Muss der Monographie **Cetylstearylalkohol (Alcohol cetylicus et stearylicus)** entsprechen

Chamazulen R   1148000

$C_{14}H_{16}$ M_r 184,3
CAS Nr. 529-05-5

7-Ethyl-1,4-dimethylazulen

Blaue Flüssigkeit; sehr schwer löslich in Wasser, löslich in Ethanol 96 %, mischbar mit fetten und mit ätherischen Ölen sowie mit flüssigem Paraffin, unter Verfärbung löslich in 85-prozentiger (*m/m*) Phosphorsäure und in 50-prozentiger (*V/V*) Schwefelsäure

Aussehen der Lösung: 50 mg Substanz werden in 2,5 ml Hexan *R* gelöst. Die blaue Lösung ist klar, wenn sie in dünner Schicht, zum Beispiel durch Schrägstellen des Reagenzglases, betrachtet wird.

Wird die Substanz in der Gaschromatographie verwendet, muss sie zusätzlich folgender Anforderung entsprechen:

Gehaltsbestimmung: Gaschromatographie (2.2.28) wie in der Monographie **Kamillenöl (Matricariae aetheroleum)** beschrieben

Untersuchungslösung: Lösung der Substanz (4 g · l⁻¹) in Cyclohexan *R*

Gehalt: mindestens 95,0 Prozent, ermittelt mit Hilfe des Verfahrens „Normalisierung"

Chelerythrinchlorid R   1212000

$C_{21}H_{18}ClNO_4$ M_r 383,8
CAS Nr. 3895-92-9

1,2-Dimethoxy-12-methyl[1,3]benzodioxolo[5,6-*c*]-phenanthridin-12-iumchlorid

Smp: 200 bis 206 °C (etwa 199 °C)

Orangegelbes, kristallines Pulver; löslich in Methanol

Lagerung: vor Licht und Feuchtigkeit geschützt

Chinaldinrot R   1073800

$C_{21}H_{23}IN_2$ M_r 430,3
CAS Nr. 117-92-0

2-(4-Dimethylaminostyryl)-1-ethylchinoliniumiodid

Dunkelblauschwarzes Pulver; wenig löslich in Wasser, leicht löslich in Ethanol 96 %

Chinaldinrot-Lösung R   1073801

0,1 g Chinaldinrot *R* werden in Methanol *R* zu 100 ml gelöst.

Umschlagsbereich: pH-Wert 1,4 (farblos) bis 3,2 (rot)

Chinhydron *R* 1073900

$C_{12}H_{10}O_4$ M_r 218,2
CAS Nr. 106-34-3

Äquimolekularer Komplex aus Hydrochinon und 1,4-Benzochinon

Glänzendes, kristallines Pulver oder glänzende Kristalle, tiefgrün; schwer löslich in Wasser, wenig löslich in heißem Wasser, löslich in Ethanol 96 % und in konzentrierter Ammoniak-Lösung

Smp: etwa 170 °C

Chinidin *R* 1074000

$C_{20}H_{24}N_2O_2$ M_r 324,4
CAS Nr. 56-54-2

(8*R*,9*S*)-6′-Methoxy-9-cinchonanol

Weiße bis fast weiße Kristalle; sehr schwer löslich in Wasser, wenig löslich in Ethanol 96 %, schwer löslich in Methanol

$[\alpha]_D^{20}$: etwa +260, an einer Lösung der Substanz (10 g · l^{-1}) in wasserfreiem Ethanol *R* bestimmt

Smp: etwa 172 °C

Lagerung: vor Licht geschützt

Chinidinsulfat *R* 1109500

CAS Nr. 6591-63-5

Muss der Monographie **Chinidinsulfat (Chinidini sulfas)** entsprechen

Chinin *R* 1074100

$C_{20}H_{24}N_2O_2$ M_r 324,4
CAS Nr. 130-95-0

(8*S*,9*R*)-6′-Methoxy-9-cinchonanol

Weißes bis fast weißes, mikrokristallines Pulver; sehr schwer löslich in Wasser, schwer löslich in siedendem Wasser, sehr leicht löslich in wasserfreiem Ethanol

$[\alpha]_D^{20}$: etwa −167, an einer Lösung der Substanz (10 g · l^{-1}) in wasserfreiem Ethanol *R* bestimmt

Smp: etwa 175 °C

Lagerung: vor Licht geschützt

Chininhydrochlorid *R* 1074200

CAS Nr. 6119-47-7

Muss der Monographie **Chininhydrochlorid (Chinini hydrochloridum)** entsprechen

Chininsulfat *R* 1074300

CAS Nr. 6119-70-6

Muss der Monographie **Chininsulfat (Chinini sulfas)** entsprechen

3-Chinuclidinol *R* 1193800

$C_7H_{13}NO$ M_r 127,2
CAS Nr. 1619-34-7

(3*R*)-1-Azabicyclo[2.2.2]octan-3-ol

Gehalt: mindestens 99 Prozent

Hellgelbes Pulver

Chloracetanilid *R* 1018100

C_8H_8ClNO M_r 169,6
CAS Nr. 539-03-7

4′-Chloracetanilid

Gehalt: mindestens 95 Prozent

Kristallines Pulver; praktisch unlöslich in Wasser, löslich in Ethanol 96 %

Smp: etwa 178 °C

Chloralhydrat *R* 1017900

CAS Nr. 302-17-0

Muss der Monographie **Chloralhydrat (Chlorali hydras)** entsprechen

Chloralhydrat-Lösung *R* 1017901

80 g Chloralhydrat *R* werden in 20 ml Wasser *R* gelöst.

Chloramin T *R* 1018000

CAS Nr. 7080-50-4

Muss der Monographie **Tosylchloramid-Natrium (Tosylchloramidum natricum)** entsprechen

Chloramin-T-Lösung *R* 1018001

Eine Lösung von Chloramin T *R* (20 g · l^{-1})

Unmittelbar vor Gebrauch herzustellen

Chloramin-T-Lösung *R* 1 1018002

Eine Lösung von Chloramin T *R* (0,1 g · l^{-1})

Unmittelbar vor Gebrauch herzustellen

Chloramin-T-Lösung *R* 2 1018003

Eine Lösung von Chloramin T *R* (0,2 g · l^{-1})

Unmittelbar vor Gebrauch herzustellen

Chloranilin *R* 1018300

C_6H_6ClN M_r 127,6
CAS Nr. 106-47-8

4-Chloranilin

Kristalle; löslich in heißem Wasser, leicht löslich in Ethanol 96 %

Smp: etwa 71 °C

2-Chlorbenzoesäure *R* 1139300

$C_7H_5ClO_2$ M_r 156,6
CAS Nr. 118-91-2

Schwer löslich in Wasser, löslich in heißem Wasser, sehr leicht löslich in wasserfreiem Ethanol

Smp: etwa 140 °C
Sdp: etwa 285 °C

4-Chlorbenzolsulfonamid *R* 1097400

$C_6H_6ClNO_2S$ M_r 191,6
CAS Nr. 98-64-6

Weißes bis fast weißes Pulver

Smp: etwa 145 °C

5-Chlorchinolin-8-ol *R* 1156900

C_9H_6ClNO M_r 179,6
CAS Nr. 130-16-5

5-Chloroxin; Cloxiquin (INN)

Wenig löslich in kalter verdünnter Salzsäure

Smp: etwa 123 °C

Gehalt: mindestens 95,0 Prozent

Chlordan *R* 1124100

$C_{10}H_6Cl_8$ M_r 409,8
CAS Nr. 12789-03-6

Smp: etwa 106 °C
Sdp: etwa 175 °C

Eine geeignete, zertifizierte Referenzlösung von technischer Qualität (10 ng · µl^{-1} in Isooctan) kann verwendet werden.

Reagenzien C   9257

2-Chlor-2-desoxy-D-glucose R   1134700

C₆H₁₁ClO₅ M_r 198,6
CAS Nr. 14685-79-1

Weißes bis fast weißes, kristallines, sehr hygroskopisches Pulver; löslich in Wasser und in Dimethylsulfoxid, praktisch unlöslich in Ethanol 96 %

Chlordiazepoxid R   1113200

CAS Nr. 58-25-3

Muss der Monographie **Chlordiazepoxid (Chlordiazepoxidum)** entsprechen

2-Chlor-N-(2,6-dimethylphenyl)acetamid R   1168700

C₁₀H₁₂ClNO M_r 197,7
CAS Nr. 1131-01-7

Chloressigsäure R   1018200

C₂H₃ClO₂ M_r 94,5
CAS Nr. 79-11-8

Farblose oder weiße bis fast weiße, zerfließliche Kristalle; sehr leicht löslich in Wasser, löslich in Ethanol 96 %

Lagerung: dicht verschlossen

2-Chlorethanol R   1097500

C₂H₅ClO M_r 80,5
CAS Nr. 107-07-3

Farblose Flüssigkeit; löslich in Ethanol 96 %

d^{20}_{20}:   etwa 1,197
n^{20}_D: etwa 1,442
Smp: etwa –89 °C
Sdp: etwa 130 °C

2-Chlorethanol-Lösung R   1097501

0,125 g 2-Chlorethanol R werden in 2-Propanol R zu 50 ml gelöst. 5 ml Lösung werden mit 2-Propanol R zu 50 ml verdünnt.

Chlorethylaminhydrochlorid R   1124300

C₂H₇Cl₂N M_r 116,0
CAS Nr. 870-24-6

2-Chlorethanamin-hydrochlorid

Smp: etwa 145 °C

Chlorfenvinphos R   1124200

C₁₂H₁₄Cl₃O₄P M_r 359,6
CAS Nr. 470-90-6

Clofenvinfos

Eine geeignete, zertifizierte Referenzlösung (10 ng · µl⁻¹ in Cyclohexan) kann verwendet werden.

3-Chlor-2-methylanilin R   1139400

C₇H₈ClN M_r 141,6
CAS Nr. 87-60-5

Nicht mischbar mit Wasser, schwer löslich in wasserfreiem Ethanol

d^{20}_{20}:   etwa 1,171
n^{20}_D: etwa 1,587
Smp: etwa 2 °C
Sdp: etwa 115 °C

2-Chlornicotinsäure R   1157300

C₆H₄ClNO₂ M_r 157,6
CAS Nr. 2942-59-8

2-Chlorpyridin-3-carbonsäure

Weißes bis fast weißes Pulver

Smp: etwa 177 °C

Gehalt: mindestens 95 Prozent

Die „Allgemeinen Vorschriften" gelten für alle Monographien und sonstigen Texte

Chlornitroanilin R 1018800

$C_6H_5ClN_2O_2$ M_r 172,6
CAS Nr. 121-87-9

2-Chlor-4-nitroanilin

Gelbes, kristallines Pulver; leicht löslich in Methanol

Smp: etwa 107 °C

Lagerung: vor Licht geschützt

2-Chlor-5-nitrobenzoesäure R 1183800

$C_7H_4ClNO_4$ M_r 201,6
CAS Nr. 2516-96-3

Smp: 165 bis 168 °C

Chlorobutanol R 1018400

CAS Nr. 57-15-8

Muss der Monographie **Chlorobutanol (Chlorobutanolum)** entsprechen

Chloroform R 1018600

$CHCl_3$ M_r 119,4
CAS Nr. 67-66-3

Trichlormethan

Klare, farblose Flüssigkeit; schwer löslich in Wasser, mischbar mit Ethanol 96 %

d_{20}^{20}: 1,475 bis 1,481
Sdp: etwa 60 °C

Ethanol: 0,4 bis 1,0 Prozent (*m/m*)

Chloroform, angesäuertes R 1018601

100 ml Chloroform R werden mit 10 ml Salzsäure R geschüttelt und stehen gelassen. Nach dem Entmischen werden die beiden Phasen getrennt.

Chloroform, ethanolfreies R 1018602

200 ml Chloroform R werden 4-mal mit je 100 ml Wasser R ausgeschüttelt und 24 h lang über 20 g wasserfreiem Natriumsulfat R getrocknet. Das Filtrat wird über 10 g wasserfreiem Natriumsulfat R destilliert. Die ersten 20 ml des Destillats werden verworfen.

Unmittelbar vor Gebrauch herzustellen

(D)Chloroform R 1025000

$CDCl_3$ M_r 120,4
CAS Nr. 865-49-6

(D)Trichlormethan

Deuterierungsgrad: mindestens 99,7 Prozent

Klare, farblose Flüssigkeit; praktisch unlöslich in Wasser, mischbar mit Aceton und Ethanol 96 %

Die Substanz kann mit Hilfe einer Silberfolie stabilisiert werden.

d_{20}^{20}: etwa 1,51
n_D^{20}: etwa 1,445
Sdp: etwa 60 °C

Wasser und Deuteriumoxid: höchstens 0,05 Prozent

Chlorogensäure R 1104700

$C_{16}H_{18}O_9$ M_r 354,3
CAS Nr. 327-97-9

(1*S*,3*R*,4*R*,5*R*)-3-[(3,4-Dihydroxycinnamoyl)oxy]-1,4,5-trihydroxycyclohexancarbonsäure

Weißes bis fast weißes, kristallines Pulver oder weiße Nadeln; leicht löslich in siedendem Wasser, in Aceton und in Ethanol 96 %

$[\alpha]_D^{26}$: etwa −35,2
Smp: etwa 208 °C

Dünnschichtchromatographie (2.2.27): Die Substanz wird wie unter „Prüfung auf Identität, A" der Monographie **Eingestellter Belladonnablättertrockenextrakt (Belladonnae folii extractum siccum normatum)** beschrieben geprüft; das Chromatogramm darf nur eine Hauptzone zeigen.

Wird die Substanz in der Flüssigchromatographie verwendet, muss sie zusätzlich folgender Anforderung entsprechen:

Gehaltsbestimmung: Flüssigchromatographie (2.2.29) wie in der Monographie **Artischockenblätter (Cynarae folium)** beschrieben

Gehalt: mindestens 97,0 Prozent

Chlorothiazid R   1112100

$C_7H_6ClN_3O_4S_2$ M_r 295,7
CAS Nr. 58-94-6

6-Chlor-2H-1,2,4-benzothiadiazin-7-sulfonamid-1,1-dioxid

Gehalt: mindestens 98,0 Prozent

Weißes bis fast weißes, kristallines Pulver; sehr schwer löslich in Wasser, wenig löslich in Aceton, schwer löslich in Ethanol 96 %

Die Substanz löst sich in verdünnten Alkalihydroxid-Lösungen.

Chlorphenol R   1018900

C_6H_5ClO M_r 128,6
CAS Nr. 106-48-9

4-Chlorphenol

Farblose bis fast farblose Kristalle; schwer löslich in Wasser, sehr leicht löslich in Ethanol 96 % und in Alkalihydroxid-Lösungen

Smp: etwa 42 °C

2-[2-(4-Chlorphenyl)acetyl]benzoesäure R   1194500

$C_{15}H_{11}ClO_3$ M_r 274,7
CAS Nr. 53242-76-5

1-Chlorphthalazin R   1212100

$C_8H_5ClN_2$ M_r 164,6
CAS Nr. 5784-45-2

Gelbes Pulver

3-Chlorpropan-1,2-diol R   1097600

$C_3H_7ClO_2$ M_r 110,5
CAS Nr. 96-24-2

Farblose Flüssigkeit; löslich in Wasser und in Ethanol 96 %

d_{20}^{20}: etwa 1,322
n_D^{20}: etwa 1,480
Sdp: etwa 213 °C

Chlorpyriphos R   1124400

$C_9H_{11}Cl_3NO_3PS$ M_r 350,6
CAS Nr. 2921-88-2

Smp: 42 bis 44 °C
Sdp: etwa 200 °C

Chlorpyrifos

Eine geeignete, zertifizierte Referenzlösung (10 ng · µl^{-1} in Cyclohexan) kann verwendet werden.

Chlorpyriphos-methyl R   1124500

$C_7H_7Cl_3NO_3PS$ M_r 322,5
CAS Nr. 5598-13-0

Chlorpyrifos-methyl

Smp: 45 bis 47 °C

Eine geeignete, zertifizierte Referenzlösung (10 ng · µl^{-1} in Cyclohexan) kann verwendet werden.

4-Chlorresorcin R   1177700

$C_6H_5ClO_2$ M_r 144,6
CAS Nr. 95-88-5

4-Chlorbenzol-1,3-diol; 1,3-Dihydroxy-4-chlorbenzol

Smp: 106 bis 108 °C

Chlorsalicylsäure *R* 1019100

C₇H₅ClO₃ M_r 172,6
CAS Nr. 321-14-2

5-Chlor-2-hydroxybenzoesäure

Weißes bis fast weißes, kristallines Pulver; löslich in Methanol

Smp: etwa 173 °C

Chlortetracyclinhydrochlorid *R* 1145500

Muss der Monographie **Chlortetracyclinhydrochlorid (Chlortetracyclini hydrochloridum)** entsprechen

Chlortriethylaminhydrochlorid *R* 1018500

C₆H₁₅Cl₂N M_r 172,1
CAS Nr. 869-24-9

(2-Chlorethyl)diethylamin-hydrochlorid; 2-Chlor-*N*,*N*-diethylethylamin-hydrochlorid

Weißes bis fast weißes, kristallines Pulver; sehr leicht löslich in Wasser und in Methanol, leicht löslich in Dichlormethan, praktisch unlöslich in Hexan

Smp: etwa 211 °C

Chlortrimethylsilan *R* 1019300

C₃H₉ClSi M_r 108,6
CAS Nr. 75-77-4

Trimethylchlorsilan

Klare, farblose, an der Luft rauchende Flüssigkeit

d_{20}^{20}: etwa 0,86
n_D^{20}: etwa 1,388
Sdp: etwa 57 °C

5α-Cholestan *R* 1167900

C₂₇H₄₈ M_r 372,7
CAS Nr. 481-21-0

Schwer löslich in wasserfreiem Ethanol

Smp: etwa 81 °C

Cholesterol *R* 1019400

CAS Nr. 57-88-5

Muss der Monographie **Cholesterol (Cholesterolum)** entsprechen

Cholinchlorid *R* 1019500

C₅H₁₄ClNO M_r 139,6
CAS Nr. 67-48-1

(2-Hydroxyethyl)trimethylammoniumchlorid

Zerfließende Kristalle; sehr leicht löslich in Wasser und in Ethanol 96 %

Dünnschichtchromatographie (2.2.27): Die Substanz wird wie in der Monographie **Suxamethoniumchlorid (Suxamethonii chloridum)** beschrieben geprüft, wobei 5 µl einer Lösung der Substanz (0,2 g · l⁻¹) in Methanol *R* aufgetragen werden. Das Chromatogramm darf nur einen Hauptfleck zeigen.

Lagerung: dicht verschlossen

Chondroitinase ABC *R* 1162900

Pektin-Lyase-Enzym, das von *Flavobacterium heparinum* gebildet wird und sowohl glucuronathaltige Disaccharide, wie Chondroitinsulfat, als auch iduronathaltige Disaccharide, wie Dermatansulfat, spaltet

Erhältlich in Durchstechflaschen mit 5 bis 10 Einheiten

Chondroitinase AC *R* 1163000

Pektin-Lyase-Enzym, das von *Flavobacterium heparinum* gebildet wird und ausschließlich glucuronathaltige Disaccharide wie Chondroitinsulfat spaltet

Erhältlich in Durchstechflaschen mit 5 bis 10 Einheiten

Choriongonadotropin *R* 1041100

CAS Nr. 9002-61-3

Muss der Monographie **Choriongonadotropin (Gonadotropinum chorionicum)** entsprechen

Chrom(III)-acetylacetonat *R* 1172900

$C_{15}H_{21}CrO_6$ M_r 349,3
CAS Nr. 21679-31-2

(*OC*-6-11)-Tris(2,4-pentandionato-κ*O*,κ*O'*)chrom

Chromazurol S *R* 1019600

$C_{23}H_{13}Cl_2Na_3O_9S$ M_r 605
CAS Nr. 1667-99-8

C.I. Nr. 43825; Schultz Nr. 841
5-[α-(3-Carboxy-5-methyl-4-oxo-2,5-cyclohexadienyl=
iden)-2,6-dichlor-3-sulfobenzyl]-2-hydroxy-3-methyl=
benzoesäure, Trinatriumsalz

Bräunlich schwarzes Pulver; löslich in Wasser, schwer löslich in Ethanol 96 %

Chrom(III)-chlorid-Hexahydrat *R* 1104800

[Cr(H$_2$O)$_4$Cl$_2$]Cl · 2 H$_2$O M_r 266,5
CAS Nr. 10060-12-5

Tiefgrünes, kristallines, hygroskopisches Pulver

Lagerung: vor Feuchtigkeit und oxidierenden Substanzen geschützt

Chrom(III)-kaliumsulfat *R* 1019800

CrK(SO$_4$)$_2$ · 12 H$_2$O M_r 499,4
CAS Nr. 7788-99-0

Chromalaun

Große, violettrote bis schwarze Kristalle; leicht löslich in Wasser, praktisch unlöslich in Ethanol 96 %

Chromogensubstrat *R* 1 1020000

N-α-Benzyloxycarbonyl-D-arginyl-L-glycyl-L-arginin-*p*-nitroanilid-dihydrochlorid wird in Wasser *R* so gelöst, dass eine Konzentration von 3 mmol · l^{-1} erhalten wird. Vor Gebrauch wird die Lösung mit Trometamol-Natriumedetat-Pufferlösung pH 8,4 *R* so verdünnt, dass eine Konzentration von 0,5 mmol · l^{-1} erhalten wird.

Chromogensubstrat *R* 2 1020100

D-Phenylalanyl-L-pipecolyl-L-arginin-*p*-nitroanilid-dihydrochlorid wird in Wasser *R* so gelöst, dass eine Konzentration von 3 mmol · l^{-1} erhalten wird. Vor Gebrauch wird die Lösung mit Trometamol-Natriumedetat-Pufferlösung pH 8,4 *R* so verdünnt, dass eine Konzentration von 0,5 mmol · l^{-1} erhalten wird.

Chromogensubstrat *R* 3 1149100

D-Valyl-leucyl-lysyl-4-nitroanilid-dihydrochlorid wird in Wasser *R* so gelöst, dass eine Konzentration von 3 mmol · l^{-1} erhalten wird.

Chromogensubstrat *R* 4 1163100

D-Phenylalanyl-L-pipecolyl-L-arginin-*p*-nitroanilid-dihydrochlorid wird in Wasser *R* so gelöst, dass eine Konzentration von 8 mmol · l^{-1} erhalten wird. Vor Gebrauch wird die Lösung mit Phosphat-Pufferlösung pH 8,5 *R* so verdünnt, dass eine Konzentration von 2,5 mmol · l^{-1} erhalten wird.

Chromogensubstrat *R* 5 1163200

N-Benzoyl-L-isoleucyl-L-glutamyl-glycyl-L-arginin-4-nitroanilid-hydrochlorid wird in Wasser *R* so gelöst, dass eine Konzentration von 3 mmol · l^{-1} erhalten wird.

Chromotrop 2B *R* 1020200

$C_{16}H_9N_3Na_2O_{10}S_2$ M_r 513,4
CAS Nr. 548-80-1

C.I. Nr. 16575; Schultz Nr. 67
4,5-Dihydroxy-3-(4-nitrophenylazo)-2,7-naphthalin=
disulfonsäure, Dinatriumsalz

Rötlich braunes Pulver; löslich in Wasser unter Bildung einer gelblich roten Lösung, praktisch unlöslich in Ethanol 96 %

Chromotrop-2B-Lösung R 1020201

Eine Lösung von Chromotrop 2B R (50 mg · l⁻¹) in Schwefelsäure R

Chromotropsäure-Natrium R 1020300

$C_{10}H_6Na_2O_8S_2 \cdot 2\,H_2O$ M_r 400,3
CAS Nr. 5808-22-0

Schultz Nr. 1136
Chromotropsäure, Dinatriumsalz; 4,5-Dihydroxynaphthalin-2,7-disulfonsäure, Dinatriumsalz, Dihydrat; 1,8-Dihydroxynaphthalin-3,6-disulfonsäure, Dinatriumsalz, Dihydrat

Gelblich weißes Pulver; löslich in Wasser, praktisch unlöslich in Ethanol 96 %

Chromotropsäure-Natrium-Lösung R 1020301

0,60 g Chromotropsäure-Natrium R werden in etwa 80 ml Wasser R gelöst. Die Lösung wird mit Wasser R zu 100 ml verdünnt.

Die Lösung ist innerhalb von 24 h zu verwenden.

Chromotropsäure-Schwefelsäure-Lösung R 1020302

5 mg Chromotropsäure-Natrium R werden in 10 ml einer Mischung von 9 ml Schwefelsäure R und 4 ml Wasser R gelöst.

Chrom(VI)-oxid R 1019900

CrO_3 M_r 100,0
CAS Nr. 1333-82-0

Dunkle, bräunlich rote, zerfließliche Nadeln oder Körnchen; sehr leicht löslich in Wasser

Lagerung: dicht verschlossen, in Glasbehältnissen

Chrysanthemin R 1134800

$C_{21}H_{21}ClO_{11}$ M_r 484,8
CAS Nr. 7084-24-4

Cyanidin-3-*O*-glucosid-chlorid; Kuromaninchlorid; 2-(3,4-Dihydroxyphenyl)-3-(β-D-glucopyranosyl)oxy-5,7-dihydroxy-1-benzopyrylium-chlorid

Rötlich braunes, kristallines Pulver; löslich in Wasser und in Ethanol 96 %

Absorption (2.2.25): Eine Lösung der Substanz (10 mg · l⁻¹) in einer Mischung von 1 Volumteil Salzsäure R und 999 Volumteilen Methanol R zeigt ein Absorptionsmaximum bei 528 nm.

α-Chymotrypsin zur Peptidmustercharakterisierung R 1142400

Behandeltes, hochreines α-Chymotrypsin zur Beseitigung tryptischer Aktivität

Cimifugin R 1181700

$C_{16}H_{18}O_6$ M_r 306,3
CAS Nr. 37921-38-3

(2*S*)-7-(Hydroxymethyl)-2-(1-hydroxy-1-methylethyl)-4-methoxy-2,3-dihydro-5*H*-furo[3,2-*g*][1]benzopyran-5-on

Cinchonidin R 1020400

$C_{19}H_{22}N_2O$ M_r 294,4
CAS Nr. 485-71-2

(8*S*,9*R*)-9-Cinchonanol

Weißes bis fast weißes, kristallines Pulver; sehr schwer löslich in Wasser und Petrolether, löslich in Ethanol 96 %

$[\alpha]_D^{20}$: −105 bis −110, an einer Lösung der Substanz (50 g · l⁻¹) in Ethanol 96 % R bestimmt
Smp: etwa 208 °C, unter Zersetzung

Lagerung: vor Licht geschützt

Cinchonin R 1020500

$C_{19}H_{22}N_2O$ M_r 294,4
CAS Nr. 118-10-5

(8R,9S)-9-Cinchonanol

Weißes bis fast weißes, kristallines Pulver; sehr schwer löslich in Wasser, wenig löslich in Ethanol 96 % und in Methanol

$[\alpha]_D^{20}$: +225 bis +230, an einer Lösung der Substanz (50 g · l^{-1}) in Ethanol 96 % R bestimmt
Smp: etwa 263 °C

Lagerung: vor Licht geschützt

Cineol R 1020600

$C_{10}H_{18}O$ M_r 154,3
CAS Nr. 470-82-6

1,8-Epoxy-p-menthan; 1,3,3-Trimethyl-2-oxabicyclo= [2.2.2]octan; 1,8-Cineol; Eucalyptol

Farblose Flüssigkeit; praktisch unlöslich in Wasser, mischbar mit wasserfreiem Ethanol

d_{20}^{20}: 0,922 bis 0,927
n_D^{20}: 1,456 bis 1,459

Erstarrungspunkt (2.2.18): 0 bis 1 °C

Destillationsbereich (2.2.11): 174 bis 177 °C

Phenol: 1 g Substanz wird mit 20 ml Wasser R geschüttelt. Werden nach der Phasentrennung 10 ml der wässrigen Phase mit 0,1 ml Eisen(III)-chlorid-Lösung R 1 versetzt, darf keine Violettfärbung auftreten.

Terpentinöl: Eine Lösung von 1 g Substanz in 5 ml Ethanol 90 % R wird tropfenweise mit frisch hergestelltem Bromwasser R versetzt. Höchstens 0,5 ml dürfen für eine 30 min lang anhaltende Gelbfärbung verbraucht werden.

Verdampfungsrückstand: höchstens 0,05 Prozent

10,0 ml Substanz werden mit 25 ml Wasser R versetzt. Die Mischung wird im Wasserbad eingedampft und der Rückstand bis zur Massekonstanz bei 100 bis 105 °C getrocknet.

Wird die Substanz in der Gaschromatographie verwendet, muss sie zusätzlich folgender Anforderung entsprechen:

Gehaltsbestimmung: Gaschromatographie (2.2.28) wie in der Monographie **Pfefferminzöl (Menthae piperitae aetheroleum)** beschrieben

Untersuchungslösung: die Substanz

Gehalt: mindestens 98,0 Prozent, ermittelt mit Hilfe des Verfahrens „Normalisierung"

1,4-Cineol R 1142500

$C_{10}H_{18}O$ M_r 154,3
CAS Nr. 470-67-7

1-Methyl-4-(1-methylethyl)-7-oxabicyclo[2.2.1]heptan; 1-Isopropyl-4-methyl-7-oxabicyclo[2.2.1]heptan

Farblose Flüssigkeit

d_4^{20}: etwa 0,900
n_D^{20}: etwa 1,445
Sdp: etwa 173 °C

Cinnamamid R 1154800

C_9H_9NO M_r 147,2
CAS Nr. 621-79-4

(E)-3-Phenylprop-2-enamid

Weißes bis fast weißes Pulver

Smp: etwa 149 °C

Cinnamylacetat R 1124700

$C_{11}H_{12}O_2$ M_r 176,2
CAS Nr. 103-54-8

(3-Phenylprop-2-en-1-yl)acetat; 3-Phenylallylacetat

n_D^{20}: etwa 1,542
Sdp: etwa 262 °C

Wird die Substanz in der Gaschromatographie verwendet, muss sie zusätzlich folgender Anforderung entsprechen:

Gehaltsbestimmung: Gaschromatographie (2.2.28) wie in der Monographie **Cassiaöl (Cinnamomi cassiae aetheroleum)** beschrieben

Gehalt: mindestens 99,0 Prozent, ermittelt mit Hilfe des Verfahrens „Normalisierung"

Citral R   1020800

$C_{10}H_{16}O$ M_r 152,2
CAS Nr. 5392-40-5

Ein Gemisch von (2E)- und (2Z)-3,7-Dimethylocta-2,6-dienal

Hellgelbe Flüssigkeit; praktisch unlöslich in Wasser, mischbar mit Ethanol 96 % und mit Propylenglycol

Dünnschichtchromatographie (2.2.27): Auf eine mit Kieselgel GF$_{254}$ R beschichtete Platte werden 10 µl einer Lösung der Substanz (1 g · l^{-1}) in Toluol R aufgetragen. Die Chromatographie erfolgt mit einer Mischung von 15 Volumteilen Ethylacetat R und 85 Volumteilen Toluol R über eine Laufstrecke von 15 cm. Die Platte wird an der Luft trocknen gelassen. Bei der Auswertung im ultravioletten Licht bei 254 nm darf das Chromatogramm nur einen Hauptfleck zeigen.

Wird die Substanz in der Gaschromatographie verwendet, muss sie zusätzlich folgender Anforderung entsprechen:

Gehaltsbestimmung: Gaschromatographie (2.2.28) wie in der Monographie **Citronellöl (Citronellae aetheroleum)** beschrieben

Gehalt: mindestens 95,0 Prozent Citral (Neral + Geranial), ermittelt mit Hilfe des Verfahrens „Normalisierung"

Citronellal R   1113300

$C_{10}H_{18}O$ M_r 154,3
CAS Nr. 106-23-0

3,7-Dimethyloct-6-enal

Sehr schwer löslich in Wasser, löslich in Ethanol 96 %

d_{20}^{20}: 0,848 bis 0,856
n_D^{20}: etwa 1,446

Wird die Substanz in der Gaschromatographie verwendet, muss sie zusätzlich folgender Anforderung entsprechen:

Gehaltsbestimmung: Gaschromatographie (2.2.28) wie in der Monographie **Citronellöl (Citronellae aetheroleum)** beschrieben

Gehalt: mindestens 95,0 Prozent, ermittelt mit Hilfe des Verfahrens „Normalisierung"

Citronellol R   1134900

$C_{10}H_{20}O$ M_r 156,3
CAS Nr. 106-22-9

3,7-Dimethyloct-6-en-1-ol

Klare, farblose Flüssigkeit; praktisch unlöslich in Wasser, mischbar mit Ethanol 96 %

d_{20}^{20}: 0,857
n_D^{20}: 1,456
Sdp: 220 bis 222 °C

Wird die Substanz in der Gaschromatographie verwendet, muss sie zusätzlich folgender Anforderung entsprechen:

Gehaltsbestimmung: Gaschromatographie (2.2.28) wie in der Monographie **Citronellöl (Citronellae aetheroleum)** beschrieben

Gehalt: mindestens 95,0 Prozent, ermittelt mit Hilfe des Verfahrens „Normalisierung"

Lagerung: dicht verschlossen, vor Licht geschützt

Citronellylacetat R   1135000

$C_{12}H_{22}O_2$ M_r 198,3
CAS Nr. 150-84-5

(3,7-Dimethyloct-6-en-1-yl)acetat

d_{20}^{20}: 0,890
n_D^{20}: 1,443
Sdp: 229 °C

Wird die Substanz in der Gaschromatographie verwendet, muss sie zusätzlich folgender Anforderung entsprechen:

Gehaltsbestimmung: Gaschromatographie (2.2.28) wie in der Monographie **Citronellöl (Citronellae aetheroleum)** beschrieben

Gehalt: mindestens 95,0 Prozent, ermittelt mit Hilfe des Verfahrens „Normalisierung"

Lagerung: dicht verschlossen, vor Licht geschützt

Citronenöl R   1101700

Muss der Monographie **Citronenöl (Limonis aetheroleum)** entsprechen

Citronensäure, wasserfreie R   1021200

CAS Nr. 77-92-9

Muss der Monographie **Wasserfreie Citronensäure (Acidum citricum anhydricum)** entsprechen

Citronensäure-Monohydrat *R* 1021000

CAS Nr. 5949-29-1

Muss der Monographie **Citronensäure-Monohydrat (Acidum citricum monohydricum)** entsprechen

Wenn die Substanz zur Grenzprüfung auf Eisen verwendet wird, muss sie zusätzlich folgender Prüfung entsprechen:

0,5 g Substanz werden in 10 ml Wasser *R* gelöst und mit 0,1 ml Thioglycolsäure *R* versetzt. Wird die Lösung mit Ammoniak-Lösung *R* alkalisch gemacht und mit Wasser *R* zu 20 ml verdünnt, darf keine Rosafärbung auftreten.

Citropten *R* 1021300

$C_{11}H_{10}O_4$ M_r 206,2
CAS Nr. 487-06-9

5,7-Dimethoxy-2*H*-1-benzopyran-2-on; Limettin

Nadeln; praktisch unlöslich in Wasser und in Petrolether, leicht löslich in Aceton und in Ethanol 96 %

Smp: etwa 145 °C

Dünnschichtchromatographie (2.2.27): Auf eine Schicht Kieselgel GF$_{254}$ *R* werden 10 µl einer Lösung der Substanz (1 g · l⁻¹) in Toluol *R* aufgetragen. Die Chromatographie erfolgt mit einer Mischung von 15 Volumteilen Ethylacetat *R* und 85 Volumteilen Toluol *R* über eine Laufstrecke von 15 cm. Die Platte wird an der Luft trocknen gelassen. Bei der Auswertung im ultravioletten Licht bei 254 nm darf das Chromatogramm nur einen Hauptfleck zeigen.

Clobetasolpropionat *R* 1097700

$C_{25}H_{32}ClFO_5$ M_r 467,0
CAS Nr. 25122-46-7

Clobetasol-17-propionat; 21-Chlor-9-fluor-11β-hydroxy-16β-methyl-3,20-dioxopregna-1,4-dien-17-ylpropionat

Weißes bis fast weißes, kristallines Pulver; praktisch unlöslich in Wasser, löslich in Aceton und in Ethanol 96 %

$[\alpha]_D^{20}$: etwa +104 (in Dioxan)
Smp: etwa 196 °C

Cobalt(II)-chlorid *R* 1021600

$CoCl_2 \cdot 6\ H_2O$ M_r 237,9
CAS Nr. 7791-13-1

Tiefrote Kristalle oder rotes, kristallines Pulver; sehr leicht löslich in Wasser, löslich in Ethanol 96 %

Cobalt(II)-nitrat *R* 1021700

$Co(NO_3)_2 \cdot 6\ H_2O$ M_r 291,0
CAS Nr. 10026-22-9

Kleine, granatrote Kristalle; sehr leicht löslich in Wasser

Codein *R* 1021800

CAS Nr. 6059-47-8

Muss der Monographie **Codein-Monohydrat (Codeinum monohydricum)** entsprechen

Codeinphosphat *R* 1021900

CAS Nr. 52-28-8

Muss der Monographie **Codeinphosphat-Hemihydrat (Codeini phosphas hemihydricus)** entsprechen

Coffein *R* 1014400

CAS Nr. 58-08-2

Muss der Monographie **Coffein (Coffeinum)** entsprechen

Convallatoxin *R* 1207900

$C_{29}H_{42}O_{10}$ M_r 550,6
CAS Nr. 508-75-8

3β-[(6-Desoxy-α-L-mannopyranosyl)oxy]-5,14-dihydroxy-19-oxo-5β-card-20(22)-enolid; 5,14-Dihydroxy-19-oxo-3β-[(α-L-rhamnopyranosyl)oxy]-5β-card-20(22)-enolid

Weißes bis schwach gelbliches, kristallines Pulver; schwer löslich in Wasser, löslich in Ethanol und in Aceton, schwer löslich in Ethylacetat

Smp: 235 bis 242 °C

Coomassie-Färbelösung *R* 1012201

Eine Lösung von Säureblau 83 *R* (1,25 g · l⁻¹) in einer Mischung von 1 Volumteil Essigsäure 99 % *R*, 4 Volumteilen Methanol *R* und 5 Volumteilen Wasser *R*

Die Lösung wird filtriert.

Coomassie-Färbelösung *R* 1 1173000

0,275 g Säureblau 83 *R* werden in 200 ml Methanol *R* bis zum vollständigen Lösen der Kristalle (etwa 2 h lang) gerührt. Die Lösung wird mit 750 ml Wasser *R* und 50 ml Essigsäure 99 % *R* versetzt und über Nacht (mindestens 16 h lang) gerührt.

Die Lösung wird filtriert.

Cortison *R* 1175000

$C_{21}H_{28}O_5$ M_r 360,4
CAS Nr. 53-06-5

Gehalt: mindestens 95,0 Prozent

Smp: 223 bis 228 °C

Cortisonacetat *R* 1097800

CAS Nr. 50-04-4

Muss der Monographie **Cortisonacetat (Cortisoni acetas)** entsprechen

Corydalin *R* 1204400

$C_{22}H_{27}NO_4$ M_r 369,4
CAS Nr. 518-69-4

(13*S*,13a*R*)-5,8,13,13a-Tetrahydro-2,3,9,10-tetramethoxy-13-methyl-6*H*-dibenzo[*a,g*]chinolizin

Costunolid *R* 1194600

$C_{15}H_{20}O_2$ M_r 232,3
CAS Nr. 553-21-9

(3a*S*,6*E*,10*E*,11a*R*)-6,10-Dimethyl-3-methylen-3a,4,5,8,9,11a-hexahydrocyclodeca[*b*]furan-2(3*H*)-on

Coumaphos *R* 1124800

$C_{14}H_{16}ClO_5PS$ M_r 362,8
CAS Nr. 56-72-4

Coumafos

Smp: 91 bis 92 °C

Eine geeignete, zertifizierte Referenzlösung (10 ng · µl⁻¹ in Isooctan) kann verwendet werden.

m-**Cresol** *R* 1177100

CAS Nr. 108-39-4

Muss der Monographie **Metacresol (Metacresolum)** entsprechen

o-**Cresol** *R* 1022700

C_7H_8O M_r 108,1
CAS Nr. 95-48-7

2-Methylphenol

Unterkühlte Flüssigkeit oder Kristallmasse, sich an der Luft und im Licht fortschreitend verfärbend; mischbar mit wasserfreiem Ethanol, löslich in etwa 50 Teilen Wasser und in Alkalihydroxid-Lösungen

d_{20}^{20}: etwa 1,05
n_D^{20}: 1,540 bis 1,550
Sdp: etwa 190 °C

Erstarrungstemperatur (2.2.18): mindestens 30,5 °C

Verdampfungsrückstand: höchstens 0,1 Prozent (*m/m*)

Die Substanz wird im Wasserbad zur Trockne eingedampft und der Rückstand im Trockenschrank bei 100 bis 105 °C getrocknet.

Lagerung: vor Licht, Feuchtigkeit und Sauerstoff geschützt

Die Substanz ist vor der Verwendung zu destillieren.

p-Cresol R 1153100

C_7H_8O M_r 108,1
CAS Nr. 106-44-5

4-Methylphenol

Farblose oder weiße bis fast weiße Kristalle oder kristalline Masse

d_{20}^{20}: etwa 1,02
Sdp: etwa 202 °C

m-Cresolpurpur R 1121700

$C_{21}H_{18}O_5S$ M_r 382,4
CAS Nr. 2303-01-7

m-Cresolsulfonphthalein

Olivgrünes, kristallines Pulver; schwer löslich in Wasser, löslich in Essigsäure 99 %, in Ethanol 96 % und in Methanol

m-Cresolpurpur-Lösung R 1121701

0,1 g m-Cresolpurpur R werden in 13 ml Natriumhydroxid-Lösung (0,01 mol · l⁻¹) gelöst. Die Lösung wird mit Wasser R zu 100 ml verdünnt und gemischt.

Umschlagsbereich: pH-Wert 1,2 (rot) bis 2,8 (gelb), pH-Wert 7,4 (gelb) bis 9,0 (purpur)

Cresolrot R 1022800

$C_{21}H_{18}O_5S$ M_r 382,4
CAS Nr. 1733-12-6

4,4′-(3H-2,1-Benzoxathiol-3-yliden)bis(2-methylphenol)-S,S-dioxid

Rötlich braunes, kristallines Pulver; schwer löslich in Wasser, löslich in Ethanol 96 % und in verdünnten Alkalihydroxid-Lösungen

Cresolrot-Lösung R 1022801

0,1 g Cresolrot R werden in einer Mischung von 2,65 ml Natriumhydroxid-Lösung (0,1 mol · l⁻¹) und 20 ml Ethanol 96 % R gelöst. Die Lösung wird mit Wasser R zu 100 ml verdünnt.

Empfindlichkeitsprüfung: Eine Mischung von 0,1 ml Cresolrot-Lösung, 100 ml kohlendioxidfreiem Wasser R und 0,15 ml Natriumhydroxid-Lösung (0,02 mol · l⁻¹) muss purpurrot gefärbt sein. Bis zum Farbumschlag nach Gelb dürfen höchstens 0,15 ml Salzsäure (0,02 mol · l⁻¹) verbraucht werden.

Umschlagsbereich: pH-Wert 7,0 (gelb) bis 8,6 (rot)

Cumarin R 1124900

$C_9H_6O_2$ M_r 146,1
CAS Nr. 91-64-5

2H-Chromen-2-on; 2H-1-Benzopyran-2-on

Farbloses, kristallines Pulver oder orthorhombische bis rechteckige Kristalle; sehr leicht löslich in siedendem Wasser, löslich in Ethanol 96 %

Die Substanz löst sich in Alkalihydroxid-Lösungen.

Smp: 68 bis 70 °C

Wird die Substanz in der Gaschromatographie verwendet, muss sie zusätzlich folgender Anforderung entsprechen:

Gehaltsbestimmung: Gaschromatographie (2.2.28) wie in der Monographie **Cassiaöl (Cinnamomi cassiae aetheroleum)** beschrieben

Gehalt: mindestens 98,0 Prozent, ermittelt mit Hilfe des Verfahrens „Normalisierung"

o-Cumarsäure R 1157400

$C_9H_8O_3$ M_r 164,2
CAS Nr. 614-60-8

(E)-2-Hydroxyzimtsäure; (E)-3-(2-Hydroxyphenyl)-prop-2-ensäure

Weißes bis fast weißes Pulver

Smp: etwa 217 °C

Curcumin *R* 1023500

$C_{21}H_{20}O_6$ M_r 368,4
CAS Nr. 458-37-7

1,7-Bis(4-hydroxy-3-methoxyphenyl)-1,6-heptadien-3,5-dion

Orangebraunes, kristallines Pulver; praktisch unlöslich in Wasser, löslich in Essigsäure 99 %

Smp: etwa 183 °C

Curcuminoide *R* 1183900

Gemisch von Curcumin ($C_{21}H_{20}O_6$; M_r 368,4), Demethoxycurcumin ($C_{20}H_{18}O_5$; M_r 338,4) und Bisdemethoxycurcumin ($C_{19}H_{16}O_4$; M_r 308,3)

Cyanessigsäure *R* 1097900

$C_3H_3NO_2$ M_r 85,1
CAS Nr. 372-09-8

Weiße bis gelblich weiße, hygroskopische Kristalle; sehr leicht löslich in Wasser

Lagerung: dicht verschlossen

Cyanessigsäureethylester *R* 1035500

$C_5H_7NO_2$ M_r 113,1
CAS Nr. 105-56-6

Ethyl(2-cyanacetat)

Farblose bis blassgelbe Flüssigkeit; schwer löslich in Wasser, mischbar mit Ethanol 96 %

Sdp: 205 bis 209 °C, unter Zersetzung

Cyanguanidin *R* 1023800

$C_2H_4N_4$ M_r 84,1
CAS Nr. 461-58-5

1-Cyanguanidin, Dicyandiamid

Weißes bis fast weißes, kristallines Pulver; wenig löslich in Wasser und in Ethanol 96 %, praktisch unlöslich in Dichlormethan

Smp: etwa 210 °C

Cyanocobalamin *R* 1023600

CAS Nr. 68-19-9

Muss der Monographie **Cyanocobalamin (Cyanocobalaminum)** entsprechen

Cyanopropylphenylen(6)methyl(94)polysiloxan *R* 1212200

Polysiloxan, das 6 Prozent Cyanopropyl- und Phenylen-Gruppen und 94 Prozent Methyl-Gruppen enthält

Cyanopropyl(3)phenyl(3)methyl(94)polysiloxan *R* 1114800

Polysiloxan, das 3 Prozent Cyanopropyl-Gruppen, 3 Prozent Phenyl-Gruppen und 94 Prozent Methyl-Gruppen enthält

Cyanopropyl(7)phenyl(7)methyl(86)polysiloxan *R* 1109200

Polysiloxan, das 7 Prozent Cyanopropyl-Gruppen, 7 Prozent Phenyl-Gruppen und 86 Prozent Methyl-Gruppen enthält

Cyanopropyl(25)phenyl(25)methyl(50)polysiloxan *R* 1066500

Polysiloxan, das 25 Prozent Cyanopropyl-Gruppen, 25 Prozent Phenyl-Gruppen und 50 Prozent Methyl-Gruppen enthält

Cyanopropylpolysiloxan *R* 1066700

Polysiloxan, das 100 Prozent Cyanopropyl-Gruppen enthält

Cyasteron *R* 1204500

$C_{29}H_{44}O_8$ M_r 520,7
CAS Nr. 17086-76-9

(2β,3β,5β,22R,24S,24^{1}R,25S)-24^1,26-Epoxy-2,3,14,20,22-pentahydroxystigmast-7-en-6,26-dion

α-Cyclodextrin R 1176200

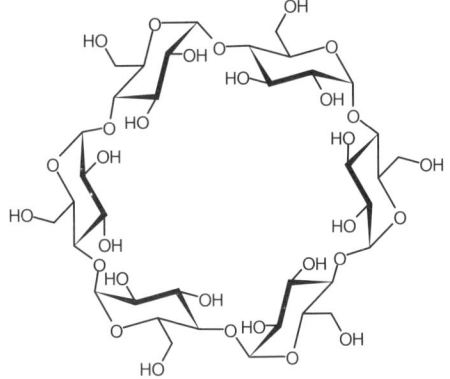

C$_{36}$H$_{60}$O$_{30}$ M_r 972
CAS Nr. 10016-20-3

Cyclohexakis-(1→4)-(α-D-glucopyranosyl); Cyclomaltohexaose; Alfadex

β-Cyclodextrin R 1184000

CAS Nr. 7585-39-9

Muss der Monographie **Betadex (Betadexum)** entsprechen

β-Cyclodextrin zur Trennung chiraler Komponenten, modifiziertes R 1154600

30 Prozent 2,3-Di-*O*-ethyl-6-*O*-*tert*-butyldimethylsilyl-β-cyclodextrin, gelöst in Polysiloxan, das 15 Prozent Phenyl-Gruppen und 85 Prozent Methyl-Gruppen enthält

β-Cyclodextrin zur Trennung chiraler Komponenten, modifiziertes R 1 1160700

30 Prozent 2,3-Di-*O*-acetyl-6-*O*-*tert*-butylsilyl-β-cyclodextrin, gelöst in Polysiloxan, das 15 Prozent Phenyl-Gruppen und 85 Prozent Methyl-Gruppen enthält

Cyclohexan R 1023900

C$_6$H$_{12}$ M_r 84,2
CAS Nr. 110-82-7

Klare, farblose, entflammbare Flüssigkeit; praktisch unlöslich in Wasser, mischbar mit organischen Lösungsmitteln

d_{20}^{20}: etwa 0,78
Sdp: etwa 80,5 °C

Wird die Substanz in der Spektroskopie verwendet, muss sie zusätzlich folgender Prüfung entsprechen:

Absorption (2.2.25): höchstens 0,35 bei 220 nm, 0,16 bei 235 nm, 0,05 bei 240 nm und 0,01 bei 250 nm, mit Wasser R als Kompensationsflüssigkeit bestimmt

Cyclohexan R 1 1023901

Die Substanz muss Cyclohexan R und zusätzlich folgender Prüfung entsprechen:

Die Fluoreszenz der Substanz, mit einer Anregungsstrahlung von 365 nm, bei 460 nm gemessen, darf nicht größer sein als die einer Lösung, die 0,002 ppm Chinin R in verdünnter Schwefelsäure R 1 enthält.

1,2-Cyclohexandinitrilotetraessigsäure R 1024100

C$_{14}$H$_{22}$N$_2$O$_8$ · H$_2$O M_r 364,4

trans-1,2-Cyclohexandiyldinitrilotetraessigsäure, Monohydrat

Weißes bis fast weißes, kristallines Pulver

Smp: etwa 204 °C

Cyclohexylamin R 1024000

C$_6$H$_{13}$N M_r 99,2
CAS Nr. 108-91-8

Farblose Flüssigkeit; löslich in Wasser, mischbar mit den gebräuchlichen organischen Lösungsmitteln

n_D^{20}: etwa 1,460
Sdp: 134 bis 135 °C

Cyclohexylmethanol R 1135200

C$_7$H$_{14}$O M_r 114,2
CAS Nr. 100-49-2

Cyclohexylcarbinol

Flüssigkeit mit schwachem Geruch nach Campher; löslich in Ethanol 96 %

n_D^{25}: etwa 1,464
Sdp: etwa 185 °C

3-Cyclohexylpropansäure R 1119200

$C_9H_{16}O_2$ M_r 156,2
CAS Nr. 701-97-3

Klare Flüssigkeit

d_{20}^{20}: etwa 0,998
n_D^{20}: etwa 1,4648
Sdp: etwa 130 °C

Cyhalothrin R 1125000

$C_{23}H_{19}ClF_3NO_3$ M_r 449,9
CAS Nr. 91465-08-6

Lambda-Cyhalothrin

Smp: etwa 49 °C
Sdp: 187 bis 190 °C

Eine geeignete, zertifizierte Referenzlösung (10 ng · µl⁻¹ in Cyclohexan) kann verwendet werden.

Cymarin R 1208000

$C_{30}H_{44}O_9$ M_r 548,7
CAS-Nr. 508-77-0

3β-[(2,6-Didesoxy-3-O-methyl-β-D-*ribo*-hexopyranosyl)=oxy]-5β,14-dihydroxy-19-oxocard-20(22)-enolid

Weißes bis schwach gelbliches Pulver; schwer löslich in Wasser, löslich in Methanol

Smp: etwa 148 °C

p-Cymen R 1113400

$C_{10}H_{14}$ M_r 134,2
CAS Nr. 99-87-6

1-Isopropyl-4-methylbenzol

Farblose Flüssigkeit; praktisch unlöslich in Wasser, löslich in Ethanol 96 %

d_{20}^{20}: etwa 0,858
n_D^{20}: etwa 1,4895
Sdp: 175 bis 178 °C

Wird die Substanz in der Gaschromatographie verwendet, muss sie zusätzlich folgender Anforderung entsprechen:

Gehaltsbestimmung: Gaschromatographie (2.2.28) wie in der Monographie **Pfefferminzöl (Menthae piperitae aetheroleum)** beschrieben

Untersuchungslösung: die Substanz

Gehalt: mindestens 96,0 Prozent, ermittelt mit Hilfe des Verfahrens „Normalisierung"

Cynarin R 1159300

$C_{25}H_{24}O_{12}$ M_r 516,4
CAS Nr. 30964-13-7

(1α,3α,4α,5β)-1,3-Bis[[3-(3,4-dihydroxyphenyl)-1-oxoprop-2-enyl]oxy]-4,5-dihydroxycyclohexancarbonsäure

Weiße bis fast weiße, geruchlose, amorphe Masse

Cypermethrin R 1125100

$C_{22}H_{19}Cl_2NO_3$ M_r 416,3
CAS Nr. 52315-07-8

Smp: 60 bis 80 °C
Sdp: 170 bis 195 °C

Eine geeignete, zertifizierte Referenzlösung (10 ng · µl⁻¹ in Cyclohexan) kann verwendet werden.

L-Cystein R 1024200

$C_3H_7NO_2S$ M_r 121,1
CAS Nr. 52-90-4

(*R*)-2-Amino-3-sulfanylpropansäure

Pulver; leicht löslich in Wasser, in Essigsäure und in Ethanol 96 %, praktisch unlöslich in Aceton

Reagenzien D 9271

Cysteinhydrochlorid *R*   1024300

CAS Nr. 7048-04-6

Muss der Monographie **Cysteinhydrochlorid-Monohydrat (Cysteini hydrochloridum monohydricum)** entsprechen

L-Cystin *R*   1024400

$C_6H_{12}N_2O_4S_2$ M_r 240,3
CAS Nr. 56-89-3

(R,R)-3,3′-Disulfandiylbis(2-aminopropansäure)

Weißes bis fast weißes, kristallines Pulver; praktisch unlöslich in Wasser und in Ethanol 96 %, löslich in verdünnten Alkalihydroxid-Lösungen

Die Substanz zersetzt sich bei 250 °C.

$[\alpha]_D^{20}$: −218 bis −224, in Salzsäure (1 mol · l^{-1}) bestimmt

Cytosin *R*   1160800

$C_4H_5N_3O$ M_r 111,1
CAS Nr. 71-30-7

Gehalt: mindestens 95,0 Prozent

D

Daidzein *R*   1178400

$C_{15}H_{10}O_4$ M_r 254,2
CAS Nr. 486-66-8

7-Hydroxy-3-(4-hydroxyphenyl)-4*H*-1-benzopyran-4-on

Daidzin *R*   1178300

$C_{21}H_{20}O_9$ M_r 416,4
CAS Nr. 552-66-9

Daidzein-7-*O*-glucosid; 7-(β-D-Glucopyranosyloxy)-3-(4-hydroxyphenyl)-4*H*-1-benzopyran-4-on

Dansylchlorid *R*   1030000

$C_{12}H_{12}ClNO_2S$ M_r 269,8
CAS Nr. 605-65-2

5-Dimethylamino-1-naphthalinsulfonylchlorid

Gelbes, kristallines Pulver; schwer löslich in Wasser, löslich in Methanol

Smp: etwa 70 °C

Dantron *R*   1024500

$C_{14}H_8O_4$ M_r 240,2
CAS Nr. 117-10-2

1,8-Dihydroxyanthrachinon; 1,8-Dihydroxyanthracen-9,10-dion

Kristallines, oranges Pulver; praktisch unlöslich in Wasser, schwer löslich in Ethanol 96 %, löslich in Alkalihydroxid-Lösungen

Smp: etwa 195 °C

DC-Platte mit Aluminiumoxid G *R*   1165200

Trägerplatte aus Glas, Metall oder Kunststoff mit einer Schicht Aluminiumoxid (Teilchengröße 5 bis 40 µm), die etwa 10 Prozent Calciumsulfat-Hemihydrat als Bindemittel enthält

DC-Platte mit Cellulose R 1191400

Trägerplatte aus Glas, Metall oder Kunststoff mit einer Schicht Cellulose

DC-Platte mit Kieselgel R 1116700

Trägerplatten aus Glas, Metall oder Kunststoff mit einer Schicht Kieselgel geeigneter Dicke und Teilchengröße (gewöhnlich 2 bis 10 µm für Platten mit feiner Korngröße [Hochleistungsdünnschichtchromatographie, HPTLC] und 5 bis 40 µm für normale DC-Platten). Falls erforderlich wird die Teilchengröße in Klammern nach dem Namen des Reagenzes bei den entsprechenden Prüfungen angegeben.

Die Schicht kann ein organisches Bindemittel enthalten.

Trennvermögen: Ein geeignetes Volumen (10 µl für normale DC-Platten und 1 bis 2 µl für DC-Platten mit feiner Korngröße) der Lösung zur DC-Eignungsprüfung R wird auf die DC-Platte aufgetragen. Die Chromatographie erfolgt mit einer Mischung von 20 Volumteilen Methanol R und 80 Volumteilen Toluol R über eine Laufstrecke, die 2/3 der Platte entspricht. Die DC-Platte ist nur dann zufriedenstellend, wenn das Chromatogramm 4 deutlich voneinander getrennte Flecke zeigt: den Fleck von Bromcresolgrün mit einem R_F-Wert kleiner als 0,15, den Fleck von Methylorange mit einem R_F-Wert im Bereich von 0,1 bis 0,25, den Fleck von Methylrot mit einem R_F-Wert im Bereich von 0,35 bis 0,55 und den Fleck von Sudanrot G mit einem R_F-Wert im Bereich von 0,75 bis 0,98.

DC-Platte mit Kieselgel F_{254} R 1116800

DC-Platte mit Kieselgel R mit folgenden zusätzlichen Anforderungen:

Die Schicht enthält einen Fluoreszenzindikator mit einem Absorptionsmaximum bei 254 nm.

Fluoreszenzminderung: Auf die DC-Platte wird eine Lösung von Benzoesäure R (1 g · l^{-1}) in einer Mischung von 15 Volumteilen wasserfreiem Ethanol R und 85 Volumteilen Cyclohexan R auf 5 Auftragspunkte in steigenden Mengen (1 bis 10 µl für normale DC-Platten und 0,2 bis 2 µl für DC-Platten mit feiner Korngröße) aufgetragen. Die Chromatographie erfolgt mit der gleichen Lösungsmittelmischung als Fließmittel über eine Laufstrecke, die der Hälfte der Platte entspricht. Nach dem Verdunstenlassen des Fließmittels wird das Chromatogramm im UV-Licht bei 254 nm ausgewertet. Auf normalen DC-Platten erscheint die Benzoesäure als dunkle Flecke auf fluoreszierendem Untergrund etwa in der Mitte des Chromatogramms bei Mengen von mindestens 2 µg. Auf DC-Platten mit feiner Korngröße erscheint die Benzoesäure als dunkle Flecke auf fluoreszierendem Untergrund etwa in der Mitte des Chromatogramms bei Mengen von mindestens 0,2 µg.

DC-Platte mit Kieselgel G R 1116900

DC-Platte mit Kieselgel R mit folgender zusätzlicher Anforderung:

Die Schicht enthält Calciumsulfat-Hemihydrat als Bindemittel.

DC-Platte mit Kieselgel GF_{254} R 1117000

DC-Platte mit Kieselgel R mit folgenden zusätzlichen Anforderungen:

Die Schicht enthält Calciumsulfat-Hemihydrat als Bindemittel und einen Fluoreszenzindikator mit einem Absorptionsmaximum bei 254 nm.

Fluoreszenzminderung: entspricht der Prüfung unter „DC-Platte mit Kieselgel F_{254} R"

DC-Platte mit Kieselgel zur Aminopolyetherprüfung R 1172700

Eine DC-Platte mit Kieselgel R wird 5 bis 10 s lang in Iodplatin-Reagenz R 1 eingetaucht und anschließend 12 h lang vor Licht geschützt bei Raumtemperatur trocknen gelassen.

Lagerung: vor Licht geschützt, im offenen Behältnis

Die Platte muss innerhalb von 30 Tagen nach ihrer Imprägnierung verwendet werden.

DC-Platte mit octadecylsilyliertem Kieselgel R 1148600

Trägerplatten aus Glas, Metall oder Kunststoff mit einer Schicht octadecylsilyliertem Kieselgel

Die Schicht kann ein organisches Bindemittel enthalten.

DC-Platte mit octadecylsilyliertem Kieselgel F_{254} R 1146600

Trägerplatten aus Glas, Metall oder Kunststoff mit einer Schicht octadecylsilyliertem Kieselgel

Die Schicht enthält einen Fluoreszenzindikator mit einem Absorptionsmaximum im ultravioletten Licht bei 254 nm.

DC-Platte mit octadecylsilyliertem Kieselgel zur Trennung chiraler Komponenten R 1137700

Trägerplatten aus Glas, Metall oder Kunststoff mit einer Schicht octadecylsilyliertem Kieselgel, imprägniert mit Cu^{2+}-Ionen und einem reinen Enantiomer von Hydroxyprolin

Die Platte kann ein organisches Bindemittel enthalten.

DC-Platte mit silanisiertem Kieselgel R 1117100

Trägerplatten aus Glas, Metall oder Kunststoff mit einer Schicht silanisiertem Kieselgel von geeigneter Dicke und Teilchengröße (gewöhnlich 2 bis 10 µm für DC-Platten mit feiner Korngröße [Hochleistungsdünnschichtchromatographie, HPTLC] und 5 bis 40 µm für normale DC-Platten)

Falls erforderlich wird die Teilchengröße in Klammern nach dem Namen des Reagenzes bei den entsprechenden Prüfungen angegeben.

Die Schicht kann ein organisches Bindemittel enthalten.

Trennvermögen: 0,1 g Methyllaurat R, 0,1 g Methylmyristat R, 0,1 g Methylpalmitat R und 0,1 g Methylstearat R werden 1 h lang in einem 250-ml-Erlenmeyerkolben mit 40 ml ethanolischer Kaliumhydroxid-Lösung R im Wasserbad zum Rückfluss erhitzt. Nach dem Erkalten wird die Lösung mit Hilfe von 100 ml Wasser R in einen Scheidetrichter überführt, mit verdünnter Salzsäure R angesäuert (pH-Wert 2 bis 3) und 3-mal mit je 10 ml Dichlormethan R ausgeschüttelt. Die vereinigten Dichlormethanauszüge werden über wasserfreiem Natriumsulfat R getrocknet und nach dem Filtrieren auf dem Wasserbad zur Trockne eingedampft. Der Rückstand wird in 50 ml Dichlormethan R gelöst. Die Dünnschichtchromatographie (2.2.27) erfolgt mit DC-Platten mit silanisiertem Kieselgel R. Auf die DC-Platte wird ein geeignetes Volumen (etwa 10 µl für normale Platten und etwa 1 bis 2 µl für Platten mit feiner Korngröße) der Dichlormethan-Lösung getrennt auf 3 Auftragspunkte aufgetragen. Die Chromatographie erfolgt mit einer Mischung von 10 Volumteilen Essigsäure 99 % R, 25 Volumteilen Wasser R und 65 Volumteilen Dioxan R über eine Laufstrecke von 2/3 der Platte. Die Platte wird 30 min lang bei 120 °C getrocknet, nach dem Erkalten mit einer Lösung von Molybdatophosphorsäure R (35 g · l^{-1}) in 2-Propanol R besprüht und bei 150 °C so lange erhitzt, bis Flecke erscheinen. Die Platte wird so lange Ammoniakgas ausgesetzt, bis der Untergrund weiß ist. Die Chromatogramme müssen 4 deutlich voneinander getrennte, scharf begrenzte Flecke zeigen.

DC-Platte mit silanisiertem Kieselgel F$_{254}$ R 1117200

DC-Platte mit silanisiertem Kieselgel R mit folgender zusätzlicher Anforderung:

Die Schicht enthält einen Fluoreszenzindikator mit einem Absorptionsmaximum bei 254 nm.

o,p'-DDD R 1125200

$C_{14}H_{10}Cl_4$ M_r 320,0
CAS Nr. 53-19-0

1-(2-Chlorphenyl)-1-(4-chlorphenyl)-2,2-dichlorethan; Mitotan

Eine geeignete, zertifizierte Referenzlösung (10 ng · µl^{-1} in Cyclohexan) kann verwendet werden.

p,p'-DDD R 1125300

$C_{14}H_{10}Cl_4$ M_r 320,0
CAS Nr. 72-54-8

1,1-Bis(4-chlorphenyl)-2,2-dichlorethan

Smp: etwa 109 °C
Sdp: etwa 193 °C

Eine geeignete, zertifizierte Referenzlösung (10 ng · µl^{-1} in Cyclohexan) kann verwendet werden.

o,p'-DDE R 1125400

$C_{14}H_8Cl_4$ M_r 318,0
CAS Nr. 3424-82-6

1-(2-Chlorphenyl)-1-(4-chlorphenyl)-2,2-dichlorethylen

Eine geeignete, zertifizierte Referenzlösung (10 ng · µl^{-1} in Cyclohexan) kann verwendet werden.

p,p'-DDE R 1125500

$C_{14}H_8Cl_4$ M_r 318,0
CAS Nr. 72-55-9

1,1-Bis(4-chlorphenyl)-2,2-dichlorethylen

Smp: 88 bis 89 °C
Sdp: 316 bis 317 °C

Eine geeignete, zertifizierte Referenzlösung (10 ng · µl^{-1} in Cyclohexan) kann verwendet werden.

o,p'-DDT R 1125600

$C_{14}H_9Cl_5$ M_r 354,5
CAS Nr. 789-02-6

1-(2-Chlorphenyl)-1-(4-chlorphenyl)-2,2,2-trichlorethan

Eine geeignete, zertifizierte Referenzlösung (10 ng · µl⁻¹ in Cyclohexan) kann verwendet werden.

p,p'-DDT R 1125700

$C_{14}H_9Cl_5$ M_r 354,5
CAS Nr. 50-29-3

1,1-Bis(4-chlorphenyl)-2,2,2-trichlorethan; Clofenotan

Smp: 108 bis 109 °C
Sdp: etwa 260 °C

Eine geeignete, zertifizierte Referenzlösung (10 ng · µl⁻¹ in Cyclohexan) kann verwendet werden.

Decan R 1024600

$C_{10}H_{22}$ M_r 142,3
CAS Nr. 124-18-5

Farblose Flüssigkeit; nicht mischbar mit Wasser

n_D^{20}: etwa 1,411
Sdp: etwa 174 °C

Decanal R 1149200

$C_{10}H_{20}O$ M_r 156,3
CAS Nr. 112-31-2

Decylaldehyd

Ölige, farblose Flüssigkeit; praktisch unlöslich in Wasser

Wird die Substanz in der Gaschromatographie verwendet, muss sie zusätzlich folgender Anforderung entsprechen:

Gehaltsbestimmung: Gaschromatographie (2.2.28) wie in der Monographie **Süßorangenschalenöl (Aurantii dulcis aetheroleum)** beschrieben

Gehalt: mindestens 97 Prozent, ermittelt mit Hilfe des Verfahrens „Normalisierung"

Decanol R 1024700

$C_{10}H_{22}O$ M_r 158,3
CAS Nr. 112-30-1

1-Decanol; Caprinalkohol, Decylalkohol

Viskose Flüssigkeit, bei etwa 6 °C erstarrend; praktisch unlöslich in Wasser, löslich in Ethanol 96 %

n_D^{20}: etwa 1,436
Sdp: etwa 230 °C

Decansäure R 1142000

$C_{10}H_{20}O_2$ M_r 172,3
CAS Nr. 334-48-5

Caprinsäure

Kristalliner Feststoff; sehr schwer löslich in Wasser, löslich in wasserfreiem Ethanol

Smp: etwa 31,4 °C
Sdp: etwa 270 °C

*Wird die Substanz in der Prüfung „Gesamtfettsäuren" in der Monographie **Sägepalmenfrüchte (Sabalis serrulatae fructus)** verwendet, muss sie zusätzlich folgender Anforderung entsprechen:*

Gehaltsbestimmung: Gaschromatographie (2.2.28) wie in der Monographie **Sägepalmenfrüchte** beschrieben

Gehalt: mindestens 98 Prozent, ermittelt mit Hilfe des Verfahrens „Normalisierung"

Decylalkohol R

Siehe Decanol R

Defluorhydroxy-PSMA-1007 R 1211400

$C_{49}H_{56}N_8O_{17}$ M_r 1029

(3*S*,10*S*,14*S*)-1-[4-[[(2*S*)-4-Carboxy-2-[(2*S*)-4-carboxy-2-(6-hydroxypyridin-3-amido)butanamido]butanamido]methyl]phenyl]-3-[(naphthalin-2-yl)methyl]-1,4,12-trioxo-2,5,11,13-tetraazahexadecan-10,14,16-tricarbonsäure

Weißes bis fast weißes Pulver

Defluortrimethylaminium-PSMA-1007-trifluoracetat *R* 1211500

$C_{54}H_{64}F_3N_9O_{18}$ M_r 1184
CAS Nr. 2226894-58-0

5-[[(2S)-4-Carboxy-1-[[(2S)-4-carboxy-1-[[[4-[(3S,10S,14S)-10,14-dicarboxy-17-hydroxy-3-[(naphthalin-2-yl)=methyl]-1,4,12,17-tetraoxo-2,5,11,13-tetraazaheptadecan-1-yl]phenyl]methyl]amino]-1-oxobutan-2-yl]=amino]-1-oxobutan-2-yl]carbamoyl]-*N*,*N*,*N*-trimethyl=pyridin-2-aminiumtrifluoracetat

Weißes bis fast weißes Pulver

Dehydrocostuslacton *R* 1194700

$C_{15}H_{18}O_2$ M_r 230,3
CAS Nr. 477-43-0

(3a*S*,6a*R*,9a*R*,9b*S*)-3,6,9-Trismethylendecahydroazu=leno[4,5-*b*]furan-2(3*H*)-on

Deltamethrin *R* 1125800

$C_{22}H_{19}Br_2NO_3$ M_r 505,2
CAS Nr. 52918-63-5

Smp: etwa 98 °C
Sdp: etwa 300 °C

Eine geeignete, zertifizierte Referenzlösung (10 ng · µl⁻¹ in Cyclohexan) kann verwendet werden.

Demeclocyclinhydrochlorid *R* 1145600

Muss der Monographie **Demeclocyclinhydrochlorid (Demeclocyclini hydrochloridum)** entsprechen

Demethylflumazenil *R* 1149300

$C_{14}H_{12}FN_3O_3$ M_r 289,3
CAS Nr. 79089-72-8

Ethyl(8-fluor-6-oxo-5,6-dihydro-4*H*-imidazo[1,5-*a*]=[1,4]benzodiazepin-3-carboxylat)

Farblose Nadeln; löslich in Dimethylsulfoxid und warmem Methanol

Smp: etwa 288 °C

Demethylmisonidazol *R* 1185600

$C_6H_9N_3O_4$ M_r 187,2
CAS Nr. 13551-92-3

(2*RS*)-3-(2-Nitro-1*H*-imidazol-1-yl)propan-1,2-diol

Gehalt: mindestens 95 Prozent

Gelbes Pulver

14-Desoxy-11,12-didehydroandrographolid *R* 1198300

$C_{20}H_{28}O_4$ M_r 332,4
CAS Nr. 42895-58-9

3-[(1*E*)-2-[(1*R*,4a*S*,5*R*,6*R*,8a*R*)-6-Hydroxy-5-(hydroxy=methyl)-5,8a-dimethyl-2-methylendecahydronaphthalin-1-yl]ethenyl]furan-2(5*H*)-on

4-Desoxypyridoxinhydrochlorid *R* 1175500

$C_8H_{12}NO_2Cl$ M_r 189,6
CAS Nr. 148-51-6

5-(Hydroxymethyl)-2,4-dimethylpyridin-3-ol-hydro=chlorid

Desoxyribonukleinsäure, Natriumsalz R 1079900

CAS Nr. 73049-39-5

Weiße bis fast weiße, faserige Substanz, die aus Kalbsthymus gewonnen wird

Etwa 85 Prozent haben eine relative Molekülmasse von mindestens $2 \cdot 10^7$.

Eignungsprüfung: 10 mg Substanz werden in Imidazol-Pufferlösung pH 6,5 R zu 10,0 ml gelöst (Lösung a). 2,0 ml Lösung a werden mit Imidazol-Pufferlösung pH 6,5 R zu 50,0 ml verdünnt. Die *Absorption* (2.2.25) dieser Lösung, bei 260 nm gemessen, muss 0,4 bis 0,8 betragen.

Werden 0,5 ml Lösung a mit 0,5 ml Imidazol-Pufferlösung pH 6,5 R und 3 ml Perchlorsäure-Lösung (25 g · l⁻¹ HClO₄) versetzt, entsteht ein Niederschlag. Nach dem Zentrifugieren wird die Absorption des Überstands bei 260 nm gegen eine Mischung von 1 ml Imidazol-Pufferlösung pH 6,5 R und 3 ml Perchlorsäure-Lösung (25 g · l⁻¹ HClO₄) als Kompensationsflüssigkeit gemessen. Sie darf nicht größer als 0,3 sein.

In 2 Reagenzgläsern werden je 0,5 ml Lösung a mit je 0,5 ml einer Lösung der Standardzubereitung von Streptodornase versetzt, die 10 I. E. Streptodornase-Aktivität je Milliliter Imidazol-Pufferlösung pH 6,5 R enthält. In ein Reagenzglas werden sofort 3 ml Perchlorsäure-Lösung (25 g · l⁻¹ HClO₄) gegeben. Dabei entsteht ein Niederschlag. Nach dem Zentrifugieren wird der Überstand a aufbewahrt. Das andere Reagenzglas wird 15 min lang bei 37 °C erwärmt. Nach Zusatz von 3 ml Perchlorsäure-Lösung (25 g · l⁻¹ HClO₄) wird die Mischung zentrifugiert und der Überstand b entnommen. Die Absorption des Überstands b, gemessen bei 260 nm gegen den Überstand a, muss mindestens 0,15 betragen.

2-Desoxy-D-ribose R 1163900

$C_5H_{10}O_4$ M_r 134,1
CAS Nr. 533-67-5

Thyminose; 2-Desoxy-D-*erythro*-pentose

Desoxyuridin R 1024800

$C_9H_{12}N_2O_5$ M_r 228,2
CAS Nr. 951-78-0

2′-Desoxyuridin; 1-(2-Desoxy-β-D-*erythro*-pentofuranosyl)-1H,3H-pyrimidin-2,4-dion

Smp: etwa 165 °C

Dünnschichtchromatographie (2.2.27): Die Substanz wird wie in der Monographie **Idoxuridin (Idoxuridinum)** beschrieben geprüft, wobei 5 µl einer Lösung der Substanz (0,25 g · l⁻¹) aufgetragen werden. Das Chromatogramm darf nur einen Hauptfleck zeigen.

Dextran zur Chromatographie, quer vernetztes R 2 1025500

Quer vernetztes Dextran in Form von Kügelchen, geeignet zur Trennung von Peptiden und Proteinen mit einer relativen Molekülmasse von 1500 bis 30 000

In trockener Form haben die Kügelchen einen Durchmesser von 20 bis 80 µm.

Dextran zur Chromatographie, quer vernetztes R 3 1025600

Quer vernetztes Dextran in Form von Kügelchen, geeignet zur Trennung von Peptiden und Proteinen mit einer relativen Molekülmasse von 4000 bis 150 000

In trockener Form haben die Kügelchen einen Durchmesser von 40 bis 120 µm.

Dextranblau 2000 R 1011700

CAS Nr. 9049-32-5

Die Substanz wird aus Dextran mit einer mittleren relativen Molekülmasse von $2 \cdot 10^6$ durch Einführen von polycyclischen Chromophoren hergestellt, die der Substanz eine Blaufärbung geben. Der Substitutionsgrad beträgt 0,017.

Die Substanz ist gefriergetrocknet; sie löst sich schnell und vollständig in Wasser und in wässrigen Salzlösungen.

Absorption (2.2.25): Eine Lösung der Substanz (1 g · l⁻¹) in einer Phosphat-Pufferlösung pH 7,0 R zeigt ein Absorptionsmaximum bei 280 nm.

3,3′-Diaminobenzidin-tetrahydrochlorid R 1098000

$C_{12}H_{18}Cl_4N_4 \cdot 2\, H_2O$ M_r 396,1
CAS Nr. 7411-49-6

Biphenyl-3,3′,4,4′-tetrayltetrakis(azan)-tetrahydrochlorid, Dihydrat

Fast weißes bis schwach rosa Pulver; löslich in Wasser

Smp: etwa 280 °C, unter Zersetzung

1,2-Diamino-4,5-methylendioxybenzol-dihydrochlorid R   1202100

$C_7H_{10}Cl_2N_2O_2$ M_r 225,1
CAS Nr. 81864-15-5

2H-1,3-Benzodioxol-5,6-diamin-dihydrochlorid

Gehalt: mindestens 99 Prozent (HPLC)

1,3-Diaminopropan-2-on-dihydrochlorid-Monohydrat R   1212400

$C_3H_{10}Cl_2N_2O \cdot H_2O$ M_r 179,0
CAS Nr. 207226-24-2

Smp: 179 °C, unter Zersetzung

Diammonium-2,2'-azinobis(3-ethylbenzothiazolin-6-sulfonat) R   1153000

$C_{18}H_{24}N_6O_6S_4$ M_r 548,7
CAS Nr. 30931-67-0

ABTS; Diammonium-2,2'-(diazandiyliden)bis[3-ethyl-2,3-dihydrobenzothiazol-6-sulfonat]

Chromogenes Substrat, das zur Anwendung in ELISA-Techniken geeignet ist

Grüne Tabletten; leicht löslich in Wasser

pH-Wert (2.2.3): 4,2 bis 5,8, an einer Lösung der Substanz (0,1 g · l⁻¹) bestimmt

Diazinon R   1125900

$C_{12}H_{21}N_2O_3PS$ M_r 304,3
CAS Nr. 333-41-5

Dimpylat

Sdp: etwa 306 °C

Eine geeignete, zertifizierte Referenzlösung (10 ng · µl⁻¹ in Isooctan) kann verwendet werden.

Diazobenzolsulfonsäure-Lösung R 1   1026500

0,9 g Sulfanilsäure R werden in einer Mischung von 30 ml verdünnter Salzsäure R und 70 ml Wasser R gelöst. 3 ml Lösung werden mit 3 ml einer Lösung von Natriumnitrit R (50 g · l⁻¹) versetzt. Die Lösung wird 5 min lang in einer Eis-Wasser-Mischung gekühlt, mit 12 ml der Natriumnitrit-Lösung versetzt und erneut gekühlt. Anschließend wird die Lösung mit Wasser R zu 100 ml verdünnt und das Reagenz in einer Eis-Wasser-Mischung aufbewahrt.

Unmittelbar vor Gebrauch herzustellen und nach der Herstellung 15 min lang stehenzulassen

Dibrommethan R   1195500

CH_2Br_2 M_r 173,8
CAS Nr. 74-95-3

Farblose Flüssigkeit; schwer löslich in Wasser

Sdp: etwa 96 °C

Dibutylamin R   1126000

$C_8H_{19}N$ M_r 129,3
CAS Nr. 111-92-2

N-Butylbutan-1-amin

Farblose Flüssigkeit

n_D^{20}: etwa 1,417
Sdp: etwa 159 °C

Dibutylammoniumphosphat-Lösung zur Ionenpaarbildung R   1168800

Farblose Lösung, die 10 bis 15 Prozent (V/V) Di-n-butylamin und 12 bis 17 Prozent (V/V) Phosphorsäure in Wasser enthält

Die Lösung ist zur Ionenpaarbildung in der Flüssigchromatographie (2.2.29) geeignet.

Dibutylether R   1026700

$C_8H_{18}O$ M_r 130,2
CAS Nr. 142-96-1

Farblose, entflammbare Flüssigkeit; praktisch unlöslich in Wasser, mischbar mit wasserfreiem Ethanol

d_{20}^{20}: etwa 0,77
n_D^{20}: etwa 1,399

Dibutylether, der nicht der Prüfung auf Peroxide entspricht, darf nicht destilliert werden.

Peroxide: In einen 12-ml-Schliffstopfenzylinder von etwa 1,5 cm Durchmesser werden 8 ml Kaliumiodid-Stärke-Lösung *R* gegeben. Der Zylinder wird mit der Substanz bis zum Rand aufgefüllt, kräftig geschüttelt und 30 min lang unter Lichtschutz stehen gelassen. Dabei darf keine Färbung auftreten.

Name und Konzentration zugesetzter Stabilisatoren sind anzugeben.

Dibutylphthalat *R* 1026800

$C_{16}H_{22}O_4$ M_r 278,3
CAS Nr. 84-74-2

Klare, farblose bis schwach gefärbte, ölige Flüssigkeit; sehr schwer löslich in Wasser, mischbar mit Aceton und mit Ethanol 96 %

d_{20}^{20}: 1,043 bis 1,048
n_D^{20}: 1,490 bis 1,495

Dicarboxidindihydrochlorid *R* 1026900

$C_{20}H_{26}Cl_2N_2O_6$ M_r 461,3
CAS Nr. 56455-90-4

4,4′-(4,4′-Diamino-3,3′-biphenyldiyldioxy)dibutan=säure-dihydrochlorid

Dichlofenthion *R* 1126100

$C_{10}H_{13}Cl_2O_3PS$ M_r 315,2
CAS Nr. 97-17-6

Eine geeignete, zertifizierte Referenzlösung (10 ng · µl^{-1} in Cyclohexan) kann verwendet werden.

3,5-Dichloranilin *R* 1177800

$C_6H_5Cl_2N$ M_r 162,0
CAS Nr. 626-43-7

3,5-Dichlorphenylamin

Smp: 46 bis 52 °C

2,4-Dichlorbenzoesäure *R* 1185700

$C_7H_4Cl_2O_2$ M_r 191,0
CAS Nr. 50-84-0

Schwach beiges Pulver

Smp: etwa 160 °C

Dichlorbenzol *R* 1027100

$C_6H_4Cl_2$ M_r 147,0
CAS Nr. 95-50-1

1,2-Dichlorbenzol

Farblose, ölige Flüssigkeit; praktisch unlöslich in Wasser, löslich in wasserfreiem Ethanol

d_{20}^{20}: etwa 1,31
Sdp: etwa 180 °C

5,7-Dichlorchinolin-8-ol *R* 1157000

$C_9H_5Cl_2NO$ M_r 214,1
CAS Nr. 773-76-2

5,7-Dichloroxin

Gelbes, kristallines Pulver; löslich in Aceton, schwer löslich in Ethanol 96 %

Smp: etwa 179 °C

Gehalt: mindestens 95,0 Prozent

Dichlorchinonchlorimid R 1027400

$C_6H_2Cl_3NO$ M_r 210,4
CAS Nr. 101-38-2

N,2,6-Trichlor-1,4-benzochinon-4-imin

Blassgelbes bis grünlich gelbes, kristallines Pulver; praktisch unlöslich in Wasser, löslich in Ethanol 96 % und in verdünnten Alkalihydroxid-Lösungen

Smp: etwa 66 °C

2,3-Dichlor-5,6-dicyanbenzochinon R 1153600

$C_8Cl_2N_2O_2$ M_r 227,0
CAS Nr. 84-58-2

4,5-Dichlor-3,6-dioxocyclohexa-1,4-dien-1,2-dicarbo=
nitril

Gelbe bis orange Kristalle; löslich in Dioxan und in Essigsäure, schwer löslich in Dichlormethan

Die Substanz zersetzt sich in Wasser.

Smp: etwa 214 °C

Lagerung: bei 2 bis 8 °C

(S)-3,5-Dichlor-2,6-dihydroxy-N-[(1-ethyl=
pyrrolidin-2-yl)methyl]benzamid-
hydrobromid R 1142600

$C_{14}H_{19}BrCl_2N_2O_3$ M_r 414,1
CAS Nr. 113310-88-6

Weißes bis fast weißes, kristallines Pulver

$[\alpha]_D^{22}$: +11,4, an einer Lösung der Substanz (15,0 g · l⁻¹) in wasserfreiem Ethanol R bestimmt

Smp: etwa 212 °C

Dichloressigsäure R 1027000

$C_2H_2Cl_2O_2$ M_r 128,9
CAS Nr. 79-43-6

Farblose Flüssigkeit; mischbar mit Wasser und mit Ethanol 96 %

d_{20}^{20}: etwa 1,566
n_D^{20}: etwa 1,466
Sdp: etwa 193 °C

Dichloressigsäure-Reagenz R 1027001

67 ml Dichloressigsäure R werden mit Wasser R zu 300 ml verdünnt. Die Lösung wird mit Ammoniak-Lösung R gegen blaues Lackmuspapier R neutralisiert. Nach dem Abkühlen wird die Lösung mit 33 ml Dichloressigsäure R versetzt und mit Wasser R zu 600 ml verdünnt.

Dichlorethan R 1036000

$C_2H_4Cl_2$ M_r 99,0
CAS Nr. 107-06-2

1,2-Dichlorethan

Klare, farblose Flüssigkeit; löslich in etwa 120 Teilen Wasser und in 2 Teilen Ethanol 96 %

d_{20}^{20}: etwa 1,25

Destillationsbereich (2.2.11): Mindestens 95 Prozent Substanz müssen zwischen 82 und 84 °C destillieren.

Dichlorfluorescein R 1027200

$C_{20}H_{10}Cl_2O_5$ M_r 401,2
CAS Nr. 76-54-0

2-(2,7-Dichlor-6-hydroxy-3-oxo-3H-xanthen-9-yl)ben=
zoesäure

Gelblich braunes bis orangegelbes Pulver; schwer löslich in Wasser, leicht löslich in Ethanol und in verdünnten Alkalihydroxid-Lösungen mit gelblich grüner Fluoreszenz

Dichlormethan *R* 1055900

CH$_2$Cl$_2$ M_r 84,9
CAS Nr. 75-09-2

Methylenchlorid

Farblose Flüssigkeit; wenig löslich in Wasser, mischbar mit Ethanol 96 %

Sdp: 39 bis 42 °C

Wird die Substanz in der Fluorimetrie verwendet, muss sie zusätzlich folgender Anforderung entsprechen:

Fluoreszenz (2.2.21): Die Fluoreszenz der Substanz, mit einer Anregungsstrahlung von 365 nm in einer Schichtdicke von 1 cm bei 460 nm gemessen, darf nicht größer sein als die einer Lösung, die 0,002 ppm Chinin *R* in Schwefelsäure *R* (0,5 mol · l^{-1}) enthält.

Dichlormethan *R* 1 1055902

Gehalt (2.2.28): mindestens 99,8 Prozent

Dichlormethan, angesäuertes *R* 1055901

100 ml Dichlormethan *R* werden mit 10 ml Salzsäure *R* versetzt. Die Mischung wird geschüttelt und stehen gelassen, bis sich die 2 Phasen getrennt haben. Die untere Phase wird verwendet.

2,6-Dichlorphenol *R* 1177600

C$_6$H$_4$Cl$_2$O M_r 163,0
CAS Nr. 87-65-0

Smp: 64 bis 66 °C

Dichlorphenolindophenol *R* 1027300

C$_{12}$H$_6$Cl$_2$NNaO$_2$ · 2 H$_2$O M_r 326,1
CAS Nr. 620-45-1

2,6-Dichlor-*N*-(4-hydroxyphenyl)-1,4-benzochinon-4-imin, Natriumsalz, Dihydrat

Dunkelgrünes Pulver; leicht löslich in Wasser und in wasserfreiem Ethanol

Die wässrige Lösung ist dunkelblau gefärbt; beim Ansäuern entsteht eine Rosafärbung.

Dichlorphenolindophenol-Lösung, eingestellte *R* 1027301

50,0 mg Dichlorphenolindophenol *R* werden in 100,0 ml Wasser *R* gelöst. Die Lösung wird filtriert.

Einstellung: 20,0 mg Ascorbinsäure *R* werden in 10 ml einer frisch hergestellten Lösung von Polyphosphorsäure *R* (200 g · l^{-1}) gelöst. Die Lösung wird mit Wasser *R* zu 250,0 ml verdünnt. 5,0 ml dieser Lösung werden schnell mit der Dichlorphenolindophenol-Lösung titriert, bis eine 10 s lang bestehen bleibende Rosafärbung erhalten wird (Mikrobürette, Einteilung 0,01 Milliliter). Die Titrationsdauer darf höchstens 2 min betragen. Die Dichlorphenolindophenol-Lösung wird mit Wasser *R* verdünnt, so dass 1 ml Lösung 0,1 mg Ascorbinsäure (C$_6$H$_8$O$_6$) entspricht.

Die Lösung ist 3 Tage lang haltbar und muss vor Gebrauch eingestellt werden.

Dichlorvos *R* 1101200

C$_4$H$_7$Cl$_2$O$_4$P M_r 221
CAS Nr. 62-73-7

(2,2-Dichlorvinyl)dimethylphosphat

Farblose bis bräunlich gelbe Flüssigkeit; löslich in Wasser, mischbar mit den meisten organischen Lösungsmitteln

n_D^{25}: etwa 1,452

Dicyclohexyl *R* 1135300

C$_{12}$H$_{22}$ M_r 166,3
CAS Nr. 92-51-3

Bicyclohexyl

d_{20}^{20}: etwa 0,864
Smp: etwa 4 °C
Sdp: etwa 227 °C

Dicyclohexylamin *R* 1027500

C$_{12}$H$_{23}$N M_r 181,3
CAS Nr. 101-83-7

Farblose Flüssigkeit; wenig löslich in Wasser, mischbar mit den gebräuchlichen organischen Lösungsmitteln

n_D^{20}: etwa 1,484
Smp: etwa 256 °C

Erstarrungstemperatur (2.2.18): 0 bis 1 °C

Dicyclohexylharnstoff R 1027600

$C_{13}H_{24}N_2O$ M_r 224,4
CAS Nr. 2387-23-7

1,3-Dicyclohexylharnstoff

Weißes bis fast weißes, kristallines Pulver

Smp: etwa 232 °C

Didocosahexaenoin R 1142700

$C_{47}H_{68}O_5$ M_r 713
CAS Nr. 88315-12-2

Diglycerid von Docosahexaensäure (C22:6); Glyceroldidocosahexaenoat; (all-Z)-Docosahexaensäure, Diester mit Propan-1,2,3-triol

Didodecyl(3,3'-thiodipropionat) R 1027700

$C_{30}H_{58}O_4S$ M_r 514,8
CAS Nr. 123-28-4

Weißes bis fast weißes, kristallines Pulver; praktisch unlöslich in Wasser, leicht löslich in Aceton und in Petrolether, schwer löslich in Ethanol 96 %

Smp: etwa 39 °C

Dieldrin R 1126200

$C_{12}H_8Cl_6O$ M_r 380,9
CAS Nr. 60-57-1

Smp: etwa 176 °C
Sdp: etwa 385 °C

Eine geeignete, zertifizierte Referenzlösung (10 ng · µl⁻¹ in Cyclohexan) kann verwendet werden.

Diethanolamin R 1027800

$C_4H_{11}NO_2$ M_r 105,1
CAS Nr. 111-42-2

2,2'-Iminodiethanol

Viskose, klare, schwach gelbliche Flüssigkeit oder zerfließliche Kristalle, die bei etwa 28 °C schmelzen; sehr leicht löslich in Wasser, in Aceton und in Methanol

d_{20}^{20}: etwa 1,09

pH-Wert (2.2.3): 10,0 bis 11,5, an einer Lösung der Substanz (50 g · l⁻¹) bestimmt

Wird die Substanz in einer Prüfung auf alkalische Phosphatase verwendet, muss sie zusätzlich folgender Prüfung entsprechen:

Ethanolamin: höchstens 1,0 Prozent

Gaschromatographie (2.2.28)

Interner-Standard-Lösung: 1,00 g 3-Aminopropanol R wird in Aceton R zu 10,0 ml gelöst.

Untersuchungslösung a: 5,00 g Substanz werden in Aceton R zu 10,0 ml gelöst.

Untersuchungslösung b: 5,00 g Substanz werden in Aceton R nach Zusatz von 1,0 ml Interner-Standard-Lösung zu 10,0 ml gelöst.

Referenzlösungen: 0,50 g Aminoethanol R werden in Aceton R zu 10,0 ml gelöst. 0,5 ml, 1,0 ml und 2,0 ml Lösung werden jeweils mit 1,0 ml Interner-Standard-Lösung versetzt und mit Aceton R zu 10,0 ml verdünnt.

Säule

- Größe: $l = 1$ m, $\varnothing = 4$ mm
- Stationäre Phase: Diphenylphenylenoxid-Polymer R (Filmdicke 180 bis 250 µm)

Trägergas: Stickstoff zur Chromatographie R

Durchflussrate: 40 ml · min⁻¹

Temperatur

	Zeit (min)	Temperatur (°C)
Säule	0 – 3	125
	3 – 17,6	125 → 300
Probeneinlass		250
Detektor		280

Detektion: Flammenionisation

Einspritzen: 1,0 µl

Lagerung: dicht verschlossen

1,1-Diethoxyethan *R*

Siehe Acetal *R*

Diethoxytetrahydrofuran *R*   1027900

$C_8H_{16}O_3$ M_r 160,2
CAS Nr. 3320-90-9

2,5-Diethoxytetrahydrofuran; Mischung von *cis*- und *trans*-Isomeren

Klare, farblose bis schwach gelbliche Flüssigkeit; praktisch unlöslich in Wasser, löslich in Ethanol 96 % und in den meisten organischen Lösungsmitteln

d_{20}^{20}:   etwa 0,98
n_D^{20}:   etwa 1,418

Diethylamin *R*   1028000

$C_4H_{11}N$ M_r 73,1
CAS Nr. 109-89-7

Klare, farblose, entflammbare Flüssigkeit; stark alkalisch; mischbar mit Wasser und mit Ethanol 96 %

d_{20}^{20}:   etwa 0,71
Sdp: etwa 55 °C

Diethylamin *R* 1   1028001

$C_4H_{11}N$ M_r 73,1
CAS Nr. 109-89-7

N-Ethylethanamin

Gehalt: mindestens 99,5 Prozent

Klare, farblose, entflammbare, stark alkalisch reagierende Flüssigkeit; mischbar mit Wasser und mit Ethanol 96 %

d_{20}^{20}:   etwa 0,71
Sdp: etwa 55 °C

Diethylaminoethyldextran *R*   1028200

Anionenaustauscher, der als Hydrochlorid vorliegt

Pulver, das mit Wasser ein Gel bildet

N,*N*-Diethylanilin *R*   1028400

$C_{10}H_{15}N$ M_r 149,2
CAS Nr. 91-66-7

d_{20}^{20}:   etwa 0,938
Smp: etwa –38 °C
Sdp: etwa 217 °C

Diethylenglycol *R*   1028300

$C_4H_{10}O_3$ M_r 106,1
CAS Nr. 111-46-6

2,2′-Oxydiethanol

Gehalt: mindestens 99,5 Prozent (*m/m*)

Klare, farblose, hygroskopische Flüssigkeit; mischbar mit Wasser, Aceton und Ethanol 96 %

d_{20}^{20}:   etwa 1,118
n_D^{20}:   etwa 1,447
Sdp: 244 bis 246 °C

Lagerung: dicht verschlossen

Diethylethylendiamin *R*   1028500

$C_6H_{16}N_2$ M_r 116,2
CAS Nr. 100-36-7

N,*N*-Diethylethylendiamin

Gehalt: mindestens 98,0 Prozent

Farblose bis schwach gelbe, schwach ölige Flüssigkeit; starker Geruch nach Ammoniak; Augen und Schleimhaut reizend

d_{20}^{20}:   etwa 0,827
Sdp: 145 bis 147 °C

Wasser (2.5.12): höchstens 1,0 Prozent, mit 0,500 g Substanz bestimmt

Diethylhexylphthalat R 1028100

$C_{24}H_{38}O_4$ M_r 390,5

Bis(2-ethylhexyl)phthalat

Farblose, ölige Flüssigkeit; praktisch unlöslich in Wasser, löslich in organischen Lösungsmitteln

d_{20}^{20}: etwa 0,98
n_D^{20}: etwa 1,486

Viskosität (2.2.9): etwa 80 mPa·s

Diethylphenylendiaminsulfat R 1028600

$C_{10}H_{18}N_2O_4S$ M_r 262,3
CAS Nr. 6283-63-2

N,N-Diethyl-*p*-phenylendiaminsulfat

Weißes bis schwach gelbes Pulver; löslich in Wasser

Smp: etwa 185 °C, unter Zersetzung

Lagerung: vor Licht geschützt

Diethylphenylendiaminsulfat-Lösung R 1028601

250 ml Wasser R werden mit 2 ml Schwefelsäure R und 25 ml Natriumedetat-Lösung (0,02 mol·l⁻¹) versetzt. In der Lösung werden 1,1 g Diethylphenylendiaminsulfat R gelöst. Die Lösung wird mit Wasser R zu 1000 ml verdünnt.

Die Lösung muss farblos sein.

Lagerung: vor Licht und Wärme geschützt, höchstens einen Monat lang

Diethylsulfon R 1203300

$C_4H_{10}O_2S$ M_r 122,2
CAS Nr. 597-35-3

1-(Ethylsulfonyl)ethan; 1-(Ethansulfonyl)ethan

Gehalt: mindestens 97 Prozent

Kristallines Pulver

Smp: etwa 73 °C

Diflubenzuron R 1180000

$C_{14}H_9ClF_2N_2O_2$ M_r 310,7
CAS Nr. 35367-38-5

1-(4-Chlorphenyl)-3-(2,6-difluorbenzoyl)harnstoff

Farblose oder weiße bis fast weiße Kristalle; praktisch unlöslich in Wasser, leicht löslich in Dimethylsulfoxid, schwer löslich in Aceton

Smp: 230 bis 232 °C

Digitonin R 1028700

$C_{56}H_{92}O_{29}$ M_r 1229
CAS Nr. 11024-24-1

(25*R*)-3β-[*O*⁴-[*O*²-(*O*³-β-D-Glucopyranosyl-β-D-galactopyranosyl)-*O*³-β-D-xylopyranosyl-β-D-glucopyranosyl]-β-D-galactopyranosyloxy]-5α-spirostan-2α,15β-diol

Kristalle; praktisch unlöslich in Wasser, wenig löslich in wasserfreiem Ethanol, schwer löslich in Ethanol 96 %

Digitoxin R 1028800

CAS Nr. 71-63-6

Muss der Monographie **Digitoxin (Digitoxinum)** entsprechen

Diglycin R 1191700

$C_4H_8N_2O_3$ M_r 132,1
CAS Nr. 556-50-3

2-[(2-Aminoacetyl)amino]essigsäure; Glycylglycin

Digoxin R 1203400

Muss der Monographie **Digoxin (Digoxinum)** entsprechen

Dihydrocapsaicin R 1148100

$C_{18}H_{29}NO_3$ M_r 307,4
CAS Nr. 19408-84-5

N-[(4-Hydroxy-3-methoxyphenyl)methyl]-8-methyl= nonanamid

Weißes bis fast weißes, kristallines Pulver; praktisch unlöslich in kaltem Wasser, leicht löslich in wasserfreiem Ethanol

10,11-Dihydrocarbamazepin R 1028900

$C_{15}H_{14}N_2O$ M_r 238,3
CAS Nr. 3564-73-6

10,11-Dihydro-5*H*-dibenz[*b,f*]azepin-5-carboxamid

Smp: 205 bis 210 °C

Dihydrocarvon R 1160900

$C_{10}H_{16}O$ M_r 152,2
CAS Nr. 7764-50-3

p-Menth-8-en-2-on; 2-Methyl-5-(1-methylethenyl)= cyclohexanon

Wird die Substanz in der Gaschromatographie verwendet, muss sie zusätzlich folgender Anforderung entsprechen:

Gehaltsbestimmung: Gaschromatographie (2.2.28) wie in der Monographie **Kümmelöl (Carvi aetheroleum)** unter „Prüfung auf Reinheit, Chromatographisches Profil" beschrieben

Gehalt: ermittelt mit Hilfe des Verfahrens „Normalisierung"

– Hauptkomponente (*trans*-Dihydrocarvon): mindestens 70 Prozent
– Summe von *cis*- und *trans*-Dihydrocarvon: mindestens 98 Prozent

2,4-Dihydroxybenzaldehyd R 1208100

$C_7H_6O_3$ M_r 138,1
CAS Nr. 95-01-2

β-Resorcylaldehyd

2,5-Dihydroxybenzoesäure R 1148200

$C_7H_6O_4$ M_r 154,1
CAS Nr. 490-79-9

Gentisinsäure

Blassgelbe Kristalle

Smp: etwa 200 °C

5,7-Dihydroxy-4-methylcumarin R 1149400

$C_{10}H_8O_4$ M_r 192,2
CAS Nr. 2107-76-8

5,7-Dihydroxy-4-methyl-2*H*-1-benzopyran-2-on; 5,7-Dihydroxy-4-methyl-2*H*-chromen-2-on

Schwach gelbliches Pulver; praktisch unlöslich in Wasser, wenig löslich in Ethanol 96 %

Smp: 295 bis 303 °C

1,3-Dihydroxynaphthalin R 1029000

$C_{10}H_8O_2$ M_r 160,2
CAS Nr. 132-86-5

1,3-Naphthalindiol

Kristallines, meist bräunlich violettes Pulver; leicht löslich in Wasser und in Ethanol 96 %

Smp: etwa 125 °C

2,7-Dihydroxynaphthalin *R*   1029100

C₁₀H₈O₂ M_r 160,2
CAS Nr. 582-17-2

2,7-Naphthalindiol

Nadeln; löslich in Wasser und in Ethanol 96 %

Smp: etwa 190 °C

2,7-Dihydroxynaphthalin-Lösung *R*   1029101

10 mg 2,7-Dihydroxynaphthalin *R* werden in 100 ml Schwefelsäure *R* gelöst. Die Lösung wird bis zur Entfärbung stehen gelassen und ist innerhalb von 2 Tagen zu verwenden.

5,7-Diiodchinolin-8-ol *R*   1157100

C₉H₅I₂NO M_r 397,0
CAS Nr. 83-73-8

5,7-Diiodoxin; Diiodohydroxyquinolin (INN)

Gelblich braunes Pulver; wenig löslich in Aceton und in Ethanol 96 %

Gehalt: mindestens 95,0 Prozent

Diisobutylketon *R*   1029200

C₉H₁₈O M_r 142,2
CAS Nr. 108-83-8

2,6-Dimethyl-4-heptanon

Klare, farblose Flüssigkeit; schwer löslich in Wasser, mischbar mit den meisten organischen Lösungsmitteln

n_D^{20}: etwa 1,414
Sdp: etwa 168 °C

Diisopropylether *R*   1029300

C₆H₁₄O M_r 102,2
CAS Nr. 108-20-3

Klare, farblose Flüssigkeit; sehr schwer löslich in Wasser, mischbar mit Ethanol 96 %

d_{20}^{20}: 0,723 bis 0,728
Sdp: 67 bis 69 °C

Diisopropylether, der nicht der Prüfung auf Peroxide entspricht, darf nicht destilliert werden.

Peroxide: In einen 12-ml-Schliffstopfenzylinder von etwa 1,5 cm Durchmesser werden 8 ml Kaliumiodid-Stärke-Lösung *R* gegeben. Der Zylinder wird mit der Substanz bis zum Rand aufgefüllt, kräftig geschüttelt und 30 min lang unter Lichtschutz stehen gelassen. Dabei darf keine Färbung auftreten.

Lagerung: vor Licht geschützt

Name und Konzentration zugesetzter Stabilisatoren sind anzugeben.

N,N-Diisopropylethylamin *R*   1204600

C₈H₁₉N M_r 129,2
CAS Nr. 7087-68-5

N-Ethyl-*N*-(propan-2-yl)propan-2-amin; *N*-Ethyldiiso=
propylamin

Klare, farblose bis hellgelbe Flüssigkeit

Sdp: 127 °C

N,N'-Diisopropylethylendiamin *R*   1140600

C₈H₂₀N₂ M_r 144,3
CAS Nr. 4013-94-9

N,N'-Bis(1-methylethyl)-1,2-ethandiamin; *N,N'*-Diiso=
propyl(ethan-1,2-diyl)bis(azan)

Farblose bis gelbliche, korrodierend wirkende, entflammbare, hygroskopische Flüssigkeit

d_{20}^{20}: etwa 0,798
n_D^{20}: etwa 1,429
Sdp: etwa 170 °C

4,4'-Dimethoxybenzophenon *R*   1126300

C₁₅H₁₄O₃ M_r 242,3
CAS Nr. 90-96-0

Bis(4-methoxyphenyl)methanon

Weißes bis fast weißes Pulver; praktisch unlöslich in Wasser, schwer löslich in Ethanol 96%

Smp: etwa 142 °C

3,4-Dimethoxy-L-phenylalanin R   1191800

$C_{11}H_{15}NO_4$ M_r 225,2
CAS Nr. 32161-30-1

(2S)-2-Amino-3-(3,4-dimethoxyphenyl)propansäure

Gehalt: mindestens 95 Prozent

Weißes bis fast weißes Pulver

Dimethoxypropan R   1105200

$C_5H_{12}O_2$ M_r 104,1
CAS Nr. 77-76-9

2,2-Dimethoxypropan; Acetondimethylacetal

Farblose Flüssigkeit; zersetzt sich bei Kontakt mit feuchter Luft oder Wasser

d_{20}^{20}: etwa 0,847
n_D^{20}: etwa 1,378
Sdp: etwa 83 °C

Dimethylacetamid R   1029700

C_4H_9NO M_r 87,1
CAS Nr. 127-19-5

N,N-Dimethylacetamid

Gehalt: mindestens 99,5 Prozent

Farblose Flüssigkeit; mischbar mit Wasser und mit den meisten organischen Lösungsmitteln

d_{20}^{20}: etwa 0,94
n_D^{20}: etwa 1,437
Sdp: etwa 165 °C

Dimethylamin R   1168900

C_2H_7N M_r 45,09
CAS Nr. 124-40-3

N-Methylmethanamin

Gehalt: mindestens 98,0 Prozent

Farbloses, entflammbares Gas

Dimethylamin-Lösung R   1168901

Eine Lösung von Dimethylamin R (400 g · l^{-1})

Klare, farblose Lösung

Dichte: etwa 0,89

Smp: etwa –37 °C
Sdp: etwa 54 °C

Dimethylaminobenzaldehyd R   1029800

$C_9H_{11}NO$ M_r 149,2
CAS Nr. 100-10-7

4-Dimethylaminobenzaldehyd

Weiße bis gelblich weiße Kristalle; löslich in Ethanol 96% und in verdünnten Säuren

Smp: etwa 74 °C

Dimethylaminobenzaldehyd-Lösung R 1   1029801

0,2 g Dimethylaminobenzaldehyd R werden in 20 ml Ethanol 96% R gelöst. Die Lösung wird mit 0,5 ml Salzsäure R versetzt, mit Aktivkohle R geschüttelt und anschließend filtriert. Die Lösung muss schwächer gefärbt sein als die Iod-Lösung R 3.

Unmittelbar vor Gebrauch herzustellen

Dimethylaminobenzaldehyd-Lösung R 2   1029802

0,2 g Dimethylaminobenzaldehyd R werden ohne Erwärmen in einer Mischung von 4,5 ml Wasser R und 5,5 ml Salzsäure R gelöst.

Unmittelbar vor Gebrauch herzustellen

Dimethylaminobenzaldehyd-Lösung R 6   1029803

0,125 g Dimethylaminobenzaldehyd R werden in einer abgekühlten Mischung von 35 ml Wasser R und 65 ml Schwefelsäure R gelöst. Die Lösung wird mit 0,1 ml einer Lösung von Eisen(III)-chlorid R (50 g · l^{-1}) versetzt und vor Gebrauch 24 h lang vor Licht geschützt stehen gelassen.

Beachten Sie den Hinweis auf „Allgemeine Monographien" zu Anfang des Bands auf Seite B

Lagerung: Wird die Lösung bei Raumtemperatur gelagert, muss sie innerhalb einer Woche verwendet werden; wird sie im Kühlschrank gelagert, ist sie mehrere Monate lang haltbar.

Dimethylaminobenzaldehyd-Lösung *R* 7 1029804

1,0 g Dimethylaminobenzaldehyd *R* wird in 50 ml Salzsäure *R* gelöst. Die Lösung wird mit 50 ml Ethanol 96 % *R* versetzt.

Lagerung: vor Licht geschützt; innerhalb von 4 Wochen zu verwenden

Dimethylaminobenzaldehyd-Lösung *R* 8 1029805

0,25 g Dimethylaminobenzaldehyd *R* werden in einer Mischung von 5 g Phosphorsäure 85 % *R*, 45 g Wasser *R* und 50 g wasserfreier Essigsäure *R* gelöst.

Unmittelbar vor Gebrauch herzustellen

Dimethylaminobenzaldehyd-Lösung *R* 9 1029806

1,0 g Dimethylaminobenzaldehyd *R* wird in 3,5 ml Perchlorsäure (600 g · l^{-1} HClO$_4$) gelöst. Die Lösung wird langsam mit 6,5 ml 2-Propanol *R* versetzt.

Unmittelbar vor Gebrauch herzustellen

Dimethylaminoethanol *R* 1195600

$C_4H_{11}NO$ M_r 89,1
CAS Nr. 108-01-0

2-(Dimethylamino)ethan-1-ol

Farblose bis schwach gelbe Flüssigkeit; mischbar mit Wasser

Sdp: etwa 135 °C

(2-Dimethylaminoethyl)methacrylat *R* 1147200

$C_8H_{15}NO_2$ M_r 157,2
CAS Nr. 2867-47-2

(2-Dimethylaminoethyl)(2-methylpropenoat)

d_4^{20}: etwa 0,930
Sdp: etwa 187 °C

3-Dimethylaminophenol *R* 1156500

$C_8H_{11}NO$ M_r 137,2
CAS Nr. 99-07-0

3-(Dimethylamino)phenol

Graues Pulver; schwer löslich in Wasser

Smp: etwa 80 °C

2-(Dimethylamino)thioacetamidhydrochlorid *R* 1181800

$C_4H_{11}ClN_2S$ M_r 154,7
CAS Nr. 27366-72-9

Dimethylaminozimtaldehyd *R* 1029900

$C_{11}H_{13}NO$ M_r 175,2
CAS Nr. 6203-18-5

(*E*)-3-(4-Dimethylaminophenyl)propenal

Kristalle oder Pulver, orange bis orangebraun; lichtempfindlich

Smp: etwa 138 °C

Dimethylaminozimtaldehyd-Lösung *R* 1029901

2 g Dimethylaminozimtaldehyd *R* werden in einer Mischung von 100 ml Salzsäure *R* 1 und 100 ml wasserfreiem Ethanol *R* gelöst.

Die Lösung ist vor Gebrauch 1:4 mit wasserfreiem Ethanol *R* zu verdünnen.

N,N*-Dimethylanilin *R 1030100

$C_8H_{11}N$ M_r 121,2
CAS Nr. 121-69-7

Klare, ölige Flüssigkeit; fast farblos, wenn sie frisch destilliert ist, sich bei der Lagerung rötlich braun färbend;

praktisch unlöslich in Wasser, leicht löslich in Ethanol 96 %

n_D^{20}: etwa 1,558

Destillationsbereich (2.2.11): Mindestens 95 Prozent Substanz müssen zwischen 192 und 194 °C destillieren.

2,3-Dimethylanilin R   1105300

$C_8H_{11}N$ M_r 121,2
CAS Nr. 87-59-2

2,3-Xylidin

Gelbliche Flüssigkeit; wenig löslich in Wasser, löslich in Ethanol 96 %

d_{20}^{20}:   0,993 bis 0,995
n_D^{20}:   etwa 1,569
Sdp: etwa 224 °C

2,6-Dimethylanilin R   1030200

$C_8H_{11}N$ M_r 121,2
CAS Nr. 87-62-7

2,6-Xylidin

Farblose Flüssigkeit; wenig löslich in Wasser, löslich in Ethanol 96 %

d_{20}^{20}: etwa 0,98

2,6-Dimethylanilinhydrochlorid R   1169000

$C_8H_{12}ClN$ M_r 157,6
CAS Nr. 21436-98-6

2,6-Dimethylbenzol-1-amin-hydrochlorid; 2,6-Xylidinhydrochlorid

Gehalt: mindestens 98,0 Prozent

2,4-Dimethyl-6-*tert*-butylphenol R   1126500

$C_{12}H_{18}O$ M_r 178,3
CAS Nr. 1879-09-0

2-*tert*-Butyl-4,6-dimethylphenol

Dimethylcarbonat R   1119300

$C_3H_6O_3$ M_r 90,1
CAS Nr. 616-38-6

Kohlensäuredimethylester

Flüssigkeit; unlöslich in Wasser, mischbar mit Ethanol 96 %

d_4^{17}:   1,065
n_D^{20}:   1,368
Sdp: etwa 90 °C

Dimethyl-β-cyclodextrin R   1169100

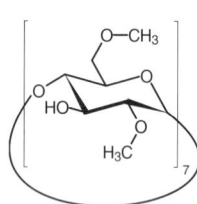

$C_{56}H_{98}O_{35}$ M_r 1331
CAS Nr. 51166-71-3

Heptakis(2,6-di-*O*-methyl)cyclomaltoheptaose; Cycloheptakis-(1→4)-(2,6-di-*O*-methyl-α-D-glucopyranosyl); $2^A,2^B,2^C,2^D,2^E,2^F,2^G,6^A,6^B,6^C,6^D,6^E,6^F,6^G$-Tetradeca-*O*-methyl-β-cyclodextrin; 2,6-Di-*O*-methyl-β-cyclodextrin

Weißes bis fast weißes Pulver

Dimethyldecylamin R   1113500

$C_{12}H_{27}N$ M_r 185,4
CAS Nr. 1120-24-7

N,N-Dimethyldecylamin; (Decyl)dimethylazan

Gehalt: mindestens 98,0 Prozent (*m/m*)

Sdp: etwa 234 °C

1,1-Dimethylethylamin *R*   1100900

$C_4H_{11}N$ M_r 73,1
CAS Nr. 75-64-9

tert-Butylamin; *tert*-Butylazan

Flüssigkeit; mischbar mit Ethanol 96 %

d_{20}^{20}: etwa 0,694
n_D^{20}: etwa 1,378
Sdp: etwa 46 °C

Dimethylformamid *R*   1030300

C_3H_7NO M_r 73,1
CAS Nr. 68-12-2

Klare, farblose, neutrale Flüssigkeit; mischbar mit Wasser und mit Ethanol 96 %

d_{20}^{20}: 0,949 bis 0,952
Sdp: etwa 153 °C

Wasser (2.5.12): höchstens 0,1 Prozent

Dimethylformamiddiethylacetal *R*   1113600

$C_7H_{17}NO_2$ M_r 147,2
CAS Nr. 1188-33-6

N,N-Dimethylformamiddiethylacetal; (Diethoxymethyl)=dimethylazan

n_D^{20}: etwa 1,40
Sdp: 128 bis 130 °C

N,N-Dimethylformamiddimethylacetal *R*   1140700

$C_5H_{13}NO_2$ M_r 119,2
CAS Nr. 4637-24-5

1,1-Dimethoxytrimethylamin; (Dimethoxymethyl)dime=thylazan

Klare, farblose Flüssigkeit

d_{20}^{20}: etwa 0,896
n_D^{20}: etwa 1,396
Sdp: etwa 103 °C

Dimethylglyoxim *R*   1030400

$C_4H_8N_2O_2$ M_r 116,1
CAS Nr. 95-45-4

(Z, Z)-2,3-Butandiondioxim; Biacetyldioxim

Farblose Kristalle oder weißes bis fast weißes, kristallines Pulver; praktisch unlöslich in kaltem Wasser, sehr schwer löslich in siedendem Wasser, löslich in Ethanol 96 %

Smp: etwa 240 °C, unter Zersetzung

Sulfatasche (2.4.14): höchstens 0,05 Prozent

1,3-Dimethyl-2-imidazolidinon *R*   1135400

$C_5H_{10}N_2O$ M_r 114,2
CAS Nr. 80-73-9

N,N'-Dimethylethylenharnstoff

n_D^{20}: 1,4720
Sdp: etwa 224 °C

Dimethyloctylamin *R*   1030500

$C_{10}H_{23}N$ M_r 157,3
CAS Nr. 7378-99-6

Dimethyloctylazan

Farblose Flüssigkeit

d_{20}^{20}: etwa 0,765
n_D^{20}: etwa 1,424
Sdp: etwa 195 °C

2,5-Dimethylphenol *R*   1162300

$C_8H_{10}O$ M_r 122,2
CAS Nr. 95-87-4

p-Xylenol

Weiße bis fast weiße Kristalle

2,6-Dimethylphenol *R* 1030600

C$_8$H$_{10}$O *M*$_r$ 122,2
CAS Nr. 576-26-1

Farblose Nadeln; schwer löslich in Wasser, sehr leicht löslich in Ethanol 96 %

Smp: 46 bis 48 °C
Sdp: etwa 203 °C

3,4-Dimethylphenol *R* 1098100

C$_8$H$_{10}$O *M*$_r$ 122,2
CAS Nr. 95-65-8

Weiße bis fast weiße Kristalle; schwer löslich in Wasser, leicht löslich in Ethanol 96 %

Smp: 25 bis 27 °C
Sdp: etwa 226 °C

N,N-Dimethyl-L-phenylalanin *R* 1164000

C$_{11}$H$_{15}$NO$_2$ *M*$_r$ 193,2
CAS Nr. 17469-89-5

(2S)-2-(Dimethylamino)-3-phenylpropansäure

Smp: etwa 226 °C

Dimethylpiperazin *R* 1030700

C$_6$H$_{14}$N$_2$ *M*$_r$ 114,2
CAS Nr. 106-58-1

1,4-Dimethylpiperazin

Farblose Flüssigkeit; mischbar mit Wasser und mit Ethanol 96 %

d_{20}^{20}: etwa 0,85
n_D^{20}: etwa 1,446
Sdp: etwa 131 °C

Dimethylstearamid *R* 1030800

C$_{20}$H$_{41}$NO *M*$_r$ 311,6

N,N-Dimethyloctadecanamid

Weiße bis fast weiße, feste Masse; löslich in den meisten organischen Lösungsmitteln, einschließlich Aceton

Smp: etwa 51 °C

Dimethylsulfon *R* 1030900

C$_2$H$_6$O$_2$S *M*$_r$ 94,1
CAS Nr. 67-71-0

Sulfonyldimethan

Weißes bis fast weißes, kristallines Pulver; leicht löslich in Wasser, löslich in Aceton und in Ethanol 96 %

Smp: 108 bis 110 °C

Dimethylsulfoxid *R* 1029500

CAS Nr. 67-68-5

Muss der Monographie **Dimethylsulfoxid (Dimethylis sulfoxidum)** entsprechen

Wird die Substanz in der Spektroskopie verwendet, muss sie zusätzlich folgender Prüfung entsprechen:

Absorption (2.2.25): höchstens 1,00 bei 262 nm, 0,46 bei 270 nm, 0,16 bei 290 nm und 0,01 bei 340 nm und größeren Wellenlängen, mit Wasser *R* als Kompensationsflüssigkeit bestimmt

Dimethylsulfoxid *R* 1 1029501

Gehalt: mindestens 99,7 Prozent, mit Hilfe der Gaschromatographie bestimmt

Dimethylsulfoxid *R* 2 1029502

Gehalt: mindestens 99,9 Prozent, mit Hilfe der Gaschromatographie bestimmt

Verdampfungsrückstand: höchstens 0,0005 Prozent

Wasser (2.5.32): höchstens 0,005 Prozent

(D₆)Dimethylsulfoxid R   1025100

C_2D_6OS M_r 84,2
CAS Nr. 2206-27-1

(D₆)Dimethylsulfoxid

Deuterierungsgrad: mindestens 99,8 Prozent

Sehr hygroskopische, viskose, praktisch farblose Flüssigkeit; löslich in Wasser, in Aceton und in wasserfreiem Ethanol

d_{20}^{20}: etwa 1,18

Smp: etwa 20 °C

Wasser und Deuteriumoxid: höchstens 0,1 Prozent

Lagerung: dicht verschlossen

Dimeticon R   1105400

CAS Nr. 9006-65-9

Muss der Monographie **Dimeticon (Dimeticonum)** entsprechen

Dimidiumbromid R   1031100

$C_{20}H_{18}BrN_3$ M_r 380,3
CAS Nr. 518-67-2

3,8-Diamino-5-methyl-6-phenylphenanthridinium= bromid

Tiefrote Kristalle; schwer löslich in Wasser von 20 °C, wenig löslich in Wasser von 60 °C und in Ethanol 96 %

Dimidiumbromid-Sulfanblau-Reagenz R   1031101

Getrennt werden 0,5 g Dimidiumbromid R und 0,25 g Sulfanblau R in je 30 ml einer heißen Mischung von 1 Volumteil wasserfreiem Ethanol R und 9 Volumteilen Wasser R gelöst. Nach Rühren werden die beiden Lösungen gemischt und mit der gleichen Lösungsmittelmischung zu 250 ml verdünnt. 20 ml dieser Lösung werden zu einer Verdünnung von 20 ml einer 14-prozentigen Lösung (V/V) von Schwefelsäure R mit etwa 250 ml Wasser R gegeben. Diese Lösung wird mit Wasser R zu 500 ml verdünnt.

Lagerung: vor Licht geschützt

Dinatriumbicinchoninat R   1126600

$C_{20}H_{10}N_2Na_2O_4$ M_r 388,3
CAS Nr. 979-88-4

2,2′-Bichinolin-4,4′-dicarbonsäure, Dinatriumsalz

Dinitrobenzoesäure R   1031300

$C_7H_4N_2O_6$ M_r 212,1
CAS Nr. 99-34-3

3,5-Dinitrobenzoesäure

Fast farblose Kristalle; schwer löslich in Wasser, sehr leicht löslich in Ethanol 96 %

Smp: etwa 206 °C

Dinitrobenzoesäure-Lösung R   1031301

Eine Lösung von Dinitrobenzoesäure R (20 g · l⁻¹) in Ethanol 96 % R

Dinitrobenzol R   1031200

$C_6H_4N_2O_4$ M_r 168,1
CAS Nr. 99-65-0

1,3-Dinitrobenzol

Kristalle oder kristallines Pulver, gelblich; praktisch unlöslich in Wasser, schwer löslich in Ethanol 96 %

Smp: etwa 90 °C

Dinitrobenzol-Lösung R   1031201

Eine Lösung von Dinitrobenzol R (10 g · l⁻¹) in Ethanol 96 % R

Dinitrobenzoylchlorid *R* 1031400

C₇H₃ClN₂O₅ M_r 230,6
CAS Nr. 99-33-2

3,5-Dinitrobenzoylchlorid

Durchsichtiges, gelbes bis grünlich gelbes Pulver oder gelbliche Kristalle; löslich in Aceton und in Toluol

Smp: etwa 68 °C

Eignungsprüfung: Eine Mischung von 1 ml wasserfreiem Ethanol *R*, 0,1 g Dinitrobenzoylchlorid *R* und 0,05 ml verdünnter Schwefelsäure *R* wird 30 min lang unter Rückflusskühlung zum Sieden erhitzt. Nach dem Eindampfen der Lösung auf dem Wasserbad wird der Rückstand mit 5 ml Heptan *R* versetzt und die Mischung zum Sieden erhitzt. Die heiße Lösung wird filtriert. Die sich beim Abkühlen auf Raumtemperatur bildenden Kristalle werden mit einer kleinen Menge Heptan *R* gewaschen und im Exsikkator getrocknet. Die Kristalle schmelzen (2.2.14) zwischen 92 und 95 °C.

Dinitrophenylhydrazin *R* 1031500

C₆H₆N₄O₄ M_r 198,1
CAS Nr. 119-26-6

2,4-Dinitrophenylhydrazin

Orangerote Kristalle; sehr schwer löslich in Wasser, schwer löslich in Ethanol 96 %

Smp: etwa 203 °C (Sofortschmelzpunkt)

Dinitrophenylhydrazin-Reagenz *R* 1031501

0,2 g Dinitrophenylhydrazin *R* werden in 20 ml Methanol *R* gelöst. Die Lösung wird mit 80 ml einer Mischung gleicher Volumteile Essigsäure *R* und Salzsäure *R* 1 versetzt.

Unmittelbar vor Gebrauch herzustellen

Dinitrophenylhydrazin-Schwefelsäure *R* 1031503

1,5 g Dinitrophenylhydrazin *R* werden in 50 ml einer 20-prozentigen Lösung (*V/V*) von Schwefelsäure *R* gelöst.

Unmittelbar vor Gebrauch herzustellen

Dinitrophenylhydrazinhydrochlorid-Lösung *R* 1031502

0,50 g Dinitrophenylhydrazin *R* werden unter Erhitzen in verdünnter Salzsäure *R* gelöst. Die Lösung wird mit verdünnter Salzsäure *R* zu 100 ml verdünnt und nach dem Erkalten filtriert.

Unmittelbar vor Gebrauch herzustellen

Dinonylphthalat *R* 1031600

C₂₆H₄₂O₄ M_r 418,6
CAS Nr. 28553-12-0

Bis(3,5,5-trimethylhexyl)phthalat

Farblose bis schwach gelbe, ölige Flüssigkeit

d_{20}^{20}: 0,97 bis 0,98
n_D^{20}: 1,482 bis 1,489

Sauer reagierende Substanzen: 5,0 g Substanz werden 1 min lang mit 25 ml Wasser *R* geschüttelt. Nach der Phasentrennung wird die wässrige Schicht filtriert und mit 0,1 ml Phenolphthalein-Lösung *R* versetzt. Bis zum Umschlag dürfen höchstens 0,3 ml Natriumhydroxid-Lösung (0,1 mol · l⁻¹) verbraucht werden (0,05 Prozent, berechnet als Phthalsäure).

Wasser (2.5.12): höchstens 0,1 Prozent

Dioctadecyldisulfid *R* 1031700

C₃₆H₇₄S₂ M_r 571,1
CAS Nr. 2500-88-1

Weißes bis fast weißes Pulver; praktisch unlöslich in Wasser

Smp: 53 bis 58 °C

Dioctadecyl(3,3'-thiodipropionat) *R* 1031900

C₄₂H₈₂O₄S M_r 683
CAS Nr. 693-36-7

Weißes bis fast weißes, kristallines Pulver; praktisch unlöslich in Wasser, leicht löslich in Dichlormethan, wenig löslich in Aceton, in Ethanol 96 % und in Petrolether

Smp: 58 bis 67 °C

Di-n-octylphthalat R   1203500

$C_{24}H_{38}O_4$ M_r 390,6
CAS Nr. 117-84-0

Dioctylbenzol-1,2-dicarboxylat

Farblose, viskose Flüssigkeit; unlöslich in Wasser

Dichte: etwa 0,98 g · ml^{-1} (20 °C)

Diosgenin R   1210000

$C_{27}H_{42}O_3$ M_r 414,6
CAS Nr. 512-04-9

(25R)-Spirost-5-en-3β-ol

Dioxan R   1032000

$C_4H_8O_2$ M_r 88,1
CAS Nr. 123-91-1

1,4-Dioxan

Klare, farblose Flüssigkeit; mischbar mit Wasser und mit den meisten organischen Lösungsmitteln

d_{20}^{20}: etwa 1,03

Erstarrungspunkt (2.2.18): mindestens 11,0 °C

Wasser (2.5.12): höchstens 0,5 Prozent

Dioxan, das nicht der Prüfung auf Peroxide entspricht, darf nicht destilliert werden.

Peroxide: In einen 12-ml-Schliffstopfenzylinder von etwa 1,5 cm Durchmesser werden 8 ml Kaliumiodid-Stärke-Lösung R gegeben. Der Zylinder wird mit der Substanz bis zum Rand aufgefüllt, kräftig geschüttelt und 30 min lang unter Lichtschutz stehen gelassen. Dabei darf keine Färbung auftreten.

Dioxan, das in der Szintillationsmessung verwendet wird, muss eine dafür geeignete Qualität haben.

Dioxan-Lösung R   1032002

1,00 g Dioxan R wird mit Wasser R zu 100,0 ml verdünnt. 5,0 ml dieser Lösung werden mit Wasser R zu 100,0 ml verdünnt (0,5 mg · ml^{-1} Dioxan).

Dioxan-Lösung R 1   1032003

10,0 ml Dioxan-Lösung R werden mit Wasser R zu 50,0 ml verdünnt (0,1 mg · ml^{-1}).

Dioxan-Lösung R 2   1032004

2,0 ml Dioxan-Lösung R werden mit Wasser R zu 50,0 ml verdünnt (0,02 mg · ml^{-1} Dioxan).

Dioxaphosphan R   1031800

$C_{41}H_{82}O_6P_2$ M_r 733

3,9-Bis(octadecyloxy)-2,4,8,10-tetraoxa-3,9-diphospha=spiro[5.5]undecan

Weiße bis fast weiße, wachsartige Substanz; praktisch unlöslich in Wasser, löslich in Kohlenwasserstoffen

Smp: 40 bis 70 °C

Diphenylamin R   1032100

$C_{12}H_{11}N$ M_r 169,2
CAS Nr. 122-39-4

Weiße bis fast weiße Kristalle; schwer löslich in Wasser, löslich in Ethanol 96 %

Smp: etwa 55 °C

Lagerung: vor Licht geschützt

Diphenylamin-Lösung R   1032101

Eine Lösung von Diphenylamin R (1 g · l^{-1}) in Schwefelsäure R

Lagerung: vor Licht geschützt

Diphenylamin-Lösung R 1   1032102

Eine Lösung von Diphenylamin R (10 g · l^{-1}) in Schwefelsäure R

Die Lösung muss farblos sein.

Diphenylamin-Lösung R 2 1032103

1 g Diphenylamin R wird in 100 ml Essigsäure 99 % R gelöst. Die Lösung wird mit 2,75 ml Schwefelsäure R versetzt.

Unmittelbar vor Gebrauch herzustellen

Diphenylanthracen R 1032200

$C_{26}H_{18}$ M_r 330,4
CAS Nr. 1499-10-1

9,10-Diphenylanthracen

Gelbliches bis gelbes, kristallines Pulver; praktisch unlöslich in Wasser

Smp: etwa 248 °C

Diphenylbenzidin R 1032300

$C_{24}H_{20}N_2$ M_r 336,4
CAS Nr. 531-91-9

N,N'-Diphenylbenzidin

Weißes bis schwach graues, kristallines Pulver; praktisch unlöslich in Wasser, schwer löslich in Aceton und in Ethanol 96 %

Smp: etwa 248 °C

Nitrat: 8 mg Substanz werden in einer erkalteten Mischung von 5 ml Wasser R und 45 ml nitratfreier Schwefelsäure R gelöst. Die Lösung muss farblos oder darf höchstens sehr schwach blau gefärbt sein.

Sulfatasche (2.4.14): höchstens 0,1 Prozent

Lagerung: vor Licht geschützt

Diphenylboryloxyethylamin R 1032400

$C_{14}H_{16}BNO$ M_r 225,1
CAS Nr. 524-95-8

2-(Diphenylboryloxy)ethylamin

Weißes bis schwach gelbes, kristallines Pulver; praktisch unlöslich in Wasser, löslich in Ethanol 96 %

Smp: etwa 193 °C

Diphenylcarbazid R 1032500

$C_{13}H_{14}N_4O$ M_r 242,3
CAS Nr. 140-22-7

1,5-Diphenylcarbonohydrazid

Weißes bis fast weißes, kristallines, an der Luft sich allmählich rosa färbendes Pulver; sehr schwer löslich in Wasser, löslich in Aceton, in Essigsäure 99 % und in Ethanol 96 %

Smp: etwa 170 °C

Sulfatasche (2.4.14): höchstens 0,1 Prozent

Lagerung: vor Licht geschützt

Diphenylcarbazid-Lösung R 1032501

0,2 g Diphenylcarbazid R werden in 10 ml Essigsäure 99 % R gelöst. Die Lösung wird mit wasserfreiem Ethanol R zu 100 ml verdünnt.

Unmittelbar vor Gebrauch herzustellen

Diphenylcarbazon R 1032600

$C_{13}H_{12}N_4O$ M_r 240,3
CAS Nr. 538-62-5

1,5-Diphenylcarbazon

Orangegelbes, kristallines Pulver; praktisch unlöslich in Wasser, leicht löslich in Ethanol 96 %

Smp: etwa 157 °C, unter Zersetzung

2,2-Diphenylglycin R   1174300

C₁₄H₁₃NO₂ M_r 227,3
CAS Nr. 3060-50-2

Amino(diphenyl)essigsäure; 2-Amino-2,2-diphenyl=
essigsäure

1,2-Diphenylhydrazin R   1140800

C₁₂H₁₂N₂ M_r 184,3
CAS Nr. 122-66-7

Hydrazobenzol; 1,2-Diphenyldiazan

Oranges Pulver

Smp: etwa 125 °C

Diphenylmethanol R   1145700

C₁₃H₁₂O M_r 184,2
CAS Nr. 91-01-0

Benzhydrol

Weißes bis fast weißes, kristallines Pulver

Smp: etwa 66 °C

Diphenyloxazol R   1032700

C₁₅H₁₁NO M_r 221,3
CAS Nr. 92-71-7

2,5-Diphenyloxazol

Weißes bis fast weißes Pulver; praktisch unlöslich in Wasser, löslich in Methanol, wenig löslich in Dioxan und Essigsäure 99 %

Smp: etwa 70 °C

$A_{1cm}^{1\%}$: etwa 1260, bei 305 nm in Methanol R bestimmt

Diphenyloxazol, das in der Szintillationsmessung verwendet wird, muss eine dafür geeignete Qualität haben.

Diphenylphenylenoxid-Polymer R   1032800

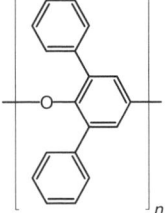

Poly(2,6-diphenyl-p-phenylenoxid)

Weiße bis fast weiße, poröse Kügelchen

Die Teilchengröße der Kügelchen wird in Klammern nach dem Namen des Reagenzes bei den entsprechenden Prüfungen angegeben.

2,2′-Dipyridylamin R   1157700

C₁₀H₉N₃ M_r 171,2
CAS Nr. 1202-34-2

N-(Pyridin-2-yl)pyridin-2-amin

Smp: etwa 95 °C

Distickstoffmonoxid R   1108500

N₂O M_r 44,01

Gehalt: mindestens 99,99 Prozent (*V/V*)

Stickstoffmonoxid: weniger als 1 ppm

Kohlenmonoxid: weniger als 1 ppm

Ditalimphos R   1126700

C₁₂H₁₄NO₄PS M_r 299,3
CAS Nr. 5131-24-8

Ditalimfos; *O,O*-Diethyl(1,3-dihydro-1,3-dioxo-2*H*-iso=
indol-2-yl)phosphonothioat

Sehr schwer löslich in Wasser, in Ethylacetat und in wasserfreiem Ethanol

Eine geeignete, zertifizierte Referenzlösung kann verwendet werden.

5,5'-Dithiobis(2-nitrobenzoesäure) *R* 1097300

C₁₄H₈N₂O₈S₂ M_r 396,4
CAS Nr. 69-78-3

5,5'-Disulfandiylbis(2-nitrobenzoesäure); 3-Carboxy-4-nitrophenyldisulfid; Ellmans Reagenz

Gelbes Pulver; wenig löslich in Ethanol 96 %

Smp: etwa 242 °C

Dithioerythritol *R* 1187500

C₄H₁₀O₂S₂ M_r 154,3
CAS Nr. 6892-68-8

(2*R*,3*S*)-1,4-Disulfanylbutan-2,3-diol; DTE

Smp: etwa 83 °C

Dithiol *R* 1033800

C₇H₈S₂ M_r 156,3
CAS Nr. 496-74-2

4-Methyl-1,2-benzoldithiol

Weiße bis fast weiße, hygroskopische Kristalle; löslich in Methanol und in Alkalihydroxid-Lösungen

Smp: etwa 30 °C

Lagerung: dicht verschlossen

Dithiol-Reagenz *R* 1033801

1 g Dithiol *R* wird nach Zusatz von 2 ml Thioglycolsäure *R* in einer Lösung von Natriumhydroxid *R* (20 g · l⁻¹) zu 250 ml gelöst.

Unmittelbar vor Gebrauch herzustellen

Dithiothreitol *R* 1098200

C₄H₁₀O₂S₂ M_r 154,2
CAS Nr. 27 565-41-9

threo-1,4-Bis(sulfanyl)butan-2,3-diol

Schwach hygroskopische Nadeln; leicht löslich in Wasser, in Aceton und in wasserfreiem Ethanol

Lagerung: dicht verschlossen

Dithizon *R* 1033900

C₁₃H₁₂N₄S M_r 256,3
CAS Nr. 60-10-6

1,5-Diphenylthiocarbazon

Blau- oder braunschwarzes bis schwarzes Pulver; praktisch unlöslich in Wasser, löslich in Ethanol 96 %

Lagerung: vor Licht geschützt

Dithizon *R* 1 1105500

C₁₃H₁₂N₄S M_r 256,3
CAS Nr. 60-10-6

1,5-Diphenylthiocarbazon

Gehalt: mindestens 98,0 Prozent

Blauschwarzes, schwarzbraunes oder schwarzes Pulver; praktisch unlöslich in Wasser, löslich in Ethanol 96 %

Lagerung: vor Licht geschützt

Dithizon-Lösung *R* 1033901

Eine Lösung von Dithizon *R* (0,5 g · l⁻¹) in Chloroform *R*

Unmittelbar vor Gebrauch herzustellen

Docosahexaensäuremethylester *R* 1142800

C₂₃H₃₄O₂ M_r 342,5
CAS Nr. 301-01-9

DHA-methylester; Cervonsäuremethylester; (all-*Z*)-Docosa-4,7,10,13,16,19-hexaensäuremethylester; (all-*Z*)-Methyldocosa-4,7,10,13,16,19-hexaenoat

Gehalt: mindestens 90,0 Prozent, mit Hilfe der Gaschromatographie bestimmt

Docusat-Natrium *R*   1034100

CAS Nr. 577-11-7

Muss der Monographie **Docusat-Natrium (Natrii docusas)** entsprechen

Dodecyltrimethylammoniumbromid *R*   1135500

$C_{15}H_{34}BrN$ M_r 308,4
CAS Nr. 1119-94-4

N,N,N-Trimethyldodecan-1-aminiumbromid

Weiße bis fast weiße Kristalle

Smp: etwa 246 °C

D-Dopa *R*   1164100

$C_9H_{11}NO_4$ M_r 197,2
CAS Nr. 5796-17-8

(2*R*)-2-Amino-3-(3,4-dihydroxyphenyl)propansäure; 3-Hydroxy-D-tyrosin; 3,4-Dihydroxy-D-phenylalanin

$[\alpha]_D^{20}$: +9,5 bis +11,5, an einer Lösung der Substanz (10 g·l^{-1}) in Salzsäure (1 mol·l^{-1}) bestimmt

Smp: etwa 277 °C

Dotriacontan *R*   1034200

$C_{32}H_{66}$ M_r 450,9
CAS Nr. 544-85-4

Weiße bis fast weiße Plättchen; praktisch unlöslich in Wasser, wenig löslich in Hexan

Smp: etwa 69 °C

Verunreinigungen: höchstens 0,1 Prozent mit dem gleichen t_R-Wert wie α-Tocopherolacetat, nach der gaschromatographischen Methode wie in der Monographie **all-*rac*-α-Tocopherolacetat (int-*rac*-α-Tocopherylis acetas)** beschrieben bestimmt

Doxycyclin *R*   1145800

Muss der Monographie **Doxycyclin-Monohydrat (Doxycyclinum monohydricum)** entsprechen

Dragendorffs Reagenz *R*   1070600

Eine Mischung von 0,85 g basischem Bismutnitrat *R*, 40 ml Wasser *R* und 10 ml Essigsäure 99 % *R* wird mit 20 ml einer Lösung von Kaliumiodid *R* (400 g·l^{-1}) versetzt.

Dragendorffs Reagenz *R* 1   1070601

100 g Weinsäure *R* werden in 400 ml Wasser *R* gelöst. Nach Zusatz von 8,5 g basischem Bismutnitrat *R* wird die Lösung 1 h lang geschüttelt, mit 200 ml einer Lösung von Kaliumiodid *R* (400 g·l^{-1}) versetzt, erneut geschüttelt und nach 24 h filtriert.

Lagerung: vor Licht geschützt

Dragendorffs Reagenz *R* 2   1070602

Stammlösung: 1,7 g basisches Bismutnitrat *R* und 20 g Weinsäure *R* werden in 40 ml Wasser *R* suspendiert. Die Suspension wird mit 40 ml einer Lösung von Kaliumiodid *R* (400 g·l^{-1}) versetzt, 1 h lang geschüttelt und filtriert. Die Lösung ist in braunen Gefäßen mehrere Tage lang haltbar.

Sprühlösung: Vor Gebrauch werden 5 ml Stammlösung mit 15 ml Wasser *R* gemischt.

Dragendorffs Reagenz *R* 3   1070604

0,17 g basisches Bismutnitrat *R* werden in einer Mischung von 2 ml Essigsäure 99 % *R* und 18 ml Wasser *R* gelöst. Nach Zusatz von 4 g Kaliumiodid *R* und 1 g Iod *R* wird die Lösung mit verdünnter Schwefelsäure *R* zu 100 ml verdünnt.

Dragendorffs Reagenz *R* 4   1070605

1,7 g basisches Bismutnitrat *R* werden in 20 ml Essigsäure 99 % *R* gelöst. Nach Zusatz von 80 ml destilliertem Wasser *R*, 100 ml einer Lösung von Kaliumiodid *R* (400 g·l^{-1}) und 200 ml Essigsäure 99 % *R* wird die Lösung mit destilliertem Wasser *R* zu 1000 ml verdünnt. 2 Volumteile dieser Lösung werden mit 1 Volumteil einer Lösung von Bariumchlorid *R* (200 g·l^{-1}) gemischt.

Dragendorffs Reagenz *R* 5   1070606

0,85 g basisches Bismutnitrat *R* werden in 10 ml Essigsäure 99 % *R* versetzt und vorsichtig bis zur vollständigen Lösung erhitzt. Die Lösung wird mit 40 ml Wasser *R* versetzt und erkalten gelassen. 5 ml dieser Lösung werden mit 5 ml einer Lösung von Kaliumiodid *R* (400 g·l^{-1}), 20 ml Essigsäure 99 % *R* und 70 ml Wasser *R* versetzt.

Dragendorffs Reagenz, verdünntes R   1070603

Eine Lösung von 100 g Weinsäure R in 500 ml Wasser R wird mit 50 ml Dragendorffs Reagenz R 1 versetzt.

Lagerung: vor Licht geschützt

E

β-Ecdysteron R   1204700

$C_{27}H_{44}O_7$ M_r 480,6
CAS Nr. 5289-74-7

(2β,3β,5β,22R)-2,3,14,20,22,25-Hexahydroxycholest-7-en-6-on

Echimidin R   1212500

$C_{20}H_{31}NO_7$ M_r 397,5
CAS Nr. 520-68-3

[(1R,7aR)-7-[[[(2R,3S)-2,3-Dihydroxy-2-(2-hydroxy=propan-2-yl)butanoyl]oxy]methyl]-2,3,5,7a-tetrahydro-1H-pyrrolizin-1-yl](2Z)-2-methylbut-2-enoat

Viskose Flüssigkeit; mischbar mit Methanol

Echimidin-N-oxid R   1212600

$C_{20}H_{31}NO_8$ M_r 413,5
CAS Nr. 41093-89-4

(1R,7aR)-7-[[[(2R,3S)-2,3-Dihydroxy-2-(2-hydroxy=propan-2-yl)butanoyl]oxy]methyl]-1-[[(2Z)-2-methyl=but-2-enoyl]oxy]-2,3,5,7a-tetrahydro-1H-pyrrolizin-4-oxid

Hellbraunes Pulver; löslich in Methanol

Echinacosid R   1159400

$C_{35}H_{46}O_{20}$ M_r 787
CAS Nr. 82854-37-3

β-(3′,4′-Dihydroxyphenyl)-ethyl-O-α-L-rhamnopyrano=syl(1→3)-O-β-D-[β-D-glucopyranosyl(1→6)]-(4-O-caffeoyl)-glucopyranosid

Blassgelbes, geruchloses Pulver

Echtblausalz B R   1037400

$C_{14}H_{12}Cl_2N_4O_2$ M_r 339,2
CAS Nr. 84633-94-3

C.I. Nr. 37235; Schultz Nr. 490
3,3′-Dimethoxy-4,4′-biphenylbis(diazonium)-dichlorid

Dunkelgrünes Pulver; löslich in Wasser

Die Substanz wird durch Zusatz von Zinkchlorid stabilisiert.

Lagerung: dicht verschlossen, zwischen 2 und 8 °C

Echtblausalz-B-Lösung R   1037401

140 mg Echtblausalz B R werden in 10 ml Wasser R gelöst. Die Lösung wird mit 50 ml Dichlormethan R und 140 ml Methanol R gemischt.

Lagerung: vor Licht geschützt, bei 4 °C; die Lösung ist innerhalb von 1 Woche zu verwenden.

Echtrotsalz B R   1037500

$C_{17}H_{13}N_3O_9S_2$ M_r 467,4
CAS Nr. 49735-71-9

C.I. Nr. 37125; Schultz Nr. 155
2-Methoxy-4-nitrobenzoldiazonium-hydrogen-1,5-naphthalindisulfonat

Orangegelbes Pulver; löslich in Wasser, schwer löslich in Ethanol 96 %

Lagerung: dicht verschlossen, vor Licht geschützt, bei 2 bis 8 °C

Edotreotid *R* 1182400

$C_{65}H_{92}N_{14}O_{18}S_2$ M_r 1422
CAS Nr. 204318-14-9

N-[[4,7,10-Tris(carboxymethyl)-1,4,7,10-tetraazacyclododecan-1-yl]acetyl]-D-phenylalanyl-L-cysteinyl-L-tyrosyl-D-tryptophyl-L-lysyl-L-threonyl-N-[(1R,2R)-2-hydroxy-1-(hydroxymethyl)propyl]-L-cysteinamid-2,7-disulfid; DOTATOC; DOTA-[Tyr^3]-octreotid

Weißes bis fast weißes Pulver

Gehalt: mindestens 95,0 Prozent

Eisen *R* 1046600

Fe A_r 55,85
CAS Nr. 7439-89-6

Graues Pulver oder Draht; löslich in verdünnten Mineralsäuren

Eisen(III)-chlorid *R* 1037800

$FeCl_3 \cdot 6\,H_2O$ M_r 270,3
CAS Nr. 10025-77-1

Eisen(III)-chlorid, Hexahydrat

Gelblich orange bis bräunliche, zerfließliche, kristalline Stücke; sehr leicht löslich in Wasser, löslich in Ethanol 96 %

Unter Lichteinfluss werden die Substanz und ihre Lösungen teilweise reduziert.

Lagerung: dicht verschlossen

Eisen(III)-chlorid-Lösung *R* 1 1037801

Eine Lösung von Eisen(III)-chlorid *R* (105 g · l^{-1})

Eisen(III)-chlorid-Lösung *R* 2 1037802

Eine Lösung von Eisen(III)-chlorid *R* (13 g · l^{-1})

Eisen(III)-chlorid-Lösung *R* 3 1037803

2,0 g Eisen(III)-chlorid *R* werden in wasserfreiem Ethanol *R* zu 100,0 ml gelöst.

Eisen(III)-chlorid-Hexacyanoferrat(III)-Arsenit-Reagenz *R* 1037805

Unmittelbar vor Verwendung des Reagenzes werden 10 ml einer Lösung von Eisen(III)-chlorid *R* (27 g · l^{-1}) in verdünnter Salzsäure *R*, 7 ml Kaliumhexacyanoferrat(III)-Lösung *R*, 3 ml Wasser *R* und 10 ml Natriumarsenit-Lösung *R* gemischt.

Eisen(III)-chlorid-Kaliumperiodat-Lösung *R* 1070801

1 g Kaliumperiodat *R* wird in 5 ml einer frisch hergestellten Lösung von Kaliumhydroxid *R* (120 g · l^{-1}) gelöst. Nach Zusatz von 20 ml Wasser *R* und 1,5 ml Eisen(III)-chlorid-Lösung *R* 1 wird die Lösung mit einer frisch hergestellten Lösung von Kaliumhydroxid *R* (120 g · l^{-1}) zu 50 ml verdünnt.

Eisen(III)-chlorid-Sulfaminsäure-Reagenz *R* 1037804

Eine Lösung, die Eisen(III)-chlorid *R* (10 g · l^{-1}) und Sulfaminsäure *R* (16 g · l^{-1}) enthält

Eisen(III)-nitrat *R* 1106100

$Fe(NO_3)_3 \cdot 9\,H_2O$ M_r 404
CAS Nr. 7782-61-8

Gehalt: mindestens 99,0 Prozent $Fe(NO_3)_3 \cdot 9\,H_2O$

Blassviolette Kristalle oder kristalline Masse; sehr leicht löslich in Wasser

Freie Säure: höchstens 0,3 Prozent (als HNO_3)

Eisen(III)-salicylat-Lösung *R* 1046700

0,1 g Ammoniumeisen(III)-sulfat *R* werden in einer Mischung von 2 ml verdünnter Schwefelsäure *R* und 48 ml Wasser *R* gelöst. Die Lösung wird mit Wasser *R* zu 100 ml verdünnt. Diese Lösung wird mit 50 ml einer Lösung von Natriumsalicylat *R* (11,5 g · l^{-1}), 10 ml verdünnter Essigsäure *R* und 80 ml einer Lösung von Natriumacetat *R* (136 g · l^{-1}) versetzt und mit Wasser *R* zu 500 ml verdünnt.

Unmittelbar vor Gebrauch herzustellen

Lagerung: dicht verschlossen, vor Licht geschützt

Eisen(II)-sulfat *R* 1038300

CAS Nr. 7782-63-0

Muss der Monographie **Eisen(II)-sulfat-Heptahydrat (Ferrosi sulfas heptahydricus)** entsprechen

Eisen(II)-sulfat-Lösung R 2   1038301

0,45 g Eisen(II)-sulfat R werden in 50 ml Salzsäure (0,1 mol·l^{-1}) gelöst. Die Lösung wird mit kohlendioxidfreiem Wasser R zu 100 ml verdünnt.

Unmittelbar vor Gebrauch herzustellen

Eisen(III)-sulfat R   1037900

$Fe_2(SO_4)_3 \cdot x\ H_2O$
CAS Nr. 15244-10-7

Gelblich weißes, sehr hygroskopisches, sich an der Luft zersetzendes Pulver; schwer löslich in Wasser und in Ethanol 96 %

Lagerung: dicht verschlossen, vor Licht geschützt

Eisen(III)-sulfat-Lösung R   1037901

50 g Eisen(III)-sulfat R werden in einem Überschuss von Wasser R gelöst. Nach Zusatz von 200 ml Schwefelsäure R wird die Lösung mit Wasser R zu 1000 ml verdünnt.

Eisen(III)-sulfat-Pentahydrat R   1153700

$Fe_2(SO_4)_3 \cdot 5\ H_2O$ M_r 489,9
CAS Nr. 142906-29-4

Weißes bis gelbliches Pulver

Elektrolyt-Reagenz zur Mikrobestimmung von Wasser R   1113700

Im Handel erhältliches, wasserfreies Reagenz oder eine Mischung von wasserfreien Reagenzien zur coulometrischen Titration von Wasser, die geeignete organische Basen, Schwefeldioxid und Iodid, in einem geeigneten Lösungsmittel gelöst, enthalten

Emodin R   1034400

$C_{15}H_{10}O_5$ M_r 270,2
CAS Nr. 518-82-1

1,3,8-Trihydroxy-6-methylanthrachinon; Rheum-Emodin

Orangerote Nadeln; praktisch unlöslich in Wasser, löslich in Ethanol 96 % und in Alkalihydroxid-Lösungen

Dünnschichtchromatographie (2.2.27): Die Substanz wird wie in der Monographie **Rhabarberwurzel (Rhei radix)** beschrieben geprüft; das Chromatogramm darf nur eine Hauptzone zeigen.

Endoprotease LysC R   1173200

Mikrobielles, extrazelluläres, proteolytisches Enzym, das von *Achromobacter lyticus* gebildet wird

Gefriergetrocknetes Pulver, frei von Salzen

α-Endosulfan R   1126800

$C_9H_6Cl_6O_3S$ M_r 406,9
CAS Nr. 959-98-8

Smp: etwa 108 °C
Sdp: etwa 200 °C

Eine geeignete, zertifizierte Referenzlösung (10 ng·µl^{-1} in Cyclohexan) kann verwendet werden.

β-Endosulfan R   1126900

$C_9H_6Cl_6O_3S$ M_r 406,9
CAS Nr. 33213-65-9

Smp: etwa 207 °C
Sdp: etwa 390 °C

Eine geeignete, zertifizierte Referenzlösung (10 ng·µl^{-1} in Cyclohexan) kann verwendet werden.

Endrin R   1127000

$C_{12}H_8Cl_6O$ M_r 380,9
CAS Nr. 72-20-8

Eine geeignete, zertifizierte Referenzlösung (10 ng·µl^{-1} in Cyclohexan) kann verwendet werden.

Entfärberlösung *R* 1012202

Eine Mischung von 1 Volumteil Essigsäure 99 % *R*, 4 Volumteilen Methanol *R* und 5 Volumteilen Wasser *R*

Entwicklerlösung *R* 1122500

2,5 ml einer Lösung von Citronensäure-Monohydrat *R* (20 g · l^{-1}) und 0,27 ml Formaldehyd-Lösung *R* werden mit Wasser *R* zu 500,0 ml verdünnt.

(−)-Epicatechin *R* 1201300

$C_{15}H_{14}O_6$ M_r 290,3
CAS Nr. 490-46-0

(2*R*,3*R*)-2-(3,4-Dihydroxyphenyl)-3,4-dihydro-2*H*-1-benzopyran-3,5,7-triol

(−)-Epigallocatechin-3-*O*-gallat *R* 1201400

$C_{22}H_{18}O_{11}$ M_r 458,4
CAS Nr. 989-51-5

(2*R*,3*R*)-5,7-Dihydroxy-2-(3,4,5-trihydroxyphenyl)-3,4-dihydro-2*H*-1-benzopyran-3-yl-3,4,5-trihydroxybenzoat

Epilactose *R* 1189200

$C_{12}H_{22}O_{11}$ M_r 342,3
CAS Nr. 20869-27-6

4-*O*-β-D-Galactopyranosyl-D-mannopyranose

Gehalt: mindestens 98 Prozent

Epinephrin *R* 1155000

$C_9H_{13}NO_3$ M_r 183,2
CAS Nr. 51-43-4

(1*R*)-1-(3,4-Dihydroxyphenyl)-2-(methylamino)ethanol; 4-[(1*R*)-1-Hydroxy-2-(methylamino)ethyl]benzol-1,2-diol; Adrenalin

Weißes bis fast weißes, an Luft und Licht sich allmählich braun färbendes Pulver; sehr schwer löslich in Wasser und in Ethanol 96 %, praktisch unlöslich in Aceton

Die Substanz löst sich in verdünnten Mineralsäuren und Alkalihydroxid-Lösungen.

Smp: etwa 215 °C

Eriochromschwarz T *R* 1056800

$C_{20}H_{12}N_3NaO_7S$ M_r 461,4
CAS Nr. 1787-61-7

C.I. Nr. 14645; Schultz Nr. 241
3-Hydroxy-4-(1-hydroxy-2-naphthylazo)-7-nitro-1-naphthalinsulfonsäure, Natriumsalz

Bräunlich schwarzes Pulver; löslich in Wasser und in Ethanol 96 %

Lagerung: dicht verschlossen, vor Licht geschützt

Eriochromschwarz-T-Verreibung *R* 1056801

1 g Eriochromschwarz T *R* wird mit 99 g Natriumchlorid *R* gemischt.

Empfindlichkeitsprüfung: 50 mg Eriochromschwarz-T-Verreibung werden in 100 ml Wasser *R* gelöst. Nach Zusatz von 0,3 ml verdünnter Ammoniak-Lösung *R* 1 muss sich die bräunlich violett gefärbte Lösung blau färben. Nach Zusatz von 0,1 ml einer Lösung von Magnesiumsulfat *R* (10 g · l^{-1}) muss sich die Lösung violett färben.

Lagerung: dicht verschlossen, vor Licht geschützt

Eriochromschwarz-T-Verreibung R 1 1056802

1,0 g Eriochromschwarz T R wird mit 0,4 g Methylorange R und 100 g Natriumchlorid R gemischt.

Erucamid R 1034500

$C_{22}H_{43}NO$ M_r 337,6
CAS Nr. 112-84-5

(Z)-13-Docosenamid

Pulver oder Körner, weiß bis gelblich; praktisch unlöslich in Wasser, leicht löslich in Dichlormethan, löslich in wasserfreiem Ethanol

Smp: etwa 70 °C

Erucifolin R 1212700

$C_{18}H_{23}NO_6$ M_r 349,4
CAS Nr. 40158-95-0

(5R,7R,9Z,12R,18R)-9-Ethyliden-7-(hydroxymethyl)-5-methyl-3,6,11-trioxa-15-azatetracyclo[10.5.1.0^{5,7}.0^{15,18}]-octadec-1(17)-en-4,10-dion

Weißes bis fast weißes Pulver; löslich in Methanol

Erucifolin-N-oxid R 1212800

$C_{18}H_{23}NO_7$ M_r 365,4
CAS Nr. 123864-94-8

(5R,7R,9Z,12R,18R)-9-Ethyliden-7-(hydroxymethyl)-5-methyl-4,10-dioxo-3,6,11-trioxa-15-azatetracyclo=[10.5.1.0^{5,7}.0^{15,18}]octadec-1(17)-en-15-oxid

Weißes bis fast weißes Pulver; löslich in Wasser und in Methanol

Erythritol R 1113800

CAS Nr. 149-32-6

Muss der Monographie **Erythritol (Erythritolum)** entsprechen

Erythrozyten-Suspension vom Kaninchen R 1074500

Eine 1,6-prozentige Suspension (V/V) von Kaninchenerythrozyten wird wie folgt hergestellt: 15 ml frisch entnommenes Kaninchenblut wird durch Schütteln mit Glasperlen defibriniert und 10 min lang bei 2000 g zentrifugiert. Die Erythrozyten werden 3-mal mit je 30 ml einer Lösung von Natriumchlorid R (9 g · l^{-1}) gewaschen. 1,6 ml der Erythrozytensuspension werden mit einer Mischung von 1 Volumteil Phosphat-Pufferlösung pH 7,2 R und 9 Volumteilen einer Lösung von Natriumchlorid R (9 g · l^{-1}) zu 100 ml verdünnt.

Essigsäure R 1000401

Gehalt: mindestens 290 und höchstens 310 g · l^{-1}
$C_2H_4O_2$ (M_r 60,1)

30 g Essigsäure 99 % R werden mit Wasser R zu 100 ml verdünnt.

Essigsäure 99 % R 1000400

$C_2H_4O_2$ M_r 60,1
CAS Nr. 64-19-7

Muss der Monographie **Essigsäure 99 % (Acidum aceticum glaciale)** entsprechen

Essigsäure, verdünnte R 1000402

Gehalt: mindestens 115 und höchstens 125 g · l^{-1}
$C_2H_4O_2$ (M_r 60,1)

12 g Essigsäure 99 % R werden mit Wasser R zu 100 ml verdünnt.

Essigsäure, verdünnte R 1 1000403

Gehalt: mindestens 57,5 und höchstens 62,5 g · l^{-1}
(M_r 60,1)

6 g Essigsäure 99 % R werden mit Wasser R zu 100 ml verdünnt.

Essigsäure, wasserfreie R 1000300

$C_2H_4O_2$ M_r 60,1
CAS Nr. 64-19-7

Gehalt: mindestens 99,6 Prozent (m/m) $C_2H_4O_2$

Farblose Flüssigkeit oder weiße bis fast weiße, glänzende, farnblattähnliche Kristalle; mischbar mit oder sehr leicht löslich in Wasser, in Ethanol 96 %, in Glycerol 85 % und in den meisten ätherischen und in fetten Ölen

d_{20}^{20}: 1,052 bis 1,053
Sdp: 117 bis 119 °C

Eine Lösung der Substanz (100 g · l⁻¹) ist stark sauer (2.2.4). Eine Lösung der Substanz (5 g · l⁻¹), neutralisiert mit verdünnter Ammoniak-Lösung R 2, gibt die Identitätsreaktion b auf Acetat (2.3.1).

Erstarrungspunkt (2.2.18): nicht unter 15,8 °C

Wasser (2.5.12): höchstens 0,4 Prozent

Ist der Wassergehalt größer als 0,4 Prozent, kann er durch Zusatz der berechneten Menge Acetanhydrid R herabgesetzt werden.

Lagerung: vor Licht geschützt

(D₄)Essigsäure R 1101100

$D_3C-COOD$

$C_2D_4O_2$ M_r 64,1
CAS Nr. 1186-52-3

(²H₄)Essigsäure

Deuterierungsgrad: mindestens 99,7 Prozent

d_{20}^{20}: etwa 1,12
n_D^{20}: etwa 1,368
Smp: etwa 16 °C
Sdp: etwa 115 °C

Estradiol R 1135600

$C_{18}H_{24}O_2$ M_r 272,4
CAS Nr. 50-28-2

Estra-1,3,5(10)-trien-3,17β-diol; β-Estradiol

An der Luft haltbare Prismen; praktisch unlöslich in Wasser, leicht löslich in Ethanol 96 %, löslich in Aceton und in Dioxan, wenig löslich in pflanzlichen Ölen

Smp: 173 bis 179 °C

17α-Estradiol R 1034600

$C_{18}H_{24}O_2$ M_r 272,4
CAS Nr. 57-91-0

Weißes bis fast weißes, kristallines Pulver oder farblose Kristalle

Smp: 220 bis 223 °C

Estragol R 1034700

$C_{10}H_{12}O$ M_r 148,2
CAS Nr. 140-67-0

1-Methoxy-4-allylbenzol; 1-Methoxy-4-prop-2-enylbenzol

Flüssigkeit; mischbar mit Ethanol 96 %

n_D^{20}: etwa 1,52
Sdp: etwa 216 °C

Wird die Substanz in der Gaschromatographie verwendet, muss sie zusätzlich folgender Anforderung entsprechen:

Gehaltsbestimmung: Gaschromatographie (2.2.28) wie in der Monographie **Anisöl (Anisi aetheroleum)** beschrieben

Untersuchungslösung: die Substanz

Gehalt: mindestens 98,0 Prozent, ermittelt mit Hilfe des Verfahrens „Normalisierung"

Ethan R 1189300

C_2H_6 M_r 30,07
CAS Nr. 74-84-0

Gehalt: mindestens 99,0 Prozent (*V/V*)

Ethanol x % R 1002502

Entsprechende Volumteile Wasser R und Ethanol 96 % R werden gemischt. Die beim Mischen auftretende Wärmeentwicklung und Volumenkontraktion sind zu berücksichtigen, um einen Ethanolgehalt von x Prozent (*V/V*) in der Lösung zu erhalten.

Ethanol 96 % R 1002500

CAS Nr. 64-17-5

Muss der Monographie **Ethanol 96 % (Ethanolum (96 per centum))** entsprechen

Ethanol 96 %, aldehydfreies R 1002501

1200 ml Ethanol 96 % R werden mit 5 ml einer Lösung von Silbernitrat R (400 g · l⁻¹) und 10 ml einer abgekühlten Lösung von Kaliumhydroxid R (500 g · l⁻¹) gemischt und einige Tage lang stehen gelassen. Unmittelbar vor Gebrauch wird die Mischung filtriert und destilliert.

Ethanol, wasserfreies R 1034800

CAS Nr. 64-17-5

Muss der Monographie **Wasserfreies Ethanol (Ethanolum anhydricum)** entsprechen

Ethanol, wasserfreies R 1   1034801

Muss der Monographie **Wasserfreies Ethanol (Ethanolum anhydricum)** entsprechen und zusätzlich folgender Prüfung:

Methanol: Gaschromatographie (2.2.28)

Untersuchungslösung: die Substanz

Referenzlösung: 0,50 ml wasserfreies Methanol R werden mit der Substanz zu 100,0 ml verdünnt. 1,0 ml Lösung wird mit der Substanz zu 100,0 ml verdünnt.

Säule

- Material: Glas
- Größe: $l = 2$ m, $\varnothing = 2$ mm
- Stationäre Phase: Ethylvinylbenzol-Divinylbenzol-Copolymer R (75 bis 100 µm)

Trägergas: Stickstoff zur Chromatographie R

Durchflussrate: 30 ml · min^{-1}

Temperatur

- Säule: 130 °C
- Probeneinlass: 150 °C
- Detektor: 200 °C

Detektion: Flammenionisation

Einspritzen: 1 µl Untersuchungslösung und 1 µl Referenzlösung, je 3-mal abwechselnd

Nach jeder Chromatographie wird die Säule 8 min lang bei 230 °C erhitzt. Der dem Methanol entsprechende Peak wird integriert.
Der Prozentgehalt an Methanol wird nach folgender Formel berechnet:

$$\frac{a \cdot b}{c - b}$$

a = Prozentgehalt (V/V) an Methanol in der Referenzlösung
b = Fläche des Peaks von Methanol im Chromatogramm der Untersuchungslösung
c = Fläche des Peaks von Methanol im Chromatogramm der Referenzlösung

Grenzwert

- Methanol: höchstens 0,005 Prozent (V/V)

Ether R 1035000

H$_3$C─O─CH$_3$

$C_4H_{10}O$ M_r 74,1
CAS Nr. 60-29-7
Diethylether

Klare, farblose, flüchtige, sehr leicht bewegliche und entflammbare, hygroskopische Flüssigkeit; löslich in Wasser, mischbar mit Ethanol 96 %

d_{20}^{20}: 0,713 bis 0,715
Sdp: 34 bis 35 °C

Ether, der nicht der Prüfung auf Peroxide entspricht, darf nicht destilliert werden.

Peroxide: In einen 12-ml-Schliffstopfenzylinder von etwa 1,5 cm Durchmesser werden 8 ml Kaliumiodid-Stärke-Lösung R gegeben. Der Zylinder wird mit der Substanz bis zum Rand aufgefüllt, kräftig geschüttelt und 30 min lang unter Lichtschutz stehen gelassen. Dabei darf keine Färbung auftreten.

Name und Konzentration zugesetzter Stabilisatoren sind anzugeben.

Lagerung: dicht verschlossen, vor Licht geschützt, unterhalb von 15 °C

Ether, peroxidfreier R 1035100

Muss der Monographie **Ether zur Narkose (Aether anaestheticus)** entsprechen

Ethion R 1127100

$C_9H_{22}O_4P_2S_4$ M_r 384,5
CAS Nr. 563-12-2

Smp: −24 bis −25 °C

Eine geeignete, zertifizierte Referenzlösung (10 ng · µl^{-1} in Cyclohexan) kann verwendet werden.

Ethoxychrysoidinhydrochlorid R 1035200

$C_{14}H_{17}ClN_4O$ M_r 292,8
CAS Nr. 2313-87-3

4-(4-Ethoxyphenylazo)-*m*-phenylendiamin-hydrochlorid; Etoxazenhydrochlorid

Rötliches Pulver; löslich in Ethanol 96 %

Ethoxychrysoidinhydrochlorid-Lösung R 1035201

Eine Lösung von Ethoxychrysoidinhydrochlorid R (1 g · l^{-1}) in Ethanol 96 % R

Empfindlichkeitsprüfung: Eine Mischung von 5 ml verdünnter Salzsäure *R* und 0,05 ml Ethoxychrysoidinhydrochlorid-Lösung wird mit 0,05 ml Bromid-Bromat-Lösung (0,0167 mol · l^{-1}) versetzt. Innerhalb von 2 min muss die Färbung von Rot nach Hellgelb umschlagen.

Ethylacetat *R*   1035300

$C_4H_8O_2$ M_r 88,1
CAS Nr. 141-78-6

Klare, farblose Flüssigkeit; löslich in Wasser, mischbar mit Ethanol 96 %

d_{20}^{20}:   0,901 bis 0,904
Sdp: 76 bis 78 °C

Ethylacetat *R* 1   1035302

$C_4H_8O_2$ M_r 88,1
CAS Nr. 141-78-6

Geeignet zur Gaschromatographie (ECD und FID)

Flüssigkeit, mischbar mit Wasser (das heißt 85,3 g · l^{-1})

d_{20}^{20}: 0,90

Gehalt: mindestens 99,8 Prozent

Verdampfungsrückstand: höchstens 3,0 mg · l^{-1}

Wasser: höchstens 0,02 Prozent

Ethylacetat-Sulfaminsäure-Reagenz *R*   1035301

200 g Sulfaminsäure *R* werden in Ethylacetat *R* zu 1000 ml suspendiert. Die erhaltene Suspension wird 3 Tage lang gerührt und durch einen Papierfilter filtriert.

Die Lösung sollte innerhalb eines Monats verwendet werden.

Ethylacrylat *R*   1035400

$C_5H_8O_2$ M_r 100,1
CAS Nr. 140-88-5

Ethylpropenoat

Farblose Flüssigkeit

d_{20}^{20}:   etwa 0,924
n_D^{20}:   etwa 1,406
Smp: etwa −71 °C
Sdp: etwa 99 °C

4-[(Ethylamino)methyl]pyridin *R*   1101300

$C_8H_{12}N_2$ M_r 136,2
CAS Nr. 33403-97-3

Ethyl(4-pyridylmethyl)azan

Blassgelbe Flüssigkeit

d_{20}^{20}:   etwa 0,98
n_D^{20}:   etwa 1,516
Sdp: etwa 98 °C

Ethylbenzoat *R*   1135700

$C_9H_{10}O_2$ M_r 150,2
CAS Nr. 93-89-0

Klare, farblose, lichtbrechende Flüssigkeit; praktisch unlöslich in Wasser, mischbar mit Ethanol 96 % und Petrolether

d_4^{25}:   etwa 1,050
n_D^{20}:   etwa 1,506
Sdp: 211 bis 213 °C

Ethylbenzol *R*   1035800

C_8H_{10} M_r 106,2
CAS Nr. 100-41-4

Gehalt: mindestens 99,5 Prozent (*m/m*), mit Hilfe der Gaschromatographie (2.2.28) bestimmt

Klare, farblose Flüssigkeit; praktisch unlöslich in Wasser, löslich in Aceton und Ethanol 96 %

d_{20}^{20}:   etwa 0,87
n_D^{20}:   etwa 1,496
Sdp: etwa 135 °C

Ethylbenzolsulfonat *R*   1194800

$C_8H_{10}O_3S$ M_r 186,2
CAS Nr. 515-46-8

Gehalt: mindestens 97,0 Prozent

Farblose bis schwach gelbe Flüssigkeit; schwer löslich in Wasser, mischbar mit Ethanol 96 %

Dichte: etwa 1,22 g · ml^{-1} (25 °C)

Ethyl-5-bromvalerat R 1142900

$C_7H_{13}BrO_2$ M_r 209,1
CAS Nr. 14660-52-7

Ethyl(5-brompentanoat)

Klare, farblose Flüssigkeit

d_{20}^{20}: etwa 1,321
Sdp: 104 bis 109 °C

Ethylclorazepat R 1204800

$C_{18}H_{15}ClN_2O_3$ M_r 342,8
CAS Nr. 5606-55-3

Ethyl-(3RS)-7-chlor-2-oxo-5-phenyl-2,3-dihydro-1H-1,4-benzodiazepin-3-carboxylat

Ethylendiamin R 1036500

$C_2H_8N_2$ M_r 60,1
CAS Nr. 107-15-3

1,2-Ethandiamin

Klare, farblose, rauchende, stark alkalische Flüssigkeit; mischbar mit Wasser und in Ethanol 96 %

Sdp: etwa 116 °C

(Ethylendinitrilo)tetraessigsäure R 1105800

$C_{10}H_{16}N_2O_8$ M_r 292,2
CAS Nr. 60-00-4

N,N'-Ethan-1,2-diylbis[N-(carboxymethyl)glycin]; Edetinsäure

Weißes bis fast weißes, kristallines Pulver; sehr schwer löslich in Wasser

Smp: etwa 250 °C, unter Zersetzung

Ethylenglycol R 1036100

$C_2H_6O_2$ M_r 62,1
CAS Nr. 107-21-1

Ethan-1,2-diol

Gehalt: mindestens 99,0 Prozent

Farblose, schwach viskose, hygroskopische Flüssigkeit; mischbar mit Wasser und Ethanol 96 %

d_{20}^{20}: 1,113 bis 1,115
n_D^{20}: etwa 1,432
Smp: etwa –12 °C
Sdp: etwa 198 °C

Sauer reagierende Substanzen: 10 ml Substanz werden mit 20 ml Wasser R und 1 ml Phenolphthalein-Lösung R versetzt. Bis zum Umschlag nach Rosa dürfen höchstens 0,15 ml Natriumhydroxid-Lösung (0,02 mol · l⁻¹) verbraucht werden.

Wasser (2.5.12): höchstens 0,2 Prozent

Ethylenglycolmonododecylether R 1191900

$C_{14}H_{30}O_2$ M_r 230,4
CAS Nr. 4536-30-5

2-(Dodecyloxy)ethan-1-ol

Farblose oder schwach grüne Flüssigkeit

Ethylenglycolmonoethylether R 1036200

$C_4H_{10}O_2$ M_r 90,1
CAS Nr. 110-80-5

2-Ethoxyethanol

Gehalt: mindestens 99,0 Prozent

Klare, farblose Flüssigkeit; mischbar mit Wasser, mit Aceton und mit Ethanol 96 %

d_{20}^{20}: etwa 0,93
n_D^{25}: etwa 1,406
Sdp: etwa 135 °C

Ethylenglycolmonomethylether R 1036300

$C_3H_8O_2$ M_r 76,1
CAS Nr. 109-86-4

2-Methoxyethanol

Gehalt: mindestens 99,0 Prozent

Klare, farblose Flüssigkeit; mischbar mit Wasser, mit Aceton und mit Ethanol 96 %

d_{20}^{20}: etwa 0,97
n_D^{20}: etwa 1,403
Sdp: etwa 125 °C

Ethylenoxid *R*   1036400

C_2H_4O M_r 44,05
CAS Nr. 75-21-8

Oxiran

Farbloses, entflammbares Gas; sehr leicht löslich in Wasser und in wasserfreiem Ethanol

Verflüssigungstemperatur: etwa 12 °C

Ethylenoxid-Lösung *R*   1036402

Eine 2,5 mg Ethylenoxid entsprechende Menge gekühlter Ethylenoxid-Stammlösung *R* wird in einen gekühlten Erlenmeyerkolben eingewogen und mit Macrogol 200 *R* 1 zu 50,0 g verdünnt. Nach sorgfältigem Mischen werden 2,5 g Lösung mit Macrogol 200 *R* 1 zu 25,0 ml verdünnt (5 µg Ethylenoxid je Gramm Lösung).

Unmittelbar vor Gebrauch herzustellen

Die Lösung kann mit im Handel erhältlichen Reagenzien anstelle von Ethylenoxid-Stammlösung *R* durch entsprechendes Verdünnen hergestellt werden.

Ethylenoxid-Lösung *R* 1   1036403

1,0 ml gekühlte Ethylenoxid-Stammlösung *R* (das genaue Volumen wird durch Wägen bestimmt) wird mit Macrogol 200 *R* 1 zu 50,0 ml verdünnt. Nach sorgfältigem Mischen werden 2,5 g dieser Lösung mit Macrogol 200 *R* 1 zu 25,0 ml verdünnt. Die genaue Menge Ethylenoxid in ppm je Milliliter wird aus dem genau gewogenen Volumen und einer Dichte für Macrogol 200 *R* 1 von 1,127 berechnet.

Unmittelbar vor Gebrauch herzustellen

Die Lösung kann mit im Handel erhältlichen Reagenzien anstelle von Ethylenoxid-Stammlösung *R* durch entsprechendes Verdünnen hergestellt werden.

Ethylenoxid-Lösung *R* 2   1036404

1,00 g kalte Ethylenoxid-Stammlösung *R* (entsprechend 2,5 mg Ethylenoxid) wird in einen kalten Erlenmeyerkolben, der 40,0 g gekühltes Macrogol 200 *R* 1 enthält, eingewogen. Nach dem Mischen wird die genaue Masse durch Wägen bestimmt und verdünnt, bis eine Lösung erhalten wird, die 50 µg Ethylenoxid je Gramm Lösung enthält. 10,00 g dieser Lösung werden in einen Erlenmeyerkolben, der etwa 30 ml Wasser *R* enthält, eingewogen, gemischt und mit Wasser *R* zu 50,0 ml verdünnt (10 µg · ml⁻¹ Ethylenoxid).

Unmittelbar vor Gebrauch herzustellen

Die Lösung kann mit im Handel erhältlichen Reagenzien anstelle von Ethylenoxid-Stammlösung *R* durch entsprechendes Verdünnen hergestellt werden.

Ethylenoxid-Lösung *R* 3   1036405

10,0 ml Ethylenoxid-Lösung *R* 2 werden mit Wasser *R* zu 50,0 ml verdünnt (2 µg · ml⁻¹ Ethylenoxid).

Unmittelbar vor Gebrauch herzustellen

Ethylenoxid-Lösung *R* 4   1036407

1,0 ml Ethylenoxid-Stammlösung *R* 1 wird mit Wasser *R* zu 100,0 ml verdünnt. 1,0 ml dieser Lösung wird mit Wasser *R* zu 25,0 ml verdünnt.

Ethylenoxid-Stammlösung *R*   1036401

Alle Arbeitsgänge bei der Herstellung dieser Lösungen müssen im Abzug durchgeführt werden. Die damit beschäftigte Person muss Polyethylen-Handschuhe und eine geeignete Maske tragen.

Die Lösungen sind in einem dicht verschlossenen Behältnis im Kühlschrank bei 4 bis 8 °C aufzubewahren. Alle Bestimmungen sind 3-mal durchzuführen.

In ein sauberes, trockenes Reagenzglas, das in einer Mischung von 1 Teil Natriumchlorid *R* und 3 Teilen zerstoßenem Eis gekühlt wird, wird langsam gasförmiges Ethylenoxid *R* eingeleitet, so dass es an der Innenwand des Reagenzglases kondensiert. Mit einer zuvor auf −10 °C abgekühlten Glasspritze werden etwa 300 µl flüssiges Ethylenoxid *R* (entsprechend etwa 0,25 g) in 50 ml Macrogol 200 *R* 1 eingespritzt. Die Menge absorbiertes Ethylenoxid wird durch Wägen vor und nach dem Einspritzen bestimmt (M_{EO}). Die Lösung wird mit Macrogol 200 *R* 1 zu 100,0 ml verdünnt und vor der Verwendung sorgfältig gemischt.

Gehaltsbestimmung: 10 ml einer Suspension von Magnesiumchlorid *R* (500 g · l⁻¹) in wasserfreiem Ethanol *R* werden in einer Probeflasche mit 20,0 ml ethanolischer Salzsäure (0,1 mol · l⁻¹) *R* versetzt. Die Probeflasche wird verschlossen, geschüttelt, um eine gesättigte Lösung zu erhalten, und über Nacht zur Äquilibrierung stehen gelassen. 5,00 g Ethylenoxid-Stammlösung (2,5 g · l⁻¹) werden in die Probeflasche eingewogen und 30 min lang stehen gelassen. Die Mischung wird mit ethanolischer Kaliumhydroxid-Lösung (0,1 mol · l⁻¹) titriert. Der Endpunkt wird mit Hilfe der Potentiometrie (2.2.20) bestimmt.

Eine Blindtitration wird durchgeführt, wobei die Substanz durch die gleiche Menge Macrogol 200 *R* 1 ersetzt wird.

Der Gehalt an Ethylenoxid in Milligramm je Gramm wird nach folgender Formel berechnet:

$$\frac{(V_0 - V_1) \cdot f \cdot 4{,}404}{m}$$

V_0 = Verbrauch an ethanolischer Kaliumhydroxid-Lösung (0,1 mol·l^{-1}) in der Blindtitration in Millilitern

V_1 = Verbrauch an ethanolischer Kaliumhydroxid-Lösung (0,1 mol·l^{-1}) bei der Titration der Ethylenoxid-Stammlösung in Millilitern

f = Faktor der ethanolischen Kaliumhydroxid-Lösung (0,1 mol·l^{-1})

m = Masse der Substanz in Gramm

Ethylenoxid-Stammlösung R 1 1036406

Eine Lösung von Ethylenoxid R (50 g·l^{-1}) in Methanol R

Ein im Handel erhältliches Reagenz oder die beschriebene Lösung wird verwendet.

Ethylenoxid-Stammlösung R 2 1036408

Eine Lösung von Ethylenoxid R (50 g·l^{-1}) in Dichlormethan R

Ein im Handel erhältliches Reagenz oder die beschriebene Lösung wird verwendet.

Ethylformiat R 1035600

$C_3H_6O_2$ M_r 74,1
CAS Nr. 109-94-4

Ethylmethanoat

Klare, farblose, entflammbare Flüssigkeit; leicht löslich in Wasser, mischbar mit Ethanol 96 %

d_{20}^{20}: etwa 0,919
n_D^{20}: etwa 1,36
Sdp: etwa 54 °C

Ethylhexandiol R 1105900

$C_8H_{18}O_2$ M_r 146,2
CAS Nr. 94-96-2

2-Ethylhexan-1,3-diol

Schwach ölige Flüssigkeit; löslich in wasserfreiem Ethanol, in 2-Propanol, in Propylenglycol und in Rizinusöl

d_{20}^{20}: etwa 0,942
n_D^{20}: etwa 1,451
Sdp: etwa 244 °C

2-Ethylhexansäure R 1036600

$C_8H_{16}O_2$ M_r 144,2
CAS Nr. 149-57-5

Farblose Flüssigkeit

d_{20}^{20}: etwa 0,91
n_D^{20}: etwa 1,425

Verwandte Substanzen: Gaschromatographie (2.2.28)

1 µl der wie folgt hergestellten Lösung wird eingespritzt: 0,2 g Substanz werden in 5 ml Wasser R suspendiert. Nach Zusatz von 3 ml verdünnter Salzsäure R und 5 ml Hexan R wird die Mischung 1 min lang geschüttelt. Nach Phasentrennung wird die obere Phase verwendet. Die Prüfung wird wie unter „2-Ethylhexansäure" in der Monographie **Amoxicillin-Natrium (Amoxicillinum natricum)** angegeben durchgeführt.

Grenzwert: Die Summe der Peakflächen, mit Ausnahme der Flächen des Hauptpeaks und des Lösungsmittelpeaks, darf höchstens 2,5 Prozent der Fläche des Hauptpeaks betragen.

Ethyl-4-hydroxybenzoat R 1035700

CAS Nr. 120-47-8

Muss der Monographie **Ethyl-4-hydroxybenzoat (Ethylis parahydroxybenzoas)** entsprechen

Ethylmaleinimid R 1036700

$C_6H_7NO_2$ M_r 125,1
CAS Nr. 128-53-0

1-Ethyl-1H-pyrrol-2,5-dion

Farblose Kristalle; wenig löslich in Wasser, leicht löslich in Ethanol 96 %

Smp: 41 bis 45 °C

Lagerung: bei 2 bis 8 °C

Ethylmethansulfonat R   1179300

C$_3$H$_8$O$_3$S M_r 124,2
CAS Nr. 62-50-0

Klare, farblose Flüssigkeit

Gehalt: mindestens 99,0 Prozent

Dichte: etwa 1,206 g · cm^{-3} (20 °C)

n_D^{20}: etwa 1,418
Sdp: etwa 213 °C

2-Ethyl-2-methylbernsteinsäure R   1036800

C$_7$H$_{12}$O$_4$ M_r 160,2
CAS Nr. 631-31-2

(*RS*)-2-Ethyl-2-methylbutandisäure

Smp: 104 bis 107 °C

Ethylmethylketon R   1054100

C$_4$H$_8$O M_r 72,1
CAS Nr. 78-93-3

2-Butanon; Methylethylketon

Klare, farblose, entflammbare Flüssigkeit; sehr leicht löslich in Wasser, mischbar mit Ethanol 96 %

d_{20}^{20}: etwa 0,81
Sdp: 79 bis 80 °C

2-Ethylpyridin R   1133400

C$_7$H$_9$N M_r 107,2
CAS Nr. 100-71-0

Farblose bis bräunliche Flüssigkeit

d_{20}^{20}: etwa 0,939
n_D^{20}: etwa 1,496
Sdp: etwa 149 °C

Ethyltoluolsulfonat R   1191000

C$_9$H$_{12}$O$_3$S M_r 200,3
CAS Nr. 80-40-0

Ethyl-4-methylbenzolsulfonat; Ethyltosilat

Gehalt: mindestens 97,0 Prozent

Dichte: etwa 1,17 g · ml^{-1} (25 °C)

Smp: etwa 33 °C
Sdp: etwa 160 °C

Ethylvinylbenzol-Divinylbenzol-Copolymer R   1036900

Poröse, harte, kugelförmige Partikeln aus quer vernetztem Polymer. Im Handel sind verschiedene Arten mit unterschiedlichen Größen der Partikeln erhältlich. Die Teilchengröße wird in Klammern nach dem Namen des Reagenzes bei den entsprechenden Prüfungen angegeben.

Eugenol R   1037000

C$_{10}$H$_{12}$O$_2$ M_r 164,2
CAS Nr. 97-53-0

4-Allyl-2-methoxyphenol

Farblose bis schwach gelb gefärbte, ölige Flüssigkeit, die sich unter Luft- und Lichteinfluss dunkler färbt und viskoser wird; praktisch unlöslich in Wasser, mischbar mit Ethanol 96 % und fetten sowie ätherischen Ölen

d_{20}^{20}: etwa 1,07
Sdp: etwa 250 °C

Wird die Substanz in der Gaschromatographie verwendet, muss sie zusätzlich folgender Anforderung entsprechen:

Gehaltsbestimmung: Gaschromatographie (2.2.28) wie in der Monographie **Nelkenöl (Caryophylli floris aetheroleum)** beschrieben

Untersuchungslösung: die Substanz

Gehalt: mindestens 98,0 Prozent, ermittelt mit Hilfe des Verfahrens „Normalisierung"

Lagerung: vor Licht geschützt

Euglobulin vom Menschen R   1037200

Zur Herstellung wird frisches Blut vom Menschen verwendet, das in eine Stabilisatorlösung gegeben wird (zum Beispiel eine Natriumcitrat-Lösung), oder eine

Blutkonserve, die gerade das Verfallsdatum erreicht und die sich in Kunststoffbehältnissen befindet. Hämolysiertes Blut wird verworfen. Das Blut wird bei 1500 bis 1800 g bei einer Temperatur von 15 °C zentrifugiert, um so ein überstehendes Plasma zu erhalten, das arm an Blutplättchen ist. Plasmen von Iso-Gruppen können gemischt werden.

1 Liter Plasma vom Menschen wird mit 75 g Bariumsulfat R versetzt und 30 min lang geschüttelt. Die Mischung wird bei 15 °C und mindestens 15 000 g zentrifugiert und der klare Überstand abgetrennt. Unter Schütteln werden 10 ml einer Lösung hinzugegeben, die 0,2 mg Aprotinin R je Milliliter enthält. In ein Behältnis von mindestens 30 Liter Inhalt, das auf 4 °C temperiert ist, werden 25 Liter destilliertes Wasser R von 4 °C und etwa 500 g festes Kohlendioxid gegeben. Der von dem Plasma erhaltene Überstand wird sofort und unter Schütteln hinzugegeben. Dabei entsteht ein weißer Niederschlag, der 10 bis 15 h lang bei 4 °C absetzen gelassen wird. Durch Abhebern wird der Überstand größtenteils entfernt. Der Niederschlag wird durch Zentrifugieren bei 4 °C gesammelt und unter Rühren in 500 ml destilliertem Wasser R von 4 °C mechanisch suspendiert. Die Mischung wird 5 min lang geschüttelt und der Niederschlag erneut durch Zentrifugieren bei 4 °C gesammelt. Der Niederschlag wird unter Rühren in 60 ml einer Lösung suspendiert, die Natriumchlorid R (9 g · l^{-1}) und Natriumcitrat R (0,9 g · l^{-1}) enthält. Mit einer Lösung von Natriumhydroxid R (10 g · l^{-1}) wird der pH-Wert auf 7,2 bis 7,4 eingestellt. Die Suspension wird durch einen Glassintertiegel (2.1.2) filtriert. Mit einem geeigneten Gerät werden die Teilchen des Niederschlags zerkleinert, um sie besser in Lösung zu bringen. Filter und Gerät werden mit 40 ml der vorstehend beschriebenen Chlorid-Citrat-Lösung gewaschen und das Filtrat wird mit der gleichen Lösung zu 100 ml verdünnt. Die Lösung wird gefriergetrocknet. Die Ausbeute liegt normalerweise bei 6 bis 8 g Euglobulin je Liter Plasma vom Menschen.

Eignungsprüfung: Die bei dieser Prüfung verwendeten Lösungen werden mit Phosphat-Pufferlösung pH 7,2 R, die Rinderalbumin R (30 g · l^{-1}) enthält, hergestellt.

In ein Reagenzglas mit einem Durchmesser von 8 mm, das sich in einem Wasserbad von 37 °C befindet, werden 0,1 ml einer Lösung der Standardzubereitung von Streptokinase, die 10 I. E. Streptokinase-Aktivität je Milliliter enthält, und 0,1 ml einer Lösung von Thrombin vom Menschen R, die 20 I. E. je Milliliter enthält, gegeben. Die Mischung wird schnell mit 1 ml einer Lösung versetzt, die 10 mg Euglobulin vom Menschen je Milliliter enthält. In weniger als 10 s tritt eine Gerinnung ein. Die Zeit zwischen Zusatz der Euglobulin-Lösung und Lyse des Gerinnsels darf höchstens 15 min betragen.

Lagerung: dicht verschlossen bei 4 °C; innerhalb von 1 Jahr zu verwenden

Euglobulin vom Rind R 1037100

Zur Herstellung wird frisches Blut vom Rind verwendet, das in eine Stabilisatorlösung gegeben wird (zum Beispiel eine Natriumcitrat-Lösung). Hämolysiertes Blut wird verworfen. Das Blut wird bei 1500 bis 1800 g bei einer Temperatur von 15 bis 20 °C zentrifugiert, um ein überstehendes Plasma zu erhalten, das arm an Blutplättchen ist.

1 Liter Plasma vom Rind wird mit 75 g Bariumsulfat R versetzt und 30 min lang geschüttelt. Die Mischung wird bei 15 bis 20 °C bei 1500 bis 1800 g zentrifugiert und der klare Überstand abgetrennt. Unter Schütteln werden 10 ml einer Lösung hinzugegeben, die 0,2 mg Aprotinin R je Milliliter enthält. In ein Behältnis von mindestens 30 l Inhalt, das auf 4 °C temperiert ist, werden 25 l destilliertes Wasser R von 4 °C und etwa 500 g festes Kohlendioxid gegeben. Der von dem Plasma erhaltene Überstand wird sofort und unter Schütteln hinzugegeben. Dabei entsteht ein weißer Niederschlag, der 10 bis 15 h lang bei 4 °C absetzen gelassen wird. Durch Abhebern wird der Überstand größtenteils entfernt. Der Niederschlag wird durch Zentrifugieren bei 4 °C gesammelt und unter Rühren in 500 ml destilliertem Wasser R von 4 °C suspendiert. Die Mischung wird 5 min lang geschüttelt und der Niederschlag erneut durch Zentrifugieren bei 4 °C gesammelt. Der Niederschlag wird unter Rühren in 60 ml einer Lösung suspendiert, die Natriumchlorid R (9 g · l^{-1}) und Natriumcitrat R (0,9 g · l^{-1}) enthält. Mit einer Lösung von Natriumhydroxid R (10 g · l^{-1}) wird der pH-Wert auf 7,2 bis 7,4 eingestellt. Die Suspension wird durch einen Glassintertiegel (2.1.2) filtriert. Mit einem geeigneten Gerät werden die Teilchen des Niederschlags zerkleinert, um sie besser in Lösung zu bringen. Filter und Gerät werden mit 40 ml der vorstehend beschriebenen Chlorid-Citrat-Lösung gewaschen und das Filtrat wird mit der gleichen Lösung zu 100 ml verdünnt. Die Lösung wird gefriergetrocknet. Die Ausbeute liegt normalerweise bei 6 bis 8 g Euglobulin je Liter Plasma vom Rind.

Eignungsprüfung: Die bei dieser Prüfung verwendeten Lösungen werden mit Phosphat-Pufferlösung pH 7,4 R, die Rinderalbumin R (30 g · l^{-1}) enthält, hergestellt.

In ein Reagenzglas mit einem Durchmesser von 8 mm, das sich in einem Wasserbad von 37 °C befindet, werden 0,2 ml einer Lösung der Standardzubereitung von Urokinase, die 100 I. E. Urokinase-Aktivität je Milliliter enthält, und 0,1 ml einer Lösung von Thrombin vom Menschen R gegeben, die 20 I. E. je Milliliter enthält. Die Mischung wird rasch mit 0,5 ml einer Lösung versetzt, die 10 mg Euglobulin vom Rind je Milliliter enthält. In weniger als 10 s bildet sich ein Gerinnsel. Die Zeit zwischen Zusatz der Euglobulin-Lösung und Lyse des Gerinnsels darf höchstens 15 min betragen.

Lagerung: vor Feuchtigkeit geschützt bei 4 °C; innerhalb von 1 Jahr zu verwenden

Europinhydrochlorid R 1212900

$C_{16}H_{28}ClNO_6$ M_r 365,9
CAS Nr. 570-19-4 (freie Base)

[[(1*S*,7a*R*)-1-Hydroxy-2,3,5,7a-tetrahydro-1*H*-pyrrolizin-7-yl]methyl][(2*R*,3*S*)-2-hydroxy-2-(2-hydroxypropan-2-yl)-3-methoxybutanoat]-hydrochlorid

Weißes bis fast weißes Pulver; löslich in Ethanol 96 %

Europin-*N*-oxid *R* 1213000

$C_{16}H_{27}NO_7$ M_r 345,4
CAS Nr. 65582-53-8

(1*S*,7a*R*)-1-Hydroxy-7-[[[(2*R*,3*S*)-2-hydroxy-2-(2-hydroxypropan-2-yl)-3-methoxybutanoyl]oxy]methyl]-2,3,5,7a-tetrahydro-1*H*-pyrrolizin-4-oxid

Weißes bis fast weißes Pulver; löslich in Ethanol 96 %

Evodiamin *R* 1199400

$C_{19}H_{17}N_3O$ M_r 303,4
CAS Nr. 518-17-2

(13b*S*)-14-Methyl-8,13,13b,14-tetrahydroindolo[2′,3′:3,4]pyrido[2,1-*b*]chinazolin-5(7*H*)-on

Extraktionsharz *R* 1204900

Festphasen-Extraktionsharz, das 2,2′-Oxybis(*N*,*N*-dioctylacetamid) enthält
(*N*,*N*,*N*′,*N*′-Tetra-*n*-octyldiglycolamid)

F

Faktor-V-Mangelplasmasubstrat *R* 1066300

Vorzugsweise ist ein Plasma von Individuen zu verwenden, die einen ererbten Mangel an Faktor V aufweisen, oder es wird wie folgt hergestellt: Das Plasma wird von Blut vom Menschen abgetrennt, das in einem Zehntel seines Volumens einer Lösung von Natriumoxalat *R* (13,4 g · l⁻¹) aufgefangen wurde, und 24 bis 36 h lang bei 37 °C inkubiert. Die Koagulationszeit, wie unter „Blutgerinnungsfaktor-V-Lösung *R*" beschrieben, sollte bei 70 bis 100 s liegen. Beträgt die Koagulationszeit weniger als 70 s, wird das Plasma erneut 12 bis 24 h lang inkubiert.

Lagerung: in kleinen Mengen, bei –20 °C oder einer tieferen Temperatur

Faktor-VII-Mangelplasma *R* 1185900

Plasma, das einen Mangel an Faktor VII aufweist

Fargesin *R* 1200200

$C_{21}H_{22}O_6$ M_r 370,4
CAS Nr. 31008-19-2

5-[(3*SR*,3a*RS*,6*RS*,6a*RS*)-6-(3,4-Dimethoxyphenyl)-1,3,3a,4,6,6a-hexahydrofuro[3,4-*c*]furan-3-yl]-1,3-benzodioxol

(*E*,*E*)-Farnesol *R* 1161000

$C_{15}H_{26}O$ M_r 222,4
CAS Nr. 106-28-5

trans,*trans*-Farnesol; (2*E*,6*E*)-3,7,11-Trimethyldodeca-2,6,10-trien-1-ol

Fehling'sche Lösung *R* 1023300

Lösung A: 34,6 g Kupfer(II)-sulfat-Pentahydrat *R* werden in Wasser *R* zu 500 ml gelöst.

Lösung B: 173 g Kaliumnatriumtartrat *R* und 50 g Natriumhydroxid *R* werden in 400 ml Wasser *R* gelöst. Die Lösung wird zum Sieden erhitzt und nach dem Erkalten mit kohlendioxidfreiem Wasser *R* zu 500 ml verdünnt.

Unmittelbar vor Gebrauch werden gleiche Volumteile der beiden Lösungen gemischt.

Fehling'sche Lösung *R* 2 1023302

Eine Lösung, die Kupfer(II)-sulfat-Pentahydrat *R* (5 g · l⁻¹) und Kaliumtartrat *R* (10 g · l⁻¹) enthält, wird hergestellt. 50 ml Natriumcarbonat-Lösung *R* 1 werden mit 1 ml Lösung versetzt.

Unmittelbar vor Gebrauch herzustellen

Fehling'sche Lösung *R* 3 1023303

Eine Lösung, die Kupfer(II)-sulfat-Pentahydrat *R* (10 g · l⁻¹) und Natriumtartrat *R* (20 g · l⁻¹) enthält, wird hergestellt. 50 ml Natriumcarbonat-Lösung *R* 2 werden mit 1,0 ml Lösung versetzt.

Unmittelbar vor Gebrauch herzustellen

Fehling'sche Lösung R 4   1023304

Lösung A: eine Lösung von Kupfer(II)-sulfat-Penta=
hydrat R (150 g · l⁻¹)

Lösung B: 2,5 g wasserfreies Natriumcarbonat R, 2,5 g
Kaliumnatriumtartrat R, 2,0 g Natriumhydrogencarbo-
nat R und 20,0 g wasserfreies Natriumsulfat R werden in
Wasser R zu 100 ml gelöst.

Unmittelbar vor Gebrauch wird 1 Volumteil Lösung A
mit 25 Volumteilen Lösung B gemischt.

Fenchlorphos R   1127200

$C_8H_8Cl_3O_3PS$ M_r 321,5
CAS Nr. 299-84-3

Fenclofos

Smp: etwa 35 °C

Eine geeignete, zertifizierte Referenzlösung (10 ng · µl⁻¹
in Cyclohexan) kann verwendet werden.

Fenchon R   1037600

$C_{10}H_{16}O$ M_r 152,2
CAS Nr. 7787-20-4

(1R)-1,3,3-Trimethylbicyclo[2.2.1]heptan-2-on

Ölige Flüssigkeit; praktisch unlöslich in Wasser, mischbar mit Ethanol 96 %

n_D^{20}:   etwa 1,46
Sdp$_{15\,mm}$: 192 bis 194 °C

*Wird die Substanz in der Gaschromatographie verwen-
det, muss sie zusätzlich folgender Anforderung entsprechen:*

Gehaltsbestimmung: Gaschromatographie (2.2.28) wie
in der Monographie **Bitterer Fenchel (Foeniculi amari
fructus)** beschrieben

Untersuchungslösung: die Substanz

Gehalt: mindestens 98,0 Prozent, ermittelt mit Hilfe des
Verfahrens „Normalisierung"

Fenvalerat R   1127300

$C_{25}H_{22}ClNO_3$ M_r 419,9
CAS Nr. 51630-58-1

Sdp: etwa 300 °C

Eine geeignete, zertifizierte Referenzlösung (10 ng · µl⁻¹
in Cyclohexan) kann verwendet werden.

Ferrocyphen R   1038000

$C_{26}H_{16}FeN_6$ M_r 468,3
CAS Nr. 14768-11-7

Dicyanobis(1,10-phenanthrolin)eisen(II)

Violett-bronzefarbenes, kristallines Pulver; praktisch
unlöslich in Wasser und in Ethanol 96 %

Lagerung: vor Licht und Feuchtigkeit geschützt

Ferroin-Lösung R   1038100

CAS Nr. 14634-91-4

0,7 g Eisen(II)-sulfat R und 1,76 g Phenanthrolinhydrochlorid R werden in 70 ml Wasser R gelöst. Die Lösung
wird mit Wasser R zu 100 ml verdünnt.

Empfindlichkeitsprüfung: 50 ml verdünnte Schwefelsäure R werden mit 0,1 ml Ferroin-Lösung R versetzt. Nach
Zusatz von 0,1 ml Ammoniumcer(IV)-nitrat-Lösung
(0,1 mol · l⁻¹) muss die Farbe der Lösung von Rot nach
Hellblau umschlagen.

Ferulasäure R   1149500

$C_{10}H_{10}O_4$ M_r 194,2
CAS Nr. 1135-24-6

4-Hydroxy-3-methoxyzimtsäure; 3-(4-Hydroxy-3-meth=
oxyphenyl)propensäure

Schwach gelbes Pulver; leicht löslich in Methanol

Smp: 172,9 bis 173,9 °C

*Wird die Substanz in der „Gehaltsbestimmung" der
Monographie **Taigawurzel (Eleutherococci radix)** ver-*

wendet, muss sie zusätzlich folgender Anforderung entsprechen:

Gehaltsbestimmung: Flüssigchromatographie (2.2.29) wie in der Monographie **Taigawurzel** beschrieben

Gehalt: mindestens 99 Prozent, ermittelt mit Hilfe des Verfahrens „Normalisierung"

Fibrinblau *R* 1101400

1,5 g Fibrin werden mit 30 ml einer Lösung von Indigocarmin *R* (5 g · l⁻¹) in einer 1-prozentigen Lösung (*V/V*) von verdünnter Salzsäure *R* gemischt. Die Mischung wird auf 80 °C erhitzt und bei dieser Temperatur etwa 30 min lang gerührt. Die Mischung wird erkalten gelassen und filtriert. Der Rückstand wird durch Suspendieren in einer 1-prozentigen Lösung (*V/V*) von verdünnter Salzsäure *R* und 30 min langes Mischen intensiv gewaschen und anschließend filtriert. Der Waschvorgang wird 3-mal wiederholt. Die Substanz wird bei 50 °C getrocknet und anschließend gemahlen.

Fibrinogen *R* 1038500

CAS Nr. 9001-32-5

Muss der Monographie **Fibrinogen vom Menschen (Fibrinogenum humanum)** entsprechen

Fixierlösung *R* 1122600

250 ml Methanol *R* werden mit 0,27 ml Formaldehyd-Lösung *R* versetzt. Die Mischung wird mit Wasser *R* zu 500,0 ml verdünnt.

Fixierlösung zur IEF auf Polyacrylamidgel *R*
1138700

Die Lösung enthält 35 g Sulfosalicylsäure *R* und 100 g Trichloressigsäure *R* je 1 Liter Wasser *R*.

Flufenaminsäure *R* 1106200

$C_{14}H_{10}F_3NO_2$ M_r 281,2
CAS Nr. 530-78-9

2-[[3-(Trifluormethyl)phenyl]amino]benzoesäure

Blassgelbes, kristallines Pulver oder Nadeln; praktisch unlöslich in Wasser, leicht löslich in Ethanol 96 %

Smp: 132 bis 135 °C

Flumazenil *R* 1149600

CAS Nr. 78755-81-4

Muss der Monographie **Flumazenil (Flumazenilum)** entsprechen

Flunitrazepam *R* 1153800

CAS Nr. 1622-62-4

Muss der Monographie **Flunitrazepam (Flunitrazepamum)** entsprechen

Fluorcholinchlorid *R* 1195700

$C_5H_{13}ClFNO$ M_r 157,6
CAS Nr. 459424-38-5

N-(Fluormethyl)-2-hydroxy-*N*,*N*-dimethylethan-1-aminiumchlorid

Farblose, hygroskopische Kristalle

Smp: etwa 184 °C

2-Fluor-2-desoxy-D-glucose *R* 1113900

$C_6H_{11}FO_5$ M_r 182,2
CAS Nr. 86783-82-6

Weißes bis fast weißes, kristallines Pulver

Smp: 174 bis 176 °C

2-Fluor-2-desoxy-D-mannose *R* 1172100

$C_6H_{11}FO_5$ M_r 182,1
CAS Nr. 38440-79-8

Farblose, halbfeste Substanz

Fluordinitrobenzol *R* 1038800

$C_6H_3FN_2O_4$ M_r 186,1
CAS Nr. 70-34-8

1-Fluor-2,4-dinitrobenzol

Flüssigkeit oder Kristalle, blassgelb; löslich in Propylenglycol

Smp: etwa 29 °C

Gehalt: mindestens 99,0 Prozent, mit Hilfe der Gaschromatographie bestimmt

1-Fluor-2,4-dinitrophenyl-5-L-alaninamid *R* 1194900

$C_9H_9FN_4O_5$ M_r 272,2
CAS Nr. 95713-52-3

N^α-(5-Fluor-2,4-dinitrophenyl)-L-alaninamid; Marfeys Reagenz; FDAA

Gelbes bis oranges Pulver

Smp: etwa 228 °C

Enantiomerenreinheit: mindestens 99,5 Prozent

Fluoren *R*   1127400

$C_{13}H_{10}$ M_r 166,2
CAS Nr. 86-73-7

Diphenylenmethan

Weiße bis fast weiße Kristalle; leicht löslich in wasserfreier Essigsäure, löslich in heißem Ethanol 96 %

Smp: 113 bis 115 °C

(9-Fluorenyl)methylchlorformiat *R*   1180100

$C_{15}H_{11}ClO_2$ M_r 258,7
CAS Nr. 28920-43-6

(Fluoren-9-ylmethyl)(chlormethanoat)

Smp: etwa 63 °C

Fluorescamin *R*   1135800

$C_{17}H_{10}O_4$ M_r 278,3
CAS Nr. 38183-12-9

4-Phenylspiro[furan-2(3*H*),1'(3'*H*)-isobenzofuran]-3,3'-dion

Smp: 154 bis 155 °C

Fluorescein *R*   1106300

$C_{20}H_{12}O_5$ M_r 332,3
CAS Nr. 2321-07-5

3',6'-Dihydroxyspiro[isobenzofuran-1(3*H*),9'-[9*H*]xanthen]-3-on

Orangerotes Pulver; praktisch unlöslich in Wasser, löslich in warmem Ethanol 96 %, löslich in alkalischen Lösungen

Die Substanz zeigt in Lösung eine grüne Fluoreszenz.

Smp: etwa 315 °C

Fluorescein-Natrium *R*   1080700

$C_{20}H_{10}Na_2O_5$ M_r 376,3
CAS Nr. 518-47-8

C.I. Nr. 45350; Schultz Nr. 880
2-(6-Hydroxy-3-oxo-3*H*-xanthen-9-yl)benzoesäure, Dinatriumsalz

Orangerotes Pulver; leicht löslich in Wasser

Wässrige Lösungen zeigen eine intensive, gelbgrüne Fluoreszenz.

Fluorethyl(2-hydroxyethyl)dimethyl- ammoniumchlorid R   1195800

C₆H₁₅ClFNO M_r 171,6
CAS Nr. 479407-08-4

N-(2-Fluorethyl)-2-hydroxy-N,N-dimethylethan-1-ami= niumchlorid

Schwach gelbes Pulver

Fluorethyl-D-tyrosinhydrochlorid R   1192000

C₁₁H₁₅FNO₃Cl M_r 263,7

(2R)-2-Amino-3-[4-(2-fluorethoxy)phenyl]propansäure- hydrochlorid

Gehalt: mindestens 95 Prozent

Farblose oder fast farblose Kristalle

Fluorethyl-L-tyrosinhydrochlorid R   1192100

C₁₁H₁₅FNO₃Cl M_r 263,7

(2S)-2-Amino-3-[4-(2-fluorethoxy)phenyl]propansäure- hydrochlorid

Gehalt: mindestens 95 Prozent

Farblose oder fast farblose Kristalle

Fluormisonidazol R   1186000

C₆H₈FN₃O₃ M_r 189,1
CAS Nr. 13551-89-8

(2RS)-1-Fluor-3-(2-nitro-1H-imidazol-1-yl)propan-2-ol; FMISO

Gehalt: mindestens 95 Prozent

Gelbe Kristalle

1-Fluor-2-nitro-4-(trifluormethyl)benzol R   1038900

C₇H₃F₄NO₂ M_r 209,1
CAS Nr. 367-86-2

α,α,α,4-Tetrafluor-3-nitrotoluol

Smp: etwa 197 °C

DL-6-Fluorodopahydrochlorid R   1169200

C₉H₁₁ClFNO₄ M_r 251,6

(2RS)-2-Amino-3-(2-fluor-4,5-dihydroxyphenyl)pro= pansäure-hydrochlorid; 2-Fluor-5-hydroxy-DL-tyrosin- hydrochlorid; DL-Fluorodopahydrochlorid

Weißes bis fast weißes Pulver

6-Fluorolevodopahydrochlorid R   1169300

C₉H₁₁ClFNO₄ M_r 251,6
CAS Nr. 144334-59-8

(2S)-2-Amino-3-(2-fluor-4,5-dihydroxyphenyl)propan= säure-hydrochlorid; 2-Fluor-5-hydroxy-L-tyrosin-hydro- chlorid

Farbloser bis fast farbloser Feststoff; löslich in Wasser

Flusssäure R   1043600

HF M_r 20,01
CAS Nr. 7664-39-3

Gehalt: mindestens 40,0 Prozent (*m/m*)

Klare, farblose Flüssigkeit

Glührückstand: höchstens 0,05 Prozent (*m/m*)

Die Substanz wird in einem Platintiegel eingedampft und der Rückstand bis zur Massekonstanz schwach geglüht.

Gehaltsbestimmung: Ein Erlenmeyerkolben mit Schliffstopfen, der 50,0 ml Natriumhydroxid-Lösung (1 mol · l⁻¹) enthält, wird genau gewogen. Nach dem Einfüllen von 2 g Substanz wird der Kolben erneut genau gewogen. Nach Zusatz von 0,5 ml Phenolphtha- lein-Lösung R wird die Lösung mit Schwefelsäure (0,5 mol · l⁻¹) titriert.

1 ml Natriumhydroxid-Lösung (1 mol · l⁻¹) entspricht 20,01 mg HF.

Lagerung: in Polyethylengefäßen

Folsäure *R* 1039000

CAS Nr. 75708-92-8

Muss der Monographie **Folsäure-Hydrat (Acidum folicum hydricum)** entsprechen

Formaldehyd-Lösung *R* 1039101

CAS Nr. 50-00-0

Muss der Monographie **Formaldehyd-Lösung 35 % (Formaldehydi solutio (35 per centum))** entsprechen

Formaldehyd-Lösung *R* 1 1039102

Muss der Monographie **Formaldehyd-Lösung 35 % (Formaldehydi solutio (35 per centum))** mit folgender Änderung entsprechen:

Gehalt: 36,5 bis 38,0 Prozent (*m/m*) Formaldehyd (CH_2O; M_r 30,03)

Formaldehyd-Schwefelsäure *R* 1086805

2 ml Formaldehyd-Lösung *R* werden mit 100 ml Schwefelsäure *R* gemischt.

Formamid *R* 1039200

CH_3NO M_r 45,0
CAS Nr. 75-12-7

Klare, farblose, hygroskopische, ölige Flüssigkeit; mischbar mit Wasser und mit Ethanol 96 %

Formamid wird durch Wasser hydrolysiert.

d_{20}^{20}: etwa 1,134
Sdp: etwa 210 °C

Gehalt: mindestens 99,5 Prozent

Lagerung: dicht verschlossen

Formamid *R* 1 1039202

Muss Formamid *R* und folgender zusätzlichen Prüfung entsprechen:

Wasser (2.5.12): höchstens 0,1 Prozent, bestimmt mit dem gleichen Volumen von wasserfreiem Methanol *R*

Formamid-Sulfaminsäure-Reagenz *R* 1039201

1,0 g Sulfaminsäure *R* wird in 20,0 ml Formamid *R*, das 5 Prozent (*V/V*) Wasser *R* enthält, suspendiert.

Forsythosid A *R* 1210700

$C_{29}H_{36}O_{15}$ M_r 625
CAS Nr. 79916-77-1

[(2*R*,3*S*,4*R*,5*R*,6*R*)-6-[2-(3,4-Dihydroxyphenyl)ethoxy]-4,5-dihydroxy-2-[[[(2*R*,3*R*,4*R*,5*R*,6*S*)-3,4,5-trihydroxy-6-methyloxan-2-yl]oxy]methyl]oxan-3-yl][(2*E*)-3-(3,4-dihydroxyphenyl)prop-2-enoat]; 2-(3,4-Dihydroxyphenyl)ethyl-6-*O*-(6-desoxy-α-L-mannopyranosyl)-4-*O*-[(2*E*)-3-(3,4-dihydroxyphenyl)prop-2-enoyl]-β-D-glucopyranosid

Fructose *R* 1106400

CAS Nr. 57-48-7

Muss der Monographie **Fructose (Fructosum)** entsprechen

Fuchsin *R* 1039400

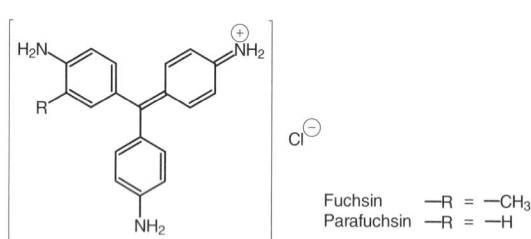

CAS Nr. 632-99-5

Gemisch von (4-Amino-3-methylphenyl)bis(4-aminophenyl)methyliumchlorid (Rosanilinhydrochlorid, $C_{20}H_{20}ClN_3$, M_r 337,9), C.I. Nr. 42510; Schultz Nr. 780, und Tris(4-aminophenyl)methyliumchlorid (Pararosanilinhydrochlorid, $C_{19}H_{18}ClN_3$, M_r 323,8), C.I. Nr. 42500; Schultz Nr. 779

Metallisch grün glänzende Kristalle; löslich in Wasser und in Ethanol 96 %

Falls erforderlich kann die Substanz wie folgt gereinigt werden: 1 g Substanz wird in 250 ml verdünnter Salzsäure *R* gelöst. Die Lösung wird nach 2 h langem Stehenlassen bei Raumtemperatur filtriert und das Filtrat mit verdünnter Natriumhydroxid-Lösung *R* neutralisiert. 1 bis 2 ml werden im Überschuss hinzugegeben. Der Niederschlag wird in einem Glassintertiegel (40) (2.1.2) gesammelt und mit Wasser *R* gewaschen. Der Niederschlag wird in 70 ml zum Sieden erhitzten Methanol *R* gelöst. Die Lösung wird mit 300 ml Wasser *R* von 80 °C versetzt. Nach dem Erkalten auf Raumtemperatur werden die Kristalle abfiltriert und im Vakuum getrocknet.

Lagerung: vor Licht geschützt

Fucose *R* 1039500

$C_6H_{12}O_5$ M_r 164,2
CAS Nr. 6696-41-9

6-Desoxy-L-galactose

Weißes bis fast weißes Pulver; löslich in Wasser und in Ethanol 96 %

$[\alpha]_D^{20}$: etwa –76, an einer Lösung der Substanz (90 g · l^{-1}) 24 h nach Herstellung bestimmt
Smp: etwa 140 °C

Fumarsäure *R* 1153200

$C_4H_4O_4$ M_r 116,1
CAS Nr. 110-17-8

(*E*)-Butendisäure

Weiße bis fast weiße Kristalle; schwer löslich in Wasser und in Aceton, löslich in Ethanol 96 %

Smp: etwa 300 °C

Furfural *R* 1039600

$C_5H_4O_2$ M_r 96,1
CAS Nr. 98-01-1

2-Furaldehyd; 2-Furancarbaldehyd

Klare, farblose bis bräunlich gelbe, ölige Flüssigkeit; löslich in 11 Teilen Wasser, mischbar mit Ethanol 96 %

d_{20}^{20}: 1,155 bis 1,161

Destillationsbereich (2.2.11): Mindestens 95 Prozent Substanz müssen zwischen 159 und 163 °C destillieren.

Lagerung: vor Licht geschützt

G

Gadoliniumchlorid-Hexahydrat *R* 1198400

$GdCl_3 \cdot 6H_2O$ M_r 371,7
CAS Nr. 13450-84-5

Gadoliniumtrichlorid-Hexahydrat

Gehalt: mindestens 99,9 Prozent

Gadoliniumsulfat-Octahydrat *R* 1195300

$Gd_2(SO_4)_3 \cdot 8 H_2O$ M_r 747
CAS Nr. 13450-87-8

Farbloses, kristallines Pulver

Galactose *R* 1039700

$C_6H_{12}O_6$ M_r 180,2
CAS Nr. 59-23-4

D-(+)-Galactose; α-D-Galactopyranose

Weißes bis fast weißes, kristallines Pulver; leicht löslich in Wasser

$[\alpha]_D^{20}$: +79 bis +81, an einer Lösung der Substanz (100 g · l^{-1}) in Wasser *R*, das etwa 0,05 Prozent Ammoniak (NH_3) enthält, bestimmt

1,6-Galactosylgalactose *R* 1195900

$C_{12}H_{22}O_{11}$ M_r 342,3
CAS Nr. 5077-31-6

6-*O*-β-D-Galactopyranosyl-D-galactopyranose

Weißes bis fast weißes Pulver

Galacturonsäure *R* 1196000

$C_6H_{10}O_7$ M_r 194,1
CAS Nr. 685-73-4

D-(+)-Galacturonsäure; (2*S*,3*R*,4*S*,5*R*)-2,3,4,5-Tetrahydroxy-6-oxo-hexansäure

$[\alpha]_D^{20}$: etwa +53°, an einer Lösung der Substanz (100 g · l^{-1}) bestimmt

(^{68}Ga)Galliumchlorid-Lösung *R* 1182500

$^{68}GaCl_3$ M_r 174,3

Muss der Monographie (^{68}**Ga)Galliumchlorid-Lösung zur Radiomarkierung (Gallii(^{68}Ga) chloridi solutio ad radio-signandum)** oder (^{68}**Ga)Galliumchlorid-**

Lösung zur Radiomarkierung (hergestellt in einem Beschleuniger) (Gallii(^{68}Ga) chloridi acceleratore formati solutio ad radio-signandum) entsprechen

Galliumedotreotid R   1213100

$C_{65}H_{89}GaN_{14}O_{18}S_2$ M_r 1488
CAS Nr. 293295-70-2

Komplex von Gallium mit N-[[4,7,10-Tris(carboxy=methyl)-1,4,7,10-tetraazacyclododecan-1-yl]acetyl]-D-phenylalanyl-L-cysteinyl-L-tyrosyl-D-tryptophyl-L-lysyl-L-threonyl-L-cysteinyl-L-threoninol(2→7)-disulfid; Gallium DOTATOC

Weißes bis fast weißes Pulver

Gallium-PSMA-11 R   1210800

$C_{44}H_{59}GaN_6O_{17}$ M_r 1014

Komplex von Gallium mit (3S,7S)-22-[3-[[[2-[[[5-(2-Carboxyethyl)-2-hydroxyphenyl]-methyl](carboxy=methyl)amino]ethyl](carboxymethyl)amino]methyl]-4-hydroxyphenyl]-5,13,20-trioxo-4,6,12,19-tetraaza=docosan-1,3,7-tricarbonsäure (PSMA-11)

Farbloses bis fast weißes Pulver

Gehalt: mindestens 95,0 Prozent (wasserfreie und trifluoressigsäurefreie Substanz)

Gallussäure R   1039800

$C_7H_6O_5 \cdot H_2O$ M_r 188,1
CAS Nr. 5995-86-8

3,4,5-Trihydroxybenzoesäure, Monohydrat

Kristallines Pulver oder lange Nadeln, farblos bis schwach gelb; löslich in Wasser, leicht löslich in siedendem Wasser, in Ethanol 96 % und in Glycerol

Die Substanz verliert ihr Kristallwasser bei 120 °C.

Smp: etwa 260 °C, unter Zersetzung

Dünnschichtchromatographie (2.2.27): Die Substanz wird wie in der Monographie **Bärentraubenblätter (Uvae ursi folium)** beschrieben geprüft; das Chromatogramm darf nur einen Hauptfleck zeigen.

Ganoderinsäure A R   1210100

$C_{30}H_{44}O_7$ M_r 516,7
CAS Nr. 81907-62-2

(25R)-7β,15α-Dihydroxy-3,11,23-trioxolanost-8-en-26-säure

Gastrodin R   1203600

$C_{13}H_{18}O_7$ M_r 286,3
CAS Nr. 62499-27-8

4-(Hydroxymethyl)phenyl-α-D-glucopyranosid; (2R,3S,4S,5R,6S)-2-(Hydroxymethyl)-6-[4-(hydroxy=methyl)phenoxy]oxan-3,4,5-triol

Gelatine R   1040000

CAS Nr. 9000-70-8

Muss der Monographie **Gelatine (Gelatina)** entsprechen

Gelatine, hydrolysierte R   1040100

50 g Gelatine R werden in 1000 ml Wasser R gelöst. Die Lösung wird im Autoklav 90 min lang in gesättigtem Wasserdampf bei 121 °C erhitzt und anschließend gefriergetrocknet.

Geniposid *R* 1196800

$C_{17}H_{24}O_{10}$ M_r 388,4
CAS Nr. 24512-63-8

Methyl-(1*S*,4a*S*,7a*S*)-1-(β-D-glucopyranosyloxy)-7-(hydroxymethyl)-1,4a,5,7a-tetrahydrocyclopenta[*c*]pyran-4-carboxylat

Geraniol *R* 1135900

$C_{10}H_{18}O$ M_r 154,2
CAS Nr. 106-24-1

(*E*)-3,7-Dimethylocta-2,6-dien-1-ol

Ölige Flüssigkeit mit schwachem Geruch nach Rosen; praktisch unlöslich in Wasser, mischbar mit Ethanol 96 %

Wird die Substanz in der Gaschromatographie verwendet, muss sie zusätzlich folgender Anforderung entsprechen:

Gehaltsbestimmung: Gaschromatographie (2.2.28) wie in der Monographie **Citronellöl (Citronellae aetheroleum)** beschrieben

Gehalt: mindestens 98,5 Prozent, ermittelt mit Hilfe des Verfahrens „Normalisierung"

Lagerung: dicht verschlossen, vor Licht geschützt

Geranylacetat *R* 1106500

$C_{12}H_{20}O_2$ M_r 196,3
CAS Nr. 105-87-3

[(*E*)-3,7-Dimethylocta-2,6-dien-1-yl]acetat

Farblose bis schwach gelbe Flüssigkeit mit einem schwachen Geruch nach Rosen und Lavendel

Wird die Substanz in der Gaschromatographie verwendet, muss sie zusätzlich folgender Anforderung entsprechen:

Gehaltsbestimmung: Gaschromatographie (2.2.28) wie in der Monographie **Neroliöl/Bitterorangenblütenöl (Neroli aetheroleum)** beschrieben

Untersuchungslösung: die Substanz

Gehalt: mindestens 98,0 Prozent, ermittelt mit Hilfe des Verfahrens „Normalisierung"

Gewebefaktor-vom-Menschen-Lösung *R* 1186100

Lösung, die eine Mischung von Gewebefaktor vom Menschen mit Phospholipiden und Calcium-Puffern enthält

Der Gewebefaktor vom Menschen kann durch DNA-Rekombinationstechnik hergestellt sein.
Geeignete Stabilisatoren können enthalten sein.

Ginsenosid Rb1 *R* 1127500

$C_{54}H_{92}O_{23} \cdot 3\,H_2O$ M_r 1163
CAS Nr. 41753-43-9

(20*S*)-3β-Di-D-glucopyranosyl-20-di-D-glucopyranosylprotopanaxadiol, Trihydrat;
(20*S*)-3β-[(2-*O*-β-D-Glucopyranosyl-β-D-glucopyranosyl)oxy]-20-[(6-*O*-β-D-glucopyranosyl-β-D-glucopyranosyl)oxy]-5α-dammar-24-en-12β-ol, Trihydrat;
(20*S*)-3β-[(2-*O*-β-D-Glucopyranosyl-β-D-glucopyranosyl)oxy]-20-[(6-*O*-β-D-glucopyranosyl-β-D-glucopyranosyl)oxy]-4,4,8,14-tetramethyl-18-nor-5α-cholest-24-en-12β-ol, Trihydrat

Farbloser Feststoff; löslich in Wasser, in wasserfreiem Ethanol und in Methanol

$[\alpha]_D^{20}$: +11,3, an einer Lösung der Substanz (10 g · l^{-1}) in Methanol *R* bestimmt

Smp: etwa 199 °C

Wasser (2.5.12): höchstens 6,8 Prozent

Gehaltsbestimmung: Flüssigchromatographie (2.2.29) wie in der Monographie **Ginsengwurzel (Ginseng radix)** beschrieben

Untersuchungslösung: 3,0 mg Substanz, genau gewogen, werden in 10 ml Methanol *R* gelöst.

Gehalt: mindestens 95,0 Prozent, ermittelt mit Hilfe des Verfahrens „Normalisierung"

Ginsenosid Re R   1157800

$C_{48}H_{82}O_{18}$ M_r 947
CAS Nr. 52286-59-6

[(3β,6α,12β)-20-(β-D-Glucopyranosyloxy)-3,12-dihydroxydammar-24-en-6-yl]-2-O-(6-desoxy-α-L-mannopyranosyl)-β-D-glucopyranosid

Farbloser Feststoff; löslich in Wasser, in Ethanol 96 % und in Methanol

Ginsenosid Rf R   1127700

$C_{42}H_{72}O_{14} \cdot 2\,H_2O$ M_r 837
CAS Nr. 52286-58-5

(20S)-6-O-[β-D-Glucopyranosyl-(1→2)-β-D-glycopyranosid]dammar-24-en-3β,6α,12β,20-tetrol, Dihydrat

Farbloser Feststoff; löslich in Wasser, in wasserfreiem Ethanol und in Methanol

$[\alpha]_D^{20}$: +12,8, an einer Lösung der Substanz (10 g · l^{-1}) in Methanol R bestimmt
Smp: etwa 198 °C

Ginsenosid Rg1 R   1127600

$C_{42}H_{72}O_{14} \cdot 2\,H_2O$ M_r 837
CAS Nr. 22427-39-0

(20S)-6β-D-Glucopyranosyl-D-glucopyranosylprotopanaxatriol, Dihydrat; (20S)-6α,20-Bis(β-D-glucopyranosyloxy)-5α-dammar-24-en-3β,12β-diol, Dihydrat; (20S)-6α,20-Bis(β-D-glucopyranosyloxy)-4,4,8,14-tetramethyl-18-nor-5α-cholest-24-en-3β,12β-diol, Dihydrat

Farbloser Feststoff; löslich in Wasser, in wasserfreiem Ethanol und in Methanol

$[\alpha]_D^{20}$: +31,2, an einer Lösung der Substanz (10 g · l^{-1}) in Methanol R bestimmt
Smp: 188 bis 191 °C

Wasser (2.5.12): höchstens 4,8 Prozent

Gehaltsbestimmung: Flüssigchromatographie (2.2.29) wie in der Monographie **Ginsengwurzel (Ginseng radix)** beschrieben

Untersuchungslösung: 3,0 mg Substanz, genau gewogen, werden in 10 ml Methanol R gelöst.

Gehalt: mindestens 95,0 Prozent, ermittelt mit Hilfe des Verfahrens „Normalisierung"

Ginsenosid Rg2 R   1182600

$C_{42}H_{72}O_{13}$ M_r 785
CAS Nr. 52286-74-5

3β,12β,20-Trihydroxydammar-24-en-6α-yl-2-O-(6-desoxy-α-L-mannopyranosyl)-β-D-glucopyranosid

Ginsenosid Ro *R*   1205000

$C_{48}H_{76}O_{19}$ M_r 957
CAS Nr. 34367-04-9

(3β)-28-(β-D-Glucopyranosyloxy)-28-oxoolean-12-en-3-yl-2-*O*-β-D-glucopyranosyl-β-D-glucopyranosiduron= säure

Gitoxin *R*   1040200

$C_{41}H_{64}O_{14}$ M_r 781
CAS Nr. 4562-36-1

3β-[O^4-(O^4-β-D-Digitoxopyranosyl-β-D-digitoxopyra= nosyl)-β-D-digitoxopyranosyloxy]-14,16β-dihydroxy-5β,14β-card-20(22)-enolid

Glycosid aus *Digitalis purpurea* L.

Weißes bis fast weißes, kristallines Pulver; praktisch unlöslich in Wasser und in den meisten gebräuchlichen organischen Lösungsmitteln, löslich in Pyridin

$[\alpha]_D^{20}$: +20 bis +24, an einer Lösung der Substanz (5 g · l^{-1}) in einer Mischung gleicher Volumteile Chloroform *R* und Methanol *R* bestimmt

Dünnschichtchromatographie (2.2.27): Die Substanz wird wie in der Monographie **Digitalis-purpurea-Blätter (Digitalis purpurea folium)** beschrieben geprüft; das Chromatogramm darf nur einen Hauptfleck zeigen.

D-Glucosaminhydrochlorid *R*   1040300

$C_6H_{14}ClNO_5$ M_r 215,6
CAS Nr. 66-84-2

2-Amino-2-desoxy-β-D-glucopyranose-hydrochlorid

Kristalle; löslich in Wasser

$[\alpha]_D^{20}$: +100, nach 30 min auf +47,5 abnehmend, an einer Lösung der Substanz (100 g · l^{-1}) in Wasser *R* bestimmt

Glucose *R*   1025700

CAS Nr. 50-99-7

Muss der Monographie **Glucose (Glucosum)** entsprechen

D-Glucuronsäure *R*   1119700

$C_6H_{10}O_7$ M_r 194,1
CAS Nr. 6556-12-3

Gehalt: mindestens 96,0 Prozent $C_6H_{10}O_7$, berechnet auf die im Vakuum (2.2.32) getrocknete Substanz

Löslich in Wasser und in Ethanol 96 %

Die Substanz zeigt Mutarotation: $[\alpha]_D^{24}$: +11,7 → +36,3

Gehaltsbestimmung: 0,150 g Substanz werden unter Stickstoffatmosphäre und unter Rühren in 50 ml wasserfreiem Methanol *R* gelöst und mit Tetrabutylammoniumhydroxid-Lösung (0,1 mol · l^{-1}) titriert. Der Endpunkt wird mit Hilfe der Potentiometrie (2.2.20) bestimmt. Während des Lösens und der Titration ist die Lösung vor Kohlendioxid der Luft zu schützen.

1 ml Tetrabutylammoniumhydroxid-Lösung (0,1 mol · l^{-1}) entspricht 19,41 mg $C_6H_{10}O_7$.

L-Glutamin *R*   1203700

$C_5H_{10}N_2O_3$ M_r 146,2
CAS Nr. 56-85-9

(*S*)-2,5-Diamino-5-oxopentansäure

Weißes, kristallines Pulver

Smp: etwa 185 °C, unter Zersetzung

Glutaminsäure *R* 1040400

CAS Nr. 56-86-0

Muss der Monographie **Glutaminsäure (Acidum glutamicum)** entsprechen

L-γ-Glutamyl-L-cystein *R* 1157900

$C_8H_{14}N_2O_5S$ M_r 250,3
CAS Nr. 636-58-8

Glutamyl-Endopeptidase zur Peptidmustercharakterisierung *R* 1173300

CAS Nr. 137010-42-5

Endoproteinase Glu-C sehr hoher Reinheit, die aus dem *Staphylococcus aureus*-Stamm V8 gewonnen wird

(EC 3.4.21.19)

Glutaraldehyd *R* 1098300

$C_5H_8O_2$ M_r 100,1
CAS Nr. 111-30-8

Pentandial

Ölige Flüssigkeit; löslich in Wasser

n_D^{25}: etwa 1,434
Sdp: etwa 188 °C

Glutarsäure *R* 1149700

$C_5H_8O_4$ M_r 132,1
CAS Nr. 110-94-1

Pentandisäure

Weißes bis fast weißes, kristallines Pulver

L-Glutathion, oxidiertes *R* 1158000

$C_{20}H_{32}N_6O_{12}S_2$ M_r 612
CAS Nr. 27025-41-8

Bis(L-γ-glutamyl-L-cysteinylglycin)disulfid; Oxiglutation

Glycerol *R* 1040500

CAS Nr. 56-81-5

Muss der Monographie **Glycerol (Glycerolum)** entsprechen

Glycerol *R* 1 1040501

Muss der Monographie **Glycerol (Glycerolum)** entsprechen und frei von Diethylenglycol sein, wenn die Substanz, wie in der Monographie unter „Prüfung auf Reinheit, Verunreinigung A, verwandte Substanzen" beschrieben, geprüft wird

Glycerol 85 % *R* 1040600

Muss der Monographie **Glycerol 85 % (Glycerolum 85 per centum)** entsprechen

Glycerol 85 % *R* 1 1040601

Muss der Monographie **Glycerol 85 % (Glycerolum 85 per centum)** entsprechen und frei von Diethylenglycol sein, wenn die Substanz, wie in der Monographie unter „Prüfung auf Reinheit, Verunreinigung A, verwandte Substanzen" beschrieben, geprüft wird

Glycerol-1-decanoat *R* 1169400

$C_{13}H_{26}O_4$ M_r 246,3
CAS Nr. 2277-23-8

(2*RS*)-2,3-Dihydroxypropyldecanoat; α-Monocaprin; 1-Monodecanoyl-*rac*-glycerol; 1-Decanoylglycerol

Gehalt: etwa 99 Prozent

Glycerol-1-octanoat R 1169500

$C_{11}H_{22}O_4$ M_r 218,3
CAS Nr. 502-54-5

(2RS)-2,3-Dihydroxypropyloctanoat; α-Monocaprylin; 1-Monooctanoyl-*rac*-glycerol; 1-Octanoylglycerol

Gehalt: etwa 99 Prozent

Glycidol R 1127800

$C_3H_6O_2$ M_r 74,1
CAS Nr. 556-52-5

Oxiranylmethanol

Schwach viskose Flüssigkeit; mischbar mit Wasser

d_4^{20}: etwa 1,115
n_D^{20}: etwa 1,432

Glycin R 1040700

CAS Nr. 56-40-6

Muss der Monographie **Glycin (Glycinum)** entsprechen

Glycinanhydrid R 1192200

$C_4H_6N_2O_2$ M_r 114,1
CAS Nr. 106-57-0

Piperazin-2,5-dion (2,5-DKP)

Glycolsäure R 1040800

$C_2H_4O_3$ M_r 76,0
CAS Nr. 79-14-1

2-Hydroxyessigsäure

Kristalle; löslich in Wasser, in Aceton, in Ethanol 96 % und in Methanol

Smp: etwa 80 °C

Glycyrrhetinsäure R 1040900

$C_{30}H_{46}O_4$ M_r 470,7
CAS Nr. 471-53-4

3β-Hydroxy-11-oxo-12-oleanen-30-säure; Enoxolon
Gemisch von 18α- und 18β-Glycyrrhetinsäure, in dem das β-Isomer überwiegt

Weißes bis gelblich braunes Pulver; praktisch unlöslich in Wasser, löslich in Essigsäure 99 % und in wasserfreiem Ethanol

$[\alpha]_D^{20}$: +145 bis +155, an einer Lösung der Substanz (10,0 g · l^{-1}) in wasserfreiem Ethanol R bestimmt

Dünnschichtchromatographie (2.2.27): Die Prüfung erfolgt unter Verwendung einer Schicht Kieselgel GF$_{254}$ R, die anstelle von Wasser mit einer 0,25-prozentigen Lösung (V/V) von Phosphorsäure 85 % R hergestellt wird. Auf die Platte werden 5 µl einer Lösung der Substanz (5 g · l^{-1}) in einer Mischung gleicher Volumteile Chloroform R und Methanol R aufgetragen. Die Chromatographie erfolgt mit einer Mischung von 5 Volumteilen Methanol R und 95 Volumteilen Chloroform R über eine Laufstrecke von 10 cm. Das Chromatogramm wird im ultravioletten Licht bei 254 nm ausgewertet und muss bei einem R_F-Wert von etwa 0,3 einen fluoreszenzmindernden Fleck (β-Glycyrrhetinsäure) und bei einem R_F-Wert von etwa 0,5 einen kleineren fluoreszenzmindernden Fleck (α-Glycyrrhetinsäure) zeigen. Die Platte wird mit Anisaldehyd-Reagenz R besprüht und 10 min lang bei 100 bis 105 °C erhitzt. Die beiden Substanzen erscheinen auf dem Chromatogramm als blauviolette Flecke. Zwischen ihnen kann noch ein kleinerer, ebenfalls blauvioletter Fleck auftreten.

18α-Glycyrrhetinsäure R 1127900

$C_{30}H_{46}O_4$ M_r 470,7
CAS Nr. 1449-05-4

(20β)-3β-Hydroxy-11-oxo-18α-olean-12-en-29-säure

Weißes bis fast weißes, kristallines Pulver; praktisch unlöslich in Wasser, löslich in wasserfreiem Ethanol, wenig löslich in Dichlormethan

Glyoxal-Lösung *R* 1098400

CAS Nr. 107-22-2

Gehalt: etwa 40 Prozent (*m/m*) Glyoxal

Gehaltsbestimmung: 1,000 g Glyoxal-Lösung wird in einem Erlenmeyerkolben mit Schliffstopfen mit 20 ml einer Lösung von Hydroxylaminhydrochlorid *R* (70 g · l^{-1}) und 50 ml Wasser *R* versetzt. Nach 30 min langem Stehenlassen wird die Mischung mit 1 ml Methylrot-Mischindikator-Lösung *R* versetzt und mit Natriumhydroxid-Lösung (1 mol · l^{-1}) bis zum Farbumschlag von Rot nach Grün titriert. Eine Blindtitration wird durchgeführt.

1 ml Natriumhydroxid-Lösung (1 mol · l^{-1}) entspricht 29,02 mg Glyoxal ($C_2H_2O_2$).

Glyoxalbishydroxyanil *R* 1041000

$C_{14}H_{12}N_2O_2$ M_r 240,3
CAS Nr. 1149-16-2

2,2′-(Ethandiylidendinitrilo)diphenol

Weiße bis fast weiße Kristalle; löslich in heißem Ethanol 96%

Smp: etwa 200 °C

Gramin *R* 1189400

$C_{11}H_{14}N_2$ M_r 174,2
CAS Nr. 87-52-5

1-(1*H*-Indol-3-yl)-*N*,*N*-dimethylmethanamin

Schuppen; praktisch unlöslich in Wasser, löslich in Ethanol 96%, schwer löslich in Aceton

Smp: 132 bis 134 °C

Guajacol *R* 1148300

$C_7H_8O_2$ M_r 124,1
CAS Nr. 90-05-1

2-Methoxyphenol; 1-Hydroxy-2-methoxybenzol

Kristalline Masse oder farblose bis gelbliche Flüssigkeit, hygroskopisch; schwer löslich in Wasser, sehr leicht löslich in Dichlormethan, leicht löslich in Ethanol 96%

Smp: etwa 28 °C
Sdp: etwa 205 °C

Guajakharz *R* 1041400

Harz aus dem Kernholz von *Guaiacum officinale* L. und *Guaiacum sanctum* L.

Rötlich braune bis grünlich braune, harte, spröde Stücke mit glänzendem Bruch

Guajazulen *R* 1041500

$C_{15}H_{18}$ M_r 198,3
CAS Nr. 489-84-9

7-Isopropyl-1,4-dimethylazulen

Dunkelblaue Kristalle oder blaue Flüssigkeit; sehr schwer löslich in Wasser, mischbar mit fetten und ätherischen Ölen sowie flüssigem Paraffin, wenig löslich in Ethanol 96%, löslich in Phosphorsäure 80% (*m/m*) und Schwefelsäure (500 g · l^{-1}), wobei eine farblose Lösung entsteht

Smp: etwa 30 °C

Lagerung: vor Licht und Luft geschützt

Guanidinhydrochlorid *R* 1098500

CH_6N_3Cl M_r 95,5
CAS Nr. 50-01-1

Kristallines Pulver; leicht löslich in Wasser und in Ethanol 96%

Guanin *R* 1041600

$C_5H_5N_5O$ M_r 151,1
CAS Nr. 73-40-5

2-Amino-1,7-dihydro-6*H*-purin-6-on

Weißes bis fast weißes, amorphes Pulver; praktisch unlöslich in Wasser, schwer löslich in Ethanol 96%

Die Substanz löst sich in Ammoniak-Lösung und in verdünnten Alkalihydroxid-Lösungen.

Gummi, Arabisches R 1000100

Muss der Monographie **Arabisches Gummi (Acaciae gummi)** entsprechen

Gummi-Lösung, Arabisches- R 1000101

100 g Arabisches Gummi R werden in 1000 ml Wasser R gelöst. Die Lösung wird 2 h lang mit einem Magnetrührer gerührt und 30 min lang bei etwa 2000 g zentrifugiert, um eine klare Lösung zu erhalten.

Lagerung: in Behältnissen aus Polyethylen von etwa 250 ml Inhalt, bei 0 bis −20 °C

H

Hämoglobin R 1041700

CAS Nr. 9008-02-0

Stickstoff: 15 bis 16 Prozent

Eisen: 0,2 bis 0,3 Prozent

Trocknungsverlust (2.2.32): höchstens 2 Prozent

Sulfatasche (2.4.14): höchstens 1,5 Prozent

Hämoglobin-Lösung R 1041701

2 g Hämoglobin R werden in einem 250-ml-Erlenmeyerkolben unter Rühren in 75 ml verdünnter Salzsäure R 2 vollständig gelöst. Der pH-Wert (2.2.3) der Lösung wird mit Hilfe von Salzsäure (1 mol · l^{-1}) auf 1,6 ± 0,1 eingestellt. Die Lösung wird mit Hilfe von verdünnter Salzsäure R 2 in einen 100-ml-Kolben überführt und mit 25 mg Thiomersal R versetzt.

Die Lösung ist am Tag der Verwendung herzustellen, bei 5 ± 3 °C zu lagern und vor Verwendung auf einen pH-Wert von 1,6 einzustellen.

Lagerung: bei 2 bis 8 °C

Hamamelitannin R 1192700

$C_{20}H_{20}O_{14}$ M_r 484,4
CAS Nr. 469-32-9

(2*R*,3*R*,4*R*)-2-Formyl-2,3,4-trihydroxypentan-1,5-diyl-bis(3,4,5-trihydroxybenzoat); 2-*C*-[(Galloyloxy)methyl]-D-ribose-5-gallat

Harnstoff R 1095000

CAS Nr. 57-13-6

Muss der Monographie **Harnstoff (Ureum)** entsprechen

Harpagid R 1213200

$C_{15}H_{24}O_{10}$ M_r 364,3
CAS Nr. 6926-08-5

(1*S*,4a*S*,5*R*,7*S*,7a*R*)-4a,5,7-Trihydroxy-7-methyl-1,4a,5,6,7,7a-hexahydrocyclopenta[*c*]pyran-1-yl-β-D-glucopyranosid

Harpagosid R 1098600

$C_{24}H_{30}O_{11}$ M_r 494,5

Weißes bis fast weißes, kristallines, sehr hygroskopisches Pulver; löslich in Wasser und in Ethanol 96 %

Lagerung: dicht verschlossen

Hederacosid C R 1158100

$C_{59}H_{96}O_{26}$ M_r 1221
CAS Nr. 14216-03-6

O-6-Desoxy-α-L-mannopyranosyl-(1→4)-O-β-D-gluco=
pyranosyl-(1→6)-β-D-glucopyranosyl-(4R)-3β-[[2-O-
(6-desoxy-α-L-mannopyranosyl)-α-L-arabinopyranosyl]=
oxy]-23-hydroxyolean-12-en-28-oat; (α-L-Rhamnopyra=
nosyl-(1→4)-β-D-glucopyranosyl-(1→6)-β-D-gluco=
pyranosyl)[23-hydroxy-3β-(α-L-rhamnopyranosyl-
(1→2)-α-L-arabinopyranosyloxy)olean-12-en-28-oat]

Farblose Kristalle oder weißes bis fast weißes Pulver

Smp: etwa 220 °C

Wird die Substanz in der Flüssigchromatographie verwendet, muss sie zusätzlich folgender Anforderung entsprechen:

Gehaltsbestimmung: Flüssigchromatographie (2.2.29) wie in der Monographie **Efeublätter (Hederae folium)** beschrieben

Untersuchungslösung: 5,0 mg Substanz werden in 5,0 ml Methanol R gelöst.

Gehalt: mindestens 95 Prozent, ermittelt mit Hilfe des Verfahrens „Normalisierung"

Hederagenin R 1184100

$C_{30}H_{48}O_4$ M_r 472,7
CAS Nr. 465-99-6

Astrantiagenin E; Caulosapogenin; 3β,23-Dihydroxy-4α-olean-12-en-28-säure

α-Hederin R 1158200

$C_{41}H_{66}O_{12}$ M_r 751
CAS Nr. 27013-91-8

(+)-(4R)-3β-[[2-O-(6-Desoxy-α-L-mannopyranosyl)-α-L-arabinopyranosyl]oxy]-23-hydroxyolean-12-en-28-säure; 23-Hydroxy-3β-(α-L-rhamnopyranosyl-(1→2)-α-L-arabinopyranosyloxy)olean-12-en-28-säure

Weißes bis fast weißes Pulver

Smp: etwa 256 °C

Heliotrin R 1213300

$C_{16}H_{27}NO_5$ M_r 313,4
CAS Nr. 303-33-3

[[(1S,7aR)-1-Hydroxy-2,3,5,7a-tetrahydro-1H-pyrroli=
zin-7-yl]methyl][(2S,3R)-2-hydroxy-3-methoxy-2-(pro=
pan-2-yl)butanoat]

Weißes bis fast weißes Pulver; löslich in Ethanol 96 %

Heliotrin-N-oxid R 1213400

$C_{16}H_{27}NO_6$ M_r 329,4
CAS Nr. 6209-65-0

(1S,7aR)-1-Hydroxy-7-[[[(2S,3R)-2-hydroxy-3-meth=
oxy-2-(propan-2-yl)butanoyl]oxy]methyl]-2,3,5,7a-tetra=
hydro-1H-pyrrolizin-4-oxid

Weißes bis fast weißes Pulver; löslich in Ethanol 96 %

Helium zur Chromatographie R 1041800

He A_r 4,003
CAS Nr. 7440-59-7

Gehalt: mindestens 99,995 Prozent (V/V)

Heparin R   1041900

CAS Nr. 9041-08-1

Muss der Monographie **Heparin-Natrium (Heparinum natricum)** entsprechen

Heparinase I R   1187600

CAS Nr. 9025-39-2

Heparin-Lyase (EC 4.2.2.7)

Enzym, das von *Flavobacterium heparinum* gewonnen wird und das Polysaccharide eliminativ spaltet, die (1→4)-verknüpfte D-Glucuronat- oder L-Iduronat-Reste und (1→4)-α-verknüpfte 2-Sulfoamino-2-desoxy-6-sulfo-D-glucose-Reste enthalten
Die Spaltung ergibt Oligosaccharide mit endständigen 4-Desoxy-α-D-gluc-4-enuronosyl-Gruppen an ihren nicht reduzierenden Enden.

Heparinase II R   1187700

CAS Nr. 149371-12-0

Enzym, das von *Flavobacterium heparinum* gewonnen wird und das sulfatierte Polysaccharid-Ketten depolymerisiert, die (1→4)-Verknüpfungen zwischen Hexosaminen und Uronsäure-Resten (sowohl Iduron- als auch Glucuronsäure-Resten) enthalten
Die Reaktion ergibt Oligosaccharid-Produkte (hauptsächlich Disaccharide), die ungesättigte Uronsäuren enthalten.

Heparinase III R   1187800

CAS Nr. 37290-86-1

Heparinsulfat-Lyase (EC 4.2.2.8)

Enzym, das von *Flavobacterium heparinum* gewonnen wird und das sulfatierte Polysaccharid-Ketten selektiv depolymerisiert, die (1→4)-Verknüpfungen zwischen Hexosaminen und Glucuronsäure-Resten enthalten
Die Reaktion ergibt Oligosaccharid-Produkte (hauptsächlich Disaccharide), die ungesättigte Uronsäuren enthalten.

HEPES R   1106800

$C_8H_{18}N_2O_4S$ M_r 238,3
CAS Nr. 7365-45-9

2-[4-(2-Hydroxyethyl)piperazin-1-yl]ethan-1-sulfonsäure

Weißes bis fast weißes Pulver

Smp: etwa 236 °C, unter Zersetzung

Heptachlor R   1128000

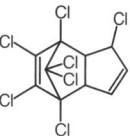

$C_{10}H_5Cl_7$ M_r 373,3
CAS Nr. 76-44-8

Smp: etwa 95 °C
Sdp: etwa 135 °C

Eine geeignete, zertifizierte Referenzlösung (10 ng · μl^{-1} in Cyclohexan) kann verwendet werden.

Heptachlorepoxid R   1128100

$C_{10}H_5Cl_7O$ M_r 389,3
CAS Nr. 1024-57-3

Smp: etwa 160 °C
Sdp: etwa 200 °C

Eine geeignete, zertifizierte Referenzlösung (10 ng · μl^{-1} in Cyclohexan) kann verwendet werden.

Heptafluorbuttersäure R   1162400

$C_4HF_7O_2$ M_r 214,0
CAS Nr. 375-22-4

Heptafluorbutansäure; HFBA

Korrodierend wirkende, klare, farblose Flüssigkeit

d_{20}^{20}: etwa 1,645
n_D^{20}: etwa 1,300
Sdp: etwa 120 °C

Gehalt: mindestens 99,5 Prozent

Heptafluor-*N*-methyl-*N*-(trimethylsilyl)=butanamid R   1139500

$C_8H_{12}F_7NOSi$ M_r 299,3
CAS Nr. 53296-64-3

2,2,3,3,4,4,4-Heptafluor-*N*-methyl-*N*-(trimethylsilyl)butyramid

Klare, farblose, entflammbare Flüssigkeit

n_D^{20}: etwa 1,351
Sdp: etwa 148 °C

Heptan *R* 1042000

C$_7$H$_{16}$ M_r 100,2
CAS Nr. 142-82-5

Farblose, entflammbare Flüssigkeit; praktisch unlöslich in Wasser, mischbar mit wasserfreiem Ethanol

d_{20}^{20}: 0,683 bis 0,686
n_D^{20}: 1,387 bis 1,388

Destillationsbereich (2.2.11): Mindestens 95 Prozent Substanz müssen zwischen 97 und 98 °C destillieren.

Hesperidin *R* 1139000

C$_{28}$H$_{34}$O$_{15}$ M_r 611
CAS Nr. 520-26-3

(*S*)-7-[[6-*O*-(6-Desoxy-α-L-mannopyranosyl)-β-D-glu=copyranosyl]oxy]-5-hydroxy-2-(3-hydroxy-4-methoxy=phenyl)-2,3-dihydro-4*H*-1-benzopyran-4-on

Hygroskopisches Pulver; schwer löslich in Wasser und in Methanol

Smp: 258 bis 262 °C

Hexachlorbenzol *R* 1128200

C$_6$Cl$_6$ M_r 284,8
CAS Nr. 118-74-1

Smp: etwa 230 °C
Sdp: etwa 332 °C

Eine geeignete, zertifizierte Referenzlösung (10 ng · µl⁻¹ in Cyclohexan) kann verwendet werden.

α-Hexachlorcyclohexan *R* 1128300

C$_6$H$_6$Cl$_6$ M_r 290,8
CAS Nr. 319-84-6

1α,2α,3β,4α,5β,6β-Hexachlorcyclohexan

Smp: etwa 158 °C
Sdp: etwa 288 °C

Eine geeignete, zertifizierte Referenzlösung (10 ng · µl⁻¹ in Cyclohexan) kann verwendet werden.

β-Hexachlorcyclohexan *R* 1128400

C$_6$H$_6$Cl$_6$ M_r 290,8
CAS Nr. 319-85-7

1α,2β,3α,4β,5α,6β-Hexachlorcyclohexan

Eine geeignete, zertifizierte Referenzlösung (10 ng · µl⁻¹ in Cyclohexan) kann verwendet werden.

δ-Hexachlorcyclohexan *R* 1128500

C$_6$H$_6$Cl$_6$ M_r 290,8
CAS Nr. 319-86-8

1α,2α,3α,4β,5α,6β-Hexachlorcyclohexan

Eine geeignete, zertifizierte Referenzlösung (10 ng · µl⁻¹ in Cyclohexan) kann verwendet werden.

Hexachloroplatin(IV)-säure *R* 1019000

H$_2$PtCl$_6$ · 6 H$_2$O M_r 517,9
CAS Nr. 18497-13-7

Hydrogenhexachloroplatinat(IV), Hexahydrat

Gehalt: mindestens 37,0 Prozent (*m/m*) Pt (A_r 195,1)

Bräunlich rote Kristalle oder kristalline Masse; sehr leicht löslich in Wasser, löslich in Ethanol 96 %

Gehaltsbestimmung: 0,200 g Substanz werden bei 900 ± 50 °C bis zur Massekonstanz geglüht und der Rückstand (Platin) wird gewogen.

Lagerung: vor Licht geschützt

Hexacosan R 1042200

C$_{26}$H$_{54}$ M_r 366,7
CAS Nr. 630-01-3

Farblose oder weiße bis fast weiße Flocken

Smp: etwa 57 °C

Hexadimethrinbromid R 1042300

(C$_{13}$H$_{30}$Br$_2$N$_2$)$_n$
CAS Nr. 28728-55-4

Weißes bis fast weißes, amorphes, hygroskopisches Pulver; löslich in Wasser

Lagerung: dicht verschlossen

1,1,1,3,3,3-Hexafluorpropan-2-ol R 1136000

C$_3$H$_2$F$_6$O M_r 168,0
CAS Nr. 920-66-1

Gehalt: mindestens 99,0 Prozent, mit Hilfe der Gaschromatographie (2.2.28) bestimmt

Klare, farblose Flüssigkeit; mischbar mit Wasser und mit wasserfreiem Ethanol

d_{20}^{20}: etwa 1,596
Sdp: etwa 59 °C

Hexamethyldisilazan R 1042400

C$_6$H$_{19}$NSi$_2$ M_r 161,4
CAS Nr. 999-97-3

Klare, farblose Flüssigkeit

d_{20}^{20}: etwa 0,78
n_D^{20}: etwa 1,408
Sdp: etwa 125 °C

Lagerung: dicht verschlossen

Hexan R 1042600

C$_6$H$_{14}$ M_r 86,2
CAS Nr. 110-54-3

Farblose, entflammbare Flüssigkeit; praktisch unlöslich in Wasser, mischbar mit wasserfreiem Ethanol

d_{20}^{20}: 0,659 bis 0,663
n_D^{20}: 1,375 bis 1,376

Destillationsbereich (2.2.11): Mindestens 95 Prozent der Substanz müssen zwischen 67 und 69 °C destillieren.

Wird die Substanz in der Spektroskopie verwendet, muss sie zusätzlich folgender Prüfung entsprechen:

Absorption (2.2.25): höchstens 0,01 bei 260 bis 420 nm, mit Wasser R als Kompensationsflüssigkeit bestimmt

Hexansäure R 1142100

C$_6$H$_{12}$O$_2$ M_r 116,2
CAS Nr. 142-62-1

Capronsäure

Ölige Flüssigkeit; wenig löslich in Wasser

d_4^{20}: etwa 0,926
n_D^{20}: etwa 1,417
Sdp: etwa 205 °C

Wird die Substanz in der Prüfung „Gesamtfettsäuren" in der Monographie **Sägepalmenfrüchte (Sabalis serrulatae fructus)** *verwendet, muss sie zusätzlich folgender Anforderung entsprechen:*

Gehaltsbestimmung: Gaschromatographie (2.2.28) wie in der Monographie **Sägepalmenfrüchte** beschrieben

Gehalt: mindestens 98 Prozent, ermittelt mit Hilfe des Verfahrens „Normalisierung"

Hexylamin R 1042700

C$_6$H$_{15}$N M_r 101,2
CAS Nr. 111-26-2

Hexanamin

Farblose Flüssigkeit; schwer löslich in Wasser, löslich in Ethanol 96 %

d_{20}^{20}: etwa 0,766
n_D^{20}: etwa 1,418
Sdp: 127 bis 131 °C

Hibifolin *R* 1207000

$C_{21}H_{18}O_{14}$ M_r 494,4
CAS Nr. 55366-56-8

2-(3,4-Dihydroxyphenyl)-3,5,7-trihydroxy-4-oxo-4*H*-1-benzopyran-8-yl-β-D-glucopyranosiduronsäure; Gossypetin-8-*O*-glucuronid; Gossypetin-8-*O*-β-D-glucuropyranosid

Lagerung: an einem trockenen Ort, vor Licht geschützt, bei höchstens 8 °C

Hippursäure *R* 1213500

$C_9H_9NO_3$ M_r 179,2
CAS Nr. 495-69-2

Benzamidoessigsäure; Benzoylaminoethansäure; *N*-Benzoylglycin

Weißes bis fast weißes, kristallines Pulver

Smp: 187 bis 191 °C

Histamin-Lösung *R* 1042901

Eine Lösung von Natriumchlorid *R* (9 g · l⁻¹), die je Milliliter 0,1 µg Histaminbase als Dihydrochlorid oder Phosphat enthält

Histamindihydrochlorid *R* 1042800

CAS Nr. 56-92-8

Muss der Monographie **Histamindihydrochlorid (Histamini dihydrochloridum)** entsprechen

Histidin *R* 1187900

CAS Nr. 71-00-1

(2*S*)-2-Amino-3-(1*H*-imidazol-4-yl)propansäure

Histidinmonohydrochlorid *R* 1043000

$C_6H_{10}ClN_3O_2 \cdot H_2O$ M_r 209,6
CAS Nr. 123333-71-1

(*RS*)-2-Amino-3-(4-imidazolyl)propionsäure-hydrochlorid, Monohydrat

Farblose Kristalle oder kristallines Pulver; löslich in Wasser

Smp: etwa 250 °C, unter Zersetzung

Dünnschichtchromatographie (2.2.27): Die Substanz wird wie in der Monographie **Histamindihydrochlorid (Histamini dihydrochloridum)** beschrieben geprüft; das Chromatogramm darf nur einen Hauptfleck zeigen.

Holmiumoxid *R* 1043100

Ho_2O_3 M_r 377,9
CAS Nr. 12055-62-8

Gelbliches Pulver; praktisch unlöslich in Wasser

Holmiumperchlorat-Lösung *R* 1043101

Eine Lösung von Holmiumoxid *R* (40 g · l⁻¹) in einer Lösung von Perchlorsäure *R* (141 g · l⁻¹)

DL-Homocystein *R* 1136100

$C_4H_9NO_2S$ M_r 135,2
CAS Nr. 454-29-5

(2*RS*)-2-Amino-4-sulfanylbutansäure

Weißes bis fast weißes, kristallines Pulver

Smp: etwa 232 °C

L-Homocysteinthiolactonhydrochlorid *R* 1136200

C_4H_8ClNOS M_r 153,6
CAS Nr. 31828-68-9

(3*S*)-3-Aminodihydrothiophen-2(3*H*)-on-hydrochlorid

Weißes bis fast weißes, kristallines Pulver

Smp: etwa 202 °C

Homoorientin *R* 1189500

C$_{21}$H$_{20}$O$_{11}$ M_r 448,4
CAS Nr. 4261-42-1

2-(3,4-Dihydroxyphenyl)-6-β-D-glucopyranosyl-5,7-dihydroxy-4*H*-1-benzopyran-4-on; Isoorientin; Luteolin-6-*C*-glucosid

Honokiol *R* 1182700

C$_{18}$H$_{18}$O$_2$ M_r 266,3
CAS Nr. 35354-74-6

3′,5-Di(prop-2-enyl)biphenyl-2,4′-diol; 3′,5-Diallyl-2,4′-dihydroxybiphenyl; 3′,5-Di-2-propenyl-[1,1′-biphenyl]-2,4′-diol

Hydrastinhydrochlorid *R* 1154000

C$_{21}$H$_{22}$ClNO$_6$ M_r 419,9
CAS Nr. 5936-28-7

(3*S*)-6,7-Dimethoxy-3-[(5*R*)-6-methyl-5,6,7,8-tetrahydro-1,3-dioxolo[4,5-*g*]isochinolin-5-yl]isobenzofuran-1(3*H*)-on-hydrochlorid

Weißes bis fast weißes, hygroskopisches Pulver; sehr leicht löslich in Wasser und in Ethanol 96 %

$[\alpha]_D^{17}$: etwa +127
Smp: etwa 116 °C

Wird die Substanz in der Flüssigchromatographie verwendet, muss sie zusätzlich folgender Anforderung entsprechen:

Gehaltsbestimmung: Flüssigchromatographie (2.2.29) wie in der Monographie **Kanadische Gelbwurz (Hydrastidis rhizoma)** beschrieben

Gehalt: mindestens 98 Prozent, ermittelt mit Hilfe des Verfahrens „Normalisierung"

Hydrazin *R* 1136300

H$_2$N—NH$_2$

H$_4$N$_2$ M_r 32,05
CAS Nr. 302-01-2

Diazan

Farblose, schwach ölige Flüssigkeit mit einem starken Geruch nach Ammoniak; mischbar mit Wasser

Als verdünnte, wässrige Lösung im Handel erhältlich

Achtung: Die Substanz ist toxisch und hat korrodierende Wirkung.

n_D^{20}: etwa 1,470
Smp: etwa 1,5 °C
Sdp: etwa 113 °C

Hydrazindihydrochlorid *R* 1213600

H$_2$N—NH$_2$ · 2 HCl

Cl$_2$H$_6$N$_2$ M_r 105,0
CAS Nr. 5341-61-7

Weißes bis fast weißes Pulver

Gehalt: mindestens 97,5 Prozent

Hydrazinsulfat *R* 1043400

H$_2$N—NH$_2$ · H$_2$SO$_4$

H$_6$N$_2$O$_4$S M_r 130,1
CAS Nr. 10034-93-2

Farblose Kristalle; wenig löslich in kaltem Wasser, löslich in Wasser von 50 °C, leicht löslich in siedendem Wasser, praktisch unlöslich in Ethanol 96 %

Gehalt: mindestens 99 Prozent

Hydrochinon *R* 1044100

C$_6$H$_6$O$_2$ M_r 110,1
CAS Nr. 123-31-9

1,4-Benzoldiol

Feine, farblose oder weiße bis fast weiße Nadeln, an Licht und Luft dunkler werdend; löslich in Wasser und in Ethanol 96 %

Smp: etwa 173 °C

Lagerung: vor Licht und Luft geschützt

Hydrochinon-Lösung R 1044101

0,5 g Hydrochinon R werden in Wasser R gelöst. Nach Zusatz von 20 µl Schwefelsäure R wird die Lösung mit Wasser R zu 50 ml verdünnt.

Hydrocortisonacetat R 1098800

CAS Nr. 50-03-3

Muss der Monographie **Hydrocortisonacetat (Hydrocortisoni acetas)** entsprechen

4′-Hydroxyacetophenon R 1196900

$C_8H_8O_2$ M_r 136,2
CAS Nr. 99-93-4

1-(4-Hydroxyphenyl)ethan-1-on

4-Hydroxybenzhydrazid R 1145900

$C_7H_8N_2O_2$ M_r 152,2
CAS Nr. 5351-23-5

p-Hydroxybenzhydrazid

2-Hydroxybenzimidazol R 1169600

$C_7H_6N_2O$ M_r 134,1
CAS Nr. 615-16-7

1H-Benzimidazol-2-ol

4-Hydroxybenzoesäure R 1106700

$C_7H_6O_3$ M_r 138,1
CAS Nr. 99-96-7

Kristalle; schwer löslich in Wasser, sehr leicht löslich in Ethanol 96 %, löslich in Aceton

Smp: 214 bis 215 °C

Hydroxychinolin R 1044600

C_9H_7NO M_r 145,2
CAS Nr. 148-24-3

8-Chinolinol

Weißes bis schwach gelbliches, kristallines Pulver; schwer löslich in Wasser, leicht löslich in Aceton, in Ethanol 96 % und in verdünnten Mineralsäuren

Smp: etwa 75 °C

Sulfatasche (2.4.14): höchstens 0,05 Prozent

4-Hydroxycumarin R 1169700

$C_9H_6O_3$ M_r 162,2
CAS Nr. 1076-38-6

4-Hydroxy-2H-1-benzopyran-2-on; 4-Hydroxy-2H-chromen-2-on

Weißes bis fast weißes Pulver; leicht löslich in Methanol

Gehalt: mindestens 98,0 Prozent

6-Hydroxydopa R 1169800

$C_9H_{11}NO_5$ M_r 213,2
CAS Nr. 21373-30-8

(2RS)-2-Amino-3-(2,4,5-trihydroxyphenyl)propansäure; 2,5-Dihydroxy-DL-tyrosin

Smp: etwa 257 °C

4-Hydroxyisophthalsäure R 1106900

$C_8H_6O_5$ M_r 182,1
CAS Nr. 636-46-4

4-Hydroxybenzol-1,3-dicarbonsäure

Nadeln oder Schuppen; sehr schwer löslich in Wasser, leicht löslich in Ethanol 96 %

Smp: etwa 314 °C, unter Zersetzung

Hydroxylamin-Lösung, alkalische R 1044302

Gleiche Volumteile einer Lösung von Hydroxylaminhydrochlorid R (139 g · l⁻¹) und einer Lösung von Natriumhydroxid R (150 g · l⁻¹) werden gemischt.

Unmittelbar vor Gebrauch herzustellen

Hydroxylamin-Lösung, alkalische R 1 1044303

Lösung A: 12,5 g Hydroxylaminhydrochlorid R werden in Methanol R zu 100 ml gelöst.

Lösung B: 12,5 g Natriumhydroxid R werden in Methanol R zu 100 ml gelöst.

Unmittelbar vor Gebrauch werden gleiche Volumteile beider Lösungen gemischt.

Hydroxylaminhydrochlorid R 1044300

$H_2N-OH \cdot HCl$

H_4ClNO M_r 69,5
CAS Nr. 5470-11-1

Weißes bis fast weißes, kristallines Pulver; sehr leicht löslich in Wasser, löslich in Ethanol 96 %

Hydroxylaminhydrochlorid-Lösung R 2 1044304

2,5 g Hydroxylaminhydrochlorid R werden in 4,5 ml heißem Wasser R gelöst. Nach Zusatz von 40 ml Ethanol 96 % R und 0,4 ml Bromphenolblau-Lösung R 2 wird die Lösung mit ethanolischer Kaliumhydroxid-Lösung (0,5 mol · l⁻¹) bis zur grünlich gelben Färbung versetzt. Diese Lösung wird mit Ethanol 96 % R zu 50,0 ml verdünnt.

Hydroxylaminhydrochlorid-Lösung, ethanolische R 1044301

3,5 g Hydroxylaminhydrochlorid R werden in 95 ml Ethanol 60 % R gelöst. Nach Zusatz von 0,5 ml einer Lösung von Methylorange R (2 g · l⁻¹) in Ethanol 60 % R wird die Lösung mit Kaliumhydroxid-Lösung (0,5 mol · l⁻¹) in Ethanol 60 % R bis zur kräftigen Gelbfärbung versetzt. Die Lösung wird mit Ethanol 60 % R zu 100 ml verdünnt.

Hydroxymethylfurfural R 1044400

$C_6H_6O_3$ M_r 126,1
CAS Nr. 67-47-0

5-Hydroxymethyl-2-furaldehyd

Nadelförmige Kristalle; leicht löslich in Wasser, in Aceton und in Ethanol 96 %

Smp: etwa 32 °C

Hydroxynaphtholblau R 1044500

$C_{20}H_{11}N_2Na_3O_{11}S_3$ M_r 620
CAS Nr. 63451-35-4

2,2′-Dihydroxy-1,1′-azonaphthalin-3,4′,6-trisulfonsäure, Trinatriumsalz

2-Hydroxypropylbetadex zur Chromatographie R 1146000

Betacyclodextrin, verändert durch Bindung von (*R*)- oder (*RS*)-Propylenoxid-Gruppen an die Hydroxyl-Gruppen

Hydroxypropyl-β-cyclodextrin R 1128600

CAS Nr. 94035-02-6

Muss der Monographie **Hydroxypropylbetadex (Hydroxypropylbetadexum)** entsprechen

pH-Wert (2.2.3): 5,0 bis 7,5, an einer Lösung der Substanz (20 g · l⁻¹) bestimmt

12-Hydroxystearinsäure R 1099000

$C_{18}H_{36}O_3$ M_r 300,5
CAS Nr. 106-14-9

12-Hydroxyoctadecansäure

Weißes bis fast weißes Pulver

Smp: 71 bis 74 °C

Hydroxyuracil R 1044700

$C_4H_4N_2O_3$ M_r 128,1
CAS Nr. 496-76-4

5-Hydroxy-(1*H*,3*H*)-pyrimidin-2,4-dion

Weißes bis fast weißes, kristallines Pulver

Smp: etwa 310 °C, unter Zersetzung

Dünnschichtchromatographie (2.2.27): Die Substanz wird wie in der Monographie **Fluorouracil (Fluorouracilum)** beschrieben geprüft; das Chromatogramm darf nur einen Hauptfleck mit einem R_F-Wert von etwa 0,3 zeigen.

Lagerung: dicht verschlossen

Hyoscyaminsulfat *R* 1044900

CAS Nr. 620-61-1

Muss der Monographie **Hyoscyaminsulfat (Hyoscyamini sulfas)** entsprechen

Hypericin *R* 1149800

$C_{30}H_{16}O_8$ M_r 504,4
CAS Nr. 548-04-9

1,3,4,6,8,13-Hexahydroxy-10,11-dimethylphenanthro=
[1,10,9,8-*opqra*]perylen-7,14-dion

Gehalt: mindestens 85 Prozent

Hyperosid *R* 1045000

$C_{21}H_{20}O_{12}$ M_r 464,4

2-(3,4-Dihydroxyphenyl)-3-β-D-galactopyranosyloxy-5,7-dihydroxychromen-4-on

Hellgelbe Nadeln; löslich in Methanol

Absorption (2.2.25): Eine Lösung der Substanz in Methanol *R* zeigt 2 Absorptionsmaxima bei etwa 257 und etwa 359 nm.

Hypophosphit-Reagenz *R* 1045200

10 g Natriumhypophosphit *R* werden unter Erwärmen in 20 ml Wasser *R* gelöst. Die Lösung wird mit Salzsäure *R* zu 100 ml verdünnt und nach dem Absetzen dekantiert oder über Glaswolle filtriert.

I

Ibuprofen *R* 1197000

CAS Nr. 15687-27-1

Muss der Monographie **Ibuprofen (Ibuprofenum)** entsprechen

Imidazol *R* 1045400

$C_3H_4N_2$ M_r 68,1
CAS Nr. 288-32-4

Weißes bis fast weißes, kristallines Pulver; löslich in Wasser und in Ethanol 96 %

Smp: etwa 90 °C

Iminobibenzyl *R* 1045500

$C_{14}H_{13}N$ M_r 195,3
CAS Nr. 494-19-9

10,11-Dihydro-5*H*-dibenz[*b*,*f*]azepin

Blassgelbes, kristallines Pulver; praktisch unlöslich in Wasser, leicht löslich in Aceton

Smp: etwa 106 °C

Iminodiessigsäure *R* 1192300

$C_4H_7NO_4$ M_r 133,1
CAS Nr. 142-73-4

2,2′-Iminodiessigsäure

Imipraminhydrochlorid *R* 1207100

CAS Nr. 113-52-0

Muss der Monographie **Imipraminhydrochlorid (Imipramini hydrochloridum)** entsprechen.

Beachten Sie den Hinweis auf „Allgemeine Monographien" zu Anfang des Bands auf Seite B

Ph. Eur. 10. Ausgabe, 7. Nachtrag

Imperatorin *R* 1180200

C₁₆H₁₄O₄ M_r 270,3
CAS Nr. 482-44-0

9-[(3-Methylbut-2-enyl)oxy]-7*H*-furo[3,2-*g*][1]benzo=
pyran-7-on

2-Indanaminhydrochlorid *R* 1175800

C₉H₁₂ClN M_r 169,7
CAS Nr. 2338-18-3

2-Aminoindanhydrochlorid; 2,3-Dihydro-1*H*-inden-
2-amin-hydrochlorid

Indigo *R* 1192800

C₁₆H₁₀N₂O₂ M_r 262,3
CAS Nr. 482-89-3

Indigotin; 1,1′,3,3′-Tetrahydro-2-2′-bi(indolyliden)-
3,3′-dion

Indigocarmin *R* 1045600

C₁₆H₈N₂Na₂O₈S₂ M_r 466,3
CAS Nr. 860-22-0

C.I. Nr. 73015; Schultz Nr. 1309
E 132; 3,3′-Dioxo-2,2′-biindolinyliden-5,5′-disulfon=
säure, Dinatriumsalz

Die Substanz enthält normalerweise Natriumchlorid.

Blaues Granulat mit Kupferglanz oder blaues bis blau-
violettes Pulver; wenig löslich in Wasser, praktisch unlöslich in Ethanol 96 %

Aus wässriger Lösung fällt die Substanz nach Zusatz
von Natriumchlorid aus.

Indigocarmin-Lösung *R* 1045601

Eine Mischung von 10 ml Salzsäure *R* und 990 ml einer
Lösung von nitratfreier Schwefelsäure *R* (200 g · l⁻¹)
wird mit 0,2 g Indigocarmin *R* versetzt.

Die Lösung muss folgender Prüfung entsprechen: Eine Lösung von 1,0 mg Kaliumnitrat *R* in 10 ml Wasser *R*
wird mit 10 ml Indigocarmin-Lösung und schnell mit
20 ml nitratfreier Schwefelsäure *R* versetzt. Die Mischung wird zum Sieden erhitzt. Die blaue Färbung
muss innerhalb von 1 min verschwinden.

Indigocarmin-Lösung *R* 1 1045602

4 g Indigocarmin *R* werden in etwa 900 ml Wasser *R*
gelöst, das in mehreren Portionen zugesetzt wird. Die
Lösung wird nach Zusatz von 2 ml Schwefelsäure *R* mit
Wasser *R* zu 1000 ml verdünnt.

Einstellung: In einen 100-ml-Weithalserlenmeyerkolben
werden 10,0 ml Nitrat-Lösung (100 ppm NO₃) *R*, 10 ml
Wasser *R*, 0,05 ml Indigocarmin-Lösung *R* 1 und vorsichtig, auf einmal, 30 ml Schwefelsäure *R* gegeben. Die
Lösung wird sofort mit der Indigocarmin-Lösung *R* 1 titriert, bis eine bestehen bleibende Blaufärbung erhalten
wird.

Die verbrauchte Anzahl Milliliter (*n*) entspricht 1 mg
NO₃.

Indirubin *R* 1192900

C₁₆H₁₀N₂O₂ M_r 262,3
CAS Nr. 479-41-4

1,1′,2′,3-Tetrahydro-2,3′-bi(indolyliden)-2′,3-dion

Indometacin *R* 1101500

CAS Nr. 53-86-1

Muss der Monographie **Indometacin (Indometacinum)** entsprechen

Inosin *R* 1169900

C₁₀H₁₂N₄O₅ M_r 268,2
CAS Nr. 58-63-9

9-β-D-Ribofuranosylhypoxanthin; 9-β-D-Ribofuranosyl-1,9-dihydro-6H-purin-6-on

Smp: 222 bis 226 °C

myo-Inositol R 1161100

Muss der Monographie **myo-Inositol (myo-Inositolum)** entsprechen

Intermedin R 1213700

$C_{15}H_{25}NO_5$ M_r 299,4
CAS Nr. 10285-06-0

[[(1R,7aR)-1-Hydroxy-2,3,5,7a-tetrahydro-1H-pyrrolizin-7-yl]methyl][(2S,3R)-2,3-dihydroxy-2-(propan-2-yl)butanoat]; 3´-epi-Lycopsamin

Hellbraunes Pulver

Intermedin-N-oxid R 1213800

$C_{15}H_{25}NO_6$ M_r 315,4
CAS Nr. 95462-14-9

(1R,7aR)-7-[[[(2S,3R)-2,3-Dihydroxy-2-(propan-2-yl)butanoyl]oxy]methyl]-1-hydroxy-2,3,5,7a-tetrahydro-1H-pyrrolizin-4-oxid

Weißes bis fast weißes Pulver; löslich in Wasser und in Methanol

Iod R 1045800

CAS Nr. 7553-56-2

Muss der Monographie **Iod (Iodum)** entsprechen

Iod-Chloroform R 1045805

Eine Lösung von Iod R (5 g · l^{-1}) in Chloroform R

Lagerung: vor Licht geschützt

Iod-Lösung R 1070503

Eine Lösung von 2 g Iod R und 4 g Kaliumiodid R in 10 ml Wasser R wird mit Wasser R zu 100 ml verdünnt.

Iod-Lösung R 1 1045801

10,0 ml Iod-Lösung (0,05 mol · l^{-1}) werden mit 0,6 g Kaliumiodid R versetzt und mit Wasser R zu 100,0 ml verdünnt.

Unmittelbar vor Gebrauch herzustellen

Iod-Lösung R 2 1045802

10,0 ml Iod-Lösung (0,05 mol · l^{-1}) werden mit 0,6 g Kaliumiodid R versetzt und mit Wasser R zu 1000,0 ml verdünnt.

Unmittelbar vor Gebrauch herzustellen

Iod-Lösung R 3 1045803

2,0 ml Iod-Lösung R 1 werden mit Wasser R zu 100,0 ml verdünnt.

Unmittelbar vor Gebrauch herzustellen

Iod-Lösung R 4 1045806

14 g Iod R werden in 100 ml einer Lösung von Kaliumiodid R (400 g · l^{-1}) gelöst. Nach Zusatz von 1 ml verdünnter Salzsäure R wird die Lösung mit Wasser R zu 1000 ml verdünnt.

Lagerung: vor Licht geschützt

Iod-Lösung R 5 1045807

12,7 g Iod R und 20 g Kaliumiodid R werden in Wasser R zu 1000,0 ml gelöst (0,05 mol · l^{-1}).

Iod-Lösung, ethanolische R 1045804

Eine Lösung von Iod R (10 g · l^{-1}) in Ethanol 96 % R

Lagerung: vor Licht geschützt

Iodacetamid R 1186200

C_2H_4INO M_r 185,0
CAS Nr. 144-48-9

2-Iodacetamid

Schwach gelbes, kristallines Pulver; löslich in Wasser

Smp: etwa 92 °C

2-Iodbenzoesäure *R* 1046100

C₇H₅IO₂ *M*ᵣ 248,0
CAS Nr. 88-67-5

Weißes bis schwach gelbes, kristallines Pulver; schwer löslich in Wasser, löslich in Ethanol 96 %

Smp: etwa 160 °C

Dünnschichtchromatographie (2.2.27): Auf eine Schicht Cellulose zur Chromatographie F₂₅₄ *R* werden 20 μl einer Lösung aufgetragen, die durch Lösen von 40 mg Substanz in 4 ml Natriumhydroxid-Lösung (0,1 mol·l⁻¹) und Verdünnen der Lösung mit Wasser *R* zu 10 ml erhalten wird. Die Chromatographie erfolgt mit der oberen Phase einer Mischung von 20 Volumteilen Wasser *R*, 40 Volumteilen Essigsäure 99 % *R* und 40 Volumteilen Toluol *R* über eine Laufstrecke von 12 cm. Nach dem Trocknen der Platte an der Luft erfolgt die Auswertung im ultravioletten Licht bei 254 nm. Das Chromatogramm darf nur einen Hauptfleck zeigen.

3-Iodbenzylammoniumchlorid *R* 1168000

C₇H₉ClIN *M*ᵣ 269,5
CAS Nr. 3718-88-5

(3-Iodphenyl)methanamin-hydrochlorid; (3-Iodphenyl)methanaminiumchlorid; *m*-Iodbenzylamin-hydrochlorid

Weiße bis fast weiße Kristalle

Smp: 188 bis 190 °C

Iodessigsäure *R* 1107000

C₂H₃IO₂ *M*ᵣ 185,9
CAS Nr. 64-69-7

Farblose oder weiße bis fast weiße Kristalle; löslich in Wasser und Ethanol 96 %

Smp: 82 bis 83 °C

Iodethan *R* 1099100

C₂H₅I *M*ᵣ 156,0
CAS Nr. 75-03-6

Gehalt: mindestens 99 Prozent

Farblose bis schwach gelbliche Flüssigkeit, die sich an der Luft und im Licht braun färbt; mischbar mit Ethanol 96 % und den meisten organischen Lösungsmitteln

d_{20}^{20}: etwa 1,95
n_D^{20}: etwa 1,513
Sdp: etwa 72 °C

Lagerung: dicht verschlossen, vor Licht geschützt

2-Iodhippursäure *R* 1046200

C₉H₈INO₃ · 2 H₂O *M*ᵣ 341,1
CAS Nr. 147-58-0

N-(2-Iodbenzoyl)aminoessigsäure, Dihydrat

Weißes bis fast weißes, kristallines Pulver; wenig löslich in Wasser

Smp: etwa 170 °C

Wasser (2.5.12): 9 bis 13 Prozent, mit 1,000 g Substanz bestimmt

Dünnschichtchromatographie (2.2.27): Auf eine Schicht Cellulose zur Chromatographie F₂₅₄ *R* werden 20 μl einer Lösung aufgetragen, die durch Lösen von 40 mg Substanz in 4 ml Natriumhydroxid-Lösung (0,1 mol·l⁻¹) und Verdünnen der Lösung mit Wasser *R* zu 10 ml erhalten wird. Die Chromatographie erfolgt mit der oberen Phase einer Mischung von 20 Volumteilen Wasser *R*, 40 Volumteilen Essigsäure 99 % *R* und 40 Volumteilen Toluol *R* über eine Laufstrecke von 12 cm. Nach dem Trocknen der Platte an der Luft erfolgt die Auswertung im ultravioletten Licht bei 254 nm. Das Chromatogramm darf nur einen Hauptfleck zeigen.

Iodmonobromid *R* 1045900

IBr *M*ᵣ 206,8
CAS Nr. 7789-33-5

Bläulich schwarze bis bräunlich schwarze Kristalle; leicht löslich in Wasser, in Essigsäure 99 % und in Ethanol 96 %

Smp: etwa 40 °C
Sdp: etwa 116 °C

Lagerung: vor Licht geschützt

Iodmonobromid-Lösung *R* 1045901

20 g Iodmonobromid *R* werden in Essigsäure 99 % *R* zu 1000 ml gelöst.

Lagerung: vor Licht geschützt

Iodmonochlorid *R* 1143000

ICl *M*ᵣ 162,4
CAS Nr. 7790-99-0

Schwarze Kristalle; löslich in Wasser, in Essigsäure und in Ethanol 96 %

Sdp: etwa 97,4 °C

Iodmonochlorid-Lösung R 1143001

1,4 g Iodmonochlorid R werden in Essigsäure 99 % R zu 100 ml gelöst.

Lagerung: vor Licht geschützt

Iod(V)-oxid, gekörntes R 1046000

I_2O_5 M_r 333,8
CAS Nr. 12029-98-0

Diiodpentoxid

Gehalt: mindestens 99,5 Prozent

Weißes bis fast weißes, kristallines Pulver oder weißes bis grauweißes Granulat, hygroskopisch; sehr leicht löslich in Wasser unter Bildung von HIO_3

Hitzestabilität: 2 g zuvor 1 h lang bei 200 °C getrocknete Substanz werden in 50 ml Wasser R gelöst. Die Lösung muss farblos sein.

Gehaltsbestimmung: 0,100 g Substanz werden in 50 ml Wasser R gelöst. Die Lösung wird mit 3 g Kaliumiodid R und 10 ml verdünnter Salzsäure R versetzt. Das ausgeschiedene Iod wird unter Zusatz von 1 ml Stärke-Lösung R mit Natriumthiosulfat-Lösung (0,1 mol · l^{-1}) titriert.

1 ml Natriumthiosulfat-Lösung (0,1 mol · l^{-1}) entspricht 2,782 mg I_2O_5.

Lagerung: dicht verschlossen, vor Licht geschützt

Iodplatin-Reagenz R 1046300

3 ml einer Lösung von Hexachloroplatin(IV)-säure R (100 g · l^{-1}) werden mit 97 ml Wasser R und 100 ml einer Lösung von Kaliumiodid R (60 g · l^{-1}) versetzt.

Lagerung: vor Licht geschützt

Iodplatin-Reagenz R 1   1172200

2,5 ml einer Lösung von Hexachloroplatin(IV)-säure R (50 g · l^{-1}), 22,5 ml einer Lösung von Kaliumiodid R (100 g · l^{-1}) und 50 ml Wasser R werden gemischt.

Lagerung: vor Licht geschützt, bei 2 bis 8 °C

Iod-123- und Ruthenium-106-Spikelösung R 1166700

Unmittelbar vor Gebrauch herzustellen

3,5 ml einer Lösung von Ruthenium-106 in Form von Rutheniumtrichlorid (18,5 kBq · ml^{-1}) in einer Mischung gleicher Volumteile Essigsäure 99 % R und Wasser R werden mit 200 µl einer Lösung von Iod-123 in Form von Natriumiodid in Wasser R (75 kBq · ml^{-1}) gemischt.

Ioduracil R 1046500

$C_4H_3IN_2O_2$ M_r 238,0
CAS Nr. 696-07-1

5-Ioduracil; 5-Iod-(1H,3H)-pyrimidin-2,4-dion

Smp: etwa 276 °C, unter Zersetzung

Dünnschichtchromatographie (2.2.27): Die Substanz wird wie in der Monographie **Idoxuridin (Idoxuridinum)** beschrieben geprüft, wobei 5 µl einer Lösung der Substanz (0,25 g · l^{-1}) aufgetragen werden. Das Chromatogramm darf nur einen Hauptfleck zeigen.

Iodwasserstoffsäure R 1098900

HI M_r 127,9
CAS Nr. 10034-85-2

Das Reagenz wird durch Destillation von Iodwasserstoffsäure über rotem Phosphor hergestellt, wobei während der Destillation ein Strom von Kohlendioxid R oder Stickstoff R durch die Apparatur geleitet wird. Die farblose bis fast farblose Mischung mit konstantem Siedepunkt, die bei einer Temperatur zwischen 126 und 127 °C destilliert, wird als Reagenz verwendet (55 bis 58 Prozent HI).

Das Reagenz wird in kleine Flaschen aus Braunglas mit Glasstopfen, in die zuvor Kohlendioxid R oder Stickstoff R eingeleitet wurde, gegeben. Die Flaschen werden mit Paraffin abgedichtet.

Lagerung: vor Licht geschützt

Ionenaustauscher zur hydrophoben Interaktionschromatographie R 1202700

Nichtporöses Austauscherharz, das aus kugelförmigen Polymethacrylatpartikeln, an die Butyl-Gruppen gebunden sind, besteht

pH-Bereich der Anwendung: 2 bis 12

Ionenaustauscher zur Chromatographie R 1131000

Austauscherharz mit einem mit Sulfonsäure-Gruppen funktionalisierten Latex, der mit Divinylbenzol quervernetzt ist

Ionenaustauscher zur Umkehrphasen-Chromatographie R 1131100

Neutrales, makroporöses Austauscherharz mit einer hochspezifischen, nicht polaren Oberfläche, bestehend aus einem Gerüst aus Polystyrol, das mit Divinylbenzol quer vernetzt ist

Irisflorentin R 1186300

$C_{20}H_{18}O_8$ M_r 386,4
CAS Nr. 41743-73-1

9-Methoxy-7-(3,4,5-trimethoxyphenyl)-8H-1,3-dioxolo=[4,5-g][1]benzopyran-8-on

Isatin R 1046800

$C_8H_5NO_2$ M_r 147,1
CAS Nr. 91-56-5

2,3-Indolindion

Kleine, gelblich rote Kristalle; schwer löslich in Wasser, löslich in heißem Wasser und in Ethanol 96 %

Die Substanz löst sich in Alkalihydroxid-Lösungen unter Violettfärbung, die beim Stehen in Gelb übergeht.

Smp: etwa 200 °C, unter teilweiser Sublimierung

Sulfatasche (2.4.14): höchstens 0,2 Prozent

Isatin-Reagenz R 1046801

6 mg Eisen(III)-sulfat R werden in 8 ml Wasser R gelöst. Die Lösung wird vorsichtig mit 50 ml Schwefelsäure R versetzt. Diese Lösung wird mit 6 mg Isatin R versetzt und so lange gerührt, bis sich dieses gelöst hat.

Das Reagenz darf hellgelb, aber nicht orange oder rot gefärbt sein.

Isoamylalkohol R 1046900

$C_5H_{12}O$ M_r 88,1
CAS Nr. 123-51-3

3-Methylbutan-1-ol

Farblose Flüssigkeit; schwer löslich in Wasser, mischbar mit Ethanol 96 %

Sdp: etwa 130 °C

Isoamylbenzoat R 1164200

$C_{12}H_{16}O_2$ M_r 192,3
CAS Nr. 94-46-2

Isopentylbenzoat; 3-Methylbutylbenzoat

Farblose bis blassgelbe Flüssigkeit

n_D^{20}: etwa 1,494
Sdp: etwa 261 °C

Isoandrosteron R 1107100

$C_{19}H_{30}O_2$ M_r 290,4
CAS Nr. 481-29-8

3β-Hydroxy-5α-androstan-17-on; Epiandrosteron

Weißes bis fast weißes Pulver; praktisch unlöslich in Wasser, löslich in organischen Lösungsmitteln

Smp: 172 bis 174 °C
$[\alpha]_D^{20}$: +88, an einer Lösung der Substanz (20 g · l^{-1}) in Methanol R bestimmt
ΔA (2.2.41): 14,24 · 10^3, an einer Lösung der Substanz (1,25 g · l^{-1}) bei 304 nm bestimmt

N-Isobutyldodecatetraenamid R 1159500

$C_{16}H_{25}NO$ M_r 247,4
CAS Nr. 866602-52-0

(2E,4E,8Z,10EZ)-N-(2-Methylpropyl)dodeca-2,4,8,10-tetraenamid

Weiße bis fast weiße oder farblose Kristalle

Smp: etwa 70 °C

N-Isobutyldodecatetraenamid-Lösung R 1159501

Eine Lösung von genau gewogenem N-Isobutyldodecatetraenamid R (etwa 10 mg · ml⁻¹) in Methanol R

Isobutylmethylketon R 1054300

$C_6H_{12}O$ M_r 100,2
CAS Nr. 108-10-1

4-Methyl-2-pentanon

Klare, farblose Flüssigkeit; schwer löslich in Wasser, mischbar mit den meisten organischen Lösungsmitteln

d_{20}^{20}: etwa 0,80
Sdp: etwa 115 °C

Destillationsbereich (2.2.11): 100 ml Substanz werden destilliert. Der Temperaturunterschied darf bei der Destillation im Volumenbereich von 1 bis 95 ml höchstens 4,0 °C betragen.

Verdampfungsrückstand: höchstens 0,01 Prozent

Die Substanz wird im Wasserbad eingedampft und der Rückstand bei 100 bis 105 °C getrocknet.

Isobutylmethylketon R 1 1054301

50 ml frisch destilliertes Isobutylmethylketon R werden 1 min lang mit 0,5 ml Salzsäure R 1 geschüttelt, die Salzsäure wird abgetrennt und verworfen.

Unmittelbar vor Gebrauch herzustellen

Isobutylmethylketon R 3 1054302

Muss den Anforderungen an Isobutylmethylketon R und folgenden Anforderungen entsprechen:

Blei: höchstens 0,1 ppm
Chrom: höchstens 0,02 ppm
Kupfer: höchstens 0,02 ppm
Nickel: höchstens 0,02 ppm
Zinn: höchstens 0,1 ppm

Isobutylmethylketon, wassergesättigtes R 1054303

Isobutylmethylketon R wird vor Gebrauch mit Wasser R geschüttelt.

Isodrin R 1128700

$C_{12}H_8Cl_6$ M_r 364,9
CAS Nr. 465-73-6

1,2,3,4,10,10-Hexachlor-1,4,4a,5,8,8a-hexahydro-*endo,endo*-1,4:5,8-dimethanonaphthalin

Praktisch unlöslich in Wasser, löslich in gebräuchlichen organischen Lösungsmitteln, wie Aceton

Eine geeignete, zertifizierte Referenzlösung kann verwendet werden.

Isoeugenol R 1206200

$C_{10}H_{12}O_2$ M_r 164,2
CAS Nr. 97-54-1

2-Methoxy-4-[(1*E*)-prop-1-en-1-yl]phenol

Isoimperatorin R 1216400

$C_{16}H_{14}O_4$ M_r 270,3
CAS Nr. 482-45-1

4-[(3-Methylbut-2-en-1-yl)oxy]-7*H*-furo[3,2-*g*][1]benzopyran-7-on

Isoleucin R 1185000

CAS Nr. 73-32-5

Muss der Monographie **Isoleucin (Isoleucinum)** entsprechen

Isomalt *R* 1164300

$C_{12}H_{24}O_{11}$ M_r 344,3
CAS Nr. 64519-82-0

Gemisch von 6-*O*-α-D-Glucopyranosyl-D-glucitol und 1-*O*-α-D-Glucopyranosyl-D-mannitol

Pulver oder Granulat, weiß bis fast weiß; leicht löslich in Wasser

Isomaltitol *R* 1161200

$C_{12}H_{24}O_{11}$ M_r 344,3
CAS Nr. 534-73-6

6-*O*-α-D-Glucopyranosyl-D-glucitol; Isomaltit

Weißes bis fast weißes Pulver; leicht löslich in Wasser

Isomenthol *R* 1047000

$C_{10}H_{20}O$ M_r 156,3
CAS Nr. 23283-97-8

(+)-*Isomenthol*: (1*S*,2*R*,5*R*)-2-Isopropyl-5-methylcyclohexanol; (±)-*Isomenthol*: eine Mischung gleicher Teile (1*S*,2*R*,5*R*)- und (1*R*,2*S*,5*S*)-2-Isopropyl-5-methylcyclohexanol

Farblose Kristalle; praktisch unlöslich in Wasser, sehr leicht löslich in Ethanol 96 %

(+)-*Isomenthol*: (1*R*,3*S*,4*R*)-3-*p*-Menthanol

$[\alpha]_D^{20}$: etwa +24, an einer Lösung der Substanz (100 g·l^{-1}) in Ethanol 96 % *R* bestimmt
Smp: etwa 80 °C
Sdp: etwa 218 °C

(±)-*Isomenthol*: (1*R*,3*S*,4*R* und 1*S*,3*R*,4*S*)-3-*p*-Menthanol

Smp: etwa 53 °C
Sdp: etwa 218 °C

(+)-Isomenthon *R* 1047100

$C_{10}H_{18}O$ M_r 154,2

(2*R*,5*R*)-2-Isopropyl-5-methylcyclohexanon; Enthält unterschiedliche Mengen Menthon

Farblose Flüssigkeit; sehr schwer löslich in Wasser, löslich in Ethanol 96 %

d_{20}^{20}: etwa 0,904
n_D^{20}: etwa 1,453
$[\alpha]_D^{20}$: etwa +93,2

Wird die Substanz in der Gaschromatographie verwendet, muss sie zusätzlich folgender Anforderung entsprechen:

Gehaltsbestimmung: Gaschromatographie (2.2.28) wie in der Monographie **Pfefferminzöl (Menthae piperitae aetheroleum)** beschrieben

Untersuchungslösung: die Substanz

Gehalt: mindestens 80,0 Prozent, ermittelt mit Hilfe des Verfahrens „Normalisierung"

Isomethyleugenol *R* 1181900

$C_{11}H_{14}O_2$ M_r 178,2
CAS Nr. 93-16-3

1,2-Dimethoxy-4-prop-1-enylbenzol

Wird die Substanz in der Gaschromatographie verwendet, muss sie zusätzlich folgender Anforderung entsprechen:

Gehaltsbestimmung: Gaschromatographie (2.2.28) wie in der Monographie **Niaouliöl vom Cineol-Typ (Niaouli typo cineolo aetheroleum)** beschrieben

Gehalt: mindestens 97,0 Prozent, ermittelt mit Hilfe des Verfahrens „Normalisierung"

Isonicotinamid *R* 1193000

$C_6H_6N_2O$ M_r 122,1
CAS Nr. 1453-82-3

4-Pyridincarboxamid; Pyridin-4-carboxamid

Weißes bis fast weißes, kristallines Pulver; löslich in Wasser

Isonicotinsäure *R* 1202200

$C_6H_5NO_2$ M_r 123,1
CAS Nr. 55-22-1

Pyridin-4-carbonsäure

Cremeweißes Pulver; schwer löslich in Wasser

Smp: etwa 311 °C

Isopropylamin *R* 1119800

C_3H_9N M_r 59,1
CAS Nr. 75-31-0

Propan-2-amin

Farblose, sehr flüchtige, entflammbare Flüssigkeit

n_D^{20}:   etwa 1,374
Sdp: 32 bis 34 °C

Isopropyliodid *R* 1166600

C_3H_7I M_r 170,0
CAS Nr. 75-30-9

2-Iodpropan

Gehalt: mindestens 99 Prozent

Isopropylmethansulfonat *R* 1179400

$C_4H_{10}O_3S$ M_r 138,2
CAS Nr. 926-06-7

1-Methylethyl(methansulfonat)

Klare, farblose Flüssigkeit

Gehalt: mindestens 99,0 Prozent

Dichte: etwa 1,129 g · cm^{-3} (20 °C)

n_D^{20}:   1,418 bis 1,421
Sdp: etwa 82 °C bei 6 mmHg

Isopropylmyristat *R* 1047200

CAS Nr. 110-27-0

Muss der Monographie **Isopropylmyristat (Isopropylis myristas)** entsprechen

4-Isopropylphenol *R* 1047300

$C_9H_{12}O$ M_r 136,2
CAS Nr. 99-89-8

Gehalt: mindestens 98 Prozent $C_9H_{12}O$

Smp: 59 bis 61 °C
Sdp: etwa 212 °C

Isopropyltoluolsulfonat *R* 1191100

$C_{10}H_{14}O_3S$ M_r 214,3
CAS Nr. 2307-69-9

1-Methylethyl-4-methylbenzolsulfonat; Propan-2-yl-4-methylbenzolsulfonat; Isopropyltosilat

Gehalt: mindestens 97,0 Prozent

Klare Flüssigkeit

Smp: etwa 20 °C

Isopulegol *R* 1139600

$C_{10}H_{18}O$ M_r 154,2
CAS Nr. 89-79-2

(−)-Isopulegol; (1*R*,2*S*,5*R*)-2-Isopropenyl-5-methyl=cyclohexanol

d_4^{20}:   etwa 0,911
n_D^{20}:   etwa 1,472
Sdp: etwa 210 °C

Wird die Substanz in der Gaschromatographie verwendet, muss sie zusätzlich folgender Anforderung entsprechen:

Gehaltsbestimmung: Gaschromatographie (2.2.28) wie in der Monographie **Minzöl (Menthae arvensis aetheroleum partim mentholum depletum)** beschrieben

Gehalt: mindestens 99 Prozent, ermittelt mit Hilfe des Verfahrens „Normalisierung"

Isoquercitrin *R*   1201600

$C_{21}H_{20}O_{12}$ M_r 464,4
CAS Nr. 482-35-9

2-(3,4-Dihydroxyphenyl)-3-(β-D-glucopyranosyloxy)-5,7-dihydroxy-4*H*-1-benzopyran-4-on

Isoquercitrosid *R*   1136500

$C_{21}H_{20}O_{12}$ M_r 464,4
CAS Nr. 21637-25-2

2-(3,4-Dihydroxyphenyl)-3-(β-D-glucofuranosyloxy)-5,7-dihydroxy-4*H*-1-benzopyran-4-on

Isorhamnetin-3-*O*-neohesperidosid *R*   1205100

$C_{28}H_{32}O_{16}$ M_r 625
CAS Nr. 55033-90-4

3-[6-Desoxy-α-L-mannopyranosyl-(1→2)-β-D-glucopyranosyloxy]-5,7-dihydroxy-2-(4-hydroxy-3-methoxyphenyl)-4*H*-1-benzopyran-4-on

Isorhamnetin-3-*O*-rutinosid *R*   1208200

$C_{28}H_{32}O_{16}$ M_r 625
CAS Nr. 604-80-8

3-*O*-Methylquercetin-3-rutinosid; Narcissosid

Isorhynchophyllin *R*   1197100

$C_{22}H_{28}N_2O_4$ M_r 384,5
CAS Nr. 6859-01-4

Methyl-(16*E*)-17-methoxy-2-oxo-16,17-didehydro-20α-corynoxan-16-carboxylat; Methyl-(16*E*)-16-(methoxymethyliden)-2-oxo-20α-corynoxan-17-oat

Isosilibinin *R*   1149900

$C_{25}H_{22}O_{10}$ M_r 482,4
CAS Nr. 72581-71-6

3,5,7-Trihydroxy-2-[2-(4-hydroxy-3-methoxyphenyl)-3-hydroxymethyl-2,3-dihydro-1,4-benzodioxin-6-yl]chroman-4-on

Weißes bis gelbliches Pulver; praktisch unlöslich in Wasser, löslich in Aceton und in Methanol

Isovitexin R 1209100

$C_{21}H_{20}O_{10}$ M_r 432,4
CAS Nr. 38953-85-4

6-β-D-Glucopyranosyl-5,7-dihydroxy-2-(4-hydroxyphenyl)-4H-1-benzopyran-4-on; Apigenin-6-C-β-glucopyranosid

Weißes bis fast weißes Pulver, enthält 70 bis 80 Prozent wasserlösliches Gummi, das vorwiegend aus Galactomannan besteht

J

Jacobin R 1213900

$C_{18}H_{25}NO_6$ M_r 351,4
CAS Nr. 6870-67-3

(1R,2′S,3′S,6R,7R,17R)-7-Hydroxy-3′,6,7-trimethylspiro[2,9-dioxa-14-azatricyclo[9.5.1.0^{14,17}]heptadec-11-en-4,2′-oxiran]-3,8-dion

Weißes bis fast weißes Pulver; löslich in Methanol

Jacobin-N-oxid R 1214000

$C_{18}H_{25}NO_7$ M_r 367,4
CAS Nr. 38710-25-7

(1R,2′S,3′S,6R,7R,17R)-7-Hydroxy-3′,6,7-trimethyl-3,8-dioxospiro[2,9-dioxa-14-azatricyclo[9.5.1.0^{14,17}]heptadec-11-en-4,2′-oxiran]-14-oxid

Weißes bis fast weißes Pulver; löslich in Wasser und in Methanol

Johannisbrotkernmehl R 1104500

Das Schleimendosperm der Samen von *Ceratonia siliqua* L.

K

Kämpferol R 1197200

$C_{15}H_{10}O_6$ M_r 286,2
CAS Nr. 520-18-3

3,5,7-Trihydroxy-2-(4-hydroxyphenyl)-4H-1-benzopyran-4-on

Kaffeesäure R 1014300

$C_9H_8O_4$ M_r 180,2
CAS Nr. 331-39-5

(E)-3-(3,4-Dihydroxyphenyl)propensäure

Kristalle oder Plättchen, weiß bis fast weiß; leicht löslich in heißem Wasser und in Ethanol 96 %, wenig löslich in kaltem Wasser

Absorption (2.2.25): Eine frisch hergestellte und auf einen pH-Wert von 7,6 eingestellte Lösung der Substanz zeigt 2 Absorptionsmaxima bei etwa 288 und etwa 313 nm.

Kaliumacetat R 1175900

CAS Nr. 127-08-2

Muss der Monographie **Kaliumacetat (Kalii acetas)** entsprechen

Kaliumantimonoxidtartrat R 1007600

$C_8H_4K_2O_{12}Sb_2 \cdot 3\,H_2O$ M_r 668
CAS Nr. 28300-74-5

Dikalium-di[tartrato(4-)O^1,O^2,O^3,O^4]bis[antimonat(III)], Trihydrat; Brechweinstein

Farblose, durchscheinende Kristalle oder weißes bis fast weißes, körniges Pulver; löslich in Wasser und in Glycerol, leicht löslich in siedendem Wasser, praktisch unlöslich in Ethanol 96 %

Eine wässrige Lösung der Substanz reagiert schwach sauer.

Kaliumbromat R   1068700

KBrO$_3$ M_r 167,0
CAS Nr. 7758-01-2

Kristalle oder körniges Pulver, weiß bis fast weiß; löslich in Wasser, schwer löslich in Ethanol 96 %

Kaliumbromid R   1068800

CAS Nr. 7758-02-3

Muss der Monographie **Kaliumbromid (Kalii bromidum)** entsprechen

Kaliumbromid für die IR-Spektroskopie (2.2.24) muss zusätzlich folgender Prüfung entsprechen: Ein 2 mm dicker Pressling, aus der zuvor 1 h lang bei 250 °C getrockneten Substanz hergestellt, ergibt eine nahezu gerade Basislinie im Bereich von 4000 bis 620 cm^{-1}. Er darf keine Maxima mit Absorptionen größer als 0,02 oberhalb dieser Basislinie zeigen, ausgenommen die Maxima bei 3440 und 1630 cm^{-1} (Wasser).

Kaliumcarbonat R   1068900

K$_2$CO$_3$ M_r 138,2
CAS Nr. 584-08-7

Weißes bis fast weißes, körniges, hygroskopisches Pulver; sehr leicht löslich in Wasser, praktisch unlöslich in wasserfreiem Ethanol

Lagerung: dicht verschlossen

Kaliumchlorat R   1069000

KClO$_3$ M_r 122,6
CAS Nr. 3811-04-9

Kristalle, Granulat oder Pulver, weiß bis fast weiß; löslich in Wasser

Kaliumchlorid R   1069100

CAS Nr. 7447-40-7

Muss der Monographie **Kaliumchlorid (Kalii chloridum)** entsprechen

Kaliumchlorid für die IR-Spektroskopie (2.2.24) muss zusätzlich folgender Prüfung entsprechen: Ein 2 mm dicker Pressling, aus der zuvor 1 h lang bei 250 °C getrockneten Substanz hergestellt, ergibt eine nahezu gerade Basislinie im Bereich von 4000 bis 620 cm^{-1}. Er darf keine Maxima mit Absorptionen größer als 0,02 oberhalb dieser Basislinie zeigen, ausgenommen die Maxima bei 3440 und 1630 cm^{-1} (Wasser).

Kaliumchlorid-Lösung (0,1 mol · l^{-1}) R   1069101

Kaliumchlorid R entsprechend 7,45 g KCl in 1000,0 ml

Kaliumchromat R   1069200

K$_2$CrO$_4$ M_r 194,2
CAS Nr. 7789-00-6

Gelbe Kristalle; leicht löslich in Wasser

Kaliumchromat-Lösung R   1069201

Eine Lösung von Kaliumchromat R (50 g · l^{-1})

Kaliumcitrat R   1069300

CAS Nr. 6100-05-6

Muss der Monographie **Kaliumcitrat (Kalii citras)** entsprechen

Kaliumcyanid R   1069400

KCN M_r 65,1
CAS Nr. 151-50-8

Weißes bis fast weißes, kristallines Pulver, weiße bis fast weiße Masse oder weißes bis fast weißes Granulat; leicht löslich in Wasser, schwer löslich in Ethanol 96 %

Kaliumcyanid-Lösung R   1069401

Eine Lösung von Kaliumcyanid R (100 g · l^{-1})

Kaliumcyanid-Lösung, bleifreie R   1069402

Eine Lösung von 10 g Kaliumcyanid R in 90 ml Wasser R wird mit 2 ml einer 1:5 verdünnten Wasserstoffperoxid-Lösung 30 % R versetzt. Nach 24 h langem Stehenlassen wird die Lösung mit Wasser R zu 100 ml verdünnt und filtriert.

Die Lösung muss folgender Prüfung entsprechen: 10 ml Lösung werden mit 10 ml Wasser R und 10 ml Schwefelwasserstoff-Lösung R versetzt. Auch nach Zusatz von 5 ml verdünnter Salzsäure R darf keine Färbung entstehen.

Kaliumdichromat R 1069500

$K_2Cr_2O_7$ M_r 294,2
CAS Nr. 7778-50-9

Orangerote Kristalle; löslich in Wasser, praktisch unlöslich in Ethanol 96 %

Kaliumdichromat, das für die Kontrolle der Absorption (2.2.25) verwendet wird, muss mindestens 99,9 Prozent $K_2Cr_2O_7$ enthalten, berechnet auf die bei 130 °C getrocknete Substanz.

Gehaltsbestimmung: 1,000 g Substanz wird in Wasser R zu 250,0 ml gelöst. 50,0 ml Lösung werden in einem 500-ml-Kolben mit einer frisch hergestellten Lösung von 4 g Kaliumiodid R, 2 g Natriumhydrogencarbonat R und 6 ml Salzsäure R in 100 ml Wasser R versetzt. Der Kolben wird verschlossen und 5 min lang unter Lichtschutz stehen gelassen. Das ausgeschiedene Iod wird mit Natriumthiosulfat-Lösung (0,1 mol · l⁻¹) unter Zusatz von 1 ml iodfreier Stärke-Lösung R titriert.

1 ml Natriumthiosulfat-Lösung (0,1 mol · l⁻¹) entspricht 4,903 mg $K_2Cr_2O_7$.

Kaliumdichromat-Lösung R 1069501

Eine Lösung von Kaliumdichromat R (106 g · l⁻¹)

Kaliumdichromat-Lösung R 1 1069502

Eine Lösung von Kaliumdichromat R (5 g · l⁻¹)

Kaliumdihydrogenphosphat R 1069600

CAS Nr. 7778-77-0

Muss der Monographie **Kaliumdihydrogenphosphat (Kalii dihydrogenophosphas)** entsprechen

Kaliumdihydrogenphosphat-Lösung (0,2 mol · l⁻¹) R 1069601

Kaliumdihydrogenphosphat R entsprechend 27,22 g KH_2PO_4 in 1000,0 ml

Kaliumfluorid R 1137800

KF M_r 58,1
CAS Nr. 7789-23-3

Farblose Kristalle oder weißes bis fast weißes, kristallines Pulver, zerfließlich; löslich in Wasser, praktisch unlöslich in Ethanol 96 %

Kaliumhexacyanoferrat(II) R 1069800

$K_4[Fe(CN)_6] \cdot 3 H_2O$ M_r 422,4
CAS Nr. 14459-95-1

Kaliumhexacyanoferrat(II), Trihydrat

Gelbe, durchscheinende Kristalle; leicht löslich in Wasser, praktisch unlöslich in Ethanol 96 %

Kaliumhexacyanoferrat(II)-Lösung R 1069801

Eine Lösung von Kaliumhexacyanoferrat(II) R (53 g · l⁻¹)

Kaliumhexacyanoferrat(III) R 1069700

$K_3[Fe(CN)_6]$ M_r 329,3
CAS Nr. 13746-66-2

Rote Kristalle; leicht löslich in Wasser

Kaliumhexacyanoferrat(III)-Lösung R 1069701

5 g Kaliumhexacyanoferrat(III) R werden mit wenig Wasser R abgespült und mit Wasser R zu 100 ml gelöst.

Unmittelbar vor Gebrauch herzustellen

Kaliumhexahydroxoantimonat(V) R 1071300

$K[Sb(OH)_6]$ M_r 262,9
CAS Nr. 12208-13-8

Weiße bis fast weiße Kristalle oder weißes bis fast weißes, kristallines Pulver; wenig löslich in Wasser

Kaliumhexahydroxoantimonat(V)-Lösung R 1071301

2 g Kaliumhexahydroxoantimonat(V) R werden in 95 ml heißem Wasser R gelöst. Anschließend wird die Lösung schnell abgekühlt und mit einer Lösung von 2,5 g Kaliumhydroxid R in 50 ml Wasser R und mit 1 ml verdünnter Natriumhydroxid-Lösung R versetzt. Nach 24 h wird die Mischung filtriert und das Filtrat mit Wasser R zu 150 ml verdünnt.

Kaliumhexahydroxoantimonat(V)-Lösung R 1 1071302

2,0 g Kaliumhexahydroxoantimonat(V) R werden in 100 ml heißem Wasser R gelöst. Die Lösung wird etwa 5 min lang im Sieden gehalten, anschließend schnell abgekühlt und mit 10 ml einer Lösung von Kaliumhydroxid R (150 g · l⁻¹) versetzt. Die Lösung wird 24 h lang stehen gelassen und anschließend filtriert.

Kaliumhydrogencarbonat R 1069900

$KHCO_3$ M_r 100,1
CAS Nr. 298-14-6

Farblose, durchscheinende Kristalle; leicht löslich in Wasser, praktisch unlöslich in Ethanol 96 %

Kaliumhydrogencarbonat-Lösung, methanolische, gesättigte R   1069901

0,1 g Kaliumhydrogencarbonat R werden unter Erhitzen im Wasserbad in 0,4 ml Wasser R gelöst. Die Lösung wird mit 25 ml Methanol R versetzt und auf dem Wasserbad bis zum vollständigen Lösen gerührt.

Unmittelbar vor Gebrauch herzustellen

Kaliumhydrogenphthalat R   1070000

$C_8H_5KO_4$ M_r 204,2
CAS Nr. 877-24-7

Weiße bis fast weiße Kristalle; löslich in Wasser, schwer löslich in Ethanol 96 %

Kaliumhydrogenphthalat-Lösung (0,2 mol · l⁻¹) R   1070001

Kaliumhydrogenphthalat R entsprechend 40,84 g $C_8H_5KO_4$ in 1000,0 ml

Kaliumhydrogensulfat R   1070100

$KHSO_4$ M_r 136,2
CAS Nr. 7646-93-7

Farblose, durchscheinende, hygroskopische Kristalle; leicht löslich in Wasser mit stark saurer Reaktion

Lagerung: dicht verschlossen

Kaliumhydrogentartrat R   1070200

$C_4H_5KO_6$ M_r 188,2
CAS Nr. 868-14-4

Kalium-(2R,3R)-hydrogentartrat

Farblose bis schwach opake Kristalle oder weißes bis fast weißes, kristallines Pulver; schwer löslich in Wasser, löslich in siedendem Wasser, praktisch unlöslich in Ethanol 96 %

Kaliumhydroxid R   1070300

CAS Nr. 1310-58-3

Muss der Monographie **Kaliumhydroxid (Kalii hydroxidum)** entsprechen

Kaliumhydroxid-Lösung, ethanolische R   1070303

3 g Kaliumhydroxid R werden in 5 ml Wasser R gelöst. Die Lösung wird mit aldehydfreiem Ethanol 96 % R zu 100 ml verdünnt und die klare Lösung dekantiert. Die Lösung muss fast farblos sein.

Kaliumhydroxid-Lösung, ethanolische R 1   1070304

6,6 g Kaliumhydroxid R werden in 50 ml Wasser R gelöst. Die Lösung wird mit wasserfreiem Ethanol R zu 1000 ml verdünnt.

Kaliumhydroxid-Lösung (2 mol · l⁻¹), ethanolische R   1070301

12 g Kaliumhydroxid R werden in 10 ml Wasser R gelöst. Die Lösung wird mit Ethanol 96 % R zu 100 ml verdünnt.

Kaliumhydroxid-Lösung (0,5 mol · l⁻¹) in Ethanol 10 % R   1070302

28 g Kaliumhydroxid R werden in 100 ml Ethanol 96 % R gelöst. Die Lösung wird mit Wasser R zu 1000 ml verdünnt.

Kaliumiodat R   1070400

KIO_3 M_r 214,0
CAS Nr. 7758-05-6

Weißes bis fast weißes, kristallines Pulver; löslich in Wasser

Kaliumiodid R   1070500

CAS Nr. 7681-11-0

Muss der Monographie **Kaliumiodid (Kalii iodidum)** entsprechen

Kaliumiodid-Lösung R   1070502

Eine Lösung von Kaliumiodid R (166 g · l⁻¹)

Kaliumiodid-Lösung, gesättigte R   1070504

Gesättigte Lösung von Kaliumiodid R in kohlendioxidfreiem Wasser R

Die Lösung muss gesättigt bleiben, was durch nicht gelöste Kristalle angezeigt wird.

Eignungsprüfung: 0,5 ml Lösung werden mit 30 ml einer Mischung von 2 Volumteilen Chloroform R und 3 Volumteilen Essigsäure 99 % R sowie mit 0,1 ml Stärke-Lösung R versetzt. Höchstens 0,05 ml Natriumthiosulfat-Lösung (0,1 mol · l⁻¹) dürfen bis zum Verschwinden einer eventuell auftretenden Blaufärbung verbraucht werden.

Lagerung: vor Licht geschützt

Kaliumiodid-Lösung, iodierte *R* 1   1070505

0,500 g Iod *R* und 1,5 g Kaliumiodid *R* werden in Wasser *R* zu 25 ml gelöst.

Kaliumiodid-Stärke-Lösung *R*   1070501

0,75 g Kaliumiodid *R* werden in 100 ml Wasser *R* gelöst. Die Lösung wird zum Sieden erhitzt und unter Rühren mit einer Suspension von 0,5 g löslicher Stärke *R* in 35 ml Wasser *R* versetzt. Die Mischung wird 2 min lang zum Sieden erhitzt und erkalten gelassen.

Empfindlichkeitsprüfung: 15 ml Kaliumiodid-Stärke-Lösung werden mit 0,05 ml Essigsäure 99 % *R* und 0,3 ml Iod-Lösung *R* 2 versetzt. Die Lösung muss blau gefärbt sein.

Kaliummonohydrogenphosphat *R*   1033000

K_2HPO_4 M_r 174,2
CAS Nr. 7758-11-4

Weißes bis fast weißes, kristallines, hygroskopisches Pulver; sehr leicht löslich in Wasser, schwer löslich in Ethanol 96 %

Lagerung: dicht verschlossen

Kaliummonohydrogenphosphat-Trihydrat *R*   1157600

$K_2HPO_4 \cdot 3\ H_2O$ M_r 228,2
CAS Nr. 16788-57-1

Dikaliumhydrogenphosphat, Trihydrat

Pulver oder Kristalle, farblos oder weiß bis fast weiß; leicht löslich in Wasser

Kaliumnatriumtartrat *R*   1083500

$C_4H_4KNaO_6 \cdot 4\ H_2O$ M_r 282,2
CAS Nr. 6381-59-5

Kaliumnatrium-(2*R*,3*R*)-tartrat, Tetrahydrat

Farblose, prismatische Kristalle; sehr leicht löslich in Wasser

Kaliumnitrat *R*   1070700

KNO_3 M_r 101,1
CAS Nr. 7757-79-1

Farblose Kristalle; sehr leicht löslich in Wasser

Kaliumperiodat *R*   1070800

KIO_4 M_r 230,0
CAS Nr. 7790-21-8

Weißes bis fast weißes, kristallines Pulver oder farblose Kristalle; löslich in Wasser

Kaliumpermanganat *R*   1070900

CAS Nr. 7722-64-7

Muss der Monographie **Kaliumpermanganat (Kalii permanganas)** entsprechen

Kaliumpermanganat-Lösung *R*   1070902

Eine Lösung von Kaliumpermanganat *R* (30 g · l^{-1})

Kaliumpermanganat-Phosphorsäure *R*   1070901

3 g Kaliumpermanganat *R* werden in einer Mischung von 15 ml Phosphorsäure 85 % *R* und 70 ml Wasser *R* gelöst. Die Lösung wird mit Wasser *R* zu 100 ml verdünnt.

Kaliumperrhenat *R*   1071000

$KReO_4$ M_r 289,3
CAS Nr. 10466-65-6

Weißes bis fast weißes, kristallines Pulver; löslich in Wasser, schwer löslich in Ethanol 96 %, in Methanol und in Propylenglycol

Kaliumpersulfat *R*   1071100

$K_2S_2O_8$ M_r 270,3
CAS Nr. 7727-21-1

Weißes bis fast weißes, kristallines Pulver oder farblose Kristalle; wenig löslich in Wasser, praktisch unlöslich in Ethanol 96 %

Wässrige Lösungen zersetzen sich bei Raumtemperatur und schneller beim Erwärmen.

Kaliumphosphat-Trihydrat *R*   1155300

$K_3PO_4 \cdot 3\ H_2O$ M_r 266,3
CAS Nr. 22763-03-7

Weißes bis fast weißes, kristallines Pulver; leicht löslich in Wasser

Kaliumplumbit-Lösung *R*   1071200

1,7 g Blei(II)-acetat *R*, 3,4 g Kaliumcitrat *R* und 50 g Kaliumhydroxid *R* werden in Wasser *R* zu 100 ml gelöst.

Kaliumsulfat *R*   1033100

K_2SO_4 M_r 174,3
CAS Nr. 7778-80-5

Farblose Kristalle; löslich in Wasser

Kalium-4-sulfobenzoat *R*   1190000

$C_7H_5KO_5S$ M_r 240,3
CAS Nr. 5399-63-3

Kaliumsalz der 4-Sulfobenzoesäure; Kalium-4-carboxy=
benzolsulfonat

Weißes, kristallines Pulver

Kaliumtartrat *R*   1071400

$C_4H_4K_2O_6 \cdot 0,5\ H_2O$ M_r 235,3
CAS Nr. 921-53-9

Kalium-(2R,3R)-tartrat, Hemihydrat

Weißes bis fast weißes, körniges Pulver oder weiße Kristalle; sehr leicht löslich in Wasser, sehr schwer löslich in Ethanol 96 %

Kaliumtetraoxalat *R*   1071700

$C_4H_3KO_8 \cdot 2\ H_2O$ M_r 254,2
CAS Nr. 6100-20-5

Kaliumhydrogenoxalat-oxalsäure, Dihydrat

Weißes bis fast weißes, kristallines Pulver; wenig löslich in Wasser, löslich in siedendem Wasser, schwer löslich in Ethanol 96 %

Kaliumthiocyanat *R*   1071800

KSCN M_r 97,2
CAS Nr. 333-20-0

Farblose, zerfließliche Kristalle; sehr leicht löslich in Wasser und in Ethanol 96 %

Lagerung: dicht verschlossen

Kaliumthiocyanat-Lösung *R*   1071801

Eine Lösung von Kaliumthiocyanat *R* (97 g · l⁻¹)

Kaolin, leichtes *R*   1047400

CAS Nr. 1332-58-7

Natürliches, gereinigtes, wasserhaltiges Aluminiumsilicat, das ein geeignetes Dispergierungsmittel enthält

Leichtes, weißes bis fast weißes, fettig anzufühlendes Pulver, frei von körnigen Bestandteilen; praktisch unlöslich in Wasser und in Mineralsäuren

Grobe Teilchen: höchstens 0,5 Prozent

5,0 g Substanz werden in einem etwa 160 mm langen Messzylinder mit Schliffstopfen von 35 mm Durchmesser mit 60 ml einer Lösung von Natriumdiphosphat *R* (10 g · l⁻¹) kräftig geschüttelt. Nach 5 min langem Stehenlassen werden 50 ml der Flüssigkeit mittels einer Pipette so entnommen, dass ihre Spitze etwa 5 cm unter den Flüssigkeitsspiegel eintaucht. Die im Messzylinder verbliebene Flüssigkeit wird mit 50 ml Wasser *R* versetzt. Nach Umschütteln und 5 min langem Stehenlassen werden erneut 50 ml Flüssigkeit wie vorstehend beschrieben entnommen. Dieser Vorgang wird so lange wiederholt, bis insgesamt 400 ml Flüssigkeit entnommen sind. Die im Messzylinder verbliebene Suspension wird in eine Abdampfschale gegeben, im Wasserbad zur Trockne eingedampft und der Rückstand bei 100 bis 105 °C bis zur Massekonstanz getrocknet. Der Rückstand darf höchstens 25 mg wiegen.

Feine Teilchen: 5,0 g Substanz werden durch 2 min langes kräftiges Schütteln in 250 ml Wasser *R* verteilt. Die Suspension wird sofort in einen Glaszylinder von 50 mm Durchmesser gegossen; mit einer Pipette werden 20 ml in eine Abdampfschale gegeben, die Flüssigkeit wird im Wasserbad zur Trockne eingedampft und der Rückstand bei 100 bis 105 °C bis zur Massekonstanz getrocknet. Die im Glaszylinder verbliebene Suspension wird 4 h lang bei 20 °C stehen gelassen. Mittels einer Pipette, deren Spitze genau 5 cm unter den Flüssigkeitsspiegel eintaucht, werden weitere 20 ml Flüssigkeit entnommen, wobei das Sediment nicht aufgewirbelt werden darf. Die Flüssigkeit wird in einer Abdampfschale im Wasserbad zur Trockne eingedampft und der Rückstand bei 100 bis 105 °C bis zur Massekonstanz getrocknet. Die Masse des zweiten Rückstands muss mindestens 70 Prozent der des ersten Rückstands betragen.

Kationenaustauscher *R*   1016700

Austauscherharz in protonierter Form

Das Harz liegt in Form von Kügelchen vor.

Der Austauscher enthält Sulfonsäure-Gruppen, die an ein Gerüst aus Polystyrol fixiert sind, das mit 8 Prozent Divinylbenzol quer vernetzt ist.

Kationenaustauscher R 1 1121900

Austauscherharz in protonierter Form

Das Harz liegt in Form von Kügelchen vor.

Der Austauscher enthält Sulfonsäure-Gruppen, die an ein Gerüst aus Polystyrol fixiert sind, das mit 4 Prozent Divinylbenzol quer vernetzt ist.

Kationenaustauscher R 2 1195400

Austauscherharz mit stark sauren Propylensulfonsäure-Gruppen

Kationenaustauscher, schwacher R 1203200

Austauscherharz mit einem mit Carbonsäure-Gruppen funktionalisierten Latex, der mit Ethylvinylbenzol-Divinylbenzol quervernetzt ist

Kationenaustauscher, schwach saurer R 1096000

Schwach saures Polymethacrylharz mit Carboxyl-Gruppen in protonierter Form, in Form von Kügelchen

Teilchengröße: 75 bis 160 µm

pH-Bereich der Anwendung: 5 bis 14

Maximale Arbeitstemperatur: 120 °C

Kationenaustauscher, starker R 1156800

Starkes Kationenaustauscherharz in protonierter Form mit Sulfonsäure-Gruppen, die an ein Gerüst aus Polystyrol, das mit Divinylbenzol quer vernetzt ist, fixiert sind

Kationenaustauscher, stark saurer R 1085400

Austauscherharz in protonierter Form mit Sulfonsäure-Gruppen, die an ein Gerüst aus Polystyrol, das mit 8 Prozent Divinylbenzol quer vernetzt ist, fixiert sind, in Form von Kügelchen

Die Teilchengröße beträgt, falls nichts anderes vorgeschrieben ist, 0,3 bis 1,2 mm.

Austauschkapazität: 4,5 bis 5 mmol je Gramm bei einem Wassergehalt von 50 bis 60 Prozent

Herstellung der Säule: Falls in der Monographie nichts anderes vorgeschrieben ist, wird in eine Säule von 400 mm Länge und 20 mm innerem Durchmesser mit Glasfritte am unteren Ende und mit einer Füllhöhe von etwa 200 mm eine Aufschlämmung der Substanz in Wasser R gegeben, wobei darauf zu achten ist, dass keine Luftblasen eingeschlossen sind. Während der Verwendung muss die Oberfläche des Harzes immer mit Flüssigkeit bedeckt sein.

Liegt das Austauscherharz in protonierter Form vor, wird es so lange mit Wasser R gewaschen, bis 50 ml Eluat nach Zusatz von 0,1 ml Methylorange-Lösung R höchstens 0,05 ml Natriumhydroxid-Lösung (0,1 mol · l^{-1}) bis zur Neutralisation verbrauchen. Liegt das Austauscherharz in der Na$^+$-Form vor oder muss es regeneriert werden, werden 100 ml einer Mischung gleicher Volumteile Salzsäure R 1 und Wasser R langsam durch die Säule laufen gelassen; diese wird anschließend mit Wasser R wie vorstehend angegeben gewaschen.

Kationenaustauscher, Calciumsalz, stark saurer R 1104600

Austauscherharz als Calciumsalz mit Sulfonsäure-Gruppen, die an ein Polymergerüst, das aus mit 8 Prozent Divinylbenzol quer vernetztem Polystyrol besteht, fixiert sind

Kationenaustauscher, Natriumsalz, stark saurer R 1176100

Austauscherharz als Natriumsalz mit Sulfonsäure-Gruppen, die an ein Polymergerüst, das aus mit Divinylbenzol quer vernetztem Polystyrol besteht, fixiert sind

11-Keto-β-boswelliasäure R 1167600

$C_{30}H_{46}O_4$ M_r 470,7
CAS Nr. 17019-92-0

3α-Hydroxy-11-oxours-12-en-24-säure; (4β)-3α-Hydroxy-11-oxours-12-en-23-säure; 11-Keto-β-boswellinsäure

Weißes bis fast weißes Pulver; praktisch unlöslich in Wasser, löslich in Aceton, in wasserfreiem Ethanol und in Methanol

Smp: 195 bis 197 °C

Wird die Substanz in der Flüssigchromatographie verwendet, muss sie zusätzlich folgender Anforderung entsprechen:

Gehaltsbestimmung: Flüssigchromatographie (2.2.29) wie in der Monographie **Indischer Weihrauch (Olibanum indicum)** beschrieben

Beachten Sie den Hinweis auf „Allgemeine Monographien" zu Anfang des Bands auf Seite B

Gehalt: mindestens 90 Prozent, ermittelt mit Hilfe des Verfahrens „Normalisierung"

Kieselgel AGP zur Trennung chiraler Komponenten *R*

Siehe Kieselgel mit saurem α1-Glycoprotein zur Trennung chiraler Komponenten *R*

Kieselgel BC zur Trennung chiraler Komponenten *R*   1161300

Sehr feines Kieselgel zur Chromatographie (5 μm), mit β-Cyclodextrin beschichtet

Ein höheres Trennvermögen kann erreicht werden, wenn das Cyclodextrin mit Propylenoxid derivatisiert wurde.

Kieselgel G *R*   1076300

CAS Nr. 112926-00-8

Enthält etwa 13 Prozent Calciumsulfat-Hemihydrat

Die Korngröße beträgt etwa 15 μm.

Gipsgehalt: 0,25 g Substanz werden 30 min lang in einem Erlenmeyerkolben mit Schliffstopfen nach Zusatz von 3 ml verdünnter Salzsäure *R* und 100 ml Wasser *R* kräftig geschüttelt. Anschließend wird die Mischung durch einen Glassintertiegel (2.1.2) filtriert und der Rückstand gewaschen. In den vereinigten Filtraten wird das Calcium nach „Komplexometrische Titrationen" (2.5.11) bestimmt.

1 ml Natriumedetat-Lösung (0,1 mol · l^{-1}) entspricht 14,51 mg $CaSO_4 \cdot 0,5\, H_2O$.

pH-Wert (2.2.3): 1 g Substanz wird 5 min lang mit 10 ml kohlendioxidfreiem Wasser *R* geschüttelt. Der pH-Wert der Suspension beträgt etwa 7.

Kieselgel GF$_{254}$ *R*   1076400

CAS Nr. 112926-00-8

Enthält etwa 13 Prozent Calciumsulfat-Hemihydrat und etwa 1,5 Prozent eines Fluoreszenzindikators mit intensivster Anregung der Fluoreszenz bei 254 nm

Die Korngröße beträgt etwa 15 μm.

Gipsgehalt: Das Kieselgel entspricht der Prüfung unter „Kieselgel G *R*"

pH-Wert (2.2.3): Das Kieselgel entspricht der Prüfung unter „Kieselgel G *R*"

Fluoreszenzprüfung: Dünnschichtchromatographie (2.2.27)
1 bis 10 μl einer Lösung von Benzoesäure *R* (1 g · l^{-1}) in einer Mischung von 10 Volumteilen wasserfreier Ameisensäure *R* und 90 Volumteilen 2-Propanol *R* werden in steigenden Mengen auf 10 Startpunkte einer Schicht Kieselgel GF$_{254}$ *R* aufgetragen. Die Chromatographie erfolgt mit der gleichen Mischung über eine Laufstrecke von 10 cm. Nach Verdampfen des Fließmittels wird das Chromatogramm im UV-Licht bei 254 nm ausgewertet. Die Benzoesäure erscheint als dunkle Flecke auf fluoreszierendem Untergrund im oberen Drittel des Chromatogramms. Dabei muss die Benzoesäure ab einer Menge von 2 μg erkennbar sein.

Kieselgel H *R*   1076500

CAS Nr. 112926-00-8

Die mittlere Korngröße beträgt etwa 15 μm.

pH-Wert (2.2.3): Prüfung siehe „Kieselgel G *R*"

Kieselgel H, silanisiertes *R*   1076600

Herstellung der Dünnschichtplatten: siehe „silanisiertes Kieselgel HF$_{254}$ *R*"

Trennvermögen: Prüfung siehe „silanisiertes Kieselgel HF$_{254}$ *R*"

Kieselgel HF$_{254}$ *R*   1076700

Enthält etwa 1,5 Prozent eines Fluoreszenzindikators mit intensivster Anregung der Fluoreszenz bei 254 nm

Die Korngröße beträgt etwa 15 μm.

pH-Wert: Das Kieselgel entspricht der Prüfung unter „Kieselgel G *R*"

Fluoreszenzprüfung: Das Kieselgel entspricht der Prüfung unter „Kieselgel GF$_{254}$ *R*"

Kieselgel HF$_{254}$, silanisiertes *R*   1076800

Enthält etwa 1,5 Prozent eines Fluoreszenzindikators mit intensivster Anregung der Fluoreszenz bei 254 nm

Herstellung der Dünnschichtplatten: 30 g Substanz werden 2 min lang mit 60 ml einer Mischung von 1 Volumteil Methanol *R* und 2 Volumteilen Wasser *R* kräftig geschüttelt. Die sorgfältig gereinigten Platten werden mit einem Streichgerät mit einer 0,25 mm dicken Schicht versehen und an der Luft trocknen gelassen, danach 30 min lang im Trockenschrank bei 100 bis 105 °C getrocknet.

Trennvermögen: Je 0,1 g Methyllaurat *R*, Methylmyristat *R*, Methylpalmitat *R* und Methylstearat *R* werden 1 h lang in einem 250-ml-Rundkolben mit 40 ml ethanolischer Kaliumhydroxid-Lösung *R* im Wasserbad zum Rückfluss erhitzt. Nach dem Abkühlen wird die Lösung mit Hilfe von 100 ml Wasser *R* in einen Scheidetrichter überführt, mit verdünnter Salzsäure *R* angesäuert (pH-Wert 2 bis 3) und 3-mal mit je 10 ml Chloroform *R* geschüttelt. Die vereinigten Chloroformauszüge werden über wasserfreiem Natriumsulfat *R* getrocknet und nach dem Filtrieren auf dem Wasserbad zur Trockne eingedampft. Der Rückstand wird in 50 ml Chloroform *R* gelöst.

Auf die Platte werden 3 Auftragspunkte mit je 10 µl der Chloroformlösung aufgetragen. Die Chromatographie (2.2.27) erfolgt mit einer Mischung von 10 Volumteilen Essigsäure 99% R, 25 Volumteilen Wasser R und 65 Volumteilen Dioxan R über eine Laufstrecke von 14 cm. Die Platte wird 30 min lang bei 120 °C getrocknet, nach dem Erkalten mit einer Lösung von Molybdatophosphorsäure R (35 g · l^{-1}) in 2-Propanol R besprüht und bei 150 °C so lange erhitzt, bis Flecke sichtbar sind. Die Platte wird so lange mit Ammoniakgas behandelt, bis ein weißer Untergrund erhalten ist. Das Chromatogramm muss 4 scharf begrenzte und klar getrennte Flecke zeigen.

Kieselgel (Kronenether) zur Trennung chiraler Komponenten R   1192400

Sehr feines Kieselgel zur Chromatographie, mit folgendem chiralen Kronenether belegt:

(R_a)-6,23-Diphenyl-8,9,11,12,14,15,17,18,20,21-decahydrodinaphtho[2,1-q:1′,2′-s][1,4,7,10,13,16]-hexaoxacycloicosin

Kieselgel-Amylosederivat zur Chromatographie R   1109800

Sehr feines Kieselgel (10 µm), dessen Oberfläche durch Einführen von Amylose-Gruppen chemisch verändert ist

Kieselgel-Amylosederivat zur Trennung chiraler Komponenten R   1171700

Sehr feines Kieselgel zur Chromatographie, das mit substituierter Amylose beschichtet ist

Kieselgel-Anionenaustauscher zur Chromatographie R   1077800

Sehr feines Kieselgel, dessen Oberfläche durch Einführen von quartären Ammonium-Gruppen chemisch verändert ist

Kieselgel-beta-Cyclodextrin-Derivat zur Trennung chiraler Komponenten R   1211300

Sehr feines Kieselgel, das zur Trennung chiraler Komponenten mit substituiertem beta-Cyclodextrin beschichtet ist

Kieselgel-β-Cyclodextrin-Derivat zur Trennung chiraler Komponenten R

Siehe Kieselgel-beta-Cyclodextrin-Derivat zur Trennung chiraler Komponenten R

Kieselgel-Cellulosederivat zur Trennung chiraler Komponenten R   1110300

Sehr feines Kieselgel zur Chromatographie, das mit substituierter Cellulose beschichtet ist

Kieselgel-Kationenaustauscher zur Chromatographie, stark saurer R   1161400

Sehr feines Kieselgel, dessen Oberfläche durch Einführen von Sulfonsäure-Gruppen chemisch verändert ist

Kieselgel-Proteinderivat zur Trennung chiraler Komponenten R   1196300

Sehr feines Kieselgel zur Chromatographie aus kugelförmigen Partikeln, die mit einem Proteinderivat beschichtet sind

Kieselgel mit π-Akzeptor/π-Donator-Komplex zur Trennung chiraler Komponenten R   1160100

Sehr feines Kieselgel zur Chromatographie aus kugelförmigen Partikeln, an die 1-(3,5-Dinitrobenzamido)-1,2,3,4-tetrahydrophenanthren kovalent gebunden ist, welches sowohl Eigenschaften als π-Elektronen-Akzeptor wie auch π-Elektronen-Donator aufweist

Kieselgel mit saurem α1-Glycoprotein zur Trennung chiraler Komponenten R   1148700

Sehr feines Kieselgel zur Chromatographie, das aus kugelförmigen Partikeln, beschichtet mit saurem α1-Glycoprotein, besteht

Kieselgel vom Harnstoff-Typ zur Trennung chiraler Komponenten R   1181000

Sehr feines Kieselgel zur Chromatographie (5 µm), mit folgendem Derivat belegt:

Kieselgel zur Ausschlusschromatographie R   1077900

Sehr feines Kieselgel (10 µm) mit hydrophiler Oberfläche

Die mittlere Porengröße beträgt etwa 30 nm.

Die Substanz, die bei wässrigen Lösungen mit einem pH-Wert zwischen 2 und 8 und bei organischen Lösungsmitteln verwendet werden kann, dient zur Trennung von Proteinen mit einer relativen Molekülmasse von 1000 bis 300 000.

Kieselgel zur Chromatographie *R*   1076900

Sehr feines Kieselgel

Kieselgel zur Chromatographie, amidoalkylsilyliertes *R*   1205400

Sehr feines Kieselgel, dessen Oberfläche durch Einführen von Amidoalkylsilyl-Gruppen chemisch verändert ist

Kieselgel zur Chromatographie, amidohexadecylsilyliertes *R*   1170400

Sehr feines Kieselgel mit kleiner Teilchengröße, dessen Oberfläche durch Einführen von Amidohexadecylsilyl-Gruppen chemisch verändert ist

Kieselgel zur Chromatographie, amidohexadecylsilyliertes, nachsilanisiertes *R*   1201100

Sehr feines Kieselgel, dessen Oberfläche durch Einführen von Amidohexadecylsilyl-Gruppen chemisch verändert ist

Um Interaktionen mit basischen Verbindungen zu minimieren, ist der größte Teil der verbleibenden Silanol-Gruppen sorgfältig nachsilanisiert.

Kieselgel zur Chromatographie, aminopropylmethylsilyliertes *R*   1102400

Sehr feines Kieselgel, dessen Oberfläche durch Einführen von Aminopropylsilyl-Gruppen und Methylsilyl-Gruppen chemisch verändert ist

Kieselgel zur Chromatographie, aminopropylsilyliertes *R*   1077000

Sehr feines Kieselgel, dessen Oberfläche durch Einführen von Aminopropylsilyl-Gruppen chemisch verändert ist

Kieselgel zur Chromatographie, aminopropylsilyliertes *R* 1   1077001

Kieselgel mit einer mittleren Teilchengröße von etwa 55 µm, dessen Oberfläche durch Einführen von Aminopropylsilyl-Gruppen chemisch verändert ist

Kieselgel zur Trennung chiraler Komponenten, belegt mit Albumin vom Menschen *R*   1138500

Sehr feines Kieselgel, dessen Oberfläche durch Einführen von Albumin vom Menschen chemisch verändert ist

Kieselgel zur Chromatographie, butylsilyliertes *R*   1076200

Sehr feines Kieselgel, dessen Oberfläche durch Einführen von Butylsilyl-Gruppen chemisch verändert ist

Kieselgel zur Chromatographie, butylsilyliertes, nachsilanisiertes *R*   1170500

Sehr feines Kieselgel, dessen Oberfläche durch Einführen von Butylsilyl-Gruppen chemisch verändert ist

Um Interaktionen mit basischen Verbindungen zu minimieren, ist der größte Teil der verbleibenden Silanol-Gruppen an der Oberfläche sorgfältig nachsilanisiert.

Kieselgel zur Chromatographie, carbamoylsilyliertes *R*   1210400

Sehr feines Kieselgel, dessen Oberfläche durch Einführen von Carbamoylsilyl-Gruppen chemisch verändert ist

Kieselgel zur Chromatographie, cyanopropylsilyliertes *R*   1077300

Sehr feines Kieselgel, dessen Oberfläche durch Einführen von Cyanopropylsilyl-Gruppen chemisch verändert ist

Kieselgel zur Chromatographie, cyanopropylsilyliertes *R* 1   1077400

Sehr feines Kieselgel, das aus porösen, kugelförmigen Partikeln mit chemisch gebundenen Nitril-Gruppen besteht

Kieselgel zur Chromatographie, cyanopropylsilyliertes, nachsilanisiertes, desaktiviertes *R*   1194200

Sehr feines Kieselgel, das vor dem Einführen der Cyanopropylsilyl-Gruppen mit verschiedenen Verfahren vorbehandelt wurde

Um Interaktionen mit basischen Verbindungen zu minimieren, ist der größte Teil der verbleibenden Silanol-Gruppen an der Oberfläche sorgfältig nachsilanisiert.

Kieselgel zur Chromatographie, cyanosilyliertes *R*   1109900

Sehr feines Kieselgel, dessen Oberfläche durch Einführen von Cyanosilyl-Gruppen chemisch verändert ist

Kieselgel zur Chromatographie, cyanosilyliertes, nachsilanisiertes *R*   1195000

Sehr feines Kieselgel, dessen Oberfläche durch Einführen von Cyanosilyl-Gruppen chemisch verändert ist

Um Interaktionen mit basischen Verbindungen zu minimieren, ist der größte Teil der verbleibenden Silanol-Gruppen an der Oberfläche sorgfältig nachsilanisiert.

Kieselgel zur Chromatographie, cyanosilyliertes, nachsilanisiertes, desaktiviertes *R*   1211200

Sehr feines Kieselgel, das vor dem Einführen der Cyanosilyl-Gruppen durch Waschen und durch Hydrolysieren des größten Teils der oberflächlichen Siloxan-Brücken vorbehandelt und anschließend durch das Einführen der Cyanosilyl-Gruppen chemisch verändert wurde

Um Interaktionen mit basischen Verbindungen zu minimieren, ist der größte Teil der verbleibenden Silanol-Gruppen an der Oberfläche sorgfältig nachsilanisiert.

Kieselgel zur Chromatographie, dihydroxypropylsilyliertes *R*   1110000

Kugelförmige Siliciumdioxid-Partikeln, an die Dihydroxypropylsilyl-Gruppen gebunden sind

Porengröße: 10 nm

Kieselgel zur Chromatographie, diisobutyloctadecylsilyliertes *R*   1140000

Sehr feines Kieselgel, dessen Oberfläche durch Einführen von Diisobutyloctadecylsilyl-Gruppen chemisch verändert ist

Kieselgel zur Chromatographie, diisopropylcyanosilyliertes *R*   1168100

Sehr feines Kieselgel, dessen Oberfläche durch Einführen von Diisopropylcyanosilyl-Gruppen chemisch verändert ist

Kieselgel zur Chromatographie, 4-dimethylaminobenzylcarbamidsilyliertes *R*   1204000

Sehr feines Kieselgel, dessen Oberfläche durch Einführen von 4-Dimethylaminobenzylcarbamidsilyl-Gruppen chemisch verändert ist

Kieselgel zur Chromatographie, dimethyloctadecylsilyliertes *R*   1115100

Sehr feines Kieselgel, dessen Oberfläche durch Einführen von Dimethyloctadecylsilyl-Gruppen chemisch verändert ist

Spezifische Oberfläche: $300 \text{ m}^2 \cdot \text{g}^{-1}$

Kieselgel zur Chromatographie, Diol, mit stark wässrigen mobilen Phasen kompatibles, octadecylsilyliertes, nachsilanisiertes *R*   1207500

Sehr feines Kieselgel, das durch Einführen von Octadecylsilyl-Gruppen und Nachsilanisierung chemisch verändert ist

Freie Diol-Gruppen sind ebenfalls vorhanden.

Zur Verwendung mit stark wässrigen mobilen Phasen geeignet

Kieselgel zur Chromatographie, dodecylsilyliertes, nachsilanisiertes *R*   1179700

Sehr feines Kieselgel, dessen Oberfläche durch Einführen von Dodecylsilyl-Gruppen chemisch verändert ist

Um Interaktionen mit basischen Verbindungen zu minimieren, ist der größte Teil der verbleibenden Silanol-Gruppen an der Oberfläche sorgfältig nachsilanisiert.

Kieselgel zur Chromatographie, hexadecanoylamidopropylsilyliertes, nachsilanisiertes *R*   1161900

Sehr feines Kieselgel, dessen Oberfläche durch Einführen von Aminopropylsilyl-Gruppen, die mit Hexadecanoyl-Gruppen acyliert sind, chemisch verändert ist und mit Acetamidopropylsilyl-Gruppen nachsilanisiert wurde

Kieselgel zur Chromatographie, hexadecylamidylsilyliertes *R*   1162500

Sehr feines Kieselgel (5 µm), dessen Oberfläche durch Einführen von Hexadecylcarboxamidopropyldimethylsilyl-Gruppen chemisch verändert ist

Kieselgel zur Chromatographie, hexadecylamidylsilyliertes, nachsilanisiertes *R*   1172400

Sehr feines Kieselgel (5 µm), dessen Oberfläche durch Einführen von Hexadecylcarboxamidopropyldimethylsilyl-Gruppen chemisch verändert ist

Um Interaktionen mit basischen Verbindungen zu minimieren, ist der größte Teil der verbleibenden Silanol-Gruppen an der Oberfläche sorgfältig nachsilanisiert.

Kieselgel zur Chromatographie, hexylsilyliertes *R*   1077100

Sehr feines Kieselgel, dessen Oberfläche durch Einführen von Hexylsilyl-Gruppen chemisch verändert ist

Kieselgel zur Chromatographie, hexylsilyliertes, nachsilanisiertes *R*   1174400

Sehr feines Kieselgel, dessen Oberfläche durch Einführen von Hexylsilyl-Gruppen chemisch verändert ist

Um Interaktionen mit basischen Verbindungen zu minimieren, ist der größte Teil der verbleibenden Silanol-Gruppen an der Oberfläche sorgfältig nachsilanisiert.

Kieselgel zur Chromatographie (Hybridmaterial) mit eingebetteten polaren Gruppen, octadecylsilyliertes, ethanverbrücktes, nachsilanisiertes *R*   1200800

Synthetische, kugelförmige, ethan-1,2-diyl-verbrückte Hybrid-Partikeln, die sowohl anorganische (Siliciumdioxid) als auch organische (Organosiloxane) Komponenten enthalten und deren Oberfläche durch Einführen von polar eingebetteten Octadecylsilyl-Gruppen chemisch verändert ist

Um Interaktionen mit basischen Verbindungen zu minimieren, ist der größte Teil der verbleibenden Silanol-Gruppen sorgfältig nachsilanisiert.

Kieselgel zur Chromatographie (Hybridmaterial), mit geladener Oberfläche, phenylhexylsilyliertes, ethanverbrücktes, nachsilanisiertes *R*   1204100

Synthetische, kugelförmige, ethanverbrückte Hybrid-Partikeln mit geladener Oberfläche, die sowohl anorganische (Siliciumdioxid) als auch organische (Organosiloxane) Komponenten enthalten und deren Oberfläche durch Einführen von Phenylhexylsilyl-Gruppen chemisch verändert ist

Um Interaktionen mit basischen Verbindungen zu minimieren, ist der größte Teil der verbleibenden Silanol-Gruppen sorgfältig nachsilanisiert.

Kieselgel zur Chromatographie (Hybridmaterial) mit geladener Oberfläche, octadecylsilyliertes, ethanverbrücktes, nachsilanisiertes *R*   1202800

Synthetische, kugelförmige, ethan-1,2-diyl-verbrückte Hybrid-Partikeln mit geladener Oberfläche, die sowohl anorganische (Siliciumdioxid) als auch organische (Organosiloxane) Komponenten enthalten und deren Oberfläche durch Einführen von Octadecylsilyl-Gruppen chemisch verändert ist

Um Interaktionen mit basischen Verbindungen zu minimieren, ist der größte Teil der verbleibenden Silanol-Gruppen sorgfältig nachsilanisiert.

Kieselgel zur Chromatographie (Hybridmaterial), octadecylsilyliertes, ethanverbrücktes, nachsilanisiertes *R*   1190500

Synthetische, kugelförmige, ethan-1,2-diyl-verbrückte Hybrid-Partikeln, die sowohl anorganische (Siliciumdioxid) als auch organische (Organosiloxane) Komponenten enthalten und deren Oberfläche durch Einführen von Octadecylsilyl-Gruppen chemisch verändert ist

Um Interaktionen mit basischen Verbindungen zu minimieren, ist der größte Teil der verbleibenden Silanol-Gruppen sorgfältig nachsilanisiert.

Kieselgel zur Chromatographie (Hybridmaterial), octylsilyliertes, ethanverbrücktes, nachsilanisiertes *R*   1208800

Synthetische, kugelförmige, ethan-1,2-diyl-verbrückte Hybrid-Partikeln, die sowohl anorganische (Siliciumdioxid) als auch organische (Organosiloxane) Komponenten enthalten und deren Oberfläche durch Einführen von Octylsilyl-Gruppen chemisch verändert ist

Um Interaktionen mit basischen Verbindungen zu minimieren, ist der größte Teil der verbleibenden Silanol-Gruppen sorgfältig nachsilanisiert.

Kieselgel zur Chromatographie (Hybridmaterial), phenylsilyliertes, ethanverbrücktes, nachsilanisiertes *R*   1200700

Synthetische, kugelförmige, ethan-1,2-diyl-verbrückte Hybrid-Partikeln, die sowohl anorganische (Siliciumdioxid) als auch organische (Organosiloxane) Komponenten enthalten und deren Oberfläche durch Einführen von Phenylsilyl-Gruppen chemisch verändert ist

Um Interaktionen mit basischen Verbindungen zu minimieren, ist der größte Teil der verbleibenden Silanol-Gruppen sorgfältig nachsilanisiert.

Kieselgel zur Chromatographie, hydrophiles *R*   1077200

Sehr feines Kieselgel, dessen Oberfläche verändert wurde, um hydrophile Eigenschaften zu erhalten

Kieselgel zur Chromatographie hydroxypropylsilyliertes *R*   1210500

Sehr feines Kieselgel, dessen Oberfläche durch Einführen von Hydroxypropylsilyl-Gruppen chemisch verändert ist

Kieselgel zur Chromatographie mit eingebetteten polaren Gruppen, octadecylsilyliertes, nachsilanisiertes *R*   1177900

Sehr feines Kieselgel, dessen Oberfläche durch Einführen polar eingebetteter Octadecylsilyl-Gruppen chemisch verändert ist

Um Interaktionen mit basischen Verbindungen zu minimieren, ist der größte Teil der verbleibenden Silanol-Gruppen an der Oberfläche sorgfältig nachsilanisiert.

Kieselgel zur Chromatographie mit eingebetteten polaren Gruppen, octadecylsilyliertes, verkapseltes *R*
1206600

Kieselgel, dessen Oberfläche durch Einführen von polar eingebetteten Octadecylsilyl-Gruppen chemisch verändert ist

Um Interaktionen mit basischen Verbindungen zu minimieren, ist der größte Teil der verbleibenden Silanol-Gruppen an der Oberfläche sorgfältig verkapselt.

Kieselgel zur Chromatographie mit eingebetteten polaren Gruppen, octylsilyliertes, nachsilanisiertes *R*
1152600

Sehr feines Kieselgel, dessen Oberfläche durch Einführen polar eingebetteter Octylsilyl-Gruppen chemisch verändert ist

Um Interaktionen mit basischen Verbindungen zu minimieren, ist der größte Teil der verbleibenden Silanol-Gruppen an der Oberfläche sorgfältig nachsilanisiert.

Kieselgel zur Chromatographie mit erweitertem pH-Bereich, octadecylsilyliertes, nachsilanisiertes *R*
1196700

Sehr feines Kieselgel, dessen Oberfläche durch Einführen von Octadecylsilyl-Gruppen, die bis zu einem pH-Wert von 11 basenresistent sind, chemisch verändert ist

Um Interaktionen mit basischen Verbindungen zu minimieren, ist der größte Teil der verbleibenden Silanol-Gruppen an der Oberfläche sorgfältig nachsilanisiert.

Kieselgel zur Chromatographie mit festem Kern, alkylsilyliertes, nachsilanisiertes *R*
1194300

Kieselgel mit kugelförmigen Siliciumdioxid-Partikeln, die aus einem nicht porösen, festen Siliciumdioxidkern bestehen, der von einer dünnen, porösen, alkylsilylierten Siliciumdioxidschicht umgeben ist

Um Interaktionen mit basischen Verbindungen zu minimieren, ist der größte Teil der verbleibenden Silanol-Gruppen sorgfältig nachsilanisiert.

Kieselgel zur Chromatographie mit festem Kern, octadecylsilyliertes *R*
1205600

Kieselgel mit kugelförmigen Siliciumdioxid-Partikeln, die aus einem nicht porösen, festen Siliciumdioxidkern bestehen, der von einer dünnen, porösen, octadecylsilylierten Siliciumdioxidschicht umhüllt ist

Kieselgel zur Chromatographie mit festem Kern, octylsilyliertes *R*
1209900

Kieselgel mit kugelförmigen Siliciumdioxid-Partikeln, die aus einem nicht porösen, festen Siliciumdioxidkern bestehen, der von einer dünnen, porösen, octylsilylierten Siliciumdioxidschicht umhüllt ist

Kieselgel zur Chromatographie mit festem Kern, octadecylsilyliertes, nachsilanisiertes *R*
1193900

Kieselgel mit kugelförmigen Siliciumdioxid-Partikeln, die aus einem nicht porösen, festen Siliciumdioxidkern bestehen, der von einer dünnen, porösen, octadecylsilylierten Siliciumdioxidschicht umgeben ist

Um Interaktionen mit basischen Verbindungen zu minimieren, ist der größte Teil der verbleibenden Silanol-Gruppen an der Oberfläche sorgfältig nachsilanisiert.

Kieselgel zur Chromatographie mit festem Kern, octylsilyliertes, nachsilanisiertes *R*
1208600

Kieselgel mit kugelförmigen Siliciumdioxid-Partikeln, die aus einem nicht porösen, festen Siliciumdioxidkern bestehen, der von einer dünnen, äußeren, porösen, octylsilylierten Siliciumdioxidschicht umgeben ist

Um Interaktionen mit basischen Verbindungen zu minimieren, ist der größte Teil der verbleibenden Silanol-Gruppen an der Oberfläche sorgfältig nachsilanisiert.

Kieselgel zur Chromatographie mit festem Kern, pentafluorphenylpropylsilyliertes, nachsilanisiertes *R*
1207600

Kieselgel mit kugelförmigen Siliciumdioxid-Partikeln, die aus einem nicht porösen, festen Siliciumdioxidkern bestehen, der von einer dünnen, porösen, pentafluorphenylpropylsilylierten Siliciumdioxidschicht umgeben ist

Um Interaktionen mit basischen Verbindungen zu minimieren, ist der größte Teil der verbleibenden Silanol-Gruppen sorgfältig nachsilanisiert.

Kieselgel zur Chromatographie mit festem Kern, phenylhexylsilyliertes, nachsilanisiertes *R*
1198900

Kieselgel mit kugelförmigen Siliciumdioxid-Partikeln, die aus einem nicht porösen, festen Siliciumdioxidkern bestehen, der von einer dünnen, porösen, phenylhexylsilylierten Siliciumdioxidschicht umgeben ist

Um Interaktionen mit basischen Verbindungen zu minimieren, ist der größte Teil der verbleibenden Silanol-Gruppen sorgfältig nachsilanisiert.

Kieselgel zur Chromatographie, mit zu 100 Prozent wässrigen mobilen Phasen kompatibles, octadecylsilyliertes *R*
1203900

Sehr feines Kieselgel mit gebundenen Octadecylsilyl-Gruppen, das sich zur Verwendung bei stark wässrigen mobilen Phasen sowie bei zu 100 Prozent wässrigen Phasen eignet

Kieselgel zur Chromatographie, mit zu 100 Prozent wässrigen mobilen Phasen kompatibles, octadecylsilyliertes, nachsilanisiertes *R* 1188400

Sehr feines Kieselgel mit gebundenen Octadecylsilyl-Gruppen, das sich zur Verwendung mit stark wässrigen mobilen Phasen, einschließlich 100-prozentigen wässrigen Phasen, eignet

Um Interaktionen mit basischen Verbindungen zu minimieren, ist der größte Teil der verbleibenden Silanol-Gruppen an der Oberfläche sorgfältig nachsilanisiert.

Kieselgel zur Chromatographie, 4-nitrophenylcarbamidsilyliertes *R* 1185200

Sehr feines Kieselgel, dessen Oberfläche durch Einführen von 4-Nitrophenylcarbamidsilyl-Gruppen chemisch verändert ist

Kieselgel zur Chromatographie, octadecanoylamidopropylsilyliertes *R* 1115200

Sehr feines Kieselgel, dessen Oberfläche durch Einführen von Aminopropylsilyl-Gruppen, die mit Octadecanoyl-Gruppen acyliert sind, chemisch verändert ist und mit Acetamidopropylsilyl-Gruppen nachsilanisiert wurde

Kieselgel zur Chromatographie, octadecylphenylsilyliertes, nachsilanisiertes *R* 1199300

Sehr feines Kieselgel, dessen Oberfläche durch Einführen von Octadecylphenylsilyl-Gruppen chemisch verändert ist

Um Interaktionen mit basischen Verbindungen zu minimieren, ist der größte Teil der verbleibenden Silanol-Gruppen an der Oberfläche sorgfältig nachsilanisiert.

Kieselgel zur Chromatographie, octadecylsilyliertes *R* 1077500

Sehr feines Kieselgel, dessen Oberfläche durch Einführen von Octadecylsilyl-Gruppen chemisch verändert ist

Kieselgel zur Chromatographie, octadecylsilyliertes *R* 1 1110100

Hochreines, sehr feines Kieselgel, dessen Oberfläche durch Einführen von Octadecylsilyl-Gruppen chemisch verändert ist

Kieselgel zur Chromatographie, octadecylsilyliertes *R* 2 1115300

Hochreines, sehr feines Kieselgel (Porengröße 15 nm), dessen Oberfläche durch Einführen von Octadecylsilyl-Gruppen (20 Prozent Kohlenstoff) chemisch verändert ist

Die Substanz ist für die Analyse von polycyclischen, aromatischen Kohlenwasserstoffen optimiert.

Kieselgel zur Chromatographie, octadecylsilyliertes, desaktiviertes *R* 1077600

Sehr feines Kieselgel, das vor dem Einführen der Octadecylsilyl-Gruppen mit verschiedenen Verfahren vorbehandelt wurde, um Interaktionen mit basischen Verbindungen zu minimieren

Kieselgel zur Chromatographie, octadecylsilyliertes, extra dichtes, nachsilanisiertes *R* 1188500

Sehr feines Kieselgel, dessen Oberfläche durch Einführen von extra dicht gebundenen Octadecylsilyl-Gruppen chemisch verändert ist

Um Interaktionen mit basischen Verbindungen zu minimieren, ist der größte Teil der verbleibenden Silanol-Gruppen an der Oberfläche sorgfältig nachsilanisiert.

Kieselgel zur Chromatographie, octadecylsilyliertes, monolithisches, nachsilanisiertes *R* 1154500

Monolithische Stäbe aus hochporösem (über 80 Prozent), metallfreiem Quarz mit bimodaler Porenstruktur und einer Oberfläche, die durch Einführen von Octadecylsilyl-Gruppen chemisch verändert ist

Um Interaktionen mit basischen Verbindungen zu minimieren, ist der größte Teil der verbleibenden Silanol-Gruppen sorgfältig nachsilanisiert.

Kieselgel zur Chromatographie, octadecylsilyliertes, nachsilanisiertes *R* 1115400

Sehr feines Kieselgel, dessen Oberfläche durch Einführen von Octadecylsilyl-Gruppen chemisch verändert ist

Um Interaktionen mit basischen Verbindungen zu minimieren, ist der größte Teil der verbleibenden Silanol-Gruppen an der Oberfläche sorgfältig nachsilanisiert.

Kieselgel zur Chromatographie, octadecylsilyliertes, nachsilanisiertes *R* 1 1115401

Hochreines, sehr feines Kieselgel, dessen Oberfläche durch Einführen von Octadecylsilyl-Gruppen chemisch verändert ist

Um Interaktionen mit basischen Verbindungen zu minimieren, ist der größte Teil der verbleibenden Silanol-Gruppen an der Oberfläche sorgfältig nachsilanisiert.

Kieselgel zur Chromatographie, octadecylsilyliertes, nachsilanisiertes, desaktiviertes R 1108600

Sehr feines Kieselgel, das vor dem Einführen der Octadecylsilyl-Gruppen mit verschiedenen Verfahren vorbehandelt wurde

Um Interaktionen mit basischen Verbindungen zu minimieren, ist der größte Teil der verbleibenden Silanol-Gruppen sorgfältig nachsilanisiert.

Kieselgel zur Chromatographie, octadecylsilyliertes, nachsilanisiertes, desaktiviertes R 1 1162600

Sehr feines Kieselgel, das durch Waschen und Hydrolysieren zum größten Teil von Siloxan-Brücken an der Oberfläche befreit wurde und dessen Oberfläche durch Einführen von Octadecylsilyl-Gruppen chemisch verändert ist

Um Interaktionen mit basischen Verbindungen zu minimieren, ist der größte Teil der verbleibenden Silanol-Gruppen sorgfältig nachsilanisiert.

Kieselgel zur Chromatographie, octadecylsilyliertes, polar nachsilanisiertes R 1205500

Sehr feines Kieselgel, dessen Oberfläche durch Einführen von Octadecylsilyl-Gruppen chemisch verändert ist

Um Interaktionen mit basischen Verbindungen zu minimieren, ist der größte Teil der verbleibenden Silanol-Gruppen an der Oberfläche sorgfältig polar nachsilanisiert.

Kieselgel zur Chromatographie, octadecylsilyliertes, quer vernetztes, nachsilanisiertes R 1204200

Sehr feines Kieselgel, dessen Oberfläche durch Einführen von quer vernetzten Octadecylsilyl-Gruppen chemisch verändert ist

Um Interaktionen mit basischen Verbindungen zu minimieren, ist der größte Teil der verbleibenden Silanol-Gruppen an der Oberfläche sorgfältig nachsilanisiert.

Kieselgel zur Chromatographie, octadecylsilyliertes, zur Trennung von polycyclischen aromatischen Kohlenwasserstoffen R 1202900

Hochreines, sehr feines Kieselgel, dessen Oberfläche durch Einführen von Octadecylsilyl-Gruppen chemisch verändert ist

Die Substanz ist für die Analyse von polycyclischen aromatischen Kohlenwasserstoffen optimiert.

Kieselgel zur Chromatographie, octylsilyliertes R 1077700

Sehr feines Kieselgel, dessen Oberfläche durch Einführen von Octylsilyl-Gruppen chemisch verändert ist

Kieselgel zur Chromatographie, octylsilyliertes R 1 1077701

Sehr feines Kieselgel, dessen Oberfläche durch Einführen von Octylsilyl-Gruppen und Methylsilyl-Gruppen chemisch verändert ist

Kieselgel zur Chromatographie, octylsilyliertes R 2 1077702

Hochreines, sehr feines Kieselgel (Porengröße 10 nm), dessen Oberfläche durch Einführen von Octylsilyl-Gruppen chemisch verändert ist (19 Prozent Kohlenstoff)

Die Substanz enthält höchstens 20 ppm Metalle.

Kieselgel zur Chromatographie, octylsilyliertes R 3 1155200

Hochreines, sehr feines Kieselgel, dessen Oberfläche durch Einführen von Octylsilyl-Gruppen chemisch verändert und durch Anlagerung von verzweigten Kohlenwasserstoffen an die Silane sterisch geschützt ist

Kieselgel zur Chromatographie, octylsilyliertes, desaktiviertes R 1131600

Sehr feines Kieselgel, das vor dem Einführen der Octylsilyl-Gruppen mit verschiedenen Verfahren vorbehandelt wurde, um Interaktionen mit basischen Verbindungen zu minimieren

Kieselgel zur Chromatographie, octylsilyliertes, extra dichtes, nachsilanisiertes R 1200900

Sehr feines Kieselgel, dessen Oberfläche durch Einführen von extra dicht gebundenen Octylsilyl-Gruppen chemisch verändert ist

Um Interaktionen mit basischen Verbindungen zu minimieren, ist der größte Teil der verbleibenden Silanol-Gruppen sorgfältig nachsilanisiert.

Kieselgel zur Chromatographie, octylsilyliertes, nachsilanisiertes R 1119600

Sehr feines Kieselgel, dessen Oberfläche durch Einführen von Octylsilyl-Gruppen chemisch verändert ist

Um Interaktionen mit basischen Verbindungen zu minimieren, ist der größte Teil der verbleibenden Silanol-Gruppen an der Oberfläche sorgfältig nachsilanisiert.

Kieselgel zur Chromatographie, octylsilyliertes, nachsilanisiertes, desaktiviertes *R*   1148800

Sehr feines Kieselgel, das vor dem Einführen der Octylsilyl-Gruppen mit verschiedenen Verfahren vorbehandelt wurde

Um Interaktionen mit basischen Verbindungen zu minimieren, ist der größte Teil der verbleibenden Silanol-Gruppen sorgfältig nachsilanisiert.

Kieselgel zur Chromatographie, oxypropionitrilsilyliertes *R*   1184700

Sehr feines Kieselgel, dessen Oberfläche durch Einführen von Oxypropionitrilsilyl-Gruppen chemisch verändert ist

Kieselgel zur Chromatographie, phenylhexylsilyliertes *R*   1153900

Sehr feines Kieselgel, dessen Oberfläche durch Einführen von Phenylhexylsilyl-Gruppen chemisch verändert ist

Kieselgel zur Chromatographie, phenylhexylsilyliertes, nachsilanisiertes *R*   1170600

Sehr feines Kieselgel, dessen Oberfläche durch Einführen von Phenylhexylsilyl-Gruppen chemisch verändert ist

Um Interaktionen mit basischen Verbindungen zu minimieren, ist der größte Teil der verbleibenden Silanol-Gruppen sorgfältig nachsilanisiert.

Kieselgel zur Chromatographie, phenylsilyliertes *R*   1110200

Sehr feines Kieselgel, dessen Oberfläche durch Einführen von Phenyl-Gruppen chemisch verändert ist

Kieselgel zur Chromatographie, phenylsilyliertes, extra dichtes, nachsilanisiertes *R*   1207700

Sehr feines Kieselgel, dessen Oberfläche durch Einführen von extra dicht gebundenen Phenylsilyl-Gruppen chemisch verändert ist

Um Interaktionen mit basischen Verbindungen zu minimieren, ist der größte Teil der verbleibenden Silanol-Gruppen an der Oberfläche sorgfältig nachsilanisiert.

Kieselgel zur Chromatographie, phenylsilyliertes, nachsilanisiertes *R*   1154900

Sehr feines Kieselgel, dessen Oberfläche durch Einführen von Phenyl-Gruppen chemisch verändert ist

Um Interaktionen mit basischen Verbindungen zu minimieren, ist der größte Teil der verbleibenden Silanol-Gruppen an der Oberfläche sorgfältig nachsilanisiert.

Kieselgel zur Chromatographie, phenylsilyliertes, nachsilanisiertes, desaktiviertes *R*   1197900

Sehr feines Kieselgel, das vor dem Einführen der Phenylsilyl-Gruppen mit verschiedenen Verfahren vorbehandelt wurde

Um Interaktionen mit basischen Verbindungen zu minimieren, ist der größte Teil der verbleibenden Silanol-Gruppen sorgfältig nachsilanisiert.

Kieselgel zur Chromatographie, poröses *R*   1207800

Poröses Kieselgel in/als PLOT-Schichtkapillaren (PLOT, porous layer open tubular column)

Kieselgel zur Chromatographie, propoxyphenyliertes, nachsilanisiertes *R*   1174600

Sehr feines Kieselgel, dessen Oberfläche durch Einführen von Propoxyphenyl-Gruppen chemisch verändert ist

Kieselgel zur Chromatographie, propylsilyliertes *R*   1170700

Sehr feines Kieselgel, dessen Oberfläche durch Einführen von Propylsilyl-Gruppen chemisch verändert ist

Kieselgel zur Chromatographie, trimethylsilyliertes *R*   1115500

Sehr feines Kieselgel, dessen Oberfläche durch Einführen von Trimethylsilyl-Gruppen chemisch verändert ist

Kieselgel zur Chromatographie zur Verwendung mit stark wässrigen mobilen Phasen, alkyliertes *R*   1160200

Sehr feines Kieselgel, das durch Einführen von Alkyl-Gruppen chemisch verändert ist und das sich bei Verwendung von stark wässrigen mobilen Phasen eignet

Kieselgel zur Chromatographie zur Verwendung mit stark wässrigen mobilen Phasen, alkyliertes, nachsilanisiertes *R*   1176900

Sehr feines Kieselgel, das durch Einführen von Alkyl-Gruppen chemisch verändert ist und das sich bei Verwendung von stark wässrigen mobilen Phasen eignet

Um Interaktionen mit basischen Verbindungen zu minimieren, ist der größte Teil der verbleibenden Silanol-Gruppen an der Oberfläche sorgfältig nachsilanisiert.

Kieselgel zur Trennung chiraler Komponenten, belegt mit L-Penicillamin *R* 1200500

Sehr feines Kieselgel zur Chromatographie, mit L-Penicillamin belegt

Kieselgel zur Trennung chiraler Komponenten, vancomycingebundenes *R* 1205300

Hochreines Kieselgel, das durch vielfache kovalente Bindung mit Vacomycin chemisch verändert ist

Kieselgur *R* 1025900

CAS Nr. 91053-39-3

Weißes bis fast weißes, feinkörniges Pulver, das aus den Kieselpanzern fossiler Diatomeen oder aus deren Bruchstücken besteht; praktisch unlöslich in Wasser und Ethanol 96 %

Die Substanz kann mit dem Mikroskop (500fache Vergrößerung) identifiziert werden.

Kieselgur G *R* 1047600

Mit Salzsäure gereinigte und geglühte Kieselgur, die etwa 15 Prozent Calciumsulfat-Hemihydrat enthält

Feines, grauweißes Pulver, dessen grauer Farbton sich beim Aufschlämmen mit Wasser verstärkt

Die mittlere Korngröße beträgt 10 bis 40 μm.

Gipsgehalt: Prüfung siehe „Kieselgel G *R*"

pH-Wert (2.2.3): 1 g Substanz wird 5 min lang mit 10 ml kohlendioxidfreiem Wasser *R* geschüttelt. Der pH-Wert der Suspension muss bei 7 bis 8 liegen.

Trennvermögen: Dünnschichtchromatographie (2.2.27) Die Kieselgur-G-Schicht wird mit einer Lösung von Natriumacetat *R* ($2,7 g \cdot l^{-1}$) hergestellt. Auf die Platte werden je 5 μl einer Lösung, die je $0,1 g \cdot l^{-1}$ Lactose, Saccharose, Glucose und Fructose in Pyridin *R* enthält, aufgetragen. Die Chromatographie erfolgt mit einer Mischung von 12 Volumteilen Wasser *R*, 23 Volumteilen 2-Propanol *R* und 65 Volumteilen Ethylacetat *R* über eine Laufstrecke von 14 cm. Die Laufzeit beträgt etwa 40 min. Nach erfolgter Chromatographie wird die Platte getrocknet, mit etwa 10 ml Anisaldehyd-Reagenz *R* besprüht und 5 bis 10 min lang bei 100 bis 105 °C erhitzt. Auf dem Chromatogramm müssen 4 scharf begrenzte, keine Schwanzbildung zeigende Flecke sichtbar sein, die deutlich voneinander getrennt sind.

Kieselgur-Filtrierhilfsmittel *R* 1047500

Weißes bis gelblich weißes, leichtes Pulver; praktisch unlöslich in Wasser, in verdünnten Säuren und in organischen Lösungsmitteln

Filtrationsgeschwindigkeit: Ein Chromatographierohr von 0,25 m Länge und 10 mm innerem Durchmesser wird verwendet, dessen unteres Ende mit einer Glassinterplatte (100) verschlossen ist. Im Abstand von 0,10 und 0,20 m von der Platte befinden sich zwei Markierungen. In das Rohr wird bis zur ersten Markierung Substanz, anschließend bis zur zweiten Markierung Wasser *R* eingefüllt. Sobald der erste Tropfen aus dem Rohr fließt, wird das Rohr wieder mit Wasser *R* bis zur zweiten Markierung gefüllt und die Zeit ermittelt, die zum Ausfließen der ersten 5 ml Eluat erforderlich ist. Die Durchflussrate muss mindestens 1 ml je Minute betragen.

Aussehen des Eluats: Das unter „Filtrationsgeschwindigkeit" erhaltene Eluat muss farblos sein (2.2.2, Methode I).

Sauer oder alkalisch reagierende Substanzen: 1,00 g Substanz wird mit 10 ml Wasser *R* kräftig geschüttelt, 5 min lang stehen gelassen und die Suspension filtriert. Der Filter wird vorher mit heißem Wasser *R* bis zur neutralen Reaktion des Filtrats gewaschen. 2,0 ml Filtrat müssen nach Zusatz von 0,05 ml Methylrot-Lösung *R* gelb gefärbt sein. 2,0 ml Filtrat dürfen sich nach Zusatz von 0,05 ml Phenolphthalein-Lösung *R* 1 höchstens sehr schwach rosa färben.

Wasserlösliche Substanzen: 10,0 g Substanz werden in ein Chromatographierohr von 0,25 m Länge und 10 mm innerem Durchmesser gegeben und mit Wasser *R* eluiert. Die ersten 20 ml Eluat werden zur Trockne eingedampft. Der Rückstand darf nach dem Trocknen bei 100 bis 105 °C höchstens 10 mg wiegen.

Eisen (2.4.9): 0,50 g Substanz werden mit 10 ml einer Mischung gleicher Volumteile Salzsäure *R* 1 und Wasser *R* kräftig geschüttelt. Nach 5 min langem Stehenlassen wird die Mischung filtriert. 1,0 ml Filtrat muss der Grenzprüfung auf Eisen entsprechen (200 ppm).

Glühverlust: höchstens 0,5 Prozent

Die Substanz darf sich während des Erhitzens bis zur Rotglut (600 ± 50 °C) nicht braun oder schwarz verfärben.

Kieselgur zur Gaschromatographie *R* 1026000

Weißes bis fast weißes, feinkörniges Pulver, das aus den Kieselpanzern fossiler Diatomeen oder aus deren Bruchstücken besteht; praktisch unlöslich in Wasser und in Ethanol 96 %

Die Substanz kann mit dem Mikroskop (500fache Vergrößerung) identifiziert werden. Die Substanz wird mit Säure und anschließend mit Wasser, bis sie neutral reagiert, gewaschen.

Kieselgur zur Gaschromatographie, silanisierte *R* 1026300

Kieselgur zur Gaschromatographie *R*, die mit Dimethyldichlorsilan oder mit einer anderen geeigneten Silanisierungssubstanz silanisiert wurde

Kohlendioxid R   1015600

CAS Nr. 124-38-9

Muss der Monographie **Kohlendioxid (Carbonei dioxidum)** entsprechen

Kohlendioxid R 1   1015700

CO_2 M_r 44,01

Gehalt: mindestens 99,995 Prozent (*V/V*)

Kohlenmonoxid: höchstens 5 ppm

Sauerstoff: höchstens 25 ppm

Stickstoffmonoxid: höchstens 1 ppm

Kohlendioxid R 2   1134500

CO_2 M_r 44,01

Gehalt: mindestens 99 Prozent (*V/V*)

Kohlenmonoxid R   1016000

CO M_r 28,01

CAS Nr. 630-08-0

Gehalt: mindestens 99,97 Prozent (*V/V*)

Kohlenmonoxid R 1   1134600

CO M_r 28,01

CAS Nr. 630-08-0

Gehalt: mindestens 99 Prozent (*V/V*)

Kohlenwasserstoffe zur Gaschromatographie R   1049400

Sich fettig anfühlende Masse, löslich in Benzol und Toluol

Kongorot R   1022000

$C_{32}H_{22}N_6Na_2O_6S_2$ M_r 697
CAS Nr. 573-58-0

C.I. Nr. 22120; Schultz Nr. 360

3,3′-(4,4′-Biphenyldiylbisazo)bis(4-amino-1-naphthalinsulfonsäure), Dinatriumsalz

Bräunlich rotes Pulver; löslich in Wasser

Kongorot-Fibrin R   1038400

1,5 g Fibrin werden über Nacht in 50 ml einer Lösung von Kongorot R (20 g · l⁻¹) in Ethanol 90 % R eingelegt. Nach dem Abfiltrieren wird das Fibrin mit Wasser R gewaschen und unter Ether R gelagert.

Kongorot-Lösung R   1022001

0,1 g Kongorot R werden in einer Mischung von 20 ml Ethanol 96 % R und Wasser R gelöst. Die Lösung wird mit Wasser R zu 100 ml verdünnt.

Empfindlichkeitsprüfung: Eine Mischung von 0,2 ml Kongorot-Lösung, 100 ml kohlendioxidfreiem Wasser R und 0,3 ml Salzsäure (0,1 mol · l⁻¹) muss blau gefärbt sein. Bis zum Farbumschlag nach Rosa dürfen höchstens 0,3 ml Natriumhydroxid-Lösung (0,1 mol · l⁻¹) verbraucht werden.

Umschlagsbereich: pH-Wert 3,0 (blau) bis 5,0 (rosa)

Kongorot-Papier R   1022002

Filterpapierstreifen werden einige Minuten lang in Kongorot-Lösung R getaucht und anschließend trocknen gelassen.

Konzentrische Säule für die Gaschromatographie R   1135100

Im Handel erhältliches System, bestehend aus 2 konzentrisch angeordneten Rohren

Das äußere Rohr ist mit Molekularsieben, das innere Rohr mit einer Mischung von porösen Polymeren gepackt. Hauptanwendungsbereich ist die Trennung von Gasen.

Kristallviolett R   1022900

$C_{25}H_{30}ClN_3$ M_r 408,0
CAS Nr. 548-62-9

C.I. Nr. 42555; Schultz Nr. 78
Tris(4-dimethylaminophenyl)methyliumchlorid; Methylrosaniliniumchlorid (INN)

Kristalle oder Pulver, tiefgrün; löslich in Wasser und in Ethanol 96 %

Kristallviolett-Lösung *R*   1022901

0,5 g Kristallviolett *R* werden in wasserfreier Essigsäure *R* zu 100 ml gelöst.

Empfindlichkeitsprüfung: Eine Mischung von 50 ml wasserfreier Essigsäure *R* und 0,1 ml Kristallviolett-Lösung muss blauviolett sein. Bis zum Farbumschlag nach Blaugrün dürfen höchstens 0,1 ml Perchlorsäure ($0,1 \text{ mol} \cdot \text{l}^{-1}$) verbraucht werden.

Kupfer *R*   1022100

Cu A_r 63,55
CAS Nr. 7440-50-8

Gereinigte Folien, Späne, Drähte oder Pulver des reinen Metalls mit der Reinheit von Elektrolysekupfer

Kupfer(II)-acetat *R*   1022200

$$Cu^{2\oplus} \left[H_3C\text{—}COO^{\ominus} \right]_2 \cdot H_2O$$

$C_4H_6CuO_4 \cdot H_2O$ M_r 199,7
CAS Nr. 6046-93-1

Pulver oder Kristalle, blaugrün; leicht löslich in siedendem Wasser, löslich in Wasser und in Ethanol 96 %, schwer löslich in Glycerol 85 %

Kupfer(II)-chlorid *R*   1023000

$CuCl_2 \cdot 2\, H_2O$ M_r 170,5
CAS Nr. 10125-13-0

Pulver oder Kristalle, grünlich blau, zerfließlich in feuchter Luft, verwitternd in trockener Luft; leicht löslich in Wasser, in Ethanol 96 % und in Methanol, wenig löslich in Aceton

Lagerung: dicht verschlossen

Kupfer(II)-citrat-Lösung *R*   1023100

25 g Kupfer(II)-sulfat-Pentahydrat *R*, 50 g Citronensäure-Monohydrat *R* und 144 g wasserfreies Natriumcarbonat *R* werden in Wasser *R* zu 1000 ml gelöst.

Kupfer(II)-citrat-Lösung *R* 1   1023200

25 g Kupfer(II)-sulfat-Pentahydrat *R*, 50 g Citronensäure-Monohydrat *R* und 144 g wasserfreies Natriumcarbonat *R* werden in Wasser *R* zu 1000 ml gelöst. Die Lösung wird so eingestellt, dass sie folgenden Prüfungen entspricht:

a) 25,0 ml der Lösung werden mit 3 g Kaliumiodid *R* und vorsichtig mit 25 ml einer 25-prozentigen Lösung (*m/m*) von Schwefelsäure *R* versetzt. Die Lösung wird mit Natriumthiosulfat-Lösung ($0,1 \text{ mol} \cdot \text{l}^{-1}$) titriert, wobei gegen Ende der Titration 0,5 ml Stärke-Lösung *R* zugesetzt werden.

24,5 bis 25,5 ml Natriumthiosulfat-Lösung ($0,1 \text{ mol} \cdot \text{l}^{-1}$) dürfen bei dieser Titration verbraucht werden.

b) 10,0 ml der Lösung werden mit Wasser *R* zu 100,0 ml verdünnt und gemischt. 10,0 ml dieser Lösung werden nach Zusatz von 25,0 ml Salzsäure ($0,1 \text{ mol} \cdot \text{l}^{-1}$) 1 h lang im Wasserbad erhitzt. Nach dem Abkühlen wird die Mischung mit Wasser *R* auf das ursprüngliche Volumen verdünnt und nach Zusatz von 0,1 ml Phenolphthalein-Lösung *R* 1 mit Natriumhydroxid-Lösung ($0,1 \text{ mol} \cdot \text{l}^{-1}$) titriert.

5,7 bis 6,3 ml Natriumhydroxid-Lösung ($0,1 \text{ mol} \cdot \text{l}^{-1}$) dürfen bei dieser Titration verbraucht werden.

c) 10,0 ml der Lösung werden mit Wasser *R* zu 100,0 ml verdünnt und gemischt. 10,0 ml dieser Lösung werden nach Zusatz von 0,1 ml Phenolphthalein-Lösung *R* 1 mit Salzsäure ($0,1 \text{ mol} \cdot \text{l}^{-1}$) titriert.

6,0 bis 7,5 ml Salzsäure ($0,1 \text{ mol} \cdot \text{l}^{-1}$) dürfen bei dieser Titration verbraucht werden.

Kupferedetat-Lösung *R*   1022300

2 ml einer Lösung von Kupfer(II)-acetat *R* ($20 \text{ g} \cdot \text{l}^{-1}$) werden mit 2 ml Natriumedetat-Lösung ($0,1 \text{ mol} \cdot \text{l}^{-1}$) gemischt und mit Wasser *R* zu 50 ml verdünnt.

Kupfer(II)-Ethylendiaminhydroxid-Lösung *R*   3008700

$$\left[\begin{array}{c} H_2NNH_2 \\ \diagdown\diagup \\ Cu^{2\oplus} \\ \diagup\diagdown \\ H_2NNH_2 \end{array} \right] \; 2\, OH^{\ominus}$$

CAS Nr. 14552-35-3

Das molare Verhältnis zwischen Ethylendiamin und Kupfer beträgt $2,00 \pm 0,04$.

Die Lösung ist im Handel erhältlich.

Kupfer(II)-nitrat *R*   1022400

$Cu(NO_3)_2 \cdot 3\, H_2O$ M_r 241,6
CAS Nr. 10031-43-3

Kupferdinitrat-Trihydrat

Tiefblaue, hygroskopische Kristalle; sehr leicht löslich in Wasser, leicht löslich in Ethanol 96 % und in verdünnter Salpetersäure

Die wässrige Lösung reagiert stark sauer.

Lagerung: dicht verschlossen

Kupfer(II)-sulfat, wasserfreies *R* 1199000

CuSO₄ M_r 159,6
CAS Nr. 7758-98-7

Grünlich graues, hygroskopisches Pulver; leicht löslich in Wasser, schwer löslich in Methanol, praktisch unlöslich in Ethanol 96 %

Kupfer(II)-sulfat-Pentahydrat *R* 1022500

CuSO₄ · 5 H₂O M_r 249,7
CAS Nr. 7758-99-8

Tiefblaue Kristalle oder blaues Pulver, schwach verwitternd; sehr leicht löslich in Wasser, schwer löslich in Ethanol 96 %

Kupfer(II)-sulfat-Lösung *R* 1022501

Eine Lösung von Kupfer(II)-sulfat-Pentahydrat *R* (125 g · l⁻¹)

Kupfer(II)-sulfat-Lösung *R* 1 1199001

600 ml Wasser *R* werden langsam mit 80 ml Phosphorsäure 85 % *R* versetzt. Die Lösung wird unter Rühren mit 100 g wasserfreiem Kupfer(II)-sulfat *R* versetzt und mit Wasser *R* zu 1 Liter verdünnt.

Kupfer(II)-tetrammin-Reagenz *R* 1022600

34,5 g Kupfer(II)-sulfat-Pentahydrat *R* werden in 100 ml Wasser *R* gelöst. Unter Rühren wird tropfenweise so viel konzentrierte Ammoniak-Lösung *R* hinzugefügt, dass sich der entstandene Niederschlag wieder löst. 30 ml konzentrierte Natriumhydroxid-Lösung *R* werden tropfenweise unter ständigem Schütteln zugesetzt, wobei die Temperatur unterhalb von 20 °C gehalten wird. Der Niederschlag wird durch einen Glassintertiegel (40) (2.1.2) filtriert, mit Wasser *R* so lange gewaschen, bis das Filtrat klar ist, und dann in 200 ml konzentrierter Ammoniak-Lösung *R* aufgenommen. Erneut wird die Mischung über einen Glassintertiegel (2.1.2) filtriert; dieser Vorgang wird wiederholt, um den Niederschlag so weit wie möglich zu lösen.

L

Lackmus *R* 1049300

CAS Nr. 1393-92-6

Schultz Nr. 1386

Abbauprodukte des indigoblauen Farbstoffs, der aus verschiedenen *Roccella-*, *Lecanora-* oder anderen Flechtenarten gewonnen wird

Der Farbstoff ist löslich in Wasser und praktisch unlöslich in Ethanol 96 %.

Umschlagsbereich: pH-Wert 5 (rot) bis 8 (blau)

Lackmuspapier, blaues *R* 1049301

10 Teile grob pulverisiertes Lackmus *R* werden 1 h lang mit 100 Teilen Ethanol 96 % *R* zum Sieden erhitzt. Das Ethanol wird abgegossen und der Rückstand mit einer Mischung von 45 Teilen Ethanol 96 % *R* und 55 Teilen Wasser *R* versetzt. Nach 2 Tagen wird die klare Flüssigkeit abgegossen. Filterpapierstreifen werden mit dieser Lösung imprägniert und anschließend getrocknet.

Empfindlichkeitsprüfung: Ein Streifen von 10 mm × 60 mm wird in eine Mischung von 10 ml Salzsäure (0,02 mol · l⁻¹) und 90 ml Wasser *R* gegeben. Unter dauerndem Rühren muss sich das Papier innerhalb 45 s rot färben.

Lackmuspapier, rotes *R* 1049302

Blauer Lackmus-Auszug wird so lange tropfenweise mit verdünnter Salzsäure *R* versetzt, bis eine Rotfärbung eintritt. Filterpapierstreifen werden mit dieser Lösung imprägniert und anschließend getrocknet.

Empfindlichkeitsprüfung: Ein Streifen von 10 mm × 60 mm wird in eine Mischung von 10 ml Natriumhydroxid-Lösung (0,02 mol · l⁻¹) und 90 ml Wasser *R* gegeben. Unter dauerndem Rühren muss sich das Papier innerhalb von 45 s blau färben.

Lactobionsäure *R* 1101600

$C_{12}H_{22}O_{12}$ M_r 358,3
CAS Nr. 96-82-2

Weißes bis fast weißes, kristallines Pulver; leicht löslich in Wasser, praktisch unlöslich in Ethanol 96 %

Smp: etwa 115 °C

Lactose-Monohydrat *R* 1047900

CAS Nr. 5989-81-1

Muss der Monographie **Lactose-Monohydrat (Lactosum monohydricum)** entsprechen

α-Lactose-Monohydrat *R*   1150000

$C_{12}H_{22}O_{11} \cdot H_2O$ M_r 360,3
CAS Nr. 5989-81-1

α-D-Lactose, Monohydrat

Weißes bis fast weißes Pulver

Gehalt: mindestens 97 Prozent

β-D-*Lactose:* weniger als 3 Prozent

Gehaltsbestimmung: Gaschromatographie (2.2.28) mit Hilfe des Verfahrens „Normalisierung"

Säule
- Größe: $l = 30$ m, $\varnothing = 0{,}25$ mm
- Stationäre Phase: Methylpolysiloxan *R* (Filmdicke 1 μm)

Trägergas: Helium zur Chromatographie *R*

Temperatur

	Zeit (min)	Temperatur (°C)
Säule	0 – 12,5	230 → 280
Probeneinlass		250
Detektor		280

Detektion: Flammenionisation

Einspritzen: eine geeignete derivatisierte Probe

β-Lactose *R*   1150100

$C_{12}H_{22}O_{11}$ M_r 342,3
CAS Nr. 5965-66-2

β-D-Lactose

Weißes bis schwach gelbliches Pulver

Gehalt: mindestens 99 Prozent

α-D-*Lactose:* höchstens 35 Prozent

Gehaltsbestimmung: Gaschromatographie (2.2.28) mit Hilfe des Verfahrens „Normalisierung"

Säule
- Größe: $l = 30$ m, $\varnothing = 0{,}25$ mm
- Stationäre Phase: Cyanopropyl(3)phenyl(3)methyl-(94)polysiloxan *R* (Filmdicke 1 μm)

Trägergas Helium zur Chromatographie *R*

Temperatur

	Zeit (min)	Temperatur (°C)
Säule	0 – 32,5	20 → 280
Probeneinlass		250
Detektor		250

Detektion: Flammenionisation

Einspritzen: eine geeignete derivatisierte Probe

Lactulose *R*   1189600

CAS Nr. 4618-18-2

Muss der Monographie **Lactulose (Lactulosum)** entsprechen

Lanatosid C *R*   1163300

$C_{49}H_{76}O_{20}$ M_r 985
CAS Nr. 17575-22-3

3β-[(β-D-Glucopyranosyl-(1→4)-3-*O*-acetyl-2,6-didesoxy-β-D-*ribo*-hexopyranosyl-(1→4)-2,6-didesoxy-β-D-*ribo*-hexopyranosyl-(1→4)-2,6-didesoxy-β-D-*ribo*-hexopyranosyl)oxy]-12β,14-dihydroxy-5β-card-20(22)-enolid

Nach Umkristallisieren aus Ethanol 96 % erhaltene lange, flache Prismen

Leicht löslich in Dioxan und Pyridin

Lanthan(III)-chlorid-Lösung R 1114001

58,65 g Lanthan(III)-oxid R werden langsam mit 100 ml Salzsäure R versetzt. Die Lösung wird zum Sieden erhitzt, erkalten gelassen und mit Wasser R zu 1000,0 ml verdünnt.

Lanthan(III)-chlorid-Heptahydrat R 1167200

$LaCl_3 \cdot 7\ H_2O$ M_r 371,4
CAS Nr. 10025-84-0

Weißes bis fast weißes Pulver oder farblose Kristalle; leicht löslich in Wasser

Lanthannitrat R 1048000

$La(NO_3)_3 \cdot 6\ H_2O$ M_r 433,0
CAS Nr. 10277-43-7

Farblose, zerfließliche Kristalle; leicht löslich in Wasser

Lagerung: dicht verschlossen

Lanthannitrat-Lösung R 1048001

Eine Lösung von Lanthannitrat R (50 g · l^{-1})

Lanthan(III)-oxid R 1114000

La_2O_3 M_r 325,8
CAS Nr. 1312-81-8

Fast weißes, amorphes Pulver; praktisch unlöslich in Wasser

Die Substanz löst sich in verdünnten Mineralsäuren und absorbiert Kohlendioxid aus der Luft.

Calcium: höchstens 5 ppm

Lasiocarpin R 1214100

$C_{21}H_{33}NO_7$ M_r 411,5
CAS Nr. 303-34-4

[(1S,7aR)-7-[[[(2R,3R)-2-Hydroxy-2-(2-hydroxypropan-2-yl)-3-methoxybutanoyl]oxy]methyl]-2,3,5,7a-tetra= hydro-1H-pyrrolizin-1-yl](2Z)-2-methylbut-2-enoat

Weißes bis hellbraunes Pulver; wenig löslich in Wasser, löslich in Ethanol 96 % und in Methanol

Lasiocarpin-N-oxid R 1214200

$C_{21}H_{33}NO_8$ M_r 427,5
CAS Nr. 127-30-0

(1S,7aR)-7-[[[(2R,3R)-2-Hydroxy-2-(2-hydroxypropan-2-yl)-3-methoxybutanoyl]oxy]methyl]-1-[[(2Z)-2-methylbut-2-enoyl]oxy]-2,3,5,7a-tetrahydro-1H-pyrro= lizin-4-oxid

Weißes bis fast weißes Pulver; löslich in Wasser und in Methanol, wenig löslich in Ethylacetat

Laurinsäure R 1143100

$C_{12}H_{24}O_2$ M_r 200,3
CAS Nr. 143-07-7

Dodecansäure

Weißes bis fast weißes, kristallines Pulver; praktisch unlöslich in Wasser, leicht löslich in Ethanol 96 %

Smp: etwa 44 °C

*Wird die Substanz in der Prüfung „Gesamtfettsäuren" in der Monographie **Sägepalmenfrüchte (Sabalis serrulatae fructus)** verwendet, muss sie zusätzlich folgender Anforderung entsprechen:*

Gehaltsbestimmung: Gaschromatographie (2.2.28) wie in der Monographie **Sägepalmenfrüchte** beschrieben

Gehalt: mindestens 98 Prozent, ermittelt mit Hilfe des Verfahrens „Normalisierung"

Laurylalkohol R 1119900

$C_{12}H_{26}O$ M_r 186,3
CAS Nr. 112-53-8

Dodecan-1-ol

d_{20}^{20}: etwa 0,820
Smp: 24 bis 27 °C

Gehalt: mindestens 98,0 Prozent, mit Hilfe der Gaschromatographie bestimmt

Lavandulol *R* 1114100

$C_{10}H_{18}O$ M_r 154,2
CAS Nr. 498-16-8

(*R*)-5-Methyl-2-(1-methylethenyl)hex-4-en-1-ol

Ölige Flüssigkeit mit charakteristischem Geruch

Wird die Substanz in der Gaschromatographie verwendet, muss sie zusätzlich folgender Anforderung entsprechen:

Gehaltsbestimmung: Gaschromatographie (2.2.28) wie in der Monographie **Lavendelöl (Lavandulae aetheroleum)** beschrieben

Untersuchungslösung: die Substanz

Gehalt: mindestens 90,0 Prozent, ermittelt mit Hilfe des Verfahrens „Normalisierung"

Lavandulylacetat *R* 1114200

$C_{12}H_{20}O_2$ M_r 196,3
CAS Nr. 25905-14-0

[(*R*)-2-Isopropenyl-5-methylhex-4-en-1-yl]acetat

Farblose Flüssigkeit mit charakteristischem Geruch

Wird die Substanz in der Gaschromatographie verwendet, muss sie zusätzlich folgender Anforderung entsprechen:

Gehaltsbestimmung: Gaschromatographie (2.2.28) wie in der Monographie **Lavendelöl (Lavandulae aetheroleum)** beschrieben

Untersuchungslösung: die Substanz

Gehalt: mindestens 93,0 Prozent, ermittelt mit Hilfe des Verfahrens „Normalisierung"

Leiocarposid *R* 1150200

$C_{27}H_{34}O_{16}$ M_r 615
CAS Nr. 71953-77-0

2-(β-D-Glucopyranosyloxy)benzyl-3-(β-D-glucopyranosyloxy)-6-hydroxy-2-methoxybenzoat; 2-[[[3-(β-D-Glucopyranosyloxy)-6-hydroxy-2-methoxybenzoyl]oxy]methyl]phenyl-β-D-glucopyranosid

Weißes bis fast weißes Pulver; löslich in Wasser, leicht löslich in Methanol, schwer löslich in Ethanol 96 %

Smp: 190 bis 193 °C

Leucin *R* 1048500

CAS Nr. 61-90-5

Muss der Monographie **Leucin (Leucinum)** entsprechen

Levodopa *R* 1170000

CAS Nr. 59-92-7

Muss der Monographie **Levodopa (Levodopum)** entsprechen

Levomenol *R*

Siehe (−)-α-Bisabolol *R*

(Z)-Ligustilid *R* 1180300

$C_{12}H_{14}O_2$ M_r 190,2
CAS Nr. 81944-09-4

(3*Z*)-3-Butyliden-1,3,4,5-tetrahydroisobenzofuran-1-on

Limonen *R* 1048600

$C_{10}H_{16}$ M_r 136,2
CAS Nr. 5989-27-5

D-Limonen; (+)-*p*-Mentha-1,8-dien; (*R*)-4-Isopropenyl-1-methylcyclohex-1-en

Farblose Flüssigkeit; praktisch unlöslich in Wasser, löslich in Ethanol 96 %

d_{20}^{20}: etwa 0,84
n_D^{20}: 1,471 bis 1,474
$[\alpha]_D^{20}$: etwa +124
Sdp: 175 bis 177 °C

Wird die Substanz in der Gaschromatographie verwendet, muss sie zusätzlich folgender Anforderung entsprechen:

Gehaltsbestimmung: Gaschromatographie (2.2.28) wie in der Monographie **Pfefferminzöl (Menthae piperitae aetheroleum)** beschrieben

Untersuchungslösung: die Substanz

Gehalt: mindestens 99,0 Prozent, ermittelt mit Hilfe des Verfahrens „Normalisierung"

Linalool *R* 1048700

$C_{10}H_{18}O$ M_r 154,2
CAS Nr. 78-70-6

(*RS*)-3,7-Dimethyl-1,6-octadien-3-ol

Mischung von 2 Stereoisomeren (Licareol und Coriandrol)

Flüssigkeit; praktisch unlöslich in Wasser

d_{20}^{20}: etwa 0,860
n_D^{20}: etwa 1,462
Sdp: etwa 200 °C

Wird die Substanz in der Gaschromatographie verwendet, muss sie zusätzlich folgender Anforderung entsprechen:

Gehaltsbestimmung: Gaschromatographie (2.2.28) wie in der Monographie **Anisöl (Anisi aetheroleum)** beschrieben

Untersuchungslösung: die Substanz

Gehalt: mindestens 98,0 Prozent, ermittelt mit Hilfe des Verfahrens „Normalisierung"

Linalylacetat *R* 1107200

$C_{12}H_{20}O_2$ M_r 196,3
CAS Nr. 115-95-7

[(*RS*)-1,5-Dimethyl-1-vinylhex-4-enyl]acetat

Farblose bis schwach gelbe Flüssigkeit; mit einem starken Geruch nach Bergamotte und Lavendel

d_{25}^{25}: 0,895 bis 0,912
n_D^{20}: 1,448 bis 1,451
Sdp: etwa 215 °C

Wird die Substanz in der Gaschromatographie verwendet, muss sie zusätzlich folgender Anforderung entsprechen:

Gehaltsbestimmung: Gaschromatographie (2.2.28) wie in der Monographie **Neroliöl/Bitterorangenblütenöl (Neroli aetheroleum)** beschrieben

Untersuchungslösung: die Substanz

Gehalt: mindestens 95,0 Prozent, ermittelt mit Hilfe des Verfahrens „Normalisierung"

Lindan *R* 1128900

$C_6H_6Cl_6$ M_r 290,8
CAS Nr. 58-89-9

γ-Hexachlorcyclohexan

Für die Monographie **Wollwachs (Adeps lanae)** kann eine geeignete, zertifizierte Referenzlösung (10 ng · μl⁻¹ in Cyclohexan) verwendet werden.

Linolensäure *R* 1143300

$C_{18}H_{30}O_2$ M_r 278,4
CAS Nr. 463-40-1

(9Z,12Z,15Z)-Octadeca-9,12,15-triensäure

Farblose Flüssigkeit; praktisch unlöslich in Wasser, löslich in organischen Lösungsmitteln

d_4^{20}: etwa 0,915
n_D^{20}: etwa 1,480

*Wird die Substanz in der Prüfung „Gesamtfettsäuren" in der Monographie **Sägepalmenfrüchte (Sabalis serrulatae fructus)** verwendet, muss sie zusätzlich folgender Anforderung entsprechen:*

Gehaltsbestimmung: Gaschromatographie (2.2.28) wie in der Monographie **Sägepalmenfrüchte** beschrieben

Gehalt: mindestens 98 Prozent, ermittelt mit Hilfe des Verfahrens „Normalisierung"

Linolenylalkohol *R* 1156200

$C_{18}H_{32}O$ M_r 264,4
CAS Nr. 506-44-5

(9Z,12Z,15Z)-Octadeca-9,12,15-trien-1-ol

Gehalt: mindestens 96 Prozent

Linoleylalkohol *R* 1155900

$C_{18}H_{34}O$ M_r 266,5
CAS Nr. 506-43-4

(9Z,12Z)-Octadeca-9,12-dien-1-ol

Relative Dichte: 0,830

Gehalt: mindestens 85 Prozent

Linolsäure R   1143200

H₃C~~~~~~~COOH

$C_{18}H_{32}O_2$ M_r 280,5
CAS Nr. 60-33-3

(9Z,12Z)-Octadeca-9,12-diensäure

Farblose, ölige Flüssigkeit

d_4^{20}:   etwa 0,903
n_D^{20}:   etwa 1,470

Wird die Substanz in der Prüfung „Gesamtfettsäuren" in der Monographie **Sägepalmenfrüchte (Sabalis serrulatae fructus)** *verwendet, muss sie zusätzlich folgender Anforderung entsprechen:*

Gehaltsbestimmung: Gaschromatographie (2.2.28) wie in der Monographie **Sägepalmenfrüchte** beschrieben

Gehalt: mindestens 98 Prozent, ermittelt mit Hilfe des Verfahrens „Normalisierung"

Linsidominhydrochlorid R   1171200

$C_6H_{11}ClN_4O_2$ M_r 206,6
CAS Nr. 16142-27-1

3-(Morpholin-4-yl)sydnonimin-hydrochlorid;
3-(Morpholin-4-yl)-1,2,3-oxadiazol-3-ium-5-aminid-hydrochlorid

Weißes bis fast weißes Pulver

Lithium R   1048800

Li A_r 6,94
CAS Nr. 7439-93-2

Weiches Metall, dessen frisch geschnittene Oberfläche ein silbergraues Aussehen hat

Die Substanz wird an der Luft schnell glanzlos. Mit Wasser reagiert sie heftig unter Wasserstoffentwicklung und Bildung einer Lösung von Lithiumhydroxid; löslich in Methanol unter Wasserstoffentwicklung und Bildung einer Lösung von Lithiummethanolat; praktisch unlöslich in Petrolether

Lagerung: unter Petrolether oder flüssigem Paraffin

Lithiumcarbonat R   1048900

Li_2CO_3 M_r 73,9
CAS Nr. 554-13-2

Weißes bis fast weißes, leichtes Pulver; wenig löslich in Wasser, sehr schwer löslich in Ethanol 96 %

Eine bei 20 °C gesättigte Lösung enthält etwa 13 g · l⁻¹ Li_2CO_3.

Lithiumchlorid R   1049000

LiCl M_r 42,39
CAS Nr. 7447-41-8

Kristallines Pulver, Granulat oder kubische Kristalle, zerfließlich; leicht löslich in Wasser, löslich in Aceton und in Ethanol 96 %

Wässrige Lösungen sind neutral oder schwach alkalisch.

Lagerung: dicht verschlossen

Lithiumhydroxid R   1049100

$LiOH \cdot H_2O$ M_r 41,96
CAS Nr. 1310-66-3

Weißes bis fast weißes, körniges Pulver; stark alkalische Reaktion, absorbiert leicht Wasser und Kohlendioxid; löslich in Wasser, wenig löslich in Ethanol 96 %

Lagerung: dicht verschlossen

Lithiummetaborat, wasserfreies R   1120000

$LiBO_2$ M_r 49,75
CAS Nr. 13453-69-5

Lithiumsulfat R   1049200

$Li_2SO_4 \cdot H_2O$ M_r 128,0
CAS Nr. 10102-25-7

Farblose Kristalle; leicht löslich in Wasser, praktisch unlöslich in Ethanol 96 %

Lithiumtrifluormethansulfonat R   1173400

CF_3LiO_3S M_r 156,0
CAS Nr. 33454-82-9

Lösung zur DC-Eignungsprüfung R   1116600

Von je 1,0 ml der folgenden Lösungen wird eine Mischung hergestellt und mit Aceton R zu 10,0 ml verdünnt: einer Lösung von Sudanrot G R (0,5 g · l⁻¹) in Toluol R, einer frisch hergestellten Lösung von Methylorange R (0,5 g · l⁻¹) in wasserfreiem Ethanol R, einer Lösung von Bromcresolgrün R (0,5 g · l⁻¹) in Aceton R und einer Lösung von Methylrot R (0,25 g · l⁻¹) in Aceton R.

**Lösungen zur Papierchromatographie-
Eignungsprüfung** *R* 1150800

Untersuchungslösung a:
Natrium[^{99m}Tc]pertechnetat-Injektionslösung aus
Kernspaltprodukten (Natrii pertechnetatis[^{99m}Tc] fissione formati solutio iniectabilis) oder
Natrium[^{99m}Tc]pertechnetat-Injektionslösung nicht
aus Kernspaltprodukten (Natrii pertechnetatis[^{99m}Tc]
sine fissione formati solutio iniectabilis)

Untersuchungslösung b:
In einer verschlossenen Probeflasche werden 100 µl
einer Lösung von Zinn(II)-chlorid *R* (5 g · l^{-1}) in
Salzsäure (0,05 mol · l^{-1}) und 100 bis 200 MBq
**Natrium[^{99m}Tc]pertechnetat-Injektionslösung aus
Kernspaltprodukten** oder **Natrium[^{99m}Tc]pertechnetat-Injektionslösung nicht aus Kernspaltprodukten**, in einem Volumen von höchstens 2 ml, gemischt.

Loganin *R* 1136700

$C_{17}H_{26}O_{10}$ M_r 390,4
CAS Nr. 18524-94-2

Methyl[(1*S*,4a*S*,6*S*,7*R*,7a*S*)-1-(β-D-glucopyranosyloxy)-6-hydroxy-7-methyl-1,4a,5,6,7,7a-hexahydrocyclopenta[*c*]pyran-4-carboxylat]

Smp: 220 bis 221 °C

Longifolen *R* 1150300

$C_{15}H_{24}$ M_r 204,4
CAS Nr. 475-20-7

(1*S*,3a*R*,4*S*,8a*S*)-4,8,8-Trimethyl-9-methylendecahydro-1,4-methanoazulen

Ölige, farblose Flüssigkeit; praktisch unlöslich in Wasser, mischbar mit Ethanol 96 %

d_4^{18}: 0,9319
n_D^{20}: 1,5050
$[\alpha]_D^{20}$: +42,7
Sdp: 254 bis 256 °C

Wird die Substanz in der Gaschromatographie verwendet, muss sie zusätzlich folgender Anforderung entsprechen:

Gehaltsbestimmung: Gaschromatographie (2.2.28)
wie in der Monographie **Terpentinöl (Terebinthinae Aetheroleum)** beschrieben

Gehalt: mindestens 98,0 Prozent, ermittelt mit Hilfe des
Verfahrens „Normalisierung"

Luft, kohlenwasserstofffreie *R* 1188700

Muss der Monographie **Luft zur medizinischen Anwendung (Aer medicinalis)** entsprechen mit folgender
zusätzlichen Anforderung:

Kohlenwasserstoffe: höchstens 5 ppm (*V/V*), berechnet
als CH_4

Lumiflavin *R* 1141000

$C_{13}H_{12}N_4O_2$ M_r 256,3
CAS Nr. 1088-56-8

7,8,10-Trimethylbenzo[*g*]pteridin-2,4(3*H*,10*H*)-dion

Gelbes Pulver oder orange Kristalle; sehr schwer löslich
in Wasser, leicht löslich in Dichlormethan

Luteolin *R* 1198500

$C_{15}H_{10}O_6$ M_r 286,2
CAS Nr. 491-70-3

2-(3,4-Dihydroxyphenyl)-5,7-dihydroxy-4*H*-1-benzopyran-4-on

Luteolin-7-glucosid *R* 1163400

$C_{21}H_{20}O_{11}$ M_r 448,4
CAS Nr. 5373-11-5

2-(3,4-Dihydroxyphenyl)-7-(β-D-glucopyranosyloxy)-5-hydroxy-4H-1-benzopyran-4-on

Gelbes Pulver

Absorption (2.2.25): Eine Lösung der Substanz in Methanol R zeigt Absorptionsmaxima bei 255, 267 und 350 nm.

Smp: etwa 247 °C

Lutetiumchlorid-Hexahydrat R   1199600

$LuCl_3 \cdot 6H_2O$ M_r 389,4
CAS Nr. 15230-79-2

Weißes bis gelbes, kristallines Pulver; leicht löslich in Wasser

Lycopsamin R   1214300

$C_{15}H_{25}NO_5$ M_r 299,4
CAS Nr. 10285-07-1

[[(1R,7aR)-1-Hydroxy-2,3,5,7a-tetrahydro-1H-pyrrolizin-7-yl]methyl][(2S,3S)-2,3-dihydroxy-2-(propan-2-yl)butanoat]; 3′-*epi*-Intermedin

Hellbraunes Pulver

Lycopsamin-*N*-oxid R   1214400

$C_{15}H_{25}NO_6$ M_r 315,4
CAS Nr. 95462-15-0

(1R,7aR)-7-[[[(2S,3S)-2,3-Dihydroxy-2-(propan-2-yl)butanoyl]oxy]methyl]-1-hydroxy-2,3,5,7a-tetrahydro-1H-pyrrolizin-4-oxid

Weißes bis fast weißes Pulver; löslich in Methanol

Lysinhydrochlorid R   1209500

$C_6H_{15}ClN_2O_2$ M_r 182,7
CAS Nr. 657-27-2

(2S)-2,6-Diaminohexansäure-hydrochlorid

Weißes bis fast weißes, kristallines Pulver oder farblose Kristalle; leicht löslich in Wasser, schwer löslich in Ethanol 96 %

Lysyl-Endopeptidase R   1188000

CAS Nr. 78642-25-8

Achromobacter-Endoprotease I; lysylbindungsspezifische Protease (EC 3.4.21.50)

Ursprünglich aus *Achromobacter lyticus* isoliert, gehört die Lysyl-Endopeptidase zur Familie der Serin-Endopeptidasen. Enzyme mit ähnlicher Spezifität werden von *Lysobacter enzymogenes* (Endoprotease Lys-C) und *Pseudomonas aeruginosa* (Ps-1) gebildet. Das Enzym spaltet hochspezifisch Peptidbindungen am carboxyterminalen Ende von Lysin- und S-Aminoethylcystein-Resten. 1 Amidase-Einheit (U) ist definiert als die Enzymmenge, die bei 30 °C und einem pH-Wert von 9,5 1 Mikromol *p*-Nitroanilin je Minute aus *N*-Benzoyl-DL-lysin-*p*-nitroanilin freisetzt.

M

Macrogol 200 R   1099200

CAS Nr. 25322-68-3

Polyethylenglycol 200

Klare, farblose bis fast farblose, viskose Flüssigkeit; sehr leicht löslich in Aceton und wasserfreiem Ethanol, praktisch unlöslich in fetten Ölen

d_{20}^{20}:   etwa 1,127
n_D^{20}:   etwa 1,450

Macrogol 200 R 1   1099201

500 ml Macrogol 200 R werden in einen 1000-ml-Rundkolben gegeben. Flüchtige Bestandteile werden 6 h lang bei einer Temperatur von 60 °C und einem Druck zwischen 1,5 und 2,5 kPa im Rotationsverdampfer entfernt.

Macrogol 300 R   1067100

CAS Nr. 25322-68-3

Polyethylenglycol 300

Muss der Monographie **Macrogole (Macrogola)** entsprechen

Macrogol 400 R   1067200

CAS Nr. 25322-68-3

Polyethylenglycol 400

Muss der Monographie **Macrogole (Macrogola)** entsprechen

Macrogol 600 R 1189700

CAS Nr. 25322-68-3

Polyethylenglycol 600

Muss der Monographie **Macrogole (Macrogola)** entsprechen

Macrogol 1000 R 1067300

CAS Nr. 25322-68-3

Polyethylenglycol 1000

Muss der Monographie **Macrogole (Macrogola)** entsprechen

Macrogol 1500 R 1067400

CAS Nr. 25322-68-3

Polyethylenglycol 1500

Muss der Monographie **Macrogole (Macrogola)** entsprechen

Macrogol 4000 R 1198000

CAS Nr. 25322-68-3

Polyethylenglycol 4000

Muss der Monographie **Macrogole (Macrogola)** entsprechen

Macrogol 6000 R 1189800

CAS Nr. 25322-68-3

Polyethylenglycol 6000

Weiße bis fast weiße, feste Substanz von wachs- oder paraffinartigem Aussehen; sehr leicht löslich in Wasser und in Dichlormethan, praktisch unlöslich in Ethanol 96 %, in fetten Ölen und in Mineralölen

Macrogol 20 000 R 1067600

Polyethylenglycol 20 000

Muss der Monographie **Macrogole (Macrogola)** entsprechen

Macrogol, desaktiviertes R 1170300

Desaktiviertes Polyethylenglycol

Macrogol, polar desaktiviertes R 1179000

Polar desaktiviertes Polyethylenglycol

Macrogoladipat R 1067700

$(C_8H_{12}O_4)_n$ M_r $(172,2)_n$

Poly(oxyethylenoxyadipoyl)

Weiße bis fast weiße Masse von wachsartigem Aussehen; praktisch unlöslich in Wasser

Smp: etwa 43 °C

Macrogolcetylstearylether R 1196100

Muss der Monographie **Macrogolcetylstearylether (Macrogoli aether cetostearylicus)** entsprechen

Macrogol-23-laurylether R 1129000

Muss der Monographie **Macrogollaurylether (Macrogoli aether laurilicus)** entsprechen

Der Nominalwert für die Menge Ethylenoxid, die mit Laurylalkohol reagiert hat, beträgt 23.

Macrogol-20 000-nitroterephthalat R 1067601

Polyethylenglycol-20 000 mit eingebetteten 2-Nitroterephthalat-Gruppen

Macrogolsuccinat R 1067800

$(C_6H_8O_4)_n$ M_r $(144,1)_n$

Poly(oxyethylenoxysuccinyl)

Weißes bis fast weißes, kristallines Pulver; praktisch unlöslich in Wasser

Smp: etwa 102 °C

Magensaft, künstlicher R 1039900

2,0 g Natriumchlorid R und 3,2 g Pepsin R werden in Wasser R gelöst. Die Lösung wird mit 80 ml Salzsäure (1 mol · l^{-1}) versetzt und mit Wasser R zu 1000 ml verdünnt.

Magnesium R 1049500

Mg A_r 24,30
CAS Nr. 7439-95-4

Silberweißes Band, Späne, Draht oder graues Pulver

Magnesiumacetat R 1049600

$$Mg^{2\oplus} \left[H_3C-COO^{\ominus} \right]_2 \cdot 4\,H_2O$$

$C_4H_6MgO_4 \cdot 4\,H_2O$ M_r 214,5
CAS Nr. 16674-78-5

Farblose, zerfließliche Kristalle; leicht löslich in Wasser und in Ethanol 96 %

Lagerung: dicht verschlossen

Magnesiumchlorid R 1049700

CAS Nr. 7791-18-6

Muss der Monographie **Magnesiumchlorid-Hexahydrat (Magnesii chloridum hexahydricum)** entsprechen

Magnesiumnitrat R 1049800

$Mg(NO_3)_2 \cdot 6\,H_2O$ M_r 256,4
CAS Nr. 13446-18-9

Magnesiumnitrat, Hexahydrat

Farblose, durchscheinende, zerfließliche Kristalle; sehr leicht löslich in Wasser, leicht löslich in Ethanol 96 %

Lagerung: dicht verschlossen

Magnesiumnitrat-Lösung R 1049801

17,3 g Magnesiumnitrat R werden unter Erwärmen in 5 ml Wasser R gelöst. Die Lösung wird mit 80 ml Ethanol 96 % R versetzt und nach dem Abkühlen mit Ethanol 96 % R zu 100,0 ml verdünnt.

Magnesiumoxid R 1049900

CAS Nr. 1309-48-4

Muss der Monographie **Leichtes Magnesiumoxid (Magnesii oxidum leve)** entsprechen

Magnesiumoxid R 1 1049901

Magnesiumoxid R, das folgenden zusätzlichen Prüfungen entsprechen muss:

Arsen (2.4.2, Methode A): höchstens 2 ppm

0,5 g Substanz werden in einer Mischung von 5 ml Wasser R und 5 ml Salzsäure R 1 gelöst.

Eisen (2.4.9): höchstens 50 ppm

0,2 g Substanz werden in 6 ml verdünnter Salzsäure R gelöst. Die Lösung wird mit Wasser R zu 10 ml verdünnt.

Schwermetalle (2.4.8): höchstens 10 ppm

1,0 g Substanz wird in einer Mischung von 3 ml Wasser R und 7 ml Salzsäure R 1 gelöst. Nach Zusatz von 0,05 ml Phenolphthalein-Lösung R wird die Lösung mit konzentrierter Ammoniak-Lösung R bis zur auftretenden Rosafärbung versetzt. Der Überschuss an Ammoniak wird mit Essigsäure 99 % R neutralisiert. Nach Zusatz von 0,5 ml im Überschuss wird die Lösung mit Wasser R zu 20 ml verdünnt und, falls erforderlich, filtriert. 12 ml dieser Lösung müssen der Grenzprüfung A entsprechen. Zur Herstellung der Referenzlösung wird eine Mischung von 5 ml Blei-Lösung (1 ppm Pb) R und 5 ml Wasser R verwendet.

Magnesiumoxid, schweres R 1050000

CAS Nr. 1309-48-4

Muss der Monographie **Schweres Magnesiumoxid (Magnesii oxidum ponderosum)** entsprechen

Magnesiumsilicat zur Pestizid-Rückstandsanalyse R 1129100

CAS Nr. 1343-88-0

Magnesiumsilicat zur Chromatographie (Maschenweite 60 bis 100)

Magnesiumsulfat R 1050200

CAS Nr. 10034-99-8

Muss der Monographie **Magnesiumsulfat-Heptahydrat (Magnesii sulfas heptahydricus)** entsprechen

Magnolin R 1200300

$C_{23}H_{28}O_7$ M_r 416,5
CAS Nr. 31008-18-1

(3*S*,3a*R*,6*S*,6a*R*)-3-(3,4-Dimethoxyphenyl)-6-(3,4,5-tri=
methoxyphenyl)-1,3,3a,4,6,6a-hexahydrofuro[3,4-*c*]=
furan

Magnolol R 1182800

$C_{18}H_{18}O_2$ M_r 266,3
CAS Nr. 528-43-8

5,5′-Di(prop-2-enyl)biphenyl-2,2′-diol; 5,5′-Diallyl-2,2′-dihydroxybiphenyl; 5,5′-Di-2-propenyl-[1,1′-biphenyl]-2,2′-diol

Maisöl R 1050400

Muss der Monographie **Raffiniertes Maisöl (Maydis oleum raffinatum)** entsprechen

Makisteron A R 1207200

$C_{28}H_{46}O_7$ M_r 494,7
CAS Nr. 20137-14-8

(22R)-2β,3β,14,20,22,25-Hexahydroxy-5β-ergost-7-en-6-on

Malachitgrün R 1050500

$C_{23}H_{25}ClN_2$ M_r 364,9
CAS Nr. 123333-61-9

C.I. Nr. 42000; Schultz Nr. 754
Bis(4-dimethylaminophenyl)phenylmethyliumchlorid

Grüne Kristalle mit metallischem Glanz; sehr leicht löslich in Wasser mit bläulich grüner Farbe; löslich in Ethanol 96 % und in Methanol

Eine Lösung der Substanz (0,01 g · l⁻¹) in Ethanol 96 % R zeigt ein Absorptionsmaximum (2.2.25) bei 617 nm.

Malachitgrün-Lösung R 1050501

Eine Lösung von Malachitgrün R (5 g · l⁻¹) in wasserfreier Essigsäure R

Malathion R 1129200

$C_{10}H_{19}O_6PS_2$ M_r 330,3
CAS Nr. 121-75-5

Sdp: etwa 156 °C

Eine geeignete, zertifizierte Referenzlösung (10 ng · μl⁻¹ in Isooctan) kann verwendet werden.

Maleinsäure R 1050600

CAS Nr. 110-16-7

Muss der Monographie **Maleinsäure (Acidum maleicum)** entsprechen

Maleinsäureanhydrid R 1050700

$C_4H_2O_3$ M_r 98,1
CAS Nr. 108-31-6

2,5-Furandion

Weiße bis fast weiße Kristalle; löslich in Wasser unter Bildung von Maleinsäure, sehr leicht löslich in Aceton und Ethylacetat, leicht löslich in Toluol, löslich in Ethanol 96 % unter Esterbildung, sehr schwer löslich in Petrolether

Smp: etwa 52 °C

Der in Toluol unlösliche Rückstand darf höchstens 5 Prozent betragen (Maleinsäure).

Maleinsäureanhydrid-Lösung R 1050701

Eine Lösung von Maleinsäureanhydrid R (50 g · l⁻¹) in Toluol R

1 Monat lang haltbar

Wird die Lösung trübe, ist sie zu filtrieren.

Maltitol R 1136800

CAS Nr. 585-88-6

Muss der Monographie **Maltitol (Maltitolum)** entsprechen

Maltol R   1202300

C$_6$H$_6$O$_3$ M_r 126,1
CAS Nr. 118-71-8

3-Hydroxy-2-methyl-4H-pyran-4-on

Weißes bis fast weißes, kristallines Pulver; löslich in heißem Wasser

Smp: 161 bis 162 °C

Maltose-Monohydrat R   1193100

C$_{12}$H$_{22}$O$_{11}$ · H$_2$O M_r 360,3
CAS Nr. 6363-53-7

4-O-α-D-Glucopyranosyl-D-glucopyranose-Monohydrat

Maltotriose R   1176300

C$_{18}$H$_{32}$O$_{16}$ M_r 504,4
CAS Nr. 1109-28-0

α-D-Glucopyranosyl-(1→4)-α-D-glucopyranosyl-(1→4)-D-glucose

Weißes bis fast weißes, kristallines Pulver; sehr leicht löslich in Wasser

Smp: etwa 134 °C

Mandelsäure R   1171300

C$_8$H$_8$O$_3$ M_r 152,1
CAS Nr. 90-64-2

2-Hydroxy-2-phenylessigsäure

Weiße, kristalline Flocken; löslich in Wasser

Smp: 118 bis 121 °C

Mangan-Silber-Papier R   1078200

Streifen von langsam filtrierendem Filterpapier werden einige Minuten lang in eine Lösung eingetaucht, die Mangan(II)-sulfat R (8,5 g · l^{-1}) und Silbernitrat R (8,5 g · l^{-1}) enthält. Die Streifen werden über einem geeigneten Trocknungsmittel getrocknet und vor sauren und alkalischen Dämpfen geschützt gelagert.

Mangan(II)-sulfat R   1050900

MnSO$_4$ · H$_2$O M_r 169,0
CAS Nr. 10034-96-5

Schwach rosa gefärbte Kristalle oder kristallines Pulver; leicht löslich in Wasser, praktisch unlöslich in Ethanol 96 %

Glühverlust: 10,0 bis 12,0 Prozent, mit 1,000 g Substanz durch Glühen bei 500 ± 50 °C bestimmt

Mannitol R   1051000

CAS Nr. 69-65-8

Muss der Monographie **Mannitol (Mannitolum)** entsprechen

Mannose R   1051100

C$_6$H$_{12}$O$_6$ M_r 180,2
CAS Nr. 3458-28-4

D-(+)-Mannose; α-D-Mannopyranose

Weißes bis fast weißes, kristallines Pulver oder kleine, weiße bis fast weiße Kristalle; sehr leicht löslich in Wasser, schwer löslich in wasserfreiem Ethanol

$[α]_D^{20}$: +13,7 bis +14,7, an einer Lösung der Substanz (200 g · l^{-1}) in Wasser R bestimmt, das etwa 0,05 Prozent Ammoniak (NH$_3$) enthält

Smp: etwa 132 °C, unter Zersetzung

Marrubiin R   1158300

C$_{20}$H$_{28}$O$_4$ M_r 332,4
CAS Nr. 465-92-9

(2a*S*,5a*S*,6*R*,7*R*,8a*R*,8b*R*)-6-[2-(Furan-3-yl)ethyl]-6-hydroxy-2a,5a,7-trimethyldecahydro-2*H*-naphtho=[1,8-*bc*]furan-2-on

Farbloses, mikrokristallines Pulver

Wird die Substanz in der Flüssigchromatographie verwendet, muss sie zusätzlich folgender Anforderung entsprechen:

Gehaltsbestimmung: Flüssigchromatographie (2.2.29) wie in der Monographie **Andornkraut (Marrubii herba)** beschrieben

Gehalt: mindestens 95,0 Prozent, ermittelt mit Hilfe des Verfahrens „Normalisierung"

Mayers Reagenz *R* 1071500

Kaliumquecksilberiodid-Lösung

1,35 g Quecksilber(II)-chlorid *R* werden in 50 ml Wasser *R* gelöst. Die Lösung wird mit 5 g Kaliumiodid *R* versetzt und mit Wasser *R* zu 100 ml verdünnt.

Meclozindihydrochlorid *R* 1051200

CAS Nr. 1104-22-9

Muss der Monographie **Meclozindihydrochlorid (Meclozini dihydrochloridum)** entsprechen

Medronsäure *R* 1193200

CAS Nr. 1984-15-2

Muss der Monographie **Medronsäure zur Herstellung von radioaktiven Arzneimitteln (Acidum medronicum ad radiopharmaceutica)** entsprechen

Melamin *R* 1051300

$C_3H_6N_6$ M_r 126,1
CAS Nr. 108-78-1

1,3,5-Triazin-2,4,6-triamin; 1,3,5-Triazin-2,4,6-triyl=tris(azan)

Weißes bis fast weißes, amorphes Pulver; sehr schwer löslich in Wasser und in Ethanol 96 %

Menadion *R* 1051400

CAS Nr. 58-27-5

Muss der Monographie **Menadion (Menadionum)** entsprechen

Menthofuran *R* 1051500

$C_{10}H_{14}O$ M_r 150,2
CAS Nr. 17957-94-7

3,6-Dimethyl-4,5,6,7-tetrahydro-1-benzofuran

Schwach bläuliche Flüssigkeit; sehr schwer löslich in Wasser, löslich in Ethanol 96 %

d_{15}^{20}: etwa 0,965
n_D^{20}: etwa 1,480
$[\alpha]_D^{20}$: etwa +93
Sdp: 196 °C

Wird die Substanz in der Gaschromatographie verwendet, muss sie zusätzlich folgender Anforderung entsprechen:

Gehaltsbestimmung: Gaschromatographie (2.2.28) wie in der Monographie **Pfefferminzöl (Menthae piperitae aetheroleum)** beschrieben

Untersuchungslösung: die Substanz

Gehalt: mindestens 97,0 Prozent, ermittelt mit Hilfe des Verfahrens „Normalisierung"

Menthol *R* 1051600

CAS Nr. 2216-51-5

Muss der Monographie **Menthol (Levomentholum)** oder **Racemisches Menthol (Mentholum racemicum)** entsprechen

Wird die Substanz in der Gaschromatographie verwendet, muss sie zusätzlich folgender Anforderung entsprechen:

Gehaltsbestimmung: Gaschromatographie (2.2.28) wie in der Monographie **Racemisches Menthol** beschrieben

Gehalt: mindestens 98,0 Prozent, ermittelt mit Hilfe des Verfahrens „Normalisierung"

Menthon *R* 1051700

$C_{10}H_{18}O$ M_r 154,2
CAS Nr. 14073-97-3

(2*S*,5*R*)-2-Isopropyl-5-methylcyclohexanon

Die Substanz enthält unterschiedliche Mengen Isomenthon.

Farblose Flüssigkeit; sehr schwer löslich in Wasser, sehr leicht löslich in Ethanol 96 %

d_{20}^{20}: etwa 0,897
n_D^{20}: etwa 1,450

Wird die Substanz in der Gaschromatographie verwendet, muss sie zusätzlich folgender Anforderung entsprechen:

Gehaltsbestimmung: Gaschromatographie (2.2.28) wie in der Monographie **Pfefferminzöl (Menthae piperitae aetheroleum)** beschrieben

Gehalt: mindestens 90,0 Prozent, ermittelt mit Hilfe des Verfahrens „Normalisierung"

Menthylacetat *R*   1051800

$C_{12}H_{22}O_2$ M_r 198,3
CAS Nr. 2623-23-6

(1*R*,2*S*,5*R*)-5-Methyl-2-(propan-2-yl)cyclohexyl=
acetat

Farblose Flüssigkeit; schwer löslich in Wasser, mischbar mit Ethanol 96 %

d_{20}^{20}: etwa 0,92
n_D^{20}: etwa 1,447
Sdp: etwa 228 °C

Wird die Substanz in der Gaschromatographie verwendet, muss sie zusätzlich folgender Anforderung entsprechen:

Gehaltsbestimmung: Gaschromatographie (2.2.28) wie in der Monographie **Pfefferminzöl (Menthae piperitae aetheroleum)** beschrieben

Untersuchungslösung: die Substanz

Gehalt: mindestens 97,0 Prozent, ermittelt mit Hilfe des Verfahrens „Normalisierung"

2-Mercaptobenzimidazol *R*   1170100

$C_7H_6N_2S$ M_r 150,2
CAS Nr. 583-39-1

1*H*-Benzimidazol-2-thiol; 2-Sulfanyl-1*H*-benzimidazol

Smp: etwa 302 °C

2-Mercaptoethanol *R*   1099300

C_2H_6OS M_r 78,1
CAS Nr. 60-24-2

2-Sulfanylethanol

Flüssigkeit; mischbar mit Wasser

d_{20}^{20}: etwa 1,116
Sdp: etwa 157 °C

Mercaptopurin-Monohydrat *R*   1051900

CAS Nr. 6112-76-1

Muss der Monographie **Mercaptopurin-Monohydrat (Mercaptopurinum monohydricus)** entsprechen

Mesalazin *R*   1210900

CAS Nr. 89-57-6

Muss der Monographie **Mesalazin (Mesalazinum)** entsprechen.

Mesityloxid *R*   1120100

$C_6H_{10}O$ M_r 98,1
CAS Nr. 141-79-7

4-Methylpent-3-en-2-on

Farblose, ölige Flüssigkeit; löslich in 30 Teilen Wasser, mischbar mit den meisten organischen Lösungsmitteln

d_{20}^{20}: etwa 0,858
Sdp: 129 bis 130 °C

Metanilgelb *R*   1052900

$C_{18}H_{14}N_3NaO_3S$ M_r 375,4
CAS Nr. 587-98-4

C.I. Nr. 13065; Schultz Nr. 169
3-(4-Anilinophenylazo)benzolsulfonsäure, Natriumsalz

Bräunlich gelbes Pulver; löslich in Wasser und in Ethanol 96 %

Metanilgelb-Lösung *R*   1052901

Eine Lösung von Metanilgelb *R* (1 g · l⁻¹) in Methanol *R*

Empfindlichkeitsprüfung: 50 ml wasserfreie Essigsäure *R* werden mit 0,1 ml Metanilgelb-Lösung versetzt. Nach Zusatz von 0,05 ml Perchlorsäure (0,1 mol · l⁻¹) muss die rötliche Färbung nach Violett umschlagen.

Umschlagsbereich: pH-Wert 1,2 (rot) bis 2,3 (gelborange)

Methacrylsäure *R* 1101800

$$H_2C{=}C(CH_3){-}COOH$$

$C_4H_6O_2$ M_r 86,1
CAS Nr. 79-41-4

2-Methylpropensäure

Farblose Flüssigkeit

n_D^{20}: etwa 1,431
Smp: etwa 16 °C
Sdp: etwa 160 °C

Methan *R* 1166300

CH_4 M_r 16
CAS Nr. 74-82-8

Gehalt: mindestens 99,0 Prozent (*V/V*)

Methan *R* 1 1176400

CH_4 M_r 16
CAS Nr. 74-82-8

Gehalt: mindestens 99,995 Prozent (*V/V*)

Methanol *R* 1053200

CH_3OH M_r 32,04
CAS Nr. 67-56-1

Klare, farblose, entflammbare Flüssigkeit; mischbar mit Wasser und mit Ethanol 96 %

d_{20}^{20}: 0,791 bis 0,793
Sdp: 64 bis 65 °C

Methanol *R* 1 1053201

Muss dem Reagenz Methanol *R* mit folgender zusätzlichen Anforderung entsprechen:

Absorption (2.2.25): höchstens 0,70 bei 210 nm, 0,30 bei 220 nm, 0,13 bei 230 nm, 0,02 bei 250 nm und 0,01 bei 260 nm und größeren Wellenlängen, mit Wasser *R* als Kompensationsflüssigkeit bestimmt

Methanol *R* 2 1053202

Muss Methanol *R* mit folgenden zusätzlichen Anforderungen entsprechen:

Gehalt: mindestens 99,8 Prozent

Absorption (2.2.25): höchstens 0,17, bei 225 nm mit Wasser *R* als Kompensationsflüssigkeit bestimmt

Methanol *R* 3 1053204

Gehalt: mindestens 99,9 Prozent

Bei der Nutzung für massenspektrometrische Anwendungen kann eine besondere Qualität notwendig sein.

Methanol, aldehydfreies *R* 1053300

Gehalt: höchstens 0,001 Prozent Aldehyde und Ketone

Herstellung: Eine Lösung von 25 g Iod *R* in 1 l Methanol *R* wird unter dauerndem Rühren in 400 ml Natriumhydroxid-Lösung (1 mol · l^{-1}) eingegossen. Die Mischung wird mit 150 ml Wasser *R* versetzt, 16 h lang stehen gelassen, filtriert und so lange unter Rückflusskühlung zum Sieden erhitzt, bis der Geruch nach Iodoform verschwunden ist. Die Lösung wird der fraktionierten Destillation unterworfen.

Methanol, wasserfreies *R* 1053400

1000 ml Methanol *R* werden mit 5 g Magnesium *R* versetzt. Falls erforderlich wird die Reaktion durch Zusatz von 0,1 ml Quecksilber(II)-chlorid-Lösung *R* eingeleitet. Nach Abklingen der Gasentwicklung wird die Flüssigkeit destilliert und das Destillat, vor Feuchtigkeit geschützt, in einem trockenen Gefäß aufgefangen.

Wasser (2.5.12): höchstens 0,3 g · l^{-1}

(D$_4$)Methanol *R* 1025200

CD_3OD

CD_4O M_r 36,1
CAS Nr. 811-98-3

($^2H_4$)Methanol

Klare, farblose Flüssigkeit; mischbar mit Wasser, mit Dichlormethan und mit Ethanol 96 %

Deuterierungsgrad: mindestens 99,8 Prozent

d_{20}^{20}: etwa 0,888
n_D^{20}: etwa 1,326
Sdp: 65,4 °C

Methansulfonsäure *R* 1053100

$$H_3C-S(=O)(=O)-OH$$

CH_4O_3S M_r 96,1
CAS Nr. 75-75-2

Klare, farblose Flüssigkeit, bei etwa 20 °C erstarrend; mischbar mit Wasser, schwer löslich in Toluol, praktisch unlöslich in Hexan

d_{20}^{20}: etwa 1,48
n_D^{20}: etwa 1,430

Methansulfonylchlorid R 1181300

CH₃ClO₂S M_r 114,6
CAS Nr. 124-63-0

Klare, farblose bis schwach gelbe Flüssigkeit

Gehalt: mindestens 99,0 Prozent

Dichte: 1,48 g · cm⁻³

n_D^{20}: etwa 1,452
Sdp: etwa 161 °C

Methenamin R 1042500

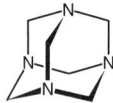

C₆H₁₂N₄ M_r 140,2
CAS Nr. 100-97-0

Hexamin; 1,3,5,7-Tetraazatricyclo[3.3.1.1³,⁷]decan

Farbloses, kristallines Pulver; sehr leicht löslich in Wasser

L-Methionin R 1053500

CAS Nr. 63-68-3

Muss der Monographie **Methionin (Methioninum)** entsprechen

Methionin, racemisches R 1129400

CAS Nr. 59-51-8

DL-Methionin

Muss der Monographie **Racemisches Methionin (DL-Methioninum)** entsprechen

L-Methioninsulfoxid R 1193300

C₅H₁₁NO₃S M_r 165,2
CAS Nr. 3226-65-1

(2S)-2-Amino-4-[(RS)-methylsulfinyl]butansäure

(RS)-Methotrexat R 1120200

C₂₀H₂₂N₈O₅
CAS Nr. 60388-53-6

(RS)-2-[4-[[(2,4-Diaminopteridin-6-yl)methyl]methyl=
amino]benzoylamino]pentandicarbonsäure

Gehalt: mindestens 96,0 Prozent

Smp: etwa 195 °C

Methoxychlor R 1129300

C₁₆H₁₅Cl₃O₂ M_r 345,7
CAS Nr. 72-43-5

1,1-(2,2,2-Trichlorethyliden)bis(4-methoxybenzol);
1,1,1-Trichlor-2,2-bis(4-methoxyphenyl)ethan

Praktisch unlöslich in Wasser, leicht löslich in den meisten organischen Lösungsmitteln

Smp: 78 bis 86 °C
Sdp: etwa 346 °C

Eine geeignete, zertifizierte Referenzlösung (10 ng · µl⁻¹ in Isooctan) kann verwendet werden.

(1RS)-1-(6-Methoxynaphthalin-2-yl)ethanol R 1159600

C₁₃H₁₄O₂ M_r 202,3
CAS Nr. 77301-42-9

6-Methoxy-α-methyl-2-naphthalinmethanol

Weißes bis fast weißes Pulver

Smp: etwa 113 °C

1-(6-Methoxynaphthalin-2-yl)ethanon R 1159700

C₁₃H₁₂O₂ M_r 200,2
CAS Nr. 3900-45-6

6'-Methoxy-2'-acetonaphthon

Weißes bis fast weißes Pulver

Smp: etwa 108 °C

6-Methoxy-2-naphthoesäure R   1184200

$C_{12}H_{10}O_3$ M_r 202,2
CAS Nr. 2471-70-7

6-Methoxynaphthalin-2-carbonsäure

Weißes bis fast weißes, kristallines Pulver

Smp: 201 bis 206 °C

Methoxyphenylessigsäure R   1053600

$C_9H_{10}O_3$ M_r 166,2
CAS Nr. 7021-09-2

(RS)-2-Methoxy-2-phenylessigsäure

Weißes bis fast weißes, kristallines Pulver oder weiße bis fast weiße Kristalle; wenig löslich in Wasser, leicht löslich in Ethanol 96 %

Smp: etwa 70 °C

Methoxyphenylessigsäure-Reagenz R   1053601

2,7 g Methoxyphenylessigsäure R werden in 6 ml Tetramethylammoniumhydroxid-Lösung R gelöst. Die Lösung wird mit 20 ml wasserfreiem Ethanol R versetzt.

Lagerung: in einem Behältnis aus Polyethylen

3-Methoxy-L-tyrosin R   1164400

$C_{10}H_{13}NO_4 \cdot H_2O$ M_r 229,2
CAS Nr. 200630-46-2

Fast weißes bis gelbes Pulver

trans-**2-Methoxyzimtaldehyd** R   1129500

$C_{10}H_{10}O_2$ M_r 162,2
CAS Nr. 60125-24-8

(E)-3-(2-Methoxyphenyl)propenal

Smp: 44 bis 46 °C

Wird die Substanz in der Gaschromatographie verwendet, muss sie zusätzlich folgender Anforderung entsprechen:

Gehaltsbestimmung: Gaschromatographie (2.2.28) wie in der Monographie **Cassiaöl (Cinnamomi cassiae aetheroleum)** beschrieben

Gehalt: mindestens 96,0 Prozent, ermittelt mit Hilfe des Verfahrens „Normalisierung"

Methylacetat R   1053700

$C_3H_6O_2$ M_r 74,1
CAS Nr. 79-20-9

Klare, farblose Flüssigkeit; löslich in Wasser, mischbar mit Ethanol 96 %

d_{20}^{20}:   etwa 0,933
n_D^{20}:   etwa 1,361
Sdp: etwa 56 bis 58 °C

Methyl(4-acetylbenzoat) R   1154100

$C_{10}H_{10}O_3$ M_r 178,2
CAS Nr. 3609-53-8

Smp: etwa 94 °C

Methyl(4-acetylbenzoat)-Reagenz R   1154101

0,25 g Methyl(4-acetylbenzoat) R werden in einer Mischung von 5 ml Schwefelsäure R und 85 ml gekühltem Methanol R gelöst.

Methylacrylat R 1199200

$C_4H_6O_2$ M_r 86,1
CAS Nr. 96-33-3

Methylprop-2-enoat

Klare, farblose Flüssigkeit

Sdp: etwa 80 °C

Methylal R 1173500

$C_3H_8O_2$ M_r 76,1
CAS Nr. 109-87-5

Dimethoxymethan; Dioxapentan; Formaldehyddimethylacetal; Methylendimethylether

Klare, farblose, flüchtige, entflammbare Flüssigkeit; löslich in Wasser und mischbar mit Ethanol 96 %

d_{20}^{20}: etwa 0,860
n_D^{20}: etwa 1,354
Sdp: etwa 41 °C

Wird die Substanz in der Gaschromatographie verwendet, muss sie zusätzlich folgender Anforderung entsprechen:

Gehalt: mindestens 99,5 Prozent, mit Hilfe der Gaschromatographie bestimmt

Methylaminhydrochlorid R 1198600

CH_6ClN M_r 67,5
CAS Nr. 593-51-1

Methanamin-hydrochlorid

Weißes bis fast weißes Pulver

Gehalt: mindestens 98,0 Prozent

Methyl(4-aminobenzoat) R 1175600

$C_8H_9NO_2$ M_r 151,2
CAS Nr. 619-45-4

Smp: 110 bis 113 °C

4-(Methylamino)phenolsulfat R 1053800

$C_{14}H_{20}N_2O_6S$ M_r 344,4
CAS Nr. 55-55-0

4-(Methylamino)phenol-sulfat (2:1)

Farblose Kristalle; sehr leicht löslich in Wasser, schwer löslich in Ethanol 96 %

Smp: etwa 260 °C

3-(Methylamino)-1-phenylpropan-1-ol R 1186400

$C_{10}H_{15}NO$ M_r 165,2
CAS Nr. 42142-52-9

Weißes bis fast weißes Pulver

Smp: 59 bis 64 °C

Methylanthranilat R 1107300

$C_8H_9NO_2$ M_r 151,2
CAS Nr. 134-20-3

Methyl(2-aminobenzoat)

Farblose Kristalle oder farblose bis gelbliche Flüssigkeit; löslich in Wasser, leicht löslich in Ethanol 96 %

Smp: 24 bis 25 °C

Wird die Substanz in der Gaschromatographie verwendet, muss sie zusätzlich folgender Anforderung entsprechen:

Gehaltsbestimmung: Gaschromatographie (2.2.28) wie in der Monographie **Neroliöl/Bitterorangenblütenöl (Neroli aetheroleum)** beschrieben

Untersuchungslösung: die Substanz

Gehalt: mindestens 95,0 Prozent, ermittelt mit Hilfe des Verfahrens „Normalisierung"

Methylarachidat R 1053900

$C_{21}H_{42}O_2$ M_r 326,6
CAS Nr. 1120-28-1

Methyleicosanoat

Gehalt: mindestens 98,0 Prozent, mit Hilfe der Gaschromatographie (2.4.22) bestimmt

Weiße bis gelbliche, kristalline Masse; löslich in Ethanol 96 % und in Petrolether

Smp: etwa 46 °C

Methylbehenat *R*   1107500

$C_{23}H_{46}O_2$ M_r 354,6
CAS Nr. 929-77-1

Methyldocosanoat

Smp: 54 bis 55 °C

Methylbenzoat *R*   1164500

$C_8H_8O_2$ M_r 136,2
CAS Nr. 93-58-3

Benzoesäuremethylester

Farblose Flüssigkeit

d_4^{20}: etwa 1,088
Sdp: etwa 200 °C

Methyl(benzolsulfonat) *R*   1159800

$C_7H_8O_3S$ M_r 172,2
CAS Nr. 80-18-2

Gehalt: mindestens 98,0 Prozent

Klare, farblose Flüssigkeit

Sdp: etwa 148 °C

Methylbenzothiazolonhydrazonhydrochlorid *R*
    1055300

$C_8H_{10}ClN_3S \cdot H_2O$ M_r 233,7
CAS Nr. 38894-11-0

3-Methyl-2(3*H*)-benzothiazolon-hydrazon-hydrochlorid, Monohydrat

Fast weißes bis gelbliches, kristallines Pulver

Smp: etwa 270 °C

Eignungsprüfung auf Aldehyde: 2 ml aldehydfreies Methanol *R* werden mit 60 µl einer Lösung von Propionaldehyd *R* (1 g · l⁻¹) in aldehydfreiem Methanol *R* und 5 ml einer Lösung der Substanz (4 g · l⁻¹) versetzt und gemischt. Die Mischung wird 30 min lang stehen gelassen. Eine Blindlösung ohne Zusatz von Propionaldehyd-Lösung wird hergestellt. Die Untersuchungslösung und die Blindlösung werden mit je 25,0 ml einer Lösung von Eisen(III)-chlorid *R* (2 g · l⁻¹) versetzt, mit Aceton *R* zu 100,0 ml verdünnt und gemischt. Die Absorption (2.2.25) der Untersuchungslösung, bei 660 nm gegen die Blindlösung gemessen, muss mindestens 0,62 betragen.

(*R*)-(+)-α-Methylbenzylisocyanat *R*   1171400

C_9H_9NO M_r 147,2
CAS Nr. 33375-06-3

(+)-(*R*)-α-Methylbenzylisocyanat; (+)-[(1*R*)-1-Isocyanatoethyl]benzol; (+)-(1*R*)-1-Phenylethylisocyanat

Gehalt: mindestens 99,0 Prozent

Farblose Flüssigkeit

d_{20}^{20}: etwa 1,045
n_D^{20}: etwa 1,513
Sdp: 55 bis 56 °C bei 2,5 mmHg

Enantiomerenreinheit: mindestens 99,5 Prozent

Lagerung: bei 2 bis 8 °C

(*S*)-(−)-α-Methylbenzylisocyanat *R*   1170200

C_9H_9NO M_r 147,2
CAS Nr. 14649-03-7

(−)-(*S*)-α-Methylbenzylisocyanat; (−)-[(1*S*)-1-Isocyanatoethyl]benzol; (−)-(1*S*)-1-Phenylethylisocyanat

Gehalt: mindestens 99,0 Prozent

Farblose Flüssigkeit

d_{20}^{20}: etwa 1,045
n_D^{20}: etwa 1,514
Sdp: 55 bis 56 °C bei 2,5 mmHg

Enantiomerenreinheit: mindestens 99,5 Prozent

Lagerung: bei 2 bis 8 °C

Hinweis: Wenn das Reagenz gefärbt ist, darf es nicht verwendet werden.

2-Methylbutan R   1099500

C_5H_{12} M_r 72,2
CAS Nr. 78-78-4

Isopentan

Gehalt: mindestens 99,5 Prozent C_5H_{12}

Farblose Flüssigkeit, sehr leicht entflammbar

d_{20}^{20}: etwa 0,621
n_D^{20}: etwa 1,354
Sdp: etwa 29 °C

Wasser (2.5.12): höchstens 0,02 Prozent

Verdampfungsrückstand: höchstens 0,0003 Prozent

Absorption (2.2.25): höchstens 0,30 bei 210 nm, 0,07 bei 220 nm und 0,01 bei 240 nm und größeren Wellenlängen, mit Wasser R als Kompensationsflüssigkeit bestimmt

2-Methylbut-2-en R   1055400

C_5H_{10} M_r 70,1
CAS Nr. 513-35-9

Sehr leicht entflammbare Flüssigkeit; praktisch unlöslich in Wasser, mischbar mit Ethanol 96 %

Sdp: 37,5 bis 38,5 °C

Methyl-4-(butylamino)benzoat R   1207300

$C_{12}H_{17}NO_2$ M_r 207,3
CAS Nr. 71839-12-8

Weißer bis fast weißer Feststoff

Gehalt: mindestens 99,9 Prozent

Methylcaprat R

Siehe Methyldecanoat R

Methylcaproat R   1120300

$C_7H_{14}O_2$ M_r 130,2
CAS Nr. 106-70-7

Methylhexanoat

d_{20}^{20}: etwa 0,885
n_D^{20}: etwa 1,405
Sdp: 150 bis 151 °C

Methylcaprylat R   1120400

$C_9H_{18}O_2$ M_r 158,2
CAS Nr. 111-11-5

Methyloctanoat

d_{20}^{20}: etwa 0,876
n_D^{20}: etwa 1,417
Sdp: 193 bis 194 °C

Methylcellulose 450 R   1055500

CAS Nr. 9004-67-5

Muss der Monographie **Methylcellulose (Methylcellulosum)** entsprechen

Die Viskosität beträgt 450 mPa · s.

Methylcinnamat R   1099400

$C_{10}H_{10}O_2$ M_r 162,2
CAS Nr. 103-26-4

Methyl[(*E*)-3-phenylpropenoat]

Farblose Kristalle; praktisch unlöslich in Wasser, leicht löslich in Ethanol 96 %

n_D^{20}: etwa 1,56
Smp: 34 bis 36 °C
Sdp: etwa 260 °C

Methylcyclohexan R   1189900

C_7H_{14} M_r 98,2
CAS Nr. 108-87-2

Methyldecanoat R   1054000

$C_{11}H_{22}O_2$ M_r 186,3
CAS Nr. 110-42-9

Methyl-*n*-decanoat; Methylcaprat

Gehalt: mindestens 99,0 Prozent

Klare, farblose bis gelbe Flüssigkeit; löslich in Petrolether

d_{20}^{20}: 0,871 bis 0,876
n_D^{20}: 1,425 bis 1,426

Methyldopa, racemisches *R*   1175100

$C_{10}H_{13}NO_4 \cdot 1,5 H_2O$ M_r 238,2

Mischung gleicher Volumteile (2*S*)- und (2*R*)-2-Amino-3-(3,4-dihydroxyphenyl)-2-methylpropansäure, Sesquihydrat

3-*O*-Methyldopaminhydrochlorid *R*   1055600

$C_9H_{14}ClNO_2$ M_r 203,7
CAS Nr. 1477-68-5

4-(2-Aminoethyl)-2-methoxyphenol-hydrochlorid

Smp: 213 bis 215 °C

4-*O*-Methyldopaminhydrochlorid *R*   1055700

$C_9H_{14}ClNO_2$ M_r 203,7
CAS Nr. 645-33-0

5-(2-Aminoethyl)-2-methoxyphenol-hydrochlorid

Smp: 207 bis 208 °C

Methyleicosenoat *R*   1120500

$C_{21}H_{40}O_2$ M_r 324,5
CAS Nr. 2390-09-2

Methyl[(11*Z*)-eicos-11-enoat]

Methylenbisacrylamid *R*   1056000

$C_7H_{10}N_2O_2$ M_r 154,2
CAS Nr. 110-26-9

N,N'-Methylendipropenamid

Feines, weißes bis fast weißes Pulver; schwer löslich in Wasser, löslich in Ethanol 96 %

Die Substanz schmilzt unter Zersetzung oberhalb von 300 °C.

Methylenblau *R*   1055800

$C_{16}H_{18}ClN_3S \cdot x H_2O$ M_r 319,9
(wasserfreie Substanz)

CAS Nr. 122965-43-9

C.I.Nr. 52015; Schultz Nr. 1038
3,7-Bis(dimethylamino)phenothiazinyliumchlorid, Hydrat; Methylthioniniumchlorid

Die Substanz kommt in verschiedenen Hydratformen vor und kann bis zu 22 Prozent Wasser enthalten.

Dunkelgrünes bis bronzefarbenes, kristallines Pulver; leicht löslich in Wasser, löslich in Ethanol 96 %

Methylenblau-Lösung *R*   1055801

3 mg Methylenblau *R*, 1,2 g Schwefelsäure *R* und 5,0 g wasserfreies Natriumsulfat *R* werden in 100 ml Wasser *R* gelöst.

Methylerucat *R*   1146100

$C_{23}H_{44}O_2$ M_r 352,6
CAS Nr. 1120-34-9

Methyl(*cis*-13-docosenoat); Methyl[(*Z*)-docos-13-enoat]

d_{20}^{20}: etwa 0,871
n_D^{20}: etwa 1,456

3-O-Methylestron R 1137000

$C_{19}H_{24}O_2$ M_r 284,4
CAS Nr. 1624-62-0

3-Methoxy-1,3,5(10)-estratrien-17-on

Weißes bis gelblich weißes Pulver

$[\alpha]_D^{20}$: etwa +157
Smp: etwa 173 °C

Methyleugenol R 1182000

$C_{11}H_{14}O_2$ M_r 178,2
CAS Nr. 93-15-2

1,2-Dimethoxy-4-prop-2-enylbenzol

Wird die Substanz in der Gaschromatographie verwendet, muss sie zusätzlich folgender Anforderung entsprechen:

Gehaltsbestimmung: Gaschromatographie (2.2.28) wie in der Monographie **Niaouliöl vom Cineol-Typ (Niaouli typo cineolo aetheroleum)** beschrieben

Gehalt: mindestens 97,0 Prozent, ermittelt mit Hilfe des Verfahrens „Normalisierung"

Methyl-4-hydroxybenzoat R 1055000

CAS Nr. 99-76-3

Muss der Monographie **Methyl-4-hydroxybenzoat (Methylis parahydroxybenzoas)** entsprechen

1-Methylimidazol R 1139700

$C_4H_6N_2$ M_r 82,1
CAS Nr. 616-47-7

1-Methyl-1*H*-imidazol

Farblose bis schwach gelbliche Flüssigkeit

n_D^{20}: etwa 1,495
Sdp: 195 bis 197 °C

Lagerung: dicht verschlossen, vor Licht geschützt

1-Methylimidazol R 1 1139701

Entspricht 1-Methylimidazol R mit folgender zusätzlichen Anforderung:

Gehalt: mindestens 95,0 Prozent

2-Methylimidazol R 1143400

$C_4H_6N_2$ M_r 82,1
CAS Nr. 693-98-1

Weißes bis fast weißes, kristallines Pulver

Smp: etwa 145 °C

Methyliodid R 1166400

CH_3I M_r 141,9
CAS Nr. 74-88-4

Iodmethan

Gehalt: mindestens 99,0 Prozent

Methyllaurat R 1054400

$C_{13}H_{26}O_2$ M_r 214,4
CAS Nr. 111-82-0

Methyldodecanoat

Gehalt: mindestens 98,0 Prozent, mit Hilfe der Gaschromatographie (2.4.22) bestimmt

Farblose bis gelblich gefärbte Flüssigkeit; löslich in Ethanol 96 % und in Petrolether

d_{20}^{20}: etwa 0,87
n_D^{20}: etwa 1,431
Smp: etwa 5 °C

Methyllignocerat R 1120600

$C_{25}H_{50}O_2$ M_r 382,7
CAS Nr. 2442-49-1

Methyltetracosanoat

Plättchen

Smp: etwa 58 °C

Methyllinoleat R 1120700

$C_{19}H_{34}O_2$ M_r 294,5
CAS Nr. 112-63-0

Methyl[(9Z,12Z)-octadeca-9,12-dienoat]

d_{20}^{20}: etwa 0,888
n_D^{20}: etwa 1,466
Sdp: 207 bis 208 °C

Methyllinolenat R 1120800

$C_{19}H_{32}O_2$ M_r 292,5
CAS Nr. 301-00-8

Methyl[(9Z,12Z,15Z)-octadeca-9,12,15-trienoat]

d_{20}^{20}: etwa 0,901
n_D^{20}: etwa 1,471
Sdp: etwa 207 °C

Methyl-γ-linolenat R 1158400

$C_{19}H_{32}O_2$ M_r 292,5
CAS Nr. 16326-32-2

Methyl[(6Z,9Z,12Z)-octadeca-6,9,12-trienoat]; Methyl[(all-Z)-octadeca-6,9,12-trienoat]

Gehalt: mindestens 99,0 Prozent, mit Hilfe der Gaschromatographie bestimmt

Methylmargarat R 1120900

$C_{18}H_{36}O_2$ M_r 284,5
CAS Nr. 1731-92-6

Methylheptadecanoat

Weißes bis fast weißes Pulver

Smp: 32 bis 34 °C

Wird die Substanz in der Prüfung „Gesamtfettsäuren" in der Monographie **Sägepalmenfrüchte (Sabalis serrulatae fructus)** *verwendet, muss sie zusätzlich folgender Anforderung entsprechen:*

Gehaltsbestimmung: Gaschromatographie (2.2.28) wie in der Monographie **Sägepalmenfrüchte** beschrieben

Gehalt: mindestens 97 Prozent, ermittelt mit Hilfe des Verfahrens „Normalisierung"

Methylmethacrylat R 1054500

$C_5H_8O_2$ M_r 100,1
CAS Nr. 80-62-6

Methyl(2-methylpropenoat)

Farblose Flüssigkeit

n_D^{20}: etwa 1,414
Smp: etwa –48 °C
Sdp: etwa 100 °C

Enthält einen geeigneten Stabilisator

Methylmethansulfonat R 1179500

$C_2H_6O_3S$ M_r 110,1
CAS Nr. 66-27-3

Klare, farblose bis schwach gelbe Flüssigkeit

Gehalt: mindestens 99,0 Prozent

Dichte: etwa 1,3 g · cm^{-3} (25 °C)

n_D^{20}: etwa 1,414
Sdp: etwa 202 °C

Methyl-2-methoxybenzoat R 1206300

$C_9H_{10}O_3$ M_r 166,2
CAS Nr. 606-45-1

Farblose Flüssigkeit

Methyl-4-methoxybenzoat R 1206400

$C_9H_{10}O_3$ M_r 166,2
CAS Nr. 121-98-2

Weißes bis fast weißes Pulver

Methyl(*N*-methylanthranilat) *R* 1164600

C$_9$H$_{11}$NO$_2$ M_r 165,2
CAS Nr. 85-91-6

Methyl[2-(methylamino)benzoat]

Blassgelbe Flüssigkeit

d_4^{20}: etwa 1,128
n_D^{20}: etwa 1,579
Sdp: 255 bis 258 °C

Wird die Substanz in der Gaschromatographie verwendet, muss sie zusätzlich folgender Anforderung entsprechen:

Gehaltsbestimmung: Gaschromatographie (2.2.28) wie in der Monographie **Mandarinenschalenöl (Citri reticulatae aetheroleum)** beschrieben

Untersuchungslösung: die Substanz

Gehalt: mindestens 97 Prozent, ermittelt mit Hilfe des Verfahrens „Normalisierung"

Methylmyristat *R* 1054600

C$_{15}$H$_{30}$O$_2$ M_r 242,4
CAS Nr. 124-10-7

Methyltetradecanoat

Gehalt: mindestens 98,0 Prozent, mit Hilfe der Gaschromatographie (2.4.22) bestimmt

Farblose bis schwach gelbliche Flüssigkeit; löslich in Ethanol 96 % und in Petrolether

d_{20}^{20}: etwa 0,87
n_D^{20}: etwa 1,437
Smp: etwa 20 °C

Methylnervonat *R*

Siehe Tetracos-15-ensäuremethylester *R*

Methyloleat *R* 1054700

C$_{19}$H$_{36}$O$_2$ M_r 296,4
CAS Nr. 112-62-9

Methyl[(9Z)octadec-9-enoat]

Gehalt: mindestens 98,0 Prozent, mit Hilfe der Gaschromatographie (2.4.22) bestimmt

Farblose bis schwach gelbliche Flüssigkeit; löslich in Ethanol 96 % und in Petrolether

d_{20}^{20}: etwa 0,88
n_D^{20}: etwa 1,452

Methylophiopogonanon A *R* 1206500

C$_{19}$H$_{18}$O$_6$ M_r 342,3
CAS Nr. 74805-92-8

(3*R*)-3-[(1,3-Benzodioxol-5-yl)methyl]-2,3-dihydro-5,7-dihydroxy-6,8-dimethyl-4*H*-1-benzopyran-4-on

Methylorange *R* 1054800

C$_{14}$H$_{14}$N$_3$NaO$_3$S M_r 327,3
CAS Nr. 547-58-0

C.I. Nr. 13025; Schultz Nr. 176
4-(4-Dimethylaminophenylazo)benzolsulfonsäure, Natriumsalz

Orangegelbes, kristallines Pulver; schwer löslich in Wasser, praktisch unlöslich in Ethanol 96 %

Methylorange-Lösung *R* 1054802

0,1 g Methylorange *R* werden in 80 ml Wasser *R* gelöst. Die Lösung wird mit Ethanol 96 % *R* zu 100 ml verdünnt.

Empfindlichkeitsprüfung: Eine Mischung von 0,1 ml der Methylorange-Lösung und 100 ml kohlendioxidfreiem Wasser *R* muss gelb gefärbt sein. Bis zum Farbumschlag nach Rot dürfen höchstens 0,1 ml Salzsäure (1 mol·l^{-1}) verbraucht werden.

Umschlagsbereich: pH-Wert 3,0 (rot) bis 4,4 (gelb)

Methylorange-Mischindikator-Lösung *R* 1054801

20 mg Methylorange *R* und 0,1 g Bromcresolgrün *R* werden in 1 ml Natriumhydroxid-Lösung (0,2 mol·l^{-1}) gelöst. Die Lösung wird mit Wasser *R* zu 100 ml verdünnt.

Umschlagsbereich: pH-Wert 3,0 (orange) bis 4,4 (olivgrün)

Methylpalmitat *R* 1054900

C$_{17}$H$_{34}$O$_2$ M_r 270,5
CAS Nr. 112-39-0

Methylhexadecanoat

Gehalt: mindestens 98,0 Prozent, mit Hilfe der Gaschromatographie (2.4.22) bestimmt

Weiße bis gelbliche, kristalline Masse; löslich in Ethanol 96 % und in Petrolether

Smp: etwa 30 °C

Methylpalmitoleat *R* 1121000

C$_{17}$H$_{32}$O$_2$ M_r 268,4
CAS Nr. 1120-25-8

Methyl[(9Z)-hexadec-9-enoat]

d_{20}^{20}: etwa 0,876
n_D^{20}: etwa 1,451

Methylpelargonat *R* 1143500

C$_{10}$H$_{20}$O$_2$ M_r 172,3
CAS Nr. 1731-84-6

Methylnonanoat

Klare, farblose Flüssigkeit

d_4^{20}: etwa 0,873
n_D^{20}: etwa 1,422
Sdp: 91 bis 92 °C

Wird die Substanz in der Prüfung „Gesamtfettsäuren" in der Monographie **Sägepalmenfrüchte (Sabalis serrulatae fructus)** *verwendet, muss sie zusätzlich folgender Anforderung entsprechen:*

Gehaltsbestimmung: Gaschromatographie (2.2.28) wie in der Monographie **Sägepalmenfrüchte** beschrieben

Gehalt: mindestens 98 Prozent, ermittelt mit Hilfe des Verfahrens „Normalisierung"

2-Methylpentan *R* 1180400

C$_6$H$_{14}$ M_r 86,2
CAS Nr. 107-83-5

Isohexan

Farblose, entflammbare Flüssigkeit; praktisch unlöslich in Wasser, mischbar mit wasserfreiem Ethanol

d_{20}^{20}: etwa 0,653
Sdp: etwa 60,0 °C

4-Methylpentan-2-ol *R* 1114300

C$_6$H$_{14}$O M_r 102,2
CAS Nr. 108-11-2

Klare, farblose, flüchtige Flüssigkeit

d_4^{20}: etwa 0,802
n_D^{20}: etwa 1,411
Sdp: etwa 132 °C

3-Methylpentan-2-on *R* 1141100

C$_6$H$_{12}$O M_r 100,2
CAS Nr. 565-61-7

Farblose, entflammbare Flüssigkeit

d_{20}^{20}: etwa 0,815
n_D^{20}: etwa 1,400
Sdp: etwa 118 °C

Methylphenyloxazolylbenzol *R* 1056200

C$_{26}$H$_{20}$N$_2$O$_2$ M_r 392,5
CAS Nr. 3073-87-8

2,2'-*p*-Phenylenbis(4-methyl-5-phenyloxazol)

Feines, grünlich gelbes Pulver mit blauer Fluoreszenz oder kleine Kristalle; löslich in Ethanol 96 %, wenig löslich in Xylol

Smp: etwa 233 °C

Methylphenyloxazolylbenzol, das in der Szintillationsmessung verwendet wird, muss eine dafür geeignete Qualität haben.

1-Methyl-4-phenyl-1,2,3,6-tetrahydropyridin R
1137100

$C_{12}H_{15}N$ M_r 173,3
CAS Nr. 28289-54-5

Methylphenyltetrahydropyridin; MPTP

Weißes bis fast weißes, kristallines Pulver; schwer löslich in Wasser

Smp: etwa 41 °C

Methylpiperazin R
1056300

$C_5H_{12}N_2$ M_r 100,2
CAS Nr. 109-01-3

1-Methylpiperazin

Farblose Flüssigkeit; mischbar mit Wasser und mit Ethanol 96 %

d_{20}^{20}: etwa 0,90
n_D^{20}: etwa 1,466
Sdp: etwa 138 °C

4-(4-Methylpiperidin-1-yl)pyridin R
1114400

$C_{11}H_{16}N_2$ M_r 176,3
CAS Nr. 80965-30-6

Klare Flüssigkeit

n_D^{20}: etwa 1,565

Methylpolysiloxan R
1066800

Polysiloxan, das 100 Prozent Methyl-Gruppen enthält

Methylprednisolon R
1193400

$C_{22}H_{30}O_5$ M_r 374,5
CAS Nr. 83-43-2

11β,17,21-Trihydroxy-6α-methylpregna-1,4-dien-3,20-dion

Weißes bis fast weißes, kristallines Pulver

2-Methyl-1-propanol R
1056400

$C_4H_{10}O$ M_r 74,1
CAS Nr. 78-83-1

Isobutylalkohol

Klare, farblose Flüssigkeit; löslich in Wasser, mischbar mit Ethanol 96 %

d_{20}^{20}: etwa 0,80
n_D^{15}: 1,397 bis 1,399
Sdp: etwa 107 °C

Destillationsbereich (2.2.11): Mindestens 96 Prozent Substanz müssen zwischen 107 und 109 °C destillieren.

(15R)-15-Methylprostaglandin $F_{2\alpha}$ R
1159900

$C_{21}H_{36}O_5$ M_r 368,5
CAS Nr. 35864-81-4

(5Z)-7-[(1R,2R,3R,5S)-3,5-Dihydroxy-2-[(1E)-(3R)-3-hydroxy-3-methyloct-1-enyl]cyclopentyl]hept-5-ensäure

Erhältlich als Lösung (10 mg · ml⁻¹) in Methylacetat R

Lagerung: unterhalb von –15 °C

2-Methylpyridin R
1210200

C_6H_7N M_r 93,1
CAS Nr. 109-06-8

Farblose bis hellgelbe Flüssigkeit

Gehalt: mindestens 97,5 Prozent

5-Methylpyridin-2-amin *R* 1193500

$C_6H_8N_2$ M_r 108,1
CAS Nr. 1603-41-4

6-Amino-3-picolin

Weiße oder gelbe Kristalle oder kristallines Pulver

Smp: etwa 76 °C

5-Methylpyridin-2(1*H*)-on *R* 1193600

C_6H_7NO M_r 109,1
CAS Nr. 1003-68-5

Weißes bis fast weißes Pulver; löslich in wasserfreiem Ethanol und in Methanol

Smp: etwa 181 °C

Lagerung: bei 2 bis 8 °C

N-Methylpyrrolidin *R* 1164700

$C_5H_{11}N$ M_r 85,2
CAS Nr. 120-94-5

Gehalt: mindestens 97,0 Prozent $C_5H_{11}N$

Sdp: etwa 80 °C

N-Methylpyrrolidon *R* 1164800

C_5H_9NO M_r 99,1
CAS Nr. 872-50-4

1-Methylpyrrolidin-2-on

d_{20}^{20}: etwa 1,028
Smp: etwa −24 °C
Sdp: etwa 202 °C

Methylrot *R* 1055100

$C_{15}H_{15}N_3O_2$ M_r 269,3
CAS Nr. 493-52-7

C.I. Nr. 13020; Schultz Nr. 250
2-(4-Dimethylaminophenylazo)benzoesäure

Dunkelrotes Pulver oder violette Kristalle; praktisch unlöslich in Wasser, löslich in Ethanol 96 %

Methylrot-Lösung *R* 1055102

50 mg Methylrot *R* werden in einer Mischung von 1,86 ml Natriumhydroxid-Lösung (0,1 mol · l⁻¹) und 50 ml Ethanol 96 % *R* gelöst. Die Lösung wird mit Wasser *R* zu 100 ml verdünnt.

Empfindlichkeitsprüfung: Eine Mischung von 0,1 ml Methylrot-Lösung, 100 ml kohlendioxidfreiem Wasser *R* und 0,05 ml Salzsäure (0,02 mol · l⁻¹) muss rot gefärbt sein. Bis zum Farbumschlag nach Gelb dürfen höchstens 0,1 ml Natriumhydroxid-Lösung (0,02 mol · l⁻¹) verbraucht werden.

Umschlagsbereich: pH-Wert 4,4 (rot) bis 6,0 (gelb)

Methylrot-Mischindikator-Lösung *R* 1055101

0,1 g Methylrot *R* und 50 mg Methylenblau *R* werden in 100 ml Ethanol 96 % *R* gelöst.

Umschlagsbereich: pH-Wert 5,2 (rotviolett) bis 5,6 (grün)

Methylsalicylat *R* 1146200

CAS Nr. 119-36-8

Muss der Monographie **Methylsalicylat (Methylis salicylas)** entsprechen

Methylstearat *R* 1055200

$C_{19}H_{38}O_2$ M_r 298,5
CAS Nr. 112-61-8

Methyloctadecanoat

Gehalt: mindestens 98,0 Prozent, mit Hilfe der Gaschromatographie (2.4.22) bestimmt

Weiße bis gelbliche, kristalline Masse; löslich in Ethanol 96 % und in Petrolether

Smp: etwa 38 °C

Methylthymolblau R 1158500

C₃₇H₄₀N₂Na₄O₁₃S M_r 845
CAS Nr. 1945-77-3

Tetranatrium-2,2′,2″,2‴-[3H-2,1-benzoxathiol-3-ylidenbis[[6-hydroxy-2-methyl-5-(1-methylethyl)-3,1-phenylen]methylennitrilo]]tetraacetat-S,S-dioxid

Alkalische Lösungen der Substanz färben sich in Gegenwart von Calcium blau.

Methylthymolblau-Mischung R 1158501

Mischung von 1 Teil Methylthymolblau R und 100 Teilen Kaliumnitrat R

N-Methyl-m-toluidin R 1175200

C₈H₁₁N M_r 121,2
CAS Nr. 696-44-6

N,3-Dimethylanilin; N,3-Dimethylbenzolamin; Methyl-m-tolylamin

Gehalt: mindestens 97 Prozent

Methyltoluolsulfonat R 1191200

C₈H₁₀O₃S M_r 186,2
CAS Nr. 80-48-8

Methyl-4-methylbenzolsulfonat; Methyltosilat

Gehalt: mindestens 97,0 Prozent

Dichte: etwa 1,234 g · ml⁻¹ (25 °C)

Smp: 25 bis 28 °C
Sdp: etwa 292 °C

Methyltricosanoat R 1111500

C₂₄H₄₈O₂ M_r 368,6
CAS Nr. 2433-97-8

Tricosansäuremethylester

Gehalt: mindestens 99,0 Prozent

Weiße bis fast weiße Kristalle; praktisch unlöslich in Wasser, löslich in Hexan

Smp: 55 bis 56 °C

Methyltridecanoat R 1121100

C₁₄H₂₈O₂ M_r 228,4
CAS Nr. 1731-88-0

Farblose bis schwach gelbe Flüssigkeit; löslich in Ethanol 96 % und Petrolether

d_{20}^{20}: etwa 0,86
n_D^{20}: etwa 1,441
Smp: etwa 6 °C

Methyl-3,4,5-trimethoxybenzoat R 1177200

C₁₁H₁₄O₅ M_r 226,2
CAS Nr. 1916-07-0

N-Methyltrimethylsilyltrifluoracetamid R 1129600

C₆H₁₂F₃NOSi M_r 199,3
CAS Nr. 24589-78-4

2,2,2-Trifluor-N-methyl-N-(trimethylsilyl)acetamid

n_D^{20}: etwa 1,380
Sdp: 130 bis 132 °C

Milchsäure R 1047800

CAS Nr. 50-21-5

Muss der Monographie **Milchsäure (Acidum lacticum)** entsprechen

Milchsäure-Reagenz R 1047801

Lösung A: 60 ml Milchsäure R werden mit 45 ml einer zuvor filtrierten, ohne Erhitzen mit Sudanrot G R gesättigten Milchsäure R versetzt; da die Sättigung der Milchsäure ohne Erhitzen nur langsam erfolgt, ist stets ein Überschuss an Farbstoff erforderlich.

Lösung B: 10 ml einer gesättigten Lösung von Anilin R werden hergestellt und filtriert.

Lösung C: 75 mg Kaliumiodid R werden in Wasser R zu 70 ml gelöst. Der Lösung werden 10 ml Ethanol 96 % R und 0,1 g Iod R unter Schütteln zugesetzt.

Die Lösungen A und B werden gemischt; die Lösung C wird zugesetzt.

Minocyclinhydrochlorid R 1146300

Muss der Monographie **Minocyclinhydrochlorid-Dihydrat (Minocyclini hydrochloridum dihydricum)** entsprechen

Molekularsieb R 1056600

CAS Nr. 70955-01-0

Kugelförmige Partikeln oder Pulver, bestehend aus Natriumaluminiumsilicat, mit einer Porengröße von 0,4 nm

Bei Wiederverwendung wird empfohlen, das Molekularsieb gemäß den Anweisungen des Herstellers zu regenerieren.

Molekularsieb zur Chromatographie R 1129700

Molekularsieb, bestehend aus Natriumaluminiumsilicat

Die Porengröße wird in Klammern nach dem Namen des Reagenzes bei den entsprechenden Prüfungen angegeben. Falls erforderlich wird die Teilchengröße ebenfalls angegeben.

Molybdänschwefelsäure R 2 1086400

Etwa 50 mg Ammoniummolybdat R werden in 10 ml Schwefelsäure R gelöst.

Molybdänschwefelsäure R 3 1086500

Unter Erhitzen werden 2,5 g Ammoniummolybdat R in 20 ml Wasser R gelöst. Getrennt werden 28 ml Schwefelsäure R mit 50 ml Wasser R gemischt. Die Mischung wird abgekühlt. Beide Lösungen werden gemischt und mit Wasser R zu 100 ml verdünnt.

Lagerung: in einem Behältnis aus Polyethylen

Molybdatophosphorsäure R 1064900

12 $MoO_3 \cdot H_3PO_4 \cdot x\ H_2O$
CAS Nr. 51429-74-4

Feine, orangegelbe Kristalle; leicht löslich in Wasser, löslich in Ethanol 96 %

Molybdatophosphorsäure-Lösung R 1064901

4 g Molybdatophosphorsäure R werden in Wasser R zu 40 ml gelöst. Vorsichtig und unter Kühlung werden 60 ml Schwefelsäure R hinzugegeben.

Unmittelbar vor Gebrauch herzustellen

Molybdat-Vanadat-Reagenz R 1056700

In einem 150-ml-Becherglas werden 4 g fein pulverisiertes Ammoniummolybdat R und 0,1 g fein pulverisiertes Ammoniumvanadat R gemischt. Nach Zusatz von 70 ml Wasser R werden die Kristalle mit einem Glasstab zerstoßen. Die innerhalb von einigen Minuten erhaltene klare Lösung wird nach Zusatz von 20 ml Salpetersäure R mit Wasser R zu 100 ml verdünnt.

Molybdat-Vanadat-Reagenz R 2 1060100

Lösung A: 10 g Ammoniummolybdat R werden in Wasser R gelöst. Nach Zusatz von 1 ml Ammoniak-Lösung R wird die Lösung mit Wasser R zu 100 ml verdünnt.

Lösung B: 2,5 g Ammoniumvanadat R werden in heißem Wasser R gelöst. Nach Zusatz von 14 ml Salpetersäure R wird die Lösung mit Wasser R zu 500 ml verdünnt.

96 ml Salpetersäure R werden mit 100 ml Lösung A und 100 ml Lösung B gemischt und mit Wasser R zu 500 ml verdünnt.

Molybdat-Wolframat-Reagenz R 1065000

100 g Natriumwolframat R und 25 g Natriummolybdat R werden in 700 ml Wasser R gelöst. Nach Zusatz von 100 ml Salzsäure R und 50 ml Phosphorsäure 85 % R wird die Mischung 10 h lang in einer Glasapparatur zum Rückfluss erhitzt. Nach Zusatz von 150 g Lithiumsulfat R und 50 ml Wasser R werden einige Tropfen Brom R hinzugefügt. Die Mischung wird zum Entfernen des Überschusses an Brom 15 min lang im Sieden gehalten, erkalten gelassen, mit Wasser R zu 1000 ml verdünnt und filtriert. Das Reagenz sollte gelb gefärbt sein. Hat es eine grünliche Färbung, ist es für den Gebrauch ungeeignet; durch Erhitzen zum Sieden mit einigen Tropfen Brom R kann es wieder regeneriert werden, dabei muss aber der Überschuss an Brom durch Erhitzen zum Sieden entfernt werden.

Lagerung: bei 2 bis 8 °C

Molybdat-Wolframat-Reagenz, verdünntes *R*
1065001

1 Volumteil Molybdat-Wolframat-Reagenz *R* wird mit 2 Volumteilen Wasser *R* verdünnt.

Monocrotalin *R*
1214500

$C_{16}H_{23}NO_6$ M_r 325,4
CAS Nr. 315-22-0

(1*R*,4*R*,5*R*,6*R*,16*R*)-5,6-Dihydroxy-4,5,6-trimethyl-2,8-dioxa-13-azatricyclo[8.5.1.0^{13,16}]hexadec-10-en-3,7-dion

Weißes bis fast weißes Pulver; löslich in Methanol

Monocrotalin-*N*-oxid *R*
1214600

$C_{16}H_{23}NO_7$ M_r 341,4
CAS Nr. 35337-98-5

(1*R*,4*R*,5*R*,6*R*,16*R*)-5,6-Dihydroxy-4,5,6-trimethyl-3,7-dioxo-2,8-dioxa-13-azatricyclo[8.5.1.0^{13,16}]hexadec-10-en-13-oxid

Bräunlich weißes Pulver; löslich in Methanol

Monodocosahexaenoin *R*
1143600

$C_{25}H_{38}O_4$ M_r 402,6
CAS Nr. 124516-13-8

Monoglycerid von Docosahexaensäure (C22:6); (all-*Z*)-Docosa-4,7,10,13,16,19-hexaensäure, Monoester mit Propan-1,2,3-triol

Morphinhydrochlorid *R*
1056900

Muss der Monographie **Morphinhydrochlorid (Morphini hydrochloridum)** entsprechen

Morpholin *R*
1057000

C_4H_9NO M_r 87,1
CAS Nr. 110-91-8

Farblose, hygroskopische, entflammbare Flüssigkeit; löslich in Wasser und in Ethanol 96 %

d_{20}^{20}: etwa 1,01

Destillationsbereich (2.2.11): Mindestens 95 Prozent Substanz müssen zwischen 126 und 130 °C destillieren.

Lagerung: dicht verschlossen

Morpholin zur Chromatographie *R*
1057001

Muss Morpholin *R* und folgender zusätzlichen Anforderung entsprechen:

Gehalt: mindestens 99,5 Prozent

2-(Morpholin-4-yl)ethansulfonsäure *R*
1186500

$C_6H_{13}NO_4S$ M_r 195,2
CAS Nr. 4432-31-9

(*N*-Morpholinyl)ethansulfonsäure; MES

Weißes bis fast weißes, kristallines Pulver; löslich in Wasser

Smp: etwa 300 °C

Murexid *R*
1137200

$C_8H_8N_6O_6 \cdot H_2O$ M_r 302,2

5,5'-Nitrilobis(pyrimidin-2,4,6(1*H*,3*H*,5*H*)-trion), Monoammoniumsalz, Monohydrat

Bräunlich rotes, kristallines Pulver; wenig löslich in kaltem Wasser, löslich in heißem Wasser, praktisch unlöslich in Ethanol 96 %, löslich in Lösungen von Kaliumhydroxid oder Natriumhydroxid unter Blaufärbung

Myosmin *R* 1121200

C₉H₁₀N₂ *M*ᵣ 146,2
CAS Nr. 532-12-7

3-(4,5-Dihydro-3*H*-pyrrol-2-yl)pyridin

Farblose Kristalle

Smp: etwa 45 °C

β-Myrcen *R* 1114500

C₁₀H₁₆ *M*ᵣ 136,2
CAS Nr. 123-35-3

7-Methyl-3-methylenocta-1,6-dien

Ölige Flüssigkeit mit einem angenehmen Geruch; praktisch unlöslich in Wasser, mischbar mit Ethanol 96 %, löslich in Essigsäure 99 %

Die Substanz löst sich in Alkalihydroxid-Lösungen.

d_4^{20}: etwa 0,794
n_D^{20}: etwa 1,470

Wird die Substanz in der Gaschromatographie verwendet, muss sie zusätzlich folgender Anforderung entsprechen:

Gehaltsbestimmung: Gaschromatographie (2.2.28) wie in der Monographie **Pfefferminzöl (Menthae piperitae aetheroleum)** beschrieben

Untersuchungslösung: die Substanz

Gehalt: mindestens 90,0 Prozent, ermittelt mit Hilfe des Verfahrens „Normalisierung"

Myristicin *R* 1099600

C₁₁H₁₂O₃ *M*ᵣ 192,2
CAS Nr. 607-91-0

6-Allyl-4-methoxy-1,3-benzodioxol; 5-Allyl-1-methoxy-2,3-methylendioxybenzol; 4-Methoxy-6-(prop-2-enyl)-1,3-benzodioxol

Ölige, farblose Flüssigkeit; praktisch unlöslich in Wasser, schwer löslich in wasserfreiem Ethanol, mischbar mit Toluol und mit Xylol

d_{20}^{20}: etwa 1,144
n_D^{20}: etwa 1,540

Smp: etwa 173 °C
Sdp: 276 bis 277 °C

Dünnschichtchromatographie (2.2.27): Die Substanz wird wie in der Monographie **Sternanis (Anisi stellati fructus)** angegeben geprüft. Das Chromatogramm darf nur eine Hauptzone zeigen.

Wird die Substanz in der Gaschromatographie verwendet, muss sie zusätzlich folgender Anforderung entsprechen:

Gehaltsbestimmung: Gaschromatographie (2.2.28) wie in der Monographie **Muskatöl (Myristicae fragrantis aetheroleum)** beschrieben

Gehalt: mindestens 95,0 Prozent, ermittelt mit Hilfe des Verfahrens „Normalisierung"

Lagerung: vor Licht geschützt

Myristinsäure *R* 1143700

C₁₄H₂₈O₂ *M*ᵣ 228,4
CAS Nr. 544-63-8

Tetradecansäure

Farblose oder weiße bis fast weiße Blättchen

Smp: etwa 58,5 °C

*Wird die Substanz in der Prüfung „Gesamtfettsäuren" in der Monographie **Sägepalmenfrüchte (Sabalis serrulatae fructus)** verwendet, muss sie zusätzlich folgender Anforderung entsprechen:*

Gehaltsbestimmung: Gaschromatographie (2.2.28) wie in der Monographie **Sägepalmenfrüchte** beschrieben

Gehalt: mindestens 97 Prozent, ermittelt mit Hilfe des Verfahrens „Normalisierung"

Myristylalkohol *R* 1121300

C₁₄H₃₀O *M*ᵣ 214,4
CAS Nr. 112-72-1

1-Tetradecanol

d_{20}^{20}: etwa 0,823
Smp: 38 bis 40 °C

Myrtillin R 1172300

C₂₁H₂₁ClO₁₂ M_r 500,8
CAS Nr. 6906-38-3

Delphinidin-3-*O*-glucosid-chlorid

N

Naphthalin R 1057100

C₁₀H₈ M_r 128,2
CAS Nr. 91-20-3

Weiße bis fast weiße Kristalle; praktisch unlöslich in Wasser, löslich in Ethanol 96 %

Smp: etwa 80 °C

Naphthalin, das in der Szintillationsmessung verwendet wird, muss eine dafür geeignete Qualität haben.

Naphthalin-2,3-diamin R 1199700

C₁₀H₁₀N₂ M_r 158,2
CAS Nr. 771-97-1

2,3-Naphthalindiamin; 2,3-Diaminonaphthalin

Bräunlich gelbes, kristallines Pulver; schwer löslich in Ethanol 96 %, praktisch unlöslich in Aceton

Smp: 195 bis 198 °C

Naphtharson R 1121400

C₁₆H₁₁AsN₂Na₂O₁₀S₂ M_r 576,3
CAS Nr. 3688-92-4

Thorin; 4-[(2-Arsonophenyl)azo]-3-hydroxynaphthalin-2,7-disulfonsäure, Dinatriumsalz

Rotes Pulver; löslich in Wasser

Naphtharson-Lösung R 1121401

Eine Lösung von Naphtharson R (0,58 g · l⁻¹)

Empfindlichkeitsprüfung: 50 ml Ethanol 96 % R werden mit 20 ml Wasser R, 1 ml verdünnter Schwefelsäure R 1 und 1 ml Naphtharson-Lösung versetzt. Wird die Lösung mit Bariumperchlorat-Lösung (0,025 mol · l⁻¹) titriert, muss ein Farbumschlag von Orangegelb nach Orangerosa erfolgen.

Lagerung: vor Licht geschützt; innerhalb einer Woche zu verwenden

Naphtharson-Lösung R 1 1121402

Eine Lösung von Naphtharson R (1 g · l⁻¹) in deionisiertem, destilliertem Wasser R

Empfindlichkeitsprüfung: 50 ml Ethanol 96 % R werden mit 20 ml Wasser R, 1 ml verdünnter Schwefelsäure R 1 und 1 ml Naphtharson-Lösung R 1 versetzt. Wird die Lösung mit Bariumperchlorat-Lösung (0,025 mol · l⁻¹) titriert, muss ein Farbumschlag von Orangegelb nach Orangerosa erfolgen.

Lagerung: vor Licht geschützt; innerhalb einer Woche zu verwenden

1-Naphthol R 1057300

C₁₀H₈O M_r 144,2
CAS Nr. 90-15-3

α-Naphthol

Weißes bis fast weißes, kristallines Pulver oder farblose bis weiße Kristalle, färbt sich am Licht dunkel; schwer löslich in Wasser, leicht löslich in Ethanol 96 %

Smp: etwa 95 °C

Lagerung: vor Licht geschützt

1-Naphthol-Lösung R 1057301

0,10 g 1-Naphthol R werden in 3 ml einer Lösung von Natriumhydroxid R (150 g · l⁻¹) gelöst. Die Lösung wird mit Wasser R zu 100 ml verdünnt.

Unmittelbar vor Gebrauch herzustellen

2-Naphthol *R* 1057400

$C_{10}H_8O$ M_r 144,2
CAS Nr. 135-19-3

β-Naphthol

Weiße bis schwach rosa gefärbte Kristalle oder Plättchen; sehr schwer löslich in Wasser, sehr leicht löslich in Ethanol 96 %

Smp: etwa 122 °C

Lagerung: vor Licht geschützt

2-Naphthol-Lösung *R* 1057401

5 g frisch umkristallisiertes 2-Naphthol *R* werden in 40 ml verdünnter Natriumhydroxid-Lösung *R* gelöst. Die Lösung wird mit Wasser *R* zu 100 ml verdünnt.

Unmittelbar vor Gebrauch herzustellen

2-Naphthol-Lösung *R* 1 1057402

3,0 mg 2-Naphthol *R* werden in 50 ml Schwefelsäure *R* gelöst. Die Lösung wird mit Schwefelsäure *R* zu 100,0 ml verdünnt.

Unmittelbar vor Gebrauch herzustellen

Naphtholbenzein *R* 1057600

$C_{27}H_{18}O_2$ M_r 374,4
CAS Nr. 145-50-6

α-Naphtholbenzein; 4-[(4-Hydroxynaphthalin-1-yl)= (phenyl)methyliden]naphthalin-1(4*H*)-on

Bräunlich rotes Pulver oder bräunlich schwarze, glänzende Kristalle; praktisch unlöslich in Wasser, löslich in Essigsäure 99 % und mit Ethanol 96 %

Naphtholbenzein-Lösung *R* 1057601

Eine Lösung von Naphtholbenzein *R* (2 g · l⁻¹) in wasserfreier Essigsäure *R*

Empfindlichkeitsprüfung: 50 ml Essigsäure 99 % *R* werden mit 0,25 ml Naphtholbenzein-Lösung versetzt. Die Lösung muss bräunlich gelb gefärbt sein. Bis zum Farbumschlag nach Grün dürfen höchstens 0,05 ml Perchlorsäure (0,1 mol · l⁻¹) verbraucht werden.

Naphtholgelb *R* 1136600

$C_{10}H_5N_2NaO_5$ M_r 256,2

2,4-Dinitro-1-naphthol, Natriumsalz

Pulver oder Kristalle, orangegelb; leicht löslich in Wasser, schwer löslich in wasserfreiem Ethanol

Naphtholgelb S *R* 1143800

$C_{10}H_4N_2Na_2O_8S$ M_r 358,2
CAS Nr. 846-70-8

C.I. Nr. 10316
8-Hydroxy-5,7-dinitro-2-naphthalinsulfonsäure, Dinatriumsalz; Dinatrium-5,7-dinitro-8-oxidonaphthalin-2-sulfonat

Gelbes bis orangegelbes Pulver; leicht löslich in Wasser

1-Naphthylamin *R* 1057700

$C_{10}H_9N$ M_r 143,2
CAS Nr. 134-32-7

α-Naphthylamin

Weißes bis fast weißes, kristallines Pulver, färbt sich an Licht und Luft rötlich; schwer löslich in Wasser, leicht löslich in Ethanol 96 %

Smp: etwa 51 °C

Lagerung: vor Licht geschützt

1-Naphthylessigsäure *R* 1148400

$C_{12}H_{10}O_2$ M_r 186,2
CAS Nr. 86-87-3

(Naphthalin-1-yl)essigsäure

Weißes bis gelbes, kristallines Pulver; sehr schwer löslich in Wasser, leicht löslich in Aceton

Smp: etwa 135 °C

Naphthylethylendiamindihydrochlorid *R* 1057800

$C_{12}H_{16}Cl_2N_2$ M_r 259,2
CAS Nr. 1465-25-4

N-(1-Naphthyl)ethylendiamin-dihydrochlorid

Weißes bis gelblich weißes Pulver; löslich in Wasser, schwer löslich in Ethanol 96 %

Die Substanz kann Kristallmethanol enthalten.

Naphthylethylendiamindihydrochlorid-Lösung *R*
1057801

0,1 g Naphthylethylendiamindihydrochlorid *R* werden in Wasser *R* zu 100 ml gelöst.

Unmittelbar vor Gebrauch herzustellen

Naringin *R* 1137300

$C_{27}H_{32}O_{14}$ M_r 580,5
CAS Nr. 10236-47-2

7-[[2-*O*-(6-Desoxy-α-L-mannopyranosyl)-β-D-gluco=
pyranosyl]oxy]-5-hydroxy-2-(4-hydroxyphenyl)-
2,3-dihydro-4*H*-chromen-4-on

Weißes bis fast weißes, kristallines Pulver; schwer löslich in Wasser, löslich in Dimethylformamid und Methanol

Smp: etwa 171 °C

Absorption (2.2.25): Naringin, in einer Lösung von Dimethylformamid *R* (5 g · l⁻¹) in Methanol *R* gelöst, zeigt ein Absorptionsmaximum bei 283 nm.

Natrium *R* 1078500

Na A_r 22,99
CAS Nr. 7440-23-5

Metall, dessen frisch geschnittene Oberfläche glänzendes, silbergraues Aussehen hat

An der Luft wird die Oberfläche schnell glanzlos, oxidiert vollständig zu Natriumhydroxid und geht in Natriumcarbonat über. Mit Wasser reagiert die Substanz heftig unter Wasserstoffentwicklung und Bildung einer Lösung von Natriumhydroxid.

Löslich in wasserfreiem Methanol unter Wasserstoffentwicklung und Bildung einer Lösung von Natriummethanolat; praktisch unlöslich in Petrolether

Lagerung: dicht verschlossen, unter Petrolether oder flüssigem Paraffin

Natriumacetat *R* 1078600

CAS Nr. 6131-90-4

Muss der Monographie **Natriumacetat-Trihydrat (Natrii acetas trihydricus)** entsprechen

Natriumacetat, wasserfreies *R* 1078700

$C_2H_3NaO_2$ M_r 82,0
CAS Nr. 127-09-3

Kristalle oder Granulat, farblos; sehr leicht löslich in Wasser, wenig löslich in Ethanol 96 %

Trocknungsverlust (2.2.32): höchstens 2,0 Prozent, durch Trocknen im Trockenschrank bei 105 °C bestimmt

Natriumarsenit *R* 1165900

NaAsO$_2$ M_r 129,9
CAS Nr. 7784-46-5

Natriummetaarsenit

Natriumarsenit-Lösung *R* 1165901

5,0 g Natriumarsenit *R* werden in 30 ml Natriumhydroxid-Lösung (1 mol · l⁻¹) gelöst. Die Lösung wird auf 0 °C abgekühlt und unter Rühren mit 65 ml verdünnter Salzsäure *R* versetzt.

Natriumascorbat-Lösung *R* 1078800

CAS Nr. 134-03-2

3,5 g Ascorbinsäure *R* werden in 20 ml Natriumhydroxid-Lösung (1 mol · l⁻¹) gelöst.

Unmittelbar vor Gebrauch herzustellen

Natriumazid *R* 1078900

NaN$_3$ M_r 65,0
CAS Nr. 26628-22-8

Weißes bis fast weißes, kristallines Pulver oder Kristalle; leicht löslich in Wasser, schwer löslich in Ethanol 96 %

Natriumbenzolsulfonat *R*   1196600

$Na^{\oplus}$ [benzene-SO$_3^{\ominus}$]

$C_6H_5SO_3Na$ M_r 180,16
CAS Nr. 515-42-4

Weißes, kristallines Pulver; löslich in Wasser

Natriumbismutat *R*   1079000

$NaBiO_3$ M_r 280,0
CAS Nr. 12232-99-4

Gehalt: mindestens 85,0 Prozent

Gelbes bis gelblich braunes Pulver, sich langsam in feuchter Atmosphäre oder bei höherer Temperatur zersetzend; praktisch unlöslich in kaltem Wasser

Gehaltsbestimmung: 0,200 g Substanz werden in 10 ml einer Lösung von Kaliumiodid *R* ($200\,g \cdot l^{-1}$) suspendiert. Nach Zusatz von 20 ml verdünnter Schwefelsäure *R* und 1 ml Stärke-Lösung *R* wird die Mischung mit Natriumthiosulfat-Lösung ($0,1\,mol \cdot l^{-1}$) bis zur Orangefärbung titriert.

1 ml Natriumthiosulfat-Lösung ($0,1\,mol \cdot l^{-1}$) entspricht 14,00 mg $NaBiO_3$.

Natriumbromid *R*   1154300

CAS Nr. 7647-15-6

Muss der Monographie **Natriumbromid (Natrii bromidum)** entsprechen

Natriumbutansulfonat *R*   1115600

$Na^{\oplus}$ [H_3C—propyl—$SO_3^{\ominus}$]

$C_4H_9NaO_3S$ M_r 160,2
CAS Nr. 2386-54-1

Butan-1-sulfonsäure, Natriumsalz

Weißes bis fast weißes, kristallines Pulver; löslich in Wasser

Smp: oberhalb von 300 °C

Natriumcalciumedetat *R*   1174000

CAS Nr. 62-33-9

Muss der Monographie **Natriumcalciumedetat (Natrii calcii edetas)** entsprechen

Natriumcarbonat *R*   1079200

CAS Nr. 6132-02-1

Muss der Monographie **Natriumcarbonat-Decahydrat (Natrii carbonas decahydricus)** entsprechen

Natriumcarbonat, wasserfreies *R*   1079300

Na_2CO_3 M_r 106,0
CAS Nr. 497-19-8

Weißes bis fast weißes, hygroskopisches Pulver; leicht löslich in Wasser

Wird die Substanz auf etwa 300 °C erhitzt, darf der Masseverlust höchstens 1 Prozent betragen.

Lagerung: dicht verschlossen

Natriumcarbonat-Lösung *R*   1079301

Eine Lösung von wasserfreiem Natriumcarbonat *R* ($106\,g \cdot l^{-1}$)

Natriumcarbonat-Lösung *R* 1   1079302

Eine Lösung von wasserfreiem Natriumcarbonat *R* ($20\,g \cdot l^{-1}$) in Natriumhydroxid-Lösung ($0,1\,mol \cdot l^{-1}$)

Natriumcarbonat-Lösung *R* 2   1079303

Eine Lösung von wasserfreiem Natriumcarbonat *R* ($40\,g \cdot l^{-1}$) in Natriumhydroxid-Lösung ($0,2\,mol \cdot l^{-1}$)

Natriumcarbonat-Monohydrat *R*   1131700

CAS Nr. 5968-11-6

Muss der Monographie **Natriumcarbonat-Monohydrat (Natrii carbonas monohydricus)** entsprechen

Natriumcetylstearylsulfat *R*   1079400

Muss der Monographie **Natriumcetylstearylsulfat (Natrii cetylo- et stearylosulfas)** entsprechen

Natriumchlorid *R*   1079500

CAS Nr. 7647-14-5

Muss der Monographie **Natriumchlorid (Natrii chloridum)** entsprechen

Natriumchlorid-Lösung *R*   1079502

Eine 20-prozentige Lösung (*m/m*) von Natriumchlorid *R*

Natriumchlorid-Lösung, gesättigte *R*   1079503

1 Teil Natriumchlorid *R* wird mit 2 Teilen Wasser *R* gemischt und unter gelegentlichem Schütteln stehen ge-

lassen. Vor Gebrauch wird die Mischung dekantiert und die Lösung falls erforderlich filtriert.

Natriumcitrat *R*   1079600

CAS Nr. 6132-04-3

Muss der Monographie **Natriumcitrat (Natrii citras)** entsprechen

Natriumdecansulfonat *R*   1079800

$C_{10}H_{21}NaO_3S$ M_r 244,3
CAS Nr. 13419-61-9

Decan-1-sulfonsäure, Natriumsalz

Kristallines Pulver oder Schuppen, weiß bis fast weiß; leicht löslich in Wasser, löslich in Methanol

Natriumdecylsulfat *R*   1138600

$C_{10}H_{21}NaO_4S$ M_r 260,3
CAS Nr. 142-87-0

Gehalt: mindestens 95,0 Prozent

Weißes bis fast weißes Pulver; leicht löslich in Wasser

Natriumdesoxycholat *R*   1131800

$C_{24}H_{39}NaO_4$ M_r 414,6
CAS Nr. 302-95-4

Natrium(3α,12α-dihydroxy-5β-cholan-24-oat)

Natriumdiethyldithiocarbamat *R*   1080000

$C_5H_{10}NNaS_2 \cdot 3\ H_2O$ M_r 225,3
CAS Nr. 20624-25-3

Weiße bis fast weiße oder farblose Kristalle; leicht löslich in Wasser, löslich in Ethanol 96 %

Die wässrige Lösung ist farblos.

Natriumdihydrogenphosphat *R*   1080100

CAS Nr. 13472-35-0

Muss der Monographie **Natriumdihydrogenphosphat-Dihydrat (Natrii dihydrogenophosphas dihydricus)** entsprechen

Natriumdihydrogenphosphat, wasserfreies *R*   1080200

NaH_2PO_4 M_r 120,0
CAS Nr. 7558-80-7

Weißes bis fast weißes, hygroskopisches Pulver

Lagerung: dicht verschlossen

Natriumdihydrogenphosphat-Monohydrat *R*   1080300

$NaH_2PO_4 \cdot H_2O$ M_r 138,0
CAS Nr. 10049-21-5

Weiße bis fast weiße, leicht zerfließliche Kristalle oder Körnchen; leicht löslich in Wasser, praktisch unlöslich in Ethanol 96 %

Lagerung: dicht verschlossen

Natriumdioctylsulfosuccinat *R*   1170800

$C_{20}H_{37}NaO_7S$ M_r 444,6
CAS Nr. 577-11-7

Natrium[1,4-bis[(2-ethylhexyl)oxy]-1,4-dioxobutan-2-sulfonat]; 1,4-Bis(2-ethylhexyl)sulfobutandioat-Natriumsalz; Docusat-Natrium

Weißer bis fast weißer, wachsartiger Feststoff

Natriumdiphosphat *R*   1083600

$Na_4P_2O_7 \cdot 10\ H_2O$ M_r 446,1
CAS Nr. 13472-36-1

Natriumdiphosphat, Decahydrat

Farblose, schwach verwitternde Kristalle; leicht löslich in Wasser

Natriumdisulfit *R* 1082000

CAS Nr. 7681-57-4

Muss der Monographie **Natriummetabisulfit (Natrii metabisulfis)** entsprechen

Natriumdithionit *R* 1080400

$Na_2S_2O_4$ M_r 174,1
CAS Nr. 7775-14-6

Weißes bis grauweißes, kristallines Pulver; an der Luft oxidierend; sehr leicht löslich in Wasser, schwer löslich in Ethanol 96 %

Lagerung: dicht verschlossen

Natriumdodecylsulfat *R* 1080500

CAS Nr. 151-21-3

Muss der Monographie **Natriumdodecylsulfat (Natrii laurilsulfas)** entsprechen, mit Ausnahme des Gehalts, der mindestens 99,0 Prozent betragen sollte

Natriumedetat *R* 1080600

CAS Nr. 6381-92-6

Muss der Monographie **Natriumedetat (Dinatrii edetas)** entsprechen

Natriumfluorid *R* 1080800

CAS Nr. 7681-49-4

Muss der Monographie **Natriumfluorid (Natrii fluoridum)** entsprechen

Natriumformiat *R* 1122200

$CHNaO_2$ M_r 68,0
CAS Nr. 141-53-7

Natriummethanoat

Kristallines Pulver oder zerfließliches Granulat, weiß bis fast weiß; löslich in Wasser und Glycerol, schwer löslich in Ethanol 96 %

Smp: etwa 253 °C

Natriumglucuronat *R* 1080900

$C_6H_9NaO_7 \cdot H_2O$ M_r 234,1

D-Glucuronsäure, Natriumsalz, Monohydrat

$[\alpha]_D^{20}$: etwa +21,5, an einer Lösung der Substanz (20 g · l^{-1}) bestimmt

Natriumglycocholat-Dihydrat *R* 1155500

$C_{26}H_{42}NNaO_6 \cdot 2\ H_2O$ M_r 523,6
CAS Nr. 207300-80-9

Natrium[(3α,7α,12α-trihydroxy-5β-cholan-24-oyl)amino]acetat, Dihydrat; *N*-(3α,7α,12α-Trihydroxy-24-oxo-5β-cholan-24-yl)glycin, Natriumsalz, Dihydrat

Gehalt: mindestens 97 Prozent $C_{26}H_{42}NNaO_6 \cdot 2\ H_2O$

Natriumheptansulfonat *R* 1081000

$C_7H_{15}NaO_3S$ M_r 202,3
CAS Nr. 22767-50-6

Heptan-1-sulfonsäure, Natriumsalz

Weiße bis fast weiße, kristalline Masse; leicht löslich in Wasser, löslich in Methanol

Natriumheptansulfonat-Monohydrat *R* 1081100

$C_7H_{15}NaO_3S \cdot H_2O$ M_r 220,3

Gehalt: mindestens 96 Prozent, berechnet auf die wasserfreie Substanz

Weißes bis fast weißes, kristallines Pulver; löslich in Wasser, sehr schwer löslich in wasserfreiem Ethanol

Wasser (2.5.12): höchstens 8 Prozent, mit 0,300 g Substanz bestimmt

Gehaltsbestimmung: 0,150 g Substanz, in 50 ml wasserfreier Essigsäure *R* gelöst, werden mit Perchlorsäure (0,1 mol · l^{-1}) titriert. Der Endpunkt wird mit Hilfe der Potentiometrie (2.2.20) bestimmt.

1 ml Perchlorsäure (0,1 mol · l^{-1}) entspricht 20,22 mg C$_7$H$_{15}$NaO$_3$S.

Natriumhexanitrocobaltat(III) R 1079700

Na$_3$[Co(NO$_2$)$_6$] M_r 403,9
CAS Nr. 13600-98-1

Orangegelbes Pulver; leicht löslich in Wasser, schwer löslich in Ethanol 96%

Natriumhexanitrocobaltat(III)-Lösung R 1079701

Eine Lösung von Natriumhexanitrocobaltat(III) R (100 g · l^{-1})

Unmittelbar vor Gebrauch herzustellen

Natriumhexansulfonat R 1081200

Na$^⊕$ [H$_3$C——SO$_3^⊖$]

C$_6$H$_{13}$NaO$_3$S M_r 188,2
CAS Nr. 2832-45-3

Hexan-1-sulfonsäure, Natriumsalz

Weißes bis fast weißes Pulver; leicht löslich in Wasser

Natriumhexansulfonat-Monohydrat R 1161500

Na$^⊕$ [H$_3$C——SO$_3^⊖$] · H$_2$O

C$_6$H$_{13}$NaO$_3$S · H$_2$O M_r 206,2
CAS Nr. 207300-91-2

Weißes bis fast weißes Pulver; löslich in Wasser

Natriumhexansulfonat-Monohydrat zur Ionenpaar-Chromatographie R 1182300

C$_6$H$_{13}$NaO$_3$S · H$_2$O M_r 206,2
CAS Nr. 207300-91-2

Gehalt: mindestens 99,0 Prozent

Natriumhydrogencarbonat R 1081300

CAS Nr. 144-55-8

Muss der Monographie **Natriumhydrogencarbonat (Natrii hydrogenocarbonas)** entsprechen

Natriumhydrogencarbonat-Lösung R 1081301

Eine Lösung von Natriumhydrogencarbonat R (42 g · l^{-1})

Natriumhydrogensulfat R 1131900

NaHSO$_4$ M_r 120,1
CAS Nr. 7681-38-1

Natriumbisulfat

Leicht löslich in Wasser, sehr leicht löslich in siedendem Wasser

Die Substanz zersetzt sich in Gegenwart von Ethanol 96% in Natriumsulfat und freie Schwefelsäure.

Smp: etwa 315 °C

Natriumhydrogensulfit R 1115700

NaHSO$_3$ M_r 104,1
CAS Nr. 7631-90-5

Weißes bis fast weißes, kristallines Pulver; leicht löslich in Wasser, wenig löslich in Ethanol 96%

Unter Lufteinfluss gibt die Substanz etwas Schwefeldioxid ab und wird allmählich zum Sulfat oxidiert.

Natriumhydroxid R 1081400

CAS Nr. 1310-73-2

Muss der Monographie **Natriumhydroxid (Natrii hydroxidum)** entsprechen

Natriumhydroxid-Lösung R 1081401

20,0 g Natriumhydroxid R werden in Wasser R zu 100,0 ml gelöst. Mit Hilfe von Salzsäure (1 mol · l^{-1}) und unter Verwendung von Methylorange-Lösung R wird die Konzentration bestimmt und, falls erforderlich, auf 200 g · l^{-1} eingestellt.

Natriumhydroxid-Lösung (4 mol · l^{-1}) R 1081407

168 g Natriumhydroxid R werden in kohlendioxidfreiem Wasser R zu 1,0 Liter gelöst.

Natriumhydroxid-Lösung (2 mol · l^{-1}) R 3009800

84 g Natriumhydroxid R werden in kohlendioxidfreiem Wasser R zu 1000,0 ml gelöst.

Natriumhydroxid-Lösung, carbonatfreie R 1081406

Natriumhydroxid R wird in kohlendioxidfreiem Wasser R so gelöst, dass eine Konzentration von 500 g · l^{-1} erhalten wird.

Die Mischung wird stehen gelassen und der Überstand abgegossen. Dabei sind Vorkehrungen zu treffen, die einen Zutritt von Kohlendioxid verhindern.

Natriumhydroxid-Lösung, konzentrierte R   1081404

42 g Natriumhydroxid R werden in Wasser R zu 100 ml gelöst.

Natriumhydroxid-Lösung, methanolische R   1081403

40 mg Natriumhydroxid R werden in 50 ml Wasser R gelöst. Nach dem Abkühlen wird die Lösung mit 50 ml Methanol R versetzt.

Natriumhydroxid-Lösung, methanolische R 1   1081405

0,200 g Natriumhydroxid R werden in 50 ml Wasser R gelöst. Nach dem Abkühlen wird die Lösung mit 50 ml Methanol R versetzt.

Natriumhydroxid-Lösung, verdünnte R   1081402

8,5 g Natriumhydroxid R werden in Wasser R zu 100 ml gelöst.

Natrium(2-hydroxybutyrat) R   1158800

$C_4H_7NaO_3$ M_r 126,1
CAS Nr. 19054-57-0

Natrium[(2RS)-2-hydroxybutanoat]

Natriumhypobromit-Lösung R   1081500

Unter Kühlung in einer Eis-Wasser-Mischung werden 20 ml konzentrierte Natriumhydroxid-Lösung R und 500 ml Wasser R gemischt. Nach Zusatz von 5 ml Brom-Lösung R wird die Mischung bis zum vollständigen Lösen vorsichtig gerührt.

Unmittelbar vor Gebrauch herzustellen

Natriumhypochlorit-Lösung R   1081600

Gehalt: 25 bis 30 g · l^{-1} aktives Chlor

Gelbliche Lösung, alkalische Reaktion

Gehaltsbestimmung: In einen Erlenmeyerkolben werden nacheinander 50 ml Wasser R, 1 g Kaliumiodid R und 12,5 ml verdünnte Essigsäure R gegeben. 10,0 ml Substanz werden mit Wasser R zu 100,0 ml verdünnt. 10,0 ml Verdünnung werden in den Kolben gegeben. Das ausgeschiedene Iod wird mit Natriumthiosulfat-Lösung (0,1 mol · l^{-1}) unter Zusatz von 1 ml Stärke-Lösung R titriert.

1 ml Natriumthiosulfat-Lösung (0,1 mol · l^{-1}) entspricht 3,546 mg aktivem Chlor.

Lagerung: vor Licht geschützt

Natriumhypophosphit R   1081700

$NaH_2PO_2 \cdot H_2O$ M_r 106,0
CAS Nr. 10039-56-2

Natriumphosphinat, Monohydrat

Farblose Kristalle oder weißes bis fast weißes, kristallines Pulver, hygroskopisch; leicht löslich in Wasser, löslich in Ethanol 96 %

Lagerung: dicht verschlossen

Natriumiodid R   1081800

CAS Nr. 7681-82-5

Muss der Monographie **Natriumiodid (Natrii iodidum)** entsprechen

Natriumlaurylsulfat R   1081900

CAS Nr. 151-21-3

Muss der Monographie **Natriumdodecylsulfat (Natrii laurilsulfas)** entsprechen

Natriumlaurylsulfat R 1   1208700

CAS Nr. 151-21-3

Gehalt: mindestens 99,0 Prozent

Natriumlaurylsulfonat zur Chromatographie R
1132000

$C_{12}H_{25}NaO_3S$ M_r 272,4
CAS Nr. 2386-53-0

Dodecan-1-sulfonsäure, Natriumsalz

Weißes bis fast weißes Pulver oder Kristalle; leicht löslich in Wasser

Absorption $A_{1cm}^{5\%}$ (2.2.25):

etwa 0,05 bei 210 nm
etwa 0,03 bei 220 nm
etwa 0,02 bei 230 nm
etwa 0,02 bei 500 nm
an einer Lösung der Substanz in Wasser R
bestimmt

Natriummethansulfonat R 1082100

$$Na^{\oplus} \; [H_3C{-}SO_3^{\ominus}]$$

CH₃NaO₃S M_r 118,1
CAS Nr. 2386-57-4

Methansulfonsäure, Natriumsalz

Weißes bis fast weißes, kristallines, hygroskopisches Pulver

Lagerung: dicht verschlossen

Natrium-2-methyl-2-thiazolin-4-carboxylat R 1208900

C₅H₆NNaO₂S M_r 167,2
CAS Nr. 15058-19-2

Natrium-2-methyl-4,5-dihydro-1,3-thiazol-4-carboxylat

Weißer Feststoff

Gehalt: mindestens 95 Prozent

Natriummolybdat R 1082200

Na₂MoO₄ · 2 H₂O M_r 242,0
CAS Nr. 10102-40-6

Weißes bis fast weißes, kristallines Pulver oder farblose Kristalle; leicht löslich in Wasser

Natriummonohydrogenarsenat R 1102500

Na₂HAsO₄ · 7 H₂O M_r 312,0
CAS Nr. 10048-95-0

Dinatriumarsenat(V)-Heptahydrat; Arsensäure, Dinatriumsalz, Heptahydrat

Kristalle, in warmer Luft verwitternd; leicht löslich in Wasser, löslich in Glycerol, schwer löslich in Ethanol 96 %

Eine wässrige Lösung der Substanz reagiert alkalisch gegen Lackmus R.

d_{20}^{20}: etwa 1,87
Smp: etwa 57 °C, beim schnellen Erhitzen

Natriummonohydrogencitrat R 1033200

C₆H₆Na₂O₇ · 1,5 H₂O M_r 263,1
CAS Nr. 144-33-2

Natriummonohydrogencitrat, Sesquihydrat; Citronensäure, Dinatriumsalz, Sesquihydrat

Weißes bis fast weißes Pulver; löslich in weniger als 2 Teilen Wasser, praktisch unlöslich in Ethanol 96 %

Natriummonohydrogenphosphat, wasserfreies R 1033400

Na₂HPO₄ M_r 142,0
CAS Nr. 7558-79-4

Natriummonohydrogenphosphat-Dihydrat R 1033500

CAS Nr. 10028-24-7

Muss der Monographie **Natriummonohydrogenphosphat-Dihydrat (Dinatrii phosphas dihydricus)** entsprechen

Natriummonohydrogenphosphat-Heptahydrat R 1206900

Na₂HPO₄ · 7 H₂O M_r 268,1
CAS Nr. 7782-85-6

Natriummonohydrogenphosphat-Dodecahydrat R 1033300

CAS Nr. 10039-32-4

Muss der Monographie **Natriummonohydrogenphosphat-Dodecahydrat (Dinatrii phosphas dodecahydricus)** entsprechen

Natriummonohydrogenphosphat-Lösung R 1033301

Eine Lösung von Natriummonohydrogenphosphat-Dodecahydrat R (90 g · l⁻¹)

Natriumnaphthochinonsulfonat R 1082300

C₁₀H₅NaO₅S M_r 260,2
CAS Nr. 521-24-4

1,2-Naphthochinon-4-sulfonsäure, Natriumsalz

Gelbes bis orangegelbes, kristallines Pulver; leicht löslich in Wasser, praktisch unlöslich in Ethanol 96 %

Natriumnitrat R 1082400

NaNO$_3$ M_r 85,0
CAS Nr. 7631-99-4

Weißes bis fast weißes Pulver oder Granulat oder farblose, durchscheinende Kristalle, zerfließlich in feuchter Atmosphäre; leicht löslich in Wasser, schwer löslich in Ethanol 96 %

Lagerung: dicht verschlossen

Natriumnitrit R 1082500

NaNO$_2$ M_r 69,0
CAS Nr. 7632-00-0

Gehalt: mindestens 97,0 Prozent

Weißes bis fast weißes, körniges Pulver oder schwach gelbes, kristallines Pulver; leicht löslich in Wasser

Gehaltsbestimmung: 0,100 g Substanz werden in Wasser R zu 50 ml gelöst. Die Lösung wird mit 50,0 ml Kaliumpermanganat-Lösung (0,02 mol · l^{-1}), 15 ml verdünnter Schwefelsäure R und 3 g Kaliumiodid R versetzt und mit Natriumthiosulfat-Lösung (0,1 mol · l^{-1}) titriert, wobei gegen Ende der Titration 1,0 ml Stärke-Lösung R zugesetzt wird.

1 ml Kaliumpermanganat-Lösung (0,02 mol · l^{-1}) entspricht 3,450 mg NaNO$_2$.

Natriumnitrit-Lösung R 1082501

Eine Lösung von Natriumnitrit R (100 g · l^{-1})

Unmittelbar vor Gebrauch herzustellen

Natriumoctansulfonat R 1082700

C$_8$H$_{17}$NaO$_3$S M_r 216,3
CAS Nr. 5324-84-5

Gehalt: mindestens 98,0 Prozent

Kristallines Pulver oder Schuppen, weiß bis fast weiß; leicht löslich in Wasser, löslich in Methanol

Absorption (2.2.25): Die Absorption einer Lösung der Substanz (54 g · l^{-1}) darf höchstens 0,10 bei 200 nm und höchstens 0,01 bei 250 nm betragen.

Natriumoctansulfonat-Monohydrat R 1176700

C$_8$H$_{17}$NaO$_3$S · H$_2$O M_r 234,3
CAS Nr. 207596-29-0

Weißes bis fast weißes Pulver

Natriumoctylsulfat R 1082800

C$_8$H$_{17}$NaO$_4$S M_r 232,3
CAS Nr. 142-31-4

Octylhydrogensulfat, Natriumsalz

Kristallines Pulver oder Schuppen, weiß bis fast weiß; leicht löslich in Wasser, löslich in Methanol

Natriumoxalat R 1082900

C$_2$Na$_2$O$_4$ M_r 134,0
CAS Nr. 62-76-0

Weißes bis fast weißes, kristallines Pulver; löslich in Wasser, praktisch unlöslich in Ethanol 96 %

Natriumoxidronat R 1194000

CH$_4$Na$_2$O$_7$P$_2$ M_r 236,0
CAS Nr. 14255-61-9

Natriumhydroxymethylendiphosphonat

Weißes bis fast weißes Pulver oder farblose Kristalle; sehr leicht löslich in Wasser, sehr schwer löslich in Ethanol 96 %, praktisch unlöslich in Dichlormethan

Natriumpentansulfonat R 1083000

C$_5$H$_{11}$NaO$_3$S M_r 174,2
CAS Nr. 22767-49-3

Pentan-1-sulfonsäure, Natriumsalz

Weiße bis fast weiße, kristalline Masse; löslich in Wasser

Natriumpentansulfonat-Monohydrat R 1132100

C$_5$H$_{11}$NaO$_3$S · H$_2$O M_r 192,2
CAS Nr. 207605-40-1

Pentan-1-sulfonsäure, Natriumsalz, Monohydrat

Weiße bis fast weiße, kristalline Masse; löslich in Wasser

Natriumpentansulfonat-Monohydrat R 1   1172500

$C_5H_{11}NaO_3S \cdot H_2O$ M_r 192,2
CAS Nr. 207605-40-1

Gehalt: mindestens 99 Prozent $C_5H_{11}NaO_3S \cdot H_2O$

Natriumperchlorat R   1083100

$NaClO_4 \cdot H_2O$ M_r 140,5
CAS Nr. 7791-07-3

Gehalt: mindestens 99,0 Prozent $NaClO_4 \cdot H_2O$

Weiße bis fast weiße, zerfließliche Kristalle; sehr leicht löslich in Wasser

Lagerung: gut verschlossen

Natriumperiodat R   1083200

$NaIO_4$ M_r 213,9
CAS Nr. 7790-28-5

Gehalt: mindestens 99,0 Prozent

Weißes bis fast weißes, kristallines Pulver oder weiße Kristalle; löslich in Wasser und in Mineralsäuren

Natriumperiodat-Lösung R   1083201

1,07 g Natriumperiodat R werden in Wasser R gelöst. Nach Zusatz von 5 ml verdünnter Schwefelsäure R wird die Lösung mit Wasser R zu 100,0 ml verdünnt.

Unmittelbar vor Gebrauch herzustellen

Natriumphosphat R   1094300

$Na_3PO_4 \cdot 12\,H_2O$ M_r 380,1
CAS Nr. 10101-89-0

Farblose oder weiße bis fast weiße Kristalle; leicht löslich in Wasser

Natriumphosphit-Pentahydrat R   1132200

$Na_2HPO_3 \cdot 5\,H_2O$ M_r 216,0
CAS Nr. 13517-23-2

Dinatriumphosphonat, Pentahydrat

Weißes bis fast weißes, kristallines, hygroskopisches Pulver; leicht löslich in Wasser

Lagerung: dicht verschlossen

Natriumpikrat-Lösung, alkalische R   1083300

20 ml Pikrinsäure-Lösung R und 10 ml einer Lösung von Natriumhydroxid R (50 g · l^{-1}) werden gemischt. Die Mischung wird mit Wasser R zu 100 ml verdünnt.

Die Lösung ist innerhalb von 2 Tagen zu verwenden.

Natrium-1-propansulfonat R   1197600

$C_3H_9SO_4Na$ M_r 164,2
CAS Nr. 304672-01-3

Natriumpropan-1-sulfonat, Monohydrat

Smp: etwa 250 °C

Natriumpyruvat R   1204300

$C_3H_3NaO_3$ M_r 110,0
CAS Nr. 113-24-6

2-Oxypropansäure-Natriumsalz

Weißes bis schwach gelbes Pulver; löslich in Wasser (100 mg · ml^{-1})

Smp: oberhalb von 300 °C

Natriumrhodizonat R   1122300

$C_6Na_2O_6$ M_r 214,0
CAS Nr. 523-21-7

[(3,4,5,6-Tetraoxocyclohex-1-en-1,2-ylen)dioxy]di=natrium

Violette Kristalle; löslich in Wasser unter Bildung einer orangegelben Lösung

Lösungen der Substanz sind nicht stabil und müssen am Tag der Verwendung hergestellt werden.

Natriumsalicylat R   1083700

CAS Nr. 54-21-7

Muss der Monographie **Natriumsalicylat (Natrii salicylas)** entsprechen

Natriumstearylfumarat R 1195100

$C_{22}H_{39}NaO_4$
CAS Nr. 4070-80-8

Muss der Monographie **Natriumstearylfumarat (Natrii stearylis fumaras)** entsprechen

Natriumsulfat, wasserfreies R 1083800

CAS Nr. 7757-82-6

Wasserfreies Natriumsulfat, das der Monographie **Wasserfreies Natriumsulfat (Natrii sulfas anhydricus)** entspricht, wird bei 600 bis 700 °C geglüht.

Trocknungsverlust (2.2.32): höchstens 0,5 Prozent, durch Trocknen im Trockenschrank bei 130 °C bestimmt

Natriumsulfat, wasserfreies R 1 1083801

Wasserfreies Natriumsulfat R, zusätzlich mit folgenden oberen Grenzwerten:

Chlorid: 20 ppm
Arsen: 3 ppm
Blei: 10 ppm
Calcium: 50 ppm
Eisen: 10 ppm
Magnesium: 10 ppm

Natriumsulfat-Decahydrat R 1132300

CAS Nr. 7727-73-3

Muss der Monographie **Natriumsulfat-Decahydrat (Natrii sulfas decahydricus)** entsprechen

Natriumsulfid R 1083900

$Na_2S \cdot 9\ H_2O$ M_r 240,2
CAS Nr. 1313-84-4

Farblose, sich schnell gelb färbende, zerfließliche Kristalle; sehr leicht löslich in Wasser

Lagerung: dicht verschlossen

Natriumsulfid-Lösung R 1083901

12 g Natriumsulfid R werden unter Erhitzen in 45 ml einer Mischung von 10 Volumteilen Wasser R und 29 Volumteilen Glycerol 85 % R gelöst. Die Lösung wird nach dem Erkalten mit der gleichen Mischung zu 100 ml verdünnt.

Die Lösung muss farblos sein.

Natriumsulfid-Lösung R 1 1083902

Die Lösung wird nach einer der folgenden Methoden hergestellt:

– 5 g Natriumsulfid R werden in einer Mischung von 10 ml Wasser R und 30 ml Glycerol R gelöst.
– 5 g Natriumhydroxid R werden in einer Mischung von 30 ml Wasser R und 90 ml Glycerol R gelöst. Die Lösung wird in 2 gleiche Anteile geteilt. In einen Anteil wird unter Kühlen Schwefelwasserstoff R bis zur Sättigung eingeleitet. Die 2 Anteile werden wieder vereinigt.

Lagerung: vor Licht geschützt, in dem Verbrauch angemessenen, möglichst vollständig gefüllten Behältnissen

Die Lösung ist innerhalb von 3 Monaten zu verwenden.

Natriumsulfit, wasserfreies R 1084100

CAS Nr. 7757-83-7

Muss der Monographie **Natriumsulfit (Natrii sulfis)** entsprechen

Natriumsulfit-Heptahydrat R 1084000

CAS Nr. 10102-15-5

Muss der Monographie **Natriumsulfit-Heptahydrat (Natrii sulfis heptahydricus)** entsprechen

Natriumtartrat R 1084200

$C_4H_4Na_2O_6 \cdot 2\ H_2O$ M_r 230,1
CAS Nr. 6106-24-7

(R,R)-2,3-Dihydroxybutandisäure, Dinatriumsalz, Dihydrat; (R,R)-Weinsäure, Dinatriumsalz, Dihydrat

Weiße bis fast weiße Kristalle oder Körner; sehr leicht löslich in Wasser, praktisch unlöslich in Ethanol 96 %

Natriumtaurodesoxycholat-Monohydrat R 1155600

$C_{26}H_{44}NNaO_6S \cdot H_2O$ M_r 539,7
CAS Nr. 110026-03-4

Natrium-2-[(3α,12α-dihydroxy-5β-cholan-24-oyl)amino]ethansulfonat, Monohydrat; 2-[[3α,12α-Dihydroxy-24-oxo-5β-cholan-24-yl]amino]ethansulfonsäure, Natriumsalz, Monohydrat

Gehalt: mindestens 94 Prozent $C_{26}H_{44}NNaO_6S \cdot H_2O$

Natriumtetraborat R   1033600

CAS Nr. 1303-96-4

Muss der Monographie **Natriumtetraborat (Borax)** entsprechen

Natriumtetraborat-Lösung R   1033601

9,55 g Natriumtetraborat R werden in Schwefelsäure R gelöst. Die Lösung wird im Wasserbad erhitzt und mit der gleichen Säure zu 1000 ml verdünnt.

Natriumtetrahydroborat R   1146900

NaBH$_4$ M_r 37,8
CAS Nr. 16940-66-2

Natriumborhydrid

Farblose, hygroskopische Kristalle; leicht löslich in Wasser, löslich in wasserfreiem Ethanol; zersetzen sich bei höheren Temperaturen oder in Gegenwart von Säuren oder bestimmten Metallsalzen unter Bildung von Borax und Wasserstoff

Lagerung: dicht verschlossen

Natriumtetrahydroborat-Reduktionslösung R   1146901

In einem 500-ml-Messkolben mit Rührstab werden etwa 100 ml Wasser R mit 5,0 g Natriumhydroxid R in Form von Plätzchen und 2,5 g Natriumtetrahydroborat R versetzt. Die Mischung wird bis zum vollständigen Lösen gerührt. Die Lösung wird mit Wasser R zu 500,0 ml verdünnt und gemischt.

Unmittelbar vor Gebrauch herzustellen

Natriumtetraphenylborat R   1084400

Na[B(C$_6$H$_5$)$_4$] M_r 342,2
CAS Nr. 143-66-8

Weißes bis schwach gelbliches, voluminöses Pulver; leicht löslich in Wasser und in Aceton

Natriumtetraphenylborat-Lösung R   1084401

Eine Lösung von Natriumtetraphenylborat R (10 g · l^{-1})

Eine Woche lang haltbar; falls erforderlich vor Gebrauch zu filtrieren

Natriumthioglycolat R   1084500

C$_2$H$_3$NaO$_2$S M_r 114,1
CAS Nr. 367-51-1

Mercaptoessigsäure, Natriumsalz

Weißes bis fast weißes, körniges Pulver oder Kristalle, hygroskopisch; leicht löslich in Wasser und in Methanol, schwer löslich in Ethanol 96 %

Lagerung: dicht verschlossen

Natriumthiosulfat R   1084600

CAS Nr. 10102-17-7

Muss der Monographie **Natriumthiosulfat (Natrii thiosulfas)** entsprechen

Natriumthiosulfat, wasserfreies R   1180700

Na$_2$S$_2$O$_3$ M_r 158,1
CAS Nr. 7772-98-7

Dinatriumthiosulfat

Gehalt: mindestens 98,0 Prozent

Natriumtrimethylsilyl-(D$_4$)propionat R   1179100

C$_6$H$_9$D$_4$NaO$_2$Si M_r 172,3
CAS Nr. 24493-21-8

Natrium[3-(trimethylsilyl)(2,2,3,3-D$_4$)propionat]; TSP-d$_4$

Weißes bis fast weißes Pulver

Deuterierungsgrad: mindestens 98 Prozent

Natriumtrimethylsilyl-(D$_4$)propionat R 1   1084300

C$_6$H$_9$D$_4$NaO$_2$Si M_r 172,3

Natrium[(2,2,3,3-D$_4$)-4,4-dimethyl-4-silapentanoat]

Weißes bis fast weißes, kristallines Pulver; leicht löslich in Wasser, in wasserfreiem Ethanol und in Methanol

Smp: etwa 300 °C

Deuterierungsgrad: mindestens 99 Prozent

Wasser und Deuteriumoxid: höchstens 0,5 Prozent

Natriumwolframat R   1084700

Na$_2$WO$_4$ · 2 H$_2$O M_r 329,9
CAS Nr. 10213-10-2

Weißes bis fast weißes, kristallines Pulver oder farblose Kristalle; leicht löslich in Wasser, wobei eine klare Lösung entsteht, praktisch unlöslich in Ethanol 96 %

Neohesperidin R 1182200

$C_{28}H_{34}O_{15}$ M_r 611
CAS Nr. 13241-33-3

Hesperetin-7-neohesperidosid; (2S)-7-[[2-O-(6-Desoxy-α-L-mannopyranosyl)-β-D-glucopyranosyl]oxy]-5-hydroxy-2-(3-hydroxy-4-methoxyphenyl)-2,3-dihydro-4H-1-benzopyran-4-on

***trans*-Nerolidol** R 1107900

$C_{15}H_{26}O$ M_r 222,4
CAS Nr. 40716-66-3

3,7,11-Trimethyldodeca-1,6,10-trien-3-ol

Schwach gelbe Flüssigkeit mit einem schwachen Geruch nach Lilie und Maiglöckchen; praktisch unlöslich in Wasser und Glycerol, mischbar mit Ethanol 96 %

d_{20}^{20}: etwa 0,876
n_D^{20}: etwa 1,479
Sdp$_{12}$: 145 bis 146 °C

Wird die Substanz in der Gaschromatographie verwendet, muss sie zusätzlich folgender Anforderung entsprechen:

Gehaltsbestimmung: Gaschromatographie (2.2.28) wie in der Monographie **Neroliöl/Bitterorangenblütenöl (Neroli aetheroleum)** beschrieben

Untersuchungslösung: die Substanz

Gehalt: mindestens 90,0 Prozent, ermittelt mit Hilfe des Verfahrens „Normalisierung"

Nerylacetat R 1108000

$C_{12}H_{20}O_2$ M_r 196,3
CAS Nr. 141-12-8

[(Z)-3,7-Dimethylocta-2,6-dienyl]acetat

Farblose, ölige Flüssigkeit

d_{20}^{20}: etwa 0,907
n_D^{20}: etwa 1,460
Sdp$_{25}$: etwa 134 °C

Wird die Substanz in der Gaschromatographie verwendet, muss sie zusätzlich folgender Anforderung entsprechen:

Gehaltsbestimmung: Gaschromatographie (2.2.28) wie in der Monographie **Neroliöl/Bitterorangenblütenöl (Neroli aetheroleum)** beschrieben

Untersuchungslösung: die Substanz

Gehalt: mindestens 93,0 Prozent, ermittelt mit Hilfe des Verfahrens „Normalisierung"

Neßlers Reagenz R 1071600

Alkalische Kaliumquecksilberiodid-Lösung

11 g Kaliumiodid R und 15 g Quecksilber(II)-iodid R werden in Wasser R gelöst. Die Lösung wird mit Wasser R zu 100 ml verdünnt. Unmittelbar vor Gebrauch wird 1 Volumteil dieser Lösung mit 1 Volumteil einer Lösung von Natriumhydroxid R (250 g · l^{-1}) gemischt.

Nickel(II)-chlorid R 1057900

NiCl$_2$ M_r 129,6
CAS Nr. 7718-54-9

Wasserfreies Nickel(II)-chlorid

Gelbes, kristallines Pulver; sehr leicht löslich in Wasser, löslich in Ethanol 96 %

Die Substanz sublimiert in Abwesenheit von Luft und absorbiert leicht Ammoniak. Eine wässrige Lösung der Substanz reagiert sauer.

Nickelnitrat-Hexahydrat R 1175300

Ni(NO$_3$)$_2$ · 6 H$_2$O M_r 290,8
CAS Nr. 13478-00-7

Nickel(II)-sulfat R 1058000

NiSO$_4$ · 7 H$_2$O M_r 280,9
CAS Nr. 10101-98-1

Grünes, kristallines Pulver oder Kristalle; leicht löslich in Wasser, schwer löslich in Ethanol 96 %

Nicotinamid-Adenin-Dinukleotid R — 1108100

$C_{21}H_{27}N_7O_{14}P_2$ M_r 663
CAS Nr. 53-84-9

NAD$^+$

Weißes bis fast weißes, sehr hygroskopisches Pulver; leicht löslich in Wasser

Nicotinamid-Adenin-Dinukleotid-Lösung R — 1108101

40 mg Nicotinamid-Adenin-Dinukleotid R werden in Wasser R zu 10 ml gelöst.

Unmittelbar vor Gebrauch herzustellen

Nicotinoylhydrazid R — 1202400

$C_6H_7N_3O$ M_r 137,1
CAS Nr. 553-53-7

Pyridin-3-carbohydrazid

Weißes bis fast weißes Pulver oder kristallines Pulver; löslich in Wasser

Smp: etwa 160 °C

Nicotinsäure R — 1158600

CAS Nr. 59-67-6

Pyridin-3-carbonsäure

Muss der Monographie **Nicotinsäure (Acidum nicotinicum)** entsprechen

Nilblau A R — 1058200

$C_{20}H_{21}N_3O_5S$ M_r 415,5
CAS Nr. 3625-57-8

C.I. Nr. 51180; Schultz Nr. 1029

5-Amino-9-(diethylamino)benzo[a]phenoxazinylium-hydrogensulfat

Grünes, bronzeglänzendes, kristallines Pulver; wenig löslich in Essigsäure 99 %, in Ethanol 96 % und in Pyridin

Absorption (2.2.25): Eine Lösung der Substanz (5 mg · l^{-1}) in Ethanol 50 % R hat ein Absorptionsmaximum bei 640 nm.

Nilblau-A-Lösung R — 1058201

Eine Lösung von Nilblau A R (10 g · l^{-1}) in wasserfreier Essigsäure R

Empfindlichkeitsprüfung: 50 ml wasserfreie Essigsäure R werden mit 0,25 ml Nilblau-A-Lösung versetzt. Die Lösung muss blau sein. Nach Zusatz von 0,1 ml Perchlorsäure (0,1 mol · l^{-1}) muss die Farbe nach Blaugrün umschlagen.

Umschlagsbereich: pH-Wert 9,0 (blau) bis 13,0 (rot)

Ninhydrin R — 1058300

$C_9H_6O_4$ M_r 178,1
CAS Nr. 485-47-2

2,2-Dihydroxy-1,3-indandion

Weißes bis sehr schwach gelbes, kristallines Pulver; löslich in Wasser und in Ethanol 96 %

Lagerung: vor Licht geschützt

Ninhydrin-Lösung R — 1058303

Eine Lösung von Ninhydrin R (2 g · l^{-1}) in einer Mischung von 5 Volumteilen verdünnter Essigsäure R und 95 Volumteilen 1-Butanol R

Ninhydrin-Lösung R 1 — 1058304

Eine Lösung von 1,0 g Ninhydrin R in 50 ml Ethanol 96 % R wird mit 10 ml Essigsäure 99 % R versetzt.

Ninhydrin-Lösung R 2 — 1058305

3 g Ninhydrin R werden in 100 ml einer Lösung von Natriumdisulfit R (45,5 g · l^{-1}) gelöst.

Ninhydrin-Lösung R 3 — 1058306

Eine Lösung von Ninhydrin R (4 g · l^{-1}) in einer Mischung von 5 Volumteilen wasserfreier Essigsäure R und 95 Volumteilen 1-Butanol R

Beachten Sie den Hinweis auf „Allgemeine Monographien" zu Anfang des Bands auf Seite B

Ninhydrin-Lösung R 4 1058307

Eine Lösung von Ninhydrin R (3 g · l⁻¹) in einer Mischung von 5 Volumteilen Essigsäure 99 % R und 95 Volumteilen 2-Propanol R

Ninhydrin-Reagenz R 1058301

0,2 g Ninhydrin R werden in 4 ml heißem Wasser R gelöst. Nach Zusatz von 5 ml einer Lösung von Zinn(II)-chlorid R (1,6 g · l⁻¹) wird die Lösung 30 min lang stehen gelassen, filtriert und bei 2 bis 8 °C gelagert. Vor Gebrauch werden 2,5 ml Lösung mit 5 ml Wasser R und 45 ml 2-Propanol R verdünnt.

Nitranilin R 1058600

$C_6H_6N_2O_2$ M_r 138,1
CAS Nr. 100-01-6
4-Nitroanilin

Kräftig gelbes, kristallines Pulver; sehr schwer löslich in Wasser, wenig löslich in siedendem Wasser, löslich in Ethanol 96 %; bildet mit konzentrierten Mineralsäuren wasserlösliche Salze

Smp: etwa 147 °C

Nitrazepam R 1143900

CAS Nr. 146-22-5

Muss der Monographie **Nitrazepam (Nitrazepamum)** entsprechen

Nitrilotriessigsäure R 1137400

$C_6H_9NO_6$ M_r 191,1
CAS Nr. 139-13-9

Weißes bis fast weißes, kristallines Pulver; praktisch unlöslich in Wasser und in den meisten organischen Lösungsmitteln

Smp: etwa 240 °C, unter Zersetzung

Nitrobenzaldehyd R 1058700

$C_7H_5NO_3$ M_r 151,1
CAS Nr. 552-89-6

2-Nitrobenzaldehyd

Gelbe Nadeln, wasserdampfflüchtig; schwer löslich in Wasser, leicht löslich in Ethanol 96 %

Smp: etwa 42 °C

4-Nitrobenzaldehyd R 1198700

$C_7H_5NO_3$ M_r 151,1
CAS Nr. 555-16-8

Nitrobenzaldehyd-Lösung R 1058702

0,12 g pulverisierter Nitrobenzaldehyd R werden zu 10 ml verdünnter Natriumhydroxid-Lösung R gegeben. Die Mischung wird 10 min lang häufig geschüttelt und dann filtriert.

Unmittelbar vor Gebrauch herzustellen

Nitrobenzaldehyd-Papier R 1058701

0,2 g Nitrobenzaldehyd R werden in 10 ml einer Lösung von Natriumhydroxid R (200 g · l⁻¹) gelöst. Diese Lösung ist innerhalb 1 h zu verwenden.

Die untere Hälfte eines Filtrierpapierstreifens aus hartem Papier von 100 mm Länge und 8 bis 10 mm Breite wird in die Lösung eingetaucht und der Überschuss an Lösung durch Ausdrücken zwischen 2 Filtrierpapieren entfernt. Das Papier muss innerhalb einiger Minuten nach Herstellung verwendet werden.

4-Nitrobenzoesäure R 1144000

$C_7H_5NO_4$ M_r 167,1
CAS Nr. 62-23-7

Gelbe Kristalle

Smp: etwa 240 °C

Nitrobenzol R 1058800

$C_6H_5NO_2$ M_r 123,1
CAS Nr. 98-95-3

Farblose oder sehr schwach gelb gefärbte Flüssigkeit; praktisch unlöslich in Wasser, mischbar mit Ethanol 96 %

Sdp: etwa 211 °C

Dinitrobenzol: 0,1 ml Substanz werden mit 5 ml Aceton R, 5 ml Wasser R und 5 ml konzentrierter Natriumhydroxid-Lösung R versetzt. Nach Schütteln und Stehenlassen muss die obere Schicht fast farblos sein.

Nitrobenzoylchlorid R 1058900

$C_7H_4ClNO_3$ M_r 185,6
CAS Nr. 122-04-3

4-Nitrobenzoylchlorid

Kristalle oder kristalline Masse, gelb, zersetzt sich an feuchter Luft; vollständig löslich in Natriumhydroxid-Lösung mit orangegelber Farbe

Smp: etwa 72 °C

Nitrobenzylchlorid R 1059000

$C_7H_6ClNO_2$ M_r 171,6
CAS Nr. 100-14-1

4-Nitrobenzylchlorid

Blassgelbe Kristalle, tränenreizend; praktisch unlöslich in Wasser, sehr leicht löslich in Ethanol 96 %

4-(4-Nitrobenzyl)pyridin R 1101900

$C_{12}H_{10}N_2O_2$ M_r 214,2
CAS Nr. 1083-48-3

Gelbes Pulver

Smp: etwa 70 °C

Nitroethan R 1059200

H_3C-NO_2

$C_2H_5NO_2$ M_r 75,1
CAS Nr. 79-24-3

Klare, farblose, ölige Flüssigkeit

Sdp: etwa 114 °C

Nitrofurantoin R 1099700

CAS Nr. 67-20-9

Muss der Monographie **Nitrofurantoin (Nitrofurantoinum)** entsprechen

Nitromethan R 1059700

H_3C-NO_2

CH_3NO_2 M_r 61,0
CAS Nr. 75-52-5

Klare, farblose, ölige Flüssigkeit; schwer löslich in Wasser, mischbar mit Ethanol 96 %

d_{20}^{20}: 1,132 bis 1,134
n_D^{20}: 1,381 bis 1,383

Destillationsbereich (2.2.11): Mindestens 95 Prozent Substanz müssen zwischen 100 und 103 °C destillieren.

4-Nitrophenol R 1146400

$C_6H_5NO_3$ M_r 139,1
CAS Nr. 100-02-7

p-Nitrophenol

Gehalt: mindestens 95 Prozent

Farbloses bis schwach gelbes Pulver; wenig löslich in Wasser und in Methanol

Smp: etwa 114 °C

Nitroprussidnatrium R 1082600

$Na_2[Fe(CN)_5(NO)] \cdot 2\ H_2O$ M_r 298,0
CAS Nr. 13755-38-9

Natriumpentacyanonitrosylferrat, Dihydrat

Rötlich braunes Pulver oder Kristalle; leicht löslich in Wasser, schwer löslich in Ethanol 96 %

3-Nitrosalicylsäure R 1184300

$C_7H_5NO_5$ M_r 183,1
CAS Nr. 85-38-1

2-Hydroxy-3-nitrobenzoesäure

Gelbliche Kristalle; schwer löslich in Wasser, leicht löslich in Ethanol 96 %

Smp: 142 bis 147 °C

N-Nitrosodiethanolamin R 1129800

$C_4H_{10}N_2O_3$ M_r 134,1
CAS Nr. 1116-54-7

2,2′-(Nitrosoimino)diethanol

Gelbe Flüssigkeit; mischbar mit wasserfreiem Ethanol

n_D^{20}: etwa 1,485
Sdp: etwa 125 °C

N-Nitrosodiethylamin, deuteriertes R 1212300

$C_4{}^2H_{10}N_2O$ M_r 112,2
CAS Nr. 1219794-54-3

N,N-Bis[(^{2}H5)ethyl]nitrosamin; NDEA-d_{10}

Deuterierungsgrad: mindestens 98 Prozent

N-Nitrosodiisopropanolamin R 1176500

$C_6H_{14}N_2O_3$ M_r 162,2
CAS Nr. 53609-64-6

1,1′-(Nitrosoimino)bispropan-2-ol; Diisopropanol-N-nitrosamin

Sdp: 122 bis 124 °C

Nitrosodipropylamin R 1099900

$C_6H_{14}N_2O$ M_r 130,2
CAS Nr. 621-64-7

Nitrosodipropylazan; Dipropylnitrosamin

Flüssigkeit; löslich in wasserfreiem Ethanol und in starken Säuren

d_{20}^{20}: etwa 0,915
Sdp: etwa 78 °C

Geeignete Qualität zur Chemolumineszenz-Bestimmung

Nitrosodipropylamin-Lösung R 1099901

78,62 g wasserfreies Ethanol R werden durch das Septum einer Durchstechflasche, die 1 g Nitrosodipropylamin R enthält, eingespritzt. Diese Lösung wird 1 zu 100 mit wasserfreiem Ethanol R verdünnt. Aliquote von 0,5 ml werden in zugebördelten Probeflaschen aufbewahrt.

Lagerung: im Dunkeln bei 5 °C

N-Nitrosoethylmethylamin R 1214700

$C_3H_8N_2O$ M_r 88,1
CAS Nr. 10595-95-6

N-Ethyl-N-methylnitrosamin; NEMA

Gelbe Flüssigkeit

Smp: Etwa 170 °C

Nitrotetrazolblau R 1060000

$C_{40}H_{30}Cl_2N_{10}O_6$ M_r 818
CAS Nr. 298-83-9

3,3′-(3,3′-Dimethoxybiphenyl-4,4′-diyl)bis[2-(4-nitrophenyl)-5-phenyl-2H-tetrazoliumchlorid]

Kristalle; löslich in Methanol unter Bildung einer klaren, gelben Lösung

Smp: etwa 189 °C, unter Zersetzung

Nonivamid R 1148500

$C_{17}H_{27}NO_3$ M_r 293,4
CAS Nr. 2444-46-4

N-[(4-Hydroxy-3-methoxyphenyl)methyl]nonanamid

Weißes bis fast weißes, kristallines Pulver; praktisch unlöslich in kaltem Wasser, leicht löslich in wasserfreiem Ethanol

Wird die Substanz in der Prüfung „Nonivamid" in der Monographie **Cayennepfeffer (Capsici fructus)** *verwendet, muss sie zusätzlich folgender Anforderung entsprechen:*

Gehaltsbestimmung: Flüssigchromatographie (2.2.29) wie in der Monographie **Cayennepfeffer** beschrieben

Gehalt: mindestens 98,0 Prozent, ermittelt mit Hilfe des Verfahrens „Normalisierung"

Nonylamin *R*   1139800

$C_9H_{21}N$ M_r 143,3
CAS Nr. 112-20-9

1-Aminononan, Nonylazan

Korrodierend wirkende, farblose, klare Flüssigkeit

d_4^{20}:   etwa 0,788
n_D^{20}:   etwa 1,433

Nordazepam *R*   1060200

$C_{15}H_{11}ClN_2O$ M_r 270,7
CAS Nr. 1088-11-5

7-Chlor-5-phenyl-1,3-dihydro-1,4-benzodiazepin-2-on

Weißes bis blassgelbes, kristallines Pulver; praktisch unlöslich in Wasser, schwer löslich in Ethanol 96 %

Smp: etwa 216 °C

DL-Norleucin *R*   1060300

$C_6H_{13}NO_2$ M_r 131,2
CAS Nr. 616-06-8

(*RS*)-2-Aminohexansäure

Glänzende Kristalle; wenig löslich in Wasser und in Ethanol 96 %, löslich in Säuren

Noscapinhydrochlorid *R*   1060500

CAS Nr. 912-60-7

Muss der Monographie **Noscapinhydrochlorid-Monohydrat (Noscapini hydrochloridum)** entsprechen.

Nystose *R*   1211000

$C_{24}H_{42}O_{21}$ M_r 666,6
CAS Nr. 13133-07-8

β-D-Fructofuranosyl-(2→1)-β-D-fructofuranosyl-(2→1)-β-D-fructofuranosyl-α-D-glucopyranosid

O

Ochratoxin-A-Lösung *R*   1175700

Eine Lösung von (2*S*)-2-([[(3*R*)-5-Chlor-8-hydroxy-3-methyl-1-oxo-3,4-dihydro-1*H*-2-benzopyran-7-yl]carbonyl]amino)-3-phenylpropansäure (Ochratoxin A) (50 µg · ml^{-1}) in einer Mischung von 1 Volumteil Essigsäure *R* und 99 Volumteilen Benzol *R*

Octan *R*   1166500

C_8H_{18} M_r 114,2
CAS Nr. 111-65-9

n-Octan

Gehalt: mindestens 99 Prozent

Octanal *R*   1150400

$C_8H_{16}O$ M_r 128,2
CAS Nr. 124-13-0

Octylaldehyd

Ölige, farblose Flüssigkeit; praktisch unlöslich in Wasser

Wird die Substanz in der Gaschromatographie verwendet, muss sie zusätzlich folgender Anforderung entsprechen:

Gehaltsbestimmung: Gaschromatographie (2.2.28) wie in der Monographie **Süßorangenschalenöl (Aurantii dulcis aetheroleum)** beschrieben

Gehalt: mindestens 99 Prozent, ermittelt mit Hilfe des Verfahrens „Normalisierung"

Octanol R 1060700

H₃C~~~~~~~OH

$C_8H_{18}O$ M_r 130,2
CAS Nr. 111-87-5

Octan-1-ol; Caprylalkohol

Farblose Flüssigkeit; praktisch unlöslich in Wasser, mischbar mit Ethanol 96 %

d_{20}^{20}: etwa 0,828
Sdp: etwa 195 °C

3-Octanon R 1114600

H₃C~~~~C(=O)~CH₃

$C_8H_{16}O$ M_r 128,2
CAS Nr. 106-68-3

Ethylpentylketon; Octan-3-on

Farblose Flüssigkeit mit charakteristischem Geruch

d_{20}^{20}: etwa 0,822
n_D^{20}: etwa 1,415
Sdp: etwa 167 °C

Wird die Substanz in der Gaschromatographie verwendet, muss sie zusätzlich folgender Anforderung entsprechen:

Gehaltsbestimmung: Gaschromatographie (2.2.28) wie in der Monographie **Lavendelöl (Lavandulae aetheroleum)** beschrieben

Untersuchungslösung: die Substanz

Gehalt: mindestens 98,0 Prozent, ermittelt mit Hilfe des Verfahrens „Normalisierung"

Octansäure R 1142200

H₃C~~~~~~COOH

$C_8H_{16}O_2$ M_r 144,2
CAS Nr. 124-07-2

Caprylsäure

Schwach gelbe, ölige Flüssigkeit

d_4^{20}: etwa 0,910
n_D^{20}: etwa 1,428
Smp: etwa 16,7 °C
Sdp: etwa 239,7 °C

*Wird die Substanz in der Prüfung „Gesamtfettsäuren" in der Monographie **Sägepalmenfrüchte (Sabalis serrulatae fructus)** verwendet, muss sie zusätzlich folgender Anforderung entsprechen:*

Gehaltsbestimmung: Gaschromatographie (2.2.28) wie in der Monographie **Sägepalmenfrüchte** beschrieben

Gehalt: mindestens 98 Prozent, ermittelt mit Hilfe des Verfahrens „Normalisierung"

Octoxinol 10 R 1060800

$C_{34}H_{62}O_{11}$ M_r 647
CAS Nr. 9002-93-1

α-[4-(1,1,3,3-Tetramethylbutyl)phenyl]-ω-hydroxypoly(oxyethylen) (mittlere Zusammensetzung)

Klare, blassgelbe, viskose Flüssigkeit; mischbar mit Wasser, Aceton und Ethanol 96 %, löslich in Toluol

Lagerung: dicht verschlossen

Octreotidacetat R 1182900

H—D-Phe—Cys—Phe—D-Trp—Lys—Thr—Cys—N...

$C_{49}H_{66}N_{10}O_{10}S_2 \cdot x\ C_2H_4O_2$
CAS Nr. 79517-01-4

(Acetatfreies Peptid: CAS Nr. 83150-76-9, M_r 1019)

D-Phenylalanyl-L-cysteinyl-L-phenylalanyl-D-tryptophyl-L-lysyl-L-threonyl-N-[(1R,2R)-2-hydroxy-1-(hydroxymethyl)propyl]-L-cysteinamid-2,7-disulfid-acetat (1:x)

Die Substanz enthält unterschiedliche Mengen an Essigsäure.

Weißes bis fast weißes Pulver; leicht löslich in Wasser und in Essigsäure

Gehalt: mindestens 96,0 Prozent

Octylamin R 1150500

H₃C~~~~~~~NH₂

$C_8H_{19}N$ M_r 129,2
CAS Nr. 111-86-4

Octan-1-amin

Farblose Flüssigkeit

d_{20}^{20}: etwa 0,782
Sdp: 175 bis 179 °C

Ölsäure R 1144100

$C_{18}H_{34}O_2$ M_r 282,5
CAS Nr. 112-80-1

(9Z)-Octadec-9-ensäure

Klare, farblose Flüssigkeit; praktisch unlöslich in Wasser

d_4^{20}: etwa 0,891
n_D^{20}: etwa 1,459
Smp: 13 bis 14 °C

Wird die Substanz in der Prüfung „Gesamtfettsäuren" in der Monographie Sägepalmenfrüchte (Sabalis serrulatae fructus) verwendet, muss sie zusätzlich folgender Anforderung entsprechen:

Gehaltsbestimmung: Gaschromatographie (2.2.28) wie in der Monographie **Sägepalmenfrüchte** beschrieben

Gehalt: mindestens 98 Prozent, ermittelt mit Hilfe des Verfahrens „Normalisierung"

Oleamid R 1060900

$C_{18}H_{35}NO$ M_r 281,5

(Z)-9-Octadecenamid

Pulver oder Granulat, gelblich bis weiß; praktisch unlöslich in Wasser, sehr leicht löslich in Dichlormethan, löslich in wasserfreiem Ethanol

Smp: etwa 80 °C

Oleanolsäure R 1183000

$C_{30}H_{48}O_3$ M_r 456,7
CAS Nr. 508-02-1

Astrantiagenin C; 3β-Hydroxyolean-12-en-28-olsäure

Oleuropein R 1152900

$C_{25}H_{32}O_{13}$ M_r 540,5
CAS Nr. 32619-42-4

2-(3,4-Dihydroxyphenyl)ethyl[[(2S,3E,4S)-3-ethyliden-2-(β-D-glucopyranosyloxy)-5-(methoxycarbonyl)-3,4-dihydro-2H-pyran-4-yl]acetat]

Pulver, löslich in Methanol

Wird die Substanz in der Monographie Ölbaumblätter (Oleae folium) verwendet, muss sie zusätzlich folgender Anforderung entsprechen:

Gehaltsbestimmung: Flüssigchromatographie (2.2.29) wie in der Monographie **Ölbaumblätter** beschrieben

Gehalt: mindestens 80 Prozent, ermittelt mit Hilfe des Verfahrens „Normalisierung"

Oleylalkohol R 1156000

$C_{18}H_{36}O$ M_r 268,5
CAS Nr. 143-28-2

n_D^{20}: 1,460
Sdp: etwa 207 °C
(9Z)-Octadec-9-en-1-ol

Gehalt: mindestens 85 Prozent

Olivenöl R 1061000

CAS Nr. 8001-25-0

Muss der Monographie **Natives Olivenöl (Olivae oleum virginale)** entsprechen

Orcin R 1108700

$C_7H_8O_2 \cdot H_2O$ M_r 142,2
CAS Nr. 6153-39-5

5-Methylbenzol-1,3-diol, Monohydrat

Kristallines Pulver; lichtempfindlich

Smp: 58 bis 61 °C
Sdp: etwa 290 °C

Orientin *R* 1209200

C₂₁H₂₀O₁₁ M_r 448,4
CAS Nr. 28608-75-5

2-(3,4-Dihydroxyphenyl)-8-β-D-glucopyranosyl-5,7-dihydroxy-4*H*-1-benzopyran-4-on; 8-β-D-Glucopyranosyl-3′,4′,5,7-tetrahydroxyflavon; Luteolin-8-*C*-β-D-glucopyranosid; Luteolin-8-glucosid

Osthol *R* 1180500

C₁₅H₁₆O₃ M_r 244,3
CAS Nr. 484-12-8

7-Methoxy-8-(3-methylbut-2-enyl)-2*H*-1-benzopyran-2-on; 7-Methoxy-8-isopentenylcumarin

Oxalsäure *R* 1061400

HOOC—COOH · 2 H₂O

C₂H₂O₄ · 2 H₂O M_r 126,1
CAS Nr. 6153-56-6

Ethandisäure-Dihydrat

Weiße bis fast weiße Kristalle; löslich in Wasser, leicht löslich in Ethanol 96 %.

Oxalsäure-Schwefelsäure-Lösung *R* 1061401

Eine Lösung von Oxalsäure *R* (50 g · l⁻¹) in einer erkalteten Mischung gleicher Volumteile Schwefelsäure *R* und Wasser *R*

Oxazepam *R* 1144300

CAS Nr. 604-75-1

Muss der Monographie **Oxazepam (Oxazepamum)** entsprechen

2,2′-Oxybis(*N*,*N*-dimethylethylamin) *R* 1141200

C₈H₂₀N₂O M_r 160,3
CAS Nr. 3033-62-3

Bis(2-dimethylaminoethyl)ether; (2,2′-Oxydiethyl)bis(dimethylazan)

Farblose, korrodierend wirkende Flüssigkeit

d_{20}^{20}: etwa 0,85
n_D^{20}: etwa 1,430

4,4′-[Oxybis[(4,1-phenylen)sulfonyl]]dianilin *R* 1214800

C₂₄H₂₀N₂O₅S₂ M_r 480,6
CAS Nr. 54616-64-7

Hellbraunes Pulver

Smp: etwa 220 °C

Oxytetracyclinhydrochlorid *R* 1146500

Muss der Monographie **Oxytetracyclinhydrochlorid (Oxytetracyclini hydrochloridum)** entsprechen

P

Paeoniflorin *R* 1197300

C₂₃H₂₈O₁₁ M_r 480,5
CAS Nr. 23180-57-6

[(1*R*,2*S*,3*R*,5*R*,6*R*,8*S*)-3-(β-D-Glucopyranosyloxy)-6-hydroxy-8-methyl-9,10-dioxatetracyclo[4.3.1.0²,⁵.0³,⁸]decan-2-yl]methylbenzoat

Paeonol *R* 1197400

C₉H₁₀O₃ M_r 166,2
CAS Nr. 552-41-0

1-(2-Hydroxy-4-methoxyphenyl)ethan-1-on; 2′-Hydroxy-4′-methoxyacetophenon

Palladium *R* 1114700

Pd A_r 106,4
CAS Nr. 7440-05-3

Grauweißes Metall; löslich in Salzsäure

Palladium(II)-chlorid *R* 1061500

PdCl₂ M_r 177,3
CAS Nr. 7647-10-1

Rote Kristalle

Smp: 678 bis 680 °C

Palladium(II)-chlorid-Lösung *R* 1061501

1 g Palladium(II)-chlorid *R* wird in 10 ml warmer Salzsäure *R* gelöst. Die Lösung wird mit einer Mischung gleicher Volumteile verdünnter Salzsäure *R* und Wasser *R* zu 250 ml verdünnt. Diese Lösung wird unmittelbar vor Gebrauch mit 2 Volumteilen Wasser *R* verdünnt.

Palmatin *R* 1198800

C₂₁H₂₂NO₄⁺ M_r 352,4
CAS Nr. 3486-67-7

2,3,9,10-Tetramethoxy-5,6-dihydro-7λ⁵-isochinolino-[3,2-*a*]isochinolin-7-ylium; 7,8,13,13a-Tetradehydro-2,3,9,10-tetramethoxyberbinium

Palmitinsäure *R* 1061600

C₁₆H₃₂O₂ M_r 256,4
CAS Nr. 57-10-3

Hexadecansäure

Weiße bis fast weiße, kristalline Schuppen; praktisch unlöslich in Wasser, leicht löslich in heißem Ethanol 96 %

Smp: etwa 63 °C

Dünnschichtchromatographie (2.2.27): Die Substanz wird wie in der Monographie **Chloramphenicolpalmitat (Chloramphenicoli palmitas)** beschrieben geprüft; das Chromatogramm darf nur einen Hauptfleck zeigen.

*Wird die Substanz in der Prüfung „Gesamtfettsäuren" in der Monographie **Sägepalmenfrüchte (Sabalis serrulatae fructus)** verwendet, muss sie zusätzlich folgender Anforderung entsprechen:*

Gehaltsbestimmung: Gaschromatographie (2.2.28) wie in der Monographie **Sägepalmenfrüchte** beschrieben

Gehalt: mindestens 98 Prozent, ermittelt mit Hilfe des Verfahrens „Normalisierung"

Palmitoleinsäure *R* 1144400

C₁₆H₃₀O₂ M_r 254,4
CAS Nr. 373-49-9

(9Z)-Hexadec-9-ensäure

Klare, farblose Flüssigkeit

Sdp: etwa 162 °C

*Wird die Substanz in der Prüfung „Gesamtfettsäuren" in der Monographie **Sägepalmenfrüchte (Sabalis serrulatae fructus)** verwendet, muss sie zusätzlich folgender Anforderung entsprechen:*

Gehaltsbestimmung: Gaschromatographie (2.2.28) wie in der Monographie **Sägepalmenfrüchte** beschrieben

Gehalt: mindestens 98 Prozent, ermittelt mit Hilfe des Verfahrens „Normalisierung"

Palmitylalkohol *R* 1156100

C₁₆H₃₄O M_r 242,4
CAS Nr. 36653-82-4

Smp: etwa 48 °C
Cetylalkohol; Hexadecan-1-ol

Gehalt: mindestens 96 Prozent

Pankreas-Pulver *R* 1061700

Muss der Monographie **Pankreas-Pulver (Pancreatis pulvis)** entsprechen

Papain *R* 1150700

CAS Nr. 9001-73-4

Proteolytisches Enzym, das aus dem Milchsaft der grünen Früchte und Blätter von *Carica papaya* L. gewonnen wird

Papaverinhydrochlorid *R* 1061800

CAS Nr. 61-25-6

Muss der Monographie **Papaverinhydrochlorid (Papaverini hydrochloridum)** entsprechen

Papier zur Chromatographie *R* 1150900

Dünnes Papier aus reiner Cellulose mit glatter Oberfläche und einer Stärke von etwa 0,2 mm

Trennvermögen: Auf 2 Streifen Papier zur Chromatographie *R* werden jeweils 2 bis 5 µl Untersuchungslösung a und b der Lösungen zur Papierchromatographie-Eignungsprüfung *R* aufgetragen. Die Chromatographie erfolgt mit einer Mischung gleicher Volumteile Methanol *R* und Wasser *R* über 3/4 der Papierlänge. Die Papierstreifen werden trocknen gelassen. Die Verteilung der Radioaktivität wird mit einem geeigneten Detektor gemessen. Das Papier ist geeignet, wenn das Chromatogramm der Untersuchungslösung a einen einzigen Radioaktivitätsfleck mit einem R_F-Wert zwischen 0,8 und 1,0 und das Chromatogramm der Untersuchungslösung b einen einzigen Radioaktivitätsfleck am Auftragspunkt (R_F-Wert zwischen 0,0 und 0,1) zeigt.

Paracetamol *R* 1061900

CAS Nr. 103-90-2

Muss der Monographie **Paracetamol (Paracetamolum)** entsprechen

Paracetamol, 4-aminophenolfreies *R* 1061901

Paracetamol *R* wird so oft aus Wasser *R* umkristallisiert und im Vakuum bei 70 °C getrocknet, bis es folgender Prüfung entspricht: 5 g getrocknete Substanz werden in einer Mischung gleicher Volumteile Methanol *R* und Wasser *R* zu 100 ml gelöst. Die Lösung wird mit 1 ml einer frisch hergestellten Lösung, die Nitroprussidnatrium *R* (10 g · l^{-1}) und wasserfreies Natriumcarbonat *R* (10 g · l^{-1}) enthält, versetzt und nach dem Mischen 30 min lang vor Licht geschützt stehen gelassen. Dabei darf keine Blau- oder Grünfärbung entstehen.

Paraffin, flüssiges *R* 1062000

CAS Nr. 8042-47-5

Muss der Monographie **Dickflüssiges Paraffin (Paraffinum liquidum)** entsprechen

Paraldehyd *R* 1151000

CAS Nr. 123-63-7

Muss der Monographie **Paraldehyd (Paraldehydum)** entsprechen

Pararosaniliniumchlorid *R* 1062200

$C_{19}H_{18}ClN_3$ M_r 323,8
CAS Nr. 569-61-9

C.I. Nr. 42500; Schultz Nr. 779
Tris(4-aminophenyl)methyliumchlorid

Bläulich rotes, kristallines Pulver; schwer löslich in Wasser, löslich in wasserfreiem Ethanol

Wässrige und ethanolische Lösungen sind tiefrot gefärbt, Lösungen in Schwefelsäure und in Salzsäure sind gelb gefärbt.

Smp: etwa 270 °C, unter Zersetzung

Pararosaniliniumchlorid-Reagenz *R* 1062201

0,1 g Pararosaniliniumchlorid *R* werden in einem Erlenmeyerkolben mit Schliffstopfen mit 60 ml Wasser *R* versetzt. Nach Zusatz einer Lösung von 1,0 g wasserfreiem Natriumsulfit *R* oder 2,0 g Natriumsulfit-Heptahydrat *R* oder 0,75 g Natriumdisulfit *R* in 10 ml Wasser *R* werden langsam und unter Schütteln 6 ml verdünnte Salzsäure *R* zugesetzt. Der Kolben wird verschlossen und die Mischung bis zu erfolgter Lösung geschüttelt. Die Lösung wird mit Wasser *R* zu 100 ml verdünnt und 12 h lang vor Gebrauch stehen gelassen.

Lagerung: vor Licht geschützt

Parthenolid *R* 1129900

$C_{15}H_{20}O_3$ M_r 248,3
CAS Nr. 20554-84-1

(4E)-(1aR,7aS,10aS,10bS)-1a,5-Dimethyl-8-methylen-2,3,6,7,7a,8,10a,10b-octahydrooxireno[9,10]cyclodeca=[1,2-b]furan-9(1aH)-on; (E)-(5S,6S)-4,5-Epoxygermacra-1(10),11(13)-dieno-12(6)-lacton

Weißes bis fast weißes, kristallines Pulver; sehr schwer löslich in Wasser, sehr leicht löslich in Dichlormethan, löslich in Methanol

$[\alpha]_D^{22}$: −71,4, an einer Lösung der Substanz (2,2 g · l^{-1}) in Dichlormethan R bestimmt

Smp: 115 bis 116 °C

Absorption (2.2.25): Eine Lösung der Substanz (10 mg · l^{-1}) in Ethanol 96 % R zeigt ein Absorptionsmaximum bei 214 nm.

Gehaltsbestimmung: Flüssigchromatographie (2.2.29) wie in der Monographie **Mutterkraut (Tanaceti parthenii herba)** unter Verwendung der Konzentration der Referenzlösung

Gehalt: mindestens 90 Prozent, ermittelt mit Hilfe des Verfahrens „Normalisierung"

Peimin R 1214900

$C_{27}H_{45}NO_3$ M_r 431,7
CAS Nr. 23496-41-5

5α-Cevan-3β,6α,20-triol

Gehalt: mindestens 95,0 Prozent

Peiminin R 1215000

$C_{27}H_{43}NO_3$ M_r 429,6
CAS Nr. 18059-10-4

3β,20-Dihydroxy-5α-cevan-6-on

Gehalt: mindestens 95,0 Prozent

Penicillinase-Lösung R 1062300

10 g Casein-Hydrolysat, 2,72 g Kaliumdihydrogenphosphat R und 5,88 g Natriumcitrat R werden in 200 ml Wasser R gelöst. Die Lösung wird mit Hilfe einer Lösung von Natriumhydroxid R (200 g · l^{-1}) auf einen pH-Wert von 7,2 eingestellt und mit Wasser R zu 1000 ml verdünnt. 0,41 g Magnesiumsulfat R werden in 5 ml Wasser R gelöst; diese Lösung wird mit 1 ml einer Lösung von Ammoniumeisen(II)-sulfat R (1,6 g · l^{-1}) versetzt und mit Wasser R zu 10 ml verdünnt. Die beiden Lösungen werden im Autoklav sterilisiert und nach dem Abkühlen gemischt. Die Mischung wird in nicht allzu dicker Schicht in Erlenmeyerkolben gefüllt und mit *Bacillus cereus* (NCTC 9946) beimpft. Die Kolben werden bei 18 bis 37 °C bis zum ersten Zeichen eines Wachstums stehen gelassen und 16 h lang bei 35 bis 37 °C gehalten, wobei sie andauernd geschüttelt werden, um eine maximale Belüftung zu gewährleisten. Nach dem Zentrifugieren wird der Überstand durch Membranfiltration keimfrei gemacht.

1,0 ml Penicillinase-Lösung muss bei 30 °C und einem pH-Wert von 7 mindestens 0,4 Mikrokatal enthalten (entsprechend einer Hydrolyse von 500 mg Benzylpenicillin zu Benzylpenicillosäure je Stunde), vorausgesetzt, dass die Benzylpenicillin-Konzentration nicht unter die erforderliche Konzentration der enzymatischen Sättigung fällt. Die Michaelis-Konstante für Benzylpenicillin der Penicillinase in der Lösung beträgt etwa 12 µg je Milliliter.

Sterilität (2.6.1): Die Lösung muss der Prüfung entsprechen.

Lagerung: zwischen 0 und 2 °C; innerhalb von 2 bis 3 Tagen zu verwenden

Die gefriergetrocknete Lösung kann in zugeschmolzenen Ampullen mehrere Monate lang gelagert werden.

Pentafluorpropansäure R 1151100

$C_3HF_5O_2$ M_r 164,0
CAS Nr. 422-64-0

Klare, farblose Flüssigkeit

d_{20}^{20}: etwa 1,561
n_D^{20}: etwa 1,284
Sdp: etwa 97 °C

Pentafluorpropansäureanhydrid R 1177300

$C_6F_{10}O_3$ M_r 310,0
CAS Nr. 356-42-3

Pentafluorpropionsäureanhydrid

Pentan R   1062500

H₃C—CH₂—CH₂—CH₂—CH₃

C$_5$H$_{12}$ M_r 72,2
CAS Nr. 109-66-0

Klare, farblose, entflammbare Flüssigkeit; sehr schwer löslich in Wasser, mischbar mit Aceton und mit wasserfreiem Ethanol

d_{20}^{20}: etwa 0,63
n_D^{20}: etwa 1,359
Sdp: etwa 36 °C

Wird die Substanz in der Spektroskopie verwendet, muss sie zusätzlich folgender Prüfung entsprechen:

Absorption (2.2.25): höchstens 0,70 bei 200 nm, 0,30 bei 210 nm, 0,07 bei 220 nm, 0,03 bei 230 nm und 0,01 bei 240 nm, mit Wasser R als Kompensationsflüssigkeit bestimmt

1,2-Pentandiol R   1155800

C$_5$H$_{12}$O$_2$ M_r 104,2
CAS Nr. 5343-92-0

(2RS)-Pentan-1,2-diol

d_4^{20}: etwa 0,971
n_D^{20}: etwa 1,439
Sdp: etwa 201 °C

Pentanol R   1062600

C$_5$H$_{12}$O M_r 88,1
CAS Nr. 71-41-0

1-Pentanol

Farblose Flüssigkeit; wenig löslich in Wasser, mischbar mit Ethanol 96 %

n_D^{20}: etwa 1,410
Sdp: etwa 137 °C

3-Pentanon R   1173600

C$_5$H$_{10}$O M_r 86,13
CAS Nr. 96-22-0

Diethylketon

Pentetsäure R   1183100

C$_{14}$H$_{23}$N$_3$O$_{10}$ M_r 393,3
CAS Nr. 67-43-6

[[(Carboxymethyl)imino]bis(ethylennitrilo)]tetraessigsäure

Weißes bis fast weißes Pulver; schwer löslich in Wasser

Smp: 219 bis 220 °C, unter Zersetzung

tert-Pentylalkohol R

Siehe *tert*-Amylalkohol R

Pepsin R   1062800

CAS Nr. 9001-75-6

Muss der Monographie **Pepsin (Pepsini pulvis)** entsprechen

Peptid-*N*-glycosidase F R   1186600

CAS Nr. 83534-39-8

Peptid-N^4-(*N*-acetyl-β-glucosaminyl)asparaginamidase (EC 3.5.1.52); PNGase F

Perchlorsäure R   1062900

HClO$_4$ M_r 100,5
CAS Nr. 7601-90-3

Gehalt: mindestens 70,0 und höchstens 73,0 Prozent (*m/m*)

Klare, farblose Flüssigkeit; mischbar mit Wasser

d_{20}^{20}: etwa 1,7

Gehaltsbestimmung: 2,50 g Substanz werden mit 50 ml Wasser R versetzt. Nach Zusatz von 0,1 ml Methylrot-Lösung R wird die Lösung mit Natriumhydroxid-Lösung (1 mol · l⁻¹) titriert.

1 ml Natriumhydroxid-Lösung (1 mol · l⁻¹) entspricht 100,5 mg HClO$_4$.

Perchlorsäure-Lösung R   1062901

8,5 ml Perchlorsäure R werden mit Wasser R zu 100 ml verdünnt.

Perfluorheptansäure R 1207400

C$_7$HF$_{13}$O$_2$ M_r 364,1
CAS Nr. 375-85-9

Tridecafluorheptansäure

Periodat-Essigsäure-Reagenz R 1063000

0,446 g Natriumperiodat R werden in 2,5 ml einer 25-prozentigen Lösung (V/V) von Schwefelsäure R gelöst. Die Lösung wird mit Essigsäure 99 % R zu 100,0 ml verdünnt.

Periodsäure R 1108900

HIO$_4$ · 2 H$_2$O M_r 227,9
CAS Nr. 10450-60-9

Kristalle; leicht löslich in Wasser, löslich in Ethanol 96 %

Smp: etwa 122 °C

Permethrin R 1130000

C$_{21}$H$_{20}$Cl$_2$O$_3$ M_r 391,3
CAS Nr. 52645-53-1

Smp: 34 bis 35 °C

Eine geeignete, zertifizierte Referenzlösung (10 ng · µl^{-1} in Cyclohexan) kann verwendet werden.

Peroxid-Teststreifen R 1147800

Handelsübliche Teststreifen mit einer geeigneten Skala im Konzentrationsbereich von 0 bis 25 ppm Peroxid sind zu verwenden.

Perylen R 1130100

C$_{20}$H$_{12}$ M_r 252,3
CAS Nr. 198-55-0

Dibenz[*de,kl*]anthracen

Oranges Pulver

Smp: etwa 279 °C

Petrolether R 1063100

CAS Nr. 8032-32-4

Petrolether 50 bis 70 °C

Klare, farblose, entflammbare, nicht fluoreszierende Flüssigkeit; praktisch unlöslich in Wasser, mischbar mit Ethanol 96 %

d_{20}^{20}: 0,661 bis 0,664

Destillationsbereich (2.2.11): 50 bis 70 °C

Petrolether R 1 1063101

Petrolether 40 bis 60 °C

Entspricht Petrolether R mit folgenden Änderungen:

d_{20}^{20}: 0,630 bis 0,656

Destillationsbereich (2.2.11): 40 bis 60 °C

Die Substanz darf sich bei 0 °C nicht trüben.

Petrolether R 2 1063102

Petrolether 30 bis 40 °C

Entspricht Petrolether R mit folgenden Änderungen:

d_{20}^{20}: 0,620 bis 0,630

Destillationsbereich (2.2.11): 30 bis 40 °C

Die Substanz darf sich bei 0 °C nicht trüben.

Petrolether R 3 1063103

Petrolether 100 bis 120 °C

Entspricht Petrolether R mit folgenden Änderungen:

d_{20}^{20}: etwa 0,720

Destillationsbereich (2.2.11): 100 bis 120 °C

Wasser (2.5.12): höchstens 0,03 Prozent

Petrolether R 4 1063104

Petrolether 80 bis 100 °C

Entspricht Petrolether R mit folgenden Änderungen:

d_{20}^{20}: etwa 0,70

Destillationsbereich (2.2.11): 80 bis 100 °C

α-Phellandren R   1130400

C$_{10}$H$_{16}$ M_r 136,2
CAS Nr. 4221-98-1

(R)-5-Isopropyl-2-methylcyclohexa-1,3-dien;
(−)-p-Mentha-1,5-dien

n_D^{20}: etwa 1,471
Sdp: 171 bis 174 °C

Wird die Substanz in der Gaschromatographie verwendet, muss sie zusätzlich folgender Anforderung entsprechen:

Gehaltsbestimmung: Gaschromatographie (2.2.28) wie in der Monographie **Eucalyptusöl (Eucalypti aetheroleum)** beschrieben

Untersuchungslösung: die Substanz

Gehalt: 95,0 Prozent, ermittelt mit Hilfe des Verfahrens „Normalisierung"

Phenanthren R   1063200

C$_{14}$H$_{10}$ M_r 178,2
CAS Nr. 85-01-8

Weiße bis fast weiße Kristalle; praktisch unlöslich in Wasser, wenig löslich in Ethanol 96 %

Smp: etwa 100 °C

Phenanthrolinhydrochlorid R   1063300

C$_{12}$H$_9$ClN$_2$ · H$_2$O M_r 234,7
CAS Nr. 18851-33-7

1,10-Phenanthrolin-hydrochlorid, Monohydrat

Weißes bis fast weißes, kristallines Pulver; leicht löslich in Wasser, löslich in Ethanol 96 %

Smp: etwa 215 °C, unter Zersetzung

Phenazon R   1063400

CAS Nr. 60-80-0

Muss der Monographie **Phenazon (Phenazonum)** entsprechen

Phenol R   1063500

CAS Nr. 108-95-2

Muss der Monographie **Phenol (Phenolum)** entsprechen

Phenolphthalein R   1063700

C$_{20}$H$_{14}$O$_4$ M_r 318,3
CAS Nr. 77-09-8

3,3-Bis(4-hydroxyphenyl)-2-benzofuran-1(3H)-on;
3,3-Bis(4-hydroxyphenyl)isobenzofuran-1(3H)-on

Weißes bis gelblich-weißes Pulver; praktisch unlöslich in Wasser, löslich in Ethanol 96 %

Phenolphthalein-Lösung R   1063702

0,1 g Phenolphthalein R werden in 80 ml Ethanol 96 % R gelöst. Die Lösung wird mit Wasser R zu 100 ml verdünnt.

Empfindlichkeitsprüfung: Eine Mischung von 0,1 ml Phenolphthalein-Lösung und 100 ml kohlendioxidfreiem Wasser R muss farblos sein. Bis zum Umschlag nach Rosa dürfen höchstens 0,2 ml Natriumhydroxid-Lösung (0,02 mol · l^{-1}) verbraucht werden.

Umschlagsbereich: pH-Wert 8,2 (farblos) bis 10,0 (rot)

Phenolphthalein-Lösung R 1   1063703

Eine Lösung von Phenolphthalein R (10 g · l^{-1}) in Ethanol 96 % R

Phenolphthalein-Papier R   1063704

Filterpapierstreifen werden einige Minuten lang in Phenolphthalein-Lösung R getaucht und anschließend trocknen gelassen.

Phenolrot R   1063600

C$_{19}$H$_{14}$O$_5$S M_r 354,4
CAS Nr. 143-74-8

Leuchtend rotes bis dunkelrotes, kristallines Pulver; sehr schwer löslich in Wasser, schwer löslich in Ethanol 96 %

Phenolrot-Lösung R   1063601

0,1 g Phenolrot R werden in 2,82 ml Natriumhydroxid-Lösung (0,1 mol·l⁻¹) und 20 ml Ethanol 96 % R gelöst. Die Lösung wird mit Wasser R zu 100 ml verdünnt.

Empfindlichkeitsprüfung: Eine Mischung von 0,1 ml Phenolrot-Lösung und 100 ml kohlendioxidfreiem Wasser R muss gelb gefärbt sein. Bis zum Farbumschlag nach Rötlich-Violett dürfen höchstens 0,1 ml Natriumhydroxid-Lösung (0,02 mol·l⁻¹) verbraucht werden.

Umschlagsbereich: pH-Wert 6,8 (gelb) bis 8,4 (rötlich violett)

Phenolrot-Lösung R 2   1063603

Lösung A: 33 mg Phenolrot R werden in 1,5 ml verdünnter Natriumhydroxid-Lösung R gelöst. Die Lösung wird mit Wasser R zu 100 ml verdünnt.

Lösung B: 25 mg Ammoniumsulfat R werden in 235 ml Wasser R gelöst. Die Lösung wird mit 105 ml verdünnter Natriumhydroxid-Lösung R und 135 ml verdünnter Essigsäure R versetzt.

25 ml Lösung A werden der Lösung B zugesetzt. Falls erforderlich wird der pH-Wert (2.2.3) der Mischung auf 4,7 eingestellt.

Phenolrot-Lösung R 3   1063604

Lösung A: 33 mg Phenolrot R werden in 1,5 ml verdünnter Natriumhydroxid-Lösung R gelöst. Die Lösung wird mit Wasser R zu 50 ml verdünnt.

Lösung B: 50 mg Ammoniumsulfat R werden in 235 ml Wasser R gelöst. Die Lösung wird mit 105 ml verdünnter Natriumhydroxid-Lösung R und 135 ml verdünnter Essigsäure R versetzt.

25 ml Lösung A werden der Lösung B zugesetzt. Falls erforderlich wird der pH-Wert (2.2.3) der Mischung auf 4,7 eingestellt.

2-Phenoxyanilin R   1165500

$C_{12}H_{11}NO$ M_r 185,2
CAS Nr. 2688-84-8

2-Phenoxybenzolamin; 2-Aminophenylphenylether

Phenoxyessigsäure R   1063800

$C_8H_8O_3$ M_r 152,1
CAS Nr. 122-59-8

2-Phenoxyethansäure

Fast weiße Kristalle; wenig löslich in Wasser, leicht löslich in Essigsäure 99 % und in Ethanol 96 %

Smp: etwa 98 °C

Dünnschichtchromatographie: Die Substanz wird wie in der Monographie **Phenoxymethylpenicillin (Phenoxymethylpenicillinum)** beschrieben geprüft; das Chromatogramm darf nur einen Hauptfleck zeigen.

Phenoxyethanol R   1064000

$C_8H_{10}O_2$ M_r 138,2
CAS Nr. 122-99-6

2-Phenoxyethanol

Klare, farblose, ölige Flüssigkeit; schwer löslich in Wasser, leicht löslich in Ethanol 96 %

d_{20}^{20}: etwa 1,11
n_D^{20}: etwa 1,537

Erstarrungstemperatur (2.2.18): mindestens 12 °C

Phenylalanin R   1064100

CAS Nr. 63-91-2

Muss der Monographie **Phenylalanin (Phenylalaninum)** entsprechen

p-Phenylendiamindihydrochlorid R   1064200

$C_6H_{10}Cl_2N_2$ M_r 181,1
CAS Nr. 624-18-0

1,4-Diaminobenzol-dihydrochlorid

Kristallines Pulver oder weiße bis schwach gefärbte Kristalle, an der Luft rötlich werdend; leicht löslich in Wasser, schwer löslich in Ethanol 96 %

Phenylessigsäure *R*　　　　　　　　　　　　1160000

$C_8H_8O_2$　　　　　　　　　　　　　　M_r 136,2
CAS Nr. 103-82-2

Weißes bis fast weißes Pulver; löslich in Wasser

Smp: etwa 75 °C
Sdp: etwa 265 °C

Phenylglycin *R*　　　　　　　　　　　　1064300

$C_8H_9NO_2$　　　　　　　　　　　　　　M_r 151,2
CAS Nr. 2835-06-5

(*RS*)-2-Amino-2-phenylessigsäure

D-Phenylglycin *R*　　　　　　　　　　　1144500

$C_8H_9NO_2$　　　　　　　　　　　　　　M_r 151,2
CAS Nr. 875-74-1

(2*R*)-2-Amino-2-phenylessigsäure

Gehalt: mindestens 99 Prozent

Weißes bis fast weißes, kristallines Pulver

Phenylhydrazin *R*　　　　　　　　　　　1190800

$C_6H_8N_2$　　　　　　　　　　　　　　M_r 108,1
CAS Nr. 100-63-0

Weißes bis fast weißes, kristallines Pulver, das sich bei Kontakt mit Luft gelb oder dunkelrot färbt und bei Raumtemperatur unter Bildung einer öligen Flüssigkeit schmilzt; wenig löslich in Wasser, mischbar mit wasserfreiem Ethanol

Smp: etwa 20 °C
Sdp: etwa 244 °C, unter Zersetzung

Phenylhydrazinhydrochlorid *R*　　　　　1064500

$C_6H_9ClN_2$　　　　　　　　　　　　　M_r 144,6
CAS Nr. 59-88-1

Weißes bis fast weißes, kristallines Pulver, das sich an der Luft braun färbt; löslich in Wasser und in Ethanol 96 %

Smp: etwa 245 °C, unter Zersetzung

Lagerung: vor Licht geschützt

Phenylhydrazinhydrochlorid-Lösung *R*　1064501

0,9 g Phenylhydrazinhydrochlorid *R* werden in 50 ml Wasser *R* gelöst. Die Lösung wird mit Aktivkohle *R* entfärbt und filtriert. Das Filtrat wird nach Zusatz von 30 ml Salzsäure *R* mit Wasser *R* zu 250 ml verdünnt.

Phenylhydrazin-Schwefelsäure *R*　　　　1064502

65 mg Phenylhydrazinhydrochlorid *R*, zuvor aus Ethanol 85 % *R* umkristallisiert, werden in einer Mischung von 80 Volumteilen Wasser *R* und 170 Volumteilen Schwefelsäure *R* gelöst. Die Lösung wird mit der Schwefelsäure-Wasser-Mischung zu 100 ml verdünnt.

Unmittelbar vor Gebrauch herzustellen

Phenylisothiocyanat *R*　　　　　　　　　1121500

C_7H_5NS　　　　　　　　　　　　　　M_r 135,2
CAS Nr. 103-72-0

Flüssigkeit; unlöslich in Wasser, löslich in Ethanol 96 %

d_{20}^{20}: etwa 1,13
n_D^{20}: etwa 1,65
Smp: etwa −21 °C
Sdp: etwa 221 °C

Eine zur Proteinsequenzierung geeignete Qualität ist zu verwenden.

Phenyl(5)methyl(95)polysiloxan *R*　　　1066900

Polysiloxan, das 5 Prozent Phenyl-Gruppen und 95 Prozent Methyl-Gruppen enthält

Phenyl(5)methyl(95)polysiloxan, desaktiviertes *R*
1176600

Desaktiviertes Polysiloxan, das 5 Prozent Phenyl-Gruppen und 95 Prozent Methyl-Gruppen enthält

Phenyl(50)methyl(50)polysiloxan *R*
1067900

Polysiloxan, das 50 Prozent Phenyl-Gruppen und 50 Prozent Methyl-Gruppen enthält

1-Phenylpiperazin *R*
1130500

$C_{10}H_{14}N_2$ M_r 162,2
CAS Nr. 92-54-6

Schwach viskose, gelbe Flüssigkeit; nicht mischbar mit Wasser

d_4^{20}: etwa 1,07
n_D^{20}: etwa 1,588

1-Phenylpropan-2-ol *R*
1205200

$C_9H_{12}O$ M_r 136,2
CAS Nr. 698-87-3

(2*RS*)-1-Phenylpropan-2-ol

Smp: 65 bis 67 °C

1-Phenyl-1,2,3,4-tetrahydroisochinolin *R*
1193700

$C_{15}H_{15}N$ M_r 209,3
CAS Nr. 22990-19-8

pH-Indikatorstreifen *R*
1178900

Papierstreifen oder Kunststoffstreifen mit mehreren Segmenten verschieden farbimprägnierten Papiers, die durch Vergleich mit einer entsprechenden Farbskala eine visuelle pH-Wert-Bestimmung im vorgeschriebenen Bereich ermöglichen

Phloroglucid *R*
1177400

$C_{12}H_{10}O_5$ M_r 234,2
CAS Nr. 491-45-2

2,3′,4,5′,6-Biphenylpentol

Lichtempfindliches, weißes bis fast weißes, hygroskopisches Pulver, das unter Lichteinfluss langsam ausbleicht

Phloroglucin *R*
1064600

$C_6H_6O_3 \cdot 2\,H_2O$ M_r 162,1
CAS Nr. 6099-90-7

1,3,5-Benzoltriol, Dihydrat

Weiße bis gelbliche Kristalle; schwer löslich in Wasser, löslich in Ethanol 96 %

Smp: etwa 223 °C (Sofortschmelzpunkt)

Phloroglucin-Lösung *R*
1064601

1 ml einer Lösung von Phloroglucin *R* (100 g · l^{-1}) in Ethanol 96 % *R* wird mit 9 ml Salzsäure *R* versetzt.

Lagerung: vor Licht geschützt

Phosalon *R*
1130200

$C_{12}H_{15}ClNO_4PS_2$ M_r 367,8
CAS Nr. 2310-17-0

Smp: 45 bis 48 °C

Eine geeignete, zertifizierte Referenzlösung (10 ng · µl^{-1} in Isooctan) kann verwendet werden.

Phosphorige Säure *R*
1130600

H_3PO_3 M_r 82,0
CAS Nr. 13598-36-2

Phosphonsäure

Weiße bis fast weiße, sehr hygroskopische, zerfließliche, kristalline Masse; durch Luftsauerstoff langsam oxidierbar zu H_3PO_4

Instabile orthorhombische Kristalle; löslich in Wasser, in Ethanol 96 % und in einer Mischung von 3 Volumteilen Ether und 1 Volumteil Ethanol 96 %

d_4^{21}: 1,651
Smp: etwa 73 °C

Phosphor(V)-oxid R   1032900

P_2O_5 M_r 141,9
CAS Nr. 1314-56-3

Weißes bis fast weißes, amorphes, zerfließliches Pulver

Die Substanz hydratisiert mit Wasser unter Hitzeentwicklung.

Lagerung: dicht verschlossen

Phosphorsäure 85 % R   1065100

CAS Nr. 7664-38-2

Muss der Monographie **Phosphorsäure 85 % (Acidum phosphoricum concentratum)** entsprechen

Phosphorsäure 10 % R   1065101

Muss der Monographie **Phosphorsäure 10 % (Acidum phosphoricum dilutum)** entsprechen

Phosphorsäure, verdünnte R 1   1065102

93 ml Phosphorsäure 10 % R werden mit Wasser R zu 1000 ml verdünnt.

Phthalaldehyd R   1065300

$C_8H_6O_2$ M_r 134,1
CAS Nr. 643-79-8

Benzol-1,2-dicarbaldehyd

Gelbes, kristallines Pulver

Smp: etwa 55 °C

Lagerung: vor Licht und Luft geschützt

Phthalaldehyd-Reagenz R   1065301

2,47 g Borsäure R werden in 75 ml Wasser R gelöst. Der pH-Wert der Lösung wird mit Hilfe einer Lösung von Kaliumhydroxid R (450 g·l^{-1}) auf 10,4 eingestellt und die Lösung mit Wasser R zu 100 ml verdünnt. 1,0 g Phthalaldehyd R wird in 5 ml Methanol R gelöst. Die Lösung wird mit 95 ml der Borsäure-Lösung und 2 ml Thioglycolsäure R versetzt und mit Hilfe einer Lösung von Kaliumhydroxid R (450 g·l^{-1}) auf einen pH-Wert von 10,4 eingestellt.

Lagerung: vor Licht geschützt; innerhalb von 3 Tagen zu verwenden

Phthalazin R   1065400

$C_8H_6N_2$ M_r 130,1
CAS Nr. 253-52-1

Blassgelbe Kristalle; leicht löslich in Wasser, löslich in wasserfreiem Ethanol, in Ethylacetat und in Methanol

Smp: 89 bis 92 °C

Phthaleinpurpur R   1065500

$C_{32}H_{32}N_2O_{12} \cdot x\,H_2O$ M_r 637
(wasserfreie Substanz)
CAS Nr. 2411-89-4

N,N'-[(3-Oxo-2-benzofuran-1,1(3H)-diyl)bis[(6-hydroxy-5-methyl-3,1-phenylen)methylen]]bis[N-(carboxymethyl)glycin]; Metallphthalein

Gelblich weißes bis bräunliches Pulver; praktisch unlöslich in Wasser, löslich in Ethanol 96 %

Die Substanz ist auch als Natriumsalz erhältlich: gelblich weißes bis rosa Pulver; löslich in Wasser, praktisch unlöslich in Ethanol 96 %.

Empfindlichkeitsprüfung: 10 mg Substanz werden nach Lösen in 1 ml konzentrierter Ammoniak-Lösung R mit Wasser R zu 100 ml verdünnt. 5 ml Lösung werden mit 95 ml Wasser R, 4 ml konzentrierter Ammoniak-Lösung R, 50 ml Ethanol 96 % R und 0,1 ml Bariumchlorid-Lösung (0,1 mol·l^{-1}) versetzt. Die Lösung muss blauviolett gefärbt sein. Nach Zusatz von 0,15 ml Natriumedetat-Lösung (0,1 mol·l^{-1}) muss sich die Lösung entfärben.

Phthalsäure R 1065600

C₈H₆O₄ M_r 166,1
CAS Nr. 88-99-3

Benzol-1,2-dicarboxylsäure

Weißes bis fast weißes, kristallines Pulver; löslich in heißem Wasser und in Ethanol 96 %

Phthalsäureanhydrid R 1065700

C₈H₄O₃ M_r 148,1
CAS Nr. 85-44-9

1,3-Isobenzofurandion

Gehalt: mindestens 99,0 Prozent

Weiße bis fast weiße Schuppen

Smp: 130 bis 132 °C

Gehalt: 2,000 g Substanz werden in 100 ml Wasser R gelöst und 30 min lang unter Rückflusskühlung zum Sieden erhitzt. Nach dem Abkühlen wird die Lösung mit Natriumhydroxid-Lösung (1 mol·l⁻¹) unter Zusatz von Phenolphthalein-Lösung R titriert.

1 ml Natriumhydroxid-Lösung (1 mol·l⁻¹) entspricht 74,05 mg C₈H₄O₃.

Phthalsäureanhydrid-Lösung R 1065701

42 g Phthalsäureanhydrid R werden in 300 ml wasserfreiem Pyridin R gelöst. Die Lösung wird 16 h lang stehen gelassen.

Lagerung: vor Licht geschützt; innerhalb einer Woche zu verwenden

Picein R 1130700

C₁₄H₁₈O₇ M_r 298,3
CAS Nr. 530-14-3

1-[4-(β-D-Glucopyranosyloxy)phenyl]ethanon; *p*-(Acetylphenyl)-β-D-glucopyranosid

Smp: 194 bis 195 °C

Picrotin R 1188100

C₁₅H₁₈O₇ M_r 310,3
CAS Nr. 21416-53-5

(1*R*,3*R*,5*S*,8*S*,9*R*,12*S*,13*R*,14*S*)-1-Hydroxy-14-(2-hydroxypropan-2-yl)-13-methyl-4,7,10-trioxapentacyclo[6.4.1.1.^{9,12}.0^{3,5}.0^{5,13}]tetradecan-6,11-dion

Kristallines Pulver oder Kristalle, weiß oder farblos; löslich in siedendem Wasser und in Ethanol 96 %, praktisch unlöslich in Dichlormethan

Smp: 248 bis 250 °C

Picrotoxinin R 1188200

C₁₅H₁₆O₆ M_r 292,2
CAS Nr. 17617-45-7

(1*R*,3*R*,5*S*,8*S*,9*R*,12*S*,13*R*,14*R*)-1-Hydroxy-13-methyl-14-(prop-1-en-2-yl)-4,7,10-trioxapentacyclo[6.4.1.1.^{9,12}.0^{3,5}.0^{5,13}]tetradecan-6,11-dion

Kristallines Pulver oder Kristalle, weiß oder farblos; löslich in Dichlormethan, in Ethanol 96 % und in alkalischen Lösungen

Smp: 207 bis 210 °C

Pikrinsäure R 1065800

C₆H₃N₃O₇ M_r 229,1
CAS Nr. 88-89-1

2,4,6-Trinitrophenol

Gelbe Kristalle oder Prismen; löslich in Wasser und in Ethanol 96 %

Lagerung: mit Wasser R befeuchtet

Pikrinsäure-Lösung *R* 1065801

Eine Lösung von Pikrinsäure *R* (10 g · l⁻¹)

Pikrinsäure-Lösung *R* 1 1065802

100 ml einer gesättigten Lösung von Pikrinsäure *R* werden mit 0,25 ml konzentrierter Natriumhydroxid-Lösung *R* versetzt.

α-Pinen *R* 1130800

$C_{10}H_{16}$ M_r 136,2
CAS Nr. 7785-70-8

(1*R*,5*R*)-2,6,6-Trimethylbicyclo[3.1.1]hept-2-en

Mit Wasser nicht mischbare Flüssigkeit

d_{20}^{20}: etwa 0,859
n_D^{20}: etwa 1,466
Sdp: 154 bis 156 °C

Wird die Substanz in der Gaschromatographie verwendet, muss sie zusätzlich folgender Anforderung entsprechen:

Gehaltsbestimmung: Gaschromatographie (2.2.28) wie in der Monographie **Neroliöl/Bitterorangenblütenöl (Neroli aetheroleum)** beschrieben

Untersuchungslösung: die Substanz

Gehalt: mindestens 99,0 Prozent, ermittelt mit Hilfe des Verfahrens „Normalisierung"

β-Pinen *R* 1109000

$C_{10}H_{16}$ M_r 136,2
CAS Nr. 127-91-3

6,6-Dimethyl-2-methylidenbicyclo[3.1.1]heptan

Farblose, ölige Flüssigkeit mit terpentinähnlichem Geruch; praktisch unlöslich in Wasser, mischbar mit Ethanol 96 %

Wird die Substanz in der Gaschromatographie verwendet, muss sie zusätzlich folgender Anforderung entsprechen:

Gehaltsbestimmung: Gaschromatographie (2.2.28) wie in der Monographie **Neroliöl/Bitterorangenblütenöl (Neroli aetheroleum)** beschrieben

Untersuchungslösung: die Substanz

Gehalt: mindestens 95,0 Prozent

1,4-Piperazindiethansulfonsäure *R* 1186700

$C_8H_{18}N_2O_6S_2$ M_r 302,4
CAS Nr. 5625-37-6

Piperazin-1,4-bis(2-ethansulfonsäure); 2,2'-(Piperazin-1,4-diyl)bis(ethansulfonsäure); Piperazin-*N*,*N*'-bis(2-ethansulfonsäure); PIPES

Gehalt: mindestens 99 Prozent

Weißes, kristallines Pulver

Piperazin-Hexahydrat *R* 1065900

CAS Nr. 142-63-2

Muss der Monographie **Piperazin-Hexahydrat (Piperazinum hydricum)** entsprechen

Piperidin *R* 1066000

$C_5H_{11}N$ M_r 85,2
CAS Nr. 110-89-4

Farblose bis schwach gelbe, alkalisch reagierende Flüssigkeit; mischbar mit Wasser, mit Ethanol 96 % und mit Petrolether

Sdp: etwa 106 °C

Piperin *R* 1183200

$C_{17}H_{19}NO_3$ M_r 285,3
CAS Nr. 94-62-2

(2*E*,4*E*)-1-(Piperidin-1-yl)-5-(1,3-benzodioxol-5-yl)= penta-2,4-dien-1-on; 1-Piperoyl-piperidin; 1-[(2*E*,4*E*)-5-(3,4-Methylendioxyphenyl)-1-oxo-2,4-pentadienyl]= piperidin

Piperiton *R* 1151200

$C_{10}H_{16}O$ M_r 152,2
CAS Nr. 89-81-6

6-Isopropyl-3-methylcyclohex-2-en-1-on

Pirimiphos-ethyl R   1130300

$C_{13}H_{24}N_3O_3PS$ M_r 333,4
CAS Nr. 23505-41-1

Smp: 15 bis 18 °C

Eine geeignete, zertifizierte Referenzlösung (10 ng · µl^{-1} in Cyclohexan) kann verwendet werden.

Plasma, blutplättchenarmes R   1066100

45 ml Blut vom Menschen werden mit einer 50-ml-Kunststoffspritze entnommen, die 5 ml einer sterilen Lösung von Natriumcitrat R (38 g · l^{-1}) enthält. Die Mischung wird sofort 30 min lang bei 4 °C mit 1500 g zentrifugiert. Mit einer Kunststoffspritze werden zwei Drittel des überstehenden Plasmas entnommen und sofort 30 min lang bei 4 °C und 3500 g zentrifugiert. Die oberen zwei Drittel des Überstands werden entnommen und schnell in geeigneten Mengen in Kunststoffröhrchen bei −40 °C oder tiefer eingefroren.

Bei der Herstellung sind Geräte aus Kunststoff oder aus Glas, das mit Silicon behandelt ist, zu verwenden.

Plasma vom Kaninchen R   1020900

Mit einer Kunststoffspritze mit Kanüle Nr. 1 wird durch intrakardiale Punktur einem Kaninchen, dem 12 h lang die Nahrung entzogen wurde, Blut entnommen. Die Spritze enthält ein geeignetes Volumen einer Lösung von Natriumcitrat R (38 g · l^{-1}), so dass das Verhältnis zwischen Natriumcitrat-Lösung und Blut 1 zu 9 beträgt. Durch 30 min langes Zentrifugieren bei 15 bis 20 °C und 1500 bis 1800 g wird das Plasma abgetrennt.

Lagerung: bei 0 bis 6 °C

Das Plasma muss innerhalb von 4 h nach Herstellung verwendet werden.

Plasmasubstrat R   1066200

Das Plasma von Blut vom Menschen oder vom Rind, das in einem Neuntel seines Volumens einer Lösung von Natriumcitrat R (38 g · l^{-1}) oder in zwei Siebteln seines Volumens einer Lösung, die Natriummonohydrogencitrat R (20 g · l^{-1}) und Glucose R (25 g · l^{-1}) enthält, aufgefangen wurde, wird abgetrennt. Im ersten Fall sollte das Plasmasubstrat am Tag der Blutentnahme hergestellt werden, im zweiten Fall kann es bis zu 2 Tage nach der Blutentnahme hergestellt werden.

Lagerung: bei −20 °C

Plasmasubstrat R 1   1066201

Zur Blutentnahme und zur Behandlung des Bluts sind Wasser abstoßende Geräte zu verwenden, die entweder aus geeignetem Kunststoff bestehen oder aus Glas, das mit Silicon behandelt ist.

Von jedem von mindestens 5 Schafen wird ein geeignetes Volumen Blut gesammelt, wobei das Blut entweder dem lebenden Tier oder dem eben geschlachteten Tier entnommen wird. Ein Volumen von 285 ml Blut, das zu 15 ml Stabilisatorlösung für Blutkonserven gegeben wird, wird als geeignet angesehen; kleinere Volumen können auch entnommen werden. Dabei ist eine Nadel zu verwenden, die mit einer geeigneten Kanüle verbunden ist und die so lang ist, dass sie bis auf den Boden des Behältnisses zur Blutentnahme reicht. Die ersten Milliliter Blut werden verworfen und nur Blut, das frei ausfließt, wird verwendet. Das Blut wird in einer geeigneten Menge Stabilisatorlösung für Blutkonserven gesammelt, die 8,7 g Natriumcitrat R und 4 mg Aprotinin R je 100 ml Wasser R enthält, wobei das Verhältnis Blut zu Stabilisatorlösung 19:1 beträgt. Während und unmittelbar nach der Blutentnahme wird das Behältnis schwach geschwenkt, um ein gleichmäßiges Mischen des Bluts zu erhalten; eine Schaumbildung darf dabei nicht auftreten. Ist die Blutentnahme beendet, wird das Behältnis verschlossen und auf 10 bis 15 °C abgekühlt. Das abgekühlte Blut aller Behältnisse wird gepoolt, mit Ausnahme von Blut, das eine offensichtliche Hämolyse zeigt oder das geronnenes Blut enthält. Das gepoolte Blut wird bei 10 bis 15 °C gelagert.

So bald wie möglich und auf jeden Fall innerhalb von 4 h nach der Blutentnahme wird das gepoolte Blut 30 min lang bei 10 bis 15 °C und 1000 bis 2000 g zentrifugiert. Der Überstand wird abgetrennt und 30 min lang bei 5000 g zentrifugiert. Ein schnelleres Zentrifugieren zum Klären des Plasmas ist auch möglich, zum Beispiel 30 min lang bei 20 000 g, jedoch darf nicht filtriert werden. Der Überstand wird abgetrennt und sofort gut gemischt. Das Plasmasubstrat wird in kleine, mit Stopfen verschließbare Behältnisse einer Größe gegeben, dass die Menge für eine Wertbestimmung von Heparin ausreichend ist (zum Beispiel 10 bis 30 ml). Diese Behältnisse werden sofort auf eine Temperatur von weniger als −70 °C, zum Beispiel durch Eintauchen in flüssigen Stickstoff, abgekühlt und bei einer Temperatur unter −30 °C gelagert.

Das Plasma ist zur Verwendung als Plasmasubstrat bei der Wertbestimmung von Heparin geeignet, wenn es unter den Prüfbedingungen einer der verwendeten Nachweismethode angemessene Gerinnungszeit hat und sich eine reproduzierbare, steile logarithmische Dosis-Wirkungskurve erstellen lässt.

Zum Gebrauch wird ein Teil des Plasmasubstrats in einem Wasserbad von 37 °C aufgetaut, wobei das Behältnis bis zum vollständigen Auftauen leicht geschwenkt wird. Ein einmal aufgetautes Substrat sollte bei 10 bis 20 °C gehalten und sofort verwendet werden. Falls erforderlich kann das aufgetaute Plasmasubstrat schwach zentrifugiert werden; es sollte aber nicht filtriert werden.

Plasmasubstrat R 2 1066202

Das Plasma wird von Blut vom Menschen abgetrennt, das in einem Neuntel seines Volumens einer Lösung von Natriumcitrat R (38 g · l⁻¹) aufgefangen wurde und das weniger als 1 Prozent der normalen Menge an Faktor IX enthält.

Lagerung: in kleinen Mengen, in Kunststoffröhrchen bei –30 °C oder einer tieferen Temperatur

Plasmasubstrat R 3 1066203

Das Plasma wird von Blut vom Menschen abgetrennt, das in einem Neuntel seines Volumens einer Lösung von Natriumcitrat R (38 g · l⁻¹) aufgefangen wurde und das weniger als 1 Prozent der normalen Menge an Faktor XI enthält.

Lagerung: in kleinen Mengen, in Kunststoffröhrchen bei –30 °C oder einer tieferen Temperatur

Plasminogen vom Menschen R 1109100

CAS Nr. 9001-91-6

Eine im Blut befindliche Substanz, die zu Plasmin aktiviert werden kann, einem Enzym, das Fibrin in Blutgerinnseln lysiert

Plutonium-242-Spikelösung R 1167400

Enthält 50 Bq · l⁻¹ ²⁴²Pu und eine Lösung von Lanthan(III)-chlorid-Heptahydrat R (134 mg · l⁻¹) in einer Lösung von Salpetersäure R (284 g · l⁻¹)

Poloxamer 188 R 1186800

Muss der Monographie **Poloxamere (Poloxamera)** entsprechen

Polyamin-Poly(vinylalkohol)-Pfropfcopolymer R
1188300

Copolymerkügelchen aus Poly(vinylalkohol), auf den Polyamine durch kovalente Bindungen gepfropft sind

Die Teilchengröße der Kügelchen wird in Klammern nach dem Namen des Reagenzes bei den entsprechenden Prüfungen angegeben.

Poly[(cyanopropyl)methylphenylmethyl]siloxan R

Siehe Cyanopropyl(25)phenyl(25)methyl(50)polysiloxan R

Poly[(cyanopropyl)(phenyl)][dimethyl]siloxan R

Siehe Cyanopropyl(3)phenyl(3)methyl(94)polysiloxan R

Poly[cyanopropyl(7)phenyl(7)methyl(86)]siloxan R

Siehe Cyanopropyl(7)phenyl(7)methyl(86)polysiloxan R

Poly(cyanopropyl)siloxan R

Siehe Cyanopropylpolysiloxan R

Polydatin R 1197500

$C_{20}H_{22}O_8$ M_r 390,4
CAS Nr. 65914-17-2

3-Hydroxy-5-[2-(4-hydroxyphenyl)eth-1-en-1-yl]-phenyl-β-D-glucopyranosid; Resveratrol-3-β-mono-D-glucosid

**Poly(O-2-diethylaminoethyl)agarose
zur Ionenaustauschchromatographie R** 1002100

CAS Nr. 57407-08-6

Quer vernetzte Agarose, die mit Diethylaminoethyl-Gruppen substituiert ist, in Form von Kügelchen

Poly(dimethyl)(diphenyl)(divinyl)siloxan R

Siehe Vinyl(1)phenyl(5)methyl(94)polysiloxan R

Poly(dimethyl)(diphenyl)siloxan R

Siehe Phenyl(5)methyl(95)polysiloxan R

Poly(dimethyl)(diphenyl)siloxan, desaktiviertes R

Siehe Phenyl(5)methyl(95)polysiloxan, desaktiviertes R

Polydimethylsiloxan R

Siehe Methylpolysiloxan R

Polyetherhydroxidgel zur Chromatographie R
1067000

Gel mit einer kleinen Teilchengröße, das eine hydrophile Oberfläche mit Hydroxyl-Gruppen besitzt

Das Gel hat eine Ausschlussgrenze für Dextrane mit einer relativen Molekülmasse zwischen $2 \cdot 10^5$ und $2,5 \cdot 10^6$.

Polymer mit eingebetteten polaren Gruppen, siliciumorganisches, amorphes, octadecylsilyliertes, nachsilanisiertes *R*   1150600

Synthetische, kugelförmige Hybrid-Partikeln, die sowohl anorganische (Siliciumdioxid) als auch organische (Organosiloxane) Komponenten enthalten und deren Oberfläche durch Einführen von Octadecylsilyl-Gruppen, in die polare Gruppen eingebettet sind, chemisch verändert ist

Um Interaktionen mit basischen Verbindungen zu minimieren, ist der größte Teil der verbleibenden Silanol-Gruppen sorgfältig nachsilanisiert.

Polymer mit festem Kern, siliciumorganisches, mit zu 100 Prozent wässrigen mobilen Phasen kompatibles, octadecylsilyliertes, nachsilanisiertes *R*   1201700

Kieselgel mit kugelförmigen Siliciumdioxid-Partikeln, die aus einem nicht porösen, festen Siliciumdioxidkern bestehen, der von einer dünnen, siliciumorganischen Polymerschicht mit Octadecyl-Gruppen umgeben ist. Das Kieselgel eignet sich zur Verwendung mit stark wässrigen mobilen Phasen oder zu 100 Prozent wässrigen Phasen.

Um Interaktionen mit basischen Verbindungen zu minimieren, ist der größte Teil der verbleibenden Silanol-Gruppen an der Oberfläche sorgfältig nachsilanisiert.

Polymer, siliciumorganisches, amorphes, octadecylsilyliertes *R*   1144200

Synthetische, kugelförmige Hybrid-Partikeln, die sowohl anorganische (Siliciumdioxid) als auch organische (Organosiloxane) Komponenten enthalten. Durch Einführen von 3fach gebundenen Octadecylsilyl-Gruppen wird die Oberfläche verändert.

Polymer, siliciumorganisches, amorphes, propyl-2-phenylsilyliertes, nachsilanisiertes *R*   1178100

Synthetische, kugelförmige Hybrid-Partikeln, die sowohl anorganische (Siliciumdioxid) als auch organische (Organosiloxane) Komponenten enthalten und deren Oberfläche durch Einführen von Propyl-2-phenylsilyl-Gruppen chemisch verändert ist

Um Interaktionen mit basischen Verbindungen zu minimieren, ist der größte Teil der verbleibenden Silanol-Gruppen sorgfältig nachsilanisiert.

Polymer zur Chromatographie, siliciumorganisches, mehrschichtiges, octadecylsilyliertes, nachsilanisiertes *R*   1202500

Synthetische, kugelförmige, mehrschichtige Hybrid-Partikeln, die sowohl anorganische (Siliciumdioxid) als auch organische (Organosiloxane) Komponenten enthalten und deren Oberfläche durch Einführen von Octadecylsilyl-Gruppen chemisch verändert ist

Um Interaktionen mit basischen Verbindungen zu minimieren, ist der größte Teil der verbleibenden Silanol-Gruppen an der Oberfläche sorgfältig nachsilanisiert.

Polymer zur Chromatographie, siliciumorganisches, amorphes, octadecylsilyliertes, nachsilanisiertes *R*   1164900

Synthetische, kugelförmige Hybrid-Partikeln, die sowohl anorganische (Siliciumdioxid) als auch organische (Organosiloxane) Komponenten enthalten und deren Oberfläche durch Einführen von Octadecylsilyl-Gruppen chemisch verändert ist

Um Interaktionen mit basischen Verbindungen zu minimieren, ist der größte Teil der verbleibenden Silanol-Gruppen sorgfältig nachsilanisiert.

Polymethacrylatgel *R*   1181100

Stationäre Phase für die Ausschlusschromatographie auf der Basis von Methacrylat, zur Verwendung bei wasserlöslichen Proben

Polymethacrylatgel, butyliertes *R*   1210300

Gel auf der Basis von butyliertem Methacrylsäure-Polymer

Polymethacrylatgel, hydroxyliertes *R*   1151300

Gel auf der Basis von hydroxyliertem Methacrylsäure-Polymer; stationäre Phase für die Ausschlusschromatographie

Poly[methyl(50)phenyl(50)]siloxan *R*

Siehe Phenyl(50)methyl(50)polysiloxan *R*

Poly[methyl(trifluorpropylmethyl)siloxan] *R*

Siehe Trifluorpropylmethylpolysiloxan *R*

Polyorganosiloxan für sauerstoffhaltige Verbindungen *R*   1200600

Kombination von geeigneten Polyorganosiloxanen mit hoher Affinität zu sauerstoffhaltigen Verbindungen

Polyphosphorsäure *R* 1053000

$(HPO_3)_n$
CAS Nr. 37267-86-0

Stücke oder Stäbchen mit einem gewissen Anteil an Natriumpolyphosphat, glasartig und hygroskopisch; sehr leicht löslich in Wasser

Nitrat: 1,0 g Substanz wird mit 10 ml Wasser *R* zum Sieden erhitzt. Die Lösung wird abgekühlt, mit 1 ml Indigocarmin-Lösung *R* und 10 ml nitratfreier Schwefelsäure *R* versetzt und erneut zum Sieden erhitzt. Eine schwache Blaufärbung muss bestehen bleiben.

Reduzierende Substanzen: höchstens 0,01 Prozent, berechnet als H_3PO_3

35,0 g Substanz werden in 50 ml Wasser *R* gelöst. Die Lösung wird nach Zusatz von 5 ml einer Lösung von Schwefelsäure *R* (200 g · l^{-1}), 50 mg Kaliumbromid *R* und 5,0 ml Kaliumbromat-Lösung (0,02 mol · l^{-1}) 30 min lang im Wasserbad erhitzt. Nach dem Erkalten werden 0,5 g Kaliumiodid *R* zugesetzt. Unter Zusatz von 1 ml Stärke-Lösung *R* wird das ausgeschiedene Iod mit Natriumthiosulfat-Lösung (0,1 mol · l^{-1}) titriert. Eine Blindtitration wird durchgeführt.

1 ml Kaliumbromat-Lösung (0,02 mol · l^{-1}) entspricht 4,10 mg H_3PO_3.

Lagerung: dicht verschlossen

Polysorbat 20 *R* 1068300

CAS Nr. 9005-64-5

Muss der Monographie **Polysorbat 20 (Polysorbatum 20)** entsprechen

Polysorbat 65 *R* 1196200

CAS Nr. 9005-71-4

Polysorbat 80 *R* 1068400

CAS Nr. 9005-65-6

Muss der Monographie **Polysorbat 80 (Polysorbatum 80)** entsprechen

Polystyrol 900–1000 *R* 1112200

CAS Nr. 9003-53-6

Organische Referenzsubstanz zur Kalibrierung in der Gaschromatographie

M_w: etwa 950
M_w/M_n: etwa 1,10

Povidon *R* 1068500

CAS Nr. 9003-39-8

Muss der Monographie **Povidon (Povidonum)** entsprechen

Primverin *R* 1216500

$C_{20}H_{28}O_{13}$ M_r 476,4
CAS Nr. 154-60-9

Methyl[4-methoxy-2-[(6-*O*-β-D-xylopyranosyl-β-D-glucopyranosyl)oxy]benzoat]

Procainhydrochlorid *R* 1109400

Muss der Monographie **Procainhydrochlorid (Procaini hydrochloridum)** entsprechen

Prolin *R* 1152200

CAS Nr. 147-85-3

Muss der Monographie **Prolin (Prolinum)** entsprechen

D-Prolyl-L-phenylalanyl-L-arginin(4-nitroanilid)-dihydrochlorid *R* 1072800

D–Pro—Phe—Arg—NH—⟨⟩—NO$_2$ · 2 HCl

$C_{26}H_{36}Cl_2N_8O_5$ M_r 612

Propan *R* 1190100

C_3H_8 M_r 44,10
CAS Nr. 74-98-6

Gehalt: mindestens 99,0 Prozent (*V/V*)

Propan-1,3-diol *R* 1185100

$C_3H_8O_2$ M_r 76,1
CAS Nr. 504-63-2

1,3-Dihydroxypropan

Farblose, viskose Flüssigkeit

Smp: etwa –27 °C
Sdp: etwa 214 °C

1-Propanol R   1072000

H₃C~~~OH

C₃H₈O M_r 60,1
CAS Nr. 71-23-8

Klare, farblose Flüssigkeit; mischbar mit Wasser und mit Ethanol 96%

d_{20}^{20}: 0,802 bis 0,806
Sdp: etwa 97,2 °C

Destillationsbereich (2.2.11): Mindestens 95 Prozent Substanz müssen zwischen 96 und 99 °C destillieren.

1-Propanol R 1   1184400

CAS Nr. 71-23-8

Muss der Monographie **1-Propanol (Propanolum)** entsprechen

2-Propanol R   1072100

H₃C-CH(OH)-CH₃

C₃H₈O M_r 60,1
CAS Nr. 67-63-0

Isopropylalkohol

Klare, farblose, entflammbare Flüssigkeit; mischbar mit Wasser und mit Ethanol 96%

d_{20}^{20}: etwa 0,785
Sdp: 81 bis 83 °C

2-Propanol R 1   1072101

Muss 2-Propanol R und folgenden zusätzlichen Anforderungen entsprechen:

n_D^{20}: etwa 1,378

Wasser (2.5.12): höchstens 0,05 Prozent, mit 10 g Substanz bestimmt

Absorption (2.2.25): höchstens 0,60 bei 210 nm, 0,26 bei 220 nm, 0,13 bei 230 nm, 0,02 bei 250 nm und 0,01 bei 260 nm, mit Wasser R als Kompensationsflüssigkeit bestimmt

2-Propanol R 2   1184900

CAS Nr. 67-63-0

Muss der Monographie **2-Propanol (Alcohol isopropylicus)** entsprechen

Propetamphos R   1130900

C₁₀H₂₀NO₄PS M_r 281,3
CAS Nr. 31218-83-4

Eine geeignete, zertifizierte Referenzlösung (10 ng · µl⁻¹ in Cyclohexan) kann verwendet werden.

Propidiumiodid R   1154200

C₂₇H₃₄I₂N₄ M_r 668
CAS Nr. 25535-16-4

3,8-Diamino-5-[3-(diethylmethylammonio)propyl]-6-phenylphenanthridiniumdiiodid

Dunkelroter Feststoff

Propionaldehyd R   1072300

H₃C-CH₂-CHO

C₃H₆O M_r 58,1
CAS Nr. 123-38-6

Propanal

Flüssigkeit; leicht löslich in Wasser, mischbar mit Ethanol 96%

d_{20}^{20}: etwa 0,81
n_D^{20}: etwa 1,365
Smp: etwa −81 °C
Sdp: etwa 49 °C

Propionsäure R   1072400

H₃C-CH₂-COOH

C₃H₆O₂ M_r 74,1
CAS Nr. 79-09-4

Ölige Flüssigkeit; löslich in Ethanol 96%, mischbar mit Wasser

d_{20}^{20}: etwa 0,993
n_D^{20}: etwa 1,387
Smp: etwa −21 °C
Sdp: etwa 141 °C

Propionsäureanhydrid R   1072500

$C_6H_{10}O_3$ M_r 130,1
CAS Nr. 123-62-6

Klare, farblose Flüssigkeit; löslich in Ethanol 96 %

d_{20}^{20}: etwa 1,01
Sdp: etwa 167 °C

Propionsäureanhydrid-Reagenz R   1072501

1 g 4-Toluolsulfonsäure R wird in 30 ml Essigsäure 99 % R gelöst und die Lösung mit 5 ml Propionsäureanhydrid R versetzt.

Das Reagenz darf erst nach mindestens 15 min langem Stehenlassen verwendet werden.

Lagerung: höchstens 24 h lang

Propylacetat R   1072600

$C_5H_{10}O_2$ M_r 102,1
CAS Nr. 109-60-4

d_{20}^{20}: etwa 0,888
Smp: etwa –95 °C
Sdp: etwa 102 °C

Propylenglycol R   1072900

CAS Nr. 57-55-6

Muss der Monographie **Propylenglycol (Propylenglycolum)** entsprechen

Propylenoxid R   1121800

C_3H_6O M_r 58,1
CAS Nr. 75-56-9

Farblose Flüssigkeit; mischbar mit Ethanol 96 %

Propyl-4-hydroxybenzoat R   1072700

CAS Nr. 94-13-3

Muss der Monographie **Propyl-4-hydroxybenzoat (Propylis parahydroxybenzoas)** entsprechen

Protaminsulfat R   1073000

CAS Nr. 53597-25-4
CAS Nr. 9007-31-2

Muss der Monographie **Protaminsulfat (Protamini sulfas)** entsprechen

Protopinhydrochlorid R   1163500

$C_{20}H_{20}ClNO_5$ M_r 389,8
CAS Nr. 6164-47-2

5-Methyl-4,6,7,14-tetrahydrobis[1,3]benzodioxolo[4,5-c:5′,6′-g]azecin-13(5H)-on-hydrochlorid

PSMA-11 R   1211100

$C_{44}H_{62}N_6O_{17}$ M_r 947
CAS Nr. 1366302-52-4

(3S,7S)-22-[3-[[[2-[[[5-(2-Carboxyethyl)-2-hydroxyphenyl]methyl](carboxymethyl)amino]ethyl](carboxymethyl)amino]methyl]-4-hydroxyphenyl]-5,13,20-trioxo-4,6,12,19-tetraazadocosan-1,3,7-tricarbonsäure, geliefert als Trifluoracetatsalz

Weißes bis fast weißes Pulver; leicht löslich in Wasser

Gehalt: mindestens 96,0 Prozent (wasserfreie und trifluoressigsäurefreie Substanz)

PSMA-1007 R   1211600

$C_{49}H_{55}FN_8O_{16}$ M_r 1031

(3S,10S,14S)-1-[4-[[(2S)-4-Carboxy-2-[(2S)-4-carboxy-2-(6-fluorpyridin-3-amido)butanamido]butanamido]methyl]phenyl]-3-[(naphthalin-2-yl)methyl]-1,4,12-tri=

oxo-2,5,11,13-tetraazahexadecan-10,14,16-tricarbonsäure

Weißes bis fast weißes Pulver

Pteroinsäure R   1144600

$C_{14}H_{12}N_6O_3$ M_r 312,3
CAS Nr. 119-24-4

4-[[(2-Amino-4-oxo-1,4-dihydropteridin-6-yl)methyl]amino]benzoesäure

Kristalle; löslich in Alkalihydroxid-Lösungen

Puerarin R   1180600

$C_{21}H_{20}O_9$ M_r 416,4
CAS Nr. 3681-99-0

7,4′-Dihydroxy-8-C-glucosyliso-halopron; 8-β-D-Glucopyranosyl-7-hydroxy-3-(4-hydroxyphenyl)-4H-1-benzopyran-4-on

Pulegon R   1073100

$C_{10}H_{16}O$ M_r 152,2
CAS Nr. 89-82-7

(R)-2-Isopropyliden-5-methylcyclohexanon

Ölige, farblose Flüssigkeit; praktisch unlöslich in Wasser, mischbar mit Ethanol 96 %

d_{15}^{20}: etwa 0,936
n_D^{20}: 1,485 bis 1,489
Sdp: 222 bis 224 °C

Wird die Substanz in der Gaschromatographie verwendet, muss sie zusätzlich folgender Anforderung entsprechen:

Gehaltsbestimmung: Gaschromatographie (2.2.28) wie in der Monographie **Pfefferminzöl (Menthae piperitae aetheroleum)** beschrieben

Untersuchungslösung: die Substanz

Gehalt: mindestens 98,0 Prozent, ermittelt mit Hilfe des Verfahrens „Normalisierung"

Pullulanase R   1190200

CAS Nr. 9075-68-7

Pullulan-6-glucanohydrolase, von *Klebsiella pneumoniae* gewonnen

Gehalt: mindestens 30 Einheiten je Milligramm Protein

Eine Einheit ist definiert als die enzymatische Aktivität, die erforderlich ist, um bei einem pH-Wert von 5,0 und einer Temperatur von 30 °C aus Pullulan 1,0 µmol Maltotriose je Minute zu erhalten.

Bestimmung der Pullulanase-Aktivität

Substrat: 0,250 g Pullulan werden in 20,0 ml Wasser R gelöst, wobei das Pullulan dem Wasser zugesetzt wird.

Pufferlösung A: Eine Lösung von Citronensäure-Monohydrat R (21 g · l⁻¹) wird mit einer Lösung von Natriummonohydrogenphosphat-Dodecahydrat R (27 g · l⁻¹) auf einen pH-Wert von 5,0 eingestellt.

Pufferlösung B: Eine Lösung von Natriumacetat R (136 g · l⁻¹) wird hergestellt und mit verdünnter Essigsäure R auf einen pH-Wert von 6,0 eingestellt. 1 ml dieser Lösung wird mit Wasser R zu 100 ml verdünnt.

Somogyi-Reagenz: 28 g wasserfreies Natriummonohydrogenphosphat R und 40 g Kaliumnatriumtartrat R werden mit etwa 700 ml Wasser R versetzt. Die Mischung wird mit 100 ml einer Lösung von Natriumhydroxid R (42 g · l⁻¹) versetzt und gemischt. Nach Zusatz von 80 ml einer Lösung von Kupfer(II)-sulfat-Pentahydrat R (100 g · l⁻¹) wird die Mischung bis zum vollständigen Lösen erhitzt. Die Lösung wird mit 180 g wasserfreiem Natriumsulfat R versetzt, mit Wasser R zu 1 Liter aufgefüllt und 1 bis 2 Tage lang bei Raumtemperatur stehengelassen, damit sich unlösliche Bestandteile absetzen können. Anschließend wird die Lösung filtriert und das Filtrat in einer Braunglasflasche mit Schliffstopfen aufbewahrt.

Nelson-Reagenz: 50 g Ammoniummolybdat R werden in 900 ml Wasser R gelöst. Die Lösung wird mit 42 g Schwefelsäure R versetzt und gemischt. Diese Lösung wird mit einer Lösung von 6 g Natriummonohydrogenarsenat R in 50 ml Wasser R versetzt und 1 bis 2 Tage lang bei 37 °C in einer Braunglasflasche mit Schliffstopfen stehen gelassen.

Glucose-Referenzlösung: Glucose R wird 5 h lang bei 60 °C und unterhalb von 6 kPa getrocknet und anschließend ihr Wassergehalt berechnet. 10,00 g der getrockneten Glucose werden in einem Messkolben mit Wasser R zu 1,0 Liter gelöst, die Lösung wird gemischt. 10,0 ml Lösung werden in einem weiteren Messkolben mit Wasser R zu 1,0 Liter verdünnt. Jeder Milliliter dieser Lösung enthält 100 µg Glucose.

Pullulanase-Lösung: Pullulanase R wird in Pufferlösung B so gelöst, dass eine Lösung mit einer Enzymaktivität von etwa 0,2 Einheiten je Milliliter erhalten wird. Der Messbereich liegt zwischen 0,1 und 0,4 Einheiten je Milliliter. Der Verdünnungsfaktor D wird festgehalten. Die erhaltene Lösung wird als verdünnte Enzymlösung verwendet.

Methode: 4,0 ml Substrat werden in einem Proberöhrchen mit 0,5 ml Pufferlösung A gemischt und bei 30 °C inkubiert. Nach Zusatz von 0,5 ml Pullulanase-Lösung wird die Lösung sorgfältig gemischt. Nach 30 s wird 1,0 ml Lösung in ein Reagenzglas mit der Aufschrift „Pullulan-Untersuchungslösung 1" gegeben und mit 2,0 ml Somogyi-Reagenz gemischt. Nach 30,5 min wird 1,0 ml der Mischung von Substrat und Pullulanase-Lösung in ein zweites Reagenzglas mit der Aufschrift „Pullulan-Untersuchungslösung 2" gegeben und mit 2,0 ml Somogyi-Reagenz gemischt. In einem dritten Reagenzglas mit der Aufschrift „Blind-Referenzlösung" werden 2,0 ml Somogyi-Reagenz und 1,0 ml Wasser R gemischt. In einem vierten Reagenzglas mit der Aufschrift „Glucose-Referenzlösung" werden 2,0 ml Somogyi-Reagenz und 1,0 ml Glucose-Referenzlösung gemischt. Die Mischung wird mit 1,0 ml Wasser R versetzt und exakt 10 min lang im Wasserbad inkubiert. Das Reagenzglas wird anschließend unter fließendem Wasser gekühlt. Der Inhalt wird mit 2,0 ml Nelson-Reagenz gründlich gemischt und die Lösung mindestens 15 min lang stehen gelassen. In jedes der 4 Reagenzgläser werden 5,0 ml Wasser R gegeben und die Inhalte gründlich gemischt. Die Absorption der Blind-Referenzlösung (A_{blind}), der Glucose-Referenzlösung (A_{Glucose}), der Pullulan-Untersuchungslösung 1 (A_0) und der Pullulan-Untersuchungslösung 2 (A_{30}) wird gegen Wasser R als Blindlösung bei 520 nm gemessen. Eine Einheit ist definiert als die enzymatische Aktivität, die erforderlich ist, um aus Pullulan 1 μmol Maltotriose (gemessen als Glucose) je Minute zu erhalten.

Die Pullulanase-Aktivität P wird in Einheiten je Milliliter nach folgender Formel berechnet:

$$\frac{A_{30} - A_0}{A_{\text{Glucose}} - A_{\text{blind}}} \cdot 0{,}185 \cdot D$$

Proteingehalt (gemessen als Gehalt an Albuminoid) zur Berechnung der spezifischen Aktivität

Reagenz A: Eine Lösung mit einer bekannten Konzentration an Natriumhydroxid R (etwa 4 g · l^{-1}) und wasserfreiem Natriumcarbonat R (etwa 21 g · l^{-1}) wird hergestellt.

Reagenz B: 0,5 g Kupfer(II)-sulfat-Pentahydrat R und 1,0 g Natriumcitrat R werden in einem Messkolben in Wasser R zu 100,0 ml gelöst. Die Lösung wird gemischt.

Lowry-Lösung: 50 Volumteile Reagenz A und 1 Volumteil Reagenz B werden gemischt.

Verdünntes Folin-Ciocalteu-Phenol-Reagenz (zur Albuminoid-Bestimmung): Eine 2fache Verdünnung eines im Handel erhältlichen 2 N Folin-Ciocalteu-Reagenzes oder eine geeignete Lösung von Molybdat-Wolframat-Reagenz R wird hergestellt.

Rinderalbumin-Referenz-Stammlösung: 50,0 mg Rinderalbumin R werden in einem Messkolben in Wasser R zu 500,0 ml gelöst. Die Lösung wird gemischt, sie enthält 100 μg Rinderalbumin je Milliliter.

Referenzlösungen: Aus der Rinderalbumin-Referenz-Stammlösung werden durch Verdünnen mit Wasser R 5 Referenzlösungen hergestellt, deren Konzentrationen an Rinderalbumin in regelmäßigen Abständen zwischen 5 und 100 μg · ml^{-1} liegen.

Untersuchungslösung: Pullulanase R wird in der Pufferlösung B so gelöst, dass eine Lösung mit einer Konzentration von 60 bis 70 μg · ml^{-1} Albuminoid erhalten wird. Wasser kann als Verdünnungsmittel verwendet werden. Der Verdünnungsfaktor D_f wird festgehalten.

Methode: 0,3 ml jeder Referenzlösung, 0,3 ml Untersuchungslösung und 0,3 ml Wasser R werden in getrennte Röhrchen gegeben. Nach Zusatz von jeweils 3,0 ml Lowry-Lösung werden die Lösungen gemischt und bei Raumtemperatur 10 min lang inkubiert. Nach Zusatz von jeweils 0,3 ml verdünntem Folin-Ciocalteu-Phenol-Reagenz werden die Lösungen sofort gemischt und bei Raumtemperatur 60 min lang stehen gelassen. Die Absorptionen der Referenzlösungen und der Untersuchungslösung werden gegen Wasser R als Blindlösung bei der Wellenlänge mit der höchsten Absorption (etwa 750 nm) gemessen.

Berechnung: Das Verhältnis von Absorption zu Proteinkonzentration ist nichtlinear; wenn jedoch der Bereich der zum Erstellen der Kalibrierkurve verwendeten Konzentrationen ausreichend klein ist, wird das Verhältnis annähernd Linearität erreichen. Die Absorptionen der Referenzlösungen werden gegen die Protein(Albuminoid)konzentrationen in Mikrogramm je Milliliter (μg · ml^{-1}) aufgetragen und die Kalibrierkurve wird mit Hilfe der linearen Regression ermittelt. Mit Hilfe des Diagramms wird die Proteinkonzentration (Albuminoidgehalt) der Untersuchungslösung $C_{\text{Albuminoid}}$ in Mikrogramm je Milliliter (μg · ml^{-1}) bestimmt. Die Albuminoidkonzentration von Pullulanase R in Milligramm je Milliliter (mg · ml^{-1}) wird nach folgender Gleichung berechnet:

$$C_{\text{Protein}} \frac{C_{\text{Albuminoid}} \cdot D_f}{1000}$$

Die spezifische Aktivität von Pullulanase wird in Einheiten je Milligramm nach folgender Formel berechnet:

$$\frac{P}{C_{\text{Protein}}}$$

P = Pullulanase-Aktivität in Einheiten je Milliliter

Putrescin R 1137900

$$H_2N\diagdown\diagup\diagdown\diagup NH_2$$

$C_4H_{12}N_2$ M_r 88,15
CAS Nr. 110-60-1

1,4-Butandiamin; Tetramethylendiamin

Farblose, ölige Flüssigkeit, stark nach Piperidin riechend; sehr leicht löslich in Wasser

Smp: etwa 23 °C
Sdp: etwa 159 °C

Pyrazin-2-carbonitril *R*   1183300

$C_5H_3N_3$ M_r 105,1
CAS Nr. 19847-12-2

2-Cyanpyrazin

Klare, blassgelbe Flüssigkeit

Gehalt: mindestens 99 Prozent

Pyridin *R*   1073200

C_5H_5N M_r 79,1
CAS Nr. 110-86-1

Klare, farblose, hygroskopische Flüssigkeit; mischbar mit Wasser und mit Ethanol 96 %

Sdp: etwa 115 °C

Lagerung: dicht verschlossen

Pyridin, wasserfreies *R*   1073300

Pyridin *R* wird über wasserfreiem Natriumcarbonat *R* getrocknet, anschließend filtriert und destilliert.

Wasser (2.5.12): höchstens 0,01 Prozent (*m/m*)

Pyridin-2-amin *R*   1073400

$C_5H_6N_2$ M_r 94,1
CAS Nr. 504-29-0

2-Aminopyridin

Große Kristalle; löslich in Wasser und in Ethanol 96 %

Smp: etwa 58 °C
Sdp: etwa 210 °C

Pyridin-4-carbonitril *R*   1190300

$C_6H_4N_2$ M_r 104,1
CAS Nr. 100-48-1

4-Cyanopyridin

Weißes bis fast weißes, kristallines Pulver

Sdp: 194 bis 196 °C
Smp: 76 bis 79 °C

Pyridiniumbromidperbromid *R*   1166100

$C_5H_6Br_3N$ M_r 319,8
CAS Nr. 39416-48-3

Pyridiniumtribromid (1−); Pyridinhydrobromid-Brom

Rote Kristalle

Pyridylazonaphthol *R*   1073500

$C_{15}H_{11}N_3O$ M_r 249,3
CAS Nr. 85-85-8

1-(2-Pyridylazo)-2-naphthol

Ziegelrotes Pulver; praktisch unlöslich in Wasser, löslich in Ethanol 96 %, in Methanol und in heißen, verdünnten Alkalihydroxid-Lösungen

Smp: etwa 138 °C

Pyridylazonaphthol-Lösung *R*   1073501

Eine Lösung von Pyridylazonaphthol *R* (1 g · l⁻¹) in wasserfreiem Ethanol *R*

Empfindlichkeitsprüfung: 50 ml Wasser *R* werden mit 10 ml Acetat-Pufferlösung pH 4,4 *R*, 0,10 ml Natriumedetat-Lösung (0,02 mol · l⁻¹) und 0,25 ml Pyridylazonaphthol-Lösung versetzt. Nach Zusatz von 0,15 ml einer Lösung von Kupfer(II)-sulfat-Pentahydrat *R* (5 g · l⁻¹) muss die Farbe der Lösung von Hellgelb nach Violett umschlagen.

4-(2-Pyridylazo)resorcin-Mononatriumsalz R
1131500

$C_{11}H_8N_3NaO_2 \cdot H_2O$ M_r 255,2
CAS Nr. 16593-81-0

4-(2-Pyridyldiazenyl)benzol-1,3-diol, Mononatriumsalz, Monohydrat

Oranges, kristallines Pulver

Pyrogallol R
1073700

$C_6H_6O_3$ M_r 126,1
CAS Nr. 87-66-1

1,2,3-Benzoltriol

Weiße bis fast weiße Kristalle, die an Licht und Luft bräunlich werden; sehr leicht löslich in Wasser und in Ethanol 96 %, schwer löslich in Schwefelkohlenstoff

Wässrige Lösungen und, noch schneller, alkalische Lösungen färben sich an der Luft durch Absorption von Sauerstoff braun.

Smp: etwa 131 °C

Lagerung: vor Licht geschützt

Pyrogallol-Lösung, alkalische R
1073701

0,5 g Pyrogallol R werden in 2 ml kohlendioxidfreiem Wasser R gelöst. Getrennt werden 12 g Kaliumhydroxid R in 8 ml kohlendioxidfreiem Wasser R gelöst. Beide Lösungen werden vor Gebrauch gemischt.

Pyrrolidin R
1165000

C_4H_9N M_r 71,1
CAS Nr. 123-75-1

Gehalt: mindestens 99 Prozent

Sdp: 87 bis 88 °C

2-Pyrrolidon R
1138000

C_4H_7NO M_r 85,1
CAS Nr. 616-45-5

Pyrrolidin-2-on

Gehalt: mindestens 98,0 Prozent

Oberhalb von 25 °C flüssig; mischbar mit Wasser, wasserfreiem Ethanol und mit Ethylacetat

d_4^{25}: 1,116

Wasser (2.5.12): höchstens 0,2 Prozent, mit 2,00 g Substanz bestimmt

Gehaltsbestimmung: Gaschromatographie (2.2.28) mit Hilfe des Verfahrens „Normalisierung"

Untersuchungslösung: 1,0 g Substanz wird in Methanol R zu 10,0 ml gelöst.

Säule

– Material: Glas
– Größe: l = 30 m; ⌀ = 0,53 mm
– Stationäre Phase: Macrogol 20 000 R (Filmdicke 1,0 µm)

Trägergas: Helium zur Chromatographie R

Durchflussrate: so eingestellt, dass die Retentionszeit von 2-Pyrrolidon etwa 10 min beträgt

Splitverhältnis: 1:20

Temperatur

	Zeit (min)	Temperatur (°C)
Säule	0 – 1	80
	1 – 12	80 → 190
	12 – 32	190
Probeneinlass		200

Detektion: Flammenionisation

Einspritzen: 1 µl; Untersuchungslösung

Der Prozentgehalt an C_4H_7NO wird berechnet.

Q

Quecksilber(II)-acetat R 1052000

Hg²⁺ [H₃C—COO⁻]₂

C₄H₆HgO₄ M_r 318,7
CAS Nr. 1600-27-7

Weiße bis fast weiße Kristalle; leicht löslich in Wasser, löslich in Ethanol 96 %

___

Quecksilber(II)-chlorid R 1052200

CAS Nr. 7487-94-7

Muss der Monographie **Quecksilber(II)-chlorid (Hydrargyri dichloridum)** entsprechen

Quecksilber(II)-chlorid-Lösung R 1052201

Eine Lösung von Quecksilber(II)-chlorid R (54 g · l⁻¹)

Quecksilber(II)-iodid R 1052300

HgI₂ M_r 454,4
CAS Nr. 7774-29-0

Schweres, scharlachrotes, kristallines Pulver; schwer löslich in Wasser, wenig löslich in Aceton und in Ethanol 96 %, löslich in einem Überschuss von Kaliumiodid-Lösung R

Lagerung: vor Licht geschützt

Quecksilber(II)-nitrat R 1052400

Hg(NO₃)₂ · H₂O M_r 342,6
CAS Nr. 7783-34-8

Quecksilberdinitrat, Monohydrat

Farblose bis schwach gefärbte, hygroskopische Kristalle; löslich in Wasser in Gegenwart einer geringen Menge Salpetersäure

Lagerung: dicht verschlossen, vor Licht geschützt

Quecksilber(II)-oxid R 1052500

HgO M_r 216,6
CAS Nr. 21908-53-2

Gelbes Quecksilberoxid

Gelbes bis orangegelbes Pulver; praktisch unlöslich in Wasser und in Ethanol 96 %

Lagerung: vor Licht geschützt

Quecksilber(II)-sulfat-Lösung R 1052600

CAS Nr. 7783-35-9

1 g Quecksilber(II)-oxid R wird in einer Mischung von 20 ml Wasser R und 4 ml Schwefelsäure R gelöst.

Quecksilber(II)-thiocyanat R 1052700

Hg(SCN)₂ M_r 316,7
CAS Nr. 592-85-8

Quecksilber(II)-rhodanid

Weißes bis fast weißes, kristallines Pulver; sehr schwer löslich in Wasser, schwer löslich in Ethanol 96 %, löslich in Natriumchlorid-Lösungen

Quecksilber(II)-thiocyanat-Lösung R 1052701

0,3 g Quecksilber(II)-thiocyanat R werden in wasserfreiem Ethanol R zu 100 ml gelöst.

Lagerung: höchstens eine Woche lang

Quercetin-Dihydrat R 1138100

C₁₅H₁₀O₇ · 2 H₂O M_r 338,2

2-(3,4-Dihydroxyphenyl)-3,5,7-trihydroxy-4H-1-benzopyran-4-on, Dihydrat

Gelbe Kristalle oder gelbliches Pulver; praktisch unlöslich in Wasser, löslich in Aceton und in Methanol

Wasser (2.5.12): höchstens 12,0 Prozent, mit 0,100 g Substanz bestimmt

Gehaltsbestimmung: Flüssigchromatographie (2.2.29) wie in der Monographie **Ginkgoblätter (Ginkgo folium)** beschrieben

Gehalt: mindestens 90 Prozent, ermittelt mit Hilfe des Verfahrens „Normalisierung"

Lagerung: vor Licht geschützt

Quercitrin R   1138200

$C_{21}H_{20}O_{11}$ M_r 448,4
CAS Nr. 522-12-3

Quercetin-3-L-rhamnopyranosid; 3-[(6-Desoxy-
α-L-mannopyranosyl)oxy]-2-(3,4-dihydroxyphenyl)-
5,7-dihydroxy-4H-1-benzopyran-4-on; Quercitrosid

Gelbe Kristalle; praktisch unlöslich in kaltem Wasser, löslich in Ethanol 96 %

Smp: 176 bis 179 °C

Dünnschichtchromatographie (2.2.27): Die Prüfung erfolgt nach den Angaben in der Monographie **Goldrutenkraut (Solidaginis herba)**, wobei 20 µl der Lösung der Substanz aufgetragen werden. Nach dem Besprühen der Platte muss das Chromatogramm eine gelblich braun fluoreszierende Zone mit einem R_F-Wert von etwa 0,6 zeigen.

Lagerung: bei 2 bis 8 °C

Quillaja-Saponine, gereinigte R   1184500

Gemisch miteinander verwandter Saponine, die aus der Rinde von *Quillaja saponaria* Molina s.l. gewonnen werden

Dünnschichtchromatographie (2.2.27): Die Prüfung erfolgt nach den Angaben der Monographie **Seifenrinde (Quillajae cortex)**, wobei 5 µl der Lösung der Substanz aufgetragen werden. Die Platte wird mit einer 10-prozentigen Lösung (*V/V*) von Schwefelsäure *R* in Methanol *R* behandelt und 5 min lang bei 120 °C erhitzt. Die Auswertung erfolgt im Tageslicht. Das Chromatogramm muss 3 Hauptzonen im oberen Bereich des mittleren Drittels zeigen.

R

Raclopridtartrat R   1144700

$C_{19}H_{26}Cl_2N_2O_9$ M_r 497,3
CAS Nr. 98185-20-7

Raclopid-L-tartrat; Raclopid[(R,R)-tartrat]

Weißer bis fast weißer Feststoff, lichtempfindlich; löslich in Wasser

$[\alpha]_D^{25}$: +0,3, an einer Lösung der Substanz (3 g · l^{-1}) bestimmt

Smp: etwa 141 °C

Raffinose R   1208300

$C_{18}H_{32}O_{16}$ M_r 504,4
CAS Nr. 512-69-6

β-D-Fructofuranosyl-α-D-galactopyranosyl-(1→6)-
α-D-glucopyransosid

Raffinose-Pentahydrat R   1201800

$C_{18}H_{32}O_{16} \cdot 5\ H_2O$ M_r 594,5
CAS Nr. 17629-30-0

β-D-Fructofuranosyl-α-D-galactopyranosyl-(1→6)-
α-D-glucopyranosid-Pentahydrat

Gehalt: mindestens 98,0 Prozent

Kristallines Pulver

Smp: etwa 80 °C

Raltegravir-Kalium R   1202600

$C_{20}H_{20}FKN_6O_5$
CAS Nr. 871038-72-1

Muss der Monographie **Raltegravir-Kalium (Raltegravirum kalicum)** entsprechen

Raney-Nickel R   1058100

Mindestens 48 und höchstens 52 Prozent Aluminium (Al; A_r 26,98) und mindestens 48 und höchstens 52 Prozent Nickel (Ni; A_r 58,70)

Die Substanz ist praktisch unlöslich in Wasser, löslich in Mineralsäuren.

Vor Gebrauch zu pulverisieren (180)

Raney-Nickel, halogenfreies *R*   1118100

Mindestens 48 und höchstens 52 Prozent Aluminium (Al; A_r 26,98) und mindestens 48 und höchstens 52 Prozent Nickel (Ni; A_r 58,70)

Feines, graues Pulver; praktisch unlöslich in Wasser, löslich in Mineralsäuren unter Bildung von Salzen

Chlorid: höchstens 10 ppm

0,400 g Substanz werden in 40 ml einer Mischung von 67 Volumteilen Schwefelsäure *R* und 33 Volumteilen verdünnter Salpetersäure *R* gelöst. Die Lösung wird bis fast zur Trockne eingedampft und der Rückstand in Wasser *R* zu 20,0 ml gelöst (Prüflösung). 10 ml Prüflösung werden mit 1,0 ml Silbernitrat-Lösung (0,1 mol · l⁻¹) versetzt. Nach 15 min wird die Mischung filtriert und das Filtrat mit 0,2 ml einer Natriumchlorid-Lösung, die 10 µg Chlorid je Milliliter enthält, versetzt. Nach 5 min muss die Lösung stärker opaleszieren als eine Mischung von 10 ml Prüflösung und 1,0 ml Silbernitrat-Lösung (0,1 mol · l⁻¹).

Rapsöl *R*   1074600

Muss der Monographie **Raffiniertes Rapsöl (Rapae oleum raffinatum)** entsprechen

Reduktionsgemisch *R*   1074700

Die Substanzen werden in der angegebenen Reihenfolge zu einer homogenen Mischung verrieben: 20 mg Kaliumbromid *R*, 0,5 g Hydrazinsulfat *R* und 5 g Natriumchlorid *R*.

Reichstein-Substanz S *R*   1175400

$C_{21}H_{30}O_4$ M_r 346,5
CAS Nr. 152-58-9

Gehalt: mindestens 95,0 Prozent

Smp: etwa 208 °C

Reineckesalz *R*   1006300

M_r 354,4

$NH_4[Cr(NH_3)_2(NCS)_4] \cdot H_2O$
CAS Nr. 13573-16-5

Ammoniumdiammintetrakis(isothiocyanato)chromat(III), Monohydrat

Rote Kristalle oder rotes Pulver; wenig löslich in kaltem Wasser, löslich in heißem Wasser und in Ethanol 96 %

Reineckesalz-Lösung *R*   1006301

Eine Lösung von Reineckesalz *R* (10 g · l⁻¹)

Unmittelbar vor Gebrauch herzustellen

Resorcin *R*   1074800

CAS Nr. 108-46-3

Muss der Monographie **Resorcin (Resorcinolum)** entsprechen

Resorcin-Reagenz *R*   1074801

80 ml Salzsäure *R* 1 werden mit 10 ml einer Lösung von Resorcin *R* (20 g · l⁻¹) und 0,25 ml einer Lösung von Kupfer(II)-sulfat-Pentahydrat *R* (25 g · l⁻¹) versetzt. Die Mischung wird mit Wasser *R* zu 100,0 ml verdünnt.

Das Reagenz ist mindestens 4 h vor Gebrauch herzustellen.

Lagerung: höchstens eine Woche lang bei 2 bis 8 °C

Resveratrol *R*   1186900

$C_{14}H_{12}O_3$ M_r 228,2
CAS Nr. 501-36-0

3,4′,5-Stilbentriol; 5-[(*E*)-2-(4-Hydroxyphenyl)ethenyl]=benzol-1,3-diol

Retrorsin *R*   1215100

$C_{18}H_{25}NO_6$ M_r 351,4
CAS Nr. 480-54-6

(1*R*,4*Z*,6*R*,7*S*,17*R*)-4-Ethyliden-7-hydroxy-7-(hydroxy=methyl)-6-methyl-2,9-dioxa-14-azatricyclo[9.5.1.0¹⁴,¹⁷]=heptadec-11-en-3,8-dion

Farbloses oder weißes bis fast weißes, kristallines Pulver; löslich in Methanol

Retrorsin-*N*-oxid *R* 1215200

C$_{18}$H$_{25}$NO$_7$ M_r 367,4
CAS Nr. 15503-86-3

(1*R*,4*Z*,6*R*,7*S*,17*R*)-4-Ethyliden-7-hydroxy-7-(hydroxy=
methyl)-6-methyl-3,8-dioxo-2,9-dioxa-14-azatricyclo=
[9.5.1.0^{14,17}]heptadec-11-en-14-oxid

Weißes bis fast weißes Pulver; wenig löslich in Wasser, löslich in Methanol

Rhamnose *R* 1074900

C$_6$H$_{12}$O$_5$ · H$_2$O M_r 182,2
CAS Nr. 6155-35-7

(2*R*,3*R*,4*R*,5*R*,6*S*)-6-Methyltetrahydro-2*H*-pyran-2,3,4,
5-tetrol-Monohydrat; 6-Desoxy-α-L-mannopyranose,
Monohydrat; L-(+)-Rhamnose, Monohydrat; α-L-Rham=
nopyranose, Monohydrat

Weißes bis fast weißes, kristallines Pulver; leicht löslich in Wasser

[α]$_D^{20}$: +7,8 bis +8,3, an einer Lösung der Substanz (50 g · l^{-1}) in Wasser *R*, das etwa 0,05 Prozent Ammoniak (NH$_3$) enthält, bestimmt

Rhaponticin *R* 1075000

C$_{21}$H$_{24}$O$_9$ M_r 420,4
CAS Nr. 155-58-8

[3-Hydroxy-5-[(*E*)-2-(3-hydroxy-4-methoxyphenyl)=
ethen-1-yl]phenyl]-β-D-glucopyranosid

Gelblich graues, kristallines Pulver; löslich in Ethanol 96 % und in Methanol

Dünnschichtchromatographie (2.2.27): Die Substanz wird wie in der Monographie **Rhabarberwurzel (Rhei radix)** beschrieben geprüft; das Chromatogramm darf nur eine Hauptzone zeigen.

Rhein *R* 1197700

C$_{15}$H$_8$O$_6$ M_r 284,2
CAS Nr. 478-43-3

4,5-Dihydroxy-9,10-dioxo-9,10-dihydroanthracen-
2-carbonsäure; 1,8-Dihydroxy-3-carboxyanthrachinon

Rhodamin B *R* 1075100

C$_{28}$H$_{31}$ClN$_2$O$_3$ M_r 479,0
CAS Nr. 81-88-9

C.I. Nr. 45170; Schultz Nr. 864
9-(2-Carboxyphenyl)-3,6-bis(diethylamino)-xanthenyli=
umchlorid

Grüne Kristalle oder rötlich violettes Pulver; sehr leicht löslich in Wasser und in Ethanol 96 %

Rhodamin 6 G *R* 1153300

C$_{28}$H$_{31}$ClN$_2$O$_3$ M_r 479,0
CAS Nr. 989-38-8

C.I. Nr. 45160
9-[2-(Ethoxycarbonyl)phenyl]-3,6-bis(ethylamino)-
2,7-dimethylxanthenyliumchlorid

Bräunlich rotes Pulver

Rhynchophyllin *R* 1197800

C$_{22}$H$_{28}$N$_2$O$_4$ M_r 384,5
CAS Nr. 76-66-4

Methyl-(16E)-17-methoxy-2-oxo-16,17-didehydro-7β,20α-corynoxan-16-carboxylat; Methyl-(16E)-16-(methoxymethyliden)-2-oxo-7β,20α-corynoxan-17-oat

Ribose R   1109600

$C_5H_{10}O_5$ M_r 150,1
CAS Nr. 50-69-1

D-Ribose

Löslich in Wasser, schwer löslich in Ethanol 96 %

Smp: 88 bis 92 °C

Ricinolsäure R   1100100

$C_{18}H_{34}O_3$ M_r 298,5
CAS Nr. 141-22-0

(Z-R)-12-Hydroxyoctadec-9-ensäure

Gelbe bis gelblich braune, viskose Flüssigkeit; Mischung von Fettsäuren, die durch Hydrolyse von Rizinusöl erhalten wird; praktisch unlöslich in Wasser, sehr leicht löslich in wasserfreiem Ethanol

d_{20}^{20}:   etwa 0,942
n_D^{20}:   etwa 1,472
Sdp: etwa 285 °C, unter Zersetzung

Rinderalbumin R   1002300

CAS Nr. 9048-46-8

Rinderserumalbumin, das etwa 96 Prozent Protein enthält

Weißes bis hell-bräunlich-gelbes Pulver

Wasser (2.5.12): höchstens 3,0 Prozent, mit 0,800 g Substanz bestimmt

Rinderalbumin R 1   1183500

CAS Nr. 9048-46-8

Rinderserumalbumin, das etwa 96 Prozent Protein enthält

Weißes bis hell-bräunlich-gelbes Pulver

Rinderhirn, getrocknetes R   1061300

Frisches, von Gefäßen und anhängendem Gewebe befreites Rinderhirn wird in kleine Stücke geschnitten und zur Entwässerung in Aceton R eingelegt. 30 g Substanz werden zur weiteren Entwässerung im Mörser mehrmals mit je 75 ml Aceton R zerstoßen, bis nach Filtration ein trockenes Pulver erhalten wird, das anschließend 2 h lang bei 37 °C oder bis zum Verschwinden des Geruchs nach Aceton getrocknet wird.

Rinderthrombin R   1090200

CAS Nr. 9002-04-4

Zubereitung des Enzyms, gewonnen aus Plasma vom Rind, das Fibrinogen in Fibrin umwandelt

Gelblich weißes Pulver

Lagerung: unterhalb von 0 °C

Rizinusöl, polyethoxyliertes R   1068200

Hellgelbe Flüssigkeit

Die Flüssigkeit wird oberhalb von 26 °C klar.

Rosmarinsäure R   1138300

$C_{18}H_{16}O_8$ M_r 360,3
CAS Nr. 20283-92-5

Smp: 170 bis 174 °C

Rosuvastatinethylester R   1208400

$C_{24}H_{32}FN_3O_6S$ M_r 509,6
CAS Nr. 851443-04-4

Ethyl-(3R,5S,6E)-7-[4-(4-fluorphenyl)-2-(N-methylmethansulfonamido)-6-(propan-2-yl)pyrimidin-5-yl]-3,5-dihydroxyhept-6-enoat

Gehalt: mindestens 98 Prozent

Weißes bis blassgelbes Pulver

Ruß zur Gaschromatographie, graphitierter *R* 1015900

Poröse, kugelförmige Rußpartikeln, die aus flachen Schichten hexagonal angeordneter Kohlenstoffatome bestehen

Rutecarpin *R* 1199500

$C_{18}H_{13}N_3O$ M_r 287,3
CAS Nr. 84-26-4

8,13-Dihydroindolo[2′,3′:3,4]pyrido[2,1-*b*]chinazolin-5(7*H*)-on

Rutheniumrot *R* 1075200

$[(NH_3)_5RuORu(NH_3)_4ORu(NH_3)_5]Cl_6 \cdot 4\,H_2O$ M_r 858
CAS Nr. 11103-72-3

Tetradecaammindioxotriruthenium(6+)-chlorid, Tetrahydrat

Rötlich braunes Pulver; löslich in Wasser

Rutheniumrot-Lösung *R* 1075201

Lösung von 80 mg Rutheniumrot *R* in 100 ml Blei(II)-acetat-Lösung *R*

Rutosid *R*

Siehe Rutosid-Trihydrat *R*

Rutosid-Trihydrat *R* 1075300

M_r 665

CAS Nr. 250249-75-3

Muss der Monographie **Rutosid-Trihydrat (Rutosidum trihydricum)** entsprechen

S

Sabinen *R* 1109700

$C_{10}H_{16}$ M_r 136,2
CAS Nr. 3387-41-5

4-Methylen-1-isopropylbicyclo[3.1.0]hexan; Thuj-4(10)-en

Farblose, ölige Flüssigkeit

Wird die Substanz in der Gaschromatographie verwendet, muss sie zusätzlich folgender Anforderung entsprechen:

Gehaltsbestimmung: Gaschromatographie (2.2.28) wie in der Monographie **Neroliöl/Bitterorangenblütenöl (Neroli aetheroleum)** beschrieben

Untersuchungslösung: die Substanz

Gehalt: mindestens 95,0 Prozent, ermittelt mit Hilfe des Verfahrens „Normalisierung"

Saccharin-Natrium *R* 1131400

CAS Nr. 128-44-9

Muss der Monographie **Saccharin-Natrium (Saccharinum natricum)** entsprechen

Saccharose *R* 1085700

CAS Nr. 57-50-1

Muss der Monographie **Saccharose (Saccharum)** entsprechen

Säureblau 83 *R* 1012200

$C_{45}H_{44}N_3NaO_7S_2$ M_r 826
CAS Nr. 6104-59-2

C.I. Nr. 42660
3-[[4-([4-(4-Ethoxyanilino)phenyl][4-[ethyl(3-sulfobenzyl)amino]phenyl]methylen)cyclohexa-2,5-dienyliden](ethyl)ammoniomethyl]benzolsulfonat, Natriumsalz; Brillantblau, Coomassie-Brillantblau R-250

Braunes Pulver; praktisch unlöslich in kaltem Wasser, schwer löslich in siedendem Wasser und in wasserfreiem Ethanol, löslich in Essigsäure 99 %, in Schwefelsäure und in verdünnten Alkalihydroxid-Lösungen

Säureblau 90 R　　　　　　　　　　　　　1001300

$C_{47}H_{48}N_3NaO_7S_2$　　　　M_r 854
CAS Nr. 6104-58-1

C.I. Nr. 42655

α-[4-[[4-(4-Ethoxyanilino)phenyl][4-(N-ethyl-3-sulfo=benzylamino)-o-tolyl]methylio]-N-ethyl-m-tolylamino]-m-toluolsulfonat, Natriumsalz

Dunkelbraunes Pulver mit violettem Schein und einigen Teilchen, die einen metallischen Glanz haben; löslich in Wasser und in wasserfreiem Ethanol

$A_{1cm}^{1\%}$: größer als 500, bei 577 nm an einer Lösung der Substanz (10 mg · l⁻¹) in Pufferlösung pH 7,0 bestimmt und berechnet auf die getrocknete Substanz

Trocknungsverlust (2.2.32): höchstens 5,0 Prozent, mit 0,500 g Substanz durch Trocknen im Trockenschrank bei 105 °C bestimmt

Säureblau 92 R　　　　　　　　　　　　　1001400

$C_{26}H_{16}N_3Na_3O_{10}S_3$　　　　M_r 696
CAS Nr. 3861-73-2

C.I. Nr. 13390

Anazolen-Natrium; 8'-Anilino-4,5'-diazendiyl-5-hyd=roxydinaphthalin-1',2,7'-trisulfonsäure, Trinatriumsalz, Coomassie-Blau

Dunkelblaue Kristalle; löslich in Wasser, in Aceton und in Ethylenglycolmonoethylether, schwer löslich in Ethanol 96 %

Säureblau-92-Lösung R　　　　　　　　　　1001401

0,5 g Säureblau 92 R werden in einer Mischung von 10 ml Essigsäure 99 % R, 45 ml Ethanol 96 % R und 45 ml Wasser R gelöst.

Säureblau 93 R　　　　　　　　　　　　　1134200

$C_{37}H_{27}N_3Na_2O_9S_3$　　　　M_r 800
CAS Nr. 28983-56-4

C.I. Nr. 42780

Methylblau; Poirrier-Blau

Mischung von Triphenylrosanilindi- und -trisulfonat und Triphenylpararosanilin

Dunkelblaues Pulver

Umschlagsbereich: pH-Wert 9,4 bis 14,0

Säureblau-93-Lösung R　　　　　　　　　　1134201

0,2 g Säureblau 93 R werden in Wasser R zu 100 ml gelöst.

Safrol R　　　　　　　　　　　　　　　　　1131200

$C_{10}H_{10}O_2$　　　　M_r 162,2
CAS Nr. 94-59-7

5-(Prop-2-enyl)-1,3-benzodioxol; 4-Allyl-1,2-(methy=lendioxy)benzol

Farblose bis schwach gelbe, ölige Flüssigkeit, nach Sassafras riechend; unlöslich in Wasser, sehr leicht löslich in Ethanol 96 %, mischbar mit Hexan

d_{20}^{20}:　1,095 bis 1,096
n_D^{20}:　1,537 bis 1,538
Sdp:　232 bis 234 °C

Erstarrungstemperatur: etwa 11 °C

Wird die Substanz in der Gaschromatographie verwendet, muss sie zusätzlich folgender Anforderung entsprechen:

Gehaltsbestimmung: Gaschromatographie (2.2.28) wie in der Monographie **Zimtöl (Cinnamomi zeylanicii corticis aetheroleum)** beschrieben

Gehalt: mindestens 96,0 Prozent, ermittelt mit Hilfe des Verfahrens „Normalisierung"

Saikosaponin A *R*   1201900

$C_{42}H_{68}O_{13}$ M_r 781
CAS Nr. 20736-09-8

13,28-Epoxy-16β,23-dihydroxy-4α-olean-11-en-3β-yl-6-desoxy-3-*O*-β-D-glucopyranosyl-β-D-galactopyranosid

Saikosaponin D *R*   1201200

$C_{42}H_{68}O_{13}$ M_r 781
CAS Nr. 20874-52-6

13,28-Epoxy-16α,23-dihydroxy-4α-olean-11-en-3β-yl-6-desoxy-3-*O*-β-D-glucopyranosyl-β-D-galactopyranosid

Salicin *R*   1131300

$C_{13}H_{18}O_7$ M_r 286,3
CAS Nr. 138-52-3

2-(Hydroxymethyl)phenyl-β-D-glucopyranosid; Salicosid

$[\alpha]_D^{20}$: −62,5 ± 2
Smp: 199 bis 201 °C

Gehaltsbestimmung: Flüssigchromatographie (2.2.29) wie in der Monographie **Weidenrinde (Salicis cortex)** beschrieben, unter Verwendung der Konzentration der Referenzlösung

Gehalt: mindestens 99,0 Prozent, ermittelt mit Hilfe des Verfahrens „Normalisierung"

Salicylaldazin *R*   1075500

$C_{14}H_{12}N_2O_2$ M_r 240,3
CAS Nr. 959-36-4

2,2′-(Azinodimethyl)diphenol

Herstellung: 0,30 g Hydrazinsulfat *R* werden in 5 ml Wasser *R* gelöst. Die Lösung wird nach Zusatz von 1 ml Essigsäure 99 % *R* und 2 ml einer frisch hergestellten 20-prozentigen Lösung (*V/V*) von Salicylaldehyd *R* in 2-Propanol *R* gemischt und so lange stehen gelassen, bis ein gelber Niederschlag entstanden ist. Die Mischung wird 2-mal mit je 15 ml Dichlormethan *R* ausgeschüttelt. Die organischen Phasen werden vereinigt und über wasserfreiem Natriumsulfat *R* getrocknet. Die Lösung wird dekantiert oder filtriert und zur Trockne eingedampft. Der Rückstand wird aus einer Mischung von 40 Volumteilen Methanol *R* und 60 Volumteilen Toluol *R* unter Kühlen umkristallisiert. Die Kristalle werden im Vakuum getrocknet.

Smp: etwa 213 °C

Dünnschichtchromatographie (2.2.27): Die Substanz wird wie in der Monographie **Povidon (Povidonum)** unter „Hydrazin" beschrieben geprüft; das Chromatogramm darf nur einen Hauptfleck zeigen.

Salicylaldehyd *R*   1075400

$C_7H_6O_2$ M_r 122,1
CAS Nr. 90-02-8

2-Hydroxybenzaldehyd

Klare, farblose, ölige Flüssigkeit

d_{20}^{20}:   etwa 1,167
n_D^{20}:   etwa 1,574
Smp: etwa −7 °C
Sdp: etwa 196 °C

Salicylsäure *R*   1075600

CAS Nr. 69-72-7

Muss der Monographie **Salicylsäure (Acidum salicylicum)** entsprechen

Salpetersäure *R*   1058400

HNO_3 M_r 63,0
CAS Nr. 7697-37-2

Gehalt: mindestens 63,0 und höchstens 70,0 Prozent (*m/m*)

Klare, farblose bis fast farblose Flüssigkeit; mischbar mit Wasser

d_{20}^{20}: 1,384 bis 1,416

Eine Lösung der Substanz (10 g · l^{-1}) ist stark sauer und gibt die Identitätsreaktion auf Nitrat (2.3.1).

Aussehen: Die Substanz muss klar (2.2.1) und darf nicht stärker gefärbt sein als die Farbvergleichslösung G$_6$ (2.2.2, Methode II).

Arsen (2.4.2, Methode A): höchstens 0,02 ppm

50 g Substanz werden nach Zusatz von 0,5 ml Schwefelsäure R bis zum Auftreten weißer Dämpfe vorsichtig eingeengt. Der Rückstand wird mit 1 ml einer Lösung von Hydroxylaminhydrochlorid R (100 g · l^{-1}) versetzt und mit Wasser R zu 2 ml verdünnt. Zur Herstellung der Referenzlösung wird 1,0 ml Arsen-Lösung (1 ppm As) R verwendet.

Eisen (2.4.9): höchstens 1 ppm

Der bei der Bestimmung der Sulfatasche erhaltene Rückstand wird in 1 ml verdünnter Salzsäure R gelöst und die Lösung mit Wasser R zu 50 ml verdünnt. 5 ml dieser Lösung werden mit Wasser R zu 10 ml verdünnt.

Schwermetalle (2.4.8): höchstens 2 ppm

10 ml der bei der Grenzprüfung auf Eisen erhaltenen Lösung werden mit Wasser R zu 20 ml verdünnt. 12 ml dieser Lösung müssen der Grenzprüfung A entsprechen. Zur Herstellung der Referenzlösung wird die Blei-Lösung (2 ppm Pb) R verwendet.

Chlorid (2.4.4): höchstens 0,5 ppm

5 g Substanz werden mit 10 ml Wasser R und 0,3 ml Silbernitrat-Lösung R 2 versetzt. Eine Opaleszenz darf nicht stärker sein als die einer Mischung von 13 ml Wasser R, 0,5 ml Salpetersäure R, 0,5 ml Chlorid-Lösung (5 ppm Cl) R und 0,3 ml Silbernitrat-Lösung R 2. Beide Lösungen werden 2 min lang im Dunkeln aufbewahrt und dann verglichen.

Sulfat (2.4.13): höchstens 2 ppm

10 g Substanz werden nach Zusatz von 0,2 g Natriumcarbonat R zur Trockne eingedampft. Der Rückstand wird in 15 ml destilliertem Wasser R aufgenommen. Zur Herstellung der Referenzlösung wird eine Mischung von 2 ml Sulfat-Lösung (10 ppm SO$_4$) R und 13 ml destilliertem Wasser R verwendet.

Sulfatasche: höchstens 0,001 Prozent

100 g Substanz werden vorsichtig zur Trockne eingedampft. Der Rückstand wird mit einigen Tropfen Schwefelsäure R versetzt und bis zur dunklen Rotglut erhitzt.

Gehaltsbestimmung: 1,50 g Substanz werden mit 50 ml Wasser R versetzt. Nach Zusatz von 0,1 ml Methylrot-Lösung R wird die Mischung mit Natriumhydroxid-Lösung (1 mol · l^{-1}) titriert.

1 ml Natriumhydroxid-Lösung (1 mol · l^{-1}) entspricht 63,0 mg HNO$_3$.

Lagerung: vor Licht geschützt

Salpetersäure, bleifreie R   1058403

Salpetersäure R, die zusätzlich folgender Prüfung entsprechen muss:

Blei: höchstens 0,1 ppm

Atomabsorptionsspektrometrie (2.2.23, Methode II)

Untersuchungslösung: 100 g Substanz werden mit 0,1 g wasserfreiem Natriumcarbonat R versetzt und zur Trockne eingedampft. Der Rückstand wird unter Erwärmen in Wasser R zu 50,0 ml gelöst.

Strahlungsquelle: Blei-Hohlkathodenlampe

Wellenlänge: 283,3 nm oder 217,0 nm

Atomisierung: Luft-Acetylen-Flamme

Salpetersäure, bleifreie R 1   1058405

Salpetersäure R, die höchstens 1 µg · kg^{-1} Blei enthält

Salpetersäure, bleifreie, verdünnte R   1058406

5 g bleifreie Salpetersäure R 1 werden mit deionisiertem, destilliertem Wasser R zu 100 ml verdünnt.

Salpetersäure, blei- und cadmiumfreie R   1058401

Salpetersäure R, die zusätzlich folgenden Prüfungen entsprechen muss:

Untersuchungslösung: 100 g Substanz werden mit 0,1 g wasserfreiem Natriumcarbonat R versetzt und zur Trockne eingedampft. Der Rückstand wird unter Erwärmen mit Wasser R zu 50,0 ml verdünnt.

Blei: höchstens 0,1 ppm

Atomabsorptionsspektrometrie (2.2.23, Methode II)

Strahlungsquelle: Blei-Hohlkathodenlampe

Wellenlänge: 283,3 nm oder 217,0 nm

Atomisierung: Luft-Acetylen-Flamme

Cadmium: höchstens 0,1 ppm

Atomabsorptionsspektrometrie (2.2.23, Methode II)

Strahlungsquelle: Cadmium-Hohlkathodenlampe

Wellenlänge: 228,8 nm

Atomisierung: Luft-Acetylen- oder Luft-Propan-Flamme

Salpetersäure, nickelfreie R   1058408

Salpetersäure R, die zusätzlich folgender Anforderung entsprechen muss:

Nickel: höchstens 0,005 ppm

Salpetersäure, rauchende *R* 1058500

CAS Nr. 7697-37-2

Klare, schwach gelbliche, an der Luft rauchende Flüssigkeit

d_{20}^{20}: etwa 1,5

Salpetersäure, schwermetallfreie *R* 1058404

Salpetersäure *R*, zusätzlich mit folgenden oberen Grenzwerten für Schwermetalle:

Arsen: 0,005 ppm
Blei: 0,001 ppm
Cadmium: 0,005 ppm
Eisen: 0,02 ppm
Kupfer: 0,001 ppm
Nickel: 0,005 ppm
Quecksilber: 0,002 ppm
Zink: 0,01 ppm

Salpetersäure, schwermetallfreie, verdünnte *R* 1058410

Verdünnte Salpetersäure *R*, zusätzlich mit folgenden oberen Grenzwerten für Schwermetalle:

Arsen: 0,005 ppm
Blei: 0,001 ppm
Cadmium: 0,005 ppm
Eisen: 0,02 ppm
Kupfer: 0,001 ppm
Nickel: 0,005 ppm
Quecksilber: 0,002 ppm
Zink: 0,01 ppm

Salpetersäure, verdünnte *R* 1058402

Enthält etwa 125 g · l^{-1} HNO$_3$ (M_r 63,0)

20 g Salpetersäure *R* werden mit Wasser *R* zu 100 ml verdünnt.

Salpetersäure, verdünnte *R* 1 1058407

40 g Salpetersäure *R* werden mit Wasser *R* zu 100 ml verdünnt.

Salpetersäure, verdünnte *R* 2 1058409

30 g Salpetersäure *R* werden mit Wasser *R* zu 100 ml verdünnt.

Salvianolsäure B *R* 1184600

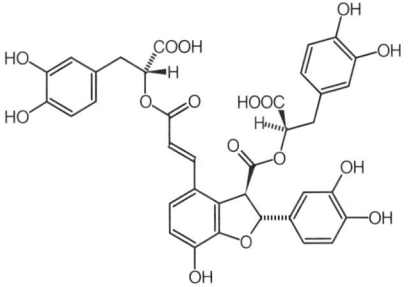

$C_{36}H_{30}O_{16}$ M_r 719
CAS Nr. 121521-90-2

(2*R*)-2-[[(2*E*)-3-[(2*S*,3*S*)-3-[[(1*R*)-1-Carboxy-2-(3,4-dihydroxyphenyl)ethoxy]carbonyl]-2-(3,4-dihydroxyphenyl)-7-hydroxy-2,3-dihydrobenzofuran-4-yl]prop-2-enoyl]oxy]-3-(3,4-dihydroxyphenyl)propansäure

Salzsäure *R* 1043500

CAS Nr. 7647-01-0

Muss der Monographie **Salzsäure 36 % (Acidum hydrochloridum concentratum)** entsprechen

Salzsäure *R* 1 1043501

Enthält 250 g · l^{-1} HCl

70 g Salzsäure *R* werden mit Wasser *R* zu 100 ml verdünnt.

Salzsäure (6 mol · l^{-1}) *R* 3001500

618,0 g Salzsäure *R* werden mit Wasser *R* zu 1000,0 ml verdünnt.

Salzsäure (3 mol · l^{-1}) *R* 3001600

309,0 g Salzsäure *R* werden mit Wasser *R* zu 1000,0 ml verdünnt.

Salzsäure (2 mol · l^{-1}) *R* 3001700

206,0 g Salzsäure *R* werden mit Wasser *R* zu 1000,0 ml verdünnt.

Salzsäure, bleifreie *R* 1043508

Salzsäure *R*, die zusätzlich folgender Prüfung entsprechen muss:

Blei: höchstens 20 ppb

Atomemissionsspektrometrie (2.2.22, Methode I)

Untersuchungslösung: 200 g Substanz werden in einem Quarztiegel bis fast zur Trockne eingedampft. Der Rückstand wird in 5 ml Salpetersäure, hergestellt aus

Salpetersäure R durch Destillation unterhalb des Siedepunkts, aufgenommen. Die Lösung wird zur Trockne eingedampft. Der Rückstand wird in 5 ml Salpetersäure, hergestellt aus Salpetersäure R durch Destillation unterhalb des Siedepunkts, aufgenommen.

Referenzlösungen: Die Referenzlösungen werden aus der Blei-Lösung (0,1 ppm Pb) R durch Verdünnen mit Salpetersäure, hergestellt aus Salpetersäure R durch Destillation unterhalb des Siedepunkts, hergestellt.

Wellenlänge: 220,35 nm

Salzsäure, bromhaltige R   1043507

1 ml Brom-Lösung R und 100 ml Salzsäure R werden gemischt.

Salzsäure, ethanolische R   1043506

5,0 ml Salzsäure (1 mol · l^{-1}) werden mit Ethanol 96 % R zu 500,0 ml verdünnt.

Salzsäure (0,1 mol · l^{-1}), ethanolische R   3008800

9,0 ml Salzsäure R werden mit aldehydfreiem Ethanol 96 % R zu 1000,0 ml verdünnt.

Salzsäure, methanolische R   1053203

1,0 ml Salzsäure R 1 wird mit Methanol R zu 100,0 ml verdünnt.

Salzsäure, methanolische R 1   1043511

4,0 ml Salzsäure R werden mit Methanol R 2 zu 1000,0 ml verdünnt.

Salzsäure, schwermetallfreie R   1043510

Salzsäure R, zusätzlich mit folgenden oberen Grenzwerten für Schwermetalle:

Arsen: 0,005 ppm
Blei: 0,001 ppm
Cadmium: 0,003 ppm
Eisen: 0,05 ppm
Kupfer: 0,003 ppm
Nickel: 0,004 ppm
Quecksilber: 0,005 ppm
Zink: 0,005 ppm

Salzsäure, verdünnte R   1043503

Enthält 73 g · l^{-1} HCl

Herstellung: 20 g Salzsäure R werden mit Wasser R zu 100 ml verdünnt.

Salzsäure, verdünnte R 1   1043504

Enthält 0,37 g · l^{-1} HCl

1,0 ml verdünnte Salzsäure R wird mit Wasser R zu 200,0 ml verdünnt.

Salzsäure, verdünnte R 2   1043505

30 ml Salzsäure (1 mol · l^{-1}) werden mit Wasser R zu 1000 ml verdünnt. Der pH-Wert wird auf 1,6 ± 0,1 eingestellt.

Salzsäure, verdünnte R 3   1203800

Enthält 3,7 g · l^{-1} HCl

10,0 ml verdünnte Salzsäure R werden mit Wasser R zu 200,0 ml verdünnt.

Salzsäure, verdünnte, schwermetallfreie R   1043509

Salzsäure, verdünnte R, zusätzlich mit folgenden oberen Grenzwerten für Schwermetalle:

Arsen: 0,005 ppm
Blei: 0,001 ppm
Cadmium: 0,003 ppm
Eisen: 0,05 ppm
Kupfer: 0,003 ppm
Nickel: 0,004 ppm
Quecksilber: 0,005 ppm
Zink: 0,005 ppm

(D)Salzsäure R   1178800

DCl M_r 37,47

CAS Nr. 7698-05-7

Deuterierte Salzsäure

Gas

Deuterierungsgrad: mindestens 99 Prozent

Vorsicht: Die Substanz ist toxisch.

(D)Salzsäure-Lösung R   1178801

1 ml (D)Salzsäure R (38 Prozent *m/m*) wird mit 5 ml (D$_2$)Wasser R verdünnt.

Sand R   1075800

Weiße bis schwach graue Körner aus Kieselerde mit einer Teilchengröße von 150 bis 300 µm

Vorsicht: Die Substanz ist toxisch.

Sanguinarinchlorid *R* 1215300

$C_{20}H_{14}ClNO_4$ M_r 367,8
CAS Nr. 5578-73-4

Pseudochelerythrinchlorid; 13-Methyl[1,3]benzo=
dioxolo[5,6-c][1,3]dioxolo[4,5-i]phenanthridin-13-ium=
chlorid

Smp: etwa 283 °C

Oranges, kristallines Pulver; löslich in Methanol

Lagerung: vor Licht und Feuchtigkeit geschützt

Sarafloxacinhydrochlorid *R* 1181400

$C_{20}H_{18}ClF_2N_3O_3$ M_r 421,8
CAS Nr. 91296-87-6

6-Fluor-1-(4-fluorphenyl)-4-oxo-7-piperazin-1-yl-
1,4-dihydrochinolin-3-carbonsäure-hydrochlorid

Sauerstoff *R* 1108800

O_2 M_r 32,00

Gehalt: mindestens 99,99 Prozent (*V/V*)

Stickstoff und Argon: höchstens 100 ppm

Kohlendioxid: höchstens 10 ppm

Kohlenmonoxid: höchstens 5 ppm

Sauerstoff *R* 1 1137600

O_2 M_r 32,00

Gehalt: mindestens 99 Prozent (*V/V*)

Schiffs Reagenz *R* 1039401

Fuchsin-Schwefligsäure-Reagenz

0,1 g Fuchsin *R* werden in 60 ml Wasser *R* gelöst. Nach Zusatz einer Lösung von 1 g wasserfreiem Natriumsul= fit *R* oder 2 g Natriumsulfit-Heptahydrat *R* in 10 ml Was= ser *R* werden 2 ml Salzsäure *R* langsam unter stetigem Schütteln zugesetzt. Die Lösung wird, mit Wasser *R* zu 100 ml verdünnt, mindestens 12 h lang vor Licht ge= schützt stehen gelassen, mit Aktivkohle *R* entfärbt und filtriert.

Wird die Lösung trübe, ist sie vor Gebrauch zu filtrie= ren. Färbt sich die Lösung bei der Lagerung violett, wird sie erneut durch Aktivkohle *R* entfärbt.

Empfindlichkeitsprüfung: 1,0 ml Reagenz wird mit 1,0 ml Wasser *R* und 0,1 ml aldehydfreiem Ethanol *R* versetzt. Nach Zusatz von 0,2 ml einer Lösung von Formaldehyd (0,1 g · l^{-1} CH_2O; M_r 30,03) muss sich die Mischung innerhalb von 5 min schwach rosa färben.

Lagerung: vor Licht geschützt

Schiffs Reagenz *R* 1 1039402

1 g Fuchsin *R* wird mit 100 ml Wasser *R* versetzt. Die Mischung wird auf 50 °C erhitzt, unter gelegentlichem Schütteln abkühlen gelassen, nach 48 h erneut geschüt= telt und filtriert. 4 ml Filtrat werden mit 6 ml Salzsäu= re *R* versetzt, gemischt und mit Wasser *R* zu 100 ml verdünnt.

Die Lösung muss vor Gebrauch mindestens 1 h lang stehen gelassen werden.

Schisandrin *R* 1173800

$C_{24}H_{32}O_7$ M_r 432,5
CAS Nr. 7432-28-2

Schisandrol A; Wuweizichun A; (6S,7S,12aR_a)-5,6,7,
8-Tetrahydro-1,2,3,10,11,12-hexamethoxy-6,7-di=
methyldibenzo[a,c]cycloocten-6-ol

Weißes bis fast weißes, kristallines Pulver

Wird die Substanz zur Gehaltsbestimmung wie in der Monographie **Schisandrafrüchte** *(Schisandrae chinensis fructus) beschrieben verwendet, muss sie zusätzlich folgender Anforderung entsprechen:*

Gehaltsbestimmung: Flüssigchromatographie (2.2.29) wie in der Monographie **Schisandrafrüchte** beschrie= ben

Gehalt: mindestens 95 Prozent, ermittelt mit Hilfe des Verfahrens „Normalisierung"

Lagerung: dicht verschlossen, bei −20 °C oder einer tieferen Temperatur

γ-Schisandrin *R* 1173900

$C_{23}H_{28}O_6$ M_r 400,5
CAS Nr. 61281-37-6

Schisandrin B; Wuweizisu B; *rac*-(6*R*,7*S*,13a*R*_a)-1,2,3,13-Tetramethoxy-6,7-dimethyl-5,6,7,8-tetrahydrobenzo[3,4]cycloocta[1,2-*f*][1,3]benzodioxol

Weißes bis fast weißes, kristallines Pulver

Lagerung: dicht verschlossen, bei −20 °C oder einer tieferen Temperatur

Schwefel *R* 1110800

CAS Nr. 7704-34-9

Muss der Monographie **Schwefel (Sulfur)** entsprechen

Schwefeldioxid *R* 1086700

SO_2 M_r 64,1
CAS Nr. 7446-09-5

Farbloses Gas, das sich zu einer farblosen Flüssigkeit verdichten lässt

Schwefeldioxid *R* 1 1110900

SO_2 M_r 64,1
CAS Nr. 7446-09-5

Gehalt: mindestens 99,9 Prozent (*V/V*)

Schwefelkohlenstoff *R* 1015800

CS_2 M_r 76,1
CAS Nr. 75-15-0

Farblose bis gelbliche, entflammbare Flüssigkeit; praktisch unlöslich in Wasser, mischbar mit wasserfreiem Ethanol

d_{20}^{20}: etwa 1,26
Sdp: 46 bis 47 °C

Schwefelsäure *R* 1086800

H_2SO_4 M_r 98,1
CAS Nr. 7664-93-9

Gehalt: mindestens 95,0 und höchstens 97,0 Prozent (*m/m*)

Farblose, ätzende Flüssigkeit von öliger Konsistenz, sehr hygroskopisch; mischbar mit Wasser und Ethanol 96 % unter starker Wärmeentwicklung

d_{20}^{20}: 1,834 bis 1,837

Eine Lösung der Substanz (10 g · l⁻¹) ist stark sauer und gibt die Identitätsreaktionen auf Sulfat (2.3.1).

Aussehen: Die Substanz muss klar (2.2.1) und farblos (2.2.2, Methode II) sein.

Oxidierbare Substanzen: 20 g Substanz werden vorsichtig unter Kühlung in 40 ml Wasser *R* gegossen und mit 0,5 ml Kaliumpermanganat-Lösung (0,002 mol · l⁻¹) versetzt. Die Violettfärbung muss mindestens 5 min lang bestehen bleiben.

Ammonium: höchstens 2 ppm

2,5 g Substanz werden vorsichtig unter Kühlung mit Wasser *R* zu 20 ml verdünnt. Nach dem Abkühlen wird die Lösung tropfenweise mit 10 ml einer Lösung von Natriumhydroxid *R* (200 g · l⁻¹) und 1 ml Neßlers Reagenz *R* versetzt. Die Lösung darf nicht stärker gefärbt sein als eine Mischung von 5 ml Ammonium-Lösung (1 ppm NH₄) *R*, 15 ml Wasser *R*, 10 ml einer Lösung von Natriumhydroxid *R* (200 g · l⁻¹) und 1 ml Neßlers Reagenz *R*.

Arsen (2.4.2, Methode A): höchstens 0,02 ppm

50 g Substanz werden nach Zusatz von 3 ml Salpetersäure *R* vorsichtig auf etwa 10 ml eingedampft. Nach dem Abkühlen wird der Rückstand mit 20 ml Wasser *R* versetzt und die Lösung auf 5 ml eingeengt. Zur Herstellung der Referenzlösung wird 1,0 ml Arsen-Lösung (1 ppm As) *R* verwendet.

Eisen (2.4.9): höchstens 1 ppm

Der unter der Prüfung „Glührückstand" erhaltene Rückstand wird unter Erwärmen in 1 ml verdünnter Salzsäure *R* gelöst und die Lösung mit Wasser *R* zu 50,0 ml verdünnt. 5 ml dieser Lösung werden mit Wasser *R* zu 10 ml verdünnt.

Schwermetalle (2.4.8): höchstens 2 ppm

10 ml der unter Grenzprüfung auf Eisen erhaltenen Lösung werden mit Wasser *R* zu 20 ml verdünnt. 12 ml dieser Lösung müssen der Grenzprüfung A entsprechen. Zur Herstellung der Referenzlösung wird die Blei-Lösung (2 ppm Pb) *R* verwendet.

Chlorid: höchstens 0,5 ppm

10 g Substanz werden vorsichtig und unter Kühlung in 10 ml Wasser *R* gegeben. Die Mischung wird mit Wasser *R* zu 20 ml verdünnt. Nach dem Abkühlen wird die Lösung mit 0,5 ml Silbernitrat-Lösung *R* 2 versetzt und unter Ausschluss direkter Lichteinwirkung aufbewahrt. Nach 2 min darf die Untersuchungslösung nicht stärker getrübt sein als eine Referenzlösung, die gleichzeitig aus 1 ml Chlorid-Lösung (5 ppm Cl) *R*, 19 ml Wasser *R* und 0,5 ml Silbernitrat-Lösung *R* 2 hergestellt wird.

Nitrat: höchstens 0,5 ppm

50 g oder 27,2 ml Substanz werden vorsichtig und unter Kühlung in 15 ml Wasser *R* gegeben. Die Lösung wird mit 0,2 ml einer frisch hergestellten Lösung von

Brucin R (50 g · l⁻¹) in Essigsäure 99 % R versetzt. Nach 5 min darf die Untersuchungslösung nicht stärker gefärbt sein als eine Referenzlösung, die gleichzeitig aus 12,5 ml Wasser R, 50 g nitratfreier Schwefelsäure R, 2,5 ml Nitrat-Lösung (10 ppm NO₃) R und 0,2 ml einer Lösung von Brucin R (50 g · l⁻¹) in Essigsäure 99 % R hergestellt wird.

Glührückstand: höchstens 0,001 Prozent

100 g Substanz werden vorsichtig in einem kleinen Tiegel auf offener Flamme eingedampft. Der Rückstand wird bis zur dunklen Rotglut erhitzt.

Gehaltsbestimmung: Ein Erlenmeyerkolben mit Schliffstopfen, der 30 ml Wasser R enthält, wird genau gewogen. 0,8 ml Substanz werden eingefüllt; nach dem Abkühlen der Kolben wird erneut genau gewogen. Nach Zusatz von 0,1 ml Methylrot-Lösung R wird die Lösung mit Natriumhydroxid-Lösung (1 mol · l⁻¹) titriert.

1 ml Natriumhydroxid-Lösung (1 mol · l⁻¹) entspricht 49,04 mg H_2SO_4.

Lagerung: in einem mit Schliffstopfen verschlossenen Gefäß aus Glas oder einem anderen Material, das gegen Schwefelsäure inert ist

Schwefelsäure R 1 1190900

H_2SO_4 M_r 98,1
CAS Nr. 7664-93-9

Gehalt: 75 Prozent (V/V)

Schwefelsäure (5 mol · l⁻¹) R 1086809

28 ml Schwefelsäure R werden mit Wasser R zu 100 ml verdünnt.

Schwefelsäure, ethanolische R 1086803

Unter Kühlung werden vorsichtig 20 ml Schwefelsäure R in 60 ml Ethanol 96 % R gegeben. Nach dem Erkalten wird die Mischung mit Ethanol 96 % R zu 100 ml verdünnt.

Unmittelbar vor Gebrauch herzustellen

Schwefelsäure (2,5 mol · l⁻¹), ethanolische R 1086801

Unter Kühlung werden 14 ml Schwefelsäure R vorsichtig zu 60 ml wasserfreiem Ethanol R gegeben. Nach dem Erkalten wird die Lösung mit wasserfreiem Ethanol R zu 100 ml verdünnt.

Unmittelbar vor Gebrauch herzustellen

Schwefelsäure (0,25 mol · l⁻¹), ethanolische R 1086802

10 ml ethanolische Schwefelsäure (2,5 mol · l⁻¹) R werden mit wasserfreiem Ethanol R zu 100 ml verdünnt.

Unmittelbar vor Gebrauch herzustellen

Schwefelsäure, nitratfreie R 1086806

Schwefelsäure R, die zusätzlich folgender Prüfung entsprechen muss:

Nitrat: 5 ml Wasser R werden vorsichtig mit 45 ml Substanz versetzt. Nach dem Erkalten auf 40 °C werden 8 mg Diphenylbenzidin R zugesetzt. Die Lösung muss farblos oder darf höchstens sehr schwach blau gefärbt sein.

Schwefelsäure, nitratfreie R 1 1086808

Nitratfreie Schwefelsäure R, die 95,0 bis 95,5 Prozent (m/m) H_2SO_4 enthält

Schwefelsäure, schwermetallfreie R 1086807

Schwefelsäure R, zusätzlich mit folgenden oberen Grenzwerten für Schwermetalle:

Arsen: 0,005 ppm
Blei: 0,001 ppm
Cadmium: 0,002 ppm
Eisen: 0,05 ppm
Kupfer: 0,001 ppm
Nickel: 0,002 ppm
Quecksilber: 0,005 ppm
Zink: 0,005 ppm

Schwefelsäure, verdünnte R 1086804

Enthält 98 g · l⁻¹ H_2SO_4

Herstellung: 60 ml Wasser R werden mit 5,5 ml Schwefelsäure R versetzt und nach dem Erkalten mit Wasser R zu 100 ml verdünnt.

Gehaltsbestimmung: In einen Erlenmeyerkolben mit Schliffstopfen, der 30 ml Wasser R enthält, werden 10,0 ml verdünnte Schwefelsäure eingefüllt. Nach Zusatz von 0,1 ml Methylrot-Lösung R wird die Lösung mit Natriumhydroxid-Lösung (1 mol · l⁻¹) titriert.

1 ml Natriumhydroxid-Lösung (1 mol · l⁻¹) entspricht 49,04 mg H_2SO_4.

Schwefelsäure, verdünnte R 1 1086810

Enthält 4,9 g · l⁻¹ H_2SO_4

Hergestellt aus Schwefelsäure R

Schwefelwasserstoff R 1044000

H_2S M_r 34,08
CAS Nr. 7783-06-4

Gas; schwer löslich in Wasser

Schwefelwasserstoff R 1   1106600

H_2S M_r 34,08

Gehalt: mindestens 99,7 Prozent (*V/V*)

Schwefelwasserstoff-Lösung R   1136400

Eine frisch hergestellte Lösung von Schwefelwasserstoff R in Wasser R

Die gesättigte Lösung enthält bei 20 °C etwa 0,4 bis 0,5 Prozent H_2S.

Sclareol R   1139900

$C_{20}H_{36}O_2$ M_r 308,5
CAS Nr. 515-03-7

(1*R*,2*R*,4a*S*,8a*S*)-1-[(3*R*)-3-Hydroxy-3-methylpent-4-enyl]-2,5,5,8a-tetramethyldecahydronaphthalin-2-ol; Labd-14-en-8,13-diol

Geruchlose Kristalle

$[\alpha]_D^{20}$:   6,7, in wasserfreiem Ethanol
Smp: 96 bis 98 °C
Sdp_{19mm}:   218 bis 220 °C

Wird die Substanz in der Prüfung „Chromatographisches Profil" in der Monographie **Muskatellersalbeiöl (Salviae sclareae aetheroleum)** *verwendet, muss sie zusätzlich folgender Anforderung entsprechen:*

Gehaltsbestimmung: Gaschromatographie (2.2.28) wie in der Monographie **Muskatellersalbeiöl** beschrieben

Gehalt: mindestens 97 Prozent, ermittelt mit Hilfe des Verfahrens „Normalisierung"

Scopolaminhydrobromid R   1044800

CAS Nr. 6533-68-2

Muss der Monographie **Scopolaminhydrobromid (Scopolamini hydrobromidum / Hyoscini hydrobromidum)** entsprechen

Scopoletin R   1158700

$C_{10}H_8O_4$ M_r 192,2
CAS Nr. 92-61-5

7-Hydroxy-6-methoxy-2*H*-1-benzopyran-2-on; 7-Hydroxy-6-methoxy-2*H*-1-chromen-2-on; 7-Hydroxy-6-methoxycumarin

Schwachbeige, feine Kristalle

Smp: 202 bis 208 °C

SDS-PAGE-Lösung, gepufferte R   1114900

151,4 g Trometamol R, 721,0 g Glycin R und 50,0 g Natriumdodecylsulfat R werden in Wasser R zu 5000 ml gelöst.

Vor Gebrauch wird die Lösung 1 zu 10 mit Wasser R verdünnt und gemischt. Der pH-Wert (2.2.3) der verdünnten Lösung wird gemessen und muss zwischen 8,1 und 8,8 liegen.

SDS-PAGE-Proben-Pufferlösung, konzentrierte R   1115000

1,89 g Trometamol R, 5,0 g Natriumdodecylsulfat R und 50 mg Bromphenolblau R werden in Wasser R gelöst. Die Lösung wird nach Zusatz von 25,0 ml Glycerol R mit Wasser R zu 100 ml verdünnt. Der pH-Wert (2.2.3) wird mit Salzsäure R auf 6,8 eingestellt. Die Lösung wird mit Wasser R zu 125 ml verdünnt.

SDS-PAGE-Proben-Pufferlösung für reduzierende Bedingungen, konzentrierte R   1122100

3,78 g Trometamol R, 10,0 g Natriumdodecylsulfat R und 0,100 g Bromphenolblau R werden in Wasser R gelöst. Die Lösung wird nach Zusatz von 50,0 ml Glycerol R mit Wasser R zu 200 ml verdünnt. Diese Lösung wird mit 25,0 ml 2-Mercaptoethanol R versetzt. Der pH-Wert (2.2.3) wird mit Salzsäure R auf 6,8 eingestellt. Die Lösung wird mit Wasser R zu 250,0 ml verdünnt.

Alternativ kann anstelle von 2-Mercaptoethanol als reduzierende Substanz Dithiothreitol verwendet werden. In diesem Fall ist die Pufferlösung wie folgt herzustellen: 3,78 g Trometamol R, 10,0 g Natriumdodecylsulfat R und 0,100 g Bromphenolblau R werden in Wasser R gelöst. Die Lösung wird nach Zusatz von 50,0 ml Glycerol R mit Wasser R zu 200 ml verdünnt. Der pH-Wert (2.2.3) der Lösung wird mit Salzsäure R auf 6,8 eingestellt und die Lösung mit Wasser R zu 250,0 ml verdünnt. Unmittelbar vor Gebrauch wird Dithiothreitol R hinzugegeben, bis eine Endkonzentration von 100 mmol erreicht ist.

Selen R   1075900

Se A_r 79,0
CAS Nr. 7782-49-2

Pulver oder Granulat, braunrot bis schwarz; praktisch unlöslich in Wasser und Ethanol 96 %, löslich in Salpetersäure

Smp: etwa 220 °C

Selenige Säure *R* 1100200

H₂SeO₃ M_r 129,0
CAS Nr. 7783-00-8

Zerfließliche Kristalle; leicht löslich in Wasser

Lagerung: dicht verschlossen

Senecionin *R* 1215400

C₁₈H₂₅NO₅ M_r 335,4
CAS Nr. 130-01-8

(1*R*,4*Z*,6*R*,7*R*,17*R*)-4-Ethyliden-7-hydroxy-6,7-dimethyl-2,9-dioxa-14-azatricyclo[9.5.1.0¹⁴,¹⁷]heptadec-11-en-3,8-dion

Weißes bis fast weißes Pulver

Senecionin-*N*-oxid *R* 1215500

C₁₈H₂₅NO₆ M_r 351,4
CAS Nr. 13268-67-2

(1*R*,4*Z*,6*R*,7*R*,17*R*)-4-Ethyliden-7-hydroxy-6,7-dimethyl-3,8-dioxo-2,9-dioxa-14-azatricyclo[9.5.1.0¹⁴,¹⁷]-heptadec-11-en-14-oxid

Weißes bis fast weißes Pulver; löslich in Methanol, wenig löslich in Ethylacetat

Seneciphyllin *R* 1215600

C₁₈H₂₃NO₅ M_r 333,4
CAS Nr. 480-81-9

(1*R*,4*Z*,7*R*,17*R*)-4-Ethyliden-7-hydroxy-7-dimethyl-6-methyliden-2,9-dioxa-14-azatricyclo[9.5.1.0¹⁴,¹⁷]heptadec-11-en-3,8-dion

Weißes bis fast weißes Pulver

Seneciphyllin-*N*-oxid *R* 1215700

C₁₈H₂₃NO₆ M_r 349,4
CAS Nr. 38710-26-8

(1*R*,4*Z*,7*R*,17*R*)-4-Ethyliden-7-hydroxy-7-dimethyl-6-methyliden-3,8-dioxo-2,9-dioxa-14-azatricyclo[9.5.1.0¹⁴,¹⁷]heptadec-11-en-14-oxid

Weißes bis fast weißes Pulver; löslich in Methanol, wenig löslich in Ethylacetat

Senecivernin *R* 1215800

C₁₈H₂₅NO₅ M_r 335,4
CAS Nr. 72755-25-0

(1*R*,5*R*,6*R*,7*R*,17*R*)-7-Hydroxy-5,6,7-trimethyl-4-methyliden-2,9-dioxa-14-azatricyclo[9.5.1.0¹⁴,¹⁷]heptadec-11-en-3,8-dion

Weißes bis fast weißes Pulver; löslich in Methanol

Senecivernin-*N*-oxid *R* 1215900

C₁₈H₂₅NO₆ M_r 351,4
CAS Nr. 101687-28-9

(1*R*,5*R*,6*R*,7*R*,17*R*)-7-Hydroxy-5,6,7-trimethyl-4-methyliden-3,8-dioxo-2,9-dioxa-14-azatricyclo[9.5.1.0¹⁴,¹⁷]-heptadec-11-en-14-oxid

Weißes bis fast weißes Pulver; löslich in Wasser und in Methanol

Senkirkin R 1216000

$C_{19}H_{27}NO_6$ M_r 365,4
CAS Nr. 2318-18-5

(1R,4Z,6R,7R)-4-Ethyliden-7-hydroxy-6,7,14-trimethyl-2,9-dioxa-14-azabicyclo[9.5.1]heptadec-11-en-3,8,17-trion

Weißes bis fast weißes Pulver; löslich in Methanol

Sennosid A R 1208500

$C_{42}H_{38}O_{20}$ M_r 863
CAS Nr. 81-27-6

(9R,9'R)-5,5'-Bis(β-D-glucopyranosyloxy)-4,4'-dihydroxy-10,10'-dioxo-9,9',10,10'-tetrahydro[9,9'-bianthracen]-2,2'-dicarbonsäure

Sennosid B R 1190400

$C_{42}H_{38}O_{20}$ M_r 863
CAS Nr. 128-57-4

(9R,9'S)-5,5'-Bis(β-D-glucopyranosyloxy)-4,4'-dihydroxy-10,10'-dioxo-9,9',10,10'-tetrahydro-9,9'-bianthracen-2,2'-dicarbonsäure

Blassgelbe Kristalle; praktisch unlöslich in Wasser, sehr schwer löslich in Ethanol 96 %, löslich in verdünnten Alkalihydroxid-Lösungen

Smp: 180 bis 186 °C

Serin R 1076000

CAS Nr. 56-45-1

Muss der Monographie **Serin (Serinum)** entsprechen

Serumgonadotropin R 1041200

Muss der Monographie **Pferdeserum-Gonadotropin für Tiere (Gonadotropinum sericum equinum ad usum veterinarium)** entsprechen

Sialinsäure R

Siehe *N*-Acetylneuraminsäure R

Silberdiethyldithiocarbamat R 1110400

$C_5H_{10}AgNS_2$ M_r 256,1
CAS Nr. 1470-61-7

Silber(diethylcarbamodithioat)

Hellgelbes bis graugelbes Pulver; praktisch unlöslich in Wasser, löslich in Pyridin

Eine Lagerung unter 8 °C wird empfohlen.

Die Substanz kann wie folgt hergestellt werden: 1,7 g Silbernitrat R werden in 100 ml Wasser R gelöst. Getrennt davon werden 2,3 g Natriumdiethyldithiocarbamat R in 100 ml Wasser R gelöst. Die beiden Lösungen werden auf 10 °C abgekühlt und unter Rühren gemischt. Der gelbe Niederschlag wird auf einem Glassintertiegel (16) (2.1.2) gesammelt, mit 200 ml kaltem Wasser R gewaschen und 10 h lang im Vakuum (2.2.32) getrocknet.

Silberdiethyldithiocarbamat-Lösung R 1110401

Unmittelbar vor Gebrauch herzustellen

0,100 g Silberdiethyldithiocarbamat R werden in Pyridin R zu 20,0 ml gelöst.

Eignungsprüfung: Die Lösung muss klar (2.2.1) sein. Die Absorption (2.2.25) der Lösung beträgt höchstens 0,20 bei 450 nm, höchstens 0,01 bei 510 nm und höchstens 0,010 bei 538 nm.

Silbernitrat R 1078300

CAS Nr. 7761-88-8

Muss der Monographie **Silbernitrat (Argenti nitras)** entsprechen

Silbernitrat-Lösung R 1 1078301

Eine Lösung von Silbernitrat R (42,5 g · l^{-1})

Lagerung: vor Licht geschützt

Silbernitrat-Lösung R 2 1078302

Eine Lösung von Silbernitrat R (17 g · l^{-1})

Lagerung: vor Licht geschützt

Silbernitrat-Lösung, ammoniakalische R 1078303

2,5 g Silbernitrat R werden in 80 ml Wasser R gelöst. Die Lösung wird tropfenweise unter Schütteln mit verdünnter Ammoniak-Lösung R 1 versetzt, bis sich der Niederschlag wieder gelöst hat, und anschließend mit Wasser R zu 100 ml verdünnt.

Unmittelbar vor Gebrauch herzustellen

Silbernitrat-Pyridin R 1078304

Eine Lösung von Silbernitrat R (85 g · l^{-1}) in Pyridin R

Lagerung: vor Licht geschützt

Silbernitrat-Reagenz R 1078305

Unmittelbar vor Gebrauch herzustellen

Einer Mischung von 3 ml konzentrierter Ammoniak-Lösung R und 40 ml Natriumhydroxid-Lösung (1 mol · l^{-1}) werden tropfenweise und unter Rühren 8 ml einer Lösung von Silbernitrat R (200 g · l^{-1}) zugesetzt. Die Lösung wird mit Wasser R zu 200 ml verdünnt.

Silberoxid R 1078400

Ag_2O A_r 231,7
CAS Nr. 20667-12-3

Bräunlich schwarzes Pulver; praktisch unlöslich in Wasser und Ethanol 96 %, leicht löslich in verdünnter Salpetersäure und in Ammoniak-Lösung

Lagerung: vor Licht geschützt

Silbersulfat R 1201000

Ag_2SO_4 M_r 311,8
CAS Nr. 10294-26-5

Gehalt: mindestens 99,0 Prozent

Weißes oder hellgraues Pulver; schwer löslich in Wasser

Smp: etwa 652 °C

Lagerung: vor Licht geschützt

Silibinin R 1151400

$C_{25}H_{22}O_{10}$ M_r 482,4
CAS Nr. 22888-70-6

Silybin; (2R,3R)-3,5,7-Trihydroxy-2-[(2R,3R)-3-(4-hydroxy-3-methoxyphenyl)-2-(hydroxymethyl)-2,3-dihydro-1,4-benzodioxin-6-yl]-2,3-dihydro-4H-1-benzopyran-4-on; (2R,3R)-3,5,7-Trihydroxy-2-[(2R,3R)-3-(4-hydroxy-3-methoxyphenyl)-2-(hydroxymethyl)-2,3-dihydro-1,4-benzodioxin-6-yl]chroman-4-on

Weißes bis gelbliches Pulver; praktisch unlöslich in Wasser, löslich in Aceton und in Methanol

*Wird die Substanz zur Gehaltsbestimmung wie in der Monographie **Mariendistelfrüchte(Silybi marianae fructus)** beschrieben verwendet, muss sie zusätzlich folgender Anforderung entsprechen:*

Gehaltsbestimmung: Flüssigchromatographie (2.2.29) wie in der Monographie **Mariendistelfrüchte** beschrieben

Untersuchungslösung: 5,0 mg Substanz, zuvor im Vakuum getrocknet, werden in Methanol R zu 50,0 ml gelöst.

Gehalt an Silibinin A und Silibinin B: mindestens 95 Prozent, ermittelt mit Hilfe des Verfahrens „Normalisierung"

Silicagel R 1076100

CAS Nr. 112926-00-8

Teilweise entwässerte, polymerisierte, amorphe Kieselsäure, die bei 20 °C etwa 30 Prozent ihrer Masse an Wasser aufnimmt

Die Substanz ist praktisch unlöslich in Wasser, teilweise löslich in Natriumhydroxid-Lösungen.

Die Substanz enthält einen geeigneten Feuchtigkeitsindikator, dessen Farbänderung den Übergang von der hydratisierten in die wasserfreie Form der Substanz anzeigt.

Der Farbumschlag ist in der Beschriftung angegeben.

Hochdisperses Siliciumdioxid R 1202000

CAS Nr. 7631-86-9

Muss der Monographie **Hochdisperses Siliciumdioxid (Silica colloidalis anhydrica)** entsprechen

Silicristin *R* 1151500

$C_{25}H_{22}O_{10}$ M_r 482,4
CAS Nr. 33889-69-9

(2*R*,3*R*)-3,5,7-Trihydroxy-2-[(2*R*,3*S*)-7-hydroxy-2-(4-hydroxy-3-methoxyphenyl)-3-hydroxymethyl-2,3-dihydro-1-benzofuran-5-yl]chroman-4-on

Weißes bis gelbliches Pulver; praktisch unlöslich in Wasser, löslich in Aceton und in Methanol

Silidianin *R* 1151600

$C_{25}H_{22}O_{10}$ M_r 482,4
CAS Nr. 29782-68-1

(3*R*,3a*R*,6*R*,7a*R*,8*R*)-7a-Hydroxy-8-(4-hydroxy-3-methoxyphenyl)-4-[(2*R*,3*R*)-3,5,7-trihydroxy-4-oxochroman-2-yl]-2,3,3a,7a-tetrahydro-3,6-methano-1-benzofuran-7(6*H*)-on

Weißes bis gelbliches Pulver; praktisch unlöslich in Wasser, löslich in Aceton und in Methanol

Sinensetin *R* 1110500

$C_{20}H_{20}O_7$ M_r 372,4
CAS Nr. 2306-27-6

3′,4′,5,6,7-Pentamethoxyflavon

Weißes bis fast weißes, kristallines Pulver; praktisch unlöslich in Wasser, löslich in Ethanol 96 %

Smp: etwa 177 °C

Absorption (2.2.25): Eine Lösung der Substanz in Methanol *R* zeigt Absorptionsmaxima bei 243, 268 und 330 nm.

Gehaltsbestimmung: Flüssigchromatographie (2.2.29) wie in der Monographie **Orthosiphonblätter (Orthosiphonis folium)** beschrieben

Gehalt: mindestens 95 Prozent, ermittelt mit Hilfe des Verfahrens „Normalisierung"

Sinomenin *R* 1183400

$C_{19}H_{23}NO_4$ M_r 329,4
CAS Nr. 115-53-7

7,8-Didehydro-4-hydroxy-3,7-dimethoxy-17-methyl-9α,13α,14α-morphinan-6-on; Cucolin

Sirolimus *R* 1205700

$C_{51}H_{79}NO_{13}$ M_r 914
CAS Nr. 53123-88-9

Rapamycin

Smp: 183 bis 185 °C

Sitostanol *R* 1140100

$C_{29}H_{52}O$ M_r 416,7
CAS Nr. 19466-47-8

Stigmastan-3β-ol

Gehalt: mindestens 95,0 Prozent

β-Sitosterol R   1140200

$C_{29}H_{50}O$ M_r 414,7
CAS Nr. 83-46-5

Stigmast-5-en-3β-ol; 22,23-Dihydrostigmasterol

Weißes bis fast weißes Pulver; praktisch unlöslich in Wasser, wenig löslich in Tetrahydrofuran

Gehalt: mindestens 75,0 Prozent (*m/m*), berechnet auf die getrocknete Substanz

Gehaltsbestimmung: Gaschromatographie (2.2.28) wie in der Monographie **Phytosterol (Phytosterolum)** beschrieben

Untersuchungslösung: 0,100 g Substanz werden in Tetrahydrofuran R zu 10,0 ml gelöst. 100 µl Lösung werden in einem 3-ml-Kolben unter Stickstoff R zur Trockne eingedampft. Der Rückstand wird mit 100 µl einer frisch hergestellten Mischung von 50 µl 1-Methylimidazol R und 1,0 ml Heptafluor-*N*-methyl-*N*-(trimethylsilyl)butanamid R versetzt. Der Kolben wird fest verschlossen, 15 min lang bei 100 °C erhitzt und anschließend erkalten gelassen.

Einspritzen: 1 µl Untersuchungslösung

Sojalecithin R   1196400

CAS Nr. 8030-76-0

Sojaöl, raffiniertes R   1201500

Muss der Monographie **Raffiniertes Sojaöl (Soiae oleum raffinatum)** entsprechen

Sonnenblumenöl R   1086900

Muss der Monographie **Raffiniertes Sonnenblumenöl (Helianthi annui oleum raffinatum)** entsprechen

Sorbitol R   1084800

CAS Nr. 50-70-4

Muss der Monographie **Sorbitol (Sorbitolum)** entsprechen

Sphingomyelin aus Eigelb R   1199100

CAS Nr. 85187-10-6

(2*R*,3*S*,4*E*)-2-(Acylamino)-3-hydroxyoctadec-4-en-1-yl-2-(trimethylazaniumyl)ethylphosphat

Squalan R   1084900

$C_{30}H_{62}$ M_r 422,8
CAS Nr. 111-01-3

(6Ξ,10Ξ,15Ξ,19Ξ)-2,6,10,15,19,23-Hexamethyltetracosan; Perhydrosqualen

Farblose, ölige Flüssigkeit; leicht löslich in fetten Ölen, schwer löslich in Aceton, in Essigsäure 99 %, in Ethanol 96 % und in Methanol

d_{20}^{20}: 0,811 bis 0,813
n_D^{20}: 1,451 bis 1,453

Stärke, lösliche R   1085100

CAS Nr. 9005-84-9

Weißes bis fast weißes Pulver

Stärke-Lösung R   1085103

1,0 g lösliche Stärke R wird mit 5 ml Wasser R angerieben; die Mischung wird unter Rühren in 100 ml siedendes Wasser R gegeben, das 10 mg Quecksilber(II)-iodid R enthält.

Hinweis: Im Handel erhältliche Reagenzien können verwendet werden, einschließlich quecksilberfreie Lösungen oder Lösungen mit alternativen Konservierungsmitteln.

Vor jedem Gebrauch des Reagenzes ist die Empfindlichkeitsprüfung durchzuführen.

Empfindlichkeitsprüfung: Eine Mischung von 1 ml Stärke-Lösung, 20 ml Wasser R, etwa 50 mg Kaliumiodid R und 0,05 ml Iod-Lösung R 1 muss blau gefärbt sein.

Stärke-Lösung R 1   1085105

Eine Mischung von 1 g löslicher Stärke R und einer geringen Menge kaltem Wasser R wird unter Rühren 200 ml siedendem Wasser R zugesetzt. Nach Zusatz von 0,250 g Salicylsäure R wird die Mischung 3 min lang im

Sieden gehalten. Das Erhitzen wird sofort beendet und die Lösung abgekühlt.

Lagerung: Falls eine längere Lagerung vorgesehen ist, muss diese bei 4 bis 10 °C erfolgen. Wenn beim Endpunkt einer Titration der Umschlag von Blau nach Farblos nicht genügend scharf ist, muss eine frisch hergestellte Stärke-Lösung verwendet werden. Bei Lagerung im Kühlschrank ist die Stärke-Lösung etwa 2 bis 3 Wochen lang stabil.

Empfindlichkeitsprüfung: Eine Mischung von 2 ml Stärke-Lösung *R* 1, 20 ml Wasser *R*, etwa 50 mg Kaliumiodid *R* und 0,05 ml Iod-Lösung *R* 1 muss blau gefärbt sein.

Stärke-Lösung *R* 2   1085107

1,0 g lösliche Stärke wird mit 5 ml Wasser *R* angerieben und die Mischung unter ständigem Rühren in 100 ml siedendes Wasser *R* gegeben. Eine frisch hergestellte Lösung ist zu verwenden.

Empfindlichkeitsprüfung: Eine Mischung von 1 ml Stärke-Lösung *R* 2, 20 ml Wasser *R*, etwa 50 mg Kaliumiodid *R* und 0,05 ml Iod-Lösung *R* 1 muss blau gefärbt sein.

Stärke-Lösung, iodidfreie *R*   1085104

Die Lösung wird wie Stärke-Lösung *R*, aber ohne Zusatz von Quecksilber(II)-iodid hergestellt.

Unmittelbar vor Gebrauch herzustellen

Stärke-Papier, iodathaltiges *R*   1085101

Kaliumiodat-Stärke-Papier

Filterpapierstreifen werden in 100 ml iodidfreie Stärke-Lösung *R*, die 0,1 g Kaliumiodat *R* enthält, eingetaucht und anschließend vor Licht geschützt getrocknet.

Stärke-Papier, iodidhaltiges *R*   1085106

Kaliumiodid-Stärke-Papier

Filterpapierstreifen werden in 100 ml Kaliumiodid-Stärke-Lösung *R* getaucht, anschließend abtropfen und vor Licht geschützt trocknen gelassen.

Empfindlichkeitsprüfung: 0,05 ml Natriumnitrit-Lösung (0,1 mol·l^{-1}) werden mit 4 ml Salzsäure *R* gemischt. Die Mischung wird mit Wasser *R* zu 100 ml verdünnt. Wird ein Tropfen der Lösung auf iodidhaltiges Stärke-Papier gegeben, muss ein blauer Fleck erscheinen.

Stanolon *R*   1154400

$C_{19}H_{30}O_2$ M_r 290,4
CAS Nr. 521-18-6

17β-Hydroxy-5α-androstan-3-on; Androstanolon

Weißes bis fast weißes Pulver

Smp: etwa 180 °C

Staphylococcus-aureus-Stamm-V8-Protease, Typ XVII-B *R*   1115800

CAS Nr. 66676-43-5

Extrazelluläres, proteolytisches Enzym aus Mikroorganismen; gefriergetrocknetes Pulver, das 500 bis 1000 Einheiten je Milligramm Festsubstanz enthält

Stavudin *R*   1187000

CAS Nr. 3056-17-5

Muss der Monographie **Stavudin (Stavudinum)** entsprechen

Stearinsäure *R*   1085200

$C_{18}H_{36}O_2$ M_r 284,5
CAS Nr. 57-11-4

Octadecansäure

Weißes bis fast weißes Pulver oder weiße bis fast weiße Flocken, sich fettig anfühlend; praktisch unlöslich in Wasser, löslich in heißem Ethanol 96 %

Smp: etwa 70 °C

Wird die Substanz in der Prüfung „Gesamtfettsäuren" in der Monographie Sägepalmenfrüchte (Sabalis serrulatae fructus) verwendet, muss sie zusätzlich folgender Anforderung entsprechen:

Gehaltsbestimmung: Gaschromatographie (2.2.28) wie in der Monographie **Sägepalmenfrüchte** beschrieben

Gehalt: mindestens 98 Prozent, ermittelt mit Hilfe des Verfahrens „Normalisierung"

Stearylalkohol *R*   1156400

$C_{18}H_{38}O$ M_r 270,5
CAS Nr. 112-92-5

Octadecan-1-ol

Smp: etwa 60 °C

Gehalt: mindestens 95 Prozent

Stickstoff *R* 1059300

N_2
CAS Nr. 7727-37-9 M_r 28,01

Stickstoff, gewaschen und getrocknet

Stickstoff *R* 1 1059400

Gehalt: mindestens 99,999 Prozent (*V/V*)

Kohlenmonoxid: weniger als 5 ppm

Sauerstoff: weniger als 5 ppm

Stickstoff, sauerstofffreier *R* 1059600

Stickstoff *R* wird durch alkalische Pyrogallol-Lösung *R* geleitet.

Stickstoff zur Chromatographie *R* 1059500

CAS Nr. 7727-37-9

Gehalt: mindestens 99,95 Prozent (*V/V*)

Stickstoff-Gas-Mischung *R* 1136900

Stickstoff *R* mit je 1 Prozent (*V/V*) Kohlendioxid *R* 2, Kohlenmonoxid *R* 1 und Sauerstoff *R* 1

Stickstoffdioxid *R* 1179600

NO_2
CAS Nr. 10102-44-0 M_r 46,01

Gehalt: mindestens 98,0 Prozent (*V/V*)

Stickstoffmonoxid *R* 1108300

NO M_r 30,01

Gehalt: mindestens 98,0 Prozent (*V/V*)

Stigmasterol *R* 1141400

$C_{29}H_{48}O$ M_r 412,7
CAS Nr. 83-48-7

(22*E*)-Stigmasta-5,22-dien-3β-ol; (22*E*,24*S*)-24-Ethylcholesta-5,22-dien-3β-ol

Weißes bis fast weißes Pulver; praktisch unlöslich in Wasser

Smp: etwa 170 °C

$[\alpha]_D^{22}$: etwa −51 (*c* = 2 in Chloroform)

Streptomycinsulfat *R* 1085300

CAS Nr. 3810-74-0

Muss der Monographie **Streptomycinsulfat (Streptomycini sulfas)** entsprechen

Strontium-85-Spikelösung *R* 1166800

Strontium-85-Standardlösung *R* wird mit einer Lösung von Strontiumchlorid-Hexahydrat *R* (0,27 g · l^{-1}) in einer Lösung von Salzsäure *R* (1,03 g · l^{-1}) verdünnt, so dass eine Radioaktivitätskonzentration von etwa 10 kBq · ml^{-1} erhalten wird.

Strontium-85-Standardlösung *R* 1166900

Lösung von Strontium-85 in Form von Sr^{2+}-Ionen in einer Lösung von Salzsäure *R* (51,5 g · l^{-1})

Strontiumcarbonat *R* 1122700

$SrCO_3$ M_r 147,6
CAS Nr. 1633-05-2

Gehalt: mindestens 99,5 Prozent

Weißes bis fast weißes, kristallines Pulver

Strontiumchlorid-Hexahydrat *R* 1167000

$SrCl_2 \cdot 6\,H_2O$ M_r 266,6
CAS Nr. 10025-70-4

Weiße bis fast weiße Kristalle; sehr leicht löslich in Wasser

Smp: etwa 115 °C (Wasserverlust) und 872 °C

Strontiumselektives Extraktionsharz *R* 1167100

Im Handel erhältliches Harz, hergestellt durch Beladen eines inerten Chromatographieträgers mit einer Suspension von 4,4′(5′)-Di-*tert*-butylcyclohexano-[18]-Krone-6 in Octanol

Die Fülldichte des Extraktionsharzes muss etwa 0,35 g · ml^{-1} betragen.

Strychnin *R* 1190600

$C_{21}H_{22}N_2O_2$ M_r 334,4
CAS Nr. 57-24-9

(4a*R*,4b*R*,5a*S*,8a*R*,13a*S*,15a*S*)-2,4a,4b,5,5a,7,8,13a,15,15a-Decahydro-4,6-methano-6*H*-indolo[3,2,1-*ij*]oxepino[2,3,4-*de*]pyrrolo[2,3-*h*]chinolin-14-on; Strychnidin-10-on

Weißes bis fast weißes, kristallines Pulver; wenig löslich in Wasser

Smp: etwa 285 °C

Styrol *R* 1151700

C_8H_8 M_r 104,2
CAS Nr. 100-42-5

Ethenylbenzol; Vinylbenzol

Farblose, ölige Flüssigkeit; sehr schwer löslich in Wasser

Sdp: etwa 145 °C

Styrol-Divinylbenzol-Copolymer *R* 1085500

Poly(styrol,divinylbenzol)

Poröse, harte Kügelchen aus quer vernetztem Polymer

Im Handel sind verschiedene Arten mit unterschiedlicher Größe der Kügelchen erhältlich. Die Teilchengröße der Kügelchen wird in Klammern nach dem Namen des Reagenzes bei den entsprechenden Prüfungen angegeben.

Sudanorange *R* 1110700

$C_{16}H_{12}N_2O$ M_r 248,3
CAS Nr. 842-07-9

C.I. Nr. 12055
1-(Phenylazo)naphth-2-ol; Sudan I

Orangerotes Pulver; praktisch unlöslich in Wasser, löslich in Dichlormethan

Smp: etwa 131 °C

Sudanrot G *R* 1085800

$C_{17}H_{14}N_2O_2$ M_r 278,3

C.I. Nr. 12150; Schultz Nr. 149
1-(2-Methoxyphenylazo)-2-naphthol

Rötlich braunes Pulver; praktisch unlöslich in Wasser

Dünnschichtchromatographie (2.2.27): Auf eine Schicht Kieselgel G *R* werden 10 µl einer Lösung der Substanz (0,1 g · l⁻¹) in Dichlormethan *R* aufgetragen. Die Chromatographie erfolgt über eine Laufstrecke von 10 cm mit dem gleichen Lösungsmittel. Das Chromatogramm darf nur einen Hauptfleck zeigen.

Sulfaminsäure *R* 1085900

H_2N-SO_3H

H_3NO_3S M_r 97,1
CAS Nr. 5329-14-6

Sulfamidsäure, Amidoschwefelsäure; Amidosulfonsäure

Weißes bis fast weißes, kristallines Pulver oder weiße bis fast weiße Kristalle; leicht löslich in Wasser, wenig löslich in Aceton, in Ethanol 96 % und in Methanol

Smp: etwa 205 °C, unter Zersetzung

Sulfanblau *R* 1086000

$C_{27}H_{31}N_2NaO_6S_2$ M_r 566,6
CAS Nr. 129-17-9

C.I. Nr. 42045; Schultz Nr. 769
Säureblau 1; Patentblau VF; Disulfinblau; Blau VS; Natrium[[[(4-diethylamino)phenyl](2,4-disulfonatophenyl)methylen]cyclohexa-2,5-dien-1-yliden]diethylammonium

Violettes Pulver; löslich in Wasser

Verdünnte Lösungen der Substanz sind blau gefärbt und werden auf Zusatz von konzentrierter Salzsäure gelb.

Sulfanilamid *R* 1086100

C₆H₈N₂O₂S $\quad M_r$ 172,2
CAS Nr. 63-74-1

4-Aminobenzolsulfonamid

Weißes bis fast weißes Pulver; schwer löslich in Wasser, leicht löslich in siedendem Wasser, in Aceton, in verdünnten Säuren und in Alkalihydroxid-Lösungen, wenig löslich in Ethanol 96 % und in Petrolether

Smp: etwa 165 °C

Sulfanilsäure *R* 1086200

C₆H₇NO₃S $\quad M_r$ 173,2
CAS Nr. 121-57-3

4-Aminobenzolsulfonsäure

Farblose Kristalle; wenig löslich in Wasser, praktisch unlöslich in Ethanol 96 %

Sulfanilsäure-Lösung *R* 1086203

0,33 g Sulfanilsäure *R* werden, falls erforderlich unter Erwärmen, in 75 ml Wasser *R* gelöst. Die Lösung wird mit Essigsäure 99 % *R* zu 100 ml verdünnt.

Sulfanilsäure-Lösung *R* 1 1086201

0,5 g Sulfanilsäure *R* werden in einer Mischung von 75 ml verdünnter Essigsäure *R* und 75 ml Wasser *R* gelöst.

Sulfanilsäure-Lösung, diazotierte *R* 1086202

0,9 g Sulfanilsäure *R* werden unter Erwärmen in 9 ml Salzsäure *R* gelöst. Die Lösung wird mit Wasser *R* zu 100 ml verdünnt. 10 ml Lösung werden in einer Eis-Wasser-Mischung abgekühlt und mit 10 ml einer eiskalten Lösung von Natriumnitrit *R* (45 g · l⁻¹) versetzt. Nach 15 min langem Stehenlassen bei 0 °C (bei dieser Temperatur ist die Lösung 3 Tage haltbar) wird die Lösung unmittelbar vor Gebrauch mit 20 ml einer Lösung von Natriumcarbonat *R* (100 g · l⁻¹) versetzt.

Sulfathiazol *R* 1086300

C₉H₉N₃O₂S₂ $\quad M_r$ 255,3
CAS Nr. 72-14-0

N^1-(2-Thiazolyl)sulfanilamid

Kristalle oder Pulver, weiß bis gelblich weiß; sehr schwer löslich in Wasser, löslich in Aceton, schwer löslich in Ethanol 96 %

Die Substanz löst sich in verdünnten Mineralsäuren, in Alkalihydroxid- und in Alkalicarbonat-Lösungen.

Smp: etwa 200 °C

Sulfosalicylsäure *R* 1086600

C₇H₆O₆S · 2 H₂O $\quad M_r$ 254,2
CAS Nr. 5965-83-3

2-Hydroxy-5-sulfobenzoesäure, Dihydrat

Weißes bis fast weißes, kristallines Pulver oder weiße bis fast weiße Kristalle; sehr leicht löslich in Wasser und in Ethanol 96 %

Smp: etwa 109 °C

Swertiamarin *R* 1163600

C₁₆H₂₂O₁₀ $\quad M_r$ 374,3
CAS Nr. 17388-39-5

Swertiamarosid; (4*R*,5*R*,6*S*)-5-Ethenyl-6-(β-D-glucopyranosyloxy)-4a-hydroxy-4,4a,5,6-tetrahydro-1*H*,3*H*-pyrano[3,4-*c*]pyran-1-on

Szintillationslösung *R* 1167300

Im Handel erhältliche Lösung zur Bestimmung der Radioaktivität durch Szintillationsmessung

Die Lösung enthält ein oder mehrere fluoreszierende Agenzien und in der Regel ein oder mehrere Emulgatoren in einem geeigneten organischen Lösungsmittel oder in einer geeigneten Mischung organischer Lösungsmittel.

Szintillationslösung R 1 1176800

1000 ml Dioxan R werden mit 0,3 g Methylphenyloxazolylbenzol R, 7 g Diphenyloxazol R und 100 g Naphthalin R versetzt.

T

Tagatose R 1111000

$C_6H_{12}O_6$ M_r 180,16
CAS Nr. 87-81-0

D-*lyxo*-Hexulose; D-Tagatose

Weißes bis fast weißes Pulver

$[\alpha]_D^{20}$: −2,3, an einer Lösung der Substanz (21,9 g · l^{-1}) in Wasser R bestimmt
Smp: 134 bis 135 °C

Talkum R 1087000

CAS Nr. 14807-96-6

Muss der Monographie **Talkum (Talcum)** entsprechen

Tannin R 1087100

Glitzernde Schuppen oder amorphes Pulver, gelblich bis hellbraun; sehr leicht löslich in Wasser, leicht löslich in Ethanol 96 %, löslich in Aceton

Lagerung: vor Licht geschützt

Tanshinon II$_A$ R 1184800

$C_{19}H_{18}O_3$ M_r 294,3
CAS Nr. 568-72-9

1,6,6-Trimethyl-6,7,8,9-tetrahydrophenanthro[1,2-*b*]furan-10,11-dion

Taxifolin R 1151800

$C_{15}H_{12}O_7$ M_r 304,3
CAS Nr. 480-18-2

(2*R*,3*R*)-2-(3,4-Dihydroxyphenyl)-3,5,7-trihydroxy-2,3-dihydro-4*H*-1-benzopyran-4-on; (2*R*,3*R*)-2-(3,4-Dihydroxyphenyl)-3,5,7-trihydroxychroman-4-on

Weißes bis fast weißes Pulver; schwer löslich in wasserfreiem Ethanol

Absorption (2.2.25): Eine Lösung der Substanz in wasserfreiem Ethanol R zeigt ein Absorptionsmaximum bei 290 nm.

Tecnazen R 1132400

$C_6HCl_4NO_2$ M_r 260,9
CAS Nr. 117-18-0

Smp: 99 bis 100 °C
Sdp: etwa 304 °C

Eine geeignete, zertifizierte Referenzlösung (10 ng · µl^{-1} in Cyclohexan) kann verwendet werden.

α-Terpinen R 1140300

$C_{10}H_{16}$ M_r 136,2
CAS Nr. 99-86-5

1-Isopropyl-4-methylcyclohexa-1,3-dien

Klare, fast farblose Flüssigkeit

d_4^{20}: etwa 0,837
n_D^{20}: etwa 1,478
Sdp: etwa 174 °C

Wird die Substanz in der Gaschromatographie verwendet, muss sie zusätzlich folgender Anforderung entsprechen:

Gehaltsbestimmung: Gaschromatographie (2.2.28) wie in der Monographie **Teebaumöl (Melaleucae aetheroleum)** beschrieben

Gehalt: mindestens 90 Prozent, ermittelt mit Hilfe des Verfahrens „Normalisierung"

γ-Terpinen *R*   1115900

$C_{10}H_{16}$ M_r 136,2
CAS Nr. 99-85-4

1-Isopropyl-4-methylcyclohexa-1,4-dien

Ölige Flüssigkeit

Wird die Substanz in der Gaschromatographie verwendet, muss sie zusätzlich folgender Anforderung entsprechen:

Gehaltsbestimmung: Gaschromatographie (2.2.28) wie in der Monographie **Pfefferminzöl (Menthae piperitae aetheroleum)** beschrieben

Untersuchungslösung: die Substanz

Gehalt: mindestens 93,0 Prozent, ermittelt mit Hilfe des Verfahrens „Normalisierung"

Terpinen-4-ol *R*   1116000

$C_{10}H_{18}O$ M_r 154,2
CAS Nr. 562-74-3

4-Methyl-1-(1-methylethyl)cyclohex-3-en-1-ol; *p*-Menth-1-en-4-ol

Farblose, ölige Flüssigkeit

Wird die Substanz in der Gaschromatographie verwendet, muss sie zusätzlich folgender Anforderung entsprechen:

Gehaltsbestimmung: Gaschromatographie (2.2.28) wie in der Monographie **Lavendelöl (Lavandulae aetheroleum)** beschrieben

Untersuchungslösung: die Substanz

Gehalt: mindestens 90,0 Prozent, ermittelt mit Hilfe des Verfahrens „Normalisierung"

α-Terpineol *R*   1087300

$C_{10}H_{18}O$ M_r 154,2
CAS Nr. 98-55-5

(*RS*)-2-(4-Methyl-3-cyclohexenyl)-2-propanol
Die Substanz kann 1 bis 3 Prozent β-Terpineol enthalten.

Farblose Kristalle; praktisch unlöslich in Wasser, löslich in Ethanol 96 %

d_{20}^{20}: etwa 0,935
$[\alpha]_D^{20}$: etwa 92,5
n_D^{20}: etwa 1,483
Smp: etwa 35 °C

Wird die Substanz in der Gaschromatographie verwendet, muss sie zusätzlich folgender Anforderung entsprechen:

Gehaltsbestimmung: Gaschromatographie (2.2.28) wie in der Monographie **Anisöl (Anisi aetheroleum)** beschrieben

Untersuchungslösung: eine Lösung der Substanz (100 g · l⁻¹) in Hexan *R*

Gehalt: mindestens 97,0 Prozent, ermittelt mit Hilfe des Verfahrens „Normalisierung"

Terpinolen *R*   1140400

$C_{10}H_{16}$ M_r 136,2
CAS Nr. 586-62-9

p-Mentha-1,4(8)-dien; 4-Isopropyliden-1-methylcyclohexen

Klare, fast farblose Flüssigkeit

d_4^{20}: etwa 0,863
n_D^{20}: etwa 1,488
Sdp: etwa 184 °C

Wird die Substanz in der Gaschromatographie verwendet, muss sie zusätzlich folgender Anforderung entsprechen:

Gehaltsbestimmung: Gaschromatographie (2.2.28) wie in der Monographie **Teebaumöl (Melaleucae aetheroleum)** beschrieben

Gehalt: mindestens 90 Prozent, ermittelt mit Hilfe des Verfahrens „Normalisierung"

Testosteron *R*   1116100

CAS Nr. 58-22-0

Muss der Monographie **Testosteron (Testosteronum)** entsprechen

Testosteronpropionat *R*   1087400

CAS Nr. 57-85-2

Muss der Monographie **Testosteronpropionat (Testosteroni propionas)** entsprechen

1,2,3,4-Tetra-*O*-acetyl-β-D-glucopyranose *R*   1172600

$C_{14}H_{20}O_{10}$ M_r 348,3
CAS Nr. 13100-46-4

Weißes bis fast weißes Pulver; löslich in Wasser unter Erwärmen

$[\alpha]_D^{20}$: +11, mit einer Lösung der Substanz (6 g·l^{-1}) in Chloroform *R* bestimmt
Smp: 126 bis 128 °C

1,3,4,6-Tetra-*O*-acetyl-β-D-mannopyranose *R*   1174100

$C_{14}H_{20}O_{10}$ M_r 348,3
CAS Nr. 18968-05-3

Pulver oder Kristalle, farblos bis weiß

Smp: 160 bis 161 °C
$[\alpha]_D^{20}$: −68, an einer Lösung der Substanz (7 g·l^{-1}) in Dichlormethan *R* bestimmt

Tetrabutylammoniumbromid *R*   1087500

$C_{16}H_{36}BrN$ M_r 322,4
CAS Nr. 1643-19-2

Weiße bis fast weiße Kristalle

Smp: 102 bis 104 °C

Tetrabutylammoniumdihydrogenphosphat *R*   1087600

$C_{16}H_{38}NO_4P$ M_r 339,5
CAS Nr. 5574-97-0

Weißes bis fast weißes, hygroskopisches Pulver

pH-Wert (2.2.3): Der pH-Wert einer Lösung der Substanz (170 g·l^{-1}) muss bei etwa 7,5 liegen.

Absorption (2.2.25): etwa 0,10, bei 210 nm an einer Lösung der Substanz (170 g·l^{-1}) bestimmt

Lagerung: dicht verschlossen

Tetrabutylammoniumdihydrogenphosphat-Lösung *R*   1087601

Eine Lösung von Tetrabutylammoniumdihydrogenphosphat *R* (1,0 mol·l^{-1})

Die Lösung ist im Handel erhältlich.

Tetrabutylammoniumhydrogensulfat *R*   1087700

$C_{16}H_{37}NO_4S$ M_r 339,5
CAS Nr. 32503-27-8

Farblose Kristalle oder kristallines Pulver; leicht löslich in Wasser und Methanol

Smp: 169 bis 173 °C

Absorption (2.2.25): höchstens 0,05, an einer Lösung der Substanz (50 g·l^{-1}) zwischen 240 und 300 nm gemessen

Tetrabutylammoniumhydrogensulfat *R* 1   1087701

Muss den Anforderungen an Tetrabutylammoniumhydrogensulfat *R* und zusätzlich folgender Anforderung entsprechen:

Absorption (2.2.25): höchstens 0,02, an einer Lösung der Substanz (50 g·l^{-1}) zwischen 215 und 300 nm gemessen

Tetrabutylammoniumhydroxid *R*   1087800

$C_{16}H_{37}NO · 30 H_2O$ M_r 800
CAS Nr. 147741-30-8

Gehalt: mindestens 98,0 Prozent $C_{16}H_{37}NO · 30 H_2O$

Weiße bis fast weiße Kristalle; löslich in Wasser

Gehaltsbestimmung: 1,000 g Substanz wird in 100 ml Wasser *R* gelöst und sofort mit Salzsäure (0,1 mol·l^{-1}) titriert. Der Endpunkt wird mit Hilfe der Potentiometrie (2.2.20) bestimmt. Eine Blindtitration wird durchgeführt.

Beachten Sie den Hinweis auf „Allgemeine Monographien" zu Anfang des Bands auf Seite B

1 ml Salzsäure (0,1 mol · l^{-1}) entspricht 80,0 mg C$_{16}$H$_{37}$NO · 30 H$_2$O.

Tetrabutylammoniumhydroxid-Lösung R   1087802

Eine Lösung, die 400 g · l^{-1} C$_{16}$H$_{37}$NO (M_r 259,5) geeigneter Qualität enthält

Tetrabutylammoniumhydroxid-Lösung R 1   1087801

Eine Lösung, die 104 g · l^{-1} C$_{16}$H$_{37}$NO (M_r 259,5), hergestellt durch Verdünnen eines Reagenzes geeigneter Qualität, enthält

Tetrabutylammoniumiodid R   1087900

C$_{16}$H$_{36}$IN M_r 369,4
CAS Nr. 311-28-4

Gehalt: mindestens 98,0 Prozent

Kristallines Pulver oder Kristalle, weiß bis schwach gefärbt; löslich in Ethanol 96 %

Sulfatasche (2.4.14): höchstens 0,02 Prozent

Gehaltsbestimmung: 1,200 g Substanz werden in 30 ml Wasser R gelöst. Nach Zusatz von 50,0 ml Silbernitrat-Lösung (0,1 mol · l^{-1}) und 5 ml verdünnter Salpetersäure R wird der Überschuss an Silbernitrat mit Ammoniumthiocyanat-Lösung (0,1 mol · l^{-1}) unter Zusatz von 2 ml Ammoniumeisen(III)-sulfat-Lösung R 2 titriert.

1 ml Silbernitrat-Lösung (0,1 mol · l^{-1}) entspricht 36,94 mg C$_{16}$H$_{36}$IN.

Tetrachlorethan R   1088000

C$_2$H$_2$Cl$_4$ M_r 167,9
CAS Nr. 79-34-5

1,1,2,2-Tetrachlorethan

Klare, farblose Flüssigkeit; schwer löslich in Wasser, mischbar mit Ethanol 96 %

d_{20}^{20}: etwa 1,59
n_D^{20}: etwa 1,495

Destillationsbereich (2.2.11): Mindestens 95 Prozent Substanz müssen zwischen 145 und 147 °C destillieren.

Tetrachlorkohlenstoff R   1016100

CCl$_4$ M_r 153,8
CAS Nr. 56-23-5

Tetrachlormethan

Klare, farblose Flüssigkeit; praktisch unlöslich in Wasser, mischbar mit Ethanol 96 %

d_{20}^{20}:   1,595 bis 1,598
Sdp: 76 bis 77 °C

Tetrachlorvinphos R   1132500

C$_{10}$H$_9$Cl$_4$O$_4$P M_r 366,0
CAS Nr. 22248-79-9

Smp: etwa 95 °C

Eine geeignete, zertifizierte Referenzlösung (10 ng · μl^{-1} in Isooctan) kann verwendet werden.

Tetracos-15-ensäuremethylester R   1144800

C$_{25}$H$_{48}$O$_2$ M_r 380,7
CAS Nr. 2733-88-2

(Z)-15-Tetracosaensäuremethylester; Methyl[(Z)-tetracos-15-enoat]; Nervonsäuremethylester

Gehalt: mindestens 99,0 Prozent, mit Hilfe der Gaschromatographie (2.4.22) bestimmt

Flüssigkeit

Tetracyclinhydrochlorid R   1147000

Muss der Monographie **Tetracyclinhydrochlorid (Tetracyclini hydrochloridum)** entsprechen

Tetradecan R   1088200

C$_{14}$H$_{30}$ M_r 198,4
CAS Nr. 629-59-4

Gehalt: mindestens 99,5 Prozent

Farblose Flüssigkeit

d_{20}^{20}:   etwa 0,76
n_D^{20}:   etwa 1,429
Smp: etwa −5 °C
Sdp: etwa 252 °C

Tetraethylammoniumhydrogensulfat R   1116200

$C_8H_{21}NO_4S$ M_r 227,3
CAS Nr. 16873-13-5

Hygroskopisches Pulver

Smp: etwa 245 °C

Tetraethylammoniumhydroxid-Lösung R   1100300

$C_8H_{21}NO$ M_r 147,3
CAS Nr. 77-98-5

Eine Lösung von Tetraethylammoniumhydroxid $(200 \text{ g} \cdot \text{l}^{-1})$

Farblose, stark alkalische Flüssigkeit

d_{20}^{20}: etwa 1,01
n_D^{20}: etwa 1,372

HPLC-Qualität

Tetraethylenpentamin R   1102000

$C_8H_{23}N_5$ M_r 189,3
CAS Nr. 112-57-2

3,6,9-Triazaundecan-1,11-diamin; 3,6,9-Triazaundecan-1,11-diylbis(azan)

Farblose Flüssigkeit; löslich in Aceton

n_D^{20}: etwa 1,506

Lagerung: vor Wärme und Feuchtigkeit geschützt

Tetraheptylammoniumbromid R   1088400

$C_{28}H_{60}BrN$ M_r 490,7
CAS Nr. 4368-51-8

Kristallines Pulver oder Kristalle, weiß oder schwach gefärbt

Smp: 89 bis 91 °C

Tetrahexylammoniumbromid R   1152500

$C_{24}H_{52}BrN$ M_r 434,6
CAS Nr. 4328-13-6

N,N,N-Trihexylhexan-1-aminiumbromid

Weißes bis fast weißes, kristallines, hygroskopisches Pulver

Smp: etwa 100 °C

Tetrahexylammoniumhydrogensulfat R   1116300

$C_{24}H_{53}NO_4S$ M_r 451,8
CAS Nr. 32503-34-7

N,N,N-Trihexylhexan-1-aminiumhydrogensulfat

Weiße bis fast weiße Kristalle

Smp: 100 bis 102 °C

Tetrahydrofuran R   1088500

C_4H_8O M_r 72,1
CAS Nr. 109-99-9

Tetramethylenoxid

Klare, farblose, entflammbare Flüssigkeit; mischbar mit Wasser und mit Ethanol 96 %

d_{20}^{20}: etwa 0,89

Tetrahydrofuran, das nicht der Prüfung auf Peroxide entspricht, darf nicht destilliert werden.

Peroxide: In einen 12-ml-Schliffstopfenzylinder von etwa 1,5 cm Durchmesser werden 8 ml Kaliumiodid-Stärke-Lösung R gegeben. Der Zylinder wird mit der Substanz bis zum Rand aufgefüllt, kräftig geschüttelt und 30 min lang unter Lichtschutz stehen gelassen. Dabei darf keine Färbung auftreten.

Wird die Substanz in der Spektroskopie verwendet, muss sie zusätzlich folgender Prüfung entsprechen:

Absorption (2.2.25): höchstens 0,70 bei 255 nm, 0,10 bei 270 nm und 0,01 bei 310 nm, mit Wasser R als Kompensationsflüssigkeit bestimmt

Tetrahydrofuran zur Chromatographie R — 1147100

Tetrahydrofuran R mit folgenden zusätzlichen Anforderungen:

d_4^{20}: 0,8892
Sdp: etwa 66 °C

Gehalt: mindestens 99,8 Prozent C_4H_8O

Tetrahydropalmatin R — 1205900

$C_{21}H_{25}NO_4$ M_r 355,4
CAS Nr. 2934-97-6

(13a*RS*)-5,8,13,13a-Tetrahydro-2,3,9,10-tetramethoxy-6*H*-dibenzo[*a,g*]chinolizin

Tetrakis(decyl)ammoniumbromid R — 1088300

$C_{40}H_{84}BrN$ M_r 659
CAS Nr. 14937-42-9

Weißes bis schwach gefärbtes, kristallines Pulver oder Kristalle

Smp: 88 bis 89 °C

α-Tetralon R — 1171800

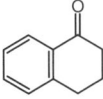

$C_{10}H_{10}O$ M_r 146,2
CAS Nr. 529-34-0

1-Oxotetralin; 3,4-Dihydronaphthalin-1(2*H*)-on

Smp: etwa 5 °C
Sdp: etwa 115 °C

Tetramethylammoniumbromid R — 1156600

$C_4H_{12}BrN$ M_r 154,1
CAS Nr. 64-20-0

N,N,N-Trimethylmethanaminiumbromid

Weiße bis schwach gelbe Kristalle; leicht löslich in Wasser

Smp: etwa 285 °C, unter Zersetzung

Tetramethylammoniumchlorid R — 1100400

$C_4H_{12}ClN$ M_r 109,6
CAS Nr. 75-57-0

Farblose Kristalle; löslich in Wasser und Ethanol 96 %

Smp: etwa 300 °C, unter Zersetzung

Tetramethylammoniumhydrogensulfat R — 1116400

$C_4H_{13}NO_4S$ M_r 171,2
CAS Nr. 80526-82-5

Hygroskopisches Pulver

Smp: etwa 295 °C

Tetramethylammoniumhydroxid R — 1122800

$C_4H_{13}NO \cdot 5\,H_2O$ M_r 181,2
CAS Nr. 10424-65-4

Tetramethylammoniumhydroxid, Pentahydrat

HPLC-Qualität

Tetramethylammoniumhydroxid-Lösung R — 1088600

CAS Nr. 75-59-2

Gehalt: mindestens 10,0 Prozent (*m/m*) $C_4H_{13}NO$ (M_r 91,2)

Klare, farblose bis sehr schwach gelb gefärbte Flüssigkeit; mischbar mit Wasser und mit Ethanol 96 %

Gehaltsbestimmung: 1,000 g Substanz wird mit 50 ml Wasser R versetzt. Nach Zusatz von 0,1 ml Methylrot-Lösung R wird die Mischung mit Schwefelsäure (0,05 mol · l^{-1}) titriert.

1 ml Schwefelsäure (0,05 mol · l^{-1}) entspricht 9,12 mg $C_4H_{13}NO$.

Tetramethylammoniumhydroxid-Lösung, verdünnte *R* 1088601

10 ml Tetramethylammoniumhydroxid-Lösung *R* werden mit aldehydfreiem Ethanol 96 % *R* zu 100 ml verdünnt.

Unmittelbar vor Gebrauch herzustellen

Tetramethylbenzidin *R* 1132600

$C_{16}H_{20}N_2$ M_r 240,3
CAS Nr. 54827-17-7

3,3′,5,5′-Tetramethylbiphenyl-4,4′-diamin

Pulver; praktisch unlöslich in Wasser, sehr leicht löslich in Methanol

Smp: etwa 169 °C

1,1,3,3-Tetramethylbutylamin *R* 1141500

$C_8H_{19}N$ M_r 129,3
CAS Nr. 107-45-9

2-Amino-2,4,4-trimethylpentan

Klare, farblose Flüssigkeit

d_{20}^{20}: etwa 0,805
n_D^{20}: etwa 1,424
Sdp: etwa 140 °C

Tetramethyldiaminodiphenylmethan *R* 1088700

$C_{17}H_{22}N_2$ M_r 254,4
CAS Nr. 101-61-1

4,4′-Methylenbis(*N*,*N*-dimethylanilin)

Weiße bis bläulich weiße Kristalle oder Plättchen, praktisch unlöslich in Wasser, schwer löslich in Ethanol 96 %, löslich in Mineralsäuren

Smp: etwa 90 °C

Tetramethyldiaminodiphenylmethan-Reagenz *R* 1088701

Lösung A: 2,5 g Tetramethyldiaminodiphenylmethan *R* werden in 10 ml Essigsäure 99 % *R* und 50 ml Wasser *R* gelöst.

Lösung B: 5 g Kaliumiodid *R* werden in 100 ml Wasser *R* gelöst.

Lösung C: 0,30 g Ninhydrin *R* werden in 10 ml Essigsäure 99 % *R* gelöst. Die Lösung wird mit 90 ml Wasser *R* versetzt.

Die Lösungen A, B und 1,5 ml Lösung C werden gemischt.

Tetramethylethylendiamin *R* 1088800

$C_6H_{16}N_2$ M_r 116,2
CAS Nr. 110-18-9

N,*N*,*N*′,*N*′-Tetramethylethylendiamin

Farblose Flüssigkeit; mischbar mit Wasser und mit Ethanol 96 %

d_{20}^{20}: etwa 0,78
n_D^{20}: etwa 1,418
Sdp: etwa 121 °C

Tetramethylsilan *R* 1088900

$C_4H_{12}Si$ M_r 88,2
CAS Nr. 75-76-3

Klare, farblose Flüssigkeit; sehr schwer löslich in Wasser, löslich in Aceton und in Ethanol 96 %

d_{20}^{20}: etwa 0,64
n_D^{20}: etwa 1,358
Sdp: etwa 26 °C

Wird die Substanz in der Kernresonanzspektroskopie verwendet, muss sie zusätzlich folgender Anforderung entsprechen:

Im Spektrum einer etwa 10-prozentigen Lösung (*V*/*V*) der Substanz in (D)Chloroform *R* darf die Intensität eines Fremdsignals nicht größer sein als die Intensität der C-13-Satellitensignale, die im Abstand von 59,1 Hz beiderseits des Tetramethylsignals auftreten. Davon ausgenommen sind die Signale der Rotationsseitenbanden und des Chloroforms.

Tetrandrin R 1178500

$C_{38}H_{42}N_2O_6$ M_r 623
CAS Nr. 518-34-3

Tetrapropylammoniumchlorid R 1151900

$C_{12}H_{28}ClN$ M_r 221,8
CAS Nr. 5810-42-4

Weißes bis fast weißes, kristallines Pulver; wenig löslich in Wasser

Smp: etwa 241 °C

Tetrapropylammoniumhydrogensulfat R 1191300

$C_{12}H_{29}NO_4S$ M_r 283,4
CAS Nr. 56211-70-2

N,N,N-Tripropylpropan-1-aminiumhydrogensulfat

Weißes bis fast weißes, kristallines, hygroskopisches Pulver

Tetrazolblau R 1089000

$C_{40}H_{32}Cl_2N_8O_2$ M_r 728
CAS Nr. 1871-22-3

3,3′-(3,3′-Dimethoxy-4,4′-biphenyldiyl)bis(2,5-diphenyltetrazolium)dichlorid

Gelbe Kristalle; schwer löslich in Wasser, leicht löslich in Ethanol 96 % und in Methanol, praktisch unlöslich in Aceton

Smp: etwa 245 °C, unter Zersetzung

Tetrazoliumbromid R 1152700

$C_{18}H_{16}BrN_5S$ M_r 414,3
CAS Nr. 298-93-1

3-(4,5-Dimethyl-1,3-thiazol-2-yl)-2,5-diphenyltetrazoliumbromid; MTT

Tetrazoliumsalz R 1174200

$C_{20}H_{17}N_5O_6S_2$ M_r 487,5
CAS Nr. 138169-43-4

5-(3-Carboxymethoxyphenyl)-3-(4,5-dimethylthiazol-2-yl)-2-(4-sulfophenyl)-2H-tetrazolium, inneres Salz; MTS

Thallium(I)-sulfat R 1089100

Tl_2SO_4 M_r 504,8
CAS Nr. 7446-18-6

Weiße bis fast weiße, rhomboide Prismen; schwer löslich in Wasser, praktisch unlöslich in Ethanol 96 %

Thebain R 1089200

$C_{19}H_{21}NO_3$ M_r 311,4
CAS Nr. 115-37-7

4,5α-Epoxy-3,6-dimethoxy-17-methyl-6,8-morphinadien

Weißes bis gelbliches, kristallines Pulver; sehr schwer löslich in Wasser, löslich in heißem wasserfreiem Ethanol und in Toluol

Smp: etwa 193 °C

Dünnschichtchromatographie (2.2.27): Die Chromatographie erfolgt nach der unter „Prüfung auf Identität, B"

in der Monographie **Opium (Opium crudum)** angegebenen Vorschrift.

Zur Chromatographie werden 20 µl einer Lösung der Substanz (0,5 g · l^{-1}) bandförmig (20 mm × 3 mm) aufgetragen. Das Chromatogramm muss nach der Detektion eine orangerot bis rot gefärbte Hauptzone mit einem R_F-Wert von etwa 0,5 zeigen.

Theobromin R 1138800

$C_7H_8N_4O_2$ M_r 180,2
CAS Nr. 83-67-0

Weißes bis fast weißes Pulver, sehr schwer löslich in Wasser und in wasserfreiem Ethanol, schwer löslich in Ammoniak

Die Substanz löst sich in verdünnten Lösungen von Alkalihydroxiden und in Mineralsäuren.

Gehalt: mindestens 99,0 Prozent

Theophyllin R 1089300

CAS Nr. 58-55-9

Muss der Monographie **Theophyllin (Theophyllinum)** entsprechen

Thiamazol R 1089400

$C_4H_6N_2S$ M_r 114,2
CAS Nr. 60-56-0

Methimazol; 1-Methyl-1H-imidazol-2-thiol

Weißes bis fast weißes, kristallines Pulver; leicht löslich in Wasser, löslich in Dichlormethan und in Ethanol 96 %

Smp: etwa 145 °C

(2-Thienyl)essigsäure R 1089500

$C_6H_6O_2S$ M_r 142,1
CAS Nr. 1918-77-0

Braunes Pulver

Smp: etwa 65 °C

Thioacetamid R 1089600

C_2H_5NS M_r 75,1
CAS Nr. 62-55-5

Farblose Kristalle oder kristallines Pulver; leicht löslich in Wasser und in Ethanol 96 %

Smp: etwa 113 °C

Thioacetamid-Lösung R 1089602

Eine Lösung von Thioacetamid R (40 g · l^{-1})

Thioacetamid-Reagenz R 1089601

0,2 ml Thioacetamid-Lösung R werden mit 1 ml einer Mischung von 5 ml Wasser R, 15 ml Natriumhydroxid-Lösung (1 mol · l^{-1}) und 20 ml Glycerol 85 % R versetzt. Die Mischung wird 20 s lang im Wasserbad erhitzt.

Unmittelbar vor Gebrauch herzustellen

Thioäpfelsäure R 1161600

$C_4H_6O_4S$ M_r 150,2
CAS Nr. 70-49-5

(2RS)-2-Sulfanylbutandisäure

Smp: 150 bis 152 °C

Thiobarbitursäure R 1111200

$C_4H_4N_2O_2S$ M_r 144,2
CAS Nr. 504-17-6

4,6-Dihydroxy-2-sulfanylpyrimidin

Thiodiethylenglycol R 1122900

$C_4H_{10}O_2S$ M_r 122,2
CAS Nr. 111-48-8

Di(2-hydroxyethyl)sulfid

Gehalt: mindestens 99,0 Prozent

Farblose bis gelbe, viskose Flüssigkeit

d_{20}^{20}: etwa 1,18

Thioglycolsäure R 1089700

HS–CH₂–COOH

C₂H₄O₂S M_r 92,1
CAS Nr. 68-11-1

Mercaptoessigsäure

Farblose Flüssigkeit; mischbar mit Wasser, löslich in Ethanol 96 %

Thioharnstoff R 1089900

H₂N–C(=S)–NH₂

CH₄N₂S M_r 76,1
CAS Nr. 62-56-6

Weißes bis fast weißes, kristallines Pulver oder weiße bis fast weiße Kristalle; löslich in Wasser und in Ethanol 96 %

Smp: etwa 178 °C

Thiomersal R 1089800

Na⁺ [2-(S–Hg–CH₃)-C₆H₄–COO⁻]

C₉H₉HgNaO₂S M_r 404,8
CAS Nr. 54-64-8

2-(Ethylmercuriothio)benzoesäure, Natriumsalz

Leichtes, gelblich weißes, kristallines Pulver; sehr leicht löslich in Wasser, leicht löslich in Ethanol 96 %

Threonin R 1090000

CAS Nr. 72-19-5

Muss der Monographie **Threonin (Threoninum)** entsprechen

Thrombin vom Menschen R 1090100

CAS Nr. 9002-04-4

Getrocknetes Thrombin vom Menschen

Zubereitung eines Enzyms, das Fibrinogen vom Menschen in Fibrin umwandelt

Das Enzym wird aus Plasma vom Menschen gewonnen durch Fällung mit geeigneten Salzen und organischen Lösungsmitteln unter Kontrolle des pH-Werts, der Ionenkonzentration und der Temperatur.

Gelblich weißes Pulver; leicht löslich in einer Natriumchlorid-Lösung (9 g·l⁻¹) unter Bildung einer trüben, schwach gelben Lösung

Lagerung: in zugeschmolzenen, sterilen Behältnissen unter Stickstoff, vor Licht geschützt und unterhalb von 25 °C

Thrombin-vom-Menschen-Lösung R 1090101

Thrombin vom Menschen R wird entsprechend den Angaben des Herstellers gelöst und mit natriumchloridhaltiger Trometamol-Pufferlösung pH 7,4 R auf einen Gehalt von 5 I. E. je Milliliter verdünnt.

Thrombin-vom-Menschen-Lösung R 1 1090102

Thrombin vom Menschen R wird entsprechend den Angaben des Herstellers rekonstituiert und die Lösung mit Phosphat-Pufferlösung pH 6,5 R auf einen Gehalt von 2,5 I. E. je Milliliter verdünnt.

Thrombin-vom-Menschen-Lösung R 2 1090103

Thrombin vom Menschen R wird entsprechend den Angaben des Herstellers rekonstituiert und die Lösung mit Trometamol-Natriumedetat-Pufferlösung pH 8,4 R 1 auf einen Gehalt von 5 I. E. je Milliliter verdünnt.

Thromboplastin-Reagenz R 1090300

Eine Zubereitung, die die membranären Glycoprotein- und Phospholipidbestandteile des Gewebefaktors enthält und die aus Tierhirn (üblicherweise Kaninchenhirn) oder Plazenta vom Menschen durch ein Reinigungsverfahren gewonnen oder die durch DNA-Rekombinationstechnik unter Zusatz von Phospholipiden erhalten wird

Die Zubereitung wird für die routinemäßige Anwendung bei der Prothrombinzeit-Messung formuliert und kann Calcium enthalten.

Thujon R 1116500

C₁₀H₁₆O M_r 152,2
CAS Nr. 76231-76-0

4-Methyl-1-(1-methylethyl)bicyclo[3.1.0]hexan-3-on

Farblose bis fast farblose Flüssigkeit; praktisch unlöslich in Wasser, löslich in Ethanol 96 % und in vielen anderen organischen Lösungsmitteln

Thymidin R 1158900

$C_{10}H_{14}N_2O_5$ M_r 242,2
CAS Nr. 50-89-5

1-(2-Desoxy-β-D-*erythro*-pentofuranosyl)-5-methylpyr=
imidin-2,4(1*H*,3*H*)-dion

Nadeln; löslich in Wasser, in Essigsäure 99 % und in heißem Ethanol 96 %

Thymin R 1090400

$C_5H_6N_2O_2$ M_r 126,1
CAS Nr. 65-71-4

5-Methylpyrimidin-2,4(1*H*,3*H*)-dion

Kurze Nadeln oder Plättchen; schwer löslich in kaltem Wasser, löslich in heißem Wasser

Die Substanz löst sich in verdünnten Alkalihydroxid-Lösungen.

Thymol R 1090500

CAS Nr. 89-83-8

Muss der Monographie **Thymol (Thymolum)** entsprechen

Wird die Substanz in der Gaschromatographie verwendet, muss sie zusätzlich folgender Anforderung entsprechen:

Gehaltsbestimmung: Gaschromatographie (2.2.28) wie in der Monographie **Pfefferminzöl (Menthae piperitae aetheroleum)** beschrieben

Untersuchungslösung: 0,1 g Substanz werden in etwa 10 ml Aceton R gelöst.

Gehalt: mindestens 95,0 Prozent, ermittelt mit Hilfe des Verfahrens „Normalisierung"

Thymolblau R 1090600

$C_{27}H_{30}O_5S$ M_r 466,6
CAS Nr. 76-61-9

4,4'-(3*H*-2,1-Benzoxathiol-3-yliden)bis(2-isopropyl-5-methylphenol)-*S,S*-dioxid

Bräunlich grünes bis grünlich blaues, kristallines Pulver; schwer löslich in Wasser, löslich in Ethanol 96 % und in verdünnten Alkalihydroxid-Lösungen

Thymolblau-Lösung R 1090601

0,1 g Thymolblau R werden in einer Mischung von 2,15 ml Natriumhydroxid-Lösung (0,1 mol · l⁻¹) und 20 ml Ethanol 96 % R gelöst. Die Lösung wird mit Wasser R zu 100 ml verdünnt.

Empfindlichkeitsprüfung: Eine Mischung von 0,1 ml Thymolblau-Lösung, 100 ml kohlendioxidfreiem Wasser R und 0,2 ml Natriumhydroxid-Lösung (0,02 mol · l⁻¹) muss blau gefärbt sein. Bis zum Farbumschlag nach Gelb dürfen höchstens 0,15 ml Salzsäure (0,02 mol · l⁻¹) verbraucht werden.

Umschlagsbereich: pH-Wert 1,2 (rot) bis 2,8 (gelb); pH-Wert 8,0 (olivgrün) bis 9,6 (blau)

Thymolphthalein R 1090700

$C_{28}H_{30}O_4$ M_r 430,5
CAS Nr. 125-20-2

3,3-Bis(4-hydroxy-5-isopropyl-2-methylphenyl)=
phthalid

Weißes bis gelblich weißes Pulver; praktisch unlöslich in Wasser, löslich in Ethanol 96 % und in verdünnten Alkalihydroxid-Lösungen

Thymolphthalein-Lösung R 1090701

Eine Lösung von Thymolphthalein R (1 g · l⁻¹) in Ethanol 96 % R

Empfindlichkeitsprüfung: Eine Mischung von 0,2 ml Thymolphthalein-Lösung und 100 ml kohlendioxidfreiem Wasser R muss farblos sein. Bis zum Umschlag nach

Blau dürfen höchstens 0,05 ml Natriumhydroxid-Lösung (0,1 mol · l^{-1}) verbraucht werden.

Umschlagsbereich: pH-Wert 9,3 (farblos) bis 10,5 (blau)

Titan *R*

Ti $\quad$ A$_r$ 47,88
CAS Nr. 7440-32-6

Gehalt: mindestens 99 Prozent

Metallpulver, feiner Draht (höchstens 0,5 mm Durchmesser) oder poröses Metall

Smp: etwa 1668 °C

Dichte: etwa 4,507 g · cm^{-3}

Titan(III)-chlorid *R*

TiCl$_3$ $\quad$ M$_r$ 154,3
CAS Nr. 7705-07-9

Rötlich violette, zerfließliche Kristalle; löslich in Wasser und in Ethanol 96 %

Smp: etwa 440 °C

Lagerung: dicht verschlossen

Titan(III)-chlorid-Lösung *R*

Eine Lösung von Titan(III)-chlorid *R* (150 g · l^{-1}) in Salzsäure (100 g · l^{-1} HCl)

d_{20}^{20}: etwa 1,19

Titan(III)-chlorid-Schwefelsäure-Reagenz *R* 1091202

Sorgfältig werden 20 ml Titan(III)-chlorid-Lösung *R* mit 13 ml Schwefelsäure *R* gemischt. Wasserstoffperoxid-Lösung 30 % *R* wird hinzugegeben, bis eine gelbe Farbe erhalten wird. Die Lösung wird bis zum Entstehen weißer Dämpfe erhitzt, erkalten gelassen und mit Wasser *R* verdünnt. Einengen und Zusatz von Wasser *R* werden so lange wiederholt, bis eine farblose Lösung erhalten wird, die mit Wasser *R* zu 100 ml verdünnt wird.

Titangelb *R* $\quad$ 1090900

C$_{28}$H$_{19}$N$_5$Na$_2$O$_6$S$_4$ $\quad$ M$_r$ 696
CAS Nr. 1829-00-1

C.I. Nr. 19540; Schultz Nr. 280
2,2'-(Diazoaminodi-*p*-phenylen)bis(6-methyl-7-benzothiazolsulfonsäure), Dinatriumsalz

Gelblich braunes Pulver; leicht löslich in Wasser und in Ethanol 96 %

Titangelb-Lösung *R* $\quad$ 1090902

Eine Lösung von Titangelb *R* (0,5 g · l^{-1})

Empfindlichkeitsprüfung: 0,1 ml Titangelb-Lösung werden mit 10 ml Wasser *R*, 0,2 ml Magnesium-Lösung (10 ppm Mg) *R* und 1,0 ml Natriumhydroxid-Lösung (1 mol · l^{-1}) gemischt. Die Mischung muss deutlich rosa gefärbt sein, verglichen mit einer gleichzeitig und unter gleichen Bedingungen hergestellten Blindprobe ohne Magnesium-Lösung.

Titangelb-Papier *R* $\quad$ 1090901

Filterpapierstreifen werden einige Minuten lang in Titangelb-Lösung *R* eingetaucht und anschließend bei Raumtemperatur trocknen gelassen.

Titan(IV)-oxid *R* $\quad$ 1117900

CAS Nr. 13463-67-7

Muss der Monographie **Titandioxid (Titanii dioxidum)** entsprechen

α-Tocopherol *R* $\quad$ 1152300

CAS Nr. 10191-41-0

Muss der Monographie **all-*rac*-α-Tocopherol (int-*rac*-α-Tocopherolum)** entsprechen

α-Tocopherolacetat *R* $\quad$ 1152400

CAS Nr. 7695-91-2

Muss der Monographie **all-*rac*-α-Tocopherolacetat (int-*rac*-α-Tocopherylis acetas)** entsprechen

***o*-Tolidin** *R* $\quad$ 1123000

C$_{14}$H$_{16}$N$_2$ $\quad$ M$_r$ 212,3
CAS Nr. 119-93-7

3,3'-Dimethylbenzidin

Gehalt: mindestens 97,0 Prozent

Hellbraunes, kristallines Pulver

Smp: etwa 130 °C

o-Tolidin-Lösung R   1123001

0,16 g o-Tolidin R werden in 30,0 ml Essigsäure 99 % R gelöst. Nach Zusatz von 1,0 g Kaliumiodid R wird die Lösung mit Wasser R zu 500,0 ml verdünnt.

Tollwut-Antiserum, fluoresceinkonjugiertes R   1038700

Immunglobulin-Fraktion mit einem hohen Gehalt an Tollwut-Antikörpern, hergestellt aus dem Serum geeigneter Tiere, die mit inaktiviertem Tollwut-Virus immunisiert wurden

Das Immunglobulin ist mit Fluoresceinisothiocyanat konjugiert.

o-Toluidin R   1091700

C_7H_9N M_r 107,2
CAS Nr. 95-53-4

2-Methylanilin

Schwach gelb gefärbte Flüssigkeit, die sich unter Luft- und Lichteinfluss rötlich braun färbt; schwer löslich in Wasser, löslich in Ethanol 96 % und in verdünnten Säuren

d_{20}^{20}: etwa 1,01
n_D^{20}: etwa 1,569
Sdp: etwa 200 °C

Lagerung: dicht verschlossen, vor Licht geschützt

p-Toluidin R   1091800

C_7H_9N M_r 107,2
CAS Nr. 106-49-0

4-Methylanilin

Glänzende Plättchen oder Flocken; schwer löslich in Wasser, leicht löslich in Aceton und in Ethanol 96 %

Smp: etwa 44 °C

Toluidinblau R   1091900

$C_{15}H_{16}ClN_3S$ M_r 305,8
CAS Nr. 92-31-9

C.I. Nr. 52040; Schultz Nr. 1041
3-Amino-7-dimethylamino-2-methyl-5-phenothiazinyliumchlorid

Dunkelgrünes Pulver; löslich in Wasser, schwer löslich in Ethanol 96 %

o-Toluidinhydrochlorid R   1117300

$C_7H_{10}ClN$ M_r 143,6
CAS Nr. 636-21-5

2-Methylanilin-hydrochlorid; 2-Methylbenzolamin-hydrochlorid

Gehalt: mindestens 98,0 Prozent

Smp: 215 bis 217 °C

Toluol R   1091300

C_7H_8 M_r 92,1
CAS Nr. 108-88-3

Klare, farblose, entflammbare Flüssigkeit; sehr schwer löslich in Wasser, mischbar mit Ethanol 96 %

d_{20}^{20}:   0,865 bis 0,870
Sdp: etwa 110 °C

Toluol, schwefelfreies R   1091301

Toluol R, das folgenden zusätzlichen Prüfungen entsprechen muss:

Schwefelverbindungen: 10 ml Substanz werden 15 min lang mit 1 ml wasserfreiem Ethanol R und 3 ml Kaliumplumbit-Lösung R unter Rückflusskühlung zum Sieden erhitzt. Nach 5 min langem Stehenlassen darf die wässrige Schicht nicht dunkel gefärbt sein.

Thiophenanaloge: 2 ml Substanz werden 5 min lang mit 5 ml Isatin-Reagenz R geschüttelt. Nach 15 min langem Stehenlassen darf die untere Schicht nicht blau gefärbt sein.

2-Toluolsulfonamid R   1091400

$C_7H_9NO_2S$ M_r 171,2
CAS Nr. 88-19-7

2-Methylbenzolsulfonamid

Weißes bis fast weißes, kristallines Pulver; schwer löslich in Wasser, löslich in Ethanol 96 % und in Alkalihydroxid-Lösungen

Smp: etwa 156 °C

4-Toluolsulfonamid R 1091500

$C_7H_9NO_2S$ M_r 171,2
CAS Nr. 70-55-3

4-Methylbenzolsulfonamid, p-Toluol-Sulfonamid

Gehalt: mindestens 99,0 Prozent

Weißes bis fast weißes, kristallines Pulver; schwer löslich in Wasser, löslich in Ethanol 96 % und in Alkalihydroxid-Lösungen

Smp: etwa 136 °C

4-Toluolsulfonsäure R 1091600

$C_7H_8O_3S \cdot H_2O$ M_r 190,2
CAS Nr. 6192-52-5

4-Methylbenzolsulfonsäure, Monohydrat

Gehalt: mindestens 87,0 Prozent $C_7H_8O_3S$

Kristalle oder weißes bis fast weißes, kristallines Pulver; leicht löslich in Wasser, löslich in Ethanol 96 %

Toluolsulfonylharnstoff R 1177000

$C_8H_{10}N_2O_3S$ M_r 214,2
CAS Nr. 1694-06-0

4-Methylbenzolsulfonylharnstoff; p-Toluolsulfonylharnstoff; (4-Methylphenyl)sulfonylharnstoff; N-Carbamoyl-4-methylbenzolsulfonamid

Weißes bis fast weißes, kristallines Pulver

Smp: 196 bis 198 °C

Tosylargininmethylesterhydrochlorid R 1092000

$C_{14}H_{23}ClN_4O_4S$ M_r 378,9
CAS Nr. 1784-03-8

Methyl[(S)-2-tosylamino-5-guanidinovalerat]-hydrochlorid

$[\alpha]_D^{20}$: −12 bis −16, an einer Lösung der Substanz (40 g · l^{-1}) bestimmt

Smp: etwa 145 °C

Tosylargininmethylesterhydrochlorid-Lösung R 1092001

98,5 mg Tosylargininmethylesterhydrochlorid R werden mit 5 ml Trometamol-Pufferlösung pH 8,1 R so lange geschüttelt, bis eine Lösung erhalten wird. Nach Zusatz von 2,5 ml Methylrot-Mischindikator-Lösung R wird die Lösung mit Wasser R zu 25,0 ml verdünnt.

Tosyllysinchlormethanhydrochlorid R 1092100

$C_{14}H_{22}Cl_2N_2O_3S$ M_r 369,3
CAS Nr. 4238-41-9

N-[(S)-5-Amino-1-(chloracetyl)pentyl]-p-toluolsulfonamid-hydrochlorid

$[\alpha]_D^{20}$: −7 bis −9, an einer Lösung der Substanz (20 g · l^{-1}) bestimmt

Smp: etwa 155 °C, unter Zersetzung

$A_{1cm}^{1\%}$: 310 bis 340, bei 230 nm in Wasser R bestimmt

Tosylphenylalanylchlormethan R 1092200

$C_{17}H_{18}ClNO_3S$ M_r 351,9
CAS Nr. 402-71-1

N-[α-(2-Chloracetyl)phenethyl]-4-toluolsulfonamid

$[\alpha]_D^{20}$: −85 bis −89, an einer Lösung der Substanz ($10\,g \cdot l^{-1}$) in Ethanol 96 % R bestimmt
Smp: etwa 105 °C
$A_{1cm}^{1\%}$: 290 bis 320, bei 228,5 nm in Ethanol 96 % R bestimmt

Toxaphen R 1132800

CAS Nr. 8001-35-2

Smp: 65 bis 90 °C
Camphechlor
Gemisch von Polychlorderivaten

Eine geeignete, zertifizierte Referenzlösung ($10\,ng \cdot \mu l^{-1}$ in Isooctan) kann verwendet werden.

Tragant R 1092300

CAS Nr. 9000-65-1

Muss der Monographie **Tragant (Tragacantha)** entsprechen

Triacetin R 1092400

$C_9H_{14}O_6$ M_r 218,2
CAS Nr. 102-76-1

Glyceroltriacetat

Farblose bis gelbliche, fast klare Flüssigkeit; löslich in Wasser, mischbar mit Ethanol 96 %

d_{20}^{20}: etwa 1,16
n_D^{20}: etwa 1,43
Sdp: etwa 260 °C

Triamcinolon R 1111300

$C_{21}H_{27}FO_6$ M_r 394,4
CAS Nr. 124-94-7

9-Fluor-11β,16α,17,21-tetrahydroxypregna-1,4-dien-3,20-dion

Kristallines Pulver
Smp: 262 bis 263 °C

Triamcinolonacetonid R 1133100

CAS Nr. 76-25-5

Muss der Monographie **Triamcinolonacetonid (Triamcinoloni acetonidum)** entsprechen

Tribromphenol R 1165300

$C_6H_3Br_3O$ M_r 330,8
CAS Nr. 118-79-6

2,4,6-Tribromphenol

Tributylcitrat R 1152800

$C_{18}H_{32}O_7$ M_r 360,4
CAS Nr. 77-94-1

Tributyl(2-hydroxypropan-1,2,3-tricarboxylat)

d_4^{20}: etwa 1,043
n_D^{20}: etwa 1,445

Tributylphosphat R 1179900

$C_{12}H_{27}O_4P$ M_r 266,3
CAS Nr. 126-73-8

Tributoxyphosphinoxid; Tributoxyphosphanoxid

Farblose Flüssigkeit; schwer löslich in Wasser, löslich in gebräuchlichen organischen Lösungsmitteln

d_{25}^{25}: etwa 0,976
n_D^{25}: etwa 1,422
Sdp: etwa 289 °C, unter Zersetzung

Tributylphosphin R 1187100

$C_{12}H_{27}P$ M_r 202,3
CAS Nr. 998-40-3

Klare, farblose Flüssigkeit

Sdp: etwa 240 °C
Smp: etwa –60 °C

Trichloressigsäure R 1092500

$C_2HCl_3O_2$ M_r 163,4
CAS Nr. 76-03-9

Farblose Kristalle oder kristalline Masse, sehr zerfließlich; sehr leicht löslich in Wasser und in Ethanol 96 %

Lagerung: dicht verschlossen

Trichloressigsäure-Lösung R 1092501

40,0 g Trichloressigsäure R werden in Wasser R zu 1000,0 ml gelöst. Mit Hilfe von Natriumhydroxid-Lösung (0,1 mol · l⁻¹) wird die Konzentration bestimmt und, falls erforderlich, auf 40 ± 1 g · l⁻¹ eingestellt.

Trichlorethan R 1092600

$C_2H_3Cl_3$ M_r 133,4
CAS Nr. 71-55-6

Methylchloroform; 1,1,1-Trichlorethan

Nicht entzündliche Flüssigkeit; praktisch unlöslich in Wasser, löslich in Aceton und in Methanol

d_{20}^{20}: etwa 1,34
n_D^{20}: etwa 1,438
Sdp: etwa 74 °C

Trichlorethen R 1102100

C_2HCl_3 M_r 131,4
CAS Nr. 79-01-6

Trichloroethylen

Farblose Flüssigkeit; praktisch unlöslich in Wasser, mischbar mit Ethanol 96 %

d_{20}^{20}: etwa 1,46
n_D^{20}: etwa 1,477

Trichlortrifluorethan R 1092700

$C_2Cl_3F_3$ M_r 187,4
CAS Nr. 76-13-1

1,1,2-Trichlortrifluorethan

Farblose, flüchtige Flüssigkeit; praktisch unlöslich in Wasser, mischbar mit Aceton

d_{20}^{20}: etwa 1,58

Destillationsbereich (2.2.11): Mindestens 98 Prozent Substanz müssen zwischen 47 und 48 °C destillieren.

Trichodesmin R 1216100

$C_{18}H_{27}NO_6$ M_r 353,4
CAS Nr. 548-90-3

(1*R*,4*R*,5*R*,6*R*,16*R*)-5,6-Dihydroxy-5,6-dimethyl-4-(propan-2-yl)-2,8-dioxa-13-azatricyclo[8.5.1.0¹³,¹⁶]hexadec-10-en-3,7-dion

Gelblich weißes Pulver; löslich in Wasser und in Methanol

Tricin R 1138900

$C_6H_{13}NO_5$ M_r 179,2
CAS Nr. 5704-04-1

N-[2-Hydroxy-1,1-bis(hydroxymethyl)ethyl]glycin

Eine für die Elektrophorese geeignete Qualität wird verwendet.

Smp: etwa 183 °C

Tricosan R 1092800

$C_{23}H_{48}$ M_r 324,6
CAS Nr. 638-67-5

Weiße bis fast weiße Kristalle; praktisch unlöslich in Wasser, löslich in Hexan

n_D^{20}: etwa 1,447
Smp: etwa 48 °C

Tridecylalkohol R   1192500

H₃C–[ ]₆–OH

$C_{13}H_{28}O$ M_r 200,4
CAS Nr. 112-70-9

Tridecanol

Tridocosahexaenoin R   1144900

$C_{69}H_{98}O_6$ M_r 1024
CAS Nr. 124596-98-1

Triglycerid von Docosahexaensäure (C22:6); Glycerol=tridocosahexaenoat; Propan-1,2,3-triyltri[(all-Z)-docosa-4,7,10,13,16,19-hexaenoat]

Das Reagenz von Nu-Chek Prep, Inc. wurde für geeignet befunden.

Triethanolamin R   1092900

CAS Nr. 102-71-6

Muss der Monographie **Trolamin (Trolaminum)** entsprechen

Triethylamin R   1093000

$C_6H_{15}N$ M_r 101,2
CAS Nr. 121-44-8

N,N-Diethylethanamin, Triethylazan

Farblose Flüssigkeit; schwer löslich in Wasser bei einer Temperatur unter 18,7 °C; mischbar mit Ethanol 96 %

d_{20}^{20}: etwa 0,727
n_D^{20}: etwa 1,401
Sdp: etwa 90 °C

Triethylamin R 1   1093001

Muss Triethylamin R und folgenden zusätzlichen Anforderungen entsprechen:

Gehalt: mindestens 99,5 Prozent $C_6H_{15}N$, mit Hilfe der Gaschromatographie bestimmt

Wasser (2.5.12): höchstens 0,1 Prozent

Frisch destilliertes oder aus einem frisch geöffneten Behältnis entnommenes Reagenz wird verwendet.

Triethylamin R 2   1093002

Muss Triethylamin R mit folgenden zusätzlichen Anforderungen entsprechen:

Gehalt: mindestens 99,5 Prozent, mit Hilfe der Gaschromatographie bestimmt

Wasser: höchstens 0,2 Prozent

Das Reagenz ist für die Gradientenelution in der Flüssigchromatographie geeignet.

Frisch destilliertes oder aus einem frisch geöffneten Behältnis entnommenes Reagenz ist zu verwenden.

Triethylendiamin R   1093100

$C_6H_{12}N_2$ M_r 112,2

1,4-Diazabicyclo[2.2.2]octan

Sehr hygroskopische Kristalle, bereits bei Raumtemperatur leicht sublimierend; leicht löslich in Wasser, in Aceton und in wasserfreiem Ethanol

Smp: etwa 158 °C
Sdp: etwa 174 °C

Lagerung: dicht verschlossen

Triethylphosphonoformiat R   1132900

$C_7H_{15}O_5P$ M_r 210,2
CAS Nr. 1474-78-8

Ethyl(diethoxyphosphorylformiat); Ethyl(diethoxyphos=phorylmethanoat)

Farblose Flüssigkeit

Sdp$_{12mm}$: etwa 135 °C

Triflumuron *R* 1180800

$C_{15}H_{10}ClF_3N_2O_3$ M_r 358,7
CAS Nr. 64628-44-0

1-(2-Chlorbenzoyl)-3-[(4-trifluormethoxy)phenyl]=
harnstoff

Weißes bis fast weißes, kristallines Pulver; praktisch unlöslich in Wasser, wenig löslich in Aceton und in Dichlormethan

Trifluoressigsäure *R* 1093200

$C_2HF_3O_2$ M_r 114,0
CAS Nr. 76-05-1

Gehalt: mindestens 99 Prozent

Die Substanz muss zur Proteinsequenzierung geeignet sein.

Flüssigkeit, mischbar mit Aceton und mit Ethanol 96 %

d_{20}^{20}: etwa 1,53
Sdp: etwa 72 °C

Lagerung: dicht verschlossen

Trifluoressigsäureanhydrid *R* 1093300

$C_4F_6O_3$ M_r 210,0
CAS Nr. 407-25-0

Farblose Flüssigkeit

d_{20}^{20}: etwa 1,5

3-Trifluormethylanilin *R* 1171900

$C_7H_6F_3N$ M_r 161,1
CAS Nr. 98-16-8

3-(Trifluormethyl)anilin; α,α,α-Trifluor-*m*-toluidin; 3-(Trifluormethyl)benzolamin

Farblose Flüssigkeit

Dichte: 1,30 g·cm^{-3} (20 °C)

4-Trifluormethylphenol *R* 1161700

$C_7H_5F_3O$ M_r 162,1
CAS Nr. 402-45-9

Kristalliner Feststoff oder Pulver, weiß bis hellgelb

Smp: etwa 46 °C

Trifluorpropylmethylpolysiloxan *R* 1171600

Polysiloxan, das Trifluorpropyl-Gruppen und Methyl-Gruppen enthält

Triglycin *R* 1192600

M_r 189,2
CAS Nr. 556-33-2

2-[[2-[(2-Aminoacetyl)amino]acetyl]amino]essigsäure; Glycylglycylglycin

Trigonellinhydrochlorid *R* 1117400

$C_7H_8ClNO_2$ M_r 173,6
CAS Nr. 6138-41-6

3-Carboxy-1-methylpyridiniumchlorid; Nicotinsäure-*N*-methylbetain-hydrochlorid

Kristallines Pulver; sehr leicht löslich in Wasser, löslich in Ethanol 96 %

Smp: etwa 258 °C

1,2,4-Trimethylbenzol *R* 1188600

C_9H_{12} M_r 120,2
CAS Nr. 95-63-6

Pseudocumol

Trimethylpentan *R*   1093400

C_8H_{18} M_r 114,2
CAS Nr. 540-84-1

2,2,4-Trimethylpentan; Isooctan

Farblose, entflammbare Flüssigkeit; praktisch unlöslich in Wasser, löslich in wasserfreiem Ethanol

d_{20}^{20}:   0,691 bis 0,696
n_D^{20}:   1,391 bis 1,393

Destillationsbereich (2.2.11): Mindestens 95 Prozent der Substanz müssen zwischen 98 und 100 °C destillieren.

Wird die Substanz in der Spektroskopie verwendet, muss sie zusätzlich folgender Prüfung entsprechen:

Absorption (2.2.25): höchstens 0,01 bei 250 bis 420 nm, mit Wasser *R* als Kompensationsflüssigkeit bestimmt

Trimethylpentan *R* 1   1093401

Muss Trimethylpentan *R* und folgender Änderung entsprechen:

Absorption (2.2.25): höchstens 0,07 bei 220 bis 360 nm, bestimmt mit Wasser *R* als Kompensationsflüssigkeit

Trimethylpentan zur Chromatographie *R*   1093402

Muss Trimethylpentan *R* und folgender zusätzlichen Anforderung entsprechen:

Verdampfungsrückstand: höchstens 2 mg · l⁻¹

1-(Trimethylsilyl)imidazol *R*   1100500

$C_6H_{12}N_2Si$ M_r 140,3
CAS Nr. 18156-74-6

Farblose, hygroskopische Flüssigkeit

d_{20}^{20}:   etwa 0,96
n_D^{20}:   etwa 1,48

Lagerung: dicht verschlossen

Trimethylsulfoniumhydroxid *R*   1145000

$C_3H_{10}OS$ M_r 94,2
CAS Nr. 17287-03-5

d_4^{20}:   etwa 0,81

Trimethylzinn(IV)-chlorid *R*   1170900

C_3H_9ClSn M_r 199,3
CAS Nr. 1066-45-1

Chlortrimethylstannan

2,4,6-Trinitrobenzolsulfonsäure *R*   1117500

$C_6H_3N_3O_9S \cdot 3\ H_2O$ M_r 347,2
CAS Nr. 2508-19-2

2,4,6-Trinitrobenzolsulfonsäure, Trihydrat

Weißes bis fast weißes, kristallines Pulver; löslich in Wasser

Smp: 190 bis 195 °C

Triolein *R*   1168200

$C_{57}H_{104}O_6$ M_r 885
CAS Nr. 122-32-7

(Propan-1,2,3-triyl)tris[(9Z)-octadec-9-enoat]; Glyceryltrioleat; Glyceroltrioleat; Oleyltriglycerid

Gehalt: mindestens 99,0 Prozent

Triphenylmethanol R 1093700

$C_{19}H_{16}O$ M_r 260,3
CAS Nr. 76-84-6

Triphenylcarbinol

Farblose Kristalle; praktisch unlöslich in Wasser, leicht löslich in Ethanol 96 %

Triphenyltetrazoliumchlorid R 1093800

$C_{19}H_{15}ClN_4$ M_r 334,8
CAS Nr. 298-96-4

2,3,5-Triphenyl-2*H*-tetrazol-3-iumchlorid

Blass- bis mattgelbes Pulver; löslich in Wasser, in Aceton und in Ethanol 96 %

Smp: etwa 240 °C, unter Zersetzung

Lagerung: vor Licht geschützt

Triscyanoethoxypropan R 1093900

$C_{12}H_{17}N_3O_3$ M_r 251,3

3,3′,3″-(1,2,3-Propantriyltrioxy)trispropionitril

Viskose, bräunlich gelbe Flüssigkeit; löslich in Methanol

Die Substanz wird als stationäre Phase in der Gaschromatographie verwendet.

d_{20}^{20}: etwa 1,11

Viskosität (2.2.9): etwa 172 mPa · s

Trometamol R 1094200

CAS Nr. 77-86-1

Muss der Monographie **Trometamol (Trometamolum)** entsprechen

Trometamol-Lösung R 1094201

Trometamol R, entsprechend 24,22 g $C_4H_{11}NO_3$, wird in Wasser R zu 1000,0 ml gelöst.

Trometamol-Lösung R 1 1094202

60,6 mg Trometamol R und 0,234 g Natriumchlorid R werden in Wasser R zu 100 ml gelöst.

Lagerung: bei 2 bis 8 °C; innerhalb von 3 Tagen zu verwenden

Tropasäure R 1172000

$C_9H_{10}O_3$ M_r 166,2
CAS Nr. 529-64-6

(2*RS*)-3-Hydroxy-2-phenylpropansäure

Troxerutin R 1160300

$C_{33}H_{42}O_{19}$ M_r 743
CAS Nr. 7085-55-4

Trihydroxyethylrutin; 3′,4′,7-Tris[*O*-(2-hydroxyethyl)]=rutosid; 2-[3,4-Bis(2-hydroxyethoxy)phenyl]-3-[[6-*O*-(6-desoxy-α-L-mannopyranosyl)-β-D-glucopyranosyl]=oxy]-5-hydroxy-7-(2-hydroxyethoxy)-4*H*-1-benzo=pyran-4-on

Smp: 168 bis 176 °C

Trypsin R 1094500

CAS Nr. 9002-07-7

Proteolytisches Enzym, das durch Aktivierung von Trypsinogen gewonnen wird, das aus der Pankreasdrüse vom Rind (*Bos taurus* L.) extrahiert ist

Weißes bis fast weißes, kristallines oder amorphes Pulver; wenig löslich in Wasser

Trypsin zur Peptidmustercharakterisierung *R*
1094600

CAS Nr. 9002-07-7

Trypsin sehr hoher Reinheit, das behandelt wurde, um die Chymotrypsin-Aktivität zu eliminieren

Tryptophan *R*
1094700

$C_{11}H_{12}N_2O_2$ M_r 204,2
CAS Nr. 73-22-3

(*S*)-2-Amino-3-(3-indolyl)propionsäure

Weißes bis gelblich weißes, kristallines Pulver oder farblose Kristalle; schwer löslich in Wasser, sehr schwer löslich in Ethanol 96 %

$[\alpha]_D^{20}$: etwa −30, an einer Lösung der Substanz $(10\,g \cdot l^{-1})$ bestimmt

Typhaneosid *R*
1206000

$C_{34}H_{42}O_{20}$ M_r 771
CAS Nr. 104472-68-6

3-[6-Desoxy-α-L-mannopyranosyl-(1→2)-[6-desoxy-α-L-mannopyranosyl-(1→6)]-β-D-glucopyranosyloxy]-5,7-dihydroxy-2-(4-hydroxy-3-methoxyphenyl)-4*H*-1-benzopyran-4-on

Tyramin *R*
1117600

$C_8H_{11}NO$ M_r 137,2
CAS Nr. 51-67-2

4-(2-Aminoethyl)phenol

Kristalle; wenig löslich in Wasser, löslich in siedendem wasserfreien Ethanol

Smp: 164 bis 165 °C

Tyrosin *R*
1094800

$C_9H_{11}NO_3$ M_r 181,2
CAS Nr. 60-18-4

2-Amino-3-(4-hydroxyphenyl)propionsäure

Weißes bis fast weißes, kristallines Pulver oder farblose oder weiße bis fast weiße Kristalle; schwer löslich in Wasser, praktisch unlöslich in Aceton und in wasserfreiem Ethanol, löslich in verdünnter Salzsäure und in Alkalihydroxid-Lösungen

U

Umbelliferon *R*
1137500

$C_9H_6O_3$ M_r 162,1
CAS Nr. 93-35-6

7-Hydroxycumarin; 7-Hydroxy-2*H*-1-benzopyran-2-on

Nadeln, aus Wasser umkristallisiert

Smp: 225 bis 228 °C

Undecansäure *R*
1195200

$C_{11}H_{22}O_2$ M_r 186,29
CAS Nr. 112-37-8

Hendecansäure; Undecylsäure

Smp: etwa 30 °C

Gehalt: mindestens 97,0 Prozent $C_{11}H_{22}O_2$

Uracil *R*
1161800

$C_4H_4N_2O_2$ M_r 112,1
CAS Nr. 66-22-8

Gehalt: mindestens 95,0 Prozent

Uridin *R* 1095100

C₉H₁₂N₂O₆ *M*ᵣ 244,2
CAS Nr. 58-96-8

1-β-D-Ribofuranosyluracil; 1-β-D-Ribofuranosyl-2,4(1*H*,3*H*)-pyrimidindion

Weißes bis fast weißes, kristallines Pulver; löslich in Wasser

Smp: etwa 165 °C

Ursolsäure *R* 1141600

C₃₀H₄₈O₃ *M*ᵣ 456,7
CAS Nr. 77-52-1

3β-Hydroxyurs-12-en-28-säure

Weißes bis fast weißes Pulver; praktisch unlöslich in Wasser, wenig löslich in Methanol, schwer löslich in Ethanol 96 %

$[\alpha]_D^{21}$: etwa 67,50, an einer Lösung der Substanz (10 g · l⁻¹) in einer Lösung von Kaliumhydroxid *R* (56,1 g · l⁻¹) in Ethanol 96 % *R* bestimmt

Smp: 285 bis 288 °C

V

Valencen *R* 1152100

C₁₅H₂₄ *M*ᵣ 204,4
CAS Nr. 4630-07-3

4β*H*,5α-Eremophila-1(10),11-dien; (1*R*,7*R*,8a*S*)-1,8a-Dimethyl-7-(1-methylethenyl)-1,2,3,5,6,7,8,8a-octahydronaphthalin

Ölige, farblose bis blassgelbe Flüssigkeit mit charakteristischem Geruch; praktisch unlöslich in Wasser, löslich in Ethanol 96 %

d_4^{20}: etwa 0,918
n_D^{20}: etwa 1,508
Sdp: etwa 123 °C

Wird die Substanz in der Gaschromatographie verwendet, muss sie zusätzlich folgender Anforderung entsprechen:

Gehaltsbestimmung: Gaschromatographie (2.2.28) wie in der Monographie **Süßorangenschalenöl (Aurantii dulcis aetheroleum)** beschrieben

Gehalt: mindestens 80 Prozent, ermittelt mit Hilfe des Verfahrens „Normalisierung"

Valerensäure *R* 1165700

C₁₅H₂₂O₂ *M*ᵣ 234,3
CAS Nr. 3569-10-6

(2*E*)-3-[(4*S*,7*R*,7a*R*)-3,7-Dimethyl-2,4,5,6,7,7a-hexahydro-1*H*-inden-4-yl]-2-methylprop-2-ensäure

Smp: 134 bis 138 °C

Valeriansäure *R* 1095200

C₅H₁₀O₂ *M*ᵣ 102,1
CAS Nr. 109-52-4

Farblose Flüssigkeit; löslich in Wasser, leicht löslich in Ethanol 96 %

d_{20}^{20}: etwa 0,94
n_D^{20}: etwa 1,409
Sdp: etwa 186 °C

Valin *R* 1185300

CAS Nr. 72-18-4

Muss der Monographie **Valin (Valinum)** entsprechen

Vanadium(V)-oxid *R* 1034000

V₂O₅ *M*ᵣ 181,9
CAS Nr. 1314-62-1

Gehalt: mindestens 98,5 Prozent

Gelbbraunes bis rostbraunes Pulver; schwer löslich in Wasser, löslich in konzentrierten Mineralsäuren und in Alkalihydroxid-Lösungen unter Salzbildung

Aussehen der Lösung: 1 g Substanz wird 30 min lang mit 10 ml Schwefelsäure *R* erhitzt. Nach dem Abkühlen wird die Mischung mit der gleichen Säure zu 10 ml verdünnt. Die Lösung muss klar (2.2.1) sein.

Empfindlichkeitsprüfung mit Wasserstoffperoxid: 1,0 ml der unter „Aussehen der Lösung" erhaltenen Lösung wird vorsichtig mit Wasser *R* zu 50,0 ml verdünnt. 0,5 ml dieser Lösung werden mit 0,1 ml Wasserstoffperoxid-Lösung (0,1 g · l^{-1} H$_2$O$_2$), hergestellt aus verdünnter Wasserstoffperoxid-Lösung 3 % *R*, versetzt. Die Lösung muss sich gegenüber einer Blindprobe von 0,5 ml der oben angegebenen Prüflösung und 0,1 ml Wasser *R* deutlich orange färben. Nach Zusatz von 0,4 ml Wasserstoffperoxid-Lösung (0,1 g · l^{-1} H$_2$O$_2$), hergestellt aus verdünnter Wasserstoffperoxid-Lösung 3 % *R*, vertieft sich die Farbe nach Orangegelb.

Glühverlust: höchstens 1,0 Prozent, mit 1,00 g Substanz bei 700 ± 50 °C bestimmt

Gehaltsbestimmung: 0,200 g Substanz werden unter Erwärmen in 20 ml einer 70-prozentigen Lösung (*m/m*) von Schwefelsäure *R* gelöst. Nach Zusatz von 100 ml Wasser *R* wird die Lösung mit Kaliumpermanganat-Lösung (0,02 mol · l^{-1}) bis zur Rötlichfärbung versetzt und der Kaliumpermanganat-Überschuss mit Hilfe einer Lösung von Natriumnitrit *R* (30 g · l^{-1}) entfernt. Nach Zusatz von 5 g Harnstoff *R* und 80 ml einer 70-prozentigen Lösung (*m/m*) von Schwefelsäure *R* wird die abgekühlte Lösung nach Zusatz von 0,1 ml Ferroin-Lösung *R* sofort mit Eisen(II)-sulfat-Lösung (0,1 mol · l^{-1}) bis zum Umschlag nach Grünlich-Rot titriert.

1 ml Eisen(II)-sulfat-Lösung (0,1 mol · l^{-1}) entspricht 9,095 mg V$_2$O$_5$.

Vanadium-Schwefelsäure *R* 1034001

0,2 g Vanadium(V)-oxid *R* werden in 4 ml Schwefelsäure *R* gelöst. Die Lösung wird vorsichtig in Wasser *R* gegeben und zu 100 ml verdünnt.

Vanillin *R* 1095300

CAS Nr. 121-33-5

Muss der Monographie **Vanillin (Vanillinum)** entsprechen

Vanillin-Phosphorsäure-Lösung *R* 1095302

1,0 g Vanillin *R* wird in 25 ml Ethanol 96 % *R* gelöst. 25 ml Wasser *R* und 35 ml Phosphorsäure 85 % *R* werden zugesetzt.

Vanillin-Reagenz *R* 1095301

100 ml einer Lösung von Vanillin *R* (10 g · l^{-1}) in Ethanol 96 % *R* werden sehr vorsichtig und tropfenweise mit 2 ml Schwefelsäure *R* versetzt.

Innerhalb von 48 h zu verwenden

Vaselin, weißes *R* 1062100

Halbfeste, gebleichte Mischung von Kohlenwasserstoffen, die aus Erdöl gewonnen werden; praktisch unlöslich in Wasser und in Ethanol 96 %, löslich in Petrolether *R* 1, wobei die Lösungen manchmal eine schwache Opaleszenz zeigen

Veratrol *R* 1165400

C$_8$H$_{10}$O$_2$ M_r 138,2
CAS Nr. 91-16-7

1,2-Dimethoxybenzol

d_4^{20}:   1,085
n_D^{20}:   1,534
Smp: etwa 22 °C
Sdp: etwa 206 °C

Verbenon *R* 1140500

C$_{10}$H$_{14}$O M_r 150,2
CAS Nr. 1196-01-6

(1*S*,5*S*)-4,6,6-Trimethylbicyclo[3.1.1]hept-3-en-2-on

Öl mit charakteristischem Geruch; praktisch unlöslich in Wasser, mischbar mit organischen Lösungsmitteln

d_{20}^{20}:   etwa 0,978
n_D^{18}:   etwa 1,49
$[\alpha]_D^{18}$: etwa +249,6
Smp: etwa 6,5 °C
Sdp: 227 bis 228 °C

Wird die Substanz in der Gaschromatographie verwendet, muss sie zusätzlich folgender Anforderung entsprechen:

Gehaltsbestimmung: Gaschromatographie (2.2.28) wie in der Monographie **Rosmarinöl (Rosmarini aetheroleum)** beschrieben

Gehalt: mindestens 99 Prozent, ermittelt mit Hilfe des Verfahrens „Normalisierung"

Vinylacetat *R* 1111800

C$_4$H$_6$O$_2$ M_r 86,10
CAS Nr. 108-05-4

Ethenylacetat

d_{20}^{20}: etwa 0,930
Sdp: etwa 72 °C

Vinylchlorid *R* 1095400

$H_2C=CHCl$

C_2H_3Cl M_r 62,5
CAS Nr. 75-01-4

Chlorethen

Farbloses Gas; schwer löslich in organischen Lösungsmitteln

Vinyl(1)phenyl(5)methyl(94)polysiloxan *R* 1100000

Polysiloxan, das 1 Prozent Vinyl-Gruppen, 5 Prozent Phenyl-Gruppen und 94 Prozent Methyl-Gruppen enthält

Vinylpolymer zur Chromatographie, aminoalkyliertes *R* 1191500

Kugelförmige Teilchen (5 µm) eines Vinylalkohol-Copolymerisats, dessen Oberfläche durch Einführen von Aminoalkyl-Gruppen chemisch verändert ist

Vinylpolymer zur Chromatographie, octadecyliertes *R* 1155400

Kugelförmige Teilchen (5 µm) eines Vinylalkohol-Copolymers, dessen Oberfläche durch Einführen von Octadecyl-Gruppen, die an die Hydroxyl-Gruppen gebunden sind, chemisch verändert ist

Vinylpolymer zur Chromatographie, octadecylsilyliertes *R* 1121600

Kugelförmige Teilchen eines Vinylalkohol-Copolymers (5 µm), an das Octadecylsilan gebunden ist

Kohlenstoffgehalt: 17 Prozent

2-Vinylpyridin *R* 1102200

C_7H_7N M_r 105,1
CAS Nr. 100-69-6

Gelbe Flüssigkeit; mischbar mit Wasser

d_{20}^{20}: etwa 0,97
n_D^{20}: etwa 1,549

4-Vinylpyridin *R* 1187200

C_7H_7N M_r 105,1
CAS Nr. 100-43-6

4-Ethenylpyridin

Klare, tief gelblich braune Flüssigkeit

Sdp: 58 bis 61 °C

1-Vinylpyrrolidin-2-on *R* 1111900

C_6H_9NO M_r 111,1
CAS Nr. 88-12-0

1-Ethenylpyrrolidin-2-on

Gehalt: mindestens 99,0 Prozent

Klare, farblose Flüssigkeit

Wasser (2.5.12): höchstens 0,1 Prozent, mit 2,5 g Substanz bestimmt

Bei der Bestimmung wird eine Mischung von 50 ml wasserfreiem Methanol *R* und 10 ml Butano-4-lacton *R* als Lösungsmittel verwendet.

Gehaltsbestimmung: Gaschromatographie (2.2.28) mit Hilfe des Verfahrens „Normalisierung"

Säule

– Material: Quarzglas
– Größe: $l = 30$ m, $\varnothing = 0{,}5$ mm
– Stationäre Phase: Macrogol 20 000 *R*

Trägergas: Helium zur Chromatographie *R*

Temperatur

	Zeit (min)	Temperatur (°C)
Säule	0–1	80
	1–12	80 → 190
	12–27	190
Probeneinlass		190

Detektion: Flammenionisation

Einspritzen: 0,3 µl Substanz

Die Durchflussrate des Trägergases wird so eingestellt, dass die Retentionszeit des 1-Vinylpyrrolidin-2-on-Peaks etwa 17 min beträgt.

Vitexin R 1133300

$C_{21}H_{20}O_{10}$ M_r 432,4
CAS Nr. 3681-93-4

Apigenin-8-*C*-glucosid; 8-β-D-Glucopyranosyl-5,7-di=
hydroxy-2-(4-hydroxyphenyl)-4*H*-chromen-4-on

Gelbes Pulver

Lagerung: dicht verschlossen, vor Licht geschützt

Vitexin-2″-*O*-rhamnosid R 1209000

$C_{27}H_{30}O_{14}$ M_r 578,5
CAS Nr. 64820-99-1

8-[2-*O*-(6-Desoxy-α-L-mannopyranosyl)-β-D-gluco=
pyranosyl]-5,7-dihydroxy-2-(4-hydroxyphenyl)-4*H*-1-
benzopyran-4-on

W

Wachs, Gebleichtes R 1196500

Muss der Monographie **Gebleichtes Wachs (Cera alba)** entsprechen

Wasser R 1095500

CAS Nr. 7732-18-5

Muss der Monographie **Gereinigtes Wasser (Aqua purificata)** entsprechen

Wasser R 1 1095509

Die Herstellung erfolgt durch Mehrfachdestillation von destilliertem Wasser R.

Um Kohlendioxid zu entfernen, wird das Wasser vor der Verwendung mindestens 15 min lang in einem Siedekolben aus Quarzglas oder Borosilicatglas zum Sieden erhitzt und anschließend abgekühlt. Jede andere geeignete Methode kann verwendet werden.

Der Siedekolben muss bereits vorher für die Prüfung verwendet worden sein oder er wird vor der ersten Verwendung mit Wasser R gefüllt und mindestens 1 h lang im Autoklav bei 121 °C erhitzt. Wenn Wasser R 1 unmittelbar vor der Verwendung geprüft wird, muss es nach Zusatz von Methylrot-Lösung R neutral reagieren; das bedeutet, wenn 50 ml Wasser mit 0,05 ml Methylrot-Lösung R versetzt werden, muss sich diese Lösung orangerot (und nicht violettrot oder gelb) färben, was einem pH-Wert von 5,5 ± 0,1 entspricht.

Leitfähigkeit: höchstens 1 µS·cm^{-1} bei 25 °C, bestimmt mit einem Inline-Konduktometer, wie in der Monographie **Gereinigtes Wasser (Aqua purificata)** beschrieben

Wasser, ammoniumfreies R 1095501

100 ml Wasser R werden mit 0,1 ml Schwefelsäure R versetzt. Die Mischung wird in der Apparatur zur Bestimmung des Destillationsbereichs (2.2.11) destilliert. Die ersten 10 ml Destillat werden verworfen und die folgenden 50 ml aufgefangen.

Wasser, destilliertes R 1095504

Wasser R, das durch Destillation erhalten wird

Wasser, destilliertes, deionisiertes R 1095508

Durch Destillation erhaltenes deionisiertes Wasser R mit einem Widerstand von mindestens 0,18 MΩ·m, bei 25 °C gemessen

Wasser für Injektionszwecke R 1095505

Muss der Monographie **Wasser für Injektionszwecke (Aqua ad iniectabilia)** entsprechen

Wasser, kohlendioxidfreies R 1095502

Wasser R wird einige Minuten lang im Sieden gehalten und vor Luft geschützt abgekühlt und aufbewahrt oder deionisiertes Wasser R mit einem Widerstand von mindestens 0,18 MΩ·m, bei 25 °C gemessen, wird verwendet.

Wasser, nitratfreies R 1095506

100 ml Wasser R werden mit einigen Milligramm Kaliumpermanganat R und Bariumhydroxid R versetzt. Die Mischung wird in der Apparatur zur Bestimmung des Destillationsbereichs (2.2.11) destilliert. Die ers-

ten 10 ml Destillat werden verworfen und die folgenden 50 ml aufgefangen.

Wasser, partikelfreies R   1095507

Partikelfreies Wasser R wird durch Filtration von Wasser R durch einen Membranfilter mit der Porenweite 0,22 µm hergestellt.

Wasser zur Chromatographie R   1095503

Deionisiertes Wasser mit einem Widerstand von mindestens 0,18 MΩ · m bei 25 °C gemessen, das aus Wasser, das den von der zuständigen Behörde festgelegten Anforderungen an Trinkwasser entspricht, mit Hilfe von Destillation, Ionenaustausch, Umkehrosmose oder einer anderen geeigneten Methode gewonnen wird

Seine Qualität muss so sein, dass bei Verwendung in der Chromatographie keine signifikanten interferierenden Peaks auftreten oder die Empfindlichkeit der Methode wesentlich beeinträchtigt wird. Für die Chromatographie unter isokratischer Elution mit UV-Detektion bei niedrigen Wellenlängen (das heißt weniger als 230 nm), mit Verdampfungsdetektoren (wie Streulichtdetektor, Partikelzähldetektor, CAD (charged aerosol detector)) oder mit massenselektiver Detektion (MSD) oder unter Gradientenelution kann die Verwendung von Wasser mit einem Gehalt an totalem organischem Kohlenstoff von höchstens 5 ppb erforderlich sein.

(D_2)Wasser R   1025300

D_2O M_r 20,03
CAS Nr. 7789-20-0

d_{20}^{20}: etwa 1,11
n_D^{20}: etwa 1,328
Sdp: etwa 101 °C
Schweres Wasser

Deuterierungsgrad: mindestens 99,7 Prozent

(D_2)Wasser R 1   1025301

D_2O M_r 20,03
CAS Nr. 7789-20-0

Schweres Wasser

Deuterierungsgrad: mindestens 99,95 Prozent

Wasserstoff zur Chromatographie R   1043700

H_2 M_r 2,016
CAS Nr. 1333-74-0

Gehalt: mindestens 99,95 Prozent (V/V)

Wasserstoffperoxid-Lösung 30 % R   1043900

CAS Nr. 7722-84-1

Muss der Monographie **Wasserstoffperoxid-Lösung 30 % (Hydrogenii peroxidum 30 per centum)** entsprechen

Wasserstoffperoxid-Lösung 3 % R   1043800

CAS Nr. 7722-84-1

Muss der Monographie **Wasserstoffperoxid-Lösung 3 % (Hydrogenii peroxidum 3 per centum)** entsprechen

Wedelolacton R   1187300

$C_{16}H_{10}O_7$ M_r 314,3
CAS Nr. 524-12-9

1,8,9-Trihydroxy-3-methoxy-6H-benzofuro[3,2-c][1]=benzopyran-6-on

Weinsäure R   1087200

CAS Nr. 87-69-4

Muss der Monographie **Weinsäure (Acidum tartaricum)** entsprechen

Wolframatokieselsäure R   1078000

$H_4[Si(W_{12}O_{40})] \cdot x\, H_2O$
CAS Nr. 11130-20-4

Kieselwolframsäure

Weiße bis gelblich weiße, zerfließliche Kristalle; sehr leicht löslich in Wasser und in Ethanol 96 %

Lagerung: dicht verschlossen

Wolframatophosphorsäure-Lösung R   1065200

10 g Natriumwolframat R werden 3 h lang mit 8 ml Phosphorsäure 85 % R und 75 ml Wasser R zum Rückfluss erhitzt. Nach dem Erkalten wird die Mischung mit Wasser R zu 100 ml verdünnt.

X

Xanthydrol R 1096100

$C_{13}H_{10}O_2$ M_r 198,2
CAS Nr. 90-46-0
9-Xanthenol

Gehalt: mindestens 90,0 Prozent

Weißes bis schwach gelbes Pulver; sehr schwer löslich in Wasser, löslich in Essigsäure 99 % und in Ethanol 96 %

Smp: etwa 123 °C

Kommt auch als methanolische Lösung vor, mit 90 bis 110 g · l^{-1} Xanthydrol

Gehaltsbestimmung: 0,300 g Substanz werden in einem 250-ml-Kolben in 3 ml Methanol R gelöst, oder 3,0 ml der methanolischen Lösung werden verwendet. Die Lösung wird mit 50 ml Essigsäure 99 % R und, unter stetem Rühren, tropfenweise mit 25 ml einer Lösung von Harnstoff R (20 g · l^{-1}) versetzt. Nach 12 h wird der Niederschlag in einem Glassintertiegel (16) gesammelt, mit 20 ml Ethanol 96 % R gewaschen, im Trockenschrank bei 100 bis 105 °C getrocknet und gewogen.

1 g Niederschlag entspricht 0,9429 g Xanthydrol.

Die methanolische Lösung wird in zugeschmolzenen Ampullen gelagert; sie wird, falls erforderlich, vor Gebrauch filtriert.

Lagerung: vor Licht geschützt

Xanthydrol R 1 1096101

Xanthydrol R mit folgender zusätzlicher Anforderung:

Gehalt: mindestens 98,0 Prozent $C_{13}H_{10}O_2$

Xanthydrol-Lösung R 1096102

0,1 ml einer Lösung von Xanthydrol R (100 g · l^{-1}) in Methanol R werden mit 100 ml wasserfreier Essigsäure R und 1 ml Salzsäure R versetzt.

Die Lösung muss vor Gebrauch 24 h lang stehen gelassen werden.

Xylenolorange R 1096300

$C_{31}H_{28}N_2Na_4O_{13}S$ M_r 761
CAS Nr. 3618-43-7

N,N′[3,3′-(3*H*-2,1-Benzoxathiol-3-yliden)-bis(6-hydroxy-5-methylbenzyl)]bis(iminodiessigsäure)-*S,S*-dioxid, Tetranatriumsalz

Rötlich braunes, kristallines Pulver; löslich in Wasser

Xylenolorange-Lösung R 1096302

50,8 mg Xylenolorange R werden in Wasser R zu 100,0 ml gelöst.

Xylenolorange-Verreibung R 1096301

1 Teil Xylenolorange R wird mit 99 Teilen Kaliumnitrat R verrieben.

Empfindlichkeitsprüfung: 50 ml Wasser R werden mit 1 ml verdünnter Essigsäure R, 50 mg Xylenolorange-Verreibung und 0,05 ml Blei(II)-nitrat-Lösung R versetzt. Die Mischung wird mit so viel Methenamin R versetzt, bis die Färbung von Gelb nach Rotviolett umschlägt. Nach Zusatz von 0,1 ml Natriumedetat-Lösung (0,1 mol · l^{-1}) muss die Färbung nach Gelb umschlagen.

Xylitol R 1190700

$C_5H_{12}O_5$ M_r 152,1
CAS Nr. 87-99-0

Kristallines Pulver oder Kristalle, weiß bis fast weiß

Gehalt: mindestens 96,0 Prozent

Xylol R 1096200

C_8H_{10} M_r 106,2
CAS Nr. 1330-20-7

Gemisch von Isomeren

Klare, farblose, entflammbare Flüssigkeit; praktisch unlöslich in Wasser, mischbar mit Ethanol 96 %

d_{20}^{20}: etwa 0,867
n_D^{20}: etwa 1,497
Sdp: etwa 138 °C

m-Xylol R 1117700

C_8H_{10} M_r 106,2
CAS Nr. 108-38-3

1,3-Dimethylbenzol

Klare, farblose, entflammbare Flüssigkeit; praktisch unlöslich in Wasser, mischbar mit Ethanol 96 %

d_{20}^{20}: etwa 0,884
n_D^{20}: etwa 1,497
Smp: etwa –47 °C
Sdp: etwa 139 °C

o-Xylol R 1100600

C_8H_{10} M_r 106,2
CAS Nr. 95-47-6

1,2-Dimethylbenzol

Klare, farblose, entflammbare Flüssigkeit; praktisch unlöslich in Wasser, mischbar mit Ethanol 96 %

d_{20}^{20}: etwa 0,881
n_D^{20}: etwa 1,505
Smp: etwa –25 °C
Sdp: etwa 144 °C

Xylose R 1096400

CAS Nr. 58-86-6

Muss der Monographie **Xylose (Xylosum)** entsprechen

Y

Yohimbinhydrochlorid R 1216200

$C_{21}H_{26}ClN_2O_3$ M_r 390,9
CAS Nr. 65-19-0

Methyl[17α-hydroxyyohimban-16α-carboxylat]-hydrochlorid

Z

Zimtaldehyd R 1020700

C_9H_8O M_r 132,2
CAS Nr. 104-55-2

3-Phenylpropenal

Gelbliche bis grünlich gelbe, ölige Flüssigkeit; schwer löslich in Wasser, sehr leicht löslich in Ethanol 96 %

n_D^{20}: etwa 1,620

Lagerung: vor Licht geschützt

trans-Zimtaldehyd R 1124600

C_9H_8O M_r 132,2
CAS Nr. 14371-10-9

(E)-3-Phenylprop-2-enal

Wird die Substanz in der Gaschromatographie verwendet, muss sie zusätzlich folgender Anforderung entsprechen:

Gehaltsbestimmung: Gaschromatographie (2.2.28) wie in der Monographie **Cassiaöl (Cinnamomi cassiae aetheroleum)** beschrieben

Gehalt: mindestens 99,0 Prozent, ermittelt mit Hilfe des Verfahrens „Normalisierung"

trans-Zimtsäure R 1159200

C₉H₈O₂ M_r 148,2
CAS Nr. 140-10-3

trans-3-Phenylacrylsäure; (2E)-3-Phenylprop-2-ensäure

Farblose Kristalle; sehr schwer löslich in Wasser, leicht löslich in Ethanol 96 %

Smp: 133 °C

Zink R 1096500

Zn A_r 65,4
CAS Nr. 7440-66-6

Gehalt: mindestens 99,5 Prozent

Zylinder, Körner, Plätzchen, Granulat oder Feilspäne, silbrig weiß mit bläulichem Schimmer

Arsen (2.4.2, Methode A): höchstens 0,2 ppm

5,0 g Substanz werden in der vorgeschriebenen Mischung von 15 ml Salzsäure R und 25 ml Wasser R gelöst.

Zink, aktiviertes R 1096501

Das zu aktivierende Zink (Zylinder oder Plätzchen) wird in einen Erlenmeyerkolben gegeben und mit einer Lösung, die 50 ppm Hexachloroplatin(IV)-säure R enthält, bedeckt. Das Metall wird 10 min lang mit der Lösung in Berührung gelassen, abgespült und sofort getrocknet.

Arsen (2.4.2, Methode A): 5 g Substanz werden mit 15 ml Salzsäure R, 25 ml Wasser R, 0,1 ml Zinn(II)-chlorid-Lösung R und 5 ml Kaliumiodid-Lösung R versetzt. Während der Prüfung darf keine Färbung entstehen.

Aktivität: Die Substanz muss den Anforderungen der Grenzprüfung auf Arsen (2.4.2, Methode A) entsprechen.

Zinkacetat R 1102300

C₄H₆O₄Zn · 2 H₂O M_r 219,5
CAS Nr. 5970-45-6

Zinkacetat, Dihydrat

Glänzend weiße bis fast weiße, schwach verwitternde Kristalle; leicht löslich in Wasser, löslich in Ethanol 96 %

Die Substanz verliert ihr Kristallwasser bei 100 °C.

d_{20}^{20}: etwa 1,735
Smp: etwa 237 °C

Zinkacetat-Lösung R 1102301

600 ml Wasser R werden mit 150 ml Essigsäure 99 % R gemischt. 54,9 g Zinkacetat R werden zugesetzt und unter Rühren gelöst. Die Mischung wird unter Rühren mit 150 ml konzentrierter Ammoniak-Lösung R versetzt, auf Raumtemperatur abgekühlt und mit Ammoniak-Lösung R auf einen pH-Wert von 6,4 eingestellt. Diese Mischung wird mit Wasser R zu 1 Liter verdünnt.

Zinkchlorid R 1096600

CAS Nr. 7646-85-7

Muss der Monographie **Zinkchlorid (Zinci chloridum)** entsprechen

Zinkchlorid-Ameisensäure R 1096601

20 g Zinkchlorid R werden in 80 g einer Lösung von wasserfreier Ameisensäure R (850 g · l⁻¹) gelöst.

Zinkchlorid-Lösung, iodhaltige R 1096602

20 g Zinkchlorid R und 6,5 g Kaliumiodid R werden in 10,5 ml Wasser R gelöst. Nach Zusatz von 0,5 g Iod R wird die Mischung 15 min lang geschüttelt und, falls erforderlich, filtriert.

Lagerung: vor Licht geschützt

Zinkiodid-Stärke-Lösung R 1096502

Einer Lösung von 2 g Zinkchlorid R in 10 ml Wasser R werden 0,4 g lösliche Stärke R zugesetzt. Die Mischung wird bis zum Lösen der Stärke erhitzt. Nach Abkühlen auf Raumtemperatur wird 1,0 ml einer farblosen Lösung, die 0,10 g Zink R (Feile) und 0,2 g Iod R in Wasser R enthält, zugesetzt. Die Lösung wird mit Wasser R zu 100 ml verdünnt und filtriert.

Lagerung: vor Licht geschützt

Empfindlichkeitsprüfung: 0,05 ml Natriumnitrit-Lösung R werden mit Wasser R zu 50 ml verdünnt. Zu 5 ml Lösung werden 0,1 ml verdünnte Schwefelsäure R und 0,05 ml Zinkiodid-Stärke-Lösung gegeben und gemischt. Die Lösung muss sich blau färben.

Zinkoxid R 1096700

CAS Nr. 1314-13-2

Muss der Monographie **Zinkoxid (Zinci oxidum)** entsprechen

Zinkstaub *R* 1096800

Zn A_r 65,4
CAS Nr. 7440-66-6

Gehalt: mindestens 90,0 Prozent

Sehr feines, graues Pulver; löslich in verdünnter Salzsäure *R*

Zinksulfat *R* 1097000

CAS Nr. 7446-20-0

Muss der Monographie **Zinksulfat-Heptahydrat (Zinci sulfas heptahydricus)** entsprechen

Zinn *R* 1090800

Sn A_r 118,7
CAS Nr. 7440-31-5

Silbrig weiße Körnchen; löslich in Salzsäure unter Wasserstoffentwicklung

Arsen (2.4.2, Methode A): höchstens 10 ppm, mit 0,1 g Substanz geprüft

Zinn(II)-chlorid *R* 1085000

$SnCl_2 \cdot 2\,H_2O$ M_r 225,6
CAS Nr. 10025-69-1

Gehalt: mindestens 97,0 Prozent $SnCl_2 \cdot 2\,H_2O$

Farblose Kristalle; sehr leicht löslich in Wasser, leicht löslich in Essigsäure 99 %, in Ethanol 96 %, in verdünnter Salzsäure und Salzsäure

Gehaltsbestimmung: 0,500 g Substanz werden in einem Erlenmeyerkolben mit Schliffstopfen in 15 ml Salzsäure *R* gelöst. Nach Zusatz von 10 ml Wasser *R* und 5 ml Chloroform *R* wird die Mischung schnell mit Kaliumiodat-Lösung (0,05 mol · l^{-1}) titriert, bis die Chloroformschicht farblos ist.

1 ml Kaliumiodat-Lösung (0,05 mol · l^{-1}) entspricht 22,56 mg $SnCl_2 \cdot 2\,H_2O$.

Zinn(II)-chlorid-Lösung *R* 1085001

20 g Zinn *R* werden mit 85 ml Salzsäure *R* erwärmt, bis die Wasserstoffentwicklung beendet ist; anschließend wird die Mischung erkalten gelassen.

Lagerung: über Zinn *R* und vor Luft geschützt

Zinn(II)-chlorid-Lösung *R* 1 1085002

Vor Gebrauch wird 1 Volumteil Zinn(II)-chlorid-Lösung *R* mit 10 Volumteilen verdünnter Salzsäure *R* gemischt.

Zinn(II)-chlorid-Lösung *R* 2 1085003

8 g Zinn(II)-chlorid *R* werden in 100 ml einer 20-prozentigen Lösung (*V/V*) von Salzsäure *R* unter Schütteln gelöst. Falls erforderlich wird die Mischung im Wasserbad von 50 °C erwärmt. Danach wird 15 min lang ein Strom von Stickstoff *R* durch die Lösung geleitet.

Die Lösung ist unmittelbar vor Gebrauch herzustellen.

Zinn-Prüfset zur halbquantitativen Bestimmung *R* 1194100

Handelsübliches Reagenzienset bestehend aus Zinn-Teststreifen und einer Reagenzienmischung zur Bestimmung von Zinn in wässrigen Lösungen in einem Bereich von 10 bis 200 µg · ml^{-1}

Zirconiumnitrat *R* 1097200

CAS Nr. 14985-18-3

Basisches Salz, das etwa der Formel $ZrO(NO_3)_2 \cdot 2\,H_2O$ entspricht

Pulver oder Kristalle, weiß bis fast weiß, hygroskopisch; löslich in Wasser

Die wässrige Lösung ist klar oder höchstens schwach getrübt.

Lagerung: dicht verschlossen

Zirconiumnitrat-Lösung *R* 1097201

Eine Lösung von Zirconiumnitrat *R* (1 g · l^{-1}) in einer Mischung von 40 ml Wasser *R* und 60 ml Salzsäure *R*

4.1.2 Referenzlösungen für Grenzprüfungen

A

Acetaldehyd-Lösung (100 ppm C_2H_4O) *R* 5000100

1,0 g Acetaldehyd *R* wird mit 2-Propanol *R* zu 100,0 ml verdünnt.

Vor Gebrauch werden 5,0 ml der Lösung mit 2-Propanol *R* zu 500,0 ml verdünnt.

Unmittelbar vor Gebrauch herzustellen

Acetaldehyd-Lösung (100 ppm C_2H_4O) *R* 1 5000101

1,0 g Acetaldehyd *R* wird mit Wasser *R* zu 100,0 ml verdünnt.

Vor Gebrauch werden 5,0 ml der Lösung mit Wasser R zu 500,0 ml verdünnt.

Unmittelbar vor Gebrauch herzustellen

Aluminium-Lösung (200 ppm Al) R   5000200

Aluminiumkaliumsulfat R, entsprechend 0,352 g AlK(SO$_4$)$_2$ · 12 H$_2$O, wird in Wasser R gelöst. Die Lösung wird mit 10 ml verdünnter Schwefelsäure R versetzt und mit Wasser R zu 100,0 ml verdünnt.

Aluminium-Lösung (100 ppm Al) R   5000203

Aluminiumchlorid R, entsprechend 8,947 g AlCl$_3$ · 6 H$_2$O, wird in Wasser R zu 1000,0 ml gelöst.

Unmittelbar vor Gebrauch wird die Lösung 1:10 verdünnt.

Aluminium-Lösung (10 ppm Al) R   5000201

Aluminiumnitrat R, entsprechend 1,39 g Al(NO$_3$)$_3$ · 9 H$_2$O, werden in Wasser R zu 100,0 ml gelöst.

Unmittelbar vor Gebrauch wird die Lösung 1:100 verdünnt.

Aluminium-Lösung (5 ppm Al) R   5006600

Eine Menge Aluminiumnitrat R, die 0,695 g Al(NO$_3$)$_3$ · 9 H$_2$O entspricht, wird in Wasser R zu 100,0 ml gelöst.

Unmittelbar vor Gebrauch wird die Lösung mit Wasser R 1:100 verdünnt.

Alternativ kann eine handelsübliche Standardlösung, die eine bekannte Menge an Aluminium (5 ppm Al) enthält, verwendet werden.

Aluminium-Lösung (2 ppm Al) R   5000202

Aluminiumkaliumsulfat R, entsprechend 0,352 g AlK(SO$_4$)$_2$ · 12 H$_2$O, wird in Wasser R gelöst. Die Lösung wird mit 10 ml verdünnter Schwefelsäure R versetzt und mit Wasser R zu 100,0 ml verdünnt.

Unmittelbar vor Gebrauch wird die Lösung 1:100 verdünnt.

Ammonium-Lösung (100 ppm NH$_4$) R   5000300

Ammoniumchlorid R, entsprechend 0,741 g NH$_4$Cl, wird in Wasser R zu 1000 ml gelöst.

Unmittelbar vor Gebrauch wird die Lösung 1:2,5 verdünnt.

Ammonium-Lösung (3 ppm NH$_4$) R   5006100

Ammoniumchlorid R, entsprechend 0,889 g NH$_4$Cl, wird in Wasser R zu 1000,0 ml gelöst.

Unmittelbar vor Gebrauch wird die Lösung 1:100 verdünnt.

Ammonium-Lösung (2,5 ppm NH$_4$) R   5000301

Ammoniumchlorid R, entsprechend 0,741 g NH$_4$Cl, wird in Wasser R zu 1000,0 ml gelöst.

Unmittelbar vor Gebrauch wird die Lösung 1:100 verdünnt.

Ammonium-Lösung (1 ppm NH$_4$) R   5000302

Die Ammonium-Lösung (2,5 ppm NH$_4$) R wird unmittelbar vor Gebrauch 1:2,5 verdünnt.

Antimon-Lösung (100 ppm Sb) R   5000401

Kaliumantimonoxidtartrat R, entsprechend 0,274 g C$_8$H$_4$K$_2$O$_{12}$Sb$_2$ · 3 H$_2$O, wird in 500 ml Salzsäure (1 mol · l^{-1}) gelöst. Die klare Lösung wird mit Wasser R zu 1000 ml verdünnt.

Antimon-Lösung (1 ppm Sb) R   5000400

Kaliumantimonoxidtartrat R, entsprechend 0,274 g C$_8$H$_4$K$_2$O$_{12}$Sb$_2$ · 3 H$_2$O, wird in 20 ml Salzsäure R 1 gelöst. Die klare Lösung wird mit Wasser R zu 100,0 ml verdünnt. 10,0 ml Lösung werden mit 200 ml Salzsäure R 1
versetzt und mit Wasser R zu 1000,0 ml verdünnt. 100,0 ml dieser Lösung werden mit 300 ml Salzsäure R 1 versetzt und mit Wasser R zu 1000,0 ml verdünnt.

Die verdünnten Lösungen werden jeweils unmittelbar vor Gebrauch hergestellt.

Arsen-Lösung (10 ppm As) R   5000500

Arsen(III)-oxid R, entsprechend 0,330 g As$_2$O$_3$, wird in 5 ml verdünnter Natriumhydroxid-Lösung R gelöst. Die Lösung wird mit Wasser R zu 250,0 ml verdünnt.

Unmittelbar vor Gebrauch wird die Lösung 1:100 verdünnt.

Arsen-Lösung (1 ppm As) R   5000501

Die Arsen-Lösung (10 ppm As) R wird unmittelbar vor Gebrauch 1:10 verdünnt.

B

Barium-Lösung (0,1 % Ba) R   5000601

Eine 0,178 g $BaCl_2 \cdot 2\ H_2O$ entsprechende Menge Bariumchlorid R wird in destilliertem Wasser R zu 100,0 ml gelöst.

Barium-Lösung (50 ppm Ba) R   5000600

Bariumchlorid R, entsprechend 0,178 g $BaCl_2 \cdot 2\ H_2O$, wird in destilliertem Wasser R zu 100,0 ml gelöst.

Unmittelbar vor Gebrauch wird die Lösung 1:20 mit destilliertem Wasser R verdünnt.

Barium-Lösung (2 ppm Ba) R   5005600

Die Barium-Lösung (50 ppm Ba) R wird unmittelbar vor Gebrauch 1:25 mit destilliertem Wasser R verdünnt.

Bismut-Lösung (100 ppm Bi) R   5005300

Basisches Bismutnitrat R, entsprechend 0,500 g Bi, wird in 50 ml Salpetersäure R gelöst. Die Lösung wird mit Wasser R zu 500,0 ml verdünnt.

Unmittelbar vor Gebrauch wird die Lösung 1:10 mit verdünnter Salpetersäure R verdünnt.

Blei-Lösung (0,1 % Pb) R   5001700

Blei(II)-nitrat R, entsprechend 0,400 g $Pb(NO_3)_2$, wird in Wasser R zu 250,0 ml gelöst.

Blei-Lösung (100 ppm Pb) R   5001701

Die Blei-Lösung (0,1 % Pb) R wird unmittelbar vor Gebrauch 1:10 verdünnt.

Blei-Lösung (10 ppm Pb) R   5001702

Die Blei-Lösung (100 ppm Pb) R wird unmittelbar vor Gebrauch 1:10 verdünnt.

Blei-Lösung (10 ppm Pb) R 1   5001706

Bleinitrat R, entsprechend 0,160 g $Pb(NO_3)_2$ wird in 100 ml Wasser R gelöst. Die Lösung wird mit 1 ml bleifreier Salpetersäure R versetzt und mit Wasser R zu 1000,0 ml verdünnt.

Unmittelbar vor Gebrauch wird die Lösung 1:10 verdünnt.

Blei-Lösung (2 ppm Pb) R   5001703

Die Blei-Lösung (10 ppm Pb) R wird unmittelbar vor Gebrauch 1:5 verdünnt.

Blei-Lösung (1 ppm Pb) R   5001704

Die Blei-Lösung (10 ppm Pb) R wird unmittelbar vor Gebrauch 1:10 verdünnt.

Blei-Lösung (0,25 ppm Pb) R   5006000

Die Blei-Lösung (1 ppm Pb) R wird unmittelbar vor Gebrauch 1:4 mit Wasser R verdünnt.

Blei-Lösung (0,1 ppm Pb) R   5001705

Die Blei-Lösung (1 ppm Pb) R wird unmittelbar vor Gebrauch 1:10 verdünnt.

Blei-Lösung (1000 ppm Pb), ölige R   5004800

Bleiorganische Verbindung in Öl

C

Cadmium-Lösung (0,1 % Cd) R   5000700

Cadmium R, entsprechend 0,100 g Cadmium, wird in der eben notwendigen Menge einer Mischung gleicher Volumteile Salzsäure R und Wasser R gelöst. Die Lösung wird mit einer 1-prozentigen Lösung (V/V) von Salzsäure R zu 100,0 ml verdünnt.

Cadmium-Lösung (10 ppm Cd) R   5000701

Die Cadmium-Lösung (0,1 % Cd) R wird unmittelbar vor Gebrauch 1:100 mit einer 1-prozentigen Lösung (V/V) von Salzsäure R verdünnt.

Calcium-Lösung (400 ppm Ca) R   5000800

Calciumcarbonat R, entsprechend 1,000 g $CaCO_3$, wird in 23 ml Salzsäure ($1\ mol \cdot l^{-1}$) gelöst. Die Lösung wird mit destilliertem Wasser R zu 100,0 ml verdünnt.

Unmittelbar vor Gebrauch wird die Lösung 1:10 mit destilliertem Wasser R verdünnt.

Calcium-Lösung (100 ppm Ca) R   5000801

Calciumcarbonat R, entsprechend 0,624 g $CaCO_3$, wird in 3 ml Essigsäure R gelöst. Die Lösung wird mit destilliertem Wasser R zu 250,0 ml verdünnt.

Unmittelbar vor Gebrauch wird die Lösung 1:10 mit destilliertem Wasser R verdünnt.

Calcium-Lösung (100 ppm Ca) R 1   5000804

Wasserfreies Calciumchlorid R, entsprechend 2,769 g $CaCl_2$, wird in verdünnter Salzsäure R zu 1000,0 ml gelöst.

Unmittelbar vor Gebrauch wird die Lösung 1:10 mit Wasser R verdünnt.

Calcium-Lösung (10 ppm Ca) R   5000803

Calciumcarbonat R, entsprechend 0,624 g $CaCO_3$, wird in 3 ml Essigsäure R gelöst. Die Lösung wird mit destilliertem Wasser R zu 250,0 ml verdünnt.

Unmittelbar vor Gebrauch wird die Lösung 1:100 mit destilliertem Wasser R verdünnt.

Calcium-Lösung (100 ppm Ca), ethanolische R   5000802

Calciumcarbonat R, entsprechend 2,50 g $CaCO_3$, wird in 12 ml Essigsäure R gelöst. Die Lösung wird mit destilliertem Wasser R zu 1000,0 ml verdünnt.

Unmittelbar vor Gebrauch wird die Lösung 1:10 mit Ethanol 96 % R verdünnt.

Chlorid-Lösung (50 ppm Cl) R   5004100

Natriumchlorid R, entsprechend 0,824 g NaCl, wird in Wasser R zu 1000,0 ml gelöst.

Unmittelbar vor Gebrauch wird die Lösung 1:10 verdünnt.

Chlorid-Lösung (8 ppm Cl) R   5000900

Natriumchlorid, entsprechend 1,32 g NaCl, wird in Wasser R zu 1000,0 ml gelöst.

Unmittelbar vor Gebrauch wird die Lösung 1:100 verdünnt.

Chlorid-Lösung (5 ppm Cl) R   5000901

Natriumchlorid R, entsprechend 0,824 g NaCl, wird in Wasser R zu 1000,0 ml gelöst.

Unmittelbar vor Gebrauch wird die Lösung 1:100 verdünnt.

Chrom-Lösung (0,1 % Cr) R   5001002

Kaliumdichromat R, entsprechend 2,83 g $K_2Cr_2O_7$, wird in Wasser R zu 1000,0 ml gelöst.

Chrom-Lösung (100 ppm Cr) R   5001000

Kaliumdichromat R, entsprechend 0,283 g $K_2Cr_2O_7$, wird in Wasser R zu 1000,0 ml gelöst.

Chrom-Lösung (0,1 ppm Cr) R   5001001

Die Chrom-Lösung (100 ppm Cr) R wird unmittelbar vor Gebrauch 1:1000 verdünnt.

Chrom-Lösung (1000 ppm Cr), ölige R   5004600

Chromorganische Verbindung in Öl

Cobalt-Lösung (100 ppm Co) R   5004300

Cobaltnitrat R, entsprechend 0,494 g $Co(NO_3)_2 \cdot 6\,H_2O$, wird in 500 ml Salpetersäure ($1\,mol \cdot l^{-1}$) gelöst. Die klare Lösung wird mit Wasser R zu 1000 ml verdünnt.

Cyanoferrat(II)-Lösung (100 ppm Fe(CN)$_6$) R   5001200

Kaliumhexacyanoferrat(II) R, entsprechend 0,20 g $K_4[Fe(CN)_6] \cdot 3\,H_2O$, wird in Wasser R zu 100,0 ml gelöst.

Unmittelbar vor Gebrauch wird die Lösung 1:10 verdünnt.

Cyanoferrat(III)-Lösung (50 ppm Fe(CN)$_6$) R   5001300

Kaliumhexacyanoferrat(III) R, entsprechend 0,78 g $K_3[Fe(CN)_6]$, wird in Wasser R zu 100,0 ml gelöst.

Unmittelbar vor Gebrauch wird die Lösung 1:100 verdünnt.

E

Eisen-Lösung ($1\,g \cdot l^{-1}$ Fe) R   5001605

0,100 g Eisen R werden in der eben notwendigen Menge einer Mischung gleicher Volumteile Salzsäure R und Wasser R gelöst. Die Lösung wird mit Wasser R zu 100,0 ml verdünnt.

Eisen-Lösung (250 ppm Fe) R   5001606

Eisen(III)-chlorid R, entsprechend 4,840 g $FeCl_3 \cdot 6\,H_2O$, wird in einer Lösung von Salzsäure R ($150\,g \cdot l^{-1}$) zu 100,0 ml gelöst.

Unmittelbar vor Gebrauch wird die Lösung 1:40 mit Wasser R verdünnt.

Eisen-Lösung (20 ppm Fe) R 5001600

Ammoniumeisen(III)-sulfat R, entsprechend 0,863 g FeNH$_4$(SO$_4$)$_2 \cdot$ 12 H$_2$O, wird nach Zusatz von 25 ml verdünnter Schwefelsäure R in Wasser R zu 500,0 ml gelöst.

Unmittelbar vor Gebrauch wird die Lösung 1:10 verdünnt.

Eisen-Lösung (10 ppm Fe) R 5001601

Ammoniumeisen(II)-sulfat R, entsprechend 7,022 g Fe(NH$_4$)$_2$(SO$_4$)$_2 \cdot$ 6 H$_2$O, wird in 25 ml verdünnter Schwefelsäure R gelöst und mit Wasser R zu 1000,0 ml verdünnt.

Unmittelbar vor Gebrauch wird diese Lösung 1:100 verdünnt.

Eisen-Lösung (8 ppm Fe) R 5001602

80 mg Eisen R werden in 50 ml Salzsäure (220 g $\cdot$ l^{-1} HCl) gelöst. Die Lösung wird mit Wasser R zu 1000,0 ml verdünnt.

Unmittelbar vor Gebrauch wird die Lösung 1:10 verdünnt.

Eisen-Lösung (2 ppm Fe) R 5001603

Die Eisen-Lösung (20 ppm Fe) R wird unmittelbar vor Gebrauch 1:10 verdünnt.

Eisen-Lösung (1 ppm Fe) R 5001604

Die Eisen-Lösung (20 ppm Fe) R wird unmittelbar vor Gebrauch 1:20 verdünnt.

Element-Lösung zur Atomspektrometrie (1,000 g $\cdot$ l^{-1}) R 5004000

Das Element oder ein Salz des Elements mit einem Gehalt von mindestens 99,0 Prozent wird im Allgemeinen in saurem Milieu gelöst. Die Menge Element je Liter Lösung muss während der angegebenen Dauer der Verwendung und solange die Probeflasche nicht geöffnet wurde, größer sein als 0,995 g. Ausgangsmaterial (Element oder Salz) und Eigenschaften des Lösungsmittels oder der Lösungsmittelmischung (wie Beschaffenheit, Säuregrad) müssen in der Beschriftung angegeben sein.

F

Fluorid-Lösung (10 ppm F) R 5001400

Natriumfluorid R wird 12 h lang bei 300 °C getrocknet. 0,442 g getrocknete Substanz werden in Wasser R zu 1000,0 ml gelöst (0,2 mg $\cdot$ ml^{-1} F).

Die Lösung ist in Polyethylenbehältnissen zu lagern.

Unmittelbar vor Gebrauch wird die Lösung 1:20 verdünnt.

Fluorid-Lösung (1 ppm F) R 5001401

Die Fluorid-Lösung (10 ppm F) R wird unmittelbar vor Gebrauch 1:10 verdünnt.

Formaldehyd-Lösung (5 ppm CH$_2$O) R 5001500

Eine 1,0 g CH$_2$O je Liter enthaltende Lösung, hergestellt aus Formaldehyd-Lösung R, wird unmittelbar vor Gebrauch 1:200 mit Wasser R verdünnt.

G

Germanium-Lösung (100 ppm Ge) R 5004400

Ammoniumhexafluorogermanat(IV) R, entsprechend 0,307 g (NH$_4$)$_2$GeF$_6$, wird in einer 0,01-prozentigen Lösung (V/V) von Flusssäure R gelöst. Die klare Lösung wird mit Wasser R zu 1000 ml verdünnt.

Glyoxal-Lösung (20 ppm C$_2$H$_2$O$_2$) R 5003700

Glyoxal-Lösung R entsprechend 0,200 g C$_2$H$_2$O$_2$ wird in einem Messkolben mit wasserfreiem Ethanol R zu 100,0 ml verdünnt.

Unmittelbar vor Gebrauch wird die Lösung 1:100 mit wasserfreiem Ethanol R verdünnt.

Glyoxal-Lösung (2 ppm C$_2$H$_2$O$_2$) R 5003701

Die Glyoxal-Lösung (20 ppm C$_2$H$_2$O$_2$) R wird unmittelbar vor Gebrauch 1:10 mit wasserfreiem Ethanol R verdünnt.

I

Iodid-Lösung (10 ppm I) R 5003800

Kaliumiodid R, entsprechend 0,131 g KI, wird in Wasser R zu 100,0 ml gelöst.

Unmittelbar vor Gebrauch wird die Lösung 1:100 verdünnt.

net und auf einen nationalen oder internationalen Standard rückführbar ist

K

Kalium-Lösung (0,2 % K) R 5002402

Eine 0,446 g K_2SO_4 entsprechende Menge Kaliumsulfat R wird in destilliertem Wasser R zu 100,0 ml gelöst.

Kalium-Lösung (600 ppm K) R 5005100

Kaliumsulfat R, entsprechend 2,676 g K_2SO_4, wird in Wasser R zu 100,0 ml gelöst.

Unmittelbar vor Gebrauch wird die Lösung 1:20 verdünnt.

Kalium-Lösung (100 ppm K) R 5002400

Kaliumsulfat R, entsprechend 0,446 g K_2SO_4, wird in Wasser R zu 100,0 ml gelöst.

Unmittelbar vor Gebrauch wird die Lösung 1:20 verdünnt.

Kalium-Lösung (20 ppm K) R 5002401

Die Kalium-Lösung (100 ppm K) R wird unmittelbar vor Gebrauch 1:5 verdünnt.

Kupfer-Lösung (0,1 % Cu) R 5001100

Kupfer(II)-sulfat-Pentahydrat R, entsprechend 0,393 g $CuSO_4 \cdot 5 H_2O$, wird in Wasser R zu 100,0 ml gelöst.

Kupfer-Lösung (10 ppm Cu) R 5001101

Die Kupfer-Lösung (0,1 % Cu) R wird unmittelbar vor Gebrauch 1:100 verdünnt.

Kupfer-Lösung (0,1 ppm Cu) R 5001102

Die Kupfer-Lösung (10 ppm Cu) R wird unmittelbar vor Gebrauch 1:100 verdünnt.

Kupfer-Lösung (1000 ppm Cu), ölige R 5004700

Kupferorganische Verbindung in Öl

Kupfer-Standardlösung (0,1 % Cu) für ICP R 5006300

Eine Kupfer-Standardlösung (1000 mg $\cdot$ l^{-1}), die für die Methode mit induktiv gekoppeltem Plasma (ICP) geeig-

L

Lutetium-Lösung (20 ppm Lu) R 5006500

0,445 g Lutetiumchlorid-Hexahydrat R werden in einer Mischung gleicher Volumteile schwermetallfreier Salpetersäure R und Wasser R zu 100,0 ml gelöst. 1,0 ml Lösung wird mit Wasser R zu 100,0 ml verdünnt.

Unmittelbar vor Gebrauch herzustellen

M

Magnesium-Lösung (0,1 % Mg) R 5001803

Eine 1,010 g $MgSO_4 \cdot 7 H_2O$ entsprechende Menge Magnesiumsulfat R wird in destilliertem Wasser R zu 100,0 ml gelöst.

Magnesium-Lösung (1000 ppm Mg) R 5006200

5,275 g Magnesiumnitrat R werden in 16 ml verdünnter Salpetersäure R gelöst. Die Lösung wird mit Wasser R zu 500,0 ml verdünnt.

Einstellung: Die Bestimmung erfolgt wie unter „Komplexometrische Titrationen" (2.5.11) angegeben.

Magnesium-Lösung (100 ppm Mg) R 5001800

Magnesiumsulfat R, entsprechend 1,010 g $MgSO_4 \cdot 7 H_2O$, wird in Wasser R zu 100,0 ml gelöst.

Unmittelbar vor Gebrauch wird die Lösung 1:10 verdünnt.

Magnesium-Lösung (10 ppm Mg) R 5001801

Die Magnesium-Lösung (100 ppm Mg) R wird unmittelbar vor Gebrauch 1:10 verdünnt.

Magnesium-Lösung (10 ppm Mg) R 1 5001802

Magnesiumchlorid R, entsprechend 8,365 g $MgCl_2 \cdot 6 H_2O$, wird in verdünnter Salzsäure R zu 1000,0 ml gelöst.

Unmittelbar vor Gebrauch wird die Lösung 1:100 mit Wasser R verdünnt.

Mangan-Lösung (1000 ppm Mn) *R*   5005800

Mangan(II)-sulfat *R*, entsprechend 3,08 g $MnSO_4 \cdot H_2O$, wird in 500 ml Salpetersäure ($1\,mol \cdot l^{-1}$) gelöst. Die Lösung wird mit Wasser *R* zu 1000 ml verdünnt.

Mangan-Lösung (100 ppm Mn) *R*   5004500

Mangan(II)-sulfat *R*, entsprechend 0,308 g $MnSO_4 \cdot H_2O$, wird in 500 ml Salpetersäure ($1\,mol \cdot l^{-1}$) gelöst. Die klare Lösung wird mit Wasser *R* zu 1000 ml verdünnt.

N

Natrium-Lösung (1000 ppm Na) *R*   5005700

Wasserfreies Natriumcarbonat *R*, entsprechend 2,305 g Na_2CO_3, wird in einer Mischung von 25 ml Wasser *R* und 25 ml Salpetersäure *R* gelöst. Die Lösung wird mit Wasser *R* zu 1000,0 ml verdünnt.

Natrium-Lösung (200 ppm Na) *R*   5002700

Natriumchlorid *R*, entsprechend 0,509 g NaCl, wird in Wasser *R* zu 100,0 ml gelöst.

Unmittelbar vor Gebrauch wird die Lösung 1:10 verdünnt.

Natrium-Lösung (50 ppm Na) *R*   5002701

Die Natrium-Lösung (200 ppm Na) *R* wird unmittelbar vor Gebrauch 1:4 verdünnt.

Nickel-Lösung (10 ppm Ni) *R*   5002000

Nickel(II)-sulfat *R*, entsprechend 4,78 g $NiSO_4 \cdot 7\,H_2O$, wird in Wasser *R* zu 1000,0 ml gelöst.

Unmittelbar vor Gebrauch wird die Lösung 1:100 verdünnt.

Nickel-Lösung (5 ppm Ni) *R*   5005900

Die Nickel-Lösung (10 ppm Ni) *R* wird unmittelbar vor Gebrauch 1:2 mit Wasser zur Chromatographie *R* verdünnt.

Nickel-Lösung (0,2 ppm Ni) *R*   5002002

Die Nickel-Lösung (10 ppm Ni) *R* wird unmittelbar vor Gebrauch 1:50 verdünnt.

Nickel-Lösung (0,1 ppm Ni) *R*   5002001

Die Nickel-Lösung (10 ppm Ni) *R* wird unmittelbar vor Gebrauch 1:100 verdünnt.

Nickel-Lösung (1000 ppm Ni), ölige *R*   5004900

Nickelorganische Verbindung in Öl

Nitrat-Lösung (100 ppm NO_3) *R*   5002100

Kaliumnitrat *R*, entsprechend 0,815 g KNO_3, wird in Wasser *R* zu 500,0 ml gelöst.

Unmittelbar vor Gebrauch wird die Lösung 1:10 verdünnt.

Nitrat-Lösung (10 ppm NO_3) *R*   5002101

Die Nitrat-Lösung (100 ppm NO_3) *R* wird unmittelbar vor Gebrauch 1:10 verdünnt.

Nitrat-Lösung (2 ppm NO_3) *R*   5002102

Die Nitrat-Lösung (10 ppm NO_3) *R* wird unmittelbar vor Gebrauch 1:5 verdünnt.

P

Palladium-Lösung (500 ppm Pd) *R*   5003600

50,0 mg Palladium *R* werden in 9 ml Salzsäure *R* gelöst. Die Lösung wird mit Wasser *R* zu 100,0 ml verdünnt.

Palladium-Lösung (20 ppm Pd) *R*   5003602

0,333 g Palladium(II)-chlorid *R* werden in 2 ml warmer Salzsäure *R* gelöst. Die Lösung wird mit einer Mischung gleicher Volumteile verdünnter Salzsäure *R* und Wasser *R* zu 1000,0 ml verdünnt.

Unmittelbar vor Gebrauch wird die Lösung 1:10 mit Wasser *R* verdünnt.

Palladium-Lösung (0,5 ppm Pd) *R*   5003601

1 ml Palladium-Lösung (500 ppm Pd) *R* wird mit einer Mischung von 0,3 Volumteilen Salpetersäure *R* und 99,7 Volumteilen Wasser *R* zu 1000 ml verdünnt.

Phosphat-Lösung (200 ppm PO_4) *R*   5004200

Kaliumdihydrogenphosphat *R*, entsprechend 0,286 g KH_2PO_4, wird in Wasser *R* zu 1000,0 ml gelöst.

Phosphat-Lösung (5 ppm PO₄) R   5002200

Kaliumdihydrogenphosphat R, entsprechend 0,716 g KH_2PO_4, wird in Wasser R zu 1000,0 ml gelöst.

Unmittelbar vor Gebrauch wird die Lösung 1:100 verdünnt.

Platin-Lösung (30 ppm Pt) R   5002300

80 mg Hexachloroplatin(IV)-säure R werden in Salzsäure (1 mol·l^{-1}) zu 100,0 ml gelöst.

Unmittelbar vor Gebrauch wird die Lösung mit Salzsäure (1 mol·l^{-1}) 1:10 verdünnt.

Q

Quecksilber-Lösung (1000 ppm Hg) R   5001900

1,354 g Quecksilber(II)-chlorid R werden in 50 ml verdünnter Salpetersäure R gelöst und mit Wasser R zu 1000,0 ml verdünnt.

Quecksilber-Lösung (10 ppm Hg) R   5001901

Quecksilber(II)-chlorid R, entsprechend 0,338 g $HgCl_2$, wird in 250,0 ml Wasser R gelöst.

Unmittelbar vor Gebrauch wird die Lösung 1:100 mit Wasser R verdünnt.

R

Referenzlösung zur Mikrobestimmung von Wasser R   1147300

Im Handel erhältliche Referenzlösung zur coulometrischen Titration von Wasser, die einen zertifizierten Gehalt an Wasser in einem geeigneten Lösungsmittel enthält

S

Scandium-Standardlösung (0,1 % Sc) für ICP R   5006400

Eine Scandium-Standardlösung (1000 mg·l^{-1}), die für die Methode mit induktiv gekoppeltem Plasma (ICP) geeignet und auf einen nationalen oder internationalen Standard rückführbar ist

Selen-Lösung (100 ppm Se) R   5002500

0,100 g Selen R werden in 2 ml Salpetersäure R gelöst. Die Lösung wird zur Trockne eingedampft. Der Rückstand wird in 2 ml Wasser R aufgenommen und erneut zur Trockne eingedampft. Der Vorgang wird noch 2-mal wiederholt. Danach wird der Rückstand in 50 ml verdünnter Salzsäure R gelöst und mit der gleichen Säure zu 1000,0 ml verdünnt.

Selen-Lösung (1 ppm Se) R   5002501

Selenige Säure R, entsprechend 6,54 mg H_2SeO_3, wird in Wasser R zu 100,0 ml gelöst.

Unmittelbar vor Gebrauch wird die Lösung 1:40 verdünnt.

Silber-Lösung (5 ppm Ag) R   5002600

Silbernitrat R, entsprechend 0,790 g $AgNO_3$, wird in Wasser R zu 1000,0 ml gelöst.

Unmittelbar vor Gebrauch wird die Lösung 1:100 verdünnt.

Strontium-Lösung (1,0 % Sr) R   5003900

Strontiumcarbonat R, entsprechend 1,6849 g $SrCO_3$, wird mit Wasser R bedeckt. Vorsichtig wird Salzsäure R zugesetzt, bis die Substanz gelöst ist und keine weitere Gasentwicklung auftritt. Anschließend wird die Lösung mit Wasser R zu 100,0 ml verdünnt.

Sulfat-Lösung (100 ppm SO₄) R   5002802

Kaliumsulfat R, entsprechend 0,181 g K_2SO_4, wird in destilliertem Wasser R zu 100,0 ml gelöst.

Unmittelbar vor Gebrauch wird die Lösung 1:10 mit destilliertem Wasser R verdünnt.

Sulfat-Lösung (10 ppm SO₄) R   5002800

Kaliumsulfat R, entsprechend 0,181 g K_2SO_4, wird in destilliertem Wasser R zu 100,0 ml gelöst.

Unmittelbar vor Gebrauch wird die Lösung 1:100 mit destilliertem Wasser R verdünnt.

Sulfat-Lösung (10 ppm SO₄) R 1   5002801

Kaliumsulfat R, entsprechend 0,181 g K_2SO_4, wird in Ethanol 30 % R zu 100,0 ml gelöst.

Unmittelbar vor Gebrauch wird die Lösung 1:100 mit Ethanol 30 % R verdünnt.

Sulfit-Lösung (80 ppm SO₂) R 5005500

3,150 g wasserfreies Natriumsulfit R werden in frisch hergestelltem destilliertem Wasser R zu 100,0 ml gelöst. 0,5 ml Lösung werden mit frisch hergestelltem destilliertem Wasser R zu 100,0 ml verdünnt.

Sulfit-Lösung (1,5 ppm SO₂) R 5002900

Natriumdisulfit R, entsprechend 0,152 g $Na_2S_2O_5$, wird in Wasser R zu 100,0 ml gelöst. 5,0 ml Lösung werden mit Wasser R zu 100,0 ml verdünnt. 3,0 ml dieser Lösung werden mit 4,0 ml Natriumhydroxid-Lösung (0,1 mol·l⁻¹) versetzt und mit Wasser R zu 100,0 ml verdünnt.

T

Thallium-Lösung (10 ppm Tl) R 5003000

Thallium(I)-sulfat R, entsprechend 0,1235 g Tl_2SO_4, wird in einer Lösung von Natriumchlorid R (9 g·l⁻¹) zu 1000,0 ml gelöst. 10,0 ml dieser Lösung werden mit einer Lösung von Natriumchlorid R (9 g·l⁻¹) zu 100,0 ml verdünnt.

Titan-Lösung (100 ppm Ti) R 5003200

100,0 mg Titan R werden in 100 ml Salzsäure R, falls erforderlich unter Erhitzen, gelöst. Nach dem Verdünnen mit Wasser R zu 150 ml wird die Lösung abgekühlt und mit Wasser R zu 1000 ml verdünnt.

V

Vanadium-Lösung (1 g·l⁻¹ V) R 5003300

Ammoniumvanadat R, entsprechend 0,230 g NH_4VO_3, wird in Wasser R zu 100,0 ml gelöst.

W

Wasserstoffperoxid-Lösung (2 ppm H₂O₂) R 5005200

10,0 ml Wasserstoffperoxid-Lösung 3 % R werden mit Wasser R zu 300,0 ml verdünnt. 2,0 ml dieser Lösung werden mit Wasser R zu 1000,0 ml verdünnt.

Unmittelbar vor Gebrauch herzustellen

Z

Zink-Lösung (5 mg·ml⁻¹ Zn) R 5003400

Zinkoxid R, entsprechend 3,15 g ZnO, wird in 15 ml Salzsäure R gelöst. Die Lösung wird mit Wasser R zu 500,0 ml verdünnt.

Zink-Lösung (100 ppm Zn) R 5003401

Zinksulfat R, entsprechend 0,440 g $ZnSO_4 \cdot 7\, H_2O$, wird nach Zusatz von 1 ml Essigsäure R in Wasser R zu 100,0 ml gelöst.

Unmittelbar vor Gebrauch wird die Lösung 1:10 verdünnt.

Zink-Lösung (10 ppm Zn) R 5003402

Die Zink-Lösung (100 ppm Zn) R wird unmittelbar vor Gebrauch 1:10 verdünnt.

Zink-Lösung (5 ppm Zn) R 5003403

Die Zink-Lösung (100 ppm Zn) R wird unmittelbar vor Gebrauch 1:20 verdünnt.

Zinn-Lösung (5 ppm Sn) R 5003100

Zinn R, entsprechend 0,500 g Sn, wird in einer Mischung von 5 ml Wasser R und 25 ml Salzsäure R gelöst. Die Lösung wird mit Wasser R zu 1000,0 ml verdünnt. Vor Gebrauch wird diese Lösung 1:100 mit einer 2,5-prozentigen Lösung (V/V) von Salzsäure R verdünnt.

Zinn-Lösung (0,1 ppm Sn) R 5003101

Die Zinn-Lösung (5 ppm Sn) R wird unmittelbar vor Gebrauch 1:50 verdünnt.

Zinn-Lösung (1000 ppm Sn), ölige R 5005000

Zinnorganische Verbindung in Öl

Zirconium-Lösung (1 g·l⁻¹ Zr) R 5003500

Zirconiumnitrat R, entsprechend 0,293 g $ZrO(NO_3)_2 \cdot 2\, H_2O$, wird in einer Mischung von 2 Volumteilen Salzsäure R und 8 Volumteilen Wasser R zu 100,0 ml gelöst.

4.1.3 Pufferlösungen

Aceton-Lösung, gepufferte *R*   4000100

8,15 g Natriumacetat *R* und 42 g Natriumchlorid *R* werden in Wasser *R* gelöst. Die Lösung wird mit 68 ml Salzsäure (0,1 mol · l^{-1}) und 150 ml Aceton *R* versetzt und mit Wasser *R* zu 500 ml verdünnt.

Pufferlösung zur Einstellung der Gesamtionenstärke *R*   4007700

58,5 g Natriumchlorid *R*, 57,0 ml Essigsäure 99 % *R*, 61,5 g Natriumacetat *R* und 5,0 g 1,2-Cyclohexandinitrilotetraessigsäure *R* werden in Wasser *R* zu 500,0 ml gelöst. Die Lösung wird mit einer Lösung von Natriumhydroxid *R* (335 g · l^{-1}) auf einen pH-Wert von 5,0 bis 5,5 eingestellt und mit destilliertem Wasser *R* zu 1000,0 ml verdünnt.

Pufferlösung zur Einstellung der Gesamtionenstärke *R* 1   4008800

Lösung A: 210 g Citronensäure-Monohydrat *R* werden in 400 ml destilliertem Wasser *R* gelöst. Die Lösung wird mit konzentrierter Ammoniak-Lösung *R* auf einen pH-Wert (2.2.3) von 7,0 eingestellt und mit destilliertem Wasser *R* zu 1000,0 ml verdünnt.

Lösung B: 132 g Ammoniummonohydrogenphosphat *R* werden in destilliertem Wasser *R* zu 1000,0 ml gelöst.

Lösung C: Eine Suspension von 292 g (Ethylendinitrilo)tetraessigsäure *R* in etwa 500 ml destilliertem Wasser *R* wird mit etwa 200 ml konzentrierter Ammoniak-Lösung *R* versetzt. Die Lösung wird mit konzentrierter Ammoniak-Lösung *R* auf einen pH-Wert von 6 bis 7 eingestellt und mit destilliertem Wasser *R* zu 1000,0 ml verdünnt.

Gleiche Volumteile der Lösungen A, B, C werden gemischt und mit konzentrierter Ammoniak-Lösung *R* auf einen pH-Wert von 7,5 eingestellt.

Pufferlösung pH 2,0 *R*   4000200

6,57 g Kaliumchlorid *R* werden in Wasser *R* gelöst. Nach Zusatz von 119,0 ml Salzsäure (0,1 mol · l^{-1}) wird die Lösung mit Wasser *R* zu 1000,0 ml verdünnt.

Phosphat-Pufferlösung pH 2,0 *R*   4007900

8,95 g Natriummonohydrogenphosphat-Dodecahydrat *R* und 3,40 g Kaliumdihydrogenphosphat *R* werden in Wasser *R* zu 1000,0 ml gelöst. Falls erforderlich wird der pH-Wert mit Phosphorsäure 85 % *R* eingestellt.

Phosphat-Pufferlösung pH 2,0 (0,125 mol · l^{-1}) *R*   4015600

17,0 g Kaliumdihydrogenphosphat *R* und 17,8 g wasserfreies Natriummonohydrogenphosphat *R* werden in Wasser *R* zu 1,0 Liter gelöst. Falls erforderlich wird der pH-Wert mit Phosphorsäure 85 % *R* eingestellt.

Sulfat-Pufferlösung pH 2,0 *R*   4008900

Lösung A: 132,1 g Ammoniumsulfat *R* werden in Wasser *R* zu 500,0 ml gelöst.

Lösung B: Unter ständigem Rühren und Kühlen werden 14 ml Schwefelsäure *R* vorsichtig zu 400 ml Wasser *R* gegeben. Nach dem Erkalten wird die Mischung mit Wasser *R* zu 500,0 ml verdünnt.

Gleiche Volumteile der Lösungen A und B werden gemischt. Falls erforderlich wird der pH-Wert eingestellt.

Pufferlösung pH 2,2 *R*   4010500

6,7 ml Phosphorsäure 85 % *R* werden mit 55,0 ml einer 4-prozentigen Lösung von Natriumhydroxid *R* gemischt. Die Mischung wird mit Wasser *R* zu 1000,0 ml verdünnt.

Pufferlösung pH 2,5 *R*   4000300

100 g Kaliumdihydrogenphosphat *R* werden in 800 ml Wasser *R* gelöst. Die Lösung wird mit Salzsäure *R* auf einen pH-Wert von 2,5 eingestellt und mit Wasser *R* zu 1000,0 ml verdünnt.

Pufferlösung pH 2,5 *R* 1   4000400

4,9 g Phosphorsäure 10 % *R* werden mit 250 ml Wasser *R* versetzt. Die Lösung wird mit verdünnter Natriumhydroxid-Lösung *R* auf einen pH-Wert von 2,5 eingestellt und mit Wasser *R* zu 500,0 ml verdünnt.

Phosphat-Pufferlösung pH 2,5 (0,2 mol · l^{-1}) *R*   4014100

27,2 g Kaliumdihydrogenphosphat *R* werden in etwa 900 ml Wasser *R* gelöst. Die Lösung wird mit Phosphorsäure 85 % *R* auf einen pH-Wert von 2,5 eingestellt und mit Wasser *R* zu 1,0 Liter verdünnt.

Phosphat-Pufferlösung pH 2,8 *R*   4010600

7,8 g Natriumdihydrogenphosphat *R* werden in 900 ml Wasser *R* gelöst. Die Lösung wird mit Phosphorsäure 85 % *R* auf einen pH-Wert von 2,8 eingestellt und mit Wasser *R* zu 1000 ml verdünnt.

Pufferlösung pH 3,0 R   4008000

21,0 g Citronensäure-Monohydrat R werden in 200 ml Natriumhydroxid-Lösung (1 mol·l^{-1}) gelöst. Die Lösung wird mit Wasser R zu 1000 ml verdünnt. 40,3 ml Lösung werden mit Salzsäure (0,1 mol·l^{-1}) zu 100,0 ml verdünnt.

Phosphat-Pufferlösung pH 3,0 R   4000500

0,7 ml Phosphorsäure 85 % R werden mit 100 ml Wasser R gemischt. Die Mischung wird mit Wasser R zu 900 ml verdünnt und mit konzentrierter Natriumhydroxid-Lösung R auf einen pH-Wert von 3,0 eingestellt. Die Lösung wird mit Wasser R zu 1000 ml verdünnt.

Phosphat-Pufferlösung pH 3,0 R 1   4010000

3,40 g Kaliumdihydrogenphosphat R werden in 900 ml Wasser R gelöst. Die Lösung wird mit Phosphorsäure 85 % R auf einen pH-Wert von 3,0 eingestellt und mit Wasser R zu 1000,0 ml verdünnt.

Citrat-Pufferlösung pH 3,0 (0,25 mol·l^{-1}) R   4012600

5,3 g Citronensäure-Monohydrat R werden in 80 ml Wasser R gelöst. Der pH-Wert wird mit Natriumhydroxid-Lösung (1 mol·l^{-1}) eingestellt und die Lösung mit Wasser R zu 100,0 ml verdünnt.

Phosphat-Pufferlösung pH 3,0 (0,1 mol·l^{-1}) R   4011500

12,0 g wasserfreies Natriumdihydrogenphosphat R werden in Wasser R gelöst. Der pH-Wert wird mit verdünnter Phosphorsäure R 1 eingestellt und die Lösung mit Wasser R zu 1000 ml verdünnt.

Phosphat-Pufferlösung pH 3,2 R   4008100

900 ml einer Lösung von Natriumdihydrogenphosphat R (4 g·l^{-1}) werden mit 100 ml einer Lösung von Phosphorsäure 85 % R (2,5 g·l^{-1}) versetzt. Falls erforderlich wird der pH-Wert eingestellt.

Phosphat-Pufferlösung pH 3,2 R 1   4008500

Eine Lösung von Natriummonohydrogenphosphat-Dodecahydrat R (35,8 g·l^{-1}) wird mit Phosphorsäure 10 % R auf einen pH-Wert von 3,2 eingestellt. 100,0 ml Lösung werden mit Wasser R zu 2000,0 ml verdünnt.

Phosphat-Pufferlösung pH 3,25 R   4014900

Etwa 1,36 g Kaliumdihydrogenphosphat R werden in 1000 ml Wasser R gelöst. Die Lösung wird mit Phosphorsäure 10 % R auf einen pH-Wert von 3,25 ± 0,05 eingestellt und durch einen Membranfilter (nominale Porengröße 0,45 µm oder kleiner) filtriert.

Phosphat-Pufferlösung pH 3,4 R   4015800

68,0 g Kaliumdihydrogenphosphat R werden in Wasser R zu 1000,0 ml gelöst. Der pH-Wert wird mit Phosphorsäure 85 % R eingestellt.

Pufferlösung pH 3,5 R   4000600

25,0 g Ammoniumacetat R werden in 25 ml Wasser R gelöst. Nach Zusatz von 38,0 ml Salzsäure R 1 wird der pH-Wert bestimmt und, falls erforderlich, mit verdünnter Salzsäure R oder verdünnter Ammoniak-Lösung R 1 eingestellt. Die Lösung wird mit Wasser R zu 100,0 ml verdünnt.

Phosphat-Pufferlösung pH 3,5 R   4000700

68,0 g Kaliumdihydrogenphosphat R werden in Wasser R zu 1000,0 ml gelöst. Der pH-Wert wird mit Phosphorsäure 85 % R eingestellt.

Pufferlösung pH 3,6 R   4000800

250,0 ml Kaliumhydrogenphthalat-Lösung (0,2 mol·l^{-1}) R werden mit 11,94 ml Salzsäure (0,2 mol·l^{-1}) versetzt und mit Wasser R zu 1000,0 ml verdünnt.

Pufferlösung pH 3,7 R   4000900

15,0 ml Essigsäure R werden mit 60 ml Ethanol 96 % R und 20 ml Wasser R versetzt. Die Lösung wird bis zum pH-Wert von 3,7 mit Ammoniak-Lösung R versetzt und mit Wasser R zu 100,0 ml verdünnt.

Kupfersulfat-Pufferlösung pH 4,0 R   4001000

0,25 g Kupfer(II)-sulfat-Pentahydrat R und 4,5 g Ammoniumacetat R werden in verdünnter Essigsäure R zu 100,0 ml gelöst.

Natriumacetat-Pufferlösung pH 4,0 (0,1 mol·l^{-1}) R   4013800

Lösung A: 822 mg Natriumacetat R werden in 100 ml Wasser R gelöst.

Lösung B: 1,44 ml Essigsäure 99 % R werden mit 250 ml Wasser R verdünnt.

100 ml Lösung B werden mit etwa 20 ml Lösung A eingestellt.

Acetat-Pufferlösung pH 4,4 R 4001100

136 g Natriumacetat R und 77 g Ammoniumacetat R werden in Wasser R zu 1000,0 ml gelöst. Die Lösung wird mit 250,0 ml Essigsäure 99 % R gemischt.

Phthalat-Pufferlösung pH 4,4 R 4001200

2,042 g Kaliumhydrogenphthalat R werden in 50 ml Wasser R gelöst. Nach Zusatz von 7,5 ml Natriumhydroxid-Lösung (0,2 mol · l^{-1}) wird die Lösung mit Wasser R zu 200,0 ml verdünnt.

Acetat-Pufferlösung pH 4,5 R 4012500

77,1 g Ammoniumacetat R werden in Wasser R gelöst. Die Lösung wird mit 70 ml Essigsäure 99 % R versetzt und mit Wasser R zu 1000,0 ml verdünnt.

Ammoniumacetat-Pufferlösung pH 4,5 (0,5 mol · l^{-1}) R 4014200

14,3 ml Essigsäure 99 % R und 470 ml Wasser R werden gemischt. Die Mischung wird mit konzentrierter Ammoniak-Lösung R auf einen pH-Wert von 4,5 eingestellt und mit Wasser R zu 500,0 ml verdünnt.

Natriumacetat-Pufferlösung pH 4,5 R 4010100

63 g wasserfreies Natriumacetat R werden in Wasser R gelöst. Nach Zusatz von 90 ml Essigsäure R wird die Lösung auf einen pH-Wert von 4,5 eingestellt und mit Wasser R zu 1000 ml verdünnt.

Phosphat-Pufferlösung pH 4,5 (0,05 mol · l^{-1}) R 4009000

6,80 g Kaliumdihydrogenphosphat R werden in 1000,0 ml Wasser R gelöst. Der pH-Wert der Lösung beträgt 4,5.

Acetat-Pufferlösung pH 4,6 R 4001400

5,4 g Natriumacetat R werden in 50 ml Wasser R gelöst. Die Lösung wird mit 2,4 g Essigsäure 99 % R versetzt und mit Wasser R zu 100,0 ml verdünnt. Der pH-Wert wird, falls erforderlich, eingestellt.

Succinat-Pufferlösung pH 4,6 R 4001500

11,8 g Bernsteinsäure R werden in einer Mischung von 600 ml Wasser R und 82 ml Natriumhydroxid-Lösung (1 mol · l^{-1}) gelöst. Die Lösung wird mit Wasser R zu 1000,0 ml verdünnt.

Acetat-Pufferlösung pH 4,7 R 4001600

136,1 g Natriumacetat R werden in 500 ml Wasser R gelöst. 250 ml Lösung werden mit 250 ml verdünnter Essigsäure R gemischt und 2-mal mit einer frisch hergestellten und filtrierten Lösung von Dithizon R (0,1 g · l^{-1}) in Chloroform R geschüttelt. Die Mischung wird mit Tetrachlorkohlenstoff R geschüttelt, bis die organische Phase farblos ist. Die wässrige Phase wird zur Entfernung von Spuren von Tetrachlorkohlenstoff filtriert.

Acetat-Pufferlösung pH 4,7 R 1 4013600

136,1 g Natriumacetat R werden in 500 ml Wasser R gelöst. 250 ml Lösung werden mit 250 ml verdünnter Essigsäure R gemischt.

Acetat-Pufferlösung pH 5,0 R 4009100

120 ml einer Lösung von Essigsäure 99 % R (6 g · l^{-1}) werden mit 100 ml Kaliumhydroxid-Lösung (0,1 mol · l^{-1}) und etwa 250 ml Wasser R versetzt. Die Lösung wird gemischt. Die Mischung wird mit einer Lösung von Essigsäure R (6 g · l^{-1}) oder Kaliumhydroxid-Lösung (0,1 mol · l^{-1}) auf einen pH-Wert von 5,0 eingestellt und mit Wasser R zu 1000,0 ml verdünnt.

Citrat-Pufferlösung pH 5,0 R 4010700

Eine Lösung, die 20,1 g · l^{-1} Citronensäure-Monohydrat R und 8,0 g · l^{-1} Natriumhydroxid R enthält, wird hergestellt. Der pH-Wert wird mit verdünnter Salzsäure R eingestellt.

Natriumacetat-Pufferlösung pH 5,0 R 4015500

50,0 g Natriumacetat R werden in 10,0 ml Essigsäure 99 % R gelöst. Die Lösung wird nach Zusatz von Wasser R mit einer Lösung von Natriumhydroxid R (4,2 g · l^{-1}) oder mit Essigsäure 99 % R auf einen pH-Wert von 5,0 eingestellt und mit Wasser R zu 1000,0 ml verdünnt.

Natriumphosphat-Pufferlösung pH 5,0 (0,2 mol · l^{-1}), deuterierte R 4013900

2,76 g Natriumdihydrogenphosphat-Monohydrat R werden in 90 ml (D$_2$)Wasser R gelöst. Der pH-Wert der Lösung wird mit einer deuterierten Lösung von Phosphorsäure 85 % R oder einer deuterierten Lösung von Natriumhydroxid R (1 mol · l^{-1}) eingestellt und die Lösung mit (D$_2$)Wasser R zu 100 ml verdünnt und gemischt.

Phosphat-Pufferlösung pH 5,0 R 4011300

2,72 g Kaliumdihydrogenphosphat R werden in 800 ml Wasser R gelöst. Der pH-Wert wird mit einer aus Kaliumhydroxid R hergestellten 1-molaren Kaliumhydroxid-Lösung eingestellt und die Lösung mit Wasser R zu 1000 ml verdünnt.

Pufferlösung pH 5,2 R 4001700

1,02 g Kaliumhydrogenphthalat R werden in 30,0 ml Natriumhydroxid-Lösung (0,1 mol·l^{-1}) gelöst; die Lösung wird mit Wasser R zu 100,0 ml verdünnt.

Phosphat-Pufferlösung pH 5,4 (0,067 mol·l^{-1}) R 4012000

Angemessene Volumen einer Lösung von Natriummonohydrogenphosphat-Dodecahydrat R (23,99 g·l^{-1}) und einer Lösung von Natriumdihydrogenphosphat-Monohydrat R (9,12 g·l^{-1}) werden gemischt, so dass eine Lösung mit einem pH-Wert von 5,4 erhalten wird.

Pufferlösung pH 5,5 R 4001800

54,4 g Natriumacetat R werden in 50 ml Wasser R gelöst, falls erforderlich unter Erwärmen auf 35 °C. Die Lösung wird nach dem Abkühlen langsam mit 10 ml wasserfreier Essigsäure R versetzt. Nach Schütteln wird die Lösung mit Wasser R zu 100,0 ml verdünnt.

Acetat-Natriumedetat-Pufferlösung pH 5,5 R 4001900

250 g Ammoniumacetat R und 15 g Natriumedetat R werden in 400 ml Wasser R gelöst. Die Lösung wird mit 125 ml Essigsäure 99 % R versetzt.

Phosphat-Pufferlösung pH 5,5 R 4002000

Lösung A: 13,61 g Kaliumdihydrogenphosphat R werden in Wasser R zu 1000,0 ml gelöst.

Lösung B: 35,81 g Natriummonohydrogenphosphat-Dodecahydrat R werden in Wasser R zu 1000,0 ml gelöst.

96,4 ml Lösung A werden mit 3,6 ml Lösung B gemischt.

Phosphat-Citrat-Pufferlösung pH 5,5 R 4008700

56,85 ml einer Lösung von wasserfreiem Natriummonohydrogenphosphat R (28,4 g·l^{-1}) werden mit 43,15 ml einer Lösung von Citronensäure-Monohydrat R (21 g·l^{-1}) gemischt.

Phosphat-Pufferlösung pH 5,6 R 4011200

Lösung A: 0,908 g Kaliumdihydrogenphosphat R werden in Wasser R zu 100,0 ml gelöst.

Lösung B: 1,161 g Kaliummonohydrogenphosphat R werden in Wasser R zu 100,0 ml gelöst.

94,4 ml Lösung A werden mit 5,6 ml Lösung B gemischt. Falls erforderlich wird die Lösung mit der Lösung A oder der Lösung B auf einen pH-Wert von 5,6 eingestellt.

Phosphat-Pufferlösung pH 5,8 R 4002100

1,19 g Natriummonohydrogenphosphat-Dihydrat R und 8,25 g Kaliumdihydrogenphosphat R werden in Wasser R zu 1000,0 ml gelöst.

Acetat-Pufferlösung pH 6,0 R 4002200

100 g Ammoniumacetat R werden in 300 ml Wasser R gelöst. Nach Zusatz von 4,1 ml Essigsäure 99 % R wird der pH-Wert, falls erforderlich, mit Ammoniak-Lösung R oder Essigsäure R eingestellt. Die Lösung wird mit Wasser R zu 500,0 ml verdünnt.

Diethylammoniumphosphat-Pufferlösung pH 6,0 R 4002300

68 ml Phosphorsäure 85 % R werden mit Wasser R zu 500 ml verdünnt. 25 ml Lösung werden mit 450 ml Wasser R und 6 ml Diethylamin R versetzt. Falls erforderlich wird die Lösung mit Diethylamin R oder Phosphorsäure 85 % R auf einen pH-Wert von 6 ± 0,05 eingestellt und mit Wasser R zu 500,0 ml verdünnt.

Morpholinethansulfonat-Pufferlösung (1 mol·l^{-1}) pH 6,0 R 4015900

48,8 g 2-(Morpholin-4-yl)ethansulfonsäure R werden in 160 ml Wasser R gelöst. Die Lösung wird mit 25 ml Natriumhydroxid-Lösung (2 mol·l^{-1}) R versetzt und anschließend mit Natriumhydroxid-Lösung (2 mol·l^{-1}) R auf einen pH-Wert von 6,0 eingestellt. Diese Lösung wird mit Wasser R zu annähernd 250 ml verdünnt und der pH-Wert, falls erforderlich, mit Natriumhydroxid-Lösung (2 mol·l^{-1}) R eingestellt. Die Lösung wird mit Wasser R zu 250,0 ml verdünnt.

Phosphat-Pufferlösung pH 6,0 R 4002400

63,2 ml einer Lösung von Natriummonohydrogenphosphat-Dodecahydrat R (71,5 g·l^{-1}) und 36,8 ml einer Lösung von Citronensäure-Monohydrat R (21 g·l^{-1}) werden gemischt.

Phosphat-Pufferlösung pH 6,0 R 1 4002500

6,8 g Natriumdihydrogenphosphat R werden in Wasser R zu 1000,0 ml gelöst. Der pH-Wert wird mit konzentrierter Natriumhydroxid-Lösung R eingestellt.

Phosphat-Pufferlösung pH 6,0 R 2 4002600

250,0 ml Kaliumdihydrogenphosphat-Lösung (0,2 mol · l⁻¹) R und 28,5 ml Natriumhydroxid-Lösung (0,2 mol · l⁻¹) werden mit Wasser R zu 1000,0 ml verdünnt.

Phosphat-Pufferlösung pH 6,4 R 4002800

2,5 g Natriummonohydrogenphosphat-Dodecahydrat R, 2,5 g Natriumdihydrogenphosphat R und 8,2 g Natriumchlorid R werden in 950 ml Wasser R gelöst. Falls erforderlich wird die Lösung mit Natriumhydroxid-Lösung (1 mol · l⁻¹) oder Salzsäure (1 mol · l⁻¹) auf einen pH-Wert von 6,4 eingestellt. Die Lösung wird mit Wasser R zu 1000,0 ml verdünnt.

Phosphat-Pufferlösung pH 6,4, gelatinehaltige R 1043300

100 ml Phosphat-Pufferlösung pH 6,4 R werden mit 100 ml Wasser R gemischt. In der Lösung werden 0,140 g hydrolysierte Gelatine R bei 37 °C gelöst.

Die Lösung ist innerhalb von 2 h zu verwenden.

Die Pufferlösung dient zum Auflösen von Hyaluronidase.

Phthalat-Pufferlösung pH 6,4 (0,5 mol · l⁻¹) R 4009200

100 g Kaliumhydrogenphthalat R werden in Wasser R zu 1000,0 ml gelöst. Falls erforderlich wird der pH-Wert mit konzentrierter Natriumhydroxid-Lösung R eingestellt.

Pufferlösung pH 6,5 R 4002900

60,5 g Natriummonohydrogenphosphat-Dodecahydrat R und 46 g Kaliumdihydrogenphosphat R werden in Wasser R gelöst. Nach Zusatz von 100 ml Natriumedetat-Lösung (0,02 mol · l⁻¹) und 20 mg Quecksilber(II)-chlorid R wird die Lösung mit Wasser R zu 1000,0 ml verdünnt.

Imidazol-Pufferlösung pH 6,5 R 4003000

6,81 g Imidazol R, 1,23 g Magnesiumsulfat R und 0,73 g Calciumsulfat R werden in 752 ml Salzsäure (0,1 mol · l⁻¹) gelöst. Falls erforderlich wird der pH-Wert eingestellt und die Lösung mit Wasser R zu 1000,0 ml verdünnt.

Phosphat-Pufferlösung pH 6,5 R 4012800

2,75 g Natriumdihydrogenphosphat R und 4,5 g Natriumchlorid R werden in 500 ml Wasser R gelöst. Der pH-Wert wird mit Phosphat-Pufferlösung pH 8,5 R eingestellt.

Phosphat-Pufferlösung pH 6,5 (0,1 mol · l⁻¹) R 4010800

13,80 g Natriumdihydrogenphosphat-Monohydrat R werden in 900 ml destilliertem Wasser R gelöst. Der pH-Wert wird mit einer Lösung von Natriumhydroxid R (400 g · l⁻¹) eingestellt und die Lösung mit destilliertem Wasser R zu 1000 ml verdünnt.

Pufferlösung pH 6,6 R 4003100

250,0 ml Kaliumdihydrogenphosphat-Lösung (0,2 mol · l⁻¹) R und 89,0 ml Natriumhydroxid-Lösung (0,2 mol · l⁻¹) werden mit Wasser R zu 1000,0 ml verdünnt.

Phosphat-Pufferlösung pH 6,7 (0,1 mol · l⁻¹) R 4014300

15,6 g Natriumdihydrogenphosphat R werden in Wasser R zu 1,0 Liter gelöst. 17,8 g Natriummonohydrogenphosphat-Dihydrat R werden in Wasser R zu 1,0 Liter gelöst. Beide Lösungen werden miteinander gemischt. Die Mischung wird, falls erforderlich, auf einen pH-Wert von 6,7 eingestellt.

Phosphat-Pufferlösung pH 6,8 R 4003300

77,3 ml einer Lösung von Natriummonohydrogenphosphat-Dodecahydrat R (71,5 g · l⁻¹) und 22,7 ml einer Lösung von Citronensäure-Monohydrat R (21 g · l⁻¹) werden gemischt.

Phosphat-Pufferlösung pH 6,8 R 1 4003400

51,0 ml einer Lösung von Kaliumdihydrogenphosphat R (27,2 g · l⁻¹) werden mit 49,0 ml einer Lösung von Natriummonohydrogenphosphat-Dodecahydrat R (71,6 g · l⁻¹) versetzt. Falls erforderlich wird der pH-Wert eingestellt.

Lagerung: bei 2 bis 8 °C

Phosphat-Pufferlösung pH 6,8, natriumchloridhaltige R 4003200

1,0 g Kaliumdihydrogenphosphat R, 2,0 g Kaliummonohydrogenphosphat R und 8,5 g Natriumchlorid R werden in 900 ml Wasser R gelöst. Falls erforderlich wird der pH-Wert eingestellt und die Lösung mit Wasser R zu 1000,0 ml verdünnt.

Trometamol-Pufferlösung pH 6,8 (1 mol · l⁻¹) R 4009300

60,6 g Trometamol R werden in 400 ml Wasser R gelöst. Der pH-Wert wird mit Salzsäure R eingestellt und die Lösung mit Wasser R zu 500,0 ml verdünnt.

Pufferlösung pH 7,0 R 4003500

1000 ml einer Lösung, die Natriummonohydrogenphosphat-Dodecahydrat R (18 g · l^{-1}) und Natriumchlorid R (23 g · l^{-1}) enthält, werden mit so viel einer Lösung versetzt, die Natriumdihydrogenphosphat R (7,8 g · l^{-1}) und Natriumchlorid R (23 g · l^{-1}) enthält, dass ein pH-Wert von 7,0 erhalten wird (etwa 280 ml). In dieser Lösung wird so viel Natriumazid R gelöst, dass eine Konzentration von 0,2 g · l^{-1} erhalten wird.

Kaliumphosphat-Pufferlösung pH 7,0 R 4014700

10 mg Rinderalbumin R und 68 mg Kaliumdihydrogenphosphat R werden in 30 ml Wasser R gelöst. Die Lösung wird falls erforderlich mit Kaliumhydroxid R auf einen pH-Wert von 7,0 eingestellt, mit Wasser R zu 50 ml verdünnt und filtriert.

Maleat-Pufferlösung pH 7,0 R 4003600

10,0 g Natriumchlorid R, 6,06 g Trometamol R und 4,90 g Maleinsäureanhydrid R werden in 900 ml Wasser R gelöst. Mit Hilfe einer Lösung von Natriumhydroxid R (170 g · l^{-1}) wird der pH-Wert auf 7,0 eingestellt und die Lösung mit Wasser R zu 1000,0 ml verdünnt.

Lagerung: bei 2 bis 8 °C; innerhalb von 3 Tagen zu verwenden

Natriumcalciumacetat-Pufferlösung pH 7,0 R 4014800

10 mg Rinderalbumin R und 32 mg Calciumacetat werden in 60 ml Wasser R gelöst. Nach Zusatz von 580 µl Essigsäure 99 % R wird die Lösung mit Natriumhydroxid-Lösung (2 mol · l^{-1}) R auf einen pH-Wert von 7,0 eingestellt. Die Lösung wird mit Wasser R zu 100 ml verdünnt und filtriert.

Phosphat-Pufferlösung pH 7,0 R 4003700

82,4 ml einer Lösung Natriummonohydrogenphosphat-Dodecahydrat R (71,5 g · l^{-1}) und 17,6 ml einer Lösung von Citronensäure-Monohydrat R (21 g · l^{-1}) werden gemischt.

Phosphat-Pufferlösung pH 7,0 R 1 4003900

250,0 ml Kaliumdihydrogenphosphat-Lösung (0,2 mol · l^{-1}) R und 148,2 ml einer Lösung von Natriumhydroxid R (8 g · l^{-1}) werden gemischt. Falls erforderlich wird der pH-Wert eingestellt und die Lösung zu 1000,0 ml verdünnt.

Phosphat-Pufferlösung pH 7,0 R 2 4004000

50,0 ml einer Lösung von Kaliumdihydrogenphosphat R (136 g · l^{-1}) und 29,5 ml Natriumhydroxid-Lösung (1 mol · l^{-1}) werden mit Wasser R zu 100,0 ml verdünnt. Der pH-Wert wird auf 7,0 ± 0,1 eingestellt.

Phosphat-Pufferlösung pH 7,0 R 3 4008600

5 g Kaliumdihydrogenphosphat R und 11 g Kaliummonohydrogenphosphat R werden in 900 ml Wasser R gelöst. Der pH-Wert der Lösung wird mit Phosphorsäure 10 % R oder verdünnter Natriumhydroxid-Lösung R auf 7,0 eingestellt. Die Lösung wird mit Wasser R zu 1000 ml verdünnt und gemischt.

Phosphat-Pufferlösung pH 7,0 R 4 4010200

28,4 g wasserfreies Natriummonohydrogenphosphat R und 18,2 g Kaliumdihydrogenphosphat R werden in Wasser R zu 500 ml gelöst.

Phosphat-Pufferlösung pH 7,0 R 5 4011400

28,4 g wasserfreies Natriummonohydrogenphosphat R werden in 800 ml Wasser R gelöst. Der pH-Wert wird mit einer 30-prozentigen Lösung (*m/m*) von Phosphorsäure 85 % R eingestellt und die Lösung mit Wasser R zu 1000 ml verdünnt.

Phosphat-Pufferlösung pH 7,0 R 6 4015300

3,56 g Natriummonohydrogenphosphat-Dihydrat R werden in 950 ml Wasser zur Chromatographie R gelöst. Der pH-Wert wird mit Phosphorsäure 85 % R eingestellt und die Lösung mit Wasser zur Chromatographie R zu 1,0 Liter verdünnt.

Phosphat-Pufferlösung pH 7,0 R 7 4015700

35 g Kaliummonohydrogenphosphat R werden in 900 ml Wasser R gelöst. Die Lösung wird mit Phosphorsäure 10 % R auf einen pH-Wert von 7,0 eingestellt und die Lösung mit Wasser R zu 1,0 Liter verdünnt.

Phosphat-Pufferlösung pH 7,0 (0,1 mol · l^{-1}) R 4008200

1,361 g Kaliumdihydrogenphosphat R werden in Wasser R zu 100,0 ml gelöst. Die Lösung wird mit einer Lösung von Natriummonohydrogenphosphat-Dodecahydrat R (35 g · l^{-1}) auf einen pH-Wert von 7,0 eingestellt.

Phosphat-Pufferlösung pH 7,0 (0,067 mol · l^{-1}) R 4003800

Lösung A: 0,908 g Kaliumdihydrogenphosphat R werden in Wasser R zu 100,0 ml gelöst.

Lösung B: 2,38 g Natriummonohydrogenphosphat-Dodecahydrat R werden in Wasser R zu 100,0 ml gelöst.

38,9 ml Lösung A werden mit 61,1 ml Lösung B gemischt. Falls erforderlich wird der pH-Wert eingestellt.

Phosphat-Pufferlösung pH 7,0 (0,063 mol · l⁻¹) R 4009500

5,18 g wasserfreies Natriummonohydrogenphosphat R und 3,65 g Natriumdihydrogenphosphat-Monohydrat R werden in 950 ml Wasser R gelöst. Der pH-Wert wird mit Phosphorsäure 85 % R eingestellt und die Lösung mit Wasser R zu 1000,0 ml verdünnt.

Phosphat-Pufferlösung pH 7,0 (0,05 mol · l⁻¹) R 4012400

34 ml Wasser R werden mit 100 ml Phosphat-Pufferlösung pH 7,0 (0,067 mol · l⁻¹) R gemischt.

Phosphat-Pufferlösung pH 7,0 (0,03 mol · l⁻¹) R 4010300

5,2 g Kaliummonohydrogenphosphat R werden in 900 ml Wasser zur Chromatographie R gelöst. Die Lösung wird mit Phosphorsäure 85 % R auf einen pH-Wert von 7,0 ± 0,1 eingestellt und mit Wasser zur Chromatographie R zu 1000 ml verdünnt.

Phosphat-Pufferlösung pH 7,0 (0,025 mol · l⁻¹) R 4009400

1 Volumteil Phosphat-Pufferlösung pH 7,0 (0,063 mol · l⁻¹) wird mit 1,5 Volumteilen Wasser R gemischt.

Tetrabutylammonium-Pufferlösung pH 7,0 R 4010900

6,16 g Ammoniumacetat R werden in einer Mischung von 15 ml Tetrabutylammoniumhydroxid-Lösung R und 185 ml Wasser R gelöst.

Der pH-Wert der Lösung wird mit Salpetersäure R eingestellt.

Pufferlösung pH 7,2 R 4004100

250,0 ml Kaliumdihydrogenphosphat-Lösung (0,2 mol · l⁻¹) R und 175,0 ml Natriumhydroxid-Lösung (0,2 mol · l⁻¹) werden mit Wasser R zu 1000,0 ml verdünnt. Falls erforderlich wird der pH-Wert eingestellt.

Phosphat-Pufferlösung pH 7,2 R 4004200

87,0 ml einer Lösung von Natriummonohydrogenphosphat-Dodecahydrat R (71,5 g · l⁻¹) und 13,0 ml einer Lösung von Citronensäure-Monohydrat R (21 g · l⁻¹) werden gemischt.

Phosphat-Pufferlösung pH 7,2, albuminhaltige R 4004400

10,75 g Natriummonohydrogenphosphat-Dodecahydrat R, 7,6 g Natriumchlorid R und 10 g Rinderalbumin R werden in Wasser R zu 1000,0 ml gelöst. Vor Gebrauch wird der pH-Wert der Lösung mit verdünnter Natriumhydroxid-Lösung R oder mit Phosphorsäure 10 % R eingestellt.

Phosphat-Pufferlösung pH 7,2, albuminhaltige R 1 4009600

10,75 g Natriummonohydrogenphosphat-Dodecahydrat R, 7,6 g Natriumchlorid R und 1 g Rinderalbumin R werden in Wasser R zu 1000,0 ml gelöst. Vor Gebrauch wird der pH-Wert der Lösung mit verdünnter Natriumhydroxid-Lösung R oder mit Phosphorsäure 10 % R eingestellt.

Pufferlösung pH 7,2, physiologische R 4004300

8,0 g Natriumchlorid R, 0,2 g Kaliumchlorid R, 0,1 g wasserfreies Calciumchlorid R, 0,1 g Magnesiumchlorid R, 3,18 g Natriummonohydrogenphosphat-Dodecahydrat R und 0,2 g Kaliumdihydrogenphosphat R werden in Wasser R zu 1000,0 ml gelöst.

Imidazol-Pufferlösung pH 7,3 R 4004500

3,4 g Imidazol R und 5,8 g Natriumchlorid R werden in Wasser R gelöst. Nach Zusatz von 18,6 ml Salzsäure (1 mol · l⁻¹) wird die Lösung mit Wasser R zu 1000,0 ml verdünnt und falls erforderlich der pH-Wert eingestellt.

Barbital-Pufferlösung pH 7,4 R 4004700

50 ml einer Lösung, die 19,44 g Natriumacetat R und 29,46 g Barbital-Natrium R je Liter enthält, werden mit 50,5 ml Salzsäure (0,1 mol · l⁻¹) versetzt. Nach Zusatz von 20 ml einer Lösung von Natriumchlorid R (85 g · l⁻¹) wird die Lösung mit Wasser R zu 250 ml verdünnt.

Phosphat-Pufferlösung pH 7,4 R 4004800

250,0 ml Kaliumdihydrogenphosphat-Lösung (0,2 mol · l⁻¹) R werden mit 393,4 ml Natriumhydroxid-Lösung (0,1 mol · l⁻¹) gemischt.

Phosphat-Pufferlösung pH 7,4, natriumchloridhaltige R 4005000

2,38 g Natriummonohydrogenphosphat-Dodecahydrat R, 0,19 g Kaliumdihydrogenphosphat R und 8,0 g Natriumchlorid R werden in Wasser R zu 1000,0 ml gelöst. Falls erforderlich wird der pH-Wert eingestellt.

Beachten Sie den Hinweis auf „Allgemeine Monographien" zu Anfang des Bands auf Seite B

Phosphat-Pufferlösung pH 7,4, natriumchloridhaltige *R* 1   4004600

0,6 g Kaliumdihydrogenphosphat *R*, 6,4 g Natriummonohydrogenphosphat-Dodecahydrat *R* und 5,85 g Natriumchlorid *R* werden in Wasser *R* zu 1000,0 ml gelöst. Falls erforderlich wird der pH-Wert eingestellt.

Trometamol-Pufferlösung pH 7,4 *R*   4012100

30,3 g Trometamol *R* werden in etwa 200 ml Wasser *R* gelöst. Die Lösung wird mit 183 ml Salzsäure (1 mol · l^{-1}) versetzt und mit Wasser *R* zu 500,0 ml verdünnt.

Hinweis: Der pH-Wert der Lösung beträgt 7,7 bis 7,8 bei Raumtemperatur und 7,4 bei 37 °C. Die Lösung ist bei 4 °C mehrere Monate lang haltbar.

Trometamol-Pufferlösung pH 7,4, natriumchloridhaltige *R*   4004900

6,08 g Trometamol *R* und 8,77 g Natriumchlorid *R* werden in 500 ml destilliertem Wasser *R* gelöst. Die Lösung wird mit 10,0 g Rinderalbumin *R* oder 1,0 bis 5,0 g Macrogol 6000 *R* versetzt, mit Salzsäure *R* auf einen pH-Wert von 7,4 eingestellt und mit destilliertem Wasser *R* zu 1000,0 ml verdünnt.

Trometamol-Pufferlösung pH 7,4, natriumchloridhaltige *R* 1   4012200

0,1 g Rinderalbumin *R* werden in einer Mischung von 2 ml Trometamol-Pufferlösung pH 7,4 *R* und 50 ml einer Lösung von Natriumchlorid *R* (5,84 mg · ml^{-1}) gelöst. Die Lösung wird mit Wasser *R* zu 100,0 ml verdünnt.

Trometamol-Acetat-Pufferlösung pH 7,4 *R*   4012900

6,3 g Trometamol *R* und 4,9 g wasserfreies Natriumacetat *R* werden in 900 ml Wasser *R* gelöst. Die Lösung wird mit Schwefelsäure *R* auf einen pH-Wert von 7,4 eingestellt und mit Wasser *R* zu 1000 ml verdünnt.

Trometamol-Acetat-Pufferlösung pH 7,4, natriumchloridhaltige *R*   4013000

30,0 g Trometamol *R*, 14,5 g wasserfreies Natriumacetat *R* und 14,6 g Natriumchlorid *R* werden in 900 ml Wasser *R* gelöst. Die Lösung wird mit 0,50 g Rinderalbumin *R* versetzt, mit Schwefelsäure *R* auf einen pH-Wert von 7,4 eingestellt und mit Wasser *R* zu 1000,0 ml verdünnt.

Borat-Pufferlösung pH 7,5 *R*   4005200

2,5 g Natriumchlorid *R*, 2,85 g Natriumtetraborat *R* und 10,5 g Borsäure *R* werden in Wasser *R* zu 1000,0 ml gelöst. Falls erforderlich wird der pH-Wert eingestellt.

Lagerung: bei 2 bis 8 °C

HEPES-Pufferlösung pH 7,5 *R*   4009700

2,38 g HEPES *R* werden in etwa 90 ml Wasser *R* gelöst. Die Lösung wird mit Natriumhydroxid-Lösung *R* auf einen pH-Wert von 7,5 eingestellt und mit Wasser *R* zu 100 ml verdünnt.

Natriumphosphat-Pufferlösung pH 7,5 (0,25 mol · l^{-1}) *R*   4016100

3,90 g Natriumdihydrogenphosphat *R* werden in 70 ml Wasser *R* gelöst. Die Lösung wird mit einer Lösung von Natriumhydroxid *R* (300 g · l^{-1}) auf einen pH-Wert von 7,5 eingestellt und mit Wasser *R* zu 100 ml verdünnt.

Phosphat-Pufferlösung pH 7,5 (0,33 mol · l^{-1}) *R*   4005300

Lösung A: 119,31 g Natriummonohydrogenphosphat-Dodecahydrat *R* werden in Wasser *R* zu 1000,0 ml gelöst.

Lösung B: 45,36 g Kaliumdihydrogenphosphat *R* werden in Wasser *R* zu 1000,0 ml gelöst.

85 ml Lösung A werden mit 15 ml Lösung B gemischt. Falls erforderlich wird der pH-Wert eingestellt.

Phosphat-Pufferlösung pH 7,5 (0,2 mol · l^{-1}) *R*   4005400

27,22 g Kaliumdihydrogenphosphat *R* werden in 930 ml Wasser *R* gelöst. Die Lösung wird mit Hilfe einer Lösung von Kaliumhydroxid *R* (300 g · l^{-1}) auf einen pH-Wert von 7,5 eingestellt und mit Wasser *R* zu 1000,0 ml verdünnt.

Phosphat-Pufferlösung pH 7,5 (0,05 mol · l^{-1}) *R*   4014400

0,89 g Natriummonohydrogenphosphat-Dihydrat *R* werden in etwa 80 ml Wasser *R* gelöst. Die Lösung wird mit einer 8,5-prozentigen Lösung (*V/V*) von Phosphorsäure 85 % *R* auf einen pH-Wert von 7,5 eingestellt und mit Wasser *R* zu 100,0 ml verdünnt.

Trometamol-Pufferlösung pH 7,5 *R*   4005500

7,27 g Trometamol *R* und 5,27 g Natriumchlorid *R* werden in Wasser *R* gelöst. Falls erforderlich wird der pH-Wert eingestellt. Die Lösung wird mit Wasser *R* zu 1000,0 ml verdünnt.

Trometamol-Pufferlösung pH 7,5 R 1 4016400

1,21 g Trometamol R werden in 900 ml Wasser R gelöst. Die Lösung wird mit 10 ml Calciumchlorid-Lösung (0,01 mol · l^{-1}) R versetzt. Falls erforderlich wird der pH-Wert mit Natriumhydroxid-Lösung R oder Salzsäure R eingestellt und die Lösung mit Wasser R zu 1000,0 ml verdünnt.

Trometamol-Pufferlösung pH 7,5 (1 mol · l^{-1}) R 4014500

12,11 g Trometamol R werden in 90 ml Wasser R gelöst. Die Lösung wird mit Salzsäure R auf einen pH-Wert von 7,5 eingestellt und mit Wasser R zu 100,0 ml verdünnt.

Trometamol-Pufferlösung pH 7,5 (0,1 mol · l^{-1}) R 4016200

3,03 g Trometamol R werden in 200 ml Wasser R gelöst. Die Lösung wird mit Salzsäure R auf einen pH-Wert von 7,5 eingestellt und mit Wasser R zu 250 ml verdünnt.

Trometamol-Pufferlösung pH 7,5 (0,05 mol · l^{-1}) R 4005600

6,057 g Trometamol R werden in Wasser R gelöst. Der pH-Wert wird mit Salzsäure R eingestellt und die Lösung mit Wasser R zu 1000,0 ml verdünnt.

Natriumcitrat-Pufferlösung pH 7,8 (Natriumcitrat (0,034 mol · l^{-1}), Natriumchlorid (0,101 mol · l^{-1})) R 4009800

10,0 g Natriumcitrat R und 5,90 g Natriumchlorid R werden in 900 ml Wasser R gelöst. Der pH-Wert wird mit Salzsäure R eingestellt und die Lösung mit Wasser R zu 1000 ml verdünnt.

Pufferlösung pH 8,0 R 4005900

50,0 ml Kaliumdihydrogenphosphat-Lösung (0,2 mol · l^{-1}) R und 46,8 ml Natriumhydroxid-Lösung (0,2 mol · l^{-1}) werden gemischt. Die Lösung wird mit Wasser R zu 200,0 ml verdünnt.

Pufferlösung pH 8,0 R 1 4010400

20 g Kaliummonohydrogenphosphat R werden in 900 ml Wasser R gelöst. Der pH-Wert der Lösung wird mit Phosphorsäure 85 % R eingestellt und die Lösung mit Wasser R zu 1000 ml verdünnt.

Borat-Pufferlösung pH 8,0 (0,0015 mol · l^{-1}) R 4006000

0,572 g Natriumtetraborat R und 2,94 g Calciumchlorid R werden in 800 ml Wasser R gelöst. Der pH-Wert wird mit Salzsäure (1 mol · l^{-1}) eingestellt und die Lösung mit Wasser R zu 1000,0 ml verdünnt.

Natriumphosphat-Pufferlösung pH 8,0 (0,02 mol · l^{-1}) R 4013700

0,31 g Natriumdihydrogenphosphat R werden in 70 ml Wasser R gelöst. Der pH-Wert wird mit Natriumhydroxid-Lösung (1 mol · l^{-1}) eingestellt und die Lösung mit Wasser R zu 100 ml verdünnt.

Phosphat-Pufferlösung pH 8,0 (1 mol · l^{-1}) R 4007800

136,1 g Kaliumdihydrogenphosphat R werden in Wasser R gelöst. Der pH-Wert wird mit Natriumhydroxid-Lösung (1 mol · l^{-1}) eingestellt und die Lösung mit Wasser R zu 1000,0 ml verdünnt.

Phosphat-Pufferlösung pH 8,0 (0,1 mol · l^{-1}) R 4008400

0,523 g Kaliumdihydrogenphosphat R und 16,73 g Kaliummonohydrogenphosphat R werden in Wasser R zu 1000,0 ml gelöst.

Phosphat-Pufferlösung pH 8,0 (0,02 mol · l^{-1}) R 4006100

50,0 ml Kaliumdihydrogenphosphat-Lösung (0,2 mol · l^{-1}) R und 46,8 ml Natriumhydroxid-Lösung (0,2 mol · l^{-1}) werden gemischt. Die Lösung wird mit Wasser R zu 500,0 ml verdünnt.

Trometamol-Pufferlösung pH 8,0 R 4012300

1,21 g Trometamol R und 29,4 mg Calciumchlorid R werden in Wasser R gelöst. Der pH-Wert wird mit Salzsäure (1 mol · l^{-1}) eingestellt und die Lösung mit Wasser R zu 100,0 ml verdünnt.

Trometamol-Pufferlösung pH 8,0 (1 mol · l^{-1}) R 4012700

121,1 g Trometamol R und 1,47 g Calciumchlorid R werden in 900 ml Wasser R gelöst. Der pH-Wert wird mit Salzsäure R eingestellt und die Lösung mit Wasser R zu 1000,0 ml verdünnt.

Trometamol-Acetat-Pufferlösung pH 8,0 R   4013100

6,3 g Trometamol R und 4,9 g wasserfreies Natriumacetat R werden in 900 ml Wasser R gelöst. Die Lösung wird mit Schwefelsäure R auf einen pH-Wert von 8,0 eingestellt und mit Wasser R zu 1000 ml verdünnt.

Trometamol-Acetat-Pufferlösung pH 8,0, natriumchloridhaltige R   4013200

30,0 g Trometamol R, 14,5 g wasserfreies Natriumacetat R und 14,6 g Natriumchlorid R werden in 900 ml Wasser R gelöst. Die Lösung wird mit 0,50 g Rinderalbumin R versetzt, mit Schwefelsäure R auf einen pH-Wert von 8,0 eingestellt und mit Wasser R zu 1000 ml verdünnt.

Trometamol-Pufferlösung pH 8,1 R   4006200

0,294 g Calciumchlorid R werden in 40 ml Trometamol-Lösung R gelöst. Der pH-Wert wird mit Salzsäure (1 mol·l^{-1}) eingestellt und die Lösung mit Wasser R zu 100,0 ml verdünnt.

Guanidin-Trometamol-Pufferlösung pH 8,3 R   4016300

1,21 g Trometamol R werden in 87,5 ml einer Lösung von Guanidinhydrochlorid R (764 g·l^{-1}) gelöst. Die Lösung wird mit Salzsäure R auf einen pH-Wert von 8,3 eingestellt und mit Wasser R zu 100 ml verdünnt.

Trometamol-Aminoessigsäure-Pufferlösung pH 8,3 R   4006300

6,0 g Trometamol R und 28,8 g Glycin R werden in Wasser R zu 1000,0 ml gelöst. Vor Gebrauch wird 1 Volumteil der Lösung mit 10 Volumteilen Wasser R verdünnt.

Trometamol-Pufferlösung pH 8,3 R   4011800

9,0 g Trometamol R werden in 2,9 l Wasser R gelöst. Der pH-Wert wird mit Salzsäure (1 mol·l^{-1}) eingestellt und die Lösung mit Wasser R zu 3 l verdünnt.

Barbital-Pufferlösung pH 8,4 R   4006400

8,25 g Barbital-Natrium R werden zu 1000,0 ml in Wasser R gelöst.

Trometamol-Natriumedetat-Pufferlösung pH 8,4 R   4006600

5,12 g Natriumchlorid R, 3,03 g Trometamol R und 1,40 g Natriumedetat R werden in 250 ml destilliertem Wasser R gelöst. Die Lösung wird mit Salzsäure R auf einen pH-Wert von 8,4 eingestellt und mit destilliertem Wasser R zu 500,0 ml verdünnt.

Trometamol-Natriumedetat-Pufferlösung pH 8,4 R 1   4015100

10,20 g Natriumchlorid R, 6,10 g Trometamol R, 2,80 g Natriumedetat R und 1,00 g Macrogol 6000 R oder 2,00 g Rinderalbumin R oder Albuminlösung vom Menschen R werden in 800 ml Wasser R gelöst. Die Lösung wird mit Salzsäure R auf einen pH-Wert von 8,4 eingestellt und mit Wasser R zu 1,0 Liter verdünnt.

Trometamol-Natriumedetat-BSA-Pufferlösung pH 8,4, albuminhaltige R   4006500

6,1 g Trometamol R, 2,8 g Natriumedetat R, 10,2 g Natriumchlorid R und 10 g Rinderalbumin R werden in Wasser R gelöst. Die Lösung wird mit Salzsäure (1 mol·l^{-1}) auf einen pH-Wert von 8,4 eingestellt und mit Wasser R zu 1000,0 ml verdünnt.

Guanidin-Trometamol-Natriumedetat-Pufferlösung pH 8,5 R   4014600

1,0 g Natriumedetat R, 12,1 g Trometamol R und 57,0 g Guanidinhydrochlorid R werden in 35 ml Wasser R gelöst. Die Lösung wird mit Salzsäure R auf einen pH-Wert von 8,5 eingestellt und mit Wasser R zu 100 ml verdünnt.

Phosphat-Pufferlösung pH 8,5 R   4013300

3,5 g Kaliummonohydrogenphosphat R und 4,5 g Natriumchlorid R werden in 500 ml Wasser R gelöst. Der pH-Wert wird mit einer Mischung gleicher Volumteile Phosphorsäure 10 % R und Wasser R eingestellt.

Trometamol-Acetat-Pufferlösung pH 8,5 R   4006700

0,294 g Calciumchlorid R und 12,11 g Trometamol R werden in Wasser R gelöst. Der pH-Wert wird mit Essigsäure R eingestellt und die Lösung mit Wasser R zu 1000,0 ml verdünnt.

Guanidin-Trometamol-Natriumedetat-Pufferlösung pH 8,6 R   4016500

0,018 g Natriumedetat R, 2,2 g Trometamol R und 28,7 g Guanidinhydrochlorid R werden in 20 ml Wasser R gelöst. Die Lösung wird mit Essigsäure R auf einen pH-Wert von 8,6 eingestellt und mit Wasser R zu 50 ml verdünnt.

Die „Allgemeinen Vorschriften" gelten für alle Monographien und sonstigen Texte

Barbital-Pufferlösung pH 8,6 R 1 4006900

1,38 g Barbital R, 8,76 g Barbital-Natrium R und 0,38 g Calciumlactat-Pentahydrat R werden in Wasser R zu 1000,0 ml gelöst.

Trometamol-Pufferlösung pH 8,8 (1,5 mol · l^{-1}) R 4009900

90,8 g Trometamol R werden in 400 ml Wasser R gelöst. Der pH-Wert wird mit Salzsäure R eingestellt und die Lösung mit Wasser R zu 500,0 ml verdünnt.

Trometamol-Pufferlösung pH 8,8 (3 mol · l^{-1}) R 4015000

363,3 g Trometamol R werden in 500 ml Wasser R gelöst. Der pH-Wert wird mit Salzsäure R eingestellt und die Lösung mit Wasser R zu 1 Liter verdünnt.

Pufferlösung pH 9,0 R 4007000

6,18 g Borsäure R werden in Kaliumchlorid-Lösung (0,1 mol · l^{-1}) R zu 1000,0 ml gelöst. 1000,0 ml dieser Lösung werden mit 420,0 ml Natriumhydroxid-Lösung (0,1 mol · l^{-1}) versetzt.

Pufferlösung pH 9,0 R 1 4007100

6,20 g Borsäure R werden in 500 ml Wasser R gelöst. Der pH-Wert der Lösung wird mit Natriumhydroxid-Lösung (1 mol · l^{-1}) eingestellt (etwa 41,5 ml) und die Lösung mit Wasser R zu 1000,0 ml verdünnt.

Phosphat-Pufferlösung pH 9,0 R 4008300

1,74 g Kaliumdihydrogenphosphat R werden in 80 ml Wasser R gelöst. Der pH-Wert wird mit einer aus Kaliumhydroxid R hergestellten 1-molaren Kaliumhydroxid-Lösung eingestellt und die Lösung mit Wasser R zu 100,0 ml verdünnt.

Trometamol-Pufferlösung pH 9,0 R 4015200

1,21 g Trometamol R werden in 950 ml Wasser zur Chromatographie R gelöst. Die Lösung wird mit Essigsäure R auf einen pH-Wert von 9,0 eingestellt und mit Wasser zur Chromatographie R zu 1000,0 ml verdünnt.

Trometamol-Pufferlösung pH 9,0 R 1 4016600

12,1 g Trometamol R werden in 950 ml Wasser R gelöst. Die Lösung wird mit Essigsäure R auf einen pH-Wert von 9,0 eingestellt und mit Wasser R zu 1000,0 ml verdünnt.

Trometamol-Pufferlösung pH 9,0 (0,05 mol · l^{-1}) R 4013500

0,605 g Trometamol R werden in Wasser R gelöst. Der pH-Wert wird mit Salzsäure (1 mol · l^{-1}) eingestellt und die Lösung mit Wasser R zu 100,0 ml verdünnt.

Ammoniumchlorid-Pufferlösung pH 9,5 R 4007200

33,5 g Ammoniumchlorid R werden in 150 ml Wasser R gelöst. Die Lösung wird mit 42,0 ml konzentrierter Ammoniak-Lösung R versetzt und mit Wasser R zu 250,0 ml verdünnt.

Lagerung: in Behältnissen aus Polyethylen

Ammoniumchlorid-Pufferlösung pH 10,0 R 4007300

5,4 g Ammoniumchlorid R werden in 20 ml Wasser R gelöst. Die Lösung wird nach Zusatz von 35,0 ml Ammoniak-Lösung R mit Wasser R zu 100,0 ml verdünnt.

Borat-Pufferlösung pH 10,0 R 4016000

In einem 500,0-ml-Messkolben werden 12,4 g Borsäure R in 300 ml Wasser R suspendiert. Die Suspension wird mit 100 ml einer Lösung von Kaliumhydroxid R (56 g · l^{-1}) versetzt und gemischt, um die Borsäure zu lösen. Die Lösung wird durch langsames Zusetzen einer Lösung von Kaliumhydroxid R (56 g · l^{-1}) auf einen pH-Wert von 10,0 eingestellt (etwa 60 ml sind normalerweise notwendig) und gemischt. Diese Lösung wird mit Wasser R zu annähernd 500 ml verdünnt und der pH-Wert, falls erforderlich, mit Borsäure R oder mit einer Lösung von Kaliumhydroxid R (56 g · l^{-1}) eingestellt. Die Lösung wird mit Wasser R zu 500,0 ml verdünnt.

Diethanolamin-Pufferlösung pH 10,0 R 4007500

96,4 g Diethanolamin R werden in Wasser R zu 400 ml gelöst. Nach Zusatz von 0,5 ml einer Lösung von Magnesiumchlorid R (186 g · l^{-1}) wird der pH-Wert mit Salzsäure (1 mol · l^{-1}) eingestellt und die Lösung mit Wasser R zu 500,0 ml verdünnt.

Ammoniumcarbonat-Pufferlösung pH 10,3 (0,1 mol · l^{-1}) R 4011900

7,91 g Ammoniumcarbonat R werden in 800 ml Wasser R gelöst. Der pH-Wert wird mit verdünnter Natriumhydroxid-Lösung R eingestellt und die Lösung mit Wasser R zu 1000,0 ml verdünnt.

Ammoniumchlorid-Pufferlösung pH 10,4 R 4011000

70 g Ammoniumchlorid R werden in 200 ml Wasser R gelöst. Die Lösung wird mit 330 ml konzentrierter

Ammoniak-Lösung R versetzt und mit Wasser R zu 1000,0 ml verdünnt. Falls erforderlich wird die Lösung mit Ammoniak-Lösung R auf einen pH-Wert von 10,4 eingestellt.

Borat-Pufferlösung pH 10,4 R   4011100

24,64 g Borsäure R werden in 900 ml destilliertem Wasser R gelöst. Der pH-Wert wird mit einer Lösung von Natriumhydroxid R (400 g · l^{-1}) eingestellt und die Lösung mit destilliertem Wasser R zu 1000 ml verdünnt.

Ammoniumchlorid-Pufferlösung pH 10,7 R   4013400

67,5 g Ammoniumchlorid R werden in Wasser R gelöst. Die Lösung wird mit 570 ml konzentrierter Ammoniak-Lösung R versetzt und mit Wasser R zu 1000,0 ml verdünnt.

Pufferlösung pH 10,9 R   4007600

6,75 g Ammoniumchlorid R werden in Ammoniak-Lösung R zu 100,0 ml gelöst.

Pufferlösung pH 11 R   4014000

6,21 g Borsäure R, 4,00 g Natriumhydroxid R und 3,70 g Kaliumchlorid R werden in 500 ml Wasser R gelöst. Die Lösung wird mit Wasser R zu 1000 ml verdünnt.

Phosphat-Pufferlösung pH 11,3 (0,1 mol · l^{-1}) R   4015400

17,4 g Kaliummonohydrogenphosphat R werden in etwa 950 ml Wasser R gelöst. Die Lösung wird mit einer Lösung von Kaliumhydroxid R (100 g · l^{-1}) auf einen pH-Wert von 11,3 eingestellt, mit Wasser R zu 1,0 Liter verdünnt und durch einen Membranfilter (nominale Porengröße 0,45 µm) filtriert.

4.2 Volumetrie

4.2.1 Urtitersubstanzen für Maßlösungen

Arsen(III)-oxid *RV*   2000100

As_2O_3 M_r 197,8
CAS Nr. 1327-53-3

Arsentrioxid

Arsen(III)-oxid *R* wird in einer geeigneten Apparatur sublimiert.

Lagerung: über Silicagel *R*

Benzoesäure *RV*   2000200

$C_7H_6O_2$ M_r 122,1
CAS Nr. 65-85-0

Benzoesäure *R* wird in einer geeigneten Apparatur sublimiert.

Eisen(II)-ethylendiammoniumsulfat *RV*   2000900

$Fe(C_2H_{10}N_2)(SO_4)_2 \cdot 4H_2O$ M_r 382,1
CAS Nr. 113193-60-5

Ethylendiammoniumeisen(II)-disulfat-Tetrahydrat; Ethylendiammonium-Tetraaquabis(sulfat)eisen(II)

Gehalt: mindestens 99,5 Prozent

Kaliumbromat *RV*   2000300

$KBrO_3$ M_r 167,0
CAS Nr. 7758-01-2

Kaliumbromat *R* wird aus siedendem Wasser *R* umkristallisiert. Die Kristalle werden gesammelt und im Trockenschrank bei 180 ± 10 °C bis zur Massekonstanz getrocknet (2.2.32).

Kaliumhydrogenphthalat *RV*   2000400

$C_8H_5KO_4$ M_r 204,2
CAS Nr. 877-24-7

Kalium-2-carboxybenzoat

Kaliumhydrogenphthalat *R* wird aus siedendem Wasser *R* umkristallisiert. Die bei einer Temperatur über 35 °C abgeschiedenen Kristalle werden gesammelt und bei 110 °C bis zur Massekonstanz getrocknet.

Natriumchlorid *RV*   2000600

NaCl M_r 58,44
CAS Nr. 7647-14-5

1 Volumteil einer gesättigten Lösung von Natriumchlorid *R* wird mit 2 Volumteilen Salzsäure *R* versetzt. Die ausgefallenen Kristalle werden gesammelt und mit Salzsäure *R* 1 gewaschen. Die Salzsäure wird durch Erhitzen auf dem Wasserbad entfernt. Die Kristalle werden bei 300 °C bis zur Massekonstanz getrocknet.

Sulfanilsäure *RV*   2000700

$C_6H_7NO_3S$ M_r 173,2
CAS Nr. 121-57-3

4-Aminobenzolsulfonsäure

Sulfanilsäure *R* wird aus siedendem Wasser *R* umkristallisiert. Nach dem Abfiltrieren werden die Kristalle bei 100 bis 105 °C bis zur Massekonstanz getrocknet.

Trometamol *RV*   2001000

$C_4H_{11}NO_3$ M_r 121,1
CAS Nr. 77-86-1

2-Amino-2-(hydroxymethyl)propan-1,3-diol; Tris(hydroxymethyl)aminomethan

Gehalt: mindestens 99,5 Prozent

Zink *RV*   2000800

Zn A_r 65,4
CAS Nr. 7440-66-6

Gehalt: mindestens 99,9 Prozent

10.7/4.02.02.00

4.2.2 Maßlösungen

Maßlösungen werden nach den üblichen chemischen Analysenmethoden hergestellt. Die verwendeten Geräte müssen der geforderten Genauigkeit entsprechen.

Die Konzentration von Maßlösungen ist in Mol je Liter (mol · l⁻¹) angegeben. Die Molarität drückt, in Anzahl Molen, die Menge einer Substanz aus, die in 1 Liter Lösung gelöst ist. Eine Lösung, die x Mol einer Substanz je Liter enthält, bezeichnet man als x-molar.

Maßlösungen dürfen höchstens um ± 10 Prozent von der vorgeschriebenen Konzentration abweichen. Die

Molarität von Maßlösungen wird durch eine ausreichende Anzahl an Titrationen ermittelt. Die Wiederholpräzision darf höchstens 0,2 Prozent betragen (relative Standardabweichung).

Maßlösungen werden nach den nachfolgend beschriebenen Methoden eingestellt. Maßlösungen, die bei Gehaltsbestimmungen mit elektrochemischer Endpunktbestimmung (zum Beispiel Amperometrie, Potentiometrie) gebraucht werden, müssen mit derselben Endpunktbestimmungsmethode eingestellt werden. Die Zusammensetzung der Lösung, in der eine Maßlösung eingestellt wird, sollte der entsprechen, in der sie angewendet wird.

Lösungen, deren Konzentration geringer als die der nachfolgend beschriebenen ist, werden entweder durch Anpassen der angegebenen Mengen oder durch Verdünnen mit kohlendioxidfreiem Wasser R (falls nichts anderes vorgeschrieben) einer höher konzentrierten Lösung, deren Gehalt zuvor eingestellt wurde, hergestellt. Im ersten Fall wird der Korrekturfaktor an der in der Monographie beschriebenen Maßlösung bestimmt. Im zweiten Fall ist der Faktor der verdünnten Lösung der gleiche wie der Faktor der zur Herstellung der verdünnten Lösung verwendeten eingestellten Lösung.

Im Handel erhältliche Maßlösungen, die auf Urtitersubstanzen zurückführbar sind, können verwendet werden, vorausgesetzt, ihr Titer wird vor der ersten Verwendung bestimmt oder verifiziert.

Titer von Maßlösungen werden in geeigneten Zeitabständen, die in den Qualitätssicherungsverfahren definiert worden sind, verifiziert.

Ammoniumcer(IV)-nitrat-Lösung (0,1 mol · l⁻¹)
3000100

56 ml Schwefelsäure R und 54,82 g Ammoniumcer(IV)-nitrat R werden 2 min lang geschüttelt und anschließend jeweils unter Schütteln 5-mal mit je 100 ml Wasser R versetzt. Die klare Lösung wird mit Wasser R zu 1000,0 ml verdünnt, 10 Tage lang stehen gelassen und eingestellt.

Einstellung: 0,300 g Eisen(II)-ethylendiammoniumsulfat RV werden in 50 ml einer verdünnten Lösung von Schwefelsäure R (49 g · l⁻¹ H_2SO_4) gelöst. Die Lösung wird mit der Ammoniumcer(IV)-nitrat-Lösung titriert. Der Endpunkt wird mit Hilfe der Potentiometrie (2.2.20) oder unter Verwendung von 0,1 ml Ferroin-Lösung R als Indikator bestimmt.

1 ml Ammoniumcer(IV)-nitrat-Lösung (0,1 mol · l⁻¹) entspricht 38,21 mg $Fe(C_2H_{10}N_2)(SO_4)_2 · 4H_2O$.

Lagerung: vor Licht geschützt

Ammoniumcer(IV)-sulfat-Lösung (0,1 mol · l⁻¹)
3000300

65,0 g Ammoniumcer(IV)-sulfat R werden in einer Mischung von 500 ml Wasser R und 30 ml Schwefelsäure R gelöst. Nach dem Erkalten wird die Lösung mit Wasser R zu 1000,0 ml verdünnt.

Einstellung: 0,300 g Eisen(II)-ethylendiammoniumsulfat RV werden in 50 ml einer verdünnten Lösung von Schwefelsäure R (49 g · l⁻¹ H_2SO_4) gelöst. Die Lösung wird mit der Ammoniumcer(IV)-sulfat-Lösung titriert. Der Endpunkt wird mit Hilfe der Potentiometrie (2.2.20) oder unter Verwendung von 0,1 ml Ferroin-Lösung R als Indikator bestimmt.

1 ml Ammoniumcer(IV)-sulfat-Lösung (0,1 mol · l⁻¹) entspricht 38,21 mg $Fe(C_2H_{10}N_2)(SO_4)_2 · 4H_2O$.

Verdünnung: Eine verdünnte Lösung von Schwefelsäure R (59 g · l⁻¹ H_2SO_4) wird verwendet, wobei die Lösung gekühlt wird

Ammoniumeisen(III)-sulfat-Lösung (0,1 mol · l⁻¹)
3001300

50,0 g Ammoniumeisen(III)-sulfat R werden in einer Mischung von 6 ml Schwefelsäure R und 300 ml Wasser R gelöst. Die Lösung wird mit Wasser R zu 1000,0 ml verdünnt.

Einstellung: 10,0 ml der Ammoniumeisen(III)-sulfat-Lösung werden mit 35 ml Wasser R, 3 ml Salzsäure R und 1 g Kaliumiodid R versetzt. Nach 10 min langem Stehenlassen wird die Lösung mit Natriumthiosulfat-Lösung (0,1 mol · l⁻¹) titriert. Der Endpunkt wird mit Hilfe der Potentiometrie (2.2.20) oder unter Verwendung von 1 ml Stärke-Lösung R als Indikator bestimmt.

1 ml Natriumthiosulfat-Lösung (0,1 mol · l⁻¹) entspricht 48,22 mg $FeNH_4(SO_4)_2 · 12 H_2O$.

Ammoniumthiocyanat-Lösung (0,1 mol · l⁻¹) 3000500

7,612 g Ammoniumthiocyanat R werden in Wasser R zu 1000,0 ml gelöst.

Einstellung: 20,0 ml Silbernitrat-Lösung (0,1 mol · l⁻¹) werden mit 25 ml Wasser R und 2 ml verdünnter Salpetersäure R versetzt und nach Zusatz von 2 ml Ammoniumeisen(III)-sulfat-Lösung R 2 mit der Ammoniumthiocyanat-Lösung bis zur rötlich gelben Färbung titriert.

Bariumchlorid-Lösung (0,1 mol · l⁻¹) 3000600

24,4 g Bariumchlorid R werden in Wasser R zu 1000,0 ml gelöst.

Einstellung: 10,0 ml der Bariumchlorid-Lösung werden mit 60 ml Wasser R, 3 ml konzentrierter Ammoniak-Lösung R und 0,5 bis 1 mg Phthaleinpurpur R versetzt. Die Lösung wird mit Natriumedetat-Lösung (0,1 mol · l⁻¹) titriert. Sobald die Lösung sich zu entfärben beginnt, wird sie mit 50 ml Ethanol 96 % R versetzt. Die Titration wird bis zum Verschwinden der blauvioletten Färbung fortgesetzt.

Bariumperchlorat-Lösung (0,05 mol · l⁻¹) 3000700

15,8 g Bariumhydroxid R werden in einer Mischung von 75 ml Wasser R und 7,5 ml Perchlorsäure R gelöst.

Die Lösung wird durch Zusatz von Perchlorsäure R auf einen pH-Wert von 3 eingestellt und, falls erforderlich, filtriert. Nach Zusatz von 150 ml Ethanol 96 % R wird die Lösung mit Wasser R zu 250 ml und anschließend mit Pufferlösung pH 3,7 R zu 1000,0 ml verdünnt.

Einstellung: 5,0 ml Schwefelsäure (0,05 mol · l^{-1}) werden mit 5 ml Wasser R, 50 ml Pufferlösung pH 3,7 R und 0,5 ml Alizarin-S-Lösung R versetzt. Die Lösung wird mit der Bariumperchlorat-Lösung bis zur orangeroten Färbung titriert.

Der Faktor ist unmittelbar vor Gebrauch zu bestimmen.

Verdünnung: Pufferlösung pH 3,7 R wird verwendet.

Bariumperchlorat-Lösung (0,005 mol · l^{-1}) 3010200

10,0 ml Bariumperchlorat-Lösung (0,05 mol · l^{-1}) werden mit einer Pufferlösung, die wie folgt hergestellt wird, zu 100,0 ml verdünnt: 15,0 ml Essigsäure R werden mit 60,0 ml 2-Propanol R versetzt. Der pH-Wert wird mit Ammoniak-Lösung R auf 3,7 eingestellt und die Lösung mit Wasser R zu 100,0 ml verdünnt.

Benzethoniumchlorid-Lösung (0,004 mol · l^{-1}) 3000900

1,792 g Benzethoniumchlorid R, zuvor bei 100 bis 105 °C bis zur Massekonstanz getrocknet, werden in Wasser R zu 1000,0 ml gelöst.

Einstellung: 0,350 g der getrockneten Substanz werden in 35 ml einer Mischung von 30 Volumteilen wasserfreier Essigsäure R und 70 Volumteilen Acetanhydrid R gelöst. Die Titration wird mit Perchlorsäure (0,1 mol · l^{-1}) unter Verwendung von 0,05 ml Kristallviolett-Lösung R als Indikator durchgeführt. Eine Blindtitration wird durchgeführt.

1 ml Perchlorsäure (0,1 mol · l^{-1}) entspricht 44,81 mg $C_{27}H_{42}ClNO_2$.

Bismutnitrat-Lösung (0,01 mol · l^{-1}) 3010000

4,86 g Bismutnitrat-Pentahydrat R werden in 60 ml verdünnter Salpetersäure R gelöst. Die Lösung wird mit Wasser R zu 1000,0 ml verdünnt.

Einstellung: 25,0 ml der Bismutnitrat-Lösung werden mit 50 ml Wasser R versetzt und nach Zusatz von 0,05 ml einer Lösung von Xylenolorange R (1 g · l^{-1}) mit Natriumedetat-Lösung (0,01 mol · l^{-1}) titriert.

Blei(II)-nitrat-Lösung (0,1 mol · l^{-1}) 3003100

33 g Blei(II)-nitrat R werden in Wasser R zu 1000,0 ml gelöst.

Einstellung: Die Bestimmung erfolgt mit 20,0 ml der Blei(II)-nitrat-Lösung wie unter „Komplexometrische Titrationen" (2.5.11) angegeben.

Bromid-Bromat-Lösung (0,0167 mol · l^{-1}) 3001000

2,7835 g Kaliumbromat RV und 13 g Kaliumbromid R werden in Wasser R zu 1000,0 ml gelöst.

Cer(IV)-sulfat-Lösung (0,1 mol · l^{-1}) 3001100

40,4 g Cer(IV)-sulfat R werden in einer Mischung von 500 ml Wasser R und 50 ml Schwefelsäure R gelöst. Nach dem Erkalten wird die Lösung mit Wasser R zu 1000,0 ml verdünnt.

Einstellung: 0,300 g Eisen(II)-ethylendiammoniumsulfat RV werden in 50 ml einer verdünnten Lösung von Schwefelsäure R (49 g · l^{-1} H_2SO_4) gelöst. Die Lösung wird mit der Cer(IV)-sulfat-Lösung titriert. Der Endpunkt wird mit Hilfe der Potentiometrie (2.2.20) oder unter Verwendung von 0,1 ml Ferroin-Lösung R als Indikator bestimmt.

1 ml Cer(IV)-sulfat-Lösung (0,1 mol · l^{-1}) entspricht 38,21 mg $Fe(C_2H_{10}N_2)(SO_4)_2 \cdot 4H_2O$.

Eisen(II)-sulfat-Lösung (0,1 mol · l^{-1}) 3001400

27,80 g Eisen(II)-sulfat R werden in 500 ml verdünnter Schwefelsäure R gelöst. Die Lösung wird mit Wasser R zu 1000,0 ml verdünnt.

Einstellung: 25,0 ml der Eisen(II)-sulfat-Lösung werden mit 3 ml Phosphorsäure 85 % R versetzt und sofort mit Kaliumpermanganat-Lösung (0,02 mol · l^{-1}) titriert.

Der Faktor ist unmittelbar vor Gebrauch zu bestimmen.

Iod-Lösung (0,5 mol · l^{-1}) 3009400

127 g Iod R und 200 g Kaliumiodid R werden in Wasser R zu 1000,0 ml gelöst.

Einstellung: 2,0 ml der Iod-Lösung werden nach Zusatz von 1 ml verdünnter Essigsäure R und 50 ml Wasser R unter Verwendung von Stärke-Lösung R mit Natriumthiosulfat-Lösung (0,1 mol · l^{-1}) titriert.

Lagerung: vor Licht geschützt

Iod-Lösung (0,05 mol · l^{-1}) 3002700

12,7 g Iod R und 20 g Kaliumiodid R werden in Wasser R zu 1000,0 ml gelöst.

Einstellung: 10,0 ml der Iod-Lösung werden nach Zusatz von 1 ml verdünnter Essigsäure R und 40 ml Wasser R mit Natriumthiosulfat-Lösung (0,1 mol · l^{-1}) titriert. Der Endpunkt wird mit Hilfe der Potentiometrie (2.2.20) oder unter Verwendung von Stärke-Lösung R als Indikator bestimmt.

Lagerung: vor Licht geschützt

Iod-Lösung (0,01 mol · l^{-1}) 3002900

20,0 ml Iod-Lösung (0,05 mol · l^{-1}) werden mit 0,3 g Kaliumiodid *R* versetzt und mit Wasser *R* zu 100,0 ml verdünnt.

Kaliumbromat-Lösung (0,033 mol · l^{-1}) 3004200

5,5670 g Kaliumbromat *RV* werden in Wasser *R* zu 1000,0 ml gelöst.

Kaliumhydrogenphthalat-Lösung (0,1 mol · l^{-1})
3004700

In einem Messkolben, der etwa 800 ml wasserfreie Essigsäure *R* enthält, werden 20,42 g Kaliumhydrogenphthalat *RV* gelöst. Vor Feuchtigkeit geschützt wird die Mischung im Wasserbad bis zur vollständigen Lösung erhitzt und anschließend auf 20 °C abgekühlt. Die Lösung wird mit wasserfreier Essigsäure *R* zu 1000,0 ml verdünnt.

Kaliumhydroxid-Lösung (0,1 mol · l^{-1}) 3004800

6 g Kaliumhydroxid *R* werden in kohlendioxidfreiem Wasser *R* zu 1000,0 ml gelöst.

Einstellung: 0,150 g Kaliumhydrogenphthalat *RV* werden in 50 ml Wasser *R* gelöst. Die Lösung wird mit der Kaliumhydroxid-Lösung titriert. Der Endpunkt wird mit Hilfe der Potentiometrie (2.2.20) oder unter Verwendung von 0,1 ml Phenolphthalein-Lösung *R* als Indikator bestimmt.

1 ml Kaliumhydroxid-Lösung (0,1 mol · l^{-1}) entspricht 20,42 mg $C_8H_5KO_4$.

Kaliumhydroxid-Lösung (0,5 mol · l^{-1}), ethanolische 3005000

3 g Kaliumhydroxid *R* werden in 5 ml Wasser *R* gelöst. Die Lösung wird mit aldehydfreiem Ethanol 96 % *R* zu 100,0 ml verdünnt.

Einstellung: 0,500 g Benzoesäure *RV* werden in einer Mischung von 10 ml Wasser *R* und 40 ml Ethanol 96 % *R* gelöst. Die Lösung wird mit der Kaliumhydroxid-Lösung titriert. Der Endpunkt wird mit Hilfe der Potentiometrie (2.2.20) oder unter Verwendung von 0,1 ml Phenolphthalein-Lösung *R* als Indikator bestimmt.

1 ml ethanolische Kaliumhydroxid-Lösung (0,5 mol · l^{-1}) entspricht 61,06 mg $C_7H_6O_2$.

Verdünnung: Aldehydfreies Ethanol 96 % *R* wird verwendet.

Kaliumhydroxid-Lösung (0,5 mol · l^{-1}) in Ethanol 60 % 3004900

3 g Kaliumhydroxid *R* werden in aldehydfreiem Ethanol 60 % *R* zu 100,0 ml gelöst.

Einstellung: 0,500 g Benzoesäure *RV* werden in einer Mischung von 10 ml Wasser *R* und 40 ml Ethanol 96 % *R* gelöst. Die Lösung wird mit der Kaliumhydroxid-Lösung titriert. Der Endpunkt wird mit Hilfe der Potentiometrie (2.2.20) oder unter Verwendung von 0,1 ml Phenolphthalein-Lösung *R* als Indikator bestimmt.

1 ml Kaliumhydroxid-Lösung (0,5 mol · l^{-1}) in Ethanol 60 % entspricht 61,06 mg $C_7H_6O_2$.

Kaliumiodat-Lösung (0,05 mol · l^{-1}) 3005200

10,70 g Kaliumiodat *R* werden in Wasser *R* zu 1000,0 ml gelöst.

Einstellung: 3,0 ml der Kaliumiodat-Lösung werden mit 40,0 ml Wasser *R*, 1 g Kaliumiodid *R* und 5 ml verdünnter Schwefelsäure *R* versetzt und mit Natriumthiosulfat-Lösung (0,1 mol · l^{-1}) titriert. Der Endpunkt wird mit Hilfe der Potentiometrie (2.2.20) oder unter Verwendung von 1 ml Stärkelösung *R*, die gegen Ende der Titration als Indikator hinzugefügt wird, bestimmt.

1 ml Natriumthiosulfat-Lösung (0,1 mol · l^{-1}) entspricht 3,567 mg KIO_3.

Kaliumiodid-Lösung (0,001 mol · l^{-1}) 3009200

10,0 ml Kaliumiodid-Lösung *R* werden mit Wasser *R* zu 100,0 ml verdünnt. 5,0 ml dieser Lösung werden mit Wasser *R* zu 500,0 ml verdünnt.

Kaliumpermanganat-Lösung (0,02 mol · l^{-1}) 3005300

3,2 g Kaliumpermanganat *R* werden in Wasser *R* zu 1000,0 ml gelöst. Die Lösung wird 1 h lang auf dem Wasserbad erwärmt und nach dem Erkalten durch einen Glassintertiegel (2.1.2) filtriert.

Einstellung: 0,300 g Eisen(II)-ethylendiammoniumsulfat *RV* werden in 50 ml einer verdünnten Lösung von Schwefelsäure *R* (49 g · l^{-1} H_2SO_4) gelöst. Die Lösung wird mit der Kaliumpermanganat-Lösung titriert. Der Endpunkt wird mit Hilfe der Potentiometrie (2.2.20) oder durch den Farbumschlag der Lösung nach Rosa bestimmt.

Der Faktor ist unmittelbar vor Gebrauch zu bestimmen.

1 ml Kaliumpermanganat-Lösung (0,02 mol · l^{-1}) entspricht 38,21 mg $Fe(C_2H_{10}N_2)(SO_4)_2 \cdot 4H_2O$.

Lagerung: vor Licht geschützt

Kupfer(II)-sulfat-Lösung (0,02 mol · l^{-1}) 3001200

5,0 g Kupfer(II)-sulfat-Pentahydrat *R* werden in Wasser *R* zu 1000,0 ml gelöst.

Einstellung: 20,0 ml der Kupfer(II)-sulfat-Lösung werden mit 2 g Natriumacetat *R* und 0,1 ml Pyridylazonaphthol-Lösung *R* versetzt. Die Lösung wird mit Natriumedetat-Lösung (0,02 mol · l^{-1}) bis zum Farbumschlag

Die „Allgemeinen Vorschriften" gelten für alle Monographien und sonstigen Texte

von Blauviolett nach Leuchtendgrün titriert. Gegen Ende der Titration ist die Lösung langsam zu titrieren.

Lanthannitrat-Lösung (0,1 mol · l^{-1}) 3010100

43,30 g Lanthannitrat R werden in Wasser R zu 1000,0 ml gelöst.

Einstellung: 20,0 ml der Lanthannitrat-Lösung werden mit 15 ml Wasser R und 25 ml Natriumedetat-Lösung (0,1 mol · l^{-1}) und anschließend mit etwa 50 mg Xylenolorange-Verreibung R und etwa 2 g Methenamin R versetzt. Die Lösung wird mit Zinksulfat-Lösung (0,1 mol · l^{-1}) bis zum Farbumschlag von Gelb nach Violettrosa titriert.

1 ml Natriumedetat-Lösung (0,1 mol · l^{-1}) entspricht 43,30 mg La(NO$_3$)$_3$ · 6 H$_2$O.

Lithiummethanolat-Lösung (0,1 mol · l^{-1}) 3003300

0,694 g Lithium R werden in 150 ml wasserfreiem Methanol R gelöst. Die Lösung wird mit Toluol R zu 1000,0 ml verdünnt.

Einstellung: 10 ml Dimethylformamid R werden unter Zusatz von 0,05 ml einer Lösung von Thymolblau R (3 g · l^{-1}) in Methanol R mit der Lithiummethanolat-Lösung bis zur reinen Blaufärbung titriert. Die Lösung wird sofort mit 0,100 g Benzoesäure RV versetzt, bis zum Lösen der Substanz geschüttelt und mit der Lithiummethanolat-Lösung bis zur erneuten reinen Blaufärbung titriert. Während der Titration ist die Lösung vor Kohlendioxid der Luft zu schützen. Der Faktor der Lithiummethanolat-Lösung wird aus dem Titrationsvolumen der zweiten Titration berechnet. Der Faktor ist unmittelbar vor Gebrauch zu bestimmen.

1 ml Lithiummethanolat-Lösung (0,1 mol · l^{-1}) entspricht 12,21 mg C$_7$H$_6$O$_2$.

Magnesiumchlorid-Lösung (0,1 mol · l^{-1}) 3003400

20,33 g Magnesiumchlorid R werden in Wasser R zu 1000,0 ml gelöst.

Einstellung: Die Bestimmung erfolgt wie unter „Komplexometrische Titrationen" (2.5.11) angegeben.

Natriumarsenit-Lösung (0,1 mol · l^{-1}) 3005800

Eine 4,946 g As$_2$O$_3$ entsprechende Menge Arsen(III)-oxid RV wird in einer Mischung von 20 ml konzentrierter Natriumhydroxid-Lösung R und 20 ml Wasser R gelöst. Die Lösung wird mit Wasser R zu 400 ml verdünnt und mit verdünnter Salzsäure R gegen blaues Lackmuspapier R neutralisiert. Die Lösung wird mit 2 g Natriumhydrogencarbonat R versetzt und mit Wasser R zu 500,0 ml verdünnt.

Natriumedetat-Lösung (0,1 mol · l^{-1}) 3005900

37,5 g Natriumedetat R werden in 500 ml Wasser R gelöst; nach Zusatz von 100 ml Natriumhydroxid-Lösung (1 mol · l^{-1}) wird die Lösung mit Wasser R zu 1000,0 ml verdünnt.

Einstellung: 0,120 g Zink RV werden in 4 ml Salzsäure R 1 gelöst. Die Lösung wird bis zur schwach sauren Reaktion mit verdünnter Natriumhydroxid-Lösung R versetzt. Die Bestimmung erfolgt wie unter „Komplexometrische Titrationen" (2.5.11) angegeben.

1 ml Natriumedetat-Lösung (0,1 mol · l^{-1}) entspricht 6,538 mg Zn.

Lagerung: in Polyethylengefäßen

Natriumhydroxid-Lösung (1 mol · l^{-1}) 3006300

42 g Natriumhydroxid R werden in kohlendioxidfreiem Wasser R zu 1000,0 ml gelöst.

Einstellung: 1,50 g Kaliumhydrogenphthalat RV werden in 50 ml Wasser R gelöst. Die Lösung wird mit der Natriumhydroxid-Lösung titriert. Der Endpunkt wird mit Hilfe der Potentiometrie (2.2.20) oder unter Verwendung von 0,1 ml Phenolphthalein-Lösung R als Indikator bestimmt.

1 ml Natriumhydroxid-Lösung (1 mol · l^{-1}) entspricht 204,2 mg C$_8$H$_5$KO$_4$.

Wird eine carbonatfreie Natriumhydroxid-Lösung vorgeschrieben, ist diese wie folgt herzustellen:

Natriumhydroxid R ist in so viel Wasser R zu lösen, dass eine Konzentration von 400 bis 600 g · l^{-1} erhalten wird. Nach dem Absetzen wird der klare Überstand abgegossen, wobei der Zutritt von Kohlendioxid zu vermeiden ist. Diese Lösung wird mit kohlendioxidfreiem Wasser R auf die erforderliche Normalität verdünnt. Die Lösung muss der folgenden Prüfung entsprechen:

20,0 ml Salzsäure derselben molaren Konzentration werden unter Zusatz von 0,1 ml Phenolphthalein-Lösung R als Indikator mit der Natriumhydroxid-Lösung titriert. Ist der Umschlagspunkt erreicht, wird die Lösung mit der eben benötigten Menge Salzsäure bis zur Entfärbung versetzt und durch Erhitzen auf 20 ml eingeengt. Während des Siedens wird gerade so viel Säure hinzugegeben, dass die rosa gefärbte Lösung entfärbt wird; beim weiteren Erhitzen zum Sieden darf die Rosafärbung nicht wieder auftreten. Höchstens 0,1 ml Salzsäure dürfen verbraucht werden.

Natriumhydroxid-Lösung (0,1 mol · l^{-1}) 3006600

100,0 ml Natriumhydroxid-Lösung (1 mol · l^{-1}) werden mit kohlendioxidfreiem Wasser R zu 1000,0 ml verdünnt.

Einstellung: Die Einstellung erfolgt wie bei der Natriumhydroxid-Lösung (1 mol · l^{-1}) beschrieben, unter Verwendung einer Lösung von 0,150 g Kaliumhydrogenphthalat RV in 50 ml Wasser R.

1 ml Natriumhydroxid-Lösung (0,1 mol · l⁻¹) entspricht 20,42 mg $C_8H_5KO_4$.

Einstellung (für Natriumhydroxid-Lösung zur Bestimmung von Hydrochloriden organischer Basen): 0,100 g Benzoesäure *RV* werden in einer Mischung von 5 ml Salzsäure (0,01 mol · l⁻¹) und 50 ml Ethanol 96 % *R* gelöst und mit der Natriumhydroxid-Lösung titriert (2.2.20). Das zwischen den beiden Wendepunkten zugesetzte Volumen wird abgelesen.

1 ml Natriumhydroxid-Lösung (0,1 mol · l⁻¹) entspricht 12,21 mg $C_7H_6O_2$.

Natriumhydroxid-Lösung (0,1 mol · l⁻¹), ethanolische 3007000

250 ml wasserfreies Ethanol *R* werden mit 3,3 g konzentrierter Natriumhydroxid-Lösung *R* versetzt.

Einstellung: 0,100 g Benzoesäure *RV* werden in einer Mischung von 10 ml Wasser *R* und 40 ml Ethanol 96 % *R* gelöst. Die Lösung wird mit der ethanolischen Natriumhydroxid-Lösung titriert. Der Endpunkt wird mit Hilfe der Potentiometrie (2.2.20) oder unter Verwendung von 0,2 ml Thymolphthalein-Lösung *R* als Indikator bestimmt. Der Faktor ist unmittelbar vor Gebrauch zu bestimmen.

1 ml ethanolische Natriumhydroxid-Lösung (0,1 mol · l⁻¹) entspricht 12,21 mg $C_7H_6O_2$.

Natriummethanolat-Lösung (0,1 mol · l⁻¹) 3007100

In einer Eis-Wasser-Mischung werden 175 ml wasserfreies Methanol *R* gekühlt und in kleinen Anteilen mit etwa 2,5 g frisch geschnittenem Natrium *R* versetzt. Nach dem Auflösen des Metalls wird die Lösung mit Toluol *R* zu 1000,0 ml verdünnt.

Einstellung: 10 ml Dimethylformamid *R* werden unter Zusatz von 0,05 ml einer Lösung von Thymolblau *R* (3 g · l⁻¹) in Methanol *R* mit der Natriummethanolat-Lösung bis zur reinen Blaufärbung titriert. Die Lösung wird sofort mit 0,100 g Benzoesäure *RV* versetzt, bis zum Lösen der Substanz geschüttelt und mit der Natriummethanolat-Lösung bis zur erneuten reinen Blaufärbung titriert. Während der Titration ist die Lösung vor Kohlendioxid der Luft zu schützen. Der Faktor der Natriummethanolat-Lösung wird aus dem Titrationsvolumen der zweiten Titration berechnet. Der Faktor ist unmittelbar vor Gebrauch zu bestimmen.

1 ml Natriummethanolat-Lösung (0,1 mol · l⁻¹) entspricht 12,21 mg $C_7H_6O_2$.

Natriumnitrit-Lösung (0,1 mol · l⁻¹) 3007200

7,5 g Natriumnitrit *R* werden in Wasser *R* zu 1000,0 ml gelöst.

Einstellung: 0,150 g Sulfanilsäure *RV* werden in 50 ml verdünnter Salzsäure *R* gelöst. Unter Verwendung der Natriumnitrit-Lösung wird die Bestimmung nach „Stickstoff in primären aromatischen Aminen" (2.5.8)

mit elektrometrischer Endpunktsanzeige durchgeführt. Der Faktor ist unmittelbar vor Gebrauch zu bestimmen.

1 ml Natriumnitrit-Lösung (0,1 mol · l⁻¹) entspricht 17,32 mg $C_6H_7NO_3S$.

Natriumperiodat-Lösung (0,1 mol · l⁻¹) 3009500

21,4 g Natriumperiodat *R* werden in etwa 500 ml Wasser *R* gelöst. Die Lösung wird mit Wasser *R* zu 1000,0 ml verdünnt.

Einstellung: 5,0 ml der Natriumperiodat-Lösung werden in einem Kolben mit Schliffstopfen mit 100 ml Wasser *R* versetzt. Nach Zusatz von 10 ml Kaliumiodid-Lösung *R* und 5 ml Salzsäure *R* 1 wird der Kolben verschlossen, geschüttelt und 2 min lang stehen gelassen. Die Mischung wird mit Natriumthiosulfat-Lösung (0,1 mol · l⁻¹) titriert, bis die Gelbfärbung fast verschwunden ist. Der Endpunkt wird mit Hilfe der Potentiometrie (2.2.20) oder nach Zusatz von 2 ml Stärke-Lösung *R* durch langsame Titration bis zur vollständigen Entfärbung bestimmt.

1 ml Natriumthiosulfat-Lösung (0,1 mol · l⁻¹) entspricht 2,674 mg $NaIO_4$ oder 0,125 ml Natriumperiodat (0,1 mol · l⁻¹).

Natriumthiosulfat-Lösung (0,1 mol · l⁻¹) 3007300

25 g Natriumthiosulfat *R* und 0,2 g Natriumcarbonat *R* werden in kohlendioxidfreiem Wasser *R* zu 1000,0 ml gelöst.

Einstellung: 10,0 ml Kaliumbromat-Lösung (0,033 mol · l⁻¹) werden mit 40 ml Wasser *R*, 10 ml Kaliumiodid-Lösung *R* sowie 5 ml Salzsäure *R* 1 versetzt und mit der Natriumthiosulfat-Lösung titriert. Gegen Ende der Titration wird 1 ml Stärke-Lösung *R* als Indikator zugesetzt.

1 ml Natriumthiosulfat-Lösung (0,1 mol · l⁻¹) entspricht 2,783 mg $KBrO_3$ oder 0,5 ml Kaliumbromat-Lösung (0,033 mol · l⁻¹).

Perchlorsäure (0,1 mol · l⁻¹) 3003900

8,5 ml Perchlorsäure *R* werden in einem Messkolben mit etwa 900 ml Essigsäure 99 % *R* gemischt. Die Mischung wird nach Zusatz von 30 ml Acetanhydrid *R* mit Essigsäure 99 % *R* zu 1000,0 ml verdünnt und gemischt. Nach 24 h wird der Wassergehalt der Lösung nach der Karl-Fischer-Methode (2.5.12) ohne Verwendung von Methanol bestimmt.

Falls erforderlich wird der Wassergehalt auf 0,1 bis 0,2 Prozent eingestellt, entweder durch Zusatz von Acetanhydrid *R* oder von Wasser *R*.

Die Lösung darf erst 24 h nach Herstellung eingestellt werden.

Einstellung: 0,170 g Kaliumhydrogenphthalat *RV* werden in 50 ml wasserfreier Essigsäure *R*, falls erforderlich unter Erwärmen, gelöst. Die Lösung wird nach dem

Erkalten unter Luftausschluss mit der Perchlorsäure-Lösung titriert. Der Endpunkt wird mit Hilfe der Potentiometrie (2.2.20) oder unter Verwendung von 0,05 ml Kristallviolett-Lösung R als Indikator bestimmt.

Die Temperatur der Perchlorsäure bei der Einstellung ist zu vermerken. Wenn die Temperatur, bei der die Gehaltsbestimmung durchgeführt wird, und die Temperatur, bei der die Perchlorsäure (0,1 mol · l^{-1}) eingestellt wurde, voneinander abweichen, wird das korrigierte Volumen der Perchlorsäure nach folgender Gleichung berechnet:

$$V_c = V[1 + (t_1 - t_2)0,0011]$$

t_1 = Temperatur bei der Einstellung der Lösung
t_2 = Temperatur bei der Bestimmung
V_c = korrigiertes Volumen
V = Titrationsvolumen

1 ml Perchlorsäure (0,1 mol · l^{-1}) entspricht 20,42 mg $C_8H_5KO_4$.

Verdünnung: Wasserfreie Essigsäure R wird verwendet.

Salpetersäure (1 mol · l^{-1}) 3003600

96,6 g Salpetersäure R werden mit Wasser R zu 1000,0 ml verdünnt.

Einstellung: 0,950 g Trometamol RV werden in 50 ml Wasser R gelöst. Die Lösung wird mit der Salpetersäure titriert. Der Endpunkt wird mit Hilfe der Potentiometrie (2.2.20) oder durch Zusatz von 0,1 ml Methylorange-Lösung R als Indikator bis zum Farbumschlag nach Rötlich-Gelb bestimmt.

1 ml Salpetersäure (1 mol · l^{-1}) entspricht 121,1 mg $C_4H_{11}NO_3$.

Salzsäure (1 mol · l^{-1}) 3001800

103,0 g Salzsäure R werden mit Wasser R zu 1000,0 ml verdünnt.

Einstellung: 0,950 g Trometamol RV werden in 50 ml Wasser R gelöst. Die Lösung wird mit der Salzsäure titriert. Der Endpunkt wird mit Hilfe der Potentiometrie (2.2.20) oder unter Verwendung von 0,1 ml Methylorange-Lösung R als Indikator bis zum Farbumschlag nach Gelblich-Rot bestimmt.

1 ml Salzsäure (1 mol · l^{-1}) entspricht 121,1 mg $C_4H_{11}NO_3$.

Salzsäure (0,1 mol · l^{-1}) 3002100

100,0 ml Salzsäure (1 mol · l^{-1}) werden mit kohlendioxidfreiem Wasser R zu 1000,0 ml verdünnt.

Einstellung: Die Einstellung erfolgt wie unter „Salzsäure (1 mol · l^{-1})" unter Verwendung von 95 mg Trometamol RV, gelöst in 50 ml Wasser R, beschrieben.

1 ml Salzsäure (0,1 mol · l^{-1}) entspricht 12,11 mg $C_4H_{11}NO_3$.

Schwefelsäure (0,5 mol · l^{-1}) 3007800

28 ml Schwefelsäure R werden in Wasser R zu 1000,0 ml gelöst.

Einstellung: 0,950 g Trometamol RV werden in 50 ml Wasser R gelöst. Die Lösung wird mit der Schwefelsäure titriert. Der Endpunkt wird mit Hilfe der Potentiometrie (2.2.20) oder unter Verwendung von 0,1 ml Methylorange-Lösung R als Indikator bis zum Farbumschlag nach Rötlich-Gelb bestimmt.

1 ml Schwefelsäure (0,5 mol · l^{-1}) entspricht 121,1 mg $C_4H_{11}NO_3$.

Silbernitrat-Lösung (0,1 mol · l^{-1}) 3005600

17,0 g Silbernitrat R werden in Wasser R zu 1000,0 ml gelöst.

Einstellung: 50 mg Natriumchlorid RV werden in Wasser R unter Zusatz von 5 ml verdünnter Salpetersäure R zu 50 ml gelöst. Die Lösung wird mit der Silbernitrat-6Lösung titriert. Der Endpunkt wird mit Hilfe der Potentiometrie (2.2.20) bestimmt.

1 ml Silbernitrat-Lösung (0,1 mol · l^{-1}) entspricht 5,844 mg NaCl.

Lagerung: vor Licht geschützt

Tetrabutylammoniumhydroxid-Lösung (0,1 mol · l^{-1}) 3008300

40 g Tetrabutylammoniumiodid R werden in 90 ml wasserfreiem Methanol R gelöst. Die Lösung wird mit 20 g fein pulverisiertem Silberoxid R versetzt und 1 h lang kräftig geschüttelt. Einige Milliliter der Mischung werden zentrifugiert; die Identitätsprüfung auf Iodid wird mit dem Überstand durchgeführt. Fällt die Reaktion positiv aus, wird die Mischung mit weiteren 2 g Silberoxid R versetzt und 30 min lang geschüttelt. Dieser Vorgang wird so lange wiederholt, bis die Flüssigkeit keine Reaktion auf Iodid mehr gibt. Die Mischung wird durch einen engporigen Glassintertiegel (2.1.2) filtriert und das Gefäß und der Filter werden 3-mal mit je 50 ml Toluol R gespült. Die Waschflüssigkeiten werden mit dem Filtrat vereinigt und mit Toluol R zu 1000,0 ml verdünnt. In die Lösung wird 5 min lang kohlendioxidfreier Stickstoff eingeleitet.

Einstellung: 10 ml Dimethylformamid R werden unter Zusatz von 0,05 ml einer Lösung von Thymolblau R (3 g · l^{-1}) in Methanol R mit der Tetrabutylammoniumhydroxid-Lösung bis zur reinen Blaufärbung titriert. Die Lösung wird sofort mit 0,100 g Benzoesäure RV versetzt, bis zum Lösen der Substanz geschüttelt und mit der Tetrabutylammoniumhydroxid-Lösung bis zur erneuten reinen Blaufärbung titriert. Während der Titration ist die Lösung vor Kohlendioxid der Luft zu schützen. Der Faktor der Lösung wird aus dem Titrationsvolumen der zweiten Titration berechnet. Der Faktor ist unmittelbar vor Gebrauch zu bestimmen.

1 ml Tetrabutylammoniumhydroxid-Lösung (0,1 mol · l^{-1}) entspricht 12,21 mg $C_7H_6O_2$.

Tetrabutylammoniumhydroxid-Lösung (0,1 mol · l⁻¹), 2-propanolische 3008400

Die Herstellung der Lösung und ihre Einstellung erfolgen wie für Tetrabutylammoniumhydroxid-Lösung (0,1 mol · l⁻¹) angegeben; anstelle von Toluol R wird 2-Propanol R als Lösungsmittel verwendet.

Zinkchlorid-Lösung (0,05 mol · l⁻¹) 3008500

6,82 g Zinkchlorid R, unter geeigneten Vorsichtsmaßnahmen gewogen, werden in Wasser R gelöst. Falls erforderlich wird die Lösung tropfenweise mit verdünnter Salzsäure R bis zum Verschwinden der Trübung versetzt. Die Lösung wird mit Wasser R zu 1000,0 ml verdünnt.

Einstellung: 20,0 ml der Zinkchlorid-Lösung werden mit 5 ml verdünnter Essigsäure R versetzt. Die Bestimmung erfolgt wie unter „Komplexometrische Titrationen" (2.5.11) angegeben.

Zinksulfat-Lösung (0,1 mol · l⁻¹) 3008600

29 g Zinksulfat R werden in Wasser R zu 1000,0 ml gelöst.

Einstellung: 20,0 ml der Zinksulfat-Lösung werden mit 5 ml verdünnter Essigsäure R versetzt. Die Bestimmung erfolgt wie unter „Komplexometrische Titrationen" (2.5.11) angegeben.

4.3 Chemische Referenzsubstanzen (*CRS*), Biologische Referenzzubereitungen (*BRP*), Referenzstandards für pflanzliche Drogen (*HRS*), Referenzspektren

Die Referenzsubstanzen und die Referenzspektren sind direkt zu beziehen beim:

European Directorate for the Quality of Medicines & HealthCare (EDQM)
Council of Europe
7, allée Kastner
CS 30026
F-67081 Strasbourg
France
Fax: 0033-388-41 27 71
http://go.edqm.eu/RSorders
www.edqm.eu/store

Der aktuelle Katalog kann auf der Website des EDQM eingesehen und heruntergeladen werden.

Die Liste der freigegebenen Referenzstandards (insbesondere neue Referenzsubstanzen, neue Referenzspektren und neue Chargen) kann über die Website http://go.edqm.eu/RS aufgerufen werden.

5 Allgemeine Texte

5.1	Allgemeine Texte zur Sterilität und mikrobiologischen Qualität 9525	5.22	Bezeichnungen von in der Traditionellen Chinesischen Medizin verwendeten pflanzlichen Drogen 9551
5.2	Allgemeine Texte zu Impfstoffen und anderen biologischen Produkten 9531	5.30	Monographien zu ätherischen Ölen (Text zur Information) 9557
5.4	Lösungsmittel-Rückstände 9535		
5.11	Zum Abschnitt „Eigenschaften" in Monographien 9547		

5.1 Allgemeine Texte zur Sterilität und mikrobiologischen Qualität

5.1.3 Prüfung auf ausreichende antimikrobielle
Konservierung 9527

10.7/5.01.03.00

5.1.3 Prüfung auf ausreichende antimikrobielle Konservierung

Falls eine pharmazeutische Zubereitung nicht selbst schon ausreichend antimikrobielle Eigenschaften besitzt, können insbesondere wässrigen Zubereitungen Konservierungsmittel zugesetzt werden. Diese Maßnahme hat den Zweck, eine Vermehrung von Mikroorganismen zu verhindern oder die Auswirkung einer mikrobiellen Kontamination eines Produkts einzuschränken, die unter den normalen Bedingungen der Lagerung sowie des Gebrauchs insbesondere von Mehrdosenbehältnissen auftreten könnten. Durch die Konservierung soll eine Gefährdung von Patienten und Patientinnen vermieden werden, die sich aus einer Infektion oder dem Verderb einer Zubereitung ergeben könnte. Der Zusatz von Konservierungsmitteln darf nicht als Ersatz für eine Gute Herstellungspraxis (GMP) dienen.

Die Wirksamkeit von Konservierungsmitteln kann durch den Wirkstoff der Zubereitung, durch die Art der Formulierung der Zubereitung oder auch durch die verwendeten Behältnisse und Verschlüsse verstärkt oder vermindert werden. Um sicherzustellen, dass die antimikrobielle Wirksamkeit der Zubereitung nicht durch die Lagerung beeinträchtigt wird, wird die antimikrobielle Wirksamkeit im Endbehältnis über einen Zeitraum geprüft, der der Haltbarkeitsdauer der Zubereitung entspricht. Die Untersuchungen können an Proben vorgenommen werden, die den Endbehältnissen unmittelbar vor der Prüfung entnommen werden.

Während der Entwicklung einer pharmazeutischen Zubereitung muss nachgewiesen werden, dass die antimikrobielle Wirkung der Zubereitung als solche beziehungsweise, falls erforderlich, durch Zusatz eines oder mehrerer geeigneter Konservierungsmittel einen ausreichenden Schutz vor unerwünschten Wirkungen gewährt, die sich aus einer mikrobiellen Kontamination oder einer Vermehrung von Mikroorganismen während der Lagerung und des Gebrauchs der Zubereitung ergeben können.

Die Wirksamkeit der antimikrobiellen Konservierung kann mit der nachfolgenden Prüfung nachgewiesen werden. Die Prüfung ist nicht für die Routinekontrolle vorgesehen.

Durchführung der Prüfung

Die Prüfung besteht aus dem Kontaminieren der Zubereitung, wenn möglich in ihrem Endbehältnis, mit einem vorgeschriebenen Inokulum geeigneter Mikroorganismen, der Lagerung der inokulierten Zubereitung bei einer vorgeschriebenen Temperatur, der Entnahme von Proben aus dem Behältnis in bestimmten Zeitabständen und der Bestimmung der Anzahl der Mikroorganismen in den so entnommenen Proben.

Die konservierenden Eigenschaften der Zubereitung sind ausreichend, wenn sich unter den Bedingungen der Prüfung eine eindeutige Verminderung oder gegebenenfalls keine Erhöhung der Keimzahl in der inokulierten Zubereitung nach den vorgeschriebenen Zeiten bei den vorgeschriebenen Temperaturen ergibt. Die Akzeptanzkriterien, ausgedrückt als zeitabhängige Verminderung der Keimzahl, unterscheiden sich nach der Art der Zubereitung und dem Ausmaß der beabsichtigten Konservierung (siehe Tab. 5.1.3-1, 5.1.3-2 und 5.1.3-3).

Prüfmikroorganismen

Pseudomonas aeruginosa: ATCC 9027; NCIMB 8626; CIP 82.118

Staphylococcus aureus: ATCC 6538; NCTC 10788; NCIMB 9518; CIP 4.83

Candida albicans: ATCC 10231; NCPF 3179; IP 48.72

Aspergillus brasiliensis: ATCC 16404; IMI 149007; IP 1431.83

Mit jedem einzelnen Stamm wird eine Prüfung durchgeführt, wobei die vorgesehenen Mikroorganismen gegebenenfalls durch andere Stämme oder Arten ergänzt werden, die Kontaminationskeime in der Zubereitung sein können. Beispielsweise werden *Escherichia coli* (ATCC 8739; NCIMB 8545; CIP 53.126) für alle Zubereitungen zum Einnehmen und *Zygosaccharomyces rouxii* (NCYC 381; IP 2021.92) für alle Zubereitungen zum Einnehmen, die einen hohen Zuckergehalt besitzen, empfohlen.

Herstellung des Inokulums

Zur Herstellung des Inokulums wird bei Bakterien die Oberfläche von Agarmedium mit Casein- und Sojapepton (2.6.13), bei Pilzen die Oberfläche von Sabouraud-Glucose-Agarmedium ohne Antibiotikazusatz (2.6.13) mit einer frischen Anzucht der Stammkultur jedes Einzelnen der spezifizierten Mikroorganismen inokuliert. Die Bakterienkulturen werden 18 bis 24 h lang bei 30 bis 35 °C, die Kultur von *C. albicans* 48 h lang bei 20 bis 25 °C und die Kultur von *A. brasiliensis* 1 Woche lang oder bis zur ausreichenden Sporulation bei 20 bis 25 °C inkubiert. Falls erforderlich können nach dem Anzüchten der Keime Subkulturen angelegt werden, bevor sich die Keime im optimalen Zustand befinden, doch sollte die Anzahl der Subkulturen auf ein Minimum beschränkt bleiben.

Um die Bakterien- und *C.*-albicans-Kulturen zu ernten, werden die auf der Oberfläche gewachsenen Keime mit einer sterilen Lösung, die Natriumchlorid R (9 g · l^{-1}) enthält, in ein geeignetes Gefäß abgeschwemmt. Der Keimgehalt der Suspension wird durch Zusatz der gleichen Lösung auf etwa 10^8 Mikroorganismen je Milliliter eingestellt. Die Kultur von *A. brasiliensis* wird mit einer sterilen Lösung, die Natriumchlorid R (9 g · l^{-1}) und Polysorbat 80 R (0,5 g · l^{-1}) enthält, abgeschwemmt und mit der gleichen Lösung auf eine Sporenkonzentration von etwa 10^8 je Milliliter eingestellt.

Unmittelbar danach wird von jeder Suspension eine geeignete Probe genommen und deren Anzahl an koloniebildenden Einheiten (KBE) je Milliliter mit Hilfe der Membranfiltermethode oder durch Auszählen der Agarplatten (2.6.12) bestimmt. Dieser Wert dient zur Ermittlung der Größe des Inokulums und des für die Prüfung zu verwendenden Bezugswerts. Die Suspensionen müssen unverzüglich verwendet werden.

Methode

Zur Bestimmung der Anzahl vermehrungsfähiger Mikroorganismen in der inokulierten Zubereitung werden für die betreffenden Mikroorganismen die gleichen Agar-Nährmedien benutzt wie bei der Herstellung der Inokula.

Eine entsprechende Anzahl von Behältnissen, die die zu prüfende Zubereitung enthalten, wird mit einer Suspension des angegebenen Prüfmikroorganismus jeweils so inokuliert, dass eine Keimdichte von 10^5 bis 10^6 Mikroorganismen je Milliliter oder Gramm der Zubereitung erhalten wird. Das zum Inokulieren verwendete Volumen darf 1 Prozent des Volumens der Zubereitung nicht überschreiten. Um eine homogene Verteilung sicherzustellen, wird sorgfältig gemischt.

Die inokulierte Zubereitung wird unter Lichtschutz bei 20 bis 25 °C gelagert. Zu Beginn der Prüfung und in angemessenen Intervallen wird aus jedem Behältnis eine geeignete Probe der inokulierten Zubereitung, üblicherweise 1 Milliliter oder 1 Gramm, entsprechend der Art der Zubereitung, entnommen und die Anzahl der vermehrungsfähiger Mikroorganismen durch Auszählen der Agarplatten oder mit Hilfe der Membranfiltermethode (2.6.12) bestimmt. Dabei muss sichergestellt werden, dass jegliche verbleibende antimikrobielle Wirkung der Zubereitung durch Verdünnen, Filtrieren oder durch spezifisches Inaktivieren ausgeschaltet wird. Falls mit Verdünnungen gearbeitet wird, muss die verminderte Empfindlichkeit beim Nachweis kleiner Anzahlen vermehrungsfähiger Mikroorganismen berücksichtigt werden. Bei der Verwendung eines spezifischen Inaktivators muss durch geeignete Kontrollen bestätigt werden, dass das System das Wachstum der Prüfmikroorganismen erlaubt.

Durch Validierung muss nachgewiesen sein, dass das Verfahren geeignet ist, die erforderliche Verminderung der Anzahl vermehrungsfähiger Mikroorganismen zu erreichen.

Kriterien zur Beurteilung

Tab. 5.1.3-1, 5.1.3-2 und 5.1.3-3 geben die Kriterien zur Beurteilung der antimikrobiellen Wirksamkeit als logarithmische Verminderung der Anzahl vermehrungsfähiger Mikroorganismen, bezogen auf die Keimzahl des Inokulums.

Tab. 5.1.3-1: Parenteralia, Zubereitungen zur Anwendung am Auge, Zubereitungen zur intrauterinen Anwendung und Zubereitungen zur intramammären Anwendung

	$\log_{10}$-Stufen der Keimzahlminderung				
	Kriterium	6 h	24 h	7 d	14 d	28 d
Bakterien	A	2	3	–	–	vermehrungsfähige Keime nicht nachweisbar
	B	–	1	3	–	keine Zunahme der Keimzahl*
Pilze	A	–	–	2	–	keine Zunahme der Keimzahl*
	B	–	–	–	1	keine Zunahme der Keimzahl*

*gegenüber der vorhergehenden Zählung

Die Kriterien A stellen die empfohlene Wirksamkeit dar, die erreicht werden soll. In begründeten Fällen, in denen die Kriterien A nicht erfüllt werden können, zum Beispiel bei einem erhöhten Risiko von unerwünschten Wirkungen, müssen die Kriterien B erfüllt werden.

Tab. 5.1.3-2: Zubereitungen zur Anwendung am Ohr, Zubereitungen zur nasalen Anwendung, Zubereitungen zur kutanen Anwendung und Zubereitungen zur Inhalation

	$\log_{10}$-Stufen der Keimzahlminderung				
	Kriterium	2 d	7 d	14 d	28 d
Bakterien	A	2	3	–	keine Zunahme der Keimzahl*
	B	–	–	3	keine Zunahme der Keimzahl*
Pilze	A	–	–	2	keine Zunahme der Keimzahl*
	B	–	–	1	keine Zunahme der Keimzahl*

*gegenüber der vorhergehenden Zählung

Die Kriterien A stellen die empfohlene Wirksamkeit dar, die erreicht werden soll. In begründeten Fällen, in denen die Kriterien A nicht erfüllt werden können, zum Beispiel bei einem erhöhten Risiko von unerwünschten Wirkungen, müssen die Kriterien B erfüllt werden.

Tab. 5.1.3-3: Zubereitungen zum Einnehmen, Zubereitungen zur Anwendung in der Mundhöhle und Zubereitungen zur rektalen Anwendung

	$\log_{10}$-Stufen der Keimzahlminderung	
	14 d	28 d
Bakterien	3	keine Zunahme der Keimzahl*
Pilze	1	keine Zunahme der Keimzahl*

*gegenüber der vorhergehenden Zählung

Die angegebenen Kriterien stellen die empfohlene Wirksamkeit dar, die erreicht werden soll.

5.2 Allgemeine Texte zu Impfstoffen und anderen biologischen Produkten

5.2.7 Bewertung der Wirksamkeit von
Impfstoffen und Immunsera für Tiere . . . 9533

10.7/5.02.07.00

5.2.7 Bewertung der Wirksamkeit von Impfstoffen und Immunsera für Tiere

Der Begriff „Produkt" wird im Verlauf des Texts entweder für einen Impfstoff oder ein Immunserum verwendet.

Bei der Entwicklung des Produkts werden Prüfungen durchgeführt, um nachzuweisen, dass das Produkt wirksam ist, und zwar bei Verabreichen auf jede empfohlene Art und Methode der Anwendung entsprechend dem empfohlenen Schema an Tieren jeder Spezies und Kategorie, für die das Produkt bestimmt ist. Die Methodik für die Bestimmung der Wirksamkeit kann, abhängig vom einzelnen Produkttyp, beträchtlich variieren.

Als Teil der Prüfungen, die während der Entwicklung eines Produkts zum Nachweis der Wirksamkeit durchgeführt werden, können die im Abschnitt „Herstellung" einer Monographie beschriebenen Prüfungen dienen. Nachfolgend aufgeführte Voraussetzungen müssen berücksichtigt werden.

Die zu verwendende Dosis ist die für die Verwendung empfohlene Menge an Produkt, die am Ende der Haltbarkeitsdauer den erwarteten Mindesttiter oder die erwartete Mindestwirksamkeit aufweist.

Bei Lebend-Impfstoffen wird Impfstoff mit Viren/Bakterien auf dem am höchsten attenuierten Passageniveau, die in einer Impfstoffcharge vorhanden sein können, verwendet.

Falls zutreffend muss bei Immunsera die geprüfte Dosis ebenfalls die kleinste noch wirksame Menge an Immunglobulin oder Gammaglobulin und/oder Gesamtprotein enthalten.

Die Wirksamkeit muss für alle Indikationen, die in Anspruch genommen werden, belegt sein. Zum Beispiel muss für die Indikation „Schutz vor Atemwegserkrankungen" zumindest ein Schutz vor klinischen Symptomen von Atemwegserkrankungen belegt sein. Falls die Indikation „Schutz vor Infektionen" beansprucht wird, muss dies durch Reisolationstechniken nachgewiesen werden. Wenn mehr als eine Indikation genannt ist, ist der Nachweis für jede Indikation erforderlich.

Impfstoffe: Der Einfluss passiv erworbener und maternaler Antikörper auf die Wirksamkeit eines Impfstoffs wird angemessen berücksichtigt. Alle Angaben, genannt oder inbegriffen, die sich auf den Beginn und die Dauer des Schutzes beziehen, müssen durch Daten aus klinischen Studien belegt werden.

Angaben, die sich auf die Dauer der Immunität beziehen, müssen durch den Nachweis des Schutzes belegt sein. Das unter „Immunogenität" und/oder „Bestimmung der Wirksamkeit" beschriebene Prüfmodell muss nicht notwendigerweise verwendet werden, um Angaben, die sich auf die durch den Impfstoff erreichte Dauer der Immunität beziehen, zu belegen.

Die Wirksamkeit jeder Komponente eines multivalenten oder kombinierten Impfstoffs muss in der Kombination nachgewiesen werden.

Immunsera: Besonderes Augenmerk ist auf die Bereitstellung von Daten zu legen, die die Wirksamkeit des zu empfehlenden Verabreichungsschemas belegen. Wenn zum Beispiel empfohlen wird, dass das Immunserum nur einmal verabreicht werden muss, um eine prophylaktische oder therapeutische Wirkung zu erzielen, so muss dies nachgewiesen werden. Alle aufgeführten oder inbegriffenen Angaben, die sich auf den Beginn und die Dauer des Schutzes oder die therapeutische Wirkung beziehen, müssen durch Daten aus klinischen Studien belegt werden; zum Beispiel muss die Dauer des Schutzes einer prophylaktischen Dosis eines Antiserums, untersucht werden, damit dem Anwender in der Beschriftung geeignete Hinweise gegeben werden können.

Studien zur gegenseitigen immunologischen Verträglichkeit sind durchzuführen, wenn ein simultanes Verabreichen von Produkten empfohlen wird oder im üblichen Verabreichungsschema enthalten ist. Immer wenn ein Produkt als Teil eines Verabreichungsschemas empfohlen wird, muss die Grundimmunisierung durch das Produkt oder die Auffrischungsimpfung mit dem Produkt oder der Beitrag des Produkts zur Wirksamkeit als Bestandteil des gesamten Verabreichungsschemas nachgewiesen werden.

Laboratoriumsprüfungen

Grundsätzlich ist der Nachweis der Wirksamkeit unter gut kontrollierten Laboratoriumsbedingungen durchzuführen, wobei eine Belastungsinfektion der Zieltierspezies unter den empfohlenen Anwendungsbedingungen erfolgt.

So weit wie möglich sollen die Bedingungen, unter denen die Belastung durchgeführt wird, die natürlichen Infektionsbedingungen nachahmen zum Beispiel im Hinblick auf die Anzahl der Krankheitserreger und die Art ihrer Verabreichung.

Impfstoffe: Abgesehen von begründeten Fällen muss für die Belastung ein anderer Stamm als für die Herstellung des Impfstoffs verwendet werden.

Falls möglich sollten die Immunmechanismen (zellvermittelt/humoral, lokal/allgemein, Klassen der Immunglobuline), die nach Verabreichen des Impfstoffs in der Zieltierspezies ausgelöst werden, bestimmt werden.

Immunsera: Die Werte der Antikörperspiegel, die in der Zieltierspezies nach vorgesehener Anwendung des Produkts gemessen werden, sind anzugeben.

Wenn geeignete veröffentlichte Daten über schützende Antikörperspiegel vorhanden sind, muss darauf Bezug genommen werden, wodurch Belastungsinfektionsstudien vermieden werden.

Wenn ein Belastungsinfektionsversuch gefordert wird, kann dieser in Übereinstimmung mit den genannten Indikationen und Angaben vor oder nach Verabreichen des Produkts erfolgen.

Feldversuche

Im Allgemeinen werden die Ergebnisse der Laboratoriumsprüfungen durch Daten aus Feldversuchen ergänzt. Abgesehen von begründeten Fällen werden diese mit unbehandelten Kontrolltieren durchgeführt.

Für die Bewertung der Unschädlichkeit und der Wirksamkeit unter Feldbedingungen ist eine einzelne Charge des Produkts unter der Bedingung ausreichend, dass mit Laboratoriumsprüfungen die Unschädlichkeit und Wirksamkeit des Produkts unter experimentellen Bedingungen mit Impfstoffen des höchsten und niedrigsten Titers oder der höchsten und niedrigsten Wirksamkeit angemessen bewertet wurden. Dafür kann eine repräsentative Charge aus der Routineherstellung mit mittlerem Titer oder mittlerer Wirksamkeit verwendet werden. Geben die Laboratoriumsprüfungen keinen ausreichenden Beleg für die Wirksamkeit, kann diese ausschließlich über Feldversuche belegt werden.

5.4 Lösungsmittel-Rückstände

10.7/5.04.00.00

5.4 Lösungsmittel-Rückstände

Grenzwerte für Lösungsmittel-Rückstände in Wirkstoffen, Hilfsstoffen und Arzneimitteln

Der „International Council for Harmonisation of Technical Requirements for Pharmaceuticals for Human Use" (ICH) hat die Leitlinie über Verunreinigungen mit Lösungsmittel-Rückständen verabschiedet, die Grenzwerte für den Gehalt an Lösungsmitteln, die nach der Herstellung in Wirkstoffen, Hilfsstoffen und Arzneimitteln zurückbleiben können, vorschreibt. Diese Leitlinie, deren Text nachfolgend wiedergegeben wird, berücksichtigt nicht die auf dem Markt befindlichen Produkte. Das Europäische Arzneibuch wendet jedoch die Prinzipien dieser Leitlinie auf bereits verfügbare Wirkstoffe, Hilfsstoffe und Arzneimittel an, unabhängig davon, ob sie Gegenstand einer Monographie des Arzneibuchs sind oder nicht. Alle Substanzen und Produkte sind auf den Gehalt an Lösungsmitteln, die in der Substanz oder dem Produkt nach der Herstellung zurückbleiben können, zu prüfen.

Wenn die anzuwendenden Grenzwerte den nachfolgend aufgeführten entsprechen, werden in Einzelmonographien im Allgemeinen keine Prüfungen auf Lösungsmittel-Rückstände erwähnt, da die eingesetzten Lösungsmittel je nach Hersteller unterschiedlich sein können und da die Anforderungen dieses Allgemeinen Texts durch die Allgemeine Monographie **Substanzen zur pharmazeutischen Verwendung (Corpora ad usum pharmaceuticum)** umgesetzt werden. Die zuständige Behörde ist über die im Herstellungsprozess verwendeten Lösungsmittel zu informieren. Diese Information ist ebenfalls im Antrag zur Erlangung des Zertifikats zur Anwendbarkeit der Monographien des Europäischen Arzneibuchs (Konformitätsbescheinigung) anzugeben und wird im Zertifikat erwähnt.

Wenn nur Lösungsmittel der Klasse 3 verwendet werden, kann die Prüfung „Trocknungsverlust" oder eine spezifische Bestimmung des Lösungsmittels an der Substanz durchgeführt werden. Falls der begründete und zugelassene Gehalt eines Lösungsmittels der Klasse 3 oberhalb von 0,5 Prozent liegt, ist eine spezifische Bestimmung des Lösungsmittels erforderlich.

Wenn Lösungsmittel der Klasse 1 oder der Klasse 2 (oder der Klasse 3, falls sie einen Gehalt von 0,5 Prozent überschreiten) verwendet werden, ist nach Möglichkeit das in der Allgemeinen Methode 2.4.24 beschriebene Verfahren anzuwenden. Andernfalls ist eine geeignete, validierte Methode anzuwenden.

Wenn eine quantitative Bestimmung der Lösungsmittel-Rückstände erfolgt, wird das Ergebnis bei der Berechnung des Gehalts der Substanz berücksichtigt, außer eine Prüfung des Trocknungsverlusts wird ebenfalls durchgeführt.

Verunreinigungen: Leitlinie für Lösungsmittel-Rückstände (CPMP/ICH/82260/2006)

1. Einleitung
2. Geltungsbereich dieser Leitlinie
3. Allgemeine Prinzipien
   3.1 Klassifizierung der Lösungsmittel-Rückstände nach der Risikobeurteilung
   3.2 Methoden zur Festlegung der Belastungsgrenzwerte
   3.3 Varianten zur Beschreibung der Grenzwerte für Lösungsmittel der Klasse 2
   3.4 Analyseverfahren
   3.5 Angaben zu Lösungsmittel-Rückständen
4. Grenzwerte für Lösungsmittel-Rückstände
   4.1 Lösungsmittel, die zu vermeiden sind
   4.2 Lösungsmittel, deren Verwendung zu begrenzen ist
   4.3 Lösungsmittel mit geringem toxischem Potenzial
   4.4 Lösungsmittel, für die keine verlässlichen toxikologischen Daten verfügbar sind

Glossar
Anhang 1: Liste der in dieser Leitlinie erfassten Lösungsmittel
Anhang 2: Zusätzliche Informationen
Anhang 2.1: Umweltschutzbestimmungen zu flüchtigen organischen Lösungsmitteln
Anhang 2.2: Lösungsmittel-Rückstände in pharmazeutischen Produkten
Anhang 3: Methoden zur Festlegung von Belastungsgrenzwerten

1. Einleitung

Der Zweck dieser Leitlinie ist die Empfehlung zu akzeptierbaren Mengen an Lösungsmittel-Rückständen in pharmazeutischen Produkten zur Sicherheit der Patienten. Die Leitlinie empfiehlt die Verwendung von weniger toxischen Lösungsmitteln und gibt für einige Lösungsmittel-Rückstände Grenzwerte an, die sich als toxikologisch akzeptabel erwiesen haben.

Lösungsmittel-Rückstände in pharmazeutischen Produkten werden hier als flüchtige organische Chemikalien definiert, die bei der Herstellung von Wirkstoffen oder Hilfsstoffen sowie bei der Zubereitung von Arzneimitteln verwendet oder gebildet und bei den gängigen Herstellungsprozessen nicht vollständig entfernt werden. Eine passende Lösungsmittelauswahl für die Synthese von Wirkstoffen kann die Ausbeute verbessern oder Eigenschaften wie Kristallform, Reinheit und Löslichkeit bestimmen. Daher kann das Lösungsmittel manchmal ein entscheidender Faktor im Syntheseprozess sein. Diese Leitlinie betrifft weder Lösungsmittel, die bewusst als Hilfsstoffe eingesetzt werden, noch Solvate. Der Gehalt an Lösungsmitteln in solchen Produkten muss jedoch bewertet und begründet sein.

Da die Lösungsmittel-Rückstände keinerlei therapeutischen Nutzen haben, sollten sie alle weitestgehend entfernt werden, sodass die Anforderungen der Produktspezifikation, die GMP-Regeln oder andere Qualitätsanforderungen erfüllt werden. Arzneimittel dürfen keinen höheren Gehalt an Lösungsmittel-Rückständen enthalten, als durch Sicherheitsdaten vertreten werden kann. Lösungsmittel, deren Toxizität bekanntermaßen inakzeptabel ist (Klasse 1, Tab. 5.4-3), müssen bei der Herstellung von Wirkstoffen, Hilfsstoffen oder Arzneimitteln vermieden werden, außer ihre Verwendung wird in einer Nutzen-Risiko-Beurteilung ausreichend begründet. Die Verwendung von Lösungsmitteln, die weniger stark toxisch sind (Klasse 2, Tab. 5.4-4), muss so begrenzt werden, dass die Patienten vor möglichen unerwünschten Wirkungen geschützt sind. Wenn immer möglich sollen idealerweise die weniger toxischen Lösungsmittel der Klasse 3 (Tab. 5.4-5) verwendet werden. Eine vollständige Liste aller in dieser Leitlinie aufgeführten Lösungsmittel befindet sich im Anhang 1.

Die Listen sind nicht erschöpfend. Weitere Lösungsmittel können in der Praxis bereits verwendet und den Listen später hinzugefügt werden. Die für Lösungsmittel der Klassen 1 und 2 empfohlenen Grenzwerte oder die Klassifizierung von Lösungsmitteln können geändert werden, wenn neue Sicherheitsdaten zur Verfügung stehen. Unterstützende Sicherheitsdaten im Zulassungsantrag für ein neues Arzneimittel, das ein neues Lösungsmittel enthält, können sich an dieser Leitlinie, an der *Guideline ICH Q3A* (Verunreinigungen in neuen Wirkstoffen) oder an der *Guideline ICH Q3B* (Verunreinigungen in neuen Arzneimitteln) oder an allen drei Texten orientieren.

2. Geltungsbereich der Leitlinie

Lösungsmittel-Rückstände in Wirkstoffen, Hilfsstoffen und Arzneimitteln liegen im Geltungsbereich dieser Leitlinie. Daher muss eine Prüfung auf Lösungsmittel-Rückstände durchgeführt werden, wenn bekannt ist, dass der Herstellungs- oder Reinigungsprozess zu Rückständen solcher Lösungsmittel führt. Es muss nur auf solche Lösungsmittel geprüft werden, die während der Herstellung oder Reinigung von Wirkstoffen, Hilfsstoffen oder Arzneimitteln verwendet werden oder dabei entstehen. Obwohl Hersteller vorzugsweise das Arzneimittel prüfen, kann auch ein kumulatives Verfahren angewendet werden, um den Gehalt an Lösungsmittel-Rückständen im Arzneimittel aus dem Gehalt aller zur Herstellung des Arzneimittels verwendeten Bestandteile zu ermitteln. Wenn diese Berechnung einen Gehalt ergibt, der gleich oder kleiner ist als der in dieser Leitlinie empfohlene, ist eine Prüfung des Arzneimittels auf Lösungsmittel-Rückstände nicht erforderlich. Wenn jedoch der berechnete Gehalt über dem empfohlenen liegt, muss das Arzneimittel geprüft werden, um festzustellen, ob der Herstellungsprozess zu einer Verminderung des betreffenden Lösungsmittelgehalts auf akzeptable Werte geführt hat. Das Arzneimittel muss ebenfalls geprüft werden, wenn während seiner Herstellung ein Lösungsmittel verwendet wird.

Diese Leitlinie ist weder auf potenzielle neue Wirkstoffe, Hilfsstoffe oder Arzneimittel, die während der klinischen Erprobung verwendet werden, noch auf bereits auf dem Markt befindliche Arzneimittel anwendbar.

Diese Leitlinie gilt für alle Darreichungsformen und Arten der Anwendung. Höhere Gehalte an Lösungsmittel-Rückständen können in bestimmten Fällen, wie bei einer Anwendung über eine kürzere Zeit (höchstens 30 Tage) oder bei einer topischen Anwendung, gestattet werden. Eine Begründung für diese Gehalte muss von Fall zu Fall gegeben werden.

Für zusätzliche Informationen in Bezug auf Lösungsmittel-Rückstände siehe Anhang 2.

3. Allgemeine Prinzipien

3.1 Klassifizierung der Lösungsmittel-Rückstände nach der Risikobeurteilung

Die Bezeichnung „tolerierbare tägliche Aufnahme" (tolerable daily intake, TDI) wird vom „International Program on Chemical Safety" (IPCS) verwendet, um Belastungsgrenzen für toxische Chemikalien zu beschreiben, während „akzeptierbare tägliche Aufnahme" (acceptable daily intake, ADI) von der Weltgesundheitsorganisation (WHO) sowie anderen nationalen und internationalen Gesundheitsbehörden und Instituten verwendet wird. Die neue Bezeichnung „zulässige tägliche Belastung" (permitted daily exposure, PDE) wurde in der vorliegenden Leitlinie als eine aus pharmazeutischer Sicht akzeptierbare Aufnahme von Lösungsmittel-Rückständen definiert, um eine Verwechslung unterschiedlicher ADI-Werte für dieselbe Substanz zu vermeiden.

Die in dieser Leitlinie eingestuften Lösungsmittel sind unter Angabe einer gebräuchlichen Bezeichnung und der Strukturformel als Liste im Anhang 1 aufgeführt. Sie wurden hinsichtlich eines möglichen Risikos für die Gesundheit des Menschen bewertet und in eine der folgenden 3 Klassen eingeteilt:

Lösungsmittel der Klasse 1: Lösungsmittel, die zu vermeiden sind

Bekannte Kanzerogene für den Menschen, Substanzen mit begründetem Verdacht auf Kanzerogenität für den Menschen und umweltgefährdende Stoffe

Lösungsmittel der Klasse 2: Lösungsmittel, deren Verwendung zu begrenzen ist

Nicht genotoxische Kanzerogene für Tiere oder Agenzien, die möglicherweise andere irreversible toxische Wirkungen wie Neurotoxizität oder Teratogenität verursachen

Lösungsmittel, die im Verdacht stehen, andere signifikante, aber reversible toxische Wirkungen zu haben

Lösungsmittel der Klasse 3: Lösungsmittel mit geringem toxischem Potenzial

Lösungsmittel mit geringem toxischem Potenzial für den Menschen; gesundheitlich begründete Belastungsgrenzen sind nicht erforderlich.

Lösungsmittel der Klasse 3 haben PDE-Werte von 50 mg und mehr je Tag.

3.2 Methoden zur Festlegung der Belastungsgrenzwerte

Die zur Festlegung der zulässigen täglichen Belastung mit Lösungsmittel-Rückständen verwendete Methode wird im Anhang 3 dargestellt. Zusammenfassungen von Toxizitätsdaten, die zur Festlegung von Grenzwerten verwendet wurden, sind in *Pharmeuropa*, Vol. 9, Nr. 1, Supplement April 1997, veröffentlicht.

3.3 Varianten zur Beschreibung der Grenzwerte für Lösungsmittel der Klasse 2

Zwei Varianten für die Festlegung der Grenzwerte für Lösungsmittel der Klasse 2 stehen zur Verfügung:

Variante 1: Die in Tab. 5.4-4 aufgeführten Grenzkonzentrationen in ppm können verwendet werden. Sie wurden mit Hilfe der Gleichung (1) berechnet, unter der Annahme, dass die täglich verabreichte Dosis des Produkts 10 g beträgt.

$$\text{Konzentration (ppm)} = \frac{1000 \cdot \text{PDE}}{\text{Dosis}} \quad (1)$$

In diesem Fall werden der PDE-Wert in Milligramm je Tag und die Dosis in Gramm je Tag angegeben.

Diese Grenzwerte werden als vertretbar für alle Wirkstoffe, Hilfsstoffe oder Arzneimittel angesehen. Daher kann diese Variante angewendet werden, wenn die tägliche Dosis nicht bekannt oder festgelegt ist. Wenn alle Hilfsstoffe und Wirkstoffe einer Zubereitung die unter Variante 1 genannten Grenzwerte einhalten, können diese Bestandteile in jedem Verhältnis verwendet werden. Eine weitere Berechnung ist nicht notwendig, vorausgesetzt, dass die tägliche Dosis 10 g nicht überschreitet. Produkte, die in einer höheren Dosis als 10 Gramm je Tag verabreicht werden, sind nach Variante 2 zu betrachten.

Variante 2: Es ist nicht erforderlich, für jeden Bestandteil des Arzneimittels festzustellen, ob er mit den unter Variante 1 angegebenen Grenzwerten übereinstimmt. Die in Tab. 5.4-4 angegebenen PDE-Werte in Milligramm je Tag können mit der bekannten maximalen täglichen Dosis und der Gleichung (1) angewendet werden, um die in einem Arzneimittel erlaubte Konzentration an Lösungsmittel-Rückständen zu bestimmen. Solche Grenzwerte werden als vertretbar angesehen, vorausgesetzt, es wurde nachgewiesen, dass der Gehalt an Lösungsmittel-Rückständen auf einen praktisch erreichbaren Minimalwert verringert wurde. Diese Grenzwerte müssen realistisch sein in Bezug auf die Leistungsfähigkeit des Analyseverfahrens, die Herstellungsmöglichkeiten, akzeptable Schwankungen des Herstellungsverfahrens und sollten gegenwärtige Herstellungsstandards widerspiegeln.

Die Variante 2 kann durch Addieren der Mengen an Lösungsmittel-Rückständen, die in jedem Bestandteil des Arzneimittels vorhanden sind, angewendet werden. Die Summe der Lösungsmittelmengen je Tag muss kleiner sein als die durch den PDE-Wert angegebene Größe.

Als Beispiel dient die Anwendung der Varianten 1 und 2 für Acetonitril in einem Arzneimittel. Der PDE-Wert für Acetonitril beträgt 4,1 Milligramm. Nach Variante 1 beträgt damit der Grenzwert 410 ppm. Die maximal verabreichte tägliche Menge des Arzneimittels beträgt 5,0 g und das Arzneimittel enthält 2 Hilfsstoffe. Die Zusammensetzung des Arzneimittels und der berechnete maximale Gehalt an restlichem Acetonitril werden in Tab. 5.4-1 angegeben.

Tabelle 5.4-1

Bestandteil	Menge in der Zubereitung (g)	Acetonitril-gehalt (ppm)	tägliche Belastung (mg)
Wirkstoff	0,3	800	0,24
Hilfsstoff 1	0,9	400	0,36
Hilfsstoff 2	3,8	800	3,04
Arzneimittel	5,0	728	3,64

Der Hilfsstoff 1 entspricht dem Grenzwert nach Variante 1, jedoch der Wirkstoff, der Hilfsstoff 2 und das Arzneimittel entsprechen diesem nicht. Trotzdem entspricht das Arzneimittel dem Grenzwert nach Variante 2 von 4,1 Milligramm je Tag und somit den Empfehlungen dieser Leitlinie.

Bei einem weiteren Beispiel mit Acetonitril als Lösungsmittel-Rückstand beträgt die maximal verabreichte tägliche Menge des Arzneimittels 5,0 g und das Arzneimittel enthält 2 Hilfsstoffe. Die Zusammensetzung des Arzneimittels und der berechnete maximale Gehalt an restlichem Acetonitril werden in Tab. 5.4-2 angegeben.

Tabelle 5.4-2

Bestandteil	Menge in der Zubereitung (g)	Acetonitril-gehalt (ppm)	tägliche Belastung (mg)
Wirkstoff	0,3	800	0,24
Hilfsstoff 1	0,9	2000	1,80
Hilfsstoff 2	3,8	800	3,04
Arzneimittel	5,0	1016	5,08

Gemäß dieser Aufstellung entspricht in diesem Beispiel das Arzneimittel weder dem Grenzwert nach Variante 1 noch dem nach Variante 2. Der Hersteller kann das Arzneimittel prüfen, um festzustellen, ob der Herstellungsprozess zu einer Verringerung des Acetonitrilgehalts geführt hat. Wenn der Acetonitrilgehalt während der Herstellung nicht auf den zulässigen Grenzwert verringert wurde, muss der Hersteller des Arzneimittels andere Verfahrensschritte anwenden, um die Menge an Acetonitril im Arzneimittel zu verringern. Wenn alle diese Verfahrensschritte nicht zu einer Verringerung des Gehalts an Lösungsmittel-Rückstand führen, kann der Hersteller in Ausnahmefällen einen zusammenfassenden Bericht über die Maßnahmen zur Verringerung des Lösungsmittelgehalts auf die in der Leitlinie angegebenen Werte und eine Nutzen-Risiko-Analyse vorlegen, um eine Genehmigung für die Anwendung des Arzneimittels trotz des höheren Gehalts an Lösungsmittel-Rückstand zu erhalten.

3.4 Analyseverfahren

Lösungsmittel-Rückstände werden üblicherweise mit Hilfe chromatographischer Verfahren, wie der Gaschromatographie, bestimmt. Nach Möglichkeit müssen die harmonisierten Verfahren, die in Arzneibüchern beschrieben sind, zur Bestimmung des Gehalts an Lösungsmittel-Rückständen angewendet werden. Andernfalls dürfen die Hersteller das am besten geeignete, validierte Analyseverfahren für eine besondere Anwendung wählen. Falls nur Lösungsmittel der Klasse 3 enthalten sind, kann eine nicht spezifische Methode, wie die Prüfung „Trocknungsverlust", angewendet werden.

Eine Validierung der Methoden zur Bestimmung von Lösungsmittel-Rückständen sollte mit den ICH-Leitlinien „Text on Validation of Analytical Procedures" und „Extension of the ICH Text on Validation of Analytical Procedures" übereinstimmen.

3.5 Angaben zu Lösungsmittel-Rückständen

Die Hersteller von pharmazeutischen Produkten benötigen bestimmte Informationen zum Gehalt an Lösungsmittel-Rückständen in Wirkstoffen oder Hilfsstoffen, um die Kriterien dieser Leitlinie zu erfüllen. Die folgenden Angaben sind Beispiele für Informationen, die vom Hilfs- oder Wirkstofflieferanten an den Arzneimittelhersteller gegeben werden können. Der Lieferant kann unter den nachfolgenden Beispielen je nach Fall auswählen:
- Nur Lösungsmittel der Klasse 3 sind wahrscheinlich vorhanden. Der Trocknungsverlust beträgt weniger als 0,5 Prozent.
- Nur die Lösungsmittel X, Y, ... der Klasse 2 sind wahrscheinlich vorhanden. Die Konzentration jedes dieser Lösungsmittel liegt unterhalb des nach Variante 1 beschriebenen Grenzwerts.
  (Hierbei sind vom Lieferanten die Namen der Lösungsmittel der Klasse 2 für X, Y, ... anzugeben.)
- Nur die Lösungsmittel X, Y, ... der Klasse 2 und Lösungsmittel der Klasse 3 sind wahrscheinlich vorhanden. Die Konzentration jedes dieser Lösungsmittel-Rückstände der Klasse 2 liegt unterhalb des nach Variante 1 beschriebenen Grenzwerts, und die jedes Lösungsmittel-Rückstands der Klasse 3 beträgt weniger als 0,5 Prozent.

Falls Lösungsmittel der Klasse 1 wahrscheinlich vorhanden sind, müssen sie identifiziert und quantitativ bestimmt werden. Die Formulierung „wahrscheinlich vorhanden" bezieht sich sowohl auf das Lösungsmittel, das im abschließenden Herstellungsschritt verwendet wurde, als auch auf die Lösungsmittel, die in früheren Herstellungsschritten eingesetzt und die nicht systematisch durch ein validiertes Verfahren beseitigt wurden.

Wenn Lösungsmittel der Klasse 2 oder 3 enthalten sind, deren Konzentrationen höher als die nach Variante 1 beschriebenen Grenzwerte sind oder deren Gehalt 0,5 Prozent oder mehr beträgt, müssen sie identifiziert und quantitativ bestimmt werden.

4. Grenzwerte für Lösungsmittel-Rückstände

4.1 Lösungsmittel, die zu vermeiden sind

Lösungsmittel der Klasse 1 dürfen bei der Herstellung von Wirkstoffen, Hilfsstoffen und Arzneimitteln aufgrund ihrer inakzeptablen Toxizität und/oder ihrer umweltgefährdenden Wirkung nicht verwendet werden. Wenn ihre Verwendung jedoch unvermeidbar ist, um ein Arzneimittel mit bedeutendem therapeutischen Vorteil herzustellen, dann muss ihr Gehalt begrenzt werden, wie in Tab. 5.4-3 angegeben, außer in begründeten Fällen.

1,1,1-Trichlorethan ist in Tab. 5.4-3 aufgeführt, da es umweltgefährdend ist. Der angegebene Grenzwert von 1500 ppm basiert auf einer Bewertung der Sicherheitsdaten.

Tab. 5.4-3: Lösungsmittel der Klasse 1 in pharmazeutischen Produkten (Lösungsmittel, die zu vermeiden sind)

Lösungsmittel	Grenz-konzentration (ppm)	Begründung
Benzol	2	kanzerogen
Tetrachlorkohlenstoff	4	toxisch und umweltgefährdend
1,2-Dichlorethan	5	toxisch
1,1-Dichlorethen	8	toxisch
1,1,1-Trichlorethan	1500	umweltgefährdend

4.2 Lösungsmittel, deren Verwendung zu begrenzen ist

Der Gehalt der in Tab. 5.4-4 aufgeführten Lösungsmittel sollte in pharmazeutischen Produkten wegen ihrer Toxizität begrenzt werden. Die PDE-Werte werden mit einer Genauigkeit von 0,1 mg je Tag und die Konzentrationen mit einer Genauigkeit von 10 ppm angegeben. Die angegebenen Werte spiegeln nicht notwendigerweise die für die Bestimmung erforderliche Leistungsfähigkeit des Analyseverfahrens wider. Die Leistungsfähigkeit sollte als Bestandteil der Methodenvalidierung bestimmt werden.

Tab. 5.4-4: Lösungsmittel der Klasse 2 in pharmazeutischen Produkten

Lösungsmittel	PDE (mg je Tag)	Grenzkonzentration (ppm)
Acetonitril	4,1	410
tert-Butanol	35,0	3500
Butylmethylketon	0,5	50
Chlorbenzol	3,6	360
Chloroform	0,6	60
Cumol	0,7	70
Cyclohexan	38,8	3880
1,2-Dichlorethen	18,7	1870
Dichlormethan	6,0	600
1,2-Dimethoxyethan	1,0	100
N,N-Dimethylacetamid	10,9	1090
N,N-Dimethylformamid	8,8	880
1,4-Dioxan	3,8	380
2-Ethoxyethanol	1,6	160
Ethylenglykol	6,2	620
Formamid	2,2	220
Hexan	2,9	290
Isobutylmethylketon	45,0	4500
Methanol	30,0	3000
Methoxycyclopentan	15,0	1500
2-Methoxyethanol	0,5	50
Methylcyclohexan	11,8	1180
N-Methylpyrrolidon	5,3	530
Nitromethan	0,5	50
Pyridin	2,0	200
Sulfolan	1,6	160
Tetrahydrofuran	7,2	720
Tetralin	1,0	100
Toluol	8,9	890
1,1,2-Trichlorethen	0,8	80
Xylol*)	21,7	2170

*) im Allgemeinen 60 Prozent *m*-Xylol, 14 Prozent *p*-Xylol, 9 Prozent *o*-Xylol mit 17 Prozent Ethylbenzol

4.3 Lösungsmittel mit geringem toxischem Potenzial

Lösungsmittel der Klasse 3 (aufgeführt in Tab. 5.4-5) können als weniger toxisch und als risikoarm für die menschliche Gesundheit betrachtet werden. Die Klasse 3 beinhaltet keine Lösungsmittel, die in Mengen, die normalerweise in pharmazeutischen Produkten zugelassen sind, als Gefahr für die menschliche Gesundheit bekannt sind. Jedoch gibt es für viele Lösungsmittel der Klasse 3 keine Langzeitstudien bezüglich Toxizität oder Kanzerogenität. Verfügbare Daten zeigen, dass sich diese Lösungsmittel in Studien zur akuten Toxizität mit hohen Dosen oder in Kurzzeitstudien als weniger toxisch erweisen und in Genotoxizitätsstudien negative Ergebnisse erzielen. Lösungsmittel-Rückstände in Mengen von höchstens 50 mg je Tag (entsprechend 5000 ppm oder 0,5 Prozent nach Variante 1) werden ohne Begründung akzeptiert. Größere Mengen können ebenfalls akzeptiert werden, vorausgesetzt sie sind realistisch in Bezug auf die Herstellungsmöglichkeiten und auf eine Gute Herstellungspraxis (GMP).

Tab. 5.4-5: Lösungsmittel der Klasse 3, deren Gehalte durch GMP oder andere Qualitätsanforderungen zu begrenzen sind

Aceton	Heptan
Ameisensäure	Isobutylacetat
Anisol	Isopropylacetat
1-Butanol	Methylacetat
2-Butanol	3-Methyl-1-butanol
Butylacetat	2-Methyl-1-propanol
tert-Butylmethylether	2-Methyltetrahydrofuran
Dimethylsulfoxid	Pentan
Essigsäure	1-Pentanol
Ethanol	1-Propanol
Ethylacetat	2-Propanol
Ethylether	Propylacetat
Ethylformiat	Triethylamin
Ethylmethylketon	

4.4 Lösungsmittel, für die keine verlässlichen toxikologischen Daten verfügbar sind

Die nachfolgend aufgeführten Lösungsmittel (Tab. 5.4-6) sind für die Hersteller von Hilfsstoffen, Wirkstoffen und Arzneimitteln ebenfalls von Interesse. Für diese sind jedoch zurzeit keine verlässlichen toxikologischen Daten als Grundlage für PDE-Werte verfügbar. Die Hersteller müssen Begründungen für Restgehalte dieser Lösungsmittel in pharmazeutischen Produkten liefern.

Tab. 5.4-6: Lösungsmittel, für die keine verlässlichen toxikologischen Daten verfügbar sind

1,1-Diethoxypropan	Isopropylmethylketon
1,1-Dimethoxymethan	
2,2-Dimethoxypropan	Petrolether
Isooctan	Trichloressigsäure
Isopropylether	Trifluoressigsäure

Glossar

Genotoxische Kanzerogene: Kanzerogene, die Krebserkrankung durch Veränderung von Genen oder Chromosomen hervorrufen

LOEL: Abkürzung für „lowest-observed-effect level" (geringste Menge, die bereits einen beobachtbaren Effekt zeigt)

Geringste Menge, die bereits einen beobachtbaren Effekt zeigt: die geringste Menge einer Substanz in einer Studie oder in einer Gruppe von Studien, die einen biologisch signifikanten Anstieg der Häufigkeit oder Stärke eines Effekts bei den mit der Substanz belasteten Menschen oder Tieren hervorruft

Modifizierungsfaktoren: ein Faktor, der durch die fachlich fundierte Begründung eines Toxikologen festgelegt wurde und für die Auswertung biologischer Bestimmungen angewendet wird, um die Werte zuverlässig auf den Menschen übertragen zu können

Neurotoxizität: die Fähigkeit einer Substanz, unerwünschte Wirkungen auf das Nervensystem hervorzurufen

NOEL: Abkürzung für „no-observed-effect level" (größte Menge, die noch keinen beobachtbaren Effekt zeigt)

Größte Menge, die noch keinen beobachtbaren Effekt zeigt: die größte Menge einer Substanz, bei der kein biologisch signifikanter Anstieg der Häufigkeit oder Stärke eines Effekts bei den mit der Substanz belasteten Menschen oder Tieren auftritt

PDE: Abkürzung für „permitted daily exposure" (zulässige tägliche Belastung)

Zulässige tägliche Belastung: die maximal akzeptable Aufnahme von Lösungsmittel-Rückstand in pharmazeutischen Produkten je Tag

Reversible Toxizität: das Auftreten von schädlichen Wirkungen, die durch eine Substanz hervorgerufen werden und nach Absetzen der Substanz verschwinden

Substanzen mit begründetem Verdacht auf Kanzerogenität beim Menschen: eine Substanz, für die es keine epidemiologischen Hinweise auf eine Kanzerogenese, jedoch positive Genotoxizitätsdaten und deutliche Beweise für Kanzerogenese bei Nagetieren gibt

Teratogenität: das Auftreten von strukturellen Missbildungen in einem sich entwickelnden Fetus, wenn eine Substanz während der Schwangerschaft/Trächtigkeit verabreicht wurde

Anhang 1: Liste der in dieser Leitlinie erfassten Lösungsmittel

Lösungsmittel	Andere Bezeichnungen	Struktur	Klasse
Aceton	2-Propanon Propan-2-on	CH_3COCH_3	Klasse 3
Acetonitril		CH_3CN	Klasse 2
Ameisensäure	Methansäure	$HCOOH$	Klasse 3
Anisol	Methoxybenzol	C₆H₅–OCH₃	Klasse 3
Benzol		C₆H₆	Klasse 1
1-Butanol	n-Butylalkohol Butan-1-ol	$CH_3[CH_2]_3OH$	Klasse 3
2-Butanol	sec-Butylalkohol Butan-2-ol	$CH_3CH_2CH(OH)CH_3$	Klasse 3
tert-Butanol	t-Butylalkohol Tertiär-Butylalkohol TBA	$(CH_3)_3COH$	Klasse 2
Butylacetat	Essigsäurebutylester	$CH_3COO[CH_2]_3CH_3$	Klasse 3
tert-Butylmethylether	2-Methoxy-2-methylpropan	$(CH_3)_3COCH_3$	Klasse 3
Butylmethylketon	2-Hexanon Hexan-2-on	$CH_3[CH_2]_3COCH_3$	Klasse 2
Chlorbenzol		C₆H₅–Cl	Klasse 2
Chloroform	Trichlormethan	$CHCl_3$	Klasse 2
Cumol	Isopropylbenzol (1-Methylethyl)benzol	C₆H₅–CH(CH₃)₂	Klasse 2
Cyclohexan	Hexamethylen	C₆H₁₂	Klasse 2
1,2-Dichlorethan	sym-Dichlorethan Ethylendichlorid Ethylenchlorid	CH_2ClCH_2Cl	Klasse 1
1,1-Dichlorethen	1,1-Dichlorethylen Vinylidenchlorid	$H_2C=CCl_2$	Klasse 1

Lösungsmittel	Andere Bezeichnungen	Struktur	Klasse
1,2-Dichlorethen	1,2-Dichlorethylen Acetylendichlorid	ClHC=CHCl	Klasse 2
Dichlormethan	Methylenchlorid	CH_2Cl_2	Klasse 2
1,2-Dimethoxyethan	Ethylenglycoldimethylether Monoglyme Dimethylcellosolve	$H_3COCH_2CH_2OCH_3$	Klasse 2
N,N-Dimethylacetamid	DMA	$CH_3CON(CH_3)_2$	Klasse 2
N,N-Dimethylformamid	DMF	$HCON(CH_3)_2$	Klasse 2
Dimethylsulfoxid	Methylsulfinylmethan Methylsulfoxid DMSO	$(CH_3)_2SO$	Klasse 3
1,4-Dioxan	p-Dioxan [1,4]Dioxan		Klasse 2
Essigsäure	Ethansäure	CH_3COOH	Klasse 3
Ethanol	Ethylalkohol	CH_3CH_2OH	Klasse 3
2-Ethoxyethanol	Cellosolve	$CH_3CH_2OCH_2CH_2OH$	Klasse 2
Ethylacetat	Essigsäureethylester	$CH_3COOCH_2CH_3$	Klasse 3
Ethylenglycol	1,2-Dihydroxyethan 1,2-Ethandiol	$HOCH_2CH_2OH$	Klasse 2
Ethylether	Diethylether Ethoxyethan 1,1′-Oxybisethan	$CH_3CH_2OCH_2CH_3$	Klasse 3
Ethylformiat	Ameisensäureethylester	$HCOOCH_2CH_3$	Klasse 3
Ethylmethylketon	2-Butanon Butan-2-on MEK	$CH_3CH_2COCH_3$	Klasse 3
Formamid	Methanamid	$HCONH_2$	Klasse 2
Heptan	n-Heptan	$CH_3[CH_2]_5CH_3$	Klasse 3
Hexan	n-Hexan	$CH_3[CH_2]_4CH_3$	Klasse 2
Isobutylacetat	Essigsäureisobutylester	$CH_3COOCH_2CH(CH_3)_2$	Klasse 3
Isobutylmethylketon	4-Methylpentan-2-on 4-Methyl-2-pentanon Methylisobutylketon (MIBK)	$CH_3COCH_2CH(CH_3)_2$	Klasse 2
Isopropylacetat	Essigsäureisopropylester	$CH_3COOCH(CH_3)_2$	Klasse 3
Methanol	Methylalkohol	CH_3OH	Klasse 2
Methoxycyclopentan	CPME		Klasse 2
2-Methoxyethanol	Methylcellosolve	$CH_3OCH_2CH_2OH$	Klasse 2
Methylacetat	Essigsäuremethylester	CH_3COOCH_3	Klasse 3
3-Methyl-1-butanol	Isoamylalkohol Isopentylalkohol 3-Methylbutan-1-ol	$(CH_3)_2CHCH_2CH_2OH$	Klasse 3
Methylcyclohexan	Cyclohexylmethan		Klasse 2
2-Methyl-1-propanol	Isobutylalkohol 2-Methylpropan-1-ol	$(CH_3)_2CHCH_2OH$	Klasse 3
N-Methylpyrrolidon	1-Methylpyrrolidin-2-on 1-Methyl-2-pyrrolidinon		Klasse 2
2-Methyltetrahydrofuran	2-MTHF 2-Methyloxolan Tetrahydrosylvan Tetrahydro-2-methylfuran		Klasse 3
Nitromethan		CH_3NO_2	Klasse 2
Pentan	n-Pentan	$CH_3[CH_2]_3CH_3$	Klasse 3

Lösungsmittel	Andere Bezeichnungen	Struktur	Klasse
1-Pentanol	Amylalkohol Pentan-1-ol Pentylalkohol	$CH_3[CH_2]_3CH_2OH$	Klasse 3
1-Propanol	Propan-1-ol Propylalkohol	$CH_3CH_2CH_2OH$	Klasse 3
2-Propanol	Propan-2-ol Isopropylalkohol	$(CH_3)_2CHOH$	Klasse 3
Propylacetat	Essigsäurepropylester	$CH_3COOCH_2CH_2CH_3$	Klasse 3
Pyridin			Klasse 2
Sulfonan	Tetrahydrothiophen-1,1-dioxid		Klasse 2
Tetrachlorkohlenstoff	Tetrachlormethan	CCl_4	Klasse 1
Tetrahydrofuran	Tetramethylenoxid Oxacyclopentan		Klasse 2
Tetralin	1,2,3,4-Tetrahydronaphthalin		Klasse 2
Toluol	Methylbenzol		Klasse 2
1,1,1-Trichlorethan	Methylchloroform	CH_3CCl_3	Klasse 1
1,1,2-Trichlorethen	Trichlorethen	$HClC=CCl_2$	Klasse 2
Triethylamin	N,N-Diethylethanamin	$N(CH_2CH_3)_3$	Klasse 3
Xylol*[)]	Dimethylbenzol		Klasse 2

*[)] im Allgemeinen 60 Prozent m-Xylol, 14 Prozent p-Xylol, 9 Prozent o-Xylol mit 17 Prozent Ethylbenzol

Anhang 2: Zusätzliche Informationen

A2.1 Umweltschutzbestimmungen zu flüchtigen organischen Lösungsmitteln

Verschiedene zur Herstellung von pharmazeutischen Produkten häufig verwendete Lösungsmittel werden als toxische Chemikalien in Monographien der „Environmental Health Criteria" (EHC) und im „Integrated Risk Information System" (IRIS) aufgeführt. Die Zielsetzung von Institutionen wie dem „International Programme on Chemical Safety" (IPCS), der „United States Environmental Protection Agency" (USEPA) und der „United States Food and Drug Administration" (USFDA) schließt die Bestimmung von akzeptablen Belastungsgrenzwerten ein. Ziele sind der Schutz der Gesundheit der Bevölkerung und die Bewahrung der Umwelt vor möglichen schädlichen Einflüssen durch Chemikalien, wie sie durch langfristige Belastung der Umwelt hervorgerufen werden. Die Methoden, die zur Bestimmung von maximal sicheren Belastungsgrenzen angewendet werden, basieren im Allgemeinen auf Langzeitstudien. Wenn Daten aus Langzeitstudien nicht verfügbar sind, können Daten aus kürzeren Studien unter Änderung der Parameter, wie größere Sicherheitsfaktoren, verwendet werden. Der nachfolgend beschriebene Ansatz bezieht sich hauptsächlich auf langfristige oder lebenslange Belastung der Bevölkerung durch Schadstoffe in ihrer Umwelt, das heißt in der umgebenden Luft, den Nahrungsmitteln, dem Trinkwasser und anderen Medien.

A2.2 Lösungsmittel-Rückstände in pharmazeutischen Produkten

Die Belastungsgrenzwerte in dieser Leitlinie werden unter Einbeziehung von Methoden und Toxizitätsdaten, die in EHC- und IRIS-Monographien beschrieben sind, festgelegt. Bei der Festlegung der Belastungsgrenzwerte sind jedoch einige besondere Annahmen zu Rückständen von Lösungsmitteln, die bei der Synthese und Herstellung von pharmazeutischen Produkten verwendet werden, zu beachten. Diese sind:

1. Nur Patienten/Patientinnen (nicht die gesamte Bevölkerung) verwenden pharmazeutische Produkte zur Behandlung ihrer Krankheiten oder prophylaktisch zur Vermeidung von Infektionen oder Krankheiten.
2. Die Annahme einer lebenslangen Belastung des Patienten ist für die meisten pharmazeutischen Produkte nicht notwendig, kann jedoch als Arbeitshypothese dienen, um Gesundheitsrisiken zu verringern.
3. Durch die pharmazeutische Herstellung bedingte Lösungsmittel-Rückstände sind unvermeidbar und daher häufig Bestandteil von Arzneimitteln.
4. Mit Ausnahme von ganz besonderen Fällen sollten Lösungsmittel-Rückstände die empfohlenen Grenzwerte nicht überschreiten.

5. Daten aus toxikologischen Studien, die zur Festlegung vertretbarer Gehalte an Lösungsmittel-Rückständen dienen, müssen aus geeigneten Versuchsanordnungen gewonnen werden, wie beispielsweise denjenigen, die durch die OECD, EPA und im „Red Book" der FDA beschrieben werden.

Anhang 3: Methoden zur Festlegung von Belastungsgrenzwerten

Die Gaylor-Kodell-Methode zur Risikobeurteilung (Gaylor, D. W. und Kodell, R. L. „Linear Interpolation algorithm for low dose assessment of toxic substance", *J. Environ. Pathology*, 4, 305, 1980) ist für kanzerogene Lösungsmittel der Klasse 1 geeignet. Nur in Fällen, in denen zuverlässige Kanzerogenitätsdaten verfügbar sind, dürfen Extrapolationen mit Hilfe mathematischer Modelle angewendet werden, um Belastungsgrenzwerte festzulegen. Belastungsgrenzwerte für Lösungsmittel der Klasse 1 können mit Hilfe des NOEL unter Anwendung eines hohen Sicherheitsfaktors (das bedeutet 10 000 bis 100 000) bestimmt werden. Nachweis und Bestimmung dieser Lösungsmittel sollten mit einer Analysentechnik erfolgen, die dem Stand von Wissenschaft und Technik entspricht.

Die vertretbaren Belastungsgrenzwerte für Lösungsmittel der Klasse 2 in dieser Leitlinie wurden durch Ermittlung der PDE-Werte nach den Verfahren zur Festlegung von Belastungsgrenzwerten in pharmazeutischen Produkten (*Pharmacopeial Forum*, Nov.–Dez. 1989) und nach der durch die IPCS angenommenen Methode zur Ermittlung gesundheitlicher Risiken für den Menschen durch Chemikalien (*Environmental Health Criteria* 170, WHO, Geneva, 1994) festgelegt. Diese Methoden sind den von der USEPA (IRIS), der USFDA (*Red Book*) sowie von anderen Institutionen angewendeten Methoden ähnlich. Die Methode wird nachfolgend aufgeführt, um ein besseres Verständnis für die Herkunft der PDE-Werte zu vermitteln. Die Notwendigkeit, diese Berechnungen zur Anwendung der im Abschnitt 4 dieses vorliegenden Texts aufgeführten PDE-Werte durchzuführen, besteht nicht.

Der PDE-Wert wird aus dem NOEL oder aus dem LOEL, welcher in der aussagekräftigsten Tierstudie ermittelt wurde, wie folgt berechnet:

$$\text{PDE} = \frac{\text{NOEL} \cdot \text{Faktor für die Körpermasse}}{F1 \cdot F2 \cdot F3 \cdot F4 \cdot F5} \quad (1)$$

Der PDE-Wert wird bevorzugt vom NOEL-Wert abgeleitet. Falls kein NOEL-Wert erhalten werden kann, kann der LOEL-Wert verwendet werden. Die hier zur Übertragung der Daten auf den Menschen vorgeschlagenen Modifizierungsfaktoren gleichen den „uncertainty factors", die in den EHC (*Environmental Health Criteria* 170, WHO, Geneva, 1994) verwendet werden, und den „modifying factors" oder „safety factors" im *Pharmacopoeial Forum*. Ungeachtet der Art der Anwendung wird bei allen Berechnungen eine 100-prozentige systemische Belastung angenommen.

Folgende Modifizierungsfaktoren werden verwendet:

F1 – Faktor für die Extrapolation zwischen den Spezies

F1 = 2: für die Extrapolation von Hunden auf Menschen

F1 = 2,5: für die Extrapolation von Kaninchen auf Menschen

F1 = 3: für die Extrapolation von Affen auf Menschen

F1 = 5: für die Extrapolation von Ratten auf Menschen

F1 = 10: für die Extrapolation von anderen Tieren auf Menschen

F1 = 12: für die Extrapolation von Mäusen auf Menschen

F1 berücksichtigt die vergleichbaren Verhältnisse von Oberfläche zu Körpermasse für die betreffenden Spezies und den Menschen. Die Oberfläche (S) wird berechnet nach

$$S = k \cdot m^{0,67}$$

wobei m die Körpermasse ist und die Konstante k auf den Wert 10 festgelegt wurde. Die in der Gleichung (2) verwendeten Werte für die Körpermasse werden in Tab. 5.4 A3-1 angegeben.

Tab. 5.4 A3-1: Werte, die in Berechnungen des vorliegenden Texts verwendet werden

Körpermasse von Ratten	425 g
Körpermasse von trächtigen Ratten	330 g
Körpermasse von Mäusen	28 g
Körpermasse von trächtigen Mäusen	30 g
Körpermasse von Meerschweinchen	500 g
Körpermasse von Rhesusaffen	2,5 kg
Körpermasse von Kaninchen (trächtig oder nicht trächtig)	4 kg
Körpermasse von Hunden der Rasse „Beagle"	11,5 kg
Atmungsvolumen von Ratten	290 Liter je Tag
Atmungsvolumen von Mäusen	43 Liter je Tag
Atmungsvolumen von Kaninchen	1440 Liter je Tag
Atmungsvolumen von Meerschweinchen	430 Liter je Tag
Atmungsvolumen des Menschen	28 800 Liter je Tag
Atmungsvolumen von Hunden	9000 Liter je Tag
Atmungsvolumen von Affen	1150 Liter je Tag
Wasserbedarf von Mäusen	5 ml je Tag
Wasserbedarf von Ratten	30 ml je Tag
Futterbedarf von Ratten	30 g je Tag

F2 – Faktor 10 zur Berücksichtigung der Unterschiede zwischen den Individuen
Der Faktor 10 ist generell für alle organischen Lösungsmittel angegeben und wird durchgehend in dieser Leitlinie verwendet.

F3 – variabler Faktor für Toxizitätsstudien mit kurzzeitigen Belastungen

F3 = 1: für Studien, die mindestens die Hälfte der Lebenszeit andauern (1 Jahr für Nagetiere oder Kaninchen; 7 Jahre für Katzen, Hunde und Affen)

F3 = 1: für Fortpflanzungsstudien, die die gesamte Dauer der Organogenese umfassen

F3 = 2: für eine 6-Monats-Studie bei Nagetieren oder eine 3,5-Jahres-Studie bei Nicht-Nagern

F3 = 5: für eine 3-Monats-Studie bei Nagetieren oder eine 2-Jahres-Studie bei Nicht-Nagern

F3 = 10: für Studien von kürzerer Dauer

Für Studienzeiträume, die zwischen den vorgenannten Zeitangaben liegen, wird in jedem Fall der größere Faktor verwendet, zum Beispiel der Faktor 2 für eine 9-Monats-Studie bei Nagetieren.

F4 – Faktor, der in Fällen starker Toxizität angewendet werden kann, zum Beispiel bei nicht genotoxischer Kanzerogenität, bei Neurotoxizität oder bei Teratogenität

In Studien zur Reproduktionstoxizität werden folgende Faktoren verwendet:

F4 = 1: für eine Toxizität für Fetus und Mutter

F4 = 5: für eine Toxizität ausschließlich für den Fetus

F4 = 5: für einen teratogenen Effekt mit Toxizität für die Mutter

F4 = 10: für einen teratogenen Effekt ohne Toxizität für die Mutter

F5 – variabler Faktor, der angewendet werden kann, wenn die Menge ohne Effekt nicht festgelegt wurde

Wenn lediglich ein LOEL-Wert zur Verfügung steht, kann in Abhängigkeit von der Stärke der Toxizität ein Faktor bis 10 angewendet werden.

Der Faktor für die Körpermasse geht von einer willkürlichen Körpermasse eines erwachsenen Menschen, unabhängig vom Geschlecht, von 50 kg aus. Diese relativ geringe Masse liefert eine zusätzliche Sicherheit im Vergleich zu der häufig bei dieser Berechnungsart angewendeten Standardmasse von 60 oder 70 kg. Die Kumulation der Sicherheitsfaktoren in der Berechnung des PDE-Werts erlaubt die Berücksichtigung von erwachsenen Patienten mit einer Körpermasse unter 50 kg. Ist ein Lösungsmittel in einem Arzneimittel enthalten, das spezifisch zur pädiatrischen Anwendung vorgesehen ist, so ist eine Anpassung an eine geringere Körpermasse angebracht.

Als ein Beispiel der Anwendung dieser Gleichung dient eine Toxizitätsstudie von Acetonitril bei Mäusen, die in *Pharmeuropa*, Vol. 9, Nr. 1, Supplement April 1997, Seite S24 (englischer Text) zusammengefasst ist.

Als NOEL-Wert wurden 50,7 mg · kg^{-1} · Tag^{-1} berechnet. Der PDE-Wert für Acetonitril wird in dieser Studie wie folgt berechnet:

$$\text{PDE} = \frac{50{,}7 \text{ mg} \cdot \text{kg}^{-1} \cdot \text{Tag}^{-1} \cdot 50 \text{ kg}}{12 \cdot 10 \cdot 5 \cdot 1 \cdot 1} = 4{,}22 \text{ mg} \cdot \text{Tag}^{-1}$$

In diesem Beispiel sind

F1 = 12 zur Berücksichtigung der Extrapolation von Mäusen auf Menschen

F2 = 10 zur Berücksichtigung von Unterschieden zwischen einzelnen Menschen

F3 = 5   da die Dauer der Studie nur 13 Wochen betrug

F4 = 1   da sich keine starke Toxizität gezeigt hat

F5 = 1   da der NOEL-Wert bestimmt wurde.

Die Gleichung $P \cdot V = n \cdot R \cdot T$ für ideale Gase wird verwendet, um die Konzentrationen von Gasen, die in Inhalationsstudien verwendet werden, von ppm in mg · l^{-1} oder mg · m^{-3} umzurechnen. Als Beispiel dient eine Studie zur Reproduktions-Toxizität bei Ratten nach Inhalation von Tetrachlorkohlenstoff (relative Molekülmasse 153,84), die in *Pharmeuropa*, Vol. 9, Nr. 1, Supplement April 1997, Seite S9 (englischer Text) zusammengefasst ist.

$$\frac{n}{V} = \frac{P}{R \cdot T} = \frac{300 \cdot 10^{-6} \text{ atm} \cdot 153\,840 \text{ mg} \cdot \text{mol}^{-1}}{0{,}082 \text{ Liter} \cdot \text{atm} \cdot \text{K}^{-1} \cdot \text{mol}^{-1} \cdot 298 \text{ K}}$$

$$= \frac{46{,}15 \text{ mg}}{24{,}45 \text{ Liter}} = 1{,}89 \text{ mg} \cdot \text{Liter}^{-1}$$

Die Beziehung 1000 Liter = 1 m^3 wird zur Umrechnung in mg · m^{-3} verwendet.

5.11 Zum Abschnitt „Eigenschaften" in Monographien

5.11 Zum Abschnitt „Eigenschaften" in Monographien

In den „Allgemeinen Vorschriften" wird darauf hingewiesen, dass die Angaben im Abschnitt „Eigenschaften" einer Monographie nicht als analytische Anforderungen anzusehen und nicht verbindlich sind. Die den Autoren von Monographien empfohlenen Methoden zur Prüfung von Hygroskopizität, Kristallinität und Löslichkeit werden nachfolgend zur Information der Anwender aufgeführt.

Hygroskopizität

Die Prüfung auf Hygroskopizität muss auf Substanzen angewendet werden, die der Prüfung „Trocknungsverlust" oder „Wassergehalt" der jeweiligen Monographie entsprechen. Sie gibt einen Hinweis auf den Grad der Hygroskopizität, erlaubt aber keine genaue Bestimmung.

Ein Wägeglas von 50 mm äußerem Durchmesser und 15 mm Höhe wird mit Deckel gewogen (m_1). In das Glas wird die für die Prüfung „Trocknungsverlust" oder „Wassergehalt" vorgeschriebene Menge Substanz gegeben und das Glas erneut mit Deckel gewogen (m_2). Der Deckel wird abgenommen und das Glas mit Substanz 24 h lang entweder in einem geeigneten Exsikkator bei 25 °C, der eine gesättigte Lösung von Ammoniumchlorid oder Ammoniumsulfat enthält, oder in einem Klimaschrank bei 25 ± 1 °C und 80 ± 2 Prozent relativer Luftfeuchte stehen gelassen. Anschließend wird das Wägeglas mit dem Deckel wieder verschlossen und erneut gewogen (m_3).

Die prozentuale Massezunahme wird nach folgender Formel berechnet:

$$\frac{m_3 - m_2}{m_2 - m_1} \cdot 100$$

Das Ergebnis wird folgendermaßen bewertet:
– *zerfließlich:* Die Substanz absorbiert genügend Wasser zur Bildung einer Flüssigkeit.
– *sehr hygroskopisch:* Die Massezunahme beträgt mindestens 15 Prozent.
– *hygroskopisch:* Die Massezunahme beträgt weniger als 15 Prozent, jedoch mindestens 2 Prozent.
– *schwach hygroskopisch:* Die Massezunahme beträgt weniger als 2 Prozent, jedoch mindestens 0,2 Prozent.

Kristallinität

Die Prüfung auf Kristallinität wird angewendet, um den kristallinen oder amorphen Charakter einer Substanz festzustellen.

Auf einem sauberen Objektträger werden einige Substanzpartikeln in Mineralöl eingebracht und mit einem Polarisationsmikroskop untersucht. Kristalline Partikeln zeigen Doppelbrechung und Auslöschungspositionen, sobald der Objekttisch des Mikroskops gedreht wird.

Löslichkeit

Für die Prüfung auf Löslichkeit werden höchstens 111 mg Substanz je Lösungsmittel und höchstens 30 ml des betreffenden Lösungsmittels benötigt.

Bezeichnung	Ungefähres Volumen an Lösungsmittel in Millilitern je Gramm Substanz		
sehr leicht löslich	weniger als	1	
leicht löslich	von	1	bis 10
löslich	von	10	bis 30
wenig löslich	von	30	bis 100
schwer löslich	von	100	bis 1000
sehr schwer löslich	von	1000	bis 10 000
praktisch unlöslich	mehr als		10 000

Die Bezeichnung „teilweise löslich" wird zur Beschreibung einer Mischung verwendet, bei der sich nur ein Teil der Bestandteile löst. Die Bezeichnung „mischbar" wird zur Beschreibung einer Flüssigkeit verwendet, die in allen Mischungsverhältnissen mit dem angegebenen Lösungsmittel mischbar ist.

Löseverfahren

Die Mischung wird 1 min lang kräftig geschüttelt und 15 min lang in eine geeignete Vorrichtung, die eine konstante Temperatur von 25,0 ± 0,5 °C gewährleistet, gestellt. Löst sich die Substanz nicht vollständig, wird der Vorgang wiederholt.

Methode

100 mg fein pulverisierte Substanz (90) (2.9.12) werden in ein Reagenzglas von 160 mm Länge und 16 mm innerem Durchmesser mit Stopfen eingewogen und mit 0,1 ml des Lösungsmittels versetzt. Dann wird wie unter „Löseverfahren" beschrieben weiterverfahren. Löst sich die Substanz vollständig, ist sie *sehr leicht löslich*.

Löst sich die Substanz nicht vollständig, wird die Mischung mit weiteren 0,9 ml des Lösungsmittels versetzt und wie unter „Löseverfahren" beschrieben behandelt. Löst sich die Substanz vollständig, ist sie *leicht löslich*.

Löst sich die Substanz nicht vollständig, wird die Mischung mit weiteren 2,0 ml des Lösungsmittels versetzt und wie unter „Löseverfahren" beschrieben behandelt. Löst sich die Substanz vollständig, ist sie *löslich*.

Löst sich die Substanz nicht vollständig, wird die Mischung mit weiteren 7,0 ml des Lösungsmittels versetzt und wie unter „Löseverfahren" beschrieben behandelt. Löst sich die Substanz vollständig, ist sie *wenig löslich*.

Ist die Substanz nicht vollständig gelöst, werden 10 mg fein pulverisierte Substanz (90) (2.9.12) in ein Reagenzglas mit Stopfen eingewogen und mit 10,0 ml des Lösungsmittels versetzt. Die Mischung wird wie unter „Löseverfahren" beschrieben behandelt. Löst sich die Substanz vollständig, ist sie *schwer löslich*.

Ist die Substanz nicht vollständig gelöst, wird 1 mg fein pulverisierte Substanz (90) (2.9.12) in ein Reagenzglas mit Stopfen eingewogen und mit 10,0 ml des Lösungsmittels versetzt. Die Mischung wird wie unter „Löseverfahren" beschrieben behandelt. Löst sich die Substanz vollständig, ist sie *sehr schwer löslich*.

5.22 Bezeichnungen von in der Traditionellen Chinesischen Medizin verwendeten pflanzlichen Drogen

5.22 Bezeichnungen von in der Traditionellen Chinesischen Medizin verwendeten pflanzlichen Drogen

Dieser Allgemeine Text dient zur Information.

In diesem Text sind pflanzliche Drogen aufgelistet, die in der Traditionellen Chinesischen Medizin (TCM) verwendet werden und für die eine Monographie im Europäischen Arzneibuch (Ph. Eur.) veröffentlicht wurde. Zur Übersicht und aus Gründen der Transparenz werden zusätzlich die chinesischen Namen dieser pflanzlichen Drogen in Pinyin und in chinesischen Schriftzeichen angegeben.

Die englischen, französischen und lateinischen Titel sind jedoch die offiziellen Bezeichnungen. Die Beschriftung der pflanzlichen Droge muss mindestens einen dieser offiziellen Titel enthalten.

Monographienummer	Lateinischer Monographietitel	Deutschsprachiger Monographietitel	Pinyin	Sinogramm
2827	Abelmoschi corolla	Abelmoschus-Blütenkrone	*huangshukuihua*	黄蜀葵花
2432	Acanthopanacis gracilistyli cortex	Stachelpanaxwurzelrinde	*wujiapi*	五加皮
2999	Achyranthis bidentatae radix	Achyranthiswurzel	*niuxi*	牛膝
2472	Akebiae caulis	Akebiaspross	*mutong*	木通
2554	Amomi fructus	Amomum-Früchte	*sharen*	砂仁
2555	Amomi fructus rotundus	Runde Amomum-Früchte	*doukou*	豆蔻
2712	Andrographidis herba	Andrographiskraut	*chuanxinlian*	穿心莲
2661	Anemarrhenae asphodeloides rhizoma	Anemarrhena-asphodeloides-Wurzelstock	*zhimu*	知母
2556	Angelicae dahuricae radix	Angelica-dahurica-Wurzel	*baizhi*	白芷
2557	Angelicae pubescentis radix	Angelica-pubescens-Wurzel	*duhuo*	独活
2558	Angelicae sinensis radix	Angelica-sinensis-Wurzel	*danggui*	当归
2935	Armeniacae semen amarum	Bittere Aprikosensamen	*kuxingren*	苦杏仁
2435	Astragali mongholici radix	Chinesischer-Tragant-Wurzel	*huangqi*	黄芪
2559	Atractylodis lanceae rhizoma	Atractylodes-lancea-Wurzelstock	*cangzhu*	苍术
2560	Atractylodis macrocephalae rhizoma	Atractylodes-macrocephala-Wurzelstock	*baizhu*	白术
1797	Aucklandiae radix	Himalayaschartenwurzel	*muxiang*	木香
2561	Belamcandae chinensis rhizoma	Leopardenblumenwurzelstock	*shegan*	射干
2384	Bistortae rhizoma	Schlangenwiesenknöterichwurzelstock	*quanshen*	拳参
2562	Bupleuri radix	Chinesisches-Hasenohr-Wurzel	*chaihu*	柴胡
2386	Carthami flos	Färberdistelblüten	*honghua*	红花
2713	Chaenomeles fructus	Chinesische-Quitte-Früchte	*mu gua*	木瓜
2430	Citri reticulatae epicarpium et mesocarpium	Mandarinenschale	*chenpi*	陈皮
2463	Clematidis armandii caulis	Clematis-armandii-Spross	*chuanmutong*	川木通
2714	Codonopsidis radix	Glockenwindenwurzel	*dangshen*	党参
2454	Coicis semen	Hiobstränensamen	*yiyiren*	薏苡仁

5.22 Bezeichnungen von in der Traditionellen Chinesischen Medizin verwendeten pflanzlichen Drogen

Monographie-nummer	Lateinischer Monographietitel	Deutschsprachiger Monographietitel	Pinyin	Sinogramm
2715	Coptidis rhizoma	Goldfadenwurzelstock	*huang lian*	黄连
2976	Corydalis rhizoma	Lerchenspornwurzelstock	*yan husuo*	延胡索
2998	Cyathulae radix	Cyathulawurzel	*chuanniuxi*	川牛膝
2890	Dioscoreae nipponicae rhizoma	Japanische Yamswurzelknollen	*chuanshan-long*	穿山龙
2473	Dioscoreae oppositifoliae rhizoma	Yamswurzelknollen	*shanyao*	山药
2563	Drynariae rhizoma	Drynariawurzelstock	*gusuibu*	骨碎补
2564	Ecliptae herba	Ecliptakraut	*mohanlian*	墨旱莲
2451	Ephedrae herba	Ephedrakraut	*ma huang*	麻黄
2412	Eucommiae cortex	Eucommiarinde	*duzhong*	杜仲
2718	Evodiae fructus	Stinkeschenfrüchte	*wuzhuyu*	吴茱萸
2720	Forsythiae fructus	Forsythienfrüchte	*lianqiao*	连翘
2452	Fraxini chinensis cortex	Chinesische-Esche-Rinde	*qinpi*	秦皮
2588	Fritillariae thunbergii bulbus	Zhekiang-Fritillaria-Zwiebel	*zhebeimu*	浙贝目
3001	Ganoderma lucidum	Ganoderma	*lingzhi (reishi)*	灵芝 (赤芝)
2565	Gardeniae fructus	Gardenienfrüchte	*zhizi*	栀子
2721	Gastrodiae rhizoma	Gastrodienwurzelstock	*tianma*	天麻
2722	Houttuyniae herba	Houttuyniakraut	*yuxingcao*	鱼腥草
2566	Isatidis radix	Färberwaidwurzel	*banlangen*	板蓝根
2634	Ligustici chuanxiong rhizoma	Chinesischer-Liebstöckel-Wurzel	*chuanxiong*	川芎
2431	Ligustici radix et rhizoma	Chinesischer-Liebstöckel-Wurzelstock mit Wurzel	*gaoben*	藁本
2612	Lycii fructus	Bocksdornfrüchte	*gouqizi*	枸杞子
2723	Lycopi herba	Wolfstrappkraut	*zelan*	泽兰
2742	Magnoliae biondii flos immaturus	Magnolia-biondi-Blütenknospen	*xinyi*	辛夷
2567	Magnoliae officinalis cortex	Magnolienrinde	*houpo*	厚朴
2568	Magnoliae officinalis flos	Magnolia-officinalis-Blüten	*houpohua*	厚朴花
2977	Morindae officinalis radix	Morindawurzel	*bajitian*	巴戟天
2474	Moutan cortex	Strauchpaeonienwurzelrinde	*mudanpi*	牡丹皮
2383	Notoginseng radix	Notoginsengwurzel	*sanqi*	三七
2662	Notopterygii rhizoma et radix	Notopterygiumwurzelstock mit Wurzel	*qianghuo*	羌活
3000	Ophiopogonis radix	Schlangenbartwurzel	*maidong*	麦冬
2424	Paeoniae radix alba	Weiße Pfingstrosenwurzel	*baishao*	白芍
2425	Paeoniae radix rubra	Rote Pfingstrosenwurzel	*chishao*	赤芍
2975	Persicae semen	Pfirsichsamen	*taoren*	桃仁
2727	Persicariae tinctoriae folium	Färberknöterichblätter	*liaodaqingye*	蓼大青叶
2477	Piperis fructus	Pfeffer	*hujiao*	胡椒
2453	Piperis longi fructus	Langer Pfeffer	*bibo*	荜茇
2660	Platycodonis radix	Ballonblumenwurzel	*jiegeng*	桔梗

Beachten Sie den Hinweis auf „Allgemeine Monographien" zu Anfang des Bands auf Seite B

Ph. Eur. 10. Ausgabe, 7. Nachtrag

5.22 Bezeichnungen von in der Traditionellen Chinesischen Medizin verwendeten pflanzlichen Drogen

Monographie-nummer	Lateinischer Monographietitel	Deutschsprachiger Monographietitel	Pinyin	Sinogramm
2724	Polygoni cuspidati rhizoma et radix	Buschknöterichwurzelstock mit Wurzel	*huzhang*	虎杖
2433	Polygoni multiflori radix	Vielblütiger-Knöterich-Wurzel	*heshouwu*	何首乌
2726	Polygoni orientalis fructus	Orientalischer-Knöterich-Früchte	*shuihonguazhi*	水红花子
2475	Poria	Poria-cocos-Fruchtkörper	*fuling*	茯苓
2439	Prunellae spica	Braunellenähren	*xiakucao*	夏枯草
2434	Puerariae lobatae radix	Kopoubohnenwurzel	*gegen* (*yege*)	葛根 (野葛)
2483	Puerariae thomsonii radix	Mehlige Kopoubohnenwurzel	*fenge*	粉葛
2569	Rehmanniae radix	Rehmanniawurzel	*dihuang*	地黄
2663	Salviae miltiorrhizae radix et rhizoma	Rotwurzsalbei-Wurzelstock mit Wurzel	*danshen*	丹参
2385	Sanguisorbae radix	Großer-Wiesenknopf-Wurzel	*diyu*	地榆
2428	Schisandrae chinensis fructus	Schisandrafrüchte	*wuweizi* (*bei wuweizi*)	五味子 (北五味子)
2973	Scrophulariae radix	Ningpo-Braunwurzwurzel	*xuanshen*	玄参
2438	Scutellariae baicalensis radix	Baikal-Helmkraut-Wurzel	*huangqin*	黄芩
2450	Sinomenii caulis	Sinomenium-acutum-Spross	*qingfengteng*	青风藤
2440	Sophorae flavescentis radix	Schnurbaumwurzel	*kushen*	苦参
2639	Sophorae japonicae flos	Japanischer-Pagodenbaum-Blüten	*huaihua*	槐花
2427	Sophorae japonicae flos immaturus	Japanischer-Pagodenbaum-Blütenknospen	*huaimi*	槐米
2478	Stephaniae tetrandrae radix	Stephania-tetrandra-Wurzel	*fenfangji* (*hanfangji*)	粉防己 (汉防己)
2937	Typhae pollis	Rohrkolbenpollen	*puhuang*	蒲黄
2729	Uncariae rhynchophyllae ramulus cum uncis	Uncariazweige mit Dornen	*gou teng*	钩藤
2656	Zanthoxyli bungeani pericarpium	Zanthoxylum-bungeanum-Schale	*huajiao*	花椒

5.30 Monographien zu ätherischen Ölen (Text zur Information)

10.7/5.30.00.00

5.30 Monographien zu ätherischen Ölen (Text zur Information)

Erarbeitung von Monographien zu ätherischen Ölen

Die Monographien des Europäischen Arzneibuchs (Ph. Eur.) zu ätherischen Ölen werden auf der Grundlage von ätherischen Ölen erarbeitet, die in von den zuständigen Behörden der Vertragsstaaten des Übereinkommens über die Ausarbeitung eines Europäischen Arzneibuchs zugelassenen und/oder registrierten Arzneimitteln verwendet werden. Diese Monographien decken jedoch nicht unbedingt alle auf dem Markt erhältlichen ätherischen Öle ab. Eine Einzelmonographie ist nicht dazu bestimmt, auf Zwischenprodukte angewendet zu werden, die bei der Herstellung eines ätherischen Öls erhalten werden.

Arzneibuch-Monographien zu ätherischen Ölen werden von Experten- und Arbeitsgruppen in Zusammenarbeit mit den nationalen Arzneibuchbehörden, den zuständigen Behörden für die Genehmigung des Inverkehrbringens, den amtlichen Arzneimittelkontrolllaboratorien (OMCL) und dem EDQM-Laboratorium erstellt, wobei sie von Herstellern ätherischer Öle und/oder der pharmazeutischen Industrie, die diese ätherischen Öle verwendet, unterstützt werden.

Bei der Erarbeitung einer Monographie zu einem ätherischen Öl verwendet die zuständige Experten- oder Arbeitsgruppe Daten einer Reihe von Proben, die als repräsentativ für die gewünschte Qualität des ätherischen Öls gelten. Dabei werden Proben aus verschiedenen Quellen und verschiedenen Jahren sowie dem aktuellen Stand von Wissenschaft und Technik entsprechende internationale technische Standards berücksichtigt.

Bestimmte ätherische Öle können in unterschiedlicher Form (einschließlich der Chemotypen) vorliegen. Der Grund dafür kann zum Beispiel die Herkunft des Pflanzenmaterials, die chemische Zusammensetzung oder die Erstverarbeitung sein. Die Arzneibuch-Monographie für ein ätherisches Öl kann einen oder mehrere dieser Typen abdecken. So gibt es beispielsweise mehrere Chemotypen für das ätherische Öl des Thymians, aber nur der Thymoltyp ist im Arzneibuch vertreten (**Thymianöl vom Thymoltyp (Thymi typo thymolo aetheroleum)**). Wenn eine einzige Monographie verschiedene Typen abdeckt, können explizit typspezifische Spezifikationen angegeben werden (zum Beispiel deckt die Monographie **Rosmarinöl (Rosmarini aetheroleum)** zwei Typen von ätherischem Rosmarinöl ab: den spanischen Typ und den marokkanischen/tunesischen Typ) oder es wird nur ein Satz von Spezifikationen angegeben, der implizit für mehrere Typen gilt (zum Beispiel deckt die Monographie **Citronenöl (Limonis aetheroleum)** den italienischen Typ, den argentinischen Typ und andere Herkünfte mit einem einzigen Satz von Spezifikationen ab). Ob es sinnvoll ist, in einer Monographie zwischen verschiedenen Typen zu unterscheiden, wird von Fall zu Fall geprüft. Die Entscheidung beruht hauptsächlich auf den Unterschieden in der Zusammensetzung und der Eignung des ätherischen Öls für den vorgesehenen Verwendungszweck.

Herstellung ätherischer Öle

Ätherische Öle werden durch Destillation (Wasserdampfdestillation oder Trockendestillation) oder durch ein mechanisches Verfahren (kaltgepresste Öle) gewonnen.

Im ersten Herstellungsschritt können die durch Destillation gewonnenen ätherischen Öle entweder in großen Mengen hergestellt werden, was in der Regel der Fall ist, wenn das Pflanzenmaterial aus dem Anbau stammt, oder in kleinen Mengen durch mehrere Hersteller, vor allem wenn das Pflanzenmaterial in der freien Natur gesammelt wird. Wenn kleine Mengen des gleichen ätherischen Öls von einzelnen Herstellern produziert werden, können sie kombiniert werden, um größere Mengen zu erhalten. Diese ätherischen Öle können dann einer Filtration oder anderen Verfahren unterzogen werden, um unerwünschte Bestandteile wie Wasser oder unlösliche Stoffe zu entfernen, ohne ihre Zusammensetzung wesentlich zu verändern. Die Monographien zu ätherischen Ölen gelten nicht für ätherische Öle, die in den ersten Herstellungsschritten gewonnen werden, es sei denn, sie werden als solche in Arzneimitteln verwendet.

Die Rektifikation ist der Prozess der Destillation eines ätherischen Öls, normalerweise im Vakuum und manchmal unter Einwirkung von Wasserdampf. Sie wird durchgeführt, um entweder bestimmte unerwünschte Bestandteile zu entfernen oder um die Zusammensetzung des ätherischen Öls zu modifizieren.

Wird die Rektifikation bei ätherischen Ölen angewandt, um unerwünschte Bestandteile (wie Wasser, unlösliche Stoffe, Wachse) zu entfernen, ohne dass ihre Zusammensetzung dabei wesentlich geändert wird, gilt für solche ätherischen Öle das Konzept des *rektifizierten ätherischen Öls*, wie es in der Allgemeinen Monographie **Ätherische Öle (Aetherolea)** beschrieben ist, nicht. Im Abschnitt „Definition" der Einzelmonographien zu diesen ätherischen Ölen wird der Rektifikationsschritt nicht aufgeführt.

Eine Rektifikation kann auch dazu dienen, einen bestimmten Bestandteil in einem ätherischen Öl anzureichern (zum Beispiel 1,8-Cineol in **Eucalyptusöl (Eucalypti aetheroleum)**), eine Fraktion des Öls zu entfernen (zum Beispiel Mono- oder Sesquiterpenkohlenwasserstoffe) oder einen bestimmten Bestandteil teilweise oder vollständig zu entfernen. Diese Art der Rektifikation führt zu einer erheblichen Änderung in der Zusammensetzung des ätherischen Öls. In solchen Fällen wird im Abschnitt „Definition" der Einzelmonographie angegeben, dass die Herstellung des ätherischen Öls einen Rektifikationsschritt enthält.

Auch andere Trennverfahren, wie die Kristallisation, können zur vollständigen oder teilweisen Entfernung eines Bestandteils eines ätherischen Öls eingesetzt werden (zum Beispiel Menthol im Fall von **Minzöl (Menthae arvensis aetheroleum partim mentholum depletum)**).

Ätherische Öle, die durch Rektifikation oder andere Trennverfahren, die eine wesentliche Änderung der Zusammensetzung bewirkt haben, gewonnen werden, werden als „rektifizierte", „terpenfreie", „sesquiterpenfreie", „x-freie" oder „teilweise x-freie" ätherische Öle bezeichnet. Die Modifikation der Zusammensetzung findet sich in der Bezeichnung des ätherischen Öls wieder, mit Ausnahme von bestimmten rektifizierten ätherischen Ölen, die manchmal eine „traditionelle" Bezeichnung behalten, in der die Bezeichnung „rektifiziert" nicht vorkommt. Ein Beispiel hierfür ist die Monographie zu **Eucalyptusöl**, in der das ätherische Öl definiert wird als das durch Wasserdampfdestillation und Rektifikation aus den frischen Blättern oder den frischen Zweigspitzen verschiedener Eukalyptusarten, die reich an 1,8-Cineol sind, erhaltene ätherische Öl.

Chromatographisches Profil

Ätherische Öle werden in der Regel durch ihr gaschromatographisches Profil identifiziert und charakterisiert. Diese Profile können auch verwendet werden, um bestimmte Fälle von Verfälschungen zu erkennen. Andere Fälle von Verfälschungen müssen jedoch gesondert behandelt werden, zum Beispiel:
- Verfälschungen mit fetten Ölen sind in der Regel im gaschromatographischen Profil nicht sichtbar. Die in der Allgemeinen Monographie vorgeschriebene Prüfung auf fette Öle und verharzte ätherische Öle (2.8.7) wird daher für alle ätherischen Öle durchgeführt, die durch Wasserdampfdestillation oder Trockendestillation gewonnen werden. Darüber hinaus können Verfälschungen mit fetten Ölen auch durch Hochleistungsdünnschichtchromatographie detektiert werden.
- Verschiedene Formen von chiralen Verbindungen können im gaschromatographischen Profil ebenfalls nicht unterschieden werden. Gegebenenfalls kann eine Gaschromatographie zur Trennung chiraler Komponenten eingesetzt werden, um das Verhältnis der Anteile zueinander zu bestimmen.

In der Allgemeinen Monographie wird der Typ der Säulen, die für die gaschromatographische Analyse von ätherischen Ölen verwendet werden können, nicht eingeschränkt. In den Einzelmonographien können andere als die in der Allgemeinen Monographie beschriebenen Säulen vorgeschrieben sein.

Andere als die in den Einzelmonographien vorgeschriebenen Säulen sind zulässig, wenn die Vorgaben der Allgemeinen Methode „2.2.46 Chromatographische Trennmethoden" eingehalten werden.

Die Ätherische Öle *CRS* dient zur Qualifizierung des gaschromatographischen Systems, das zur Analyse eines ätherischen Öls verwendet wird. Die Qualifizierung muss nach dem in der Allgemeinen Monographie beschriebenen Verfahren durchgeführt werden.

Verunreinigungen in ätherischen Ölen und periodische Prüfung

Das Risiko, dass Verunreinigungen in ätherischen Ölen vorhanden sind, hängt stark von der Art der Verunreinigungen, der Herkunft des zur Herstellung verwendeten Pflanzenmaterials und den Herstellungsverfahren ab. Im Allgemeinen werden Verunreinigungen wie Schwermetalle, Pestizide, Aflatoxine und mikrobielle Verunreinigungen in in Arzneimitteln verwendeten ätherischen Ölen nicht als kritisch angesehen, müssen aber im Einzelfall in Abhängigkeit von den genannten Faktoren berücksichtigt werden. Das Risiko ist insbesondere bei kaltgepressten ätherischen Ölen höher als bei destillierten ätherischen Ölen. Die Häufigkeit der Prüfungen kann auf der Grundlage einer Risikobeurteilung reduziert werden.

Die Allgemeine Methode „2.8.13 Pestizid-Rückstände" kann auf ätherische Öle angewendet werden. Die Grenzwerte für Pestizide in ätherischen Ölen können anhand der Formeln berechnet werden, die in der Allgemeinen Methode 2.8.13 für Zubereitungen aus pflanzlichen Drogen angegeben sind. Es hat sich jedoch gezeigt, dass der Gehalt an Pestiziden in ätherischen Ölen, die durch Destillation gewonnen werden, nur selten die vorgeschriebenen Grenzwerte überschreitet, so dass es gerechtfertigt sein kann, die Prüfung nur periodisch durchzuführen.

Monographiegruppen

Allgemeine Monographien

Ätherische Öle 9565
Fermentationsprodukte 9567
Immunsera für Tiere 9569

Impfstoffe für Menschen 9574
Radioaktive Arzneimittel 9579

10.7/2098

Ätherische Öle
Aetherolea

Die Angaben in dieser Monographie gelten in Verbindung mit dem Allgemeinen Text „5.30 Monographien zu ätherischen Ölen (Text zur Information)" und mit den Einzelmonographien zu ätherischen Ölen im Europäischen Arzneibuch. Die zuständige Behörde kann beschließen, die Monographie auf andere ätherische Öle anzuwenden.

Definition

Ein ätherisches Öl ist ein Produkt mit wahrnehmbarem Geruch, das üblicherweise aus einer Vielzahl von Komponenten besteht und aus einer botanisch definierten pflanzlichen Droge durch Wasserdampfdestillation, Trockendestillation oder durch ein geeignetes mechanisches Verfahren ohne Erhitzen gewonnen wird. Liegt eine wässrige Phase vor, werden die ätherischen Öle üblicherweise durch einen physikalischen Prozess, der ihre Zusammensetzung nicht wesentlich verändert, von dieser getrennt.

Ätherische Öle, die durch die primären Herstellungsschritte erhalten werden, können anschließend in geeigneter Weise weiterbearbeitet werden, um unerwünschte Bestandteile (wie unlösliche Stoffe) und Rückstände von Wasser zu entfernen, ohne dass davon ihre Zusammensetzung wesentlich verändert wird.

Ein ätherisches Öl kann weiteren Herstellungsschritten unterworfen werden (Mischprozesse, Rektifikation und andere), wodurch seine Zusammensetzung wesentlich modifiziert werden kann oder auch nicht.

Ein ätherisches Öl, dessen Zusammensetzung wesentlich modifiziert wurde, wird bezeichnet als:
- *Rektifiziertes ätherisches Öl:* ätherisches Öl, aus dem bestimmte Bestandteile durch Rektifikation teilweise oder vollständig entfernt wurden
- *Terpenfreies ätherisches Öl:* ätherisches Öl, dessen Monoterpen-Kohlenwasserstoffe durch Rektifikation oder andere geeignete Verfahren teilweise oder vollständig entfernt wurden
- *terpen- und sesquiterpenfreies ätherisches Öl:* ätherisches Öl, dessen Monoterpen- und Sesquiterpen-Kohlenwasserstoffe durch Rektifikation oder andere geeignete Verfahren teilweise oder vollständig entfernt wurden
- *„x"-freies oder teilweise „x"-freies ätherisches Öl:* ätherisches Öl, aus dem ein oder mehrere bestimmte Bestandteile durch Rektifikation oder andere geeignete Verfahren teilweise oder vollständig entfernt wurden.

Die Art der Modifikation muss in der Einzelmonographie unter „Definition" angegeben werden.

Eine Monographie des Europäischen Arzneibuchs für ein ätherisches Öl ist anwendbar auf das ätherische Öl, das als Bestandteil eines Arzneimittels verwendet wird.

Herstellung

Die für die Herstellung von ätherischen Ölen verwendeten pflanzlichen Drogen sind von geeigneter Qualität und entsprechen gegebenenfalls den Anforderungen der einschlägigen Monographien des Europäischen Arzneibuchs.

Je nach Monographie kann die pflanzliche Droge frisch, angewelkt, welk, teilweise getrocknet, getrocknet, ganz, fragmentiert, gebrochen oder geschnitten sein.

Verschiedene Chargen der pflanzlichen Droge können vor der Verarbeitung miteinander kombiniert werden, um beispielsweise die für den beabsichtigten Produktionsprozess erforderliche Menge zu erhalten. Die pflanzliche Droge kann auch einer Vorbehandlung unterzogen werden.

Sofern nicht anders begründet und zugelassen, entspricht das bei der Herstellung von ätherischen Ölen verwendete Wasser mindestens den örtlichen Trinkwasserstandards oder, in Ermangelung solcher Standards, den Trinkwasserstandards der Weltgesundheitsorganisation.

Wasserdampfdestillation: Das ätherische Öl wird gewonnen, indem die pflanzliche Droge in einer zur Destillation geeigneten Apparatur mit Wasserdampf behandelt wird. Der Wasserdampf kann von einer äußeren Quelle stammen und von dort eingeleitet werden oder durch siedendes Wasser unterhalb des pflanzlichen Materials oder durch siedendes Wasser, in das das pflanzliche Material eingetaucht wird, erzeugt werden. Die Dämpfe von Wasser und ätherischem Öl werden kondensiert. Wasser und ätherisches Öl werden durch Dekantieren oder ein anderes geeignetes physikalisches Verfahren voneinander getrennt.

Trockendestillation: Das ätherische Öl wird durch Erhitzen der pflanzlichen Droge bei hohen Temperaturen in einer geeigneten Apparatur ohne Zusatz von Wasser oder Wasserdampf erhalten.

Mechanische Behandlung: Das sogenannte „kalt gepresste" ätherische Öl wird durch mechanische Verfahren ohne Erhitzen gewonnen. Diese Methode wird bei Zitrusfrüchten angewendet, um das ätherische Öl der Fruchtschale durch Auspressen zu gewinnen. Die Abtrennung erfolgt anschließend durch ein geeignetes physikalisches Verfahren.

Rektifikation: Das ätherische Öl wird einer Destillation, in der Regel im Vakuum, unterzogen. Dieser zusätzliche Verarbeitungsschritt kann angewandt werden, um Wasser oder andere unerwünschte Bestandteile teilweise oder vollständig zu entfernen oder um die Zusammensetzung des ätherischen Öls wesentlich zu modifizieren.

In bestimmten Fällen kann dem ätherischen Öl ein geeignetes Antioxidans zugesetzt werden.

Eigenschaften

Das Aussehen und der Geruch des ätherischen Öls werden bestimmt.

Prüfung auf Identität

Ätherische Öle werden durch ihr gaschromatographisches Profil oder eine andere geeignete Prüfung (zum Beispiel eine Hochleistungsdünnschichtchromatographie) identifiziert.

Prüfung auf Reinheit

Allgemeine Prüfungen auf Reinheit

Das ätherische Öl muss den vorgeschriebenen Grenzwerten folgender Reinheitsprüfungen entsprechen.

Fette Öle und verharzte ätherische Öle (2.8.7): Diese Prüfung gilt für ätherische Öle, die durch Wasserdampfdestillation oder Trockendestillation gewonnen wurden.

Schwermetalle (2.4.27): Sofern in einer Einzelmonographie nicht anders festgelegt oder mit Ausnahme von begründeten und zugelassenen Fällen:
- Blei: höchstens 5,0 ppm
- Cadmium: höchstens 1,0 ppm
- Quecksilber: höchstens 0,1 ppm

Falls erforderlich können Grenzwerte für weitere Schwermetalle festgelegt werden. In begründeten und zugelassenen Fällen ist es nicht unbedingt notwendig, jede Charge zu prüfen.

Pestizid-Rückstände (2.8.13): In begründeten und zugelassenen Fällen ist es nicht unbedingt notwendig, jede Charge zu prüfen.

Aflatoxin B_1 (2.8.18): In begründeten und zugelassenen Fällen ist es nicht unbedingt notwendig, jede Charge zu prüfen.

Mikrobiologische Qualität (5.1.4 oder 5.1.8): In begründeten und zugelassenen Fällen ist es nicht unbedingt notwendig, jede Charge zu prüfen.

Ergänzende Prüfungen auf Reinheit

Das ätherische Öl muss, falls anwendbar und erforderlich, den vorgeschriebenen Grenzwerten folgender Reinheitsprüfungen entsprechen.

Relative Dichte (2.2.5)

Brechungsindex (2.2.6)

Optische Drehung (2.2.7)

Erstarrungstemperatur (2.2.18)

Säurezahl (2.5.1)

Peroxidzahl (2.5.5)

Fremde Ester (2.8.6)

Verdampfungsrückstand (2.8.9)

Wasser in ätherischen Ölen (2.8.5)

Löslichkeit in Ethanol (2.8.10)

Verfälschungen: Falls geeignet können die Analysen mit Hochleistungsdünnschichtchromatographie (2.8.25), Dünnschichtchromatographie (2.2.27) oder Gaschromatographie (2.2.28), falls erforderlich unter Verwendung einer Säule zur Trennung chiraler Komponenten, oder mit jedem anderen geeigneten Verfahren durchgeführt werden.

Gaschromatographisches Profil: Gaschromatographie (2.2.28) mit Hilfe des Verfahrens „Normalisierung"

Zusätzlich zu der in der Einzelmonographie beschriebenen Eignungsprüfung muss die Eignung des chromatographischen Systems periodisch im Rahmen einer Qualifizierung der Leistungsfähigkeit verifiziert werden, indem die nachfolgend beschriebene Prüfung durchgeführt wird.

Das in Abb. 2098-1 dargestellte Chromatogramm dient als Beispiel.

Referenzlösung: Ätherisches Öl *CRS*

Falls erforderlich kann die Referenzlösung mit Heptan *R* verdünnt werden.

Säule
- Material: Quarzglas
- Größe: $l = 60$ m, $\varnothing = 0{,}25$ mm
- Stationäre Phase: Macrogol 20 000 *R* (Filmdicke 0,25 µm)

Trägergas: Helium zur Chromatographie *R*

Durchflussrate: 1,5 ml · min^{-1}

Splitverhältnis: 1:500

Das Splitverhältnis/Einspritzvolumen kann an das verwendete spezifische Gerät angepasst werden, vorausgesetzt die Beladung der Säule bleibt gleich.

Temperatur

	Zeit (min)	Temperatur (°C)
Säule	0–15	70
	15–100	70 → 240
	100–105	240
Probeneinlass		250
Detektor		270

Detektion: Flammenionisation

Einspritzen: 1 µl

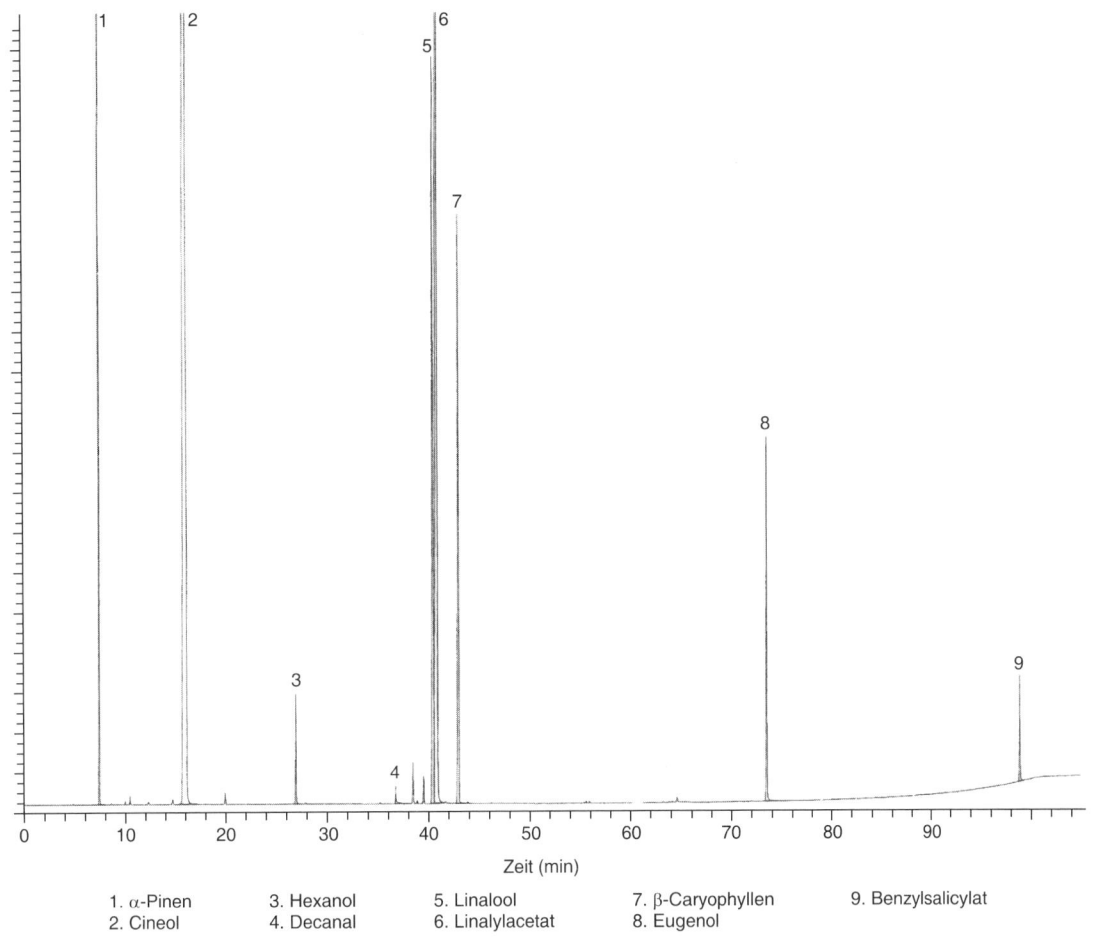

1. α-Pinen
2. Cineol
3. Hexanol
4. Decanal
5. Linalool
6. Linalylacetat
7. β-Caryophyllen
8. Eugenol
9. Benzylsalicylat

Abb. 2098-1: Chromatogramm für die Reinheitsprüfung „Chromatographisches Profil" von ätherischen Ölen

Identifizierung der Bestandteile: Zur Identifizierung der Bestandteile wird das mitgelieferte Chromatogramm von Ätherisches Öl *CRS* verwendet.

Eignungsprüfung: Referenzlösung
- Auflösung: mindestens 1,5 zwischen den Peaks von Linalool und Linalylacetat
- Signal-Rausch-Verhältnis: mindestens 100 für den Decanal-Peak
- Grenzwerte: Der Prozentgehalt jedes der 9 Bestandteile muss innerhalb der im mitgelieferten Beipackzettel von Ätherisches Öl *CRS* angegebenen Grenzwerte liegen.

Lagerung

Vor Licht geschützt, in dicht verschlossenen, dem Verbrauch angemessenen, möglichst vollständig gefüllten Behältnissen

Beschriftung

Die Beschriftung gibt an,
- falls zutreffend, den Namen des ätherischen Öls entsprechend dem Titel der Einzelmonographie
- falls im Europäischen Arzneibuch keine entsprechende Einzelmonographie existiert, den Namen des ätherischen Öls, die wissenschaftliche Bezeichnung der verwendeten pflanzlichen Droge und, falls zutreffend, die Art der Modifikation
- falls zutreffend, den Typ und/oder den Chemotyp des ätherischen Öls
- falls zutreffend, den Namen und die Konzentration jedes zugesetzten Antioxidans
- falls zutreffend, zusätzliche Verarbeitungsschritte, die nicht in der Definition der Monographie aufgeführt sind
- die Lagerungsbedingungen.

10.7/1468

Fermentationsprodukte
Producta ab fermentatione

Diese Monographie ist auf durch Fermentation erhaltene indirekte Genprodukte anwendbar.

Sie ist nicht anwendbar auf
- *Impfstoffe für Menschen und Impfstoffe für Tiere in Monographien des Arzneibuchs*
- *Produkte, die mit Hilfe von kontinuierlichen Zelllinien vom Menschen oder vom Tier gewonnen werden*
- *direkte Genprodukte, die durch Transkription und Translation von Nukleinsäuren in Proteine erhalten werden, mit oder ohne Modifikation nach der Translation*
- *Produkte, die halbsynthetisch aus Fermentationsprodukten oder durch Biokatalyse gewonnen werden*
- *Nährmediumkonzentrate oder nicht aufgearbeitete Fermentationsprodukte.*

Diese Monographie beinhaltet allgemeine Vorschriften für die Entwicklung und Herstellung von Fermentationsprodukten. Diese Vorschriften sind im Einzelfall nicht unbedingt umfassend. Ergänzende oder zusätzliche Anforderungen zu den hier aufgeführten können in einer Einzelmonographie oder von der zuständigen Behörde vorgeschrieben werden.

Definition

Fermentationsprodukte im Sinne dieser Monographie sind Wirk- oder Hilfsstoffe, die durch kontrollierte Fermentation in Form indirekter Genprodukte gewonnen werden. Sie stellen primäre oder sekundäre Stoffwechselprodukte von Mikroorganismen, wie Bakterien, Hefen, Pilzen und Mikroalgen, dar, die durch herkömmliche Verfahren oder mittels rDNA-Rekombinationstechnik modifiziert sein können. Solche Stoffwechselprodukte umfassen Vitamine, Aminosäuren, Antibiotika, Alkaloide und Polysaccharide.

Sie werden durch Fermentationsverfahren (chargenweise oder kontinuierlich) mit nachfolgenden Prozessschritten wie Extraktion, Konzentration, Reinigung und Isolation gewonnen.

Herstellung

Die Herstellung beruht auf einem validierten Verfahren, das sich als geeignet erwiesen hat. Das Ausmaß der Validierung wird durch die kritischen Stufen im Herstellungsprozess bestimmt.

Charakterisierung des zur Herstellung verwendeten Mikroorganismus

Die Herkunft des für die Herstellung verwendeten Mikroorganismus muss belegt und der Mikroorganismus ausreichend charakterisiert sein. Dazu können die Bestimmung seines Phänotyps, makroskopische und mikroskopische Verfahren sowie biochemische Prüfungen und gegebenenfalls die Bestimmung des Genotyps sowie molekulargenetische Prüfungen gehören.

Verfahren mit einem Saatgutsystem

Die *Masterzellbank* ist eine homogene Suspension oder ein Lyophilisat der ursprünglichen Zellen, die in einzelnen Gefäßen gelagert werden. Die Lebens- und Vermehrungsfähigkeit der Zellen unter den gewählten Lagerungsbedingungen und ihre Fähigkeit, nach der Lagerung einen zufriedenstellenden Herstellungsprozess zu gewährleisten, müssen nachgewiesen sein.

Die Vermehrung der Masterzellbank kann über ein Saatgutsystem und unter Verwendung einer Arbeitszellbank geschehen.

Die *Arbeitszellbank* ist eine homogene Suspension oder ein Lyophilisat des Zellmaterials, das von der Masterzellbank stammt und in gleichen Volumen auf einzelne Gefäße verteilt gelagert wird (zum Beispiel in flüssigem Stickstoff).

Die Herstellung kann chargenweise oder im kontinuierlichen Kulturverfahren erfolgen und wird unter festgelegten Bedingungen beendet.

Alle Gefäße einer Zellbank werden unter gleichen Bedingungen gelagert. Wenn sie einmal aus dem Lagerbestand entnommen worden sind, dürfen die einzelnen Ampullen, Durchstechflaschen oder Kulturstäbchen nicht in die Zellbank zurückgestellt werden.

Verfahren mit schrittweisem Wachstum in Zellkulturen

Der Inhalt eines Gefäßes der Arbeitszellbank wird, falls erforderlich nach Resuspendieren der Zellen, zur Herstellung eines Inokulums in einem geeigneten Nährmedium verwendet. Nach einer geeigneten Wachstumsphase werden die Kulturen verwendet, um den Fermentationsprozess in Gang zu bringen, falls erforderlich nach einer Vorkultur in einem Vorfermenter. Die Bedingungen sind für jeden Verfahrensschritt festgelegt und müssen bei jedem Herstellungszyklus eingehalten werden.

Kontrolle bei Verfahrensänderungen

Wird das Herstellungsverfahren so geändert, dass sich das Verunreinigungsprofil des Produkts signifikant ändert, müssen die kritischen Schritte, die mit dieser Änderung verbunden sind, revalidiert werden.

Falls sich der bei der Herstellung verwendete Mikroorganismus signifikant geändert und zu einer signifikanten Änderung des Verunreinigungsprofils des Produkts geführt hat, müssen die kritischen Verfahrensschritte, insbesondere die Reinigung und Isolierung, revalidiert werden.

Bei der Revalidierung muss gezeigt werden, dass neue Verunreinigungen des Produkts, die aus der Änderung resultieren, durch Prüfungen erfasst werden. Falls erforderlich werden zusätzliche oder andere Prüfungen mit geeigneten Grenzwerten eingeführt. Führt die Verfahrensänderung oder der veränderte Mikroorganismus zu einer Zunahme einer bereits vorhandenen Verunreinigung, muss beurteilt werden, ob diese Zunahme vertretbar ist.

Wird die Masterzellbank ersetzt, müssen die kritischen Schritte des Herstellungsverfahrens einer Revalidierung unterzogen werden, die zeigt, dass die Qualität und Sicherheit des Produkts nicht beeinträchtigt werden. Besonders zu beachten sind Änderungen im Verunreinigungsprofil des Produkts, wenn im Herstellungsverfahren ein modifizierter oder neuer Mikroorganismus verwendet wird.

Ausgangsmaterialien

Die Ausgangsmaterialien, die für die Fermentation und/oder die Aufarbeitung verwendet werden, müssen von geeigneter Qualität sein. Sie müssen geprüft werden, um sicherzustellen, dass sie den schriftlich festgehaltenen Spezifikationen entsprechen. Insbesondere muss auf den Gehalt an freiem Histidin in Fischpeptonen geachtet werden, da unter bestimmten Bedingungen das Vorhandensein von freiem Histidin zur Bildung von Histamin führen kann.

Mikroorganismen in Nährmedien oder in der zur Belüftung zugeführten Luft dürfen nur in so kleiner Anzahl vorhanden sein, dass eine dadurch bedingte Kontamination die Qualität, Reinheit und Sicherheit des Produkts nicht beeinträchtigt. Nährstoffe, Vorläufersubstanzen und Substrate müssen während der Fermentation unter aseptischen Bedingungen zugesetzt werden.

In-Prozess-Kontrollen

In-Prozess-Kontrollen gewährleisten während der Fermentation und der Aufarbeitung gleichmäßige Bedingungen und damit die Qualität des isolierten Produkts. Insbesondere ist darauf zu achten, dass jede mikrobielle Verunreinigung, welche die Qualität, Reinheit und Sicherheit des Produkts beeinträchtigen kann, durch die Kontrollen nachgewiesen wird.

Zur Steuerung und Kontrolle der Herstellungsbedingungen können gegebenenfalls geeignete Parameter wie
- Temperatur
- pH-Wert
- Durchflussgeschwindigkeit der zur Belüftung verwendeten Luft
- Rührgeschwindigkeit
- Druck

dienen, um die Konzentration des angestrebten Fermentationsprodukts zu überwachen.

Aufarbeitung

Am Ende der Fermentation wird der zur Herstellung verwendete Mikroorganismus inaktiviert oder entfernt. Die weitere Aufarbeitung erfolgt so, dass Rückstände aus dem Kulturmedium auf ein akzeptables Maß vermindert werden und somit sichergestellt ist, dass das gewünschte Produkt in gleichbleibender Qualität gewonnen wird.

Verschiedene Reinigungsverfahren, wie Behandlung mit Aktivkohle, Ultrafiltration oder Lösungsmittelextraktion, können eingesetzt werden. Für das oder die angewendeten Reinigungsverfahren muss gezeigt werden, dass

- Rückstände von Mikroorganismen, die zur Herstellung verwendet werden, Kulturmedien, Substrate und Vorläufersubstanzen
- unerwünschte Umwandlungsprodukte von Substraten und Vorläufersubstanzen
- Histamin und andere biogene Amine aus Fischen und Fischerzeugnissen, die als Ausgangsmaterialien verwendet werden

weitgehend oder vollständig entfernt werden.

Falls erforderlich werden geeignete Prüfungen als In-Prozess-Kontrollen oder am isolierten Fermentationsprodukt durchgeführt.

Prüfung auf Identität, Prüfung auf Reinheit und Gehaltsbestimmung

Die Anforderungen, die das Produkt während seiner gesamten Haltbarkeitsdauer erfüllen muss, und die spezifischen Prüfmethoden sind in den Einzelmonographien angegeben.

10.7/0030

Immunsera für Tiere

Immunosera ad usum veterinarium

Definition

Immunsera für Tiere sind Zubereitungen, die Immunglobuline, gereinigte Immunglobuline oder Immunglobulinfragmente enthalten, die aus Serum oder Plasma von immunisierten Tieren gewonnen werden. Immunsera für Tiere können unbehandelte polyklonale Antisera oder gereinigte Zubereitungen sein.

Die Immunglobuline oder Immunglobulinfragmente haben die Fähigkeit, das zur Immunisierung verwendete Antigen spezifisch zu neutralisieren. Die Antigene können mikrobielle oder andere Toxine, bakterielle oder virale Antigene, Schlangengifte und Hormone sein. Die Zubereitung ist zur parenteralen Anwendung bestimmt und dient der passiven Immunisierung.

Herstellung

Allgemeine Vorkehrungen

Die Immunsera werden aus dem Serum oder Plasma gesunder Tiere gewonnen, die durch Injektion eines geeigneten Antigens oder geeigneter Antigene immunisiert wurden.

Das Herstellungsverfahren muss nachweislich konstant Immunsera von zufriedenstellender Unschädlichkeit (5.2.6) und Wirksamkeit (5.2.7) ergeben.

Spendertiere

Die verwendeten Tiere müssen ausschließlich der Herstellung von Immunserum vorbehalten sein und werden unter Bedingungen gehalten, die das Einschleppen von Krankheiten so weit wie möglich verhindern. Die Spendertiere und alle Tiere, die mit den Spendertieren in Kontakt kommen, werden geprüft und müssen nachweislich frei von infektiösen Agenzien sein, die in einer Liste festgelegt sind. Die Tiere werden in geeigneten Zeitabständen erneut geprüft. Die Agenzienliste für diese Prüfungen enthält nicht nur solche Agenzien, die für das Spendertier, sondern auch solche, die für die Empfängerspezies des Produkts relevant sind. Wenn für die Spendertiere nicht nachgewiesen ist, dass sie frei von einem relevanten Pathogen sind, muss eine Begründung erbracht und ein validiertes Inaktivierungs- oder Reinigungsverfahren in das Herstellungsverfahren aufgenommen werden. Das Tierfutter muss aus einer kontrollierten Bezugsquelle stammen. Wenn die Spendertiere Hühner sind, werden Hühner aus einer SPF-Herde (5.2.2) verwendet. Falls für die verwendete Tierspezies zutreffend, werden Maßnahmen zur Vermeidung einer Kontamination mit Agenzien, die transmissible spongiforme Enzephalopathien auslösen, getroffen.

Nach Möglichkeit sollten die Herkunft der Tiere, die in eine Herde integriert werden, sowie deren Zucht- und Aufzuchtbedingungen bekannt sein. Die Eingliederung von Tieren in die Herde folgt spezifizierten Verfahren einschließlich festgelegter Quarantänemaßnahmen. Während des Quarantänezeitraums werden die Tiere beobachtet und geprüft, um sicherzustellen, dass sie frei sind von den in der Liste angegebenen Agenzien, die für die Spendertiere relevant sind. Abhängig von der Kenntnis der Zucht- und Aufzuchtbedingungen oder falls die Informationen über die Herkunft unzureichend sind, kann eine Prüfung der Tiere in Quarantäne auf zusätzliche Agenzien erforderlich sein.

Jede an den Tieren während oder nach der Quarantäne vorgenommene Routinebehandlung oder therapeutische medizinische Behandlung muss dokumentiert werden.

Antigen zur Immunisierung

Die im Abschnitt „Herstellung" der Allgemeinen Monographie **Impfstoffe für Tiere (Vaccina ad usum veterinarium)** beschriebenen Prinzipien gelten für die Herstellung des Immunogens. Das verwendete Antigen wird identifiziert und charakterisiert. Die zur Herstellung des Antigens verwendeten Ausgangsmaterialien müssen kontrolliert werden, um das Risiko der Verunreinigung durch fremde Agenzien, wie im Allgemeinen Text 5.2.5 beschrieben, zu minimieren. Das Antigen kann mit einem geeigneten Adjuvans gemischt werden. Das Immunogen muss chargenweise hergestellt werden. Die Chargen müssen so hergestellt und geprüft werden, dass gewährleistet ist, dass jede Charge gleich sicher und frei von fremden Agenzien ist und eine zufriedenstellende, gleichförmige Immunantwort hervorruft.

Immunisierung

Die Spendertiere werden nach einem festgelegten Impfplan immunisiert. Für jedes Tier werden die Einzelheiten zur Dosis des Antigens zur Immunisierung, zur Art und zu den Daten der Verabreichung aufgezeichnet. Die Tiere werden unter allgemeiner gesundheitlicher Überwachung gehalten und der Verlauf der Bildung von spezifischen Antikörpern wird zu geeigneten Zeitpunkten der Immunisierung kontrolliert.

Entnahme von Blut oder Plasma

Die Tiere werden vor jeder Entnahme gründlich untersucht. Nur gesunde Tiere dürfen als Spendertiere verwendet werden. Blutentnahmen werden durch Venenpunktion oder Plasmapherese vorgenommen. Die Einstichstelle wird rasiert, gereinigt und desinfiziert. Die Methode der Entnahme und das Entnahmevolumen müssen jeweils festgelegt werden. Das Blut oder Plasma wird so entnommen, dass die Sterilität des Produkts gewährleistet ist. Wenn das Serum oder Plasma vor der weiteren Verarbeitung gelagert wird, müssen Vorkehrungen getroffen werden, um eine mikrobielle Verunreinigung zu verhindern.

Die Blut- oder Plasmaentnahme darf weder an dem Ort, an dem die Tiere gehalten oder gezüchtet werden, noch dort, wo das Immunserum weiterverarbeitet wird, durchgeführt werden.

Klare Kriterien zur Festlegung der Zeit zwischen Immunisierung und der ersten Entnahme von Blut oder Plasma sowie der Zeit zwischen den nachfolgenden Entnahmen und des Zeitraums, in dem Entnahmen vorgenommen werden, werden etabliert. Die festgelegten Kriterien müssen die Auswirkungen der Entnahme auf Gesundheit der Tiere und Tierwohl sowie die Auswirkungen auf die Gleichförmigkeit der Herstellung von Chargen der Fertigzubereitung über den gesamten Zeitraum berücksichtigen.

Der Grad des Abbaus von Rückständen, die auf das immunisierende Antigen oder verabreichte Arzneimittel zurückzuführen sind, muss in Betracht gezogen werden. Falls das Risiko von Rückständen chemischer Substanzen besteht, kann die Notwendigkeit einer Wartezeit für die Fertigzubereitung erwogen werden. Wenn das immunisierende Agens aus einem vermehrungsfähigen Organismus besteht, sollte für die Zeit zwischen Immunisierung und Entnahme die für den Spender erforderliche Zeit zur Eliminierung des Immunogens in Betracht gezogen werden, insbesondere wenn restliche vermehrungsfähige Organismen schädlich für den Empfänger sein können.

Herstellung der Fertigzubereitung

Mehrere Einzelplasma- oder Einzelserumentnahmen von einem oder mehreren Tieren können gepoolt werden, um einen Bulk zur Herstellung einer Charge zu bilden. Die Anzahl der Entnahmen, die zur Herstellung eines Bulks verwendet werden, und die Größe des Bulks müssen festgelegt werden. Wenn die Entnahmen nicht gepoolt werden, muss das Herstellungsverfahren sehr sorgfältig kontrolliert werden, um sicherzustellen, dass die Gleichförmigkeit des Produkts zufriedenstellend ist.

Die aktive Substanz wird einem Reinigungs- und/ oder Inaktivierungsverfahren unterzogen, es sei denn, der Verzicht auf einen solchen Schritt wird begründet und die zuständige Behörde stimmt dem zu. Das angewendete Verfahren muss validiert sein und darf nachweislich die biologische Aktivität des Produkts nicht nachteilig beeinflussen. Die Validierungsstudien müssen die Eignung des Verfahrens zur Inaktivierung oder Entfernung möglicher Verunreinigungen wie Pathogene, die vom Spendertier auf die Empfängerspezies übertragen werden können, und infektiöse Agenzien, die ubiquitäre Infektionen der Spendertiere verursachen und nicht vollständig entfernt werden können, berücksichtigen.

Bei gereinigten Immunsera können die Globuline, welche die Immunsubstanzen enthalten, aus unbehandeltem Immunserum durch Enzymbehandlung und fraktionierte Fällung oder mittels anderer geeigneter chemischer oder physikalischer Methoden gewonnen werden.

Konservierungsmittel: Konservierungsmittel werden verwendet, um Verderb oder unerwünschte Wirkungen, die durch mikrobielle Verunreinigung beim Gebrauch eines Produkts verursacht werden, zu verhindern. Konservierungsmittel werden gefriergetrockneten Produkten nicht zugesetzt; sie können aber, falls erforderlich, unter Berücksichtigung der maximalen Dauer, die für die Haltbarkeit nach der Rekonstituierung empfohlen wird, dem Verdünnungsmittel für gefriergetrocknete Produkte in Mehrdosenbehältnissen zugesetzt werden. Bei flüssigen Zubereitungen in Einzeldosisbehältnissen ist der Zusatz von Konservierungsmitteln in der Regel nicht zulässig; er kann jedoch zulässig sein, wenn zum Beispiel dasselbe Produkt in Einzeldosis- und Mehrdosenbehältnissen abgefüllt und nicht für Spezies zur Lebensmittelherstellung verwendet wird. Bei flüssigen Zubereitungen in Mehrdosenbehältnissen richtet sich die Notwendigkeit einer wirksamen Konservierung danach, ob während des Gebrauchs und der längsten empfohlenen Haltbarkeit nach dem Anbrechen des Behältnisses eine Verunreinigung möglich ist.

Während der Entwicklungsstudien muss die Wirksamkeit des Konservierungsmittels für die Dauer der Haltbarkeit zur Zufriedenheit der zuständigen Behörde nachgewiesen werden.

Die Wirksamkeit des Konservierungsmittels wird wie im Allgemeinen Text „5.1.3 Prüfung auf ausreichende antimikrobielle Konservierung" beschrieben bestimmt. Für Zubereitungen in Mehrdosenbehältnissen werden zusätzliche Proben genommen, um die Wirkung des Konservierungsmittels über den vorgesehenen Verwendungszeitraum nach Anbruch zu überwachen. Wenn weder die A-Kriterien noch die B-Kriterien erfüllt werden, können in begründeten Fällen die folgenden Kriterien auf Antisera für Tiere angewendet werden: für Bakterien keine Zunahme nach 24 h und 7 Tagen, Abnahme um 3 $\log_{10}$-Stufen nach 14 Tagen, keine Zunahme nach 28 Tagen, für Pilze keine Zunahme nach 14 und 28 Tagen.

Der Zusatz von Antibiotika als Konservierungsmittel ist nicht zulässig.

Sofern die Einzelmonographie nichts Anderes vorschreibt, wird die fertige Zubereitung als Bulk unter aseptischen Bedingungen in sterile Behältnisse mit Originalitätsverschluss abgefüllt, die so verschlossen werden, dass jede Verunreinigung ausgeschlossen ist.

Die Zubereitung kann gefriergetrocknet werden.

In-Prozess-Kontrollen: Geeignete Prüfungen, zum Beispiel an Proben von Einzelentnahmen, bevor sie zur Bildung eines Bulks gepoolt werden, werden als In-Prozess-Kontrollen durchgeführt.

Prüfungen an jeder Charge

Die zum Nachweis der Eignung einer Charge erforderlichen Prüfungen variieren und werden von einer Anzahl von Faktoren einschließlich Details des Herstellungsverfahrens beeinflusst. Wenn ein Produkt mit einem validierten Verfahren zur Inaktivierung fremder Agenzien behandelt wird, kann die Prüfung auf fremde Agenzien mit Zustimmung der zuständigen Behörde für dieses Produkt entfallen. Spezifische Prüfungen auf fremde Agenzien können je nach Art des Produkts und seiner Verwendung, insbesondere wenn Spender- und Empfängerspezies identisch sind, erforderlich sein. Eine Risikobeurteilung (siehe Allgemeinen Text 5.2.5) sollte unter Berücksichtigung der Art der Zubereitung, ihres Kontaminationsrisikos und der Verwendung des Produkts durchgeführt werden. Wenn ein Produkt mit einem validierten Verfahren zur Inaktivierung von Mykoplasmen behandelt wird, kann die Prüfung auf Mykoplasmen mit Zustimmung der zuständigen Behörde für dieses Produkt entfallen.

Nur eine Charge, die allen relevanten nachfolgenden Anforderungen unter „Prüfung auf Identität", „Prüfung auf Reinheit" und „Bestimmung der Wirksamkeit" und/ oder den in der jeweiligen Einzelmonographie genannten Anforderungen entspricht, darf zur Verwendung freigegeben werden. Mit Zustimmung der zuständigen Behörde können bestimmte Prüfungen an der Charge entfallen, wenn In-Prozess-Kontrollen in gleicher oder besserer Weise sicherstellen, dass die Charge den Anforderungen entspricht, oder wenn alternative Prüfungen durchgeführt wurden, die in Bezug auf die Methode des Arzneibuchs validiert sind.

Bestimmte Prüfungen, zum Beispiel die Prüfungen auf Konservierungsmittel, fremde Proteine und Albumin, können vom Hersteller eher an der Fertigzubereitung als Bulk als an der Charge, den Chargen oder Subchargen der damit hergestellten Fertigzubereitung durchgeführt werden. Unter bestimmten Umständen, zum Beispiel wenn die Entnahme in Plasmapherese-Beuteln erfolgt und jeder Beutel grundsätzlich eine Charge bildet, kann die Prüfung mit Zustimmung der zuständigen Behörde an Pools von Chargen durchgeführt werden.

In Übereinstimmung mit den Allgemeinen Vorschriften (1.1 Allgemeines) wird im Interesse des Tierwohls von der zuständigen Behörde anerkannt, dass bei einem etablierten Antiserum die Routineprüfung auf Unschädlichkeit unterbleiben kann, wenn eine ausreichende Anzahl von aufeinanderfolgenden Chargen hergestellt wurde, die nachweislich der Prüfung entsprechen, und somit die Gleichförmigkeit des Herstellungsverfahrens nachgewiesen ist. Signifikante Änderungen des Herstellungsverfahrens erfordern die Wiederaufnahme von Routineprüfungen, um die Gleichförmigkeit des Herstellungsverfahrens erneut sicherzustellen. Die Anzahl von aufeinanderfolgenden zu prüfenden Chargen hängt von einer Anzahl von Faktoren ab, wie dem Antiserumtyp, der Häufigkeit der Herstellung der Chargen, der Erfahrung mit dem Antiserum während der Prüfung auf Unschädlichkeit in der Entwicklungsphase und der Durchführung der Prüfung auf Unschädlichkeit an der Charge. Ohne der Entscheidung der zuständigen Behörde angesichts der verfügbaren Informationen über ein bestimmtes Antiserum vorzugreifen, ist für die meisten Produkte die Prüfung von 10 aufeinanderfolgenden Chargen wahrscheinlich ausreichend. Für Produkte mit einem inhärenten Risiko im Hinblick auf die Unschädlichkeit kann die weitere Durchführung der Prüfung auf Unschädlichkeit an jeder Charge erforderlich sein.

Prüfung an Tieren: Gemäß den Bestimmungen des Europäischen Übereinkommens zum Schutz der für Versuche und andere wissenschaftliche Zwecke verwendeten Wirbeltiere müssen Prüfungen so durchgeführt werden, dass die Anzahl der verwendeten Tiere sowie deren Schmerz, Leiden, Stress und bleibende Schäden so gering wie möglich gehalten werden. Kriterien zur Bewertung von Prüfungen in Monographien müssen vor diesem Hintergrund aufgestellt werden. Wenn ein Tier beispielsweise typische klinische Anzeichen aufweist, wodurch es als positiv beziehungsweise infiziert zu bewerten ist, dann muss das betroffene Tier entweder schmerzlos getötet oder in geeigneter Weise behandelt werden, um unnötiges Leiden zu vermeiden. In Übereinstimmung mit den Allgemeinen Vorschriften können alternative Prüfverfahren angewendet werden, um den Anforderungen der Monographie zu entsprechen, und die Anwendung solcher Verfahren soll insbesondere dann unterstützt werden, wenn dadurch die Verwendung von Tieren überflüssig oder verringert oder ihr Leiden reduziert wird.

pH-Wert (2.2.3): Der pH-Wert der unbehandelten und gereinigten Immunsera muss nachweislich innerhalb der für das jeweilige Produkt festgelegten Grenzen liegen.

Freier Formaldehyd: Bei der Verwendung von Formaldehyd bei der Herstellung von Immunserum muss eine Prüfung auf freien Formaldehyd durchgeführt werden wie unter „Prüfung auf Reinheit" vorgeschrieben.

Andere Inaktivierungsmittel: Bei der Verwendung anderer Inaktivierungsmethoden muss mit Hilfe geeigneter Prüfungen nachgewiesen werden, dass das Inaktivierungsmittel beseitigt oder bis auf einen zulässigen Rest reduziert wird.

Bestimmung der Wirksamkeit einer Charge: Wenn eine Einzelmonographie für das Produkt existiert, muss die unter „Bestimmung der Wirksamkeit" beschriebene Prüfung nicht notwendigerweise bei der Routineprüfung jeder Charge des Immunserums durchgeführt werden. Die Methode für die Bestimmung der Wirksamkeit einer Charge hängt von den gemachten Angaben ab. Wenn möglich müssen In-vitro-Prüfungen durchgeführt werden. Die erforderliche Prüfmethode kann die Messung von Antikörpern gegen spezifische infektiöse Organismen und/oder die Bestimmung des Antikörpertyps (wie etwa neutralisierend oder opsonisierend) einschließen. Alle Prüfungen müssen validiert sein. Die Akzeptanzkriterien müssen sich nach einer Charge richten, die gemäß den für das Produkt angegebenen Indikationen nachweislich den unter „Bestimmung der Wirksamkeit" angegebenen Anforderungen entspricht, wenn eine Einzelmonographie für das Produkt existiert, und die nachweislich eine zufriedenstellende Wirksamkeit hat.

Gesamtimmunglobuline: Eine Prüfung auf die Menge an Gesamtimmunglobulin und/oder Gesamtgammaglobulin und/oder spezifische Immunglobulin-Klassen wird durchgeführt. Die erhaltenen Ergebnisse müssen innerhalb der für das Produkt festgelegten und mit der zuständigen Behörde abgestimmten Grenzen liegen. Die Charge darf höchstens die Menge enthalten, die in den Unschädlichkeitsstudien als sicher nachgewiesen wurde. Sofern nicht durch die Wirksamkeitsprüfung an der Charge alle erforderlichen Immunglobuline spezifisch bestimmt worden sind, darf die Gesamtimmunglobulinmenge der Charge nicht niedriger sein als die Menge in einer Charge oder in Chargen, die sich in Wirksamkeitsstudien als wirksam erwiesen haben.

Gesamtprotein: Für Produkte, deren Angaben sich auf den Proteingehalt beziehen und bei denen nachgewiesen wurde, dass der Proteingehalt der Charge den angegebenen oberen Grenzwert nicht überschreitet, darf der Proteingehalt der Charge nachweislich nicht niedriger sein als der Proteingehalt einer Charge oder in Chargen, die sich in den Wirksamkeitsstudien als wirksam erwiesen haben.

Fremde Agenzien (5.2.5): Immunsera für Tiere müssen frei von fremden Agenzien sein.

Wasser: Falls zutreffend wird der Gefriertrocknungsvorgang durch die Bestimmung des Wassergehalts kontrolliert, der nachweislich innerhalb der für das Produkt festgelegten Grenzen liegen muss.

Prüfung auf Identität

Die Prüfung auf Identität erfolgt durch immunologische Prüfungen und, falls erforderlich, durch Bestimmung der biologischen Aktivität. Die Bestimmung der Wirksamkeit kann ebenfalls zur Identifizierung beitragen.

Prüfung auf Reinheit

Die folgenden Anforderungen gelten für flüssige und rekonstituierte gefriergetrocknete Immunsera.

Fremdproteine: Bei der Prüfung durch Präzipitation mit spezifischen Antisera gegen Plasmaproteine einer geeigneten Auswahl an Spezies darf nur Protein von Tieren der angegebenen Spezies nachgewiesen werden.

Albumin: Gereinigte Immunsera müssen einer Prüfung auf Albumin entsprechen. Wenn in der Monographie nichts anderes vorgeschrieben ist, dürfen elektrophoretisch geprüfte gereinigte Immunsera höchstens Spuren von Albumin aufweisen. Falls zutreffen, darf der Gehalt der rekonstituierten Zubereitung an Albumin in jedem Fall höchstens $30 \text{ g} \cdot \text{l}^{-1}$ betragen.

Gesamtproteingehalt: Die zu prüfende Zubereitung wird mit einer Lösung von Natriumchlorid R ($9 \text{ g} \cdot \text{l}^{-1}$) so verdünnt, dass die Lösung etwa 15 mg Protein in 2 ml enthält. In einem Zentrifugenglas mit rundem Boden werden 2 ml dieser Lösung mit 2 ml einer Lösung von Natriummolybdat R ($75 \text{ g} \cdot \text{l}^{-1}$) sowie 2 ml einer Mischung von 1 Volumteil nitratfreier Schwefelsäure R und 30 Volumteilen Wasser R versetzt. Nach Schütteln und 5 min langem Zentrifugieren wird der Überstand verworfen. Das Zentrifugenglas wird umgedreht auf Filterpapier abtropfen gelassen. Im Rückstand wird der Stickstoff mit der Kjeldahl-Bestimmung (2.5.9) ermittelt und die Proteinmenge durch Multiplikation des ermittelten Werts mit 6,25 berechnet. Das Ergebnis darf höchstens dem in der Beschriftung angegebenen oberen Grenzwert entsprechen.

Konservierungsmittel: Falls vorhanden wird der Gehalt an Konservierungsmittel mit Hilfe einer geeigneten physikalisch-chemischen Methode bestimmt. Der Gehalt muss mindestens dem gerade noch wirksamen Gehalt entsprechen und darf höchstens 115 Prozent des in der Beschriftung angegebenen Gehalts betragen.

Freier Formaldehyd (2.4.18): Wenn Formaldehyd bei der Herstellung der Zubereitung verwendet wurde, darf die Konzentration an freiem Formaldehyd in der Zubereitung höchstens $0,5 \text{ g} \cdot \text{l}^{-1}$ betragen, falls nicht ein höherer Gehalt nachweislich unschädlich ist.

Sterilität (2.6.1): Immunsera für Tiere müssen der Prüfung „Sterilität" entsprechen. Ist das Flüssigkeitsvolumen in einem Behältnis größer als 100 ml, soll möglichst die Membranfiltrationsmethode angewendet werden. Wird diese Methode angewendet, müssen die Nährmedien mindestens 14 Tage lang inkubiert werden. Kann diese Methode nicht angewendet werden, kann die Direktbeschickungsmethode eingesetzt werden. Beträgt das Flüssigkeitsvolumen in jedem Behältnis mindestens 20 ml, muss das für jedes Nährmedium verwendete Mindestvolumen entweder 10 Prozent des Inhalts oder 5 ml betragen, jedoch jeweils die kleinere Menge. Die geeignete Anzahl der zu prüfenden Behältnisse (2.6.1) beträgt 1 Prozent der Charge, mindestens aber 4 und höchstens 10 Behältnisse.

Mykoplasmen (2.6.7): Immunsera für Tiere müssen der Prüfung entsprechen.

Unschädlichkeit: Eine Prüfung wird mit einer Spezies, für die das Produkt empfohlen wird, durchgeführt. Wenn eine Überdosierung nicht ausdrücklich in der Beschriftung kontraindiziert ist, wird das Doppelte der für die verwendete Spezies empfohlenen Höchstdosis auf eine der empfohlenen Arten der Anwendung verabreicht. Wird vor der Verabreichung einer Überdosis gewarnt, wird eine Einzeldosis verabreicht. Für Produkte für Säugetiere werden 2 Tiere im für die Anwendung des Produkts empfohlenen Mindestalter verwendet. Für Produkte für Geflügel werden mindestens 10 Vögel im empfohlenen Mindestalter verwendet. Die Vögel werden 21 Tage lang beobachtet. Andere Spezies werden 14 Tage lang beobachtet. Anomale lokale oder systemische Reaktionen dürfen nicht auftreten.

Fremde Agenzien (5.2.5): Immunsera für Tiere müssen frei von fremden Agenzien sein. Eine Prüfung auf fremde Agenzien wird unter Anwendung einer geeigneten Methode (wie Polymerase-Kettenreaktion, PCR) oder durch Inokulation in Zellkulturen (2.6.37), die für die Pathogene der Tierart der Spendertiere empfänglich sind und in Zellkulturen, die für Pathogene jeder der in der Beschriftung genannten Empfängerzielspezies empfänglich sind, durchgeführt. Je nach Art der Zubereitung, ihres Kontaminationsrisikos und der Verwendung des Produkts können spezifische Prüfungen auf fremde Agenzien erforderlich sein. Insbesondere wenn Spender- und Empfängerspezies identisch sind, kann es erforderlich sein, spezifische Prüfungen auf wichtige Pathogene durchzuführen.

Für Immunsera von Vögeln kann, wenn andere geeignete Methoden nicht in der Lage sind potenzielle fremde Agenzien nachzuweisen, die Inokulation von Bruteiern aus SPF-Hühnerherden (5.2.2) angewendet werden.

Bestimmung der Wirksamkeit

Eine geeignete Bestimmung der Wirksamkeit wird durchgeführt.

Sofern eine Einzelmonographie existiert, wird die in der Monographie vorgeschriebene biologische Bestimmung der Wirksamkeit durchgeführt und das Ergebnis, wenn möglich, in Internationalen Einheiten je Milliliter angegeben.

Lagerung

Vor Licht geschützt, bei einer Temperatur von $5 \pm 3 \,°C$

Flüssige Immunsera dürfen nicht gefrieren.

Beschriftung

Die Beschriftung gibt an,
- dass die Zubereitung zur Anwendung am Tier bestimmt ist
- ob die Zubereitung gereinigt ist oder nicht
- falls zutreffend, Mindestanzahl an Internationalen Einheiten je Milliliter
- Volumen der Zubereitung im Behältnis
- Indikationen für das Produkt
- Hinweise zur Anwendung einschließlich des Zeitraums zwischen wiederholten Anwendungen und der höchsten empfohlenen Anzahl an Anwendungen
- Empfängerspezies des Immunserums
- für die verschiedenen Tierarten empfohlene Dosierung
- Art oder Arten der Anwendung
- Name der Spendertierspezies
- höchster Gesamtproteingehalt
- Name und Menge jedes Konservierungsmittels oder jedes anderen Hilfsstoffs
- alle Gegenanzeigen für die Anwendung des Produkts einschließlich aller erforderlichen Warnhinweise auf Gefahren beim Verabreichen einer Überdosis
- bei gefriergetrockneten Immunsera:
  - Bezeichnung oder Zusammensetzung und Volumen der zum Rekonstituieren zuzusetzenden Flüssigkeit
  - Dauer der Haltbarkeit des Immunserums nach dem Rekonstituieren.

10.7/0153

Impfstoffe für Menschen
Vaccina ad usum humanum

Definition

Impfstoffe für Menschen sind Zubereitungen, die Antigene enthalten, die eine spezifische, aktive Immunität beim Menschen gegen das infizierende Agens oder das von ihm gebildete Toxin oder Antigen induzieren. Immunantworten umfassen die Induktion der angeborenen und der adaptiven (zellulären, humoralen) Mechanismen des Immunsystems. Für die nach dem vorgesehenen Impfschema verabreichten Impfstoffe müssen ausreichend immunogene Eigenschaften und Unschädlichkeit beim Menschen nachgewiesen sein.

Impfstoffe für Menschen können enthalten: ganze Mikroorganismen (Bakterien, Viren oder Parasiten), die durch chemische oder physikalische Methoden so inaktiviert wurden, dass ausreichend immunogene Eigenschaften erhalten bleiben; vermehrungsfähige ganze Mikroorganismen, die von Natur aus avirulent sind oder in geeigneter Weise zur Abschwächung ihrer Virulenz behandelt wurden, wobei ausreichend immunogene Eigenschaften erhalten bleiben; Antigene, die aus Mikroorganismen extrahiert, von ihnen abgegeben oder durch Gentechnik oder chemische Synthese hergestellt wurden. Die Antigene können in ihrer nativen Form verwendet werden oder mit Hilfe chemischer oder physikalischer Methoden entgiftet oder in anderer Weise modifiziert sein. Sie können zur Steigerung ihrer Immunogenität aggregiert, polymerisiert oder an einen Träger konjugiert sein. Die Impfstoffe können Adjuvanzien enthalten. Wenn das Antigen an ein mineralisches Adjuvans adsorbiert ist, wird der Impfstoff als Adsorbat-Impfstoff bezeichnet.

Die in Monographien für Impfstoffe für Menschen verwendete Terminologie ist im Allgemeinen Text 5.2.1 festgelegt.

Bakterielle Impfstoffe, die Ganzzellen enthalten, sind Suspensionen unterschiedlicher Trübung in farblosen bis fast farblosen Flüssigkeiten oder sie können gefriergetrocknet sein. Die Impfstoffe können adsorbiert sein. Die Konzentration der vermehrungsfähigen oder inaktivierten Bakterien wird in Internationalen Trübungseinheiten ausgedrückt oder soweit möglich durch direkte Zellzählung oder bei vermehrungsfähigen Bakterien durch Auszählen der vermehrungsfähigen Einheiten bestimmt.

Bakterielle Impfstoffe, die bakterielle Komponenten enthalten, sind Suspensionen oder gefriergetrocknete Zubereitungen. Die Impfstoffe können adsorbiert sein. Der Antigengehalt wird mit Hilfe einer geeigneten validierten Methode bestimmt.

Bakterielle Toxoide werden aus Toxinen hergestellt; dabei wird deren Toxizität durch physikalische oder chemische Verfahren auf ein akzeptables Niveau verringert oder vollständig beseitigt, während ausreichend immunogene Eigenschaften erhalten bleiben. Die Toxine werden von ausgewählten Stämmen von Mikroorganismen gewonnen. Das Herstellungsverfahren gewährleistet, dass sich das Toxoid nicht zum Toxin zurückbildet. Die Toxoide sind gereinigt. Der Reinigungsschritt kann vor und/oder nach der Entgiftung durchgeführt werden. Die Toxoide können adsorbiert sein.

Virusimpfstoffe werden aus Viren hergestellt, die in Tieren, Bruteiern von Hühnern, geeigneten Zellkulturen, geeigneten Geweben oder in Kulturen von gentechnisch veränderten Zellen vermehrt werden. Virusimpfstoffe sind Flüssigkeiten, die je nach Art der Herstellung unterschiedlich stark getrübt sein können, oder sie liegen in gefriergetrockneter Form vor. Virusimpfstoffe können adsorbiert sein. Flüssige oder rekonstituierte, gefriergetrocknete Zubereitungen können gefärbt sein, wenn im Kulturmedium ein pH-Indikator wie Phenolrot enthalten ist.

Impfstoffe, die synthetische Antigene enthalten, sind im Allgemeinen klare oder farblose Flüssigkeiten. Die Konzentration der Komponenten wird gewöhnlich als spezifischer Antigengehalt ausgedrückt.

Kombinationsimpfstoffe sind Zubereitungen aus mehreren Komponenten, die so zusammengesetzt sind, dass verschiedene Antigene gleichzeitig verabreicht werden. Die verschiedenen Antigenkomponenten sollen gegen verschiedene Stämme oder Typen eines Organismus und/oder gegen verschiedene Organismen schützen. Ein Kombinationsimpfstoff wird vom Hersteller entweder als eine einzige flüssige oder gefriergetrocknete Zubereitung geliefert oder in Form mehrerer Bestandteile mit Anweisungen für das Zumischen vor dem Gebrauch. Wenn für eine bestimmte Kombination keine Monographie vorhanden ist, muss der Impfstoff den Monographien jeder einzelnen Komponente entsprechen, wobei erforderliche Abweichungen von der zuständigen Behörde genehmigt werden müssen.

Adsorbat-Impfstoffe sind Suspensionen; sie können im Behältnis einen Bodensatz bilden.

Herstellung

Allgemeine Vorkehrungen: Das Herstellungsverfahren für eine bestimmte Zubereitung muss nachweislich konstant Chargen ergeben, die einer Charge entsprechen, deren klinische Wirksamkeit, Immunogenität und Unschädlichkeit für den Menschen nachgewiesen wurden. Produktspezifikationen, einschließlich In-Prozess-Kontrollen, müssen festgelegt werden. Spezifische Anforderungen an die Herstellung, einschließlich der In-Prozess-Kontrollen, sind in den Einzelmonographien enthalten. In begründeten und zugelassenen Fällen können bestimmte Prüfungen entfallen, wenn nachgewiesen ist, etwa durch Validierungsstudien, dass das Herstellungsverfahren konstant die Einhaltung der Prüfkriterien gewährleistet.

Abgesehen von begründeten und zugelassenen Fällen beruht die Herstellung von Impfstoffen auf einem Saatgutsystem. Das Herstellungsverfahren stellt sicher, dass ausreichend immunogene Eigenschaften erhalten bleiben, die Zubereitung unschädlich ist und die Verunreinigung mit fremden Agenzien verhindert wird.

Wenn für die Herstellung von Impfstoffen für Menschen Materialien menschlichen oder tierischen Ursprungs verwendet werden, gelten die allgemeinen Anforderungen des Allgemeinen Texts „5.1.7 Virussicherheit" in Verbindung mit den spezifischeren Anforderungen an die Virussicherheit in dieser Monographie, in Einzelmonographien für Impfstoffe, in den Allgemeinen Texten „5.2.2 SPF-Hühnerherden für die Herstellung und Qualitätskontrolle von Impfstoffen", „5.2.3 Zellkulturen für die Herstellung von Impfstoffen für Menschen" und, mit Ausnahme der in Bruteiern vermehrten, inaktivierten Influenza-Impfstoffe, in der Allgemeinen Methode „2.6.16 Prüfung auf fremde Agenzien in Virus-Lebend-Impfstoffen für Menschen".

Abgesehen von begründeten und zugelassenen Fällen darf bei der Herstellung einer Fertigzubereitung die Anzahl der Passagen einer Viruskultur oder die Anzahl der Subkulturen bei Bakterien, ausgehend vom Mastersaatgut, nicht größer sein als die, die für die Herstellung eines Impfstoffs durchlaufen wurde, der sich in klinischen Prüfungen hinsichtlich Unschädlichkeit und Wirksamkeit oder Immunogenität als zufriedenstellend erwiesen hat.

Impfstoffe sind so weit wie möglich frei von Bestandteilen, die bekanntermaßen toxische, allergische oder andere unerwünschte Reaktionen beim Menschen verursachen. Geeignete Hilfsstoffe einschließlich Stabilisatoren und Adjuvanzien können zugesetzt werden. Penicillin und Streptomycin dürfen in keinem Stadium der Herstellung verwendet oder der Fertigzubereitung zugesetzt werden; jedoch darf ein Mastersaatgut, das mit Medien hergestellt wurde, die Penicillin oder Streptomycin enthielten, in begründeten und zugelassenen Fällen für die Herstellung verwendet werden.

Die Gleichförmigkeit des Herstellungsverfahrens ist ein wichtiges Merkmal der Impfstoffherstellung. Monographien zu Impfstoffen für Menschen geben Grenzwerte für verschiedene Prüfungen an, die während der Impfstoffherstellung und an der Fertigzubereitung durchgeführt werden. Diese Grenzwerte können als Höchstgehalt, Mindestgehalt oder zulässige maximale Abweichungen vom ermittelten Wert nach oben oder unten angegeben sein. Auch wenn das Einhalten dieser Grenzwerte gefordert wird, ist dies nicht notwendigerweise ausreichend, um die Gleichförmigkeit des Herstellungsverfahrens für einen bestimmten Impfstoff sicherzustellen. Der Hersteller muss daher für relevante Prüfungen unter Bezug auf die ermittelten Werte aus klinisch geprüften Chargen und Chargen, die zum Nachweis der Gleichförmigkeit des Herstellungsverfahrens verwendet wurden, für jedes Produkt einen geeigneten Aktions- und Freigabegrenzwert oder geeignete -grenzwerte definieren. Diese Grenzwerte können zu einem späteren Zeitpunkt auf statistischer Basis im Hinblick auf die Produktionsdaten neu definiert werden.

Substrate für die Vermehrung: Substrate für die Vermehrung erfüllen die entsprechenden Anforderungen des Arzneibuchs (wie 5.2.2, 5.2.3) oder, falls es solche nicht gibt, die Anforderungen der zuständigen Behörde. Die gesamte Behandlung der Zellbank und der folgenden Zellkulturen erfolgt unter aseptischen Bedingungen in einem Bereich, in dem mit keinen anderen Zellen gearbeitet wird. Bei der Herstellung von Zellsuspensionen sowie von Zellkulturmedien müssen Serum und Trypsin nachweislich frei von fremden Agenzien sein.

Saatgut/Zellbank: Das Mastersaatgut oder die Zellbank wird anhand von Unterlagen identifiziert, welche die Herkunft und die nachfolgenden Behandlungen belegen müssen. Mit geeigneten Maßnahmen ist sicherzustellen, dass das Master- oder Arbeitssaatgut beziehungsweise die Zellbank keine fremden Agenzien oder unerwünschten Substanzen enthält.

Kulturmedien: Kulturmedien sind so weit wie möglich frei von Bestandteilen, die bekanntermaßen toxische, allergische oder andere unerwünschte Reaktionen beim Menschen verursachen. Falls die Verwendung solcher Bestandteile während der Herstellung erforderlich ist, muss nachgewiesen werden, dass die in der Fertigzubereitung verbleibende Menge so weit reduziert ist, dass das Produkt unschädlich ist. Zugelassenes Serum von Tieren (Serum vom Menschen darf nicht verwendet werden) kann in den Zellkulturmedien verwendet werden. Das Nährmedium für die Erhaltung des Zellwachstums während der Virusvermehrung darf jedoch kein Serum enthalten, sofern nicht anders angegeben. Dem Nährmedium für die Zellkultur können ein pH-Indikator wie Phenolrot sowie zugelassene Antibiotika in der eben noch wirksamen Konzentration zugesetzt werden. Wann immer möglich ist ein antibiotikumfreies Herstellungsmedium vorzuziehen.

Vermehrung und Ernte: Die Saatkulturen werden unter definierten Bedingungen vermehrt und geerntet. Die Reinheit der Ernte wird mit geeigneten Prüfungen, wie in der Einzelmonographie festgelegt, nachgewiesen.

Kontrollzellen: Für Impfstoffe, die in Zellkulturen hergestellt werden, müssen Kontrollzellen gemäß den Anforderungen in der Einzelmonographie gehalten und geprüft werden. Die Kontrolle ist nur gültig, wenn diese Zellen im Wesentlichen unter vergleichbaren Bedingungen wie die Herstellungszellkulturen gehalten werden. Dies schließt die Verwendung derselben Mediencharge und die gleichen Medienwechsel ein.

Kontrolleier: Für Lebend-Impfstoffe, die in Eiern hergestellt werden, sind Kontrolleier wie in der Einzelmonographie vorgeschrieben zu inkubieren und zu prüfen.

Reinigung: Falls zutreffend können validierte Reinigungsverfahren angewendet werden.

Inaktivierung: Inaktivierte Impfstoffe werden einem validierten Inaktivierungsverfahren unterzogen, dessen Wirksamkeit und Gleichförmigkeit nachgewiesen sind. Bei bekannten möglichen Verunreinigungen einer Ernte, wie bei Impfstoffen, die in Eiern gesunder Hühner hergestellt werden, die aber nicht die SPF-Bedingungen erfüllen, muss das Inaktivierungsverfahren auch für eine Reihe von fremden Agenzien, die als repräsentativ für die möglichen Verunreinigungen anzusehen sind, validiert sein. Eine Prüfung auf Wirksamkeit des Inaktivierungsverfahrens wird unmittelbar nach der Inaktivierung durchgeführt.

Trägerproteine: Bakterienpolysaccharid-Antigene können zur Verbesserung ihrer Immunogenität an Trägerproteine konjugiert sein, um die Induktion einer schützenden Immunantwort in Säuglingen und Kleinkindern zu ermöglichen. Die Trägerproteine erfüllen die entsprechenden Anforderungen des Allgemeinen Texts „5.2.11 Trägerproteine für die Herstellung von Polysaccharid-Impfstoffen (konjugiert) für Menschen".

Prüfung auf Sterilität von Zwischenprodukten vor der Herstellung des fertigen Impfstoffs als Bulk: Einzelne Monographien zu Impfstoffen für Menschen können eine Prüfung auf Sterilität von Zwischenprodukten vorschreiben.

In Übereinstimmung mit der zuständigen Behörde kann die Sterilitätsprüfung durch eine Gesamtkeimzahlprüfung ersetzt werden, vorausgesetzt, eine Sterilfiltration wird zu einem späteren Zeitpunkt im Herstellungsverfahren durchgeführt. Dabei wird, basierend auf Chargendaten und Verfahrensvalidierung für Zwischenprodukte, die dem fertigen Impfstoff als Bulk vorangehen, ein niedriger Gesamtkeimzahlgrenzwert festgelegt. Voraussetzung ist, dass
– das Zwischenprodukt vor der Lagerung durch einen Bakterien zurückhaltenden Filter filtriert wird,
– zugelassene Grenzwerte für die Gesamtkeimzahl vor dieser Filtration etabliert wurden,
– geeignete Maßnahmen ergriffen werden, um Verunreinigungen durch und Wachstum von Mikroorganismen während der Lagerung der Zwischenprodukte zu verhindern.

Fertiger Impfstoff als Bulk: Der fertige Impfstoff als Bulk wird durch Mischen der Bestandteile des Impfstoffs unter aseptischen Bedingungen hergestellt. Für Impfstoffe, die nicht flüssig sind und nicht parenteral verabreicht werden, wird der fertige Impfstoff als Bulk durch Mischen der Bestandteile des Impfstoffs unter geeigneten Bedingungen hergestellt.

Adjuvanzien: Ein oder mehrere Adjuvanzien können bei der Herstellung eines Impfstoffs zur Verstärkung und/oder Anpassung der Immunantwort an das beziehungsweise die Antigene verwendet werden. Adjuvanzien können bei der Herstellung der Fertigzubereitung zugesetzt oder separat abgefüllt angeboten werden. Eine geeignete Charakterisierung und Kontrolle der Qualität des beziehungsweise der Adjuvanzien, einzeln und in Kombination mit dem beziehungsweise den Antigenen, ist für eine gleichförmige Herstellung wichtig. Qualitätsspezifikationen werden für jedes Adjuvans, einzeln oder in Kombination mit dem beziehungsweise den Antigenen, etabliert.

Adsorbenzien als Adjuvanzien: Die Impfstoffe können an Aluminiumhydroxid, Aluminiumphosphat, Calciumphosphat oder andere geeignete Adsorbenzien adsorbiert sein. Die Adsorbenzien werden unter besonderen Bedingungen hergestellt, die ihnen die geeignete physikalische Form und geeignete adsorptive Eigenschaften verleihen.

Wenn ein Adsorbens als Adjuvans verwendet und während der Herstellung des Impfstoffs *in situ* generiert wird, werden für jeden im Impfstoff enthaltenen Bestandteil und für das im Impfstoff enthaltene generierte Adsorbens Qualitätsspezifikationen etabliert. Qualitätsspezifikationen sind vorgesehen, um speziell
– die qualitative und quantitative chemische Zusammensetzung
– die physikalische Form und, falls zutreffend, assoziierte adsorptive Eigenschaften, insbesondere wenn das Adjuvans als Adsorbens zugesetzt wird,
– die Interaktion zwischen Adjuvans und Antigen
– die Reinheit, insbesondere den Gehalt an Bakterien-Endotoxinen und die mikrobiologische Qualität,
– alle anderen Parameter, die für die Funktionalität wesentlich sind,
zu kontrollieren.

Die Stabilität jedes im Impfstoff enthaltenen Adjuvans, einzeln oder in Kombination mit dem beziehungsweise den Antigenen, insbesondere für kritische Parameter, wird während der Entwicklungsstudien etabliert.

Konservierungsmittel: Konservierungsmittel werden verwendet, um den Verderb der Zubereitung oder unerwünschte Wirkungen, die durch mikrobielle Verunreinigung beim Gebrauch eines Impfstoffs verursacht werden, zu verhindern. Gefriergetrockneten Produkten werden keine Konservierungsmittel zugesetzt. Bei flüssigen Zubereitungen in Einzeldosisbehältnissen ist der Zusatz von Konservierungsmitteln in der Regel nicht zulässig. Bei flüssigen Zubereitungen in Mehrdosenbehältnissen richtet sich die Notwendigkeit einer wirksamen Konservierung danach, ob während des Gebrauchs und der längsten empfohlenen Dauer der Haltbarkeit nach Anbruch des Behältnisses eine Verunreinigung möglich ist. Falls ein Konservierungsmittel zugesetzt ist, muss nachgewiesen werden, dass die Unschädlichkeit des Impfstoffs erhalten bleibt und seine Wirksamkeit nicht beeinträchtigt wird. Der Zusatz von Antibiotika als Konservierungsmittel ist in der Regel nicht zulässig.

Während der Entwicklung muss die Wirksamkeit des Konservierungsmittels für die Dauer der Haltbarkeit zur Zufriedenheit der zuständigen Behörde nachgewiesen werden.

Die Wirksamkeit des Konservierungsmittels wird wie im Allgemeinen Text 5.1.3 beschrieben bestimmt. Wenn weder die A- noch die B-Kriterien erfüllt werden können, werden in begründeten Fällen die folgenden Kriterien auf Impfstoffe für Menschen angewendet:
– für Bakterien
    – keine Zunahme nach 24 h und 7 Tagen
    – Abnahme um 3 $\log_{10}$-Stufen nach 14 Tagen
    – keine Zunahme nach 28 Tagen
– für Pilze
    – keine Zunahme nach 14 und 28 Tagen.

Stabilität von Zwischenprodukten: Während der Herstellung von Impfstoffen werden in verschiedenen Stadien Zwischenprodukte erhalten, die teilweise über lange Zeiträume gelagert werden. Solche Zwischenprodukte umfassen
– Saatgut und Zellbanken
– vermehrungsfähige oder inaktivierte Ernten
– gereinigte Ernten, die aus Toxinen, Toxoiden, Polysacchariden, Bakterien- oder Virussuspensionen bestehen können
– gereinigte Antigene
– adsorbierte Antigene
– konjugierte Polysaccharide
– fertigen Impfstoff als Bulk
– Impfstoff im verschlossenen Endbehältnis, der bei einer Temperatur unterhalb der in Stabilitätsprüfungen für die Fertigzubereitung verwendeten gelagert wird und zur Freigabe ohne erneute Bestimmung der Wirksamkeit vorgesehen ist.

Stabilitätsstudien werden an den Zwischenprodukten, außer wenn diese innerhalb eines kurzen Zeitraums verwendet werden, unter den vorgesehenen Lagerungsbedingungen durchgeführt, um das Ausmaß der Zersetzung festzustellen. Für den fertigen Impfstoff als Bulk können Stabilitätsprüfungen an repräsentativen Proben unter den Bedingungen durchgeführt werden, die den vorgesehenen Lagerungsbedingungen entsprechen. Für jedes Zwischenprodukt (mit Ausnahme von Saatgut und Zellbanken) wird eine Dauer der Haltbarkeit unter den vorgesehenen Lagerungsbedingungen anhand der Ergebnisse der Stabilitätsstudien festgelegt.

Fertigzubereitung: Die Fertigzubereitung wird hergestellt, indem der fertige Impfstoff als Bulk unter aseptischen Bedingungen in sterile Behältnisse mit Originalitätsverschluss abgefüllt wird. Die Behältnisse werden, falls zutreffend nach Gefriertrocknung, so verschlossen, dass eine Verunreinigung ausgeschlossen ist. Für Impfstoffe, die nicht flüssig sind und nicht parenteral verabreicht werden, erfolgt die Abfüllung des fertigen Impfstoffs als Bulk unter geeigneten Bedingungen in sterile Behältnisse mit Originalitätsverschluss. In begründeten und zugelassenen Fällen können bestimmte, für die Fertigzubereitung vorgeschriebene Prüfungen am fertigen Impfstoff als Bulk durchgeführt werden, wenn nachfolgende Herstellungsschritte die Erfüllung der Prüfung nachweislich nicht beeinflussen.

Aussehen: Abgesehen von begründeten und zugelassenen Fällen wird jedes Behältnis (Durchstechflasche, Fertigspritze oder Ampulle) mit Fertigzubereitung visuell oder automatisiert auf ein annehmbares Aussehen geprüft.

Adsorptionsgrad: Für einen Adsorbat-Impfstoff wird, abgesehen von begründeten und zugelassenen Fällen, ein Freigabekriterium für den Adsorptionsgrad aufgrund der Ergebnisse von klinisch geprüften Chargen festgelegt. Die Stabilitätsdaten des Impfstoffs müssen belegen, dass der Grad der Adsorption für die Dauer der Haltbarkeit nicht geringer ist als der der klinisch geprüften Chargen.

Temperaturbeständigkeit: Wenn die Prüfung „Temperaturbeständigkeit" in einer Monographie für einen attenuierten Lebend-Impfstoff vorgeschrieben ist, wird die Prüfung an der Fertigzubereitung durchgeführt, um die Gleichförmigkeit in Bezug auf Hitzebeständigkeit der viralen/bakteriellen Partikeln des Produkts von Charge zu Charge zu überwachen. Geeignete Bedingungen werden in der Einzelmonographie angegeben. Für ein bestimmtes Produkt kann die Prüfung in Übereinstimmung mit der zuständigen Behörde als Routineprüfung entfallen, wenn die Gleichförmigkeit des Herstellungsprozesses anhand relevanter Parameter, wie etwa Gleichförmigkeit der Ausbeute, Verhältnis von vermehrungsfähigen Viren und Bakterien vor und nach dem Gefriertrocknen, Wirksamkeit zum Zeitpunkt der Freigabe und Echtzeitstabilität unter den vorgeschriebenen Bedingungen sowie die Temperaturbeständigkeit nachgewiesen wurde. Bei einer signifikanten Änderung im Herstellungsverfahren des Antigens/der Antigene oder der Formulierung ist die Wiederaufnahme der Prüfung „Temperaturbeständigkeit" in Betracht zu ziehen.

Stabilität: Während der Entwicklungsstudien muss die Wirksamkeit der Fertigzubereitung für die Dauer der Haltbarkeit nachgewiesen werden. Der Abfall der Wirksamkeit unter den empfohlenen Lagerungsbedingungen wird ermittelt, wobei ein starker Abfall der Wirksamkeit, auch innerhalb der zugelassenen Wirksamkeitsgrenzen, darauf hinweisen kann, dass der Impfstoff nicht akzeptabel ist.

Verfallsdatum: Falls nichts anderes vorgeschrieben ist, wird das Verfallsdatum vom Beginn der Bestimmung der Wirksamkeit oder bei Kombinationsimpfstoffen vom Beginn der ersten Bestimmung der Wirksamkeit an berechnet. Für Impfstoffe, die unterhalb der in Stabilitätsprüfungen verwendeten Temperatur gelagert werden und zur Freigabe ohne erneute Bestimmung der Wirksamkeit vorgesehen sind, wird das Verfallsdatum vom Zeitpunkt der Entnahme aus dieser Kühllagerung an berechnet. Wenn für einen Impfstoff keine Bestimmung der Wirksamkeit durchgeführt wird, wird das Verfallsdatum der Fertigzubereitung von dem Zeitpunkt an berechnet, an dem die Anforderung einer stabilitätsindizierenden Prüfung erfüllt wurde oder, wenn eine solche Prüfung nicht durchgeführt wird, vom Zeitpunkt des Gefriertrocknens oder des Abfüllens in das Endbehältnis an. Für Kombinationsimpfstoffe mit Komponenten in getrennten Behältnissen entspricht das Verfallsdatum dem derjenigen Komponente, die als erste verfällt.

Das Verfallsdatum gilt für Impfstoffe, die unter den vorgeschriebenen Bedingungen gelagert werden.

Prüfungen an Tieren: Gemäß den Bestimmungen des Europäischen Übereinkommens zum Schutz der für Versuche und andere wissenschaftliche Zwecke verwendeten Wirbeltiere müssen Prüfungen so durchgeführt werden, dass die Anzahl der verwendeten Tiere möglichst gering ist und Schmerz, Leiden, Stress oder bleibende Schäden so gering wie möglich gehalten werden. Kriterien zur Bewertung von Prüfungen in Monographien müssen vor diesem Hintergrund aufgestellt werden. Falls beispielsweise angegeben ist, dass ein Tier als positiv beziehungsweise infiziert zu bewerten ist, wenn typische klinische Anzeichen oder Tod eintreten, dann muss, sobald ausreichende Hinweise auf ein positives Ergebnis erhalten werden, das betroffene Tier entweder schmerzlos getötet oder in geeigneter Weise behandelt werden, um unnötiges Leiden zu vermeiden. In Übereinstimmung mit den Allgemeinen Vorschriften können alternative Prüfverfahren angewendet werden, um den Anforderungen der Monographie zu entsprechen. Die Anwendung solcher Verfahren soll insbesondere dann unterstützt werden, wenn dadurch die Verwendung von Tieren überflüssig oder verringert oder ihr Leiden reduziert wird. Für die Fälle, bei denen ein direkter Vergleich nicht möglich ist, finden sich im Allgemeinen Text 5.2.14 Anleitungen zum Ersatz von In-vivo-Methoden durch In-vitro-Methoden.

Prüfung auf Reinheit

Impfstoffe müssen den in den Einzelmonographien vorgeschriebenen Prüfungen auf Reinheit entsprechen, einschließlich, falls zutreffend, den nachfolgend beschriebenen Prüfungen:

pH-Wert (2.2.3): Flüssige Impfstoffe, falls zutreffend nach Rekonstitution, müssen den für die bestimmte Zubereitung zugelassenen Grenzen entsprechen.

Adjuvans: Wenn der Impfstoff ein Adjuvans enthält, wird dessen Gehalt bestimmt. Der Gehalt muss nachweislich innerhalb der annehmbaren Grenzen liegen, wobei der zu erwartende Gehalt (siehe auch nachfolgend beschrieben unter „Aluminium" und „Calcium") zugrunde gelegt wird.

Aluminium (2.5.13): Bei Verwendung eines aluminiumhaltigen Adsorbens darf der Impfstoff höchstens 1,25 mg Aluminium (Al) je Einzeldosis für den Menschen enthalten, falls nichts anderes vorgeschrieben ist.

Calcium (2.5.14): Bei Verwendung eines calciumhaltigen Adsorbens darf der Impfstoff höchstens 1,3 mg Calcium (Ca) je Einzeldosis für den Menschen enthalten, falls nichts anderes vorgeschrieben ist.

Freier Formaldehyd (2.4.18): Wenn Formaldehyd bei der Herstellung des Impfstoffs verwendet wurde, darf die Konzentration an freiem Formaldehyd im Impfstoff höchstens $0,2 \text{ g} \cdot \text{l}^{-1}$ betragen, falls nichts anderes vorgeschrieben ist.

Phenol (2.5.15): Wenn Phenol bei der Herstellung des Impfstoffs verwendet wurde, darf seine Konzentration im Impfstoff höchstens $2,5 \text{ g} \cdot \text{l}^{-1}$ betragen, falls nichts anderes vorgeschrieben ist.

Wasser (2.5.12): Bei gefriergetrockneten Impfstoffen darf der Wassergehalt des Impfstoffs höchstens 3,0 Prozent (*m/m*) betragen, falls nichts anderes vorgeschrieben ist.

Entnehmbares Volumen (2.9.17): Abgesehen von begründeten und zugelassenen Fällen muss der Impfstoff den Anforderungen entsprechen.

Bakterien-Endotoxine: Eine Prüfung muss, abgesehen von begründeten und zugelassenen Fällen, an der Fertigzubereitung durchgeführt werden. Wenn in der Einzelmonographie kein Grenzwert festgelegt ist, muss der mit Hilfe einer geeigneten Methode (2.6.14) bestimmte Gehalt an Bakterien-Endotoxinen geringer sein als der für das bestimmte Produkt zugelassene Grenzwert.

Lagerung

Vor Licht geschützt

Falls nichts anderes vorgeschrieben ist, müssen Impfstoffe bei 5 ± 3 °C gelagert werden. Flüssige Adsorbat-Impfstoffe dürfen nicht gefrieren.

Beschriftung

Die Beschriftung gibt an
– Bezeichnung der Zubereitung
– Chargennummer oder andere Hinweise zur Identifikation
– empfohlene Dosis für den Menschen und empfohlene Art der Anwendung
– Lagerungsbedingungen
– Verfallsdatum

- Name und Konzentration jedes Konservierungsmittels
- Name jedes Antibiotikums, Adjuvans, Geschmackskorrigens und Stabilisators, das/der dem Impfstoff zugesetzt wurde
- falls zutreffend, dass der Impfstoff adsorbiert ist
- Name jedes Bestandteils, der möglicherweise nachteilige Reaktionen hervorrufen kann, sowie jede Kontraindikation für die Verwendung des Impfstoffs
- für gefriergetrocknete Impfstoffe:
  - Name oder Zusammensetzung und Volumen der zum Rekonstituieren zuzusetzenden Flüssigkeit
  - Dauer der Haltbarkeit des Impfstoffs nach dem Rekonstituieren.

10.7/0125

Radioaktive Arzneimittel
Radiopharmaceutica

Definition

Radioaktive Arzneimittel oder Radiopharmazeutika sind Arzneimittel, die in verwendungsfertiger Form ein Radionuklid oder mehrere Radionuklide (radioaktive Isotope) zu medizinischen Zwecken enthalten.

Im Sinne dieser Allgemeinen Monographie sind radioaktive Arzneimittel auch:
- Radionuklid-Generatoren: jedes System, das ein bestimmtes Mutter-Radionuklid enthält, aus dem ein Tochter-Radionuklid entsteht, das durch Elution oder andere Verfahren gewonnen und in einem radioaktiven Arzneimittel verwendet wird
- Kits für radioaktive Arzneimittel: jede Zubereitung, die mit Radionukliden im radiopharmazeutischen Endprodukt, üblicherweise vor der Anwendung, rekonstituiert oder kombiniert werden muss
- Radionuklid-Vorläufersubstanzen: jedes Radionuklid, das zur radioaktiven Markierung einer anderen Substanz vor der Anwendung hergestellt wird

Radionuklid-Vorläufersubstanzen können als Lösungen zur radioaktiven Markierung vorliegen.

Ein Nuklid ist eine Atomsorte, die durch die Zahl der Protonen und Neutronen des Kerns (und damit durch seine Ordnungszahl Z und seine Massenzahl A) und durch das Energieniveau des Kerns charakterisiert wird. Isotope eines Elements sind Nuklide mit der gleichen Ordnungszahl, aber unterschiedlichen Massenzahlen. Nuklide, die aus einer instabilen Anordnung von Protonen und Neutronen bestehen, wandeln sich spontan mit einer konstanten statistischen Wahrscheinlichkeit entweder in eine stabile oder eine andere instabile Anordnung von Protonen und Neutronen um. Diese Nuklide sind radioaktiv und werden als Radionuklide bezeichnet. Das instabile Ausgangsnuklid wird als Mutter-Radionuklid und das Zerfallsprodukt als Tochter-Radionuklid bezeichnet.

Der radioaktive Zerfall oder die Transformation von Radionukliden kann mit der Emission geladener Teilchen, mit Elektroneneinfang (EC, electron capture) oder isomerem Übergang (IT, isomeric transition) einhergehen. Die geladenen Teilchen, die aus dem Atomkern emittiert werden, können Alphateilchen (Kerne von ^{4}He) oder Betateilchen (negativ geladen, allgemein als Elektronen bezeichnet, oder positiv geladen, allgemein als Positronen bezeichnet) sein. Der Alphazerfall betrifft normalerweise schwere Kerne ($Z > 82$). Radionuklide mit einem Protonendefizit zerfallen normalerweise durch Emission von Elektronen. Radionuklide mit einem Neutronendefizit zerfallen normalerweise durch Elektroneneinfang oder durch Emission von Positronen. Im letzteren Fall werden diese Radionuklide als Positronenstrahler bezeichnet. Positronen werden beim Zusammentreffen mit Elektronen aus der Umgebung vernichtet. Dieser Vorgang führt zu einer Emission von 2 Gammaphotonen mit einer Energie von jeweils 0,511 MeV, normalerweise in einem Winkel von 180° zueinander (Vernichtungsstrahlung). Alle Zerfallsarten können von einer Emission von Gammastrahlen begleitet sein. Diese Emission von Gammastrahlen kann teilweise oder vollständig durch eine Emission von Elektronen, bezeichnet als interne Konversionselektronen, ersetzt sein. Dieses Phänomen, ebenso wie der Vorgang des Elektroneneinfangs, führt zu einer Sekundäremission von Röntgenstrahlen (aufgrund einer Änderung der Anordnung der Elektronen im Atom). Diese Sekundäremission kann teilweise durch die Emission von Elektronen, als Auger-Elektronen bezeichnet, ersetzt sein.

Radioaktivität: Im Allgemeinen wird der Begriff „Radioaktivität" verwendet, um sowohl das Phänomen des radioaktiven Zerfalls zu beschreiben, als auch um die physikalische Größe des Phänomens auszudrücken.

Als Radioaktivität einer Zubereitung wird die Anzahl der nuklearen Zerfälle oder Transformationen je Zeiteinheit in dieser Zubereitung bezeichnet.

Im Internationalen Einheitensystem (SI) wird die Radioaktivität in Becquerel (Bq) ausgedrückt; 1 Becquerel entspricht 1 Kernumwandlung je Sekunde. Die absolute Messung der Radioaktivität kann nur in einem dafür spezialisierten Laboratorium durchgeführt werden. Die Identifizierung und die quantitative Messung der Radioaktivität können jedoch relativ erfolgen, und zwar durch Vergleich der gemessenen Proben mit Referenzzubereitungen, wie sie von durch zuständige Behörden autorisierten Laboratorien zur Verfügung gestellt werden, oder durch Verwendung kalibrierter Messgeräte.

Radioaktiver Zerfall: Jedes Radionuklid zerfällt nach einer exponentiellen Zerfallsrate mit seiner charakteristischen Zerfallskonstante.

Die Kurve des exponentiellen Zerfalls (Zerfallskurve) wird durch folgende Gleichung beschrieben:

$$A_t = A_0 e^{-\lambda t}$$

A_t = Radioaktivität zur Zeit t

A_0 = Radioaktivität zur Zeit $t = 0$
λ = Zerfallskonstante, charakteristisch für jedes Radionuklid
e = Basis des natürlichen Logarithmus

Die Halbwertszeit ($T_{1/2}$) ist die Zeit, in der eine gegebene Radioaktivität (Menge) eines Radionuklids auf die Hälfte ihres Ausgangswerts zerfällt.

Die Halbwertszeit steht nach folgender Gleichung in Beziehung zur Zerfallskonstante (λ):

$$T_{1/2} = \frac{\ln 2}{\lambda}$$

Der exponentielle Zerfall kann auch durch die folgende Gleichung ausgedrückt werden, die für eine schnelle Abschätzung der verbliebenen Radioaktivität nach einer verstrichenen Zeit t nützlich ist:

$$A_t = A_0 \left[\frac{1}{2}\right]^{\frac{t}{T_{1/2}}}$$

Die Durchdringungskraft der verschiedenen radioaktiven Strahlungen variiert entsprechend ihrer Art und Energie beträchtlich. Alphateilchen werden in Materie mit Schichtdicken von wenigen Mikrometern bis zu einem Mehrfachen von 10 Mikrometern vollständig absorbiert. Betateilchen werden in Materie mit Schichtdicken von wenigen Millimetern bis zu einigen Zentimetern vollständig absorbiert. Gammastrahlen werden nicht vollständig absorbiert, sondern nur abgeschwächt. Eine Schwächung auf ein Zehntel ihrer Intensität kann zum Beispiel eine mehrere Zentimeter dicke Bleischicht erfordern. Je dichter die absorbierende Materie ist, umso kürzer ist die Reichweite der Alpha- und Betateilchen und umso größer ist die Abschwächung der Gammastrahlen.

Jedes Radionuklid wird charakterisiert durch eine konstante Halbwertszeit, ausgedrückt in einer Zeiteinheit und durch Art und Energie der emittierten Strahlung/Strahlungen. Diese Energie wird ausgedrückt in Elektronenvolt (eV), Kiloelektronenvolt (keV) oder Megaelektronenvolt (MeV).

Radionuklid-Reinheit: das in Prozent ausgedrückte Verhältnis zwischen der Radioaktivität des Radionuklids und der Gesamtradioaktivität des radioaktiven Arzneimittels

Eine Liste der relevanten, in Frage kommenden Radionuklid-Verunreinigungen ist in jeder Einzelmonographie mit entsprechenden Grenzwerten angegeben.

Radiochemische Reinheit: das in Prozent ausgedrückte Verhältnis zwischen der Radioaktivität des Radionuklids in der angegebenen chemischen Form und der Gesamtradioaktivität des Radionuklids im radioaktiven Arzneimittel

Eine Liste der relevanten, in Frage kommenden radiochemischen Verunreinigungen ist in jeder Einzelmonographie mit entsprechenden Grenzwerten angegeben.

Chemische Reinheit: In den Monographien über radioaktive Arzneimittel sind die Anforderungen an die chemische Reinheit durch Spezifizierung von Grenzwerten für die chemischen Verunreinigungen festgelegt.

Träger des Isotops: ein stabiles Isotop des betreffenden Elements, entweder vorliegend oder zugesetzt, das im radioaktiven Arzneimittel in der gleichen chemischen Form wie das Radionuklid vorliegt

Trägerfreie Zubereitung: Zubereitung, die keine stabilen Isotope desselben Elements wie das betreffende Radionuklid der Zubereitung in der angegebenen chemischen Form oder in der Position des Radionuklids im betreffenden Molekül enthält

Zubereitung ohne Trägerzusatz: Zubereitung, der kein stabiles Isotop desselben Elements wie das betreffende Radionuklid in der angegebenen chemischen Form oder in der Position des Radionuklids im betreffenden Molekül absichtlich zugesetzt wurde

Spezifische Radioaktivität: Radioaktivität eines Radionuklids je Masseinheit des Elements oder der vorliegenden chemischen Form, zum Beispiel Becquerel je Gramm oder Becquerel je Mol

Radioaktivitätskonzentration: Radioaktivität eines Radionuklids je Volumeneinheit oder Masseeinheit der Zubereitung; bei radiopharmazeutischen Lösungen Radioaktivität je Volumeneinheit der Zubereitung

Gesamtradioaktivität: Radioaktivität eines Radionuklids je Einheit (zum Beispiel Flasche, Kapsel, Ampulle, Generator)

Dauer der Haltbarkeit: Dauer, während der das radioaktive Arzneimittel alle Anforderungen der Monographie erfüllen muss

Herstellung

Ein Radionuklid kann in radioaktiven Arzneimitteln in unterschiedlicher Form vorliegen:
– als Element in Form von Atomen oder Molekülen wie ^{133}Xe, [^{15}O]O$_2$
– als Ion wie [^{131}I]Iodid, [^{99m}Tc]Pertechnetat
– assoziiert, adsorbiert oder gebunden an Moleküle, zum Beispiel durch Chelatkomplexbildung wie in [^{111}In]Indiumoxinat oder in kovalenter Bindung wie in 2-[^{18}F]Fluor-2-desoxy-D-glucose.

Radionuklide können durch verschiedene Prozesse erzeugt werden:
– durch Reaktionen mit Neutronen (Beschuss von Target-Material im Kernreaktor)
– durch Reaktionen mit geladenen Teilchen (Beschuss von Target-Material im Beschleuniger, insbesondere im Zyklotron)
– durch ihre Abtrennung aus Radionuklidgeneratoren.

Die Wahrscheinlichkeit des Auftretens einer Kernreaktion hängt von der Art und der Energie der beteiligten Teilchen (Protonen, Neutronen, Deuteronen oder andere) und von der Art der von ihnen beschossenen Atomkerne ab. Die Herstellungsrate (Ausbeute) eines bestimmten Radionuklids aus einem Kernbeschuss hängt zusätzlich von der Isotopenzusammensetzung des beschossenen Target-Materials und von seiner chemischen Reinheit ab sowie im Falle von Neutronen von ihrem Fluss und im Falle von geladenen Teilchen vom Partikelstrahl.

Zusätzlich zu der erwünschten Kernreaktion treten üblicherweise simultane Transformationen auf. Die Wahrscheinlichkeit ihres Auftretens wird von den zuvor beschriebenen Faktoren bestimmt. Diese simultanen Transformationen können zur Entstehung von Radionuklid-Verunreinigungen führen.

Die Kernreaktion (Transformation) kann wie folgt dargestellt werden: Kern des beschossenen Target-Materials (auftreffendes Teilchen, emittiertes Teilchen) resultierender Kern.

Beispiele: $^{58}Fe(n,\gamma)^{59}Fe$
$^{18}O(p,n)^{18}F$

Beschuss mit Neutronen

Der Beschuss von stabilen Radionukliden in Kernreaktoren ergibt normalerweise Protonenmangel-Kerne, das heißt Elektronenstrahler, die bei (n,γ)-Reaktionen (radiative capture) gebildet werden. Das Produkt ist isotop mit dem Kern des Target-Materials und kann daher eine beträchtliche Menge an Trägermaterial enthalten.

Eine Reihe von Radionukliden mit großer Ordnungszahl ist mit Neutronen spaltbar. Eine Kernspaltung wird als (n,f)-Reaktion bezeichnet und ergibt eine große Anzahl an Radionukliden mit verschiedenen Massen und Halbwertszeiten. Die am häufigsten durchgeführte Kernspaltungsreaktion ist die Spaltung von Uran-235. Iod-131, Molybdän-99 und Xenon-133 können durch Beschuss von Uran-235 in Kernreaktoren, unter Abtrennung von weiteren (mehr als 200) beim Prozess entstehenden Radionukliden, hergestellt werden.

Beschuss mit geladenen Teilchen

Der Beschuss von stabilen Radionukliden mit geladenen Teilchen ergibt normalerweise Neutronenmangel-Kerne, die entweder durch Einfangen von Elektronen oder Emittieren von Positronen zerfallen. Im Einzelnen werden sie bei (p,xn)-Reaktionen (x steht dabei für die Anzahl der emittierten Neutronen) gebildet. Das Produkt ist nicht isotop mit dem Kern des Target-Materials und seine spezifische Radioaktivität kann der einer trägerfreien Zubereitung ähnlich sein.

Radionuklid-Generatoren

Radionuklid-Generatorsysteme verwenden ein Mutter-Radionuklid, bei dessen Zerfall ein Tochter-Radionuklid mit einer kürzeren Halbwertszeit entsteht.

Das Tochter-Radionuklid wird vom Mutter-Radionuklid mit Hilfe eines chemischen oder physikalischen Verfahrens getrennt. Trotz der kurzen Halbwertszeit gestattet diese Herstellungsweise die Verwendung des Tochter-Radionuklids in größerer Entfernung vom Ort der Herstellung des Generators.

Target-Material

Die Isotopen-Zusammensetzung und die Reinheit des Target-Materials zusammen mit anderen Faktoren wie Art und Energie der betreffenden Teilchen bestimmen die relativen Verhältnisse zwischen dem Hauptradionuklid und den beim Beschuss entstandenen Radionuklid-Verunreinigungen. Die Verwendung von mit Isotopen angereichertem Target-Material, bei dem der Anteil des gewünschten Target-Nuklids künstlich erhöht wurde, kann die Ausbeute bei der Herstellung und die Reinheit des gewünschten Radionuklids verbessern.

Die chemische Form, die Reinheit und der physikalische Zustand des Target-Materials, die chemischen Zusatzstoffe sowie die Beschussbedingungen und die unmittelbare physikalische und chemische Umgebung bestimmen den chemischen Zustand und die chemische Reinheit der hergestellten Radionuklide. Bei der Herstellung von Radionukliden, insbesondere derjenigen mit kurzer Halbwertszeit, ist es nicht möglich, die Qualitätskriterien vor einer weiteren Verarbeitung und der Herstellung des radioaktiven Arzneimittels zu prüfen. Daher wird die Qualität jeder Charge des Target-Materials vor der Verwendung in der routinemäßigen Herstellung des gewünschten Radionuklids und der Herstellung des radioaktiven Arzneimittels beurteilt.

Das Target-Material ist als Gas, in flüssiger oder in fester Form in einem Gefäß eingeschlossen, um mit einem Teilchenstrahl beschossen zu werden. Im Falle des Beschusses mit Neutronen werden üblicherweise Quarzampullen oder Gefäße aus Aluminium oder Titan von jeweils hohem Reinheitsgrad verwendet. Unter den Bedingungen des Beschusses muss sichergestellt sein, dass keine Wechselwirkungen zwischen dem Gefäß und seinem Inhalt auftreten.

Für den Beschuss mit geladenen Teilchen wird ein Aufnahmegefäß für das Target-Material aus einem geeigneten Metall, möglichst mit Ein- und Austrittsöffnungen, einem umgebenden Kühlsystem und meistens einem Target-Fenster aus dünner Metallfolie verwendet.

Um alle Einflüsse auf die Effektivität der Herstellung des Radionuklids hinsichtlich Qualität und Menge zu evaluieren, müssen der Herstellungsvorgang eindeutig beschrieben und folgende Punkte zusätzlich berücksichtigt werden: das Target-Material, der Aufbau des Aufnahmegefäßes für das Target-Material, das Verfahren des Beschusses und das Abtrennen des gewünschten Radionuklids.

Eigenschaften

In der „Tabelle mit physikalischen Eigenschaften der im Arzneibuch erwähnten Radionuklide" (5.7) sind die allgemein bekannten physikalischen Eigenschaften der Radionuklide zusammengestellt, die in radioaktiven Arzneimitteln, welche in Monographien des Europäischen Arzneibuchs beschrieben sind, enthalten sind. Zusätzlich enthält die Tabelle Angaben über physikalische Eigenschaften der möglichen Hauptverunreinigungen der Radionuklide, die in den Monographien aufgeführt sind.

Der Begriff „Übergangswahrscheinlichkeit" bezeichnet die Wahrscheinlichkeit der Transformation eines

Atomkerns in einem gegebenen Energiezustand, bezogen auf den zu betrachtenden Übergang. Anstelle von „Wahrscheinlichkeit" wird auch der Begriff „Häufigkeit" verwendet.

Der Begriff „Emissionswahrscheinlichkeit" bezeichnet die Wahrscheinlichkeit, mit der ein Atom eines Radionuklids entsprechende Teilchen oder Strahlung emittiert.

Unabhängig von der einen oder anderen Bedeutung wird die Wahrscheinlichkeit normalerweise als Prozentzahl angegeben.

Prüfung auf Identität

Ein Radionuklid wird im Allgemeinen über seine Halbwertszeit und/oder durch die Art und Energie seiner Strahlung oder Strahlungen, wie in der Monographie beschrieben, identifiziert.

Angenäherte Halbwertszeit: die über eine relativ kurze Dauer bestimmte Halbwertszeit, um die Freigabe zur Verwendung des radioaktiven Arzneimittels zu ermöglichen

Die berechnete angenäherte Halbwertszeit liegt innerhalb des Bereichs der in der Einzelmonographie angegebenen Werte.

Bestimmung von Art und Energie der Strahlung: Art und Energie der emittierten Strahlung werden durch Spektrometrie bestimmt. Art und Energie der Strahlung von Atomen, die Positronen emittieren, werden normalerweise nicht bestimmt; ihre Identifizierung erfolgt über die Bestimmung ihrer Halbwertszeit und ihres Gammastrahlenspektrums.

Prüfung auf Reinheit

Die Durchführung einiger der folgenden Prüfungen vor der Freigabe der Charge zur Anwendung kann schwierig sein, wenn die Halbwertszeit des Radionuklids in der Zubereitung kurz ist. In der Einzelmonographie wird auf Prüfungen, die nicht vor der Freigabe zur Verwendung abgeschlossen sein müssen, hingewiesen. In diesem Fall stellt die Prüfung eine Kontrolle der Qualität des Herstellungsprozesses dar.

Nicht radioaktive Substanzen und verwandte Substanzen: Dieser Abschnitt beschreibt die Bestimmung der nicht radioaktiven Substanzen und der verwandten Substanzen, die vorhanden sein können.

Lösungsmittel-Rückstände: Lösungsmittel-Rückstände müssen entsprechend dem Allgemeinen Text „5.4 Lösungsmittel-Rückstände" begrenzt werden. Die Methoden im Allgemeinen Kapitel „2.4.24 Identifizierung und Bestimmung von Restlösungsmitteln" oder andere geeignete Methoden werden angewendet.

Radionuklid-Reinheit

Radionuklid-Verunreinigungen können bei der Herstellung und beim Zerfall von Radionukliden entstehen. Potenzielle Radionuklid-Verunreinigungen werden in den Monographien genannt und ihre Eigenschaften werden im Allgemeinen Text „5.7 Tabelle mit physikalischen Eigenschaften der im Arzneibuch erwähnten Radionuklide" beschrieben.

Um die Radionuklid-Reinheit eines radioaktiven Arzneimittels angeben zu können, müssen in den meisten Fällen die Identität jedes vorhandenen Radionuklids und seine Radioaktivität bekannt sein. Im Allgemeinen ist die am besten geeignete Methode zur Bestimmung der Radionuklid-Reinheit von Gamma- und Röntgenstrahlen emittierenden Radionukliden die Gammaspektrometrie. Die Anwendung eines Natriumiodid-Detektors kann problematisch sein, wenn die Peaks von Gammastrahlen emittierenden Verunreinigungen durch das Spektrum des Hauptradionuklids überlagert sind oder nicht getrennt werden von Peaks anderer Radionuklid-Verunreinigungen in der Zubereitung. Alpha- und Betateilchen emittierende Verunreinigungen, die keine Gamma- oder Röntgenstrahlen emittieren, können auf diese Weise nicht nachgewiesen werden. Für Alpha- und Betastrahler müssen andere Methoden angewendet werden.

In den Einzelmonographien ist die erforderliche Radionuklid-Reinheit vorgeschrieben und Grenzwerte für spezifische Radionuklid-Verunreinigungen (zum Beispiel Molybdän-99 in Technetium-99m) können festgelegt sein. Obwohl diese Anforderungen notwendig sind, stellen sie alleine nicht genügend sicher, dass die Radionuklid-Reinheit eines radioaktiven Arzneimittels für die klinische Anwendung ausreichend ist. Der Hersteller muss deshalb das radioaktive Arzneimittel gründlich überprüfen. Er muss insbesondere Arzneimittel mit Radionukliden kurzer Halbwertszeit nach Ablauf einer geeigneten Zerfallszeit auf Verunreinigungen mit langer Halbwertszeit prüfen. Auf diese Weise können Informationen über die Eignung des Herstellungsverfahrens und die Wirksamkeit der Prüfverfahren gewonnen werden. Wenn 2 oder mehr Positronenstrahler identifiziert und/oder unterschieden werden müssen, wie zum Beispiel die Anwesenheit von ^{18}F-Verunreinigungen in ^{13}N-Zubereitungen, müssen zusätzlich zur Gammaspektrometrie die Halbwertszeiten bestimmt werden.

Wenn in einem radioaktiven Arzneimittel verschiedene Radionuklide mit unterschiedlichen Halbwertszeiten vorliegen, ändert sich die Radionuklid-Reinheit mit der Zeit.

Radiochemische Reinheit

Radiochemische Verunreinigungen können verschiedene Ursachen haben:
– Herstellung des Radionuklids
– nachfolgende chemische Behandlungen
– unvollständige präparative Trennung
– chemische Veränderungen während der Lagerung.

Die Bestimmung der radiochemischen Reinheit erfordert eine Trennung der verschiedenen, das Radionuklid enthaltenden chemischen Substanzen und danach eine

Bestimmung des Prozentanteils der Radioaktivität des mit der angegebenen chemischen Substanz assoziierten Radionuklids. Der Abschnitt „Radiochemische Reinheit" einer Einzelmonographie kann Grenzwerte für spezifizierte radiochemische Verunreinigungen, einschließlich den Isomeren, enthalten.

Grundsätzlich kann jede analytische Trennmethode bei der Bestimmung der radiochemischen Reinheit angewendet werden. Monographien über radioaktive Arzneimittel können zum Beispiel Trennverfahren wie Papierchromatographie (2.2.26), Dünnschichtchromatographie (2.2.27), Elektrophorese (2.2.31), Ausschlusschromatographie (2.2.30), Gaschromatographie (2.2.28) sowie Flüssigchromatographie (2.2.29) beinhalten. Die technische Beschreibung dieser Analyseverfahren ist in den Monographien angegeben. Darüber hinaus müssen besondere Vorsichtsmaßnahmen bezüglich der Radiopharmazeutika beachtet werden wie Strahlenschutz, Messgeometrie, Detektorlinearität, Verwendung von Trägersubstanzen, Verdünnung der Zubereitung.

Spezifische Radioaktivität

Die spezifische Radioaktivität wird normalerweise unter Berücksichtigung der Radioaktivitätskonzentration und der Konzentration der zu prüfenden chemischen Substanz berechnet. Vorher ist sicherzustellen, dass die Radioaktivität nur dem betreffenden Radionuklid (Radionuklid-Reinheit) und nur der betreffenden chemischen Substanz (Radiochemische Reinheit) zuzuschreiben ist.

Die spezifische Radioaktivität ändert sich mit der Zeit. Jede Angabe der spezifischen Radioaktivität muss deshalb mit einer Angabe des Datums und, falls erforderlich, der Uhrzeit versehen sein.

Physiologische Verteilung

Prüfungen an Tieren müssen soweit wie möglich vermieden werden. Falls Prüfungen auf Identität und auf radiochemische Reinheit nicht ausreichend geeignet sind, um eine vollständige Definition und Kontrolle der radiochemischen Komponenten in einem radioaktiven Arzneimittel zu ermöglichen, kann eine Prüfung der physiologischen Verteilung vorgeschrieben sein. Die Beobachtung des Verteilungsprofils der Radioaktivität in definierten Organen, Geweben oder physiologischen Kompartimenten bei einer geeigneten Tierspezies kann zuverlässige Angaben über die Eignung für einen bestimmten Zweck liefern.

Alternativ kann eine Prüfung der physiologischen Verteilung zu einer Etablierung der biologischen Gleichwertigkeit der zu prüfenden Zubereitung mit ähnlichen Zubereitungen mit bekannter klinischer Wirkung beitragen.

Die Einzelmonographie schreibt die Details zur Durchführung der Prüfung und die Anforderungen an die physiologische Verteilung vor.

Üblicherweise wird die Prüfung wie folgt durchgeführt:

Die zu prüfende Zubereitung wird 3 Tieren intravenös injiziert. In bestimmten Fällen kann es notwendig sein, die Zubereitung unmittelbar vor der Injektion zu verdünnen.

Unmittelbar nach der Injektion wird jedes Tier getrennt in einen Käfig gebracht, der das Sammeln der Exkremente erlaubt und eine Kontamination der Körperoberfläche des Tiers ausschließt. Nach einer festgelegten Zeitspanne nach der Injektion werden die Tiere mit einer geeigneten Methode schmerzlos getötet und seziert. Die Radioaktivität der ausgewählten Organe und Gewebe wird gemessen. Die physiologische Verteilung wird berechnet und die gemessene Radioaktivität für jedes entnommene Organ oder Gewebe, unter Berücksichtigung von Korrekturen hinsichtlich des radioaktiven Zerfalls, in Prozentanteilen der verabreichten Radioaktivität ausgedrückt. Für bestimmte radioaktive Arzneimittel muss das Verhältnis von Radioaktivität zur Masse der gewogenen Proben der ausgewählten Gewebe bestimmt werden (Radioaktivität/Masse).

Ein radioaktives Arzneimittel entspricht der Prüfung, wenn die beobachtete Verteilung der Radioaktivität bei mindestens 2 der 3 Tiere alle spezifizierten Anforderungen erfüllt.

Ergebnisse von Tieren mit Anzeichen, dass sich die Injektionslösung extravasal verteilt hat (beobachtet während der Injektion oder im Verlauf der nachfolgenden Messungen der Radioaktivität im Gewebe), werden nicht berücksichtigt. In diesem Fall darf die Prüfung wiederholt werden.

Sterilität

Radioaktive Arzneimittel zur parenteralen Anwendung müssen der Prüfung auf Sterilität entsprechen. Sie müssen unter Bedingungen, die jede mikrobielle Kontamination ausschließen und Sterilität gewährleisten, hergestellt werden. Die Prüfung auf Sterilität wird nach der Allgemeinen Methode 2.6.1 durchgeführt. Besondere Schwierigkeiten ergeben sich bei radioaktiven Arzneimitteln aufgrund der kurzen Halbwertszeit einiger Radionuklide, der geringen Chargengröße und der durch die Strahlung bedingten Risiken. Falls in der Monographie angegeben ist, dass die Zubereitung vor Abschluss der Prüfung auf Sterilität zur Anwendung freigegeben werden kann, muss die Prüfung auf Sterilität im Hinblick auf die Strahlung so bald wie praktisch möglich angesetzt werden. Falls die Prüfung nicht unmittelbar begonnen wird, werden die Proben unter Bedingungen gelagert, die nachweislich falsch negative Ergebnisse vermeiden. In solchen Fällen ist die parametrische Freigabe (5.1.1) des mit einem vollständig validierten Verfahren hergestellten Produkts die Methode der Wahl. Falls eine aseptische Herstellungsmethode angewendet wird, wird die Prüfung auf Sterilität als ergänzende Kontrolle für die Qualität der Herstellung durchgeführt.

Wenn der Chargenumfang eines radioaktiven Arzneimittels auf ein Muster oder eine kleine Anzahl von Mustern beschränkt ist, können keine Stichproben der Charge, wie bei der Sterilitätsprüfung entsprechend den Anforderungen der Allgemeinen Methode 2.6.1 beschrieben, gezogen werden.

Beträgt die Halbwertszeit des Radionuklids weniger als 5 min, erfolgt die Verabreichung des radioaktiven Arzneimittels an den Patienten üblicherweise unmittelbar innerhalb eines validierten Herstellungssystems („online").

Aus Sicherheitsgründen (erhöhte Radioaktivität) besteht bei radioaktiven Arzneimitteln keine Möglichkeit, die für die „Prüfung auf Sterilität" (2.6.1) vorgesehene

Probenmenge einzusetzen. Die Membranfiltrationsmethode ist die Methode der Wahl, um das strahlenbedingte Risiko für das Personal zu begrenzen.

Entgegen den Vorschriften für die Verwendung von Konservierungsmitteln in der Monographie **Parenteralia (Parenteralia)** ist das Zusetzen von Konservierungsmitteln zu den radioaktiven Arzneimitteln in Mehrdosenbehältnissen nicht verpflichtend, außer der Zusatz ist in der Einzelmonographie ausdrücklich vorgeschrieben.

Bakterien-Endotoxine, Pyrogene

Radioaktive Arzneimittel zur parenteralen Anwendung müssen der „Prüfung auf Bakterien-Endotoxine" (2.6.14) oder der „Prüfung auf Pyrogene" (2.6.8) entsprechen.

Eluate von Radionuklid-Generatoren, Lösungen zur Radiomarkierung und Kits für radioaktive Arzneimittel müssen ebenfalls der Prüfung auf Bakterien-Endotoxine entsprechen, wenn sie zur Herstellung von radioaktiven Arzneimitteln zur parenteralen Anwendung ohne weitere Reinigungsprozesse vorgesehen sind.

Radionuklid-Vorläufersubstanzen müssen ebenfalls der Prüfung auf Bakterien-Endotoxine entsprechen, wenn sie zur Herstellung von parenteralen Zubereitungen ohne weitere geeignete Reinigungsschritte zur Entfernung von Bakterien-Endotoxinen vorgesehen sind.

Eine Prüfung auf Bakterien-Endotoxine wird wie in der Allgemeinen Methode 2.6.14 beschrieben durchgeführt, wobei die notwendigen Vorsichtsmaßnahmen zur Begrenzung der Strahlung für das die Prüfung ausführende Personal zu treffen sind. Die Grenzkonzentration für Bakterien-Endotoxine ist in der Einzelmonographie festgelegt oder wird entsprechend dem Allgemeinen Text „5.1.10 Empfehlungen zur Durchführung der Prüfung auf Bakterien-Endotoxine" berechnet.

Wenn die Art des radioaktiven Arzneimittels Störungen der Prüfung auf Bakterien-Endotoxine im Sinne einer Hemmung oder Aktivierung auslösen und die Störfaktoren sich nicht entfernen lassen, kann die „Prüfung auf Pyrogene" (2.6.8) ausdrücklich vorgeschrieben sein.

Lagerung

Die Lagerung von Zubereitungen mit radioaktiven Substanzen erfolgt in dicht verschlossenen Behältnissen, die ausreichend abgeschirmt sind, um das Personal vor Bestrahlung durch primäre oder sekundäre Emissionen zu schützen. Dabei sind die nationalen und internationalen Vorschriften zur Lagerung radioaktiver Substanzen zu erfüllen. Während der Lagerung können sich die Behältnisse infolge der Strahlung dunkel färben. Diese Verfärbung bedeutet nicht notwendigerweise eine Zersetzung der Zubereitungen.

Beschriftung

Die Beschriftung radioaktiver Arzneimittel entspricht den relevanten nationalen und europäischen Vorschriften.

Die Beschriftung kann bei Zubereitungen, die am Ort der Verwendung hergestellt werden, angepasst sein.

Die Radioaktivität einer Zubereitung ist für ein bestimmtes Datum angegeben. Wenn die Halbwertszeit unter 70 Tagen liegt, werden zusätzlich die Uhrzeit und die dazugehörige Zeitzone angegeben. Die Radioaktivität für andere Zeitpunkte kann über die Zerfallsgleichung oder aus Tabellen ermittelt werden.

Zusätzlich zum zuvor Genannten gibt die Beschriftung auf dem Behältnis, der Verpackung, der Packungsbeilage oder einem mit dem radioaktiven Arzneimittel mitgelieferten Analysenzertifikat an:
– Art der Verabreichung
– falls erforderlich, die empfohlene Maximaldosis in Millilitern
– Name und Konzentration jedes zugesetzten Konservierungsmittels
– falls zutreffend, besondere Lagerungsbedingungen.

Detektion und Messung von Radioaktivität

Detektion und Messung von Radioaktivität werden nach der Allgemeinen Methode „2.2.66 Detektion und Messung von Radioaktivität" durchgeführt.

Monographien zu Darreichungsformen

Flüssige Zubereitungen zur kutanen
 Anwendung 9587

10.7/0927

Flüssige Zubereitungen zur kutanen Anwendung

Praeparationes liquidae ad usum dermicum

In begründeten und zugelassenen Fällen gelten die Anforderungen dieser Monographie nicht für Tierarzneimittel.

Definition

Flüssige Zubereitungen zur kutanen Anwendung sind für die Anwendung auf der Haut bestimmt, um dort Wirkstoffe für eine lokale oder systemische Wirkung freizusetzen. Die Zubereitungen sind Lösungen, Emulsionen oder Suspensionen mit unterschiedlicher Viskosität und enthalten einen oder mehrere Wirkstoffe in einem geeigneten Träger. Sie können geeignete Hilfsstoffe wie Konservierungsmittel, Antioxidanzien, Stabilisatoren, Emulgatoren und Verdickungsmittel enthalten.

Sie werden üblicherweise in Mehrdosenbehältnissen in Verkehr gebracht.

Emulsionen können Anzeichen einer Phasentrennung zeigen, die durch Schütteln leicht wieder aufgehoben werden kann. Suspensionen können ein Sediment zeigen, das durch Schütteln leicht dispergierbar ist. Die aufgeschüttelte Suspension muss genügend lange stabil bleiben, um die Verabreichung einer homogenen Zubereitung zu gewährleisten.

Falls zutreffend entsprechen Behältnisse für flüssige Zubereitungen zur kutanen Anwendung den Anforderungen unter „Material zur Herstellung von Behältnissen" (3.1 und Unterabschnitte) sowie den Anforderungen unter „Behältnisse" (3.2 und Unterabschnitte).

Wenn die flüssigen Zubereitungen zur kutanen Anwendung in Druckbehältnissen in Verkehr gebracht werden, müssen die Behältnisse den Anforderungen der Monographie **Zubereitungen in Druckbehältnissen (Praeparationes pharmaceuticae in vasis cum pressu)** entsprechen.

Zubereitungen, die zur Anwendung auf schwer geschädigter Haut bestimmt sind, müssen steril sein.

Flüssige Zubereitungen zur kutanen Anwendung werden beispielsweise unterschieden in:
– Shampoos
– Schäume zur kutanen Anwendung.

Herstellung

Im Laufe der pharmazeutischen Entwicklung müssen bei flüssigen Zubereitungen zur kutanen Anwendung, die Konservierungsmittel enthalten, die Notwendigkeit und die Wirksamkeit des gewählten Konservierungsmittels zur Zufriedenheit der zuständigen Behörde nachgewiesen werden. Eine geeignete Methode zur Prüfung und Kriterien zur Beurteilung der konservierenden Eigenschaften der Zubereitung werden unter „Prüfung auf ausreichende antimikrobielle Konservierung" (5.1.3) aufgeführt.

Im Laufe der Entwicklung von flüssigen Zubereitungen zur kutanen Anwendung, die in Einzeldosisbehältnissen in Verkehr gebracht werden, muss nachgewiesen werden, dass das Nennvolumen aus dem Behältnis entnommen werden kann.

Bei der Herstellung, Verpackung, Lagerung und dem Inverkehrbringen von flüssigen Zubereitungen zur kutanen Anwendung sind geeignete Maßnahmen zu ergreifen, um ihre mikrobiologische Qualität zu gewährleisten. Empfehlungen dazu werden unter „Mikrobiologische Qualität von nicht sterilen pharmazeutischen Zubereitungen und Substanzen zur pharmazeutischen Verwendung" (5.1.4) gegeben.

Bei der Herstellung von sterilen, flüssigen Zubereitungen zur kutanen Anwendung werden Materialien und Methoden eingesetzt, die dazu bestimmt sind, Sterilität zu gewährleisten und die Kontamination mit sowie das Wachstum von Mikroorganismen zu verhindern. Empfehlungen dazu werden unter „Methoden zur Herstellung steriler Zubereitungen" (5.1.1) gegeben.

Bei der Herstellung von flüssigen Zubereitungen zur kutanen Anwendung, die dispergierte Teilchen enthalten, muss sichergestellt sein, dass die Teilchengröße im Hinblick auf die beabsichtigte Anwendung geeignet und kontrolliert ist.

Abgesehen von begründeten und zugelassenen Fällen muss bei der Herstellung von flüssigen Zubereitungen zur kutanen Anwendung in Dosierbehältnissen, die zum Erzielen einer systemischen Wirkung bestimmt sind, die Gleichförmigkeit der abgegebenen Dosen innerhalb eines Behältnisses (intra-container) und zwischen Behältnissen (inter-container) gewährleistet sein.

Für die Prüfung der Intra-Container-Gleichförmigkeit der abgegebenen Dosen wird eine Prüfung im Abschnitt „Prüfungen" beschrieben.

Für die Prüfung der Inter-Container-Gleichförmigkeit der abgegebenen Dosen wird nachfolgend eine Prüfung beschrieben.

Gleichförmigkeit der abgegebenen Dosis, Inter-Container-Prüfung: *Die Behältnisse werden, wie es die Packungsbeilage/Gebrauchsinformationen für Patientinnen und Patienten vorsieht, vorbereitet und verwendet.*

Ein geeignetes Vorgehen kann beispielsweise darin bestehen, von 10 Behältnissen je eine Dosis zu entnehmen. Dabei werden die Dosen bei 3 Behältnissen zu Beginn, bei 4 Behältnissen im Mittelfeld und bei 3 Behältnissen am Ende der laut Beschriftung enthaltenen Dosen genommen. Falls begründet sind andere Vorgehensweisen bei der Prüfung möglich.

Prüfungen

Die Behältnisse werden, wie es die Packungsbeilage/Gebrauchsinformationen für Patientinnen und Patienten vorsieht, vorbereitet und verwendet.

Sterilität (2.6.1): Wenn in der Beschriftung angegeben ist, dass die Zubereitung steril ist, muss sie der Prüfung entsprechen.

Gleichförmigkeit der abgegebenen Dosis, Intra-Container-Prüfung: Flüssige Zubereitungen zur kutanen Anwendung in Dosierbehältnissen, die zum Erzielen einer systemischen Wirkung bestimmt sind, müssen folgender Prüfung entsprechen. In begründeten und zugelassenen Fällen kann für Zubereitungen, bei denen es sich um Lösungen handelt, die Prüfung auf Gleichförmigkeit der abgegebenen Dosis durch die Prüfung auf Gleichförmigkeit der abgegebenen Masse ersetzt werden.

Die Apparatur zur Aufnahme der Dosen muss die vom Dosierbehältnis abgegebene Dosis quantitativ aufnehmen können.

Von einem Behältnis wird der Inhalt durch Auslösen in die Apparatur entleert, bis die Anzahl der Abgaben der empfohlenen Mindestdosis entspricht. Der Inhalt der Apparatur wird quantitativ gesammelt und die Menge des darin enthaltenen Wirkstoffs bestimmt. Dieser Vorgang wird für 2 weitere Dosen wiederholt.

Der Inhalt des Behältnisses wird anschließend so lange ins Leere gesprüht, bis $(n/2) + 1$ Abgaben verbleiben, wobei n die in der Beschriftung angegebene Anzahl der Abgaben ist. 4 Dosen werden nach dem zuvor beschriebenen Verfahren gesammelt. Daraufhin wird das Behältnis ins Leere entleert, bis 3 Dosen übrigbleiben. Diese 3 Dosen werden nach dem zuvor beschriebenen Verfahren gesammelt.

Für Zubereitungen, die mehr als einen Wirkstoff enthalten, wird die Prüfung auf Gleichförmigkeit der abgegebenen Dosis für jeden Wirkstoff durchgeführt.

Bei Zubereitungen in Druckbehältnissen ist eine übermäßige Abkühlung zu vermeiden, indem zwischen den einzelnen Betätigungen mindestens 5 s lang gewartet wird.

Abgesehen von begründeten und zugelassenen Fällen, entspricht die Zubereitung der Prüfung, wenn 9 von 10 Ergebnissen zwischen 75 und 125 Prozent und alle Ergebnisse zwischen 65 und 135 Prozent des Mittelwerts liegen.

Wenn 2 oder 3 Werte außerhalb der Grenzen von 75 und 125 Prozent, aber innerhalb der Grenzen von 65 und 135 Prozent liegen, wird die Prüfung mit 2 weiteren Behältnissen wiederholt. Nicht mehr als 3 der 30 Werte dürfen außerhalb der Grenzen von 75 und 125 Prozent und kein Wert darf außerhalb der Grenzen von 65 und 135 Prozent liegen. Sofern nicht anders zugelassen, muss der Mittelwert zwischen 85 und 115 Prozent der laut Angaben enthaltenen Dosis betragen.

Gleichförmigkeit der abgegebenen Masse: Flüssige Zubereitungen zur kutanen Anwendung, die als Lösung in einem Dosierbehältnis in Verkehr gebracht werden, müssen folgender Prüfung entsprechen.

Ein Behältnis wird gewogen und sein Inhalt ins Leere abgegeben, bis die Anzahl der Abgaben der empfohlenen Mindestdosis entspricht. Das Behältnis wird anschließend erneut gewogen und die Differenz der 2 Massen berechnet. Dieses Verfahren wird für 2 weitere Abgaben wiederholt.

Das Behältnis wird so lange durch Auslösen ins Leere gesprüht, bis $(n/2) + 1$ Abgaben verbleiben, wobei n die in der Beschriftung angegebene Anzahl der Abgaben ist. Anschließend wird die Masse von 4 Dosen nach dem zuvor beschriebenen Verfahren bestimmt.

Das Behältnis wird anschließend durch Auslösen ins Leere entleert, bis 3 Dosen übrigbleiben. Die Masse dieser 3 Dosen wird nach dem oben beschriebenen Verfahren bestimmt.

Abgesehen von begründeten und zugelassenen Fällen, entspricht die Zubereitung der Prüfung, wenn 9 von 10 Werten zwischen 75 und 125 Prozent und alle zwischen 65 und 135 Prozent des Mittelwertes liegen.

Liegen 2 oder 3 Werte außerhalb der Grenzen von 75 und 125 Prozent, aber innerhalb der Grenzen von 65 und 135 Prozent, wird die Prüfung mit 2 weiteren Behältnissen wiederholt. Nicht mehr als 3 der 30 Werte dürfen außerhalb der Grenzen von 75 und 125 Prozent und kein Wert darf außerhalb der Grenzen von 65 und 135 Prozent liegen. Sofern nicht anders zugelassen, muss der Mittelwert zwischen 85 und 115 Prozent der angegebenen Masse betragen.

Anzahl der Abgaben je Behältnis: Flüssige Zubereitung zur kutanen Anwendung in Dosierbehältnissen müssen folgender Prüfung entsprechen: Der Inhalt eines Behältnisses wird vollständig durch Auslösen ins Leere entsorgt. Die Anzahl der Abgaben wird erfasst. Die Gesamtzahl der Abgaben aus dem Behältnis darf nicht geringer als die in der Beschriftung angegebene Anzahl sein.

Gleichförmigkeit einzeldosierter Arzneiformen (2.9.40): Falls nicht anders vorgeschrieben oder abgesehen von begründeten und zugelassenen Fällen, müssen flüssige Zubereitungen zur kutanen Anwendung mit systemischer Wirkung, die in Einzeldosisbehältnissen in Verkehr gebracht werden und einer Einzeldosis Arzneimittel entsprechen, der Prüfung entsprechen. In begründeten und zugelassenen Fällen kann die Prüfung durch die nachstehende Prüfung auf Gleichförmigkeit der Masse oder die nachstehende Prüfung auf Gleichförmigkeit des Gehalts ersetzt werden. Für in der Darreichungsform enthaltene pflanzliche Drogen und Zubereitungen aus pflanzlichen Drogen finden die Angaben dieses Absatzes keine Anwendung.

Gleichförmigkeit des Gehalts (2.9.6): Flüssige Zubereitungen zur kutanen Anwendung mit systemischer Wirkung, die in Einzeldosisbehältnissen in Verkehr gebracht werden und einer Einzeldosis Arzneimittel entsprechen, müssen der Prüfung entsprechen.

Die Prüfung wird mit einer Menge von gründlich vermischter Zubereitung durchgeführt, die unter Bedingungen der üblichen Verwendung aus einem Einzeldosisbehältnis entnommen worden ist. Das Ergebnis wird als abgegebene Dosis ausgedrückt. Die Zubereitungen müssen den Anforderungen der Prüfung B entsprechen.

Gleichförmigkeit der Masse: Flüssige Zubereitungen zur kutanen Anwendung mit systemischer Wirkung, die in Einzeldosisbehältnissen in Verkehr gebracht werden und einer Einzeldosis Arzneimittel entsprechen, müssen der Prüfung entsprechen.

Jede einzelne Menge an Zubereitung, die unter Bedingungen der üblichen Verwendung von 10 Einzeldosisbehältnissen entnommen wird, wird gewogen und deren Durchschnittsmasse wird berechnet. Höchstens 2 Einzelmassen dürfen um mehr als 10 Prozent von der Durchschnittsmasse abweichen, jedoch keine um mehr als 20 Prozent.

Lagerung

Falls die Zubereitung steril ist, im sterilen, dicht verschlossenen Behältnis mit Originalitätsverschluss

Beschriftung

Die Beschriftung gibt an,
- Name jedes zugesetzten Konservierungsmittels
- falls zutreffend, dass die Zubereitung steril ist.
- für Mehrdosenbehältnisse
  - falls zutreffend, die Anzahl Abgaben je Behältnis
  - falls zutreffend, die abgegebene Dosis

Shampoos

Definition

Shampoos sind flüssige, in bestimmten Fällen dickflüssige Zubereitungen zur Anwendung auf der Kopfhaut und zum anschließenden Auswaschen mit Wasser. Beim Verreiben mit Wasser bilden die Zubereitungen in der Regel einen Schaum.

Shampoos sind Emulsionen, Suspensionen oder Lösungen. Shampoos enthalten üblicherweise oberflächenaktive Substanzen.

Schäume zur kutanen Anwendung

Definition

Schäume zur kutanen Anwendung sind flüssige Zubereitungen, die für die Anwendung auf der Haut bestimmt sind und einen oder mehrere Wirkstoffe enthalten. Sie werden üblicherweise in Druckbehältnissen in Verkehr gebracht, die mit einem geeigneten Applikator ausgestattet sind, um Schaum abzugeben.

Sie werden üblicherweise in Mehrdosenbehältnissen in Verkehr gebracht.

Schäume zur kutanen Anwendung müssen den Anforderungen der Monographie **Wirkstoffhaltige Schäume (Musci medicati)** entsprechen.

Impfstoffe für Menschen

Diphtherie-Tetanus-Pertussis(azellulär, aus Komponenten)-Hepatitis-B(rDNA)-Poliomyelitis(inaktiviert)-Haemophilus-Typ-b(konjugiert)-Adsorbat-Impfstoff 9593
Haemophilus-Typ-b-Impfstoff (konjugiert) 9597
Influenza-Lebend-Impfstoff (nasal) 9600
Masern-Lebend-Impfstoff 9603
Masern-Mumps-Röteln-Lebend-Impfstoff 9606
Masern-Mumps-Röteln-Varizellen-Lebend-Impfstoff 9607
Milzbrand-Adsorbat-Impfstoff (aus Zellkulturfiltraten) für Menschen 9609
Mumps-Lebend-Impfstoff................ 9611
Pocken-Lebend-Impfstoff 9614
Röteln-Lebend-Impfstoff 9620
Rotavirus-Lebend-Impfstoff (oral) 9622

10.7/2067

Diphtherie-Tetanus-Pertussis(azellulär, aus Komponenten)-Hepatitis-B(rDNA)-Poliomyelitis(inaktiviert)-Haemophilus-Typ-b(konjugiert)-Adsorbat-Impfstoff

Vaccinum diphtheriae, tetani, pertussis sine cellulis ex elementis praeparatum, hepatitidis B (ADNr), poliomyelitidis inactivatum et haemophili stirpis b coniugatum adsorbatum

Definition

Diphtherie-Tetanus-Pertussis(azellulär, aus Komponenten)-Hepatitis-B(rDNA)-Poliomyelitis(inaktiviert)-Haemophilus-Typ-b(konjugiert)-Adsorbat-Impfstoff ist ein Kombinationsimpfstoff aus Diphtherie-Formoltoxoid, Tetanus-Formoltoxoid, einzeln gereinigten Antigenkomponenten von *Bordetella pertussis*, Hepatitis-B-Oberflächenantigen (HBsAg), humanem Polio-Virus Typ 1, 2 und 3, vermehrt in geeigneten Zellkulturen und inaktiviert durch ein validiertes Verfahren, sowie kovalent an ein Trägerprotein gebundenem Polyribosylribitolphosphat (PRP). Die Antigene des Impfstoffs können an einen mineralischen Träger, wie Aluminiumhydroxid oder hydratisiertem Aluminiumphosphat, adsorbiert sein. Das Produkt wird entweder als hexavalente Flüssigzubereitung in nur einem Behältnis oder als pentavalente Flüssigzubereitung mit der Haemophilus-Komponente in einem separaten Behältnis, die unmittelbar vor oder während der Verwendung mit den anderen Komponenten gemischt werden muss, angeboten.

Die Formoltoxoide werden aus den Toxinen gewonnen, die bei der Vermehrung von *Corynebacterium diphtheriae* beziehungsweise *Clostridium tetani* gebildet werden.

Der Impfstoff enthält entweder Pertussis-Toxoid (chemisch entgiftetes Pertussis-Toxin) oder ein Pertussis-Toxin-ähnliches Protein, das keine toxischen Eigenschaften besitzt und durch Expression des entsprechenden gentechnisch veränderten Gens erhalten wurde. Die azelluläre Pertussis-Komponente kann außerdem filamentöses Hämagglutinin, Pertaktin (ein 69-kDa-Membranprotein) und andere definierte Komponenten von *B. pertussis*, wie Agglutinin-2 und Agglutinin-3, enthalten. Die beiden letztgenannten Antigene können gemeinsam gereinigt werden. Die Auswahl der Zusammensetzung und der Eigenschaften der Antigene beruht auf dem Nachweis der Schutzwirkung und dem Ausbleiben unerwarteter Reaktionen in der Zielgruppe, für die der Impfstoff bestimmt ist.

Hepatitis-B-Oberflächenantigen ist eine Proteinkomponente des Hepatitis-B-Virus und wird durch DNA-Rekombinationstechnik hergestellt.

PRP ist ein lineares Copolymer aus sich wiederholenden Einheiten von 3-β-D-Ribofuranosyl-(1→1)-ribitol-5-phosphat [$(C_{10}H_{19}O_{11}P)_n$] mit einer definierten Molekülgröße und wird aus einem geeigneten *Haemophilus-influenzae*-Typ-b-Stamm gewonnen. Das mit PRP konjugierte Trägerprotein induziert eine T-Lymphozyten-abhängige Immunantwort der B-Lymphozyten gegen das Polysaccharid.

Herstellung

Allgemeine Vorkehrungen

Das Herstellungsverfahren muss nachweislich konstant Impfstoffe ergeben, die einem Impfstoff entsprechen, dessen klinische Wirksamkeit und Unschädlichkeit für den Menschen nachgewiesen wurden.

Wenn der Impfstoff so angeboten wird, dass die Haemophilus-Komponente in einer separaten Durchstechflasche abgefüllt ist, müssen als Teil der Gleichförmigkeitsprüfung des Herstellungsverfahrens die Bestimmungen der Wirksamkeit der Diphtherie-, der Tetanus-, der Pertussis-, der Hepatitis-B- und der Poliomyelitis-Komponente mit einer geeigneten Anzahl entsprechend der Gebrauchsanweisung rekonstituierter Impfstoffchargen durchgeführt werden. Für nachfolgende Routinekontrollen kann die Bestimmung der Wirksamkeit dieser Komponenten ohne Zusatz der Haemophilus-Komponente erfolgen.

Spezifische Toxizität der Diphtherie-Komponente: Das Herstellungsverfahren wird einer Validierung unterzogen und muss gewährleisten, dass, falls der Impfstoff geprüft wird, die Zubereitung der folgenden Prüfung entspricht:
5 gesunden Meerschweinchen von je 250 bis 350 g Körpermasse, die zuvor keine die Prüfung störende Behandlung erhalten haben, wird jeweils das 5fache der in der Beschriftung angegebenen Einzeldosis für den Menschen subkutan injiziert. Wenn innerhalb von 42 Tagen nach der Injektion ein Tier Symptome einer Vergiftung mit Diphtherie-Toxin aufweist oder daran stirbt, entspricht der Impfstoff nicht der Prüfung. Stirbt mehr als ein Tier aus unspezifischen Gründen, ist die Prüfung einmal zu wiederholen. Stirbt auch bei der Wiederholungsprüfung mehr als ein Tier, entspricht der Impfstoff nicht der Prüfung.

Der Gehalt an Bakterien-Endotoxinen (2.6.14) in gereinigtem Diphtherie-Toxoid als Bulk, in gereinigtem

Tetanus-Toxoid als Bulk, in gereinigten Pertussis-Komponenten als Bulk, in gereinigtem Hepatitis-B-Oberflächenantigen als Bulk, in gereinigten, inaktivierten monovalenten Polio-Virusernten und in PRP-Konjugat als Bulk wird bestimmt, um das Reinigungsverfahren zu überwachen und den Gehalt an Bakterien-Endotoxinen im fertigen Impfstoff zu begrenzen. Für jede Komponente muss der Gehalt an Bakterien-Endotoxinen weniger als der für den bestimmten Impfstoff zugelassene Grenzwert betragen.

Während der Entwicklungsstudien und bei jeder erforderlichen Revalidierung des Herstellungsverfahrens muss die Prüfung auf Pyrogene (2.6.8) mit Kaninchen durchgeführt werden. Den Tieren wird eine geeignete Dosis der Fertigzubereitung injiziert. Der Impfstoff muss sich nachweislich hinsichtlich der Abwesenheit von Pyrogenen als zufriedenstellend erweisen.

Während der Entwicklungsstudien muss gezeigt werden, dass der Impfstoff konstant eine T-Lymphozytenabhängige Immunantwort der B-Lymphozyten gegen das PRP induziert. Bei Änderungen im Herstellungsverfahren muss mit Hilfe von geeigneten In-vitro-Methoden nachgewiesen werden, dass die charakteristischen Eigenschaften des Konjugats nicht beeinträchtigt sind.

Die Stabilität der Fertigzubereitung und die der relevanten Zwischenprodukte wird mit Hilfe einer oder mehrerer Indikator-Prüfungen bestimmt. Für die Haemophilus-Komponente können diese Prüfungen die Bestimmung der Molekülgröße und des freien PRP im Konjugat sowie die Kinetik der Depolymerisation beinhalten. Mit den Ergebnissen der Stabilitätsprüfungen werden Chargen-Freigabekriterien für diese Indikator-Prüfungen festgelegt, um sicherzustellen, dass der Impfstoff bis zum Ende der Haltbarkeit den Anforderungen entspricht.

Referenzimpfstoff(e): Unter der Voraussetzung, dass gültige Wirksamkeitsbestimmungen durchgeführt werden können, ist die Verwendung von Einzelkomponenten-Referenzimpfstoffen für die Wirksamkeitsbestimmung des Kombinationsimpfstoffs möglich. Wenn dies aufgrund von Interaktionen zwischen den Komponenten des Kombinationsimpfstoffs oder aufgrund von Unterschieden in der Zusammensetzung zwischen dem Einzelkomponenten-Referenzimpfstoff und dem zu prüfenden Impfstoff nicht möglich ist, wird eine Charge des Kombinationsimpfstoffs, die sich in klinischen Studien als wirksam erwiesen hat, oder eine davon abgeleitete, repräsentative Charge als Referenzimpfstoff verwendet. Zur Herstellung einer repräsentativen Charge muss das Verfahren, das zur Herstellung der in klinischen Studien geprüften Charge verwendet wurde, streng eingehalten werden. Der Referenzimpfstoff kann mit Hilfe einer Methode stabilisiert werden, die nachweislich keinen Einfluss auf die Bestimmung der Wirksamkeit hat.

Herstellung der Komponenten

Die Herstellung der Komponenten entspricht den Anforderungen der Monographien **Diphtherie-Adsorbat-Impfstoff (Vaccinum diphtheriae adsorbatum), Tetanus-Adsorbat-Impfstoff (Vaccinum tetani adsorbatum), Pertussis-Adsorbat-Impfstoff (azellulär, aus Komponenten) (Vaccinum pertussis sine cellulis ex elementis praeparatum adsorbatum), Hepatitis-B-Impfstoff (rDNA) (Vaccinum hepatitidis B (ADNr)), Poliomyelitis-Impfstoff (inaktiviert) (Vaccinum poliomyelitidis inactivatum)** und **Haemophilus-Typ-b-Impfstoff (konjugiert) (Vaccinum haemophili stirpis b coniugatum)**.

Fertige Impfstoffe als Bulk

Impfstoffe mit allen Komponenten in einem Behältnis: Der fertige Impfstoff als Bulk wird durch Adsorption geeigneter Mengen von gereinigtem Diphtherie-Toxoid als Bulk, gereinigtem Tetanus-Toxoid als Bulk, gereinigten, azellulären Pertussis-Komponenten als Bulk und gereinigtem Hepatitis-B-Oberflächenantigen als Bulk einzeln oder zusammen an einen mineralischen Träger wie Aluminiumhydroxid oder hydratisiertes Aluminiumphosphat hergestellt. Eine geeignete Menge PRP-Konjugat und geeignete Mengen gereinigter und inaktivierter, monovalenter Virusernten von humanem Polio-Virus Typ 1, 2 oder 3 oder eine geeignete Menge eines trivalenten Pools solcher gereinigter, monovalenter Virusernten werden zugesetzt. Geeignete Konservierungsmittel können zugesetzt werden.

Impfstoffe mit der Haemophilus-Komponente in einem separaten Behältnis: Der fertige Impfstoff als Bulk der Diphtherie-, Tetanus-, Pertussis-, Hepatitis-B- und Poliomyelitis-Komponenten wird durch Adsorption geeigneter Mengen von gereinigtem Diphtherie-Toxoid als Bulk, gereinigtem Tetanus-Toxoid als Bulk, gereinigten, azellulären Pertussis-Komponenten als Bulk und gereinigtem Hepatitis-B-Oberflächenantigen als Bulk einzeln oder zusammen an einen mineralischen Träger wie Aluminiumhydroxid oder hydratisiertes Aluminiumphosphat und durch Zusatz geeigneter Mengen gereinigter und inaktivierter, monovalenter Virusernten von humanem Polio-Virus Typ 1, 2 oder 3 oder einer geeigneten Menge eines trivalenten Pools solcher gereinigter, monovalenter Virusernten hergestellt. Dieser Bulk wird als Teil des fertigen Impfstoffs separat abgefüllt. Geeignete Konservierungsmittel können zugesetzt werden. Der fertige Impfstoff als Bulk der Haemophilus-Komponente wird durch Verdünnen des Konjugats als Bulk zur Endkonzentration mit einem geeigneten Verdünnungsmittel hergestellt. Ein Stabilisator kann zugesetzt werden.

Nur fertiger Impfstoff als Bulk, der den nachfolgend beschriebenen Prüfungen entspricht, darf zur Herstellung der Fertigzubereitung verwendet werden.

Rinderserumalbumin: Nach der Reinigung der Ernten und vor dem Zusatz des Adsorbens vor der Herstellung des fertigen Impfstoffs als Bulk beträgt der Gehalt an Rinderserumalbumin nur so viel, dass in der Fertigzubereitung höchstens 50 ng je Einzeldosis für den Menschen enthalten sein werden, bestimmt mit Hilfe einer geeigneten immunchemischen Methode (2.7.1) an der Poliomyelitis-Komponente.

Konservierungsmittel: Falls vorhanden wird der Gehalt an Konservierungsmittel mit Hilfe einer geeigneten chemischen Methode bestimmt. Der Gehalt muss mindestens 85 und darf höchstens 115 Prozent des vorgesehenen Gehalts betragen.

Sterilität (2.6.1): Die Prüfung wird mit 10 ml Zubereitung je Nährmedium durchgeführt.

Fertigzubereitung

Wenn die Haemophilus-Komponente in einem separaten Behältnis abgefüllt ist, wird der fertige Impfstoff als Bulk der Haemophilus-Komponente gefriergetrocknet.

Nur eine Fertigzubereitung, die der Prüfung „Osmolalität" und allen nachfolgend aufgeführten Anforderungen unter „Prüfung auf Identität", „Prüfung auf Reinheit" und „Bestimmung der Wirksamkeit" entspricht, darf zur Verwendung freigegeben werden.

Falls die Prüfungen „Osmolalität", „Konservierungsmittel" und die „Bestimmung der Wirksamkeit" der Diphtherie-, der Tetanus- und der Pertussis-Komponenten beim fertigen Impfstoff als Bulk mit zufriedenstellenden Ergebnissen durchgeführt wurden, können sie bei der Fertigzubereitung entfallen.

Falls der Gehalt an freiem Formaldehyd an den gereinigten Antigenen als Bulk und an gereinigten monovalenten Virusernten oder einem trivalenten Pool von Polio-Viren oder am fertigen Impfstoff als Bulk bestimmt und gezeigt wurde, dass der Gehalt in der Fertigzubereitung höchstens $0{,}2\,\text{g} \cdot \text{l}^{-1}$ betragen wird, kann die Prüfung „Freier Formaldehyd" bei der Fertigzubereitung entfallen.

Falls die Prüfung auf Rinderserumalbumin am trivalenten Pool aus inaktivierten monovalenten Polio-Virusernten oder am fertigen Impfstoff als Bulk mit zufriedenstellenden Ergebnissen durchgeführt wurde, kann sie bei der Fertigzubereitung entfallen.

Falls die „Bestimmung der Wirksamkeit" der Hepatitis-B-Komponente *in vivo* mit zufriedenstellenden Ergebnissen am fertigen Impfstoff als Bulk durchgeführt wurde, kann sie bei der Fertigzubereitung entfallen.

Falls die „Bestimmung der Wirksamkeit" der Poliomyelitis-Komponente *in vivo* mit zufriedenstellenden Ergebnissen am fertigen Impfstoff als Bulk durchgeführt wurde, kann sie bei der Fertigzubereitung entfallen.

Auf die „Bestimmung der Wirksamkeit" der Poliomyelitis-Komponente *in vivo* kann verzichtet werden, wenn für ein bestimmtes Produkt und jeden Polio-Virustyp nachgewiesen wurde, dass die Akzeptanzkriterien für die D-Antigen-Bestimmung das gleiche Ergebnis wie die „Bestimmung der Wirksamkeit" *in vivo* im Hinblick auf Akzeptanz oder Ablehnung einer Charge ergeben. Dieser Nachweis muss die Prüfung von Chargen mit verminderter Wirksamkeit beinhalten, die, falls erforderlich, experimentell hergestellt werden, zum Beispiel durch Wärmebehandlung oder andere Methoden zur Verringerung der immunogenen Aktivität. Bei einer signifikanten Änderung im Herstellungsverfahren der Antigene oder deren Formulierung muss jede Auswirkung auf die „Bestimmung der Wirksamkeit" *in vivo* und *in vitro* bewertet und die Notwendigkeit einer Revalidierung in Betracht gezogen werden.

Freies PRP: Der Gehalt an freiem PRP in Impfstoffen, deren Komponenten zusammen in einem Behältnis abgefüllt sind, wird an der nicht adsorbierten Fraktion bestimmt. Nach Elimination des Konjugats erfolgt die Bestimmung des freien PRP für die Haemophilus-Komponente zum Beispiel mit Hilfe einer der folgenden Methoden: Anionenaustausch-, Ausschlusschromatographie oder hydrophobe Chromatographie, Ultrafiltration oder andere validierte Verfahren. Der Gehalt an freiem PRP darf nicht größer sein als der für das bestimmte Produkt zugelassene Gehalt.

Bakterien-Endotoxine (2.6.14): Der Gehalt muss geringer sein als der für das bestimmte Produkt zugelassene Gehalt.

Osmolalität (2.2.35): Die Osmolalität des, falls erforderlich rekonstituierten, Impfstoffs muss innerhalb der für das bestimmte Produkt zugelassenen Grenzen liegen.

Prüfung auf Identität

Wenn der Impfstoff die Haemophilus-Komponente in einem separaten Behältnis enthält, werden die Prüfungen auf Identität A, B, C, D und E mit dem Inhalt des Behältnisses, das die Diphtherie-, Tetanus-, Pertussis-, Hepatitis-B- und Poliomyelitis-Komponenten enthält, durchgeführt. Zur „Prüfung auf Identität, F" wird der Inhalt des Behältnisses mit der Haemophilus-Komponente verwendet.

A. Diphtherie-Toxoid wird mit Hilfe einer geeigneten immunchemischen Methode (2.7.1) identifiziert. Die folgende Methode ist als Beispiel angegeben. Im zu prüfenden Impfstoff wird so viel Natriumcitrat R gelöst, dass eine Lösung von $100\,\text{g} \cdot \text{l}^{-1}$ erhalten wird. Diese Lösung wird etwa 16 h lang bei 37 °C gehalten und anschließend zentrifugiert, bis ein klarer Überstand erhalten wird, der mit einem geeigneten Diphtherie-Antitoxin reagiert und einen Niederschlag bildet.

B. Tetanus-Toxoid wird mit Hilfe einer geeigneten immunchemischen Methode (2.7.1) identifiziert. Die folgende Methode ist als Beispiel angegeben. Der unter „Prüfung auf Identität, A" erhaltene klare Überstand reagiert mit einem geeigneten Tetanus-Antitoxin und bildet einen Niederschlag.

C. Die Pertussis-Komponenten werden mit Hilfe einer geeigneten immunchemischen Methode (2.7.1) identifiziert. Der unter „Prüfung auf Identität, A" erhaltene klare Überstand reagiert mit spezifischen Antisera gegen die Pertussis-Komponenten des Impfstoffs.

D. Die Hepatitis-B-Komponente wird mit Hilfe einer geeigneten immunchemischen Methode (2.7.1), wie der „In-vitro-Bestimmung" der Wirksamkeit (2.7.15), oder einer geeigneten elektrophoretischen Methode (2.2.31) identifiziert.

E. Für den Impfstoff muss, mit Hilfe einer geeigneten immunchemischen Methode (2.7.1), wie der Bestimmung von D-Antigen mittels ELISA geprüft, nachgewiesen werden, dass er humane Polio-Viren Typ 1, 2 und 3 enthält.

F. PRP und Haemophilus-Trägerprotein werden mit Hilfe einer geeigneten immunchemischen Methode (2.7.1) identifiziert.

Prüfung auf Reinheit

Wenn das Produkt die Haemophilus-Komponente in einem separaten Behältnis enthält, werden die Prüfungen „Freier Formaldehyd", „Aluminium", „Konservierungsmittel" und „Sterilität" mit dem Inhalt des Behältnisses, das die Diphtherie-, Tetanus-, Pertussis-, Poliomyelitis- und Hepatitis-B-Komponenten enthält, durchgeführt. Für die Prüfungen „PRP", „Wasser", „Sterilität" und, falls zutreffend, „Aluminium" und „Konservierungsmittel" wird der Inhalt des Behältnisses mit der Haemophilus-Komponente verwendet.

Verschiedene Prüfungen der Haemophilus-Komponente werden eher am gefriergetrockneten Produkt durchgeführt als am Konjugat als Bulk, da der Gefriertrocknungsprozess die zu prüfende Komponente schädigen kann.

PRP: mindestens 80 Prozent der in der Beschriftung angegebenen PRP-Menge für einen Impfstoff, der die Haemophilus-Komponente in einem separaten Behältnis enthält

Der Gehalt an PRP bei Impfstoffen, deren Komponenten alle in einem Behältnis abgefüllt sind, wird an der nicht adsorbierten Fraktion bestimmt und darf nicht geringer sein als der für das bestimmte Produkt zugelassene Gehalt.

Der Gehalt an PRP wird entweder durch Bestimmung der Ribose (2.5.31) oder des Phosphors (2.5.18), mit Hilfe einer immunchemischen Methode (2.7.1) oder der Flüssigchromatographie (2.2.29), unter Verwendung der Anionenaustauschchromatographie mit gepulster amperometrischer Detektion, ermittelt.

Aluminium (2.5.13): höchstens 1,25 mg je Einzeldosis für den Menschen, wenn Aluminiumhydroxid oder hydratisiertes Aluminiumphosphat als Adsorbens verwendet wurde

Freier Formaldehyd (2.4.18): höchstens $0,2 \text{ g} \cdot \text{l}^{-1}$ je Einzeldosis für den Menschen

Konservierungsmittel: Falls vorhanden wird der Gehalt an Konservierungsmittel mit Hilfe einer geeigneten chemischen Methode bestimmt. Der Gehalt muss mindestens dem gerade noch wirksamen Gehalt entsprechen und darf höchstens 115 Prozent des in der Beschriftung angegebenen Gehalts betragen.

Wasser (2.5.12): höchstens 3,0 Prozent in der gefriergetrockneten Haemophilus-Komponente

Sterilität (2.6.1): Der Impfstoff muss der Prüfung entsprechen.

Bestimmung der Wirksamkeit

Diphtherie-Komponente: Zur Bestimmung der Wirksamkeit der Diphtherie-Komponente wird eine der unter „Bestimmung der Wirksamkeit von Diphtherie-Adsorbat-Impfstoff" (2.7.6) vorgeschriebenen Methoden durchgeführt.

Die untere Vertrauensgrenze ($p = 0,95$) der ermittelten Wirksamkeit muss mindestens der in der Beschriftung angegebenen Mindestwirksamkeit entsprechen.

Abgesehen von begründeten und zugelassenen Fällen muss die in der Beschriftung angegebene Mindestwirksamkeit 30 I. E. je Einzeldosis für den Menschen betragen.

Tetanus-Komponente: Zur Bestimmung der Wirksamkeit der Tetanus-Komponente wird eine der unter „Bestimmung der Wirksamkeit von Tetanus-Adsorbat-Impfstoff" (2.7.8) vorgeschriebenen Methoden durchgeführt.

Die untere Vertrauensgrenze ($p = 0,95$) der ermittelten Wirksamkeit muss mindestens 40 I. E. je Einzeldosis für den Menschen betragen.

Pertussis-Komponente: Zur Bestimmung der Wirksamkeit der Pertussis-Komponente wird eine der unter „Bestimmung der Wirksamkeit von Pertussis-Impfstoff (azellulär)" (2.7.16) vorgeschriebenen Methoden durchgeführt. Der Impfstoff muss dem für das jeweilige Produkt zugelassenen Grenzwert entsprechen.

Hepatitis-B-Komponente: Der Impfstoff muss der „Bestimmung der Wirksamkeit von Hepatitis-B-Impfstoff (rDNA)" (2.7.15) entsprechen.

Poliomyelitis-Komponente

D-Antigen-Gehalt: Als Maß für die Gleichförmigkeit der Herstellung wird der Gehalt an D-Antigen der humanen Polio-Viren Typ 1, 2 und 3 nach der Desorption mit Hilfe einer geeigneten immunchemischen Methode (2.7.1) bestimmt. Dabei wird eine Standardzubereitung verwendet, die in D-Antigen-Einheiten der Ph. Eur. kalibriert ist. Der ermittelte Gehalt an D-Antigen, bezogen auf den in der Beschriftung angegebenen Gehalt, muss für jeden Typ innerhalb der für das bestimmte Produkt zugelassenen Grenzen liegen.

Poliomyelitis-Impfstoff (inaktiviert) BRP ist in Ph.-Eur.-Einheiten kalibriert und zur Verwendung bei der Bestimmung des D-Antigen-Gehalts vorgesehen. Die Ph.-Eur.-Einheiten entsprechen den Internationalen Einheiten.

Bestimmung der Wirksamkeit in vivo: Der Impfstoff muss der „In-vivo-Bestimmung der Wirksamkeit von Poliomyelitis-Impfstoff (inaktiviert)" (2.7.20) entsprechen.

Beschriftung

Die Beschriftung gibt an,
- Mindestanzahl der Internationalen Einheiten von Diphtherie- und Tetanus-Toxoid je Einzeldosis für den Menschen
- Namen und Mengen der Pertussis-Komponenten je Einzeldosis für den Menschen
- falls zutreffend, dass der Impfstoff ein Pertussis-Toxin-ähnliches Protein enthält, das durch genetische Modifikation erhalten wurde
- Menge an Hepatitis-B-Oberflächenantigen je Einzeldosis für den Menschen
- die in jeder Einzeldosis für den Menschen nominal enthaltene Menge des Polio-Virus jedes Typs (1, 2 und 3), ausgedrückt in Ph.-Eur.-Einheiten an D-Antigen
- zur Herstellung der Poliomyelitis- und Hepatitis-B-Komponente verwendete Zelltypen
- Menge an PRP in Mikrogramm je Einzeldosis für den Menschen
- Typ und nominal enthaltene Menge des Trägerproteins je Einzeldosis für den Menschen
- Name und Menge des Adsorbens
- falls zutreffend, dass der Impfstoff für die Erstimmunisierung von Kindern bestimmt und nicht notwendigerweise für Auffrischimpfungen oder zur Impfung von Erwachsenen geeignet ist
- dass der Impfstoff vor der Verwendung geschüttelt werden muss
- dass der Impfstoff nicht gefrieren darf.

10.7/1219

Haemophilus-Typ-b-Impfstoff (konjugiert)

Vaccinum haemophili stirpis b coniugatum

Definition

Haemophilus-Typ-b-Impfstoff (konjugiert) ist eine flüssige oder gefriergetrocknete Zubereitung eines Polysaccharids, das von einem geeigneten Stamm von *Haemophilus influenzae* Typ b gewonnen wird und kovalent an ein Trägerprotein gebunden ist. Das Polysaccharid ist Polyribosylribitolphosphat (PRP), ein lineares Copolymer aus sich wiederholenden Einheiten von 3-β-D-Ribofuranosyl-(1→1)-ribitol-5-phosphat $[(C_{10}H_{19}O_{12}P)_n]$, mit definierter Molekülgröße. Das mit dem Polysaccharid konjugierte Trägerprotein induziert eine T-Lymphozyten-abhängige Immunantwort der B-Lymphozyten gegen das Polysaccharid.

Herstellung

Allgemeine Vorkehrungen

Das Herstellungsverfahren muss nachweislich konstant Haemophilus-Typ-b-Impfstoff (konjugiert) von ausreichender Immunogenität und Unschädlichkeit für den Menschen ergeben. Die Herstellung des PRP und des Trägerproteins beruht auf Saatgutsystemen.

Das Herstellungsverfahren wird validiert und muss gewährleisten, dass bei Prüfung des Impfstoffs die Zubereitung der wie folgt durchgeführten „Prüfung auf Pyrogene" (2.6.8) entspricht. Je nach Trägerprotein wird jedem Kaninchen je Kilogramm Körpermasse eine Impfstoffmenge injiziert, die 1 µg PRP für das Diphtherie-Toxoid oder -Protein CRM 197 oder 0,1 µg PRP für das Tetanus-Toxoid oder 0,025 µg PRP für den Proteinkomplex der äußeren Zellmembran (OMP, outer membrane protein complex) von Gruppe-B-Meningokokken entspricht.

Während der Entwicklungsstudien muss gezeigt werden, dass der Impfstoff konstant eine T-Lymphozyten-abhängige Immunantwort der B-Lymphozyten gegen das PRP induziert. Bei Änderungen im Herstellungsverfahren muss mit Hilfe von geeigneten In-vitro-Methoden nachgewiesen werden, dass die charakteristischen Eigenschaften des Konjugats nicht beeinträchtigt sind.

Die Stabilität der Fertigzubereitung und relevanter Zwischenprodukte wird mit Hilfe einer oder mehrerer Indikator-Prüfungen bestimmt, beispielsweise der Bestimmung der Molekülgröße, des freien PRP im Konjugat und der Immunogenität für die Maus. Mit den Ergebnissen dieser Stabilitätsprüfungen werden Freigabekriterien für diese Indikator-Prüfungen festgelegt, um sicherzustellen, dass der Impfstoff bis zum Ende der Haltbarkeit den Anforderungen entspricht.

Bakterielles Saatgut

Die Abwesenheit von Verunreinigungen im Saatgut von *H. influenzae* Typ b wird durch Methoden geeigneter Empfindlichkeit nachgewiesen. Diese können das Inokulieren in geeignete Nährmedien, eine Prüfung der Koloniemorphologie, eine mikroskopische Prüfung gramgefärbter Ausstriche und eine Kulturagglutination mit geeigneten spezifischen Antisera umfassen.

Das Schutzmedium zur Erhaltung der Lebensfähigkeit des Stamms während der Gefriertrocknung oder Lagerung in gefrorenem Zustand darf keine komplexen Stoffe tierischen Ursprungs enthalten.

Empfohlen wird, das aus dem Saatgut produzierte PRP mit Hilfe der Kernresonanzspektroskopie (2.2.33) zu charakterisieren.

H.-influenzae-Typ-b-Polysaccharid (PRP)

H.-influenzae-Typ-b-Bakterien werden in einem flüssigen Nährmedium vermehrt, welches keine hochmolekularen Polysaccharide enthält. Liegen im Nährmedium Blutgruppensubstanzen vor, muss das Herstellungsverfahren validiert sein, um sicherzustellen, dass diese Substanzen nach dem Reinigungsschritt des Verfahrens nicht mehr nachweisbar sind. Die bakterielle Reinheit der Kultur wird mit Hilfe von Methoden geeigneter Empfindlichkeit nachgewiesen. Diese können das Inokulieren in geeignete Nährmedien, Prüfung der Kolonienmorphologie, mikroskopische Prüfung gramgefärbter Ausstriche und Kulturagglutination mit geeigneten spezifischen Antisera umfassen. Die Kultur kann inaktiviert werden. Das PRP wird von der Kulturflüssigkeit abgetrennt und mit Hilfe einer geeigneten Methode gereinigt. Flüchtige Substanzen im gereinigten Polysaccharid, einschließlich Wasser, werden mit Hilfe einer geeigneten Methode bestimmt. Das Ergebnis dient dazu, die Ergebnisse der nachfolgend beschriebenen Prüfungen bezogen auf die Trockenmasse der Substanz zu berechnen.

Nur ein PRP, das den nachfolgend beschriebenen Prüfungen entspricht, darf für die Konjugatherstellung verwendet werden.

Identität: Die Identität des PRP wird mit Hilfe einer immunchemischen Methode (2.7.1) oder einer anderen geeigneten Methode wie der ^{1}H-Kernresonanzspektroskopie (2.2.33) bestimmt.

Molekülgrößen- oder Molekülmassenverteilung: Die Bestimmung der Molekülgrößen- oder der Molekülmassenverteilung erfolgt mit Hilfe der Ausschlusschromatographie (2.2.30), kombiniert mit einem geeigneten Detektionssystem. Falls zutreffend erfolgt die Bestimmung der Molekülgrößenverteilung auch nach der chemischen Modifizierung des Polysaccharids. Für das PRP-Polysaccharid wird ein akzeptabler Wert etabliert. Jede Charge muss nachweislich diesem Grenzwert entsprechen.

Ribose (2.5.31): innerhalb der von der zuständigen Behörde für das bestimmte Produkt zugelassenen Grenzen, berechnet auf die getrocknete Substanz

Phosphor (2.5.18): innerhalb der von der zuständigen Behörde für das bestimmte Produkt zugelassenen Grenzen, berechnet auf die getrocknete Substanz

Protein (2.5.16): höchstens 1,0 Prozent, berechnet auf die getrocknete Substanz

Eine ausreichende PRP-Menge muss verwendet werden, um den Nachweis von mindestens 1 Prozent Protein zu ermöglichen.

Nukleinsäuren (2.5.17): höchstens 1,0 Prozent, berechnet auf die getrocknete Substanz

Bakterien-Endotoxine (2.6.14): weniger als 10 I. E. Bakterien-Endotoxine je Mikrogramm PRP

Reagenzien-Rückstände: Falls erforderlich wird geprüft, ob Rückstände der für die Inaktivierung oder Reinigung verwendeten Reagenzien noch nachweisbar sind. Für das jeweilige Produkt wird für jedes Reagenz ein akzeptabler Grenzwert zugelassen; für jede PRP-Charge muss nachgewiesen werden, dass die Reagenzien-Rückstände unterhalb dieser Grenzwerte liegen.

Wurde mit Validierungsprüfungen die Entfernung von Reagenzien-Rückständen nachgewiesen, kann die Prüfung für das entsprechende PRP-Produkt entfallen.

Trägerprotein

Herstellung und Eigenschaften von Trägerproteinen sind im Allgemeinen Text „5.2.11 Trägerproteine für die Herstellung von Polysaccharid-Impfstoffen (konjugiert) für Menschen" beschrieben.

Nur ein Trägerprotein, das den Anforderungen dieses Allgemeinen Texts entspricht, darf für die Konjugatherstellung verwendet werden.

PRP-Konjugat als Bulk

Für die Konjugationsreaktion muss PRP chemisch modifiziert werden, was im Allgemeinen mit einer teilweisen Depolymerisierung vor oder während der Modifikation verbunden ist. In das betreffende Trägerprotein oder das PRP können vor der Konjugation reaktive funktionelle Gruppen oder Moleküleinschübe eingebaut werden. Um die Gleichförmigkeit der Reaktion zu überprüfen, wird der Derivatisierungsgrad bestimmt. Über eine kovalente Bindung entsteht das PRP-Trägerprotein-Konjugat. Gegebenenfalls werden mit Hilfe geeigneter Agenzien (capping agents) noch vorhandene freie, möglicherweise reaktive Gruppen inaktiviert. In einem Reinigungsschritt werden Reagenzien-Rückstände entfernt.

Für die Herstellung des fertigen Impfstoffs als Bulk darf nur ein Konjugat als Bulk verwendet werden, das den nachfolgenden Anforderungen entspricht. Dabei werden für jede Prüfung und für jedes bestimmte Produkt akzeptable Grenzwerte festgelegt. Jede Charge des Konjugats muss diesen Anforderungen nachweislich entsprechen. Bei gefriergetrockneten Impfstoffen können bestimmte Prüfungen mit der Fertigzubereitung – und nicht mit dem Konjugat als Bulk – durchgeführt werden, wenn der zu prüfende Bestandteil bei der Gefriertrocknung verändert werden könnte.

PRP: Der Gehalt an PRP wird entweder durch die Bestimmung des Phosphors (2.5.18) oder durch die Bestimmung der Ribose (2.5.31) oder mit Hilfe einer immunchemischen Methode (2.7.1) oder der Anionenaustauschchromatographie mit gepulster amperometrischer Detektion (2.2.29) ermittelt.

Protein: Der Gehalt an Protein wird mit Hilfe einer geeigneten chemischen Methode bestimmt (zum Beispiel 2.5.16).

PRP/Protein-Quotient: Der Quotient PRP/Protein wird berechnet.

Molekülgrößen- oder Molekülmassenverteilung: Die Bestimmung der Molekülgrößen- oder Molekülmassenverteilung erfolgt mit Hilfe der Ausschlusschromatographie (2.2.30), kombiniert mit einem geeigneten Detektionssystem. Für das Bulk-Konjugat jedes Polysaccharids wird ein annehmbarer Wert etabliert. Jede Charge muss nachweislich diesem Grenzwert entsprechen.

Freies PRP: Unterschiedliche Methoden, wie Präzipitation, Gelfiltration, Ausschlusschromatographie, Anionenaustauschchromatographie, hydrophobe Chromatographie, Ultrafiltration und Ultrazentrifugation, werden eingesetzt, um freies PRP vom Konjugat abzutrennen. Das freie PRP kann anschließend mit einer Reihe von Techniken, wie Hochleistungsanionenaustauschchromatographie mit gepulster amperometrischer Detektion (HPAEC-PAD, high-performance anion-exchange chromatography with pulsed amperometric detection) und Immunassays mit anti-PRP-Antikörpern, quantitativ bestimmt werden.

Freies Trägerprotein: Der Gehalt an freiem Trägerprotein wird entweder direkt mit Hilfe einer geeigneten Methode bestimmt oder indirekt rechnerisch mit Hilfe der Ergebnisse anderer Prüfungen ermittelt. Der Gehalt muss innerhalb der für das bestimmte Produkt zugelassenen Grenzen liegen.

Freie reaktive Gruppen: Das Konjugat als Bulk darf keine freien reaktiven Gruppen besitzen; zumindest muss bei der Validierung des Herstellungsverfahrens nachgewiesen sein, dass die im Bulk vorhandenen noch freien reaktiven Gruppen im weiteren Herstellungsprozess ihre Aktivität verlieren (zum Beispiel aufgrund ihrer kurzen Halbwertszeit).

Reagenzien-Rückstände: Durch die Validierung des Verfahrens oder mit Hilfe geeigneter Prüfungen muss sichergestellt sein, dass Reagenzien-Rückstände eliminiert sind: Zum Beispiel dürfen Cyanid, EDAC (Ethyldimethylaminopropylcarbodiimid) und Phenol nicht mehr nachweisbar sein.

Sterilität (2.6.1): Für jedes Nährmedium müssen 10 ml oder muss eine 100 Dosen entsprechende Menge geprüft werden, jedoch jeweils die kleinere Menge.

Fertiger Impfstoff als Bulk

Das Konjugat als Bulk wird mit einem geeigneten Verdünnungsmittel so verdünnt, dass die Konzentration der Fertigzubereitung erhalten wird. Vor dem Verdünnen dürfen Adjuvanzien, Konservierungsmittel und Stabilisatoren zugesetzt werden.

Nur ein fertiger Impfstoff als Bulk, der den Anforderungen der nachfolgend beschriebenen Prüfungen entspricht, darf zur Herstellung der Fertigzubereitung verwendet werden.

Konservierungsmittel: Falls ein Konservierungsmittel vorhanden ist, wird dessen Gehalt mit Hilfe einer geeigneten chemischen oder physikalisch-chemischen Methode bestimmt. Der Gehalt muss mindestens 85 und darf höchstens 115 Prozent des vorgesehenen Gehalts betragen.

Sterilität (2.6.1): Der fertige Impfstoff als Bulk muss der Prüfung entsprechen. Die Prüfung wird mit 10 ml Zubereitung je Nährmedium durchgeführt.

Fertigzubereitung

Nur eine Fertigzubereitung, die jeder der nachfolgend aufgeführten Anforderungen und den Anforderungen der „Prüfung auf Identität" und der „Prüfung auf Reinheit" entspricht, darf zur Verwendung freigegeben werden. Vorausgesetzt, die Prüfung „Konservierungsmittel" ist für den fertigen Impfstoff als Bulk erfolgt, kann sie für die Fertigzubereitung entfallen.

pH-Wert (2.2.3): Der pH-Wert des, falls erforderlich rekonstituierten, Impfstoffs muss innerhalb der für das bestimmte Produkt zugelassenen Grenzen liegen.

Freies PRP: Unterschiedliche Methoden, wie Präzipitation, Gelfiltration, Ausschlusschromatographie, Anionenaustauschchromatographie, hydrophobe Chromatographie, Ultrafiltration und Ultrazentrifugation, werden eingesetzt, um freies PRP vom Konjugat abzutrennen. Das freie PRP kann anschließend mit einer Reihe von Techniken, wie der HPAEC-PAD und Immunassays mit anti-PRP-Antikörpern, quantitativ bestimmt werden. Die Menge an freiem PRP darf nicht größer als die für das bestimmte Produkt zugelassene Menge sein.

Prüfung auf Identität

Die Identität des Impfstoffs wird mit Hilfe einer für PRP geeigneten immunchemischen Methode (2.7.1) nachgewiesen.

Prüfung auf Reinheit

PRP: mindestens 80 Prozent der in der Beschriftung angegebenen PRP-Menge

Der Gehalt an PRP wird entweder durch Bestimmung des Phosphors (2.5.18) oder der Ribose (2.5.31), mit Hilfe einer immunchemischen Methode (2.7.1) oder der Flüssigchromatographie (2.2.29), unter Verwendung der Anionenaustauschchromatographie mit gepulster, amperometrischer Detektion, ermittelt.

Aluminium (2.5.13): höchstens 1,25 mg je Einzeldosis für den Menschen, wenn Aluminiumhydroxid oder hydratisiertes Aluminiumphosphat als Adsorbens verwendet wurde

Konservierungsmittel: Falls ein Konservierungsmittel vorhanden ist, wird dessen Gehalt mit Hilfe einer geeigneten chemischen oder physikalisch-chemischen Methode bestimmt. Der Gehalt muss mindestens dem gerade noch wirksamen Gehalt entsprechen und darf höchstens 115 Prozent des in der Beschriftung angegebenen Gehalts betragen.

Wasser (2.5.12): höchstens 3,0 Prozent für den gefriergetrockneten Impfstoff

Sterilität (2.6.1): Der Impfstoff muss der Prüfung entsprechen.

Bakterien-Endotoxine (2.6.14): Der Gehalt an Bakterien-Endotoxinen muss für das bestimmte Produkt innerhalb der von der zuständigen Behörde zugelassenen Grenzen liegen. Falls ein Bestandteil des Impfstoffs die Bestimmung von Endotoxin verhindert, wird, wie unter „Allgemeine Vorkehrungen" beschrieben, eine „Prüfung auf Pyrogene" durchgeführt.

Beschriftung

Die Beschriftung gibt an
- Menge an PRP in Mikrogramm je Einzeldosis für den Menschen
- Typ und nominal enthaltene Menge des Trägerproteins des Impfstoffs je Einzeldosis für den Menschen.

10.7/2772

Influenza-Lebend-Impfstoff (nasal)

Vaccinum influenzae vivum pernasale

Definition

Influenza-Lebend-Impfstoff (nasal) ist eine wässrige Suspension eines oder mehrerer lebender, attenuierter Stämme des Influenza-Virus Typ A oder Typ B oder einer Mischung von Stämmen beider Typen. Die Stämme werden einzeln in Bruteiern vermehrt. Der Impfstoff wird in einer für nasales Verabreichen geeigneten Form hergestellt. Der Impfstoff ist eine farblose, schwach opaleszierende Flüssigkeit, die weiße Partikeln enthalten kann.

Herstellung

Allgemeine Vorkehrungen

Die Herstellung des Impfstoffs beruht auf einem Virussaatgutsystem. Das Herstellungsverfahren muss nachweislich konstant Influenza-Lebend-Impfstoff von ausreichender Immunogenität, Unschädlichkeit für den Menschen und Stabilität ergeben.

Auswahl des Impfstoffstamms

Die WHO erstellt jährlich einen Überblick über die epidemiologische Situation in der Welt und empfiehlt gegebenenfalls neue Stämme, die der vorherrschenden epidemiologischen Situation entsprechen.

Derartige Stämme werden in Übereinstimmung mit den gültigen Bestimmungen in den Unterzeichnerstaaten des Übereinkommens über die Ausarbeitung eines Europäischen Arzneibuchs verwendet.

Der attenuierte Spendervirusstamm und der attenuierte Impfvirusstamm können vom Hersteller selbst mit Hilfe von klassischen reassortierenden Methoden oder durch reverse Genetik (zum Beispiel Plasmid-Rescue-Technik) erzeugt sein. Die für die Herstellung des attenuierten Impfvirussaatguts verwendeten Wildtyp-Virusstämme müssen von der zuständigen Behörde genehmigt sein.

Das gesamte Herstellungsverfahren des attenuierten Impfvirusstamms einschließlich der Beschreibung der Herleitung des Saatguts aus dem/den attenuierten Spendervirusstamm/stämmen und dem/den von der WHO empfohlenen Wildtyp-Virusstamm/stämmen muss von der zuständigen Behörde genehmigt sein.

Während der Entwicklungsstudien und immer wenn ein neuer Hämagglutinin-Subtyp des Influenza-A-Virus (das heißt nicht-H1-, nicht-H3-Subtyp) oder ein neuer Influenza-B-Virustyp, der sich von den gegenwärtig zirkulierenden genetischen Abstammungslinien unterscheidet, für den Impfstoff verwendet wird, wird die Neurovirulenz des Mastersaatguts mit geeigneten Tiermodellen (zum Beispiel in Mäusen) mit dem attenuierten Spendervirusstamm als Vergleich bewertet. Der neue Stamm darf nicht neurovirulenter sein als der Vergleichsstamm.

Eine geno- und phänotypische Charakterisierung des/der attenuierten Spendervirusstamms/stämme wird anhand von Techniken zur Identifizierung von Attenuierungsmarkern und Nukleotidsequenzen durchgeführt.

Substrat zur Virusvermehrung

Influenza-Saatvirus und alle Impfstoffchargen werden in Bruteiern von Hühnern aus SPF-Herden (5.2.2) vermehrt.

Virussaatgut

Die Herstellung des Impfstoffs beruht auf einem Saatgutsystem. Die für die Herstellung des attenuierten Mastersaatguts verwendeten Wildtyp-Virusstämme und attenuierten Spendervirusstämme werden anhand von Unterlagen identifiziert, die insbesondere die Herkunft und die zur Charakterisierung der Stämme durchgeführten Prüfungen belegen müssen.

Nur ein attenuierter Masterspendervirusstamm, der, mit Hilfe einer geeigneten Methode (wie Multiplex-PCR-Bestimmung) geprüft, nachweislich frei ist von für den Menschen pathogenen respiratorischen Erregern, die in Eiern vermehrt werden können, kann für die Herstellung von attenuiertem Mastervirussaatgut verwendet werden. Diese Bestimmung kann entfallen, wenn Methoden der reversen Genetik (wie Plasmid-Rescue-Technik) angewendet werden.

Die Herstellung des attenuierten Mastervirussaatguts muss von der zuständigen Behörde genehmigt werden. Das attenuierte Mastervirussaatgut muss die gleichen

Eigenschaften wie der attenuierte Spendervirusstamm haben. Die Anzahl der erforderlichen Passagen für die Herstellung des attenuierten Mastervirussaatguts aus dem attenuierten Spendervirusstamm wird von der zuständigen Behörde begrenzt und genehmigt. Abgesehen von begründeten und zugelassenen Fällen muss die verwendete Virusernte ohne Zwischenpassage als Inokulum für die Infizierung der Eier zur Herstellung einer Impfstoffcharge verwendet werden, um zu gewährleisten, dass kein Impfvirus mehr als eine Passage vom attenuierten Mastervirussaatgut entfernt ist, das alle Unschädlichkeitsprüfungen bestanden hat.

Jedes für die Vermehrung verwendete Virussaatgut muss durch einen Bakterien zurückhaltenden Filter filtriert werden.

Das attenuierte Mastervirussaatgut muss das Hämagglutinin und die Neuraminidase vom Wildtyp-Virusstamm und andere Proteine vom attenuierten Spendervirusstamm exprimieren.

Die Charakterisierung des attenuierten Mastervirussaatguts muss die nachfolgend aufgeführten Prüfungen beinhalten:
– Genotyp-Analysen mit Hilfe von validierten Verfahren zur Amplifikation von Nukleinsäuren (2.6.21)
– Sequenzierung des Virussaatguts und Vergleich der codierenden Sequenzen wie folgt:
  – Vergleich der Hämagglutinin- und Neuraminidase-Gene mit denen der empfohlenen Stämme und
  – Vergleich der Sequenzen der 6 verbleibenden Gene mit denen des attenuierten Spenderstamms
– Genetische Stabilität durch Sequenzierung, Bestimmung der kälteadaptierten und temperaturempfindlichen Phänotypen und Attenuierungsprüfung über mehrere Passagen im Substrat.

Nur ein attenuiertes Mastervirussaatgut, das den nachfolgenden Anforderungen entspricht, darf zur Herstellung der Ernte verwendet werden.

Identität: Für jedes attenuierte Mastervirussaatgut werden die Hämagglutinin- und die Neuraminidase-Antigene mit Hilfe von geeigneten Methoden identifiziert.

Kälteadaptierte und temperaturempfindliche Phänotypen: Für jedes attenuierte Mastervirussaatgut wird zum Nachweis der kälteadaptierten und temperaturempfindlichen Phänotypen im Saatgut eine Prüfung in Zellkulturen durchgeführt. Das attenuierte Mastervirussaatgut entspricht der Prüfung,
– für die Kälteadaption, wenn der Verlust an Virustiter zwischen der Inkubation bei +25 °C und bei +33 °C nicht mehr als 2,0 $\log_{10}$ infektiöse Einheiten beträgt, ausgedrückt in fluoreszierenden Einheiten (vermehrungsfähige Viruspartikeln, Fluorescent Focus Unit, FFU)
– für die Temperaturempfindlichkeit, wenn der Verlust an Virustiter zwischen der Inkubation bei +33 °C und bei +37 °C (für die Stämme B) oder bei +39 °C (für die Stämme A) nicht weniger als 2,0 $\log_{10}$ infektiöse Einheiten beträgt, ausgedrückt in FFU.

Attenuierung: Für jedes attenuierte Mastervirussaatgut wird eine In-vivo-Prüfung auf Attenuierung mit Frettchen durchgeführt. Die Prüfbedingungen wie Belastungsdosis und Beobachtungszeitraum werden in Validierungsstudien etabliert. Die Attenuierungsprüfung wird durch intranasale Belastung von Frettchen, die frei von Antikörpern gegen das Influenza-Virus sind, mit dem attenuierten Mastervirussaatgut durchgeführt. Die Tiere werden eine zuvor bestimmte Anzahl von Tagen nach der Belastung überwacht, Anzeichen von Influenza-ähnlichen Erkrankungen einschließlich Nasenausfluss, häufigem Niesen, schwerer Lethargie oder Fieber werden dokumentiert.

Am Ende des Beobachtungszeitraums werden die Tiere schmerzlos getötet. Gewebe von Nasenmuscheln und Lungengewebe werden entnommen und mit einer geeigneten Bestimmungsmethode auf infektiöse Viren geprüft.

Für das als attenuiert zu identifizierende Mastervirussaatgut muss das Virus bei jedem Tier in Proben von Nasenmuschelgewebe und Lungengewebe nachgewiesen werden. Das Viruswachstum muss nachweislich eingeschränkt sein oder in den Proben darf keine Virusvermehrung nachweisbar sein. Zusätzlich dürfen die inokulierten Tiere keine Anzeichen von Influenza-ähnlichen Erkrankungen aufweisen.

Viruskonzentration: Die Viruskonzentration jedes attenuierten Mastervirussaatguts wird mit Hilfe einer geeigneten validierten Bestimmung der Zahl der fluoreszierenden Einheiten (zum Beispiel Fluorescent Focus Assay) *in vitro* durch Titration in Zellkulturen bestimmt. Der Titer dient der Kontrolle der Gleichförmigkeit der Herstellung.

Fremde Agenzien (2.6.16): Jedes attenuierte Mastervirussaatgut muss den Anforderungen an Virussaatgut entsprechen.

Aviäre-Leukose-Viren: Für jedes attenuierte Mastersaatgut muss die Abwesenheit von Aviäre-Leukose-Viren durch eine geeignete Methode nachgewiesen werden.

Vermehrung und Ernte

Alle Herstellungsschritte mit den Bruteiern erfolgen unter aseptischen Bedingungen in einem Bereich, in dem nicht gleichzeitig mit anderen infektiösen Agenzien oder Zellen gearbeitet wird. Nach der Belastung und Inkubation bei einer kontrollierten Temperatur werden nur lebende und normale Hühnerembryonen geerntet. Der Prozentsatz an verworfenen Eiern wird dokumentiert. Nach der Homogenisierung und Klärung durch Zentrifugieren wird die geklärte Allantoisflüssigkeit wie nachfolgend beschrieben geprüft und bis zur Weiterverarbeitung bei –70 °C oder einer tieferen Temperatur gehalten. Der Virussuspension darf in keinem Stadium der Herstellung Protein vom Menschen zugesetzt werden. Wenn Stabilisatoren zugesetzt werden, dürfen diese nachweislich keine antigenen oder sensibilisierenden Eigenschaften für den Menschen aufweisen.

Zur Herstellung des monovalenten Impfstoffs als Bulk darf nur eine Einzelernte oder ein monovalenter

Erntepool verwendet werden, die/der den nachfolgend beschriebenen Prüfungen entspricht.

Fremde Agenzien (2.6.16): Jede Einzelernte oder jeder monovalente Erntepool muss den Prüfungen auf fremde Agenzien entsprechen, mit Ausnahme der Prüfungen „Mykobakterien" und „Bakterien, Pilze", die in diesem Stadium der Herstellung nicht erforderlich sind.

Aviäre-Leukose-Viren: Für jede Einzelernte oder jeden monovalenten Erntepool muss die Abwesenheit von Aviäre-Leukose-Viren durch eine geeignete Methode nachgewiesen werden.

Mikrobielle Verunreinigung: Für jede Einzelernte und jeden monovalenten Erntepool wird durch Membranfiltration die Gesamtkeimzahl bestimmt. Die Anzahl der gesamten vermehrungsfähigen aeroben Keime wird bestimmt und die Abwesenheit von Hefen und Schimmelpilzen mit selektiven Medien nachgewiesen. Die Gesamtkeimzahl muss innerhalb der von der zuständigen Behörde zugelassenen Grenzen liegen. Die Abwesenheit von *Vibrio*, *Shigella* und *Salmonella* wird mit zusätzlichen von der zuständigen Behörde zugelassenen spezifischen, validierten Techniken nachgewiesen.

Monovalenter Bulk

Monovalente Bulks werden durch Poolen einer Anzahl von zufriedenstellenden Einzelernten oder monovalenten Erntepools desselben Virustyps hergestellt. Der monovalente Bulk wird mit Hilfe der Hochgeschwindigkeitszentrifugation oder einer anderen geeigneten Methode konzentriert und gereinigt und anschließend durch einen Bakterien zurückhaltenden Filter filtriert.

Nur ein monovalenter Bulk, der den nachfolgend aufgeführten Anforderungen entspricht, darf zur Herstellung des fertigen Impfstoffs als Bulk verwendet werden.

Prüfung auf Identität: Jeder monovalente Bulk wird durch eine geeignete Hämagglutinin-typspezifische Bestimmung als Influenza-Virus eines bestimmten Typs identifiziert.

Viruskonzentration: Die Viruskonzentration jedes monovalenten Bulks wird durch Titration mit Hilfe einer geeigneten validierten In-vitro-Methode wie der Bestimmung der Zahl der fluoreszierenden Einheiten (Fluorescent Focus Assay) ermittelt.

Kälteadaptierte und temperaturempfindliche Phänotypen: Jeder monovalente Bulk muss der unter „Virussaatgut" beschriebenen Prüfung entsprechen.

Attenuierung: Eine Attenuierungsprüfung wird mit jeder zu prüfenden Probe des monovalenten Bulks durch intranasale Belastung von Frettchen, die frei von Antikörpern gegen das Influenza-Virus sind, wie unter „Virussaatgut" beschrieben, durchgeführt.

Falls ausreichende Daten zur Gleichförmigkeit verfügbar und von der zuständigen Behörde genehmigt sind, werden nur die ersten 3 monovalenten Bulks nach der Einführung eines neuen attenuierten Mastervirussaatguts an Frettchen geprüft.

Die Hersteller sind gemäß den Bestimmungen des Europäischen Übereinkommens zum Schutz der für Versuche und andere wissenschaftliche Zwecke verwendeten Wirbeltiere aufgefordert, immer wenn möglich für die monovalenten Bulks validierte In-vitro-Methoden als Ersatz für die Prüfung am Tier zu entwickeln. Molekulare Techniken oder andere geeignete Methoden zur Bestimmung von Virusattenuierungsmarkern sind geeignet.

Genotyp: Der Genotyp jedes monovalenten Bulks wird mit Hilfe von geeigneten validierten Nukleinsäureamplifikationstechniken (2.6.21) nachgewiesen.

Bakterien, Pilze: Jeder monovalente Bulk muss der „Prüfung auf Sterilität" (2.6.1) entsprechen. 10 ml Zubereitung werden für jedes Nährmedium verwendet.

Gesamtproteingehalt: höchstens 0,25 mg je Dosis für den Menschen, vor Zusatz eines Stabilisators bestimmt

Fertiger Impfstoff als Bulk

Ein fertiger Impfstoff als Bulk wird unter aseptischen Bedingungen mit einer ausreichenden Menge monovalenten Bulks jedes Virusstamms gebildet. Der fertige Impfstoff als Bulk wird unter aseptischen Bedingungen in sterile Behältnisse mit Originalitätsverschluss abgefüllt. Wenn ein fertiger Impfstoff als Bulk als Zwischenprodukt für eine Freigabe formuliert ist, muss er den nachfolgend beschriebenen Anforderungen entsprechen und innerhalb der für das bestimmte Produkt zugelassenen Grenzen liegen. Ein geeigneter Stabilisator kann zugesetzt werden.

Nur ein fertiger Impfstoff als Bulk, der der folgenden Anforderung entspricht, kann zur Herstellung der Fertigzubereitung verwendet werden.

Bakterien, Pilze: Der fertige Impfstoff als Bulk muss der „Prüfung auf Sterilität" (2.6.1) entsprechen. 10 ml Zubereitung werden für jedes Nährmedium verwendet.

Fertigzubereitung

Für die Freigabe der Fertigzubereitung wird für jeden Virusstamm eine Mindestviruskonzentration festgelegt, die unter Berücksichtigung der Stabilitätsdaten sicherstellt, dass bis zum Ende der Haltbarkeit der in der Beschriftung angegebene Mindestvirustiter enthalten ist.

Nur eine Fertigzubereitung, die allen nachfolgend aufgeführten Anforderungen unter „Prüfung auf Identität", „Prüfung auf Reinheit" und „Bestimmung der Wirksamkeit" entspricht, darf zur Verwendung freigegeben werden.

Temperaturbeständigkeit: Mindestens 3 Behältnisse mit der Fertigzubereitung werden wie von der zuständigen Behörde zugelassen unter Berücksichtigung der Bedingungen, die nachweislich für das bestimmte Produkt geeignet sind, für einen festgelegten Zeitraum bei erhöhter Temperatur gehalten. Die Viruskonzentrationen des erwärmten und des bei der für die Lagerung empfohlenen Temperatur gelagerten Impfstoffs wird wie unter „Bestimmung der Wirksamkeit" beschrieben parallel bestimmt. Für jeden Virusstamm darf die Viruskonzentration in den erwärmten Behältnissen während der Lagerung bei erhöhter Temperatur nicht um mehr als den zugelassenen Wert abnehmen.

Prüfung auf Identität

Die „Bestimmung der Wirksamkeit" dient auch dem Nachweis der Antigenspezifität des Impfstoffs.

Prüfung auf Reinheit

Ovalbumin: höchstens der in der Beschriftung angegebene Gehalt, in jedem Fall höchstens 1 µg Ovalbumin je Dosis für den Menschen, mit Hilfe einer geeigneten immunchemischen Methode (2.7.1) unter Verwendung einer geeigneten Referenzzubereitung von Ovalbumin bestimmt

Gesamtprotein: höchstens der in der Beschriftung angegebene Gehalt, in jedem Fall höchstens 2,2 mg je Dosis für den Menschen

Bakterien, Pilze: Der Impfstoff muss der „Prüfung auf Sterilität" (2.6.1) entsprechen.

Bakterien-Endotoxine (2.6.14): weniger als 6 I. E. Bakterien-Endotoxine je Einzeldosis für den Menschen

Bestimmung der Wirksamkeit

Das infektiöse Virus des Impfstoffs aus mindestens 3 verschiedenen Behältnissen wird in Zellkulturen titriert. Für jeden Verdünnungsschritt wird eine geeignete Anzahl an Vertiefungen einer Mikrotiterplatte inokuliert. Der Inhalt eines Behältnisses mit einer geeigneten Virus-Referenzzubereitung wird in 3 Ansätzen titriert, um jede Bestimmung zu validieren. Die Viruskonzentration der Referenzzubereitung wird mit einem Kontrolldiagramm überwacht und der Titer wird für jeden Virusstamm auf der Basis historischer Daten durch jedes Laboratorium etabliert. Wenn der Impfstoff mehr als einen Influenza-Virusstamm enthält, wird jeder Virusstamm einzeln titriert. Geeignete typspezifische Antisera werden zum Neutralisieren der jeweiligen anderen Stämme verwendet.

Die individuelle Viruskonzentration des Impfstoffs jedes Behältnisses und jedes Ansatzes der Referenzzubereitung sowie die entsprechenden Mittelwerte der Viruskonzentrationen werden mit Hilfe der üblichen statistischen Methoden (zum Beispiel 5.3) berechnet. Für jeden Virusstamm muss der ermittelte Mittelwert der Viruskonzentrationen des Impfstoffs aus den 3 Behältnissen in dem in der Beschriftung angegebenen Bereich liegen.

Die Bestimmung ist ungültig, wenn
- für jeden Virusstamm das Vertrauensintervall ($p = 0,95$) der ermittelten Viruskonzentration der Referenzzubereitung für den Mittelwert der 3 Ansätze größer ist als $\pm 0,3 \log_{10}$ infektiöse Einheiten, ausgedrückt in FFU
- für jeden Virusstamm die Viruskonzentration der Referenzzubereitung um mehr als $0,5 \log_{10}$ infektiöse Einheiten, ausgedrückt in FFU, vom etablierten Wert abweicht.

Die Bestimmung muss wiederholt werden, wenn das Vertrauensintervall ($p = 0,95$) des Mittelwerts der Viruskonzentration des Impfstoffs größer ist als $\pm 0,3 \log_{10}$ infektiöse Einheiten, ausgedrückt in FFU. Nur Daten von gültigen Bestimmungen werden mit Hilfe der üblichen statistischen Methoden (zum Beispiel 5.3) kombiniert, um die Viruskonzentration der Probe zu berechnen. Das Vertrauensintervall ($p = 0,95$) des Mittelwerts der Viruskonzentration darf höchstens $\pm 0,3 \log_{10}$ infektiöse Einheiten, ausgedrückt in FFU, betragen.

Beschriftung

Die Beschriftung gibt an,
- dass der Impfstoff in Eiern hergestellt wurde
- den Influenza-Virusstamm oder die Influenza-Virusstämme, der/die zur Herstellung des Impfstoffs verwendet wurde/n
- minimale und maximale Konzentration jedes Virusstamms je Einzeldosis für den Menschen
- maximale Ovalbuminmenge
- Impfsaison, in der der Impfstoff vor einer Infektion schützen soll.

10.7/0213

Masern-Lebend-Impfstoff
Vaccinum morbillorum vivum

Definition

Masern-Lebend-Impfstoff ist eine gefriergetrocknete Zubereitung aus einem geeigneten attenuierten Stamm des Masern-Virus. Der Impfstoff wird unmittelbar vor der Anwendung entsprechend den Angaben in der Beschriftung rekonstituiert und ergibt eine klare Flüssigkeit, die durch einen pH-Indikator gefärbt sein kann.

Herstellung

Die Herstellung des Impfstoffs beruht auf einem Virussaatgutsystem und, falls das Virus in diploiden Zellen vom Menschen vermehrt wird, auf einem Zellbanksystem. Das Herstellungsverfahren muss nachweislich konstant Masern-Lebend-Impfstoff von ausreichender Immunogenität und Unschädlichkeit für den Menschen ergeben. Abgesehen von begründeten und zugelassenen Fällen darf das Virus im fertigen Impfstoff nicht mehr Passagen vom Mastersaatgut entfernt sein als das Virus in einem Impfstoff, dessen Unschädlichkeit und Wirksamkeit sich in klinischen Studien als zufriedenstellend erwiesen hat. Selbst bei zugelassenen Ausnahmen darf die Anzahl der Passagen, die über die Passagehäufigkeit für klinische Untersuchungen hinausgeht, höchstens 5 betragen.

Die mögliche Neurovirulenz des Impfstoffstamms wird, basierend auf verfügbaren epidemiologischen Daten über Neurovirulenz und Neurotropismus vorwiegend des Wildtyp-Virus, während der präklinischen Entwicklung in Betracht gezogen. Auf dieser Grundlage wird eine Risikoanalyse durchgeführt. Falls erforderlich und verfügbar, wird an dem Impfstoffstamm eine Prüfung mit Hilfe eines Tiermodells, das zwischen Wildtyp-Virus und attenuiertem Virus unterscheidet, durchgeführt. Prüfungen an Stämmen mit einer Attenuierung zwischen Wildtyp-Virus und attenuiertem Virus können ebenfalls erforderlich sein.

Substrat zur Virusvermehrung

Das Virus wird in diploiden Zellen vom Menschen, die den Anforderungen an „Zellkulturen für die Herstellung von Impfstoffen für Menschen" (5.2.3) entsprechen, oder in Kulturen von Hühnerembryozellen, die aus SPF-Beständen (5.2.2) stammen, vermehrt.

Saatgut

Der verwendete Stamm des Masern-Virus wird anhand von Unterlagen identifiziert, die die Herkunft und die nachfolgende Behandlung belegen müssen. Saatgut wird in großen Mengen hergestellt und, falls gefriergetrocknet, bei Temperaturen unterhalb von –20 °C oder, falls nicht gefriergetrocknet, unterhalb von –60 °C gelagert.

Nur ein Saatgut, das den nachfolgend beschriebenen Prüfungen entspricht, darf für die Virusvermehrung verwendet werden.

Identität: Das Master- und das Arbeitssaatgut werden durch Serumneutralisation in Zellkultur unter Verwendung von spezifischen Antikörpern als Masern-Virus identifiziert.

Viruskonzentration: Die Viruskonzentration des Master- und Arbeitssaatguts wird bestimmt, um die Gleichförmigkeit des Herstellungsverfahrens zu überwachen.

Fremde Agenzien (2.6.16): Das Arbeitssaatgut muss der Prüfung entsprechen.

Vermehrung und Ernte

Alle Arbeitsschritte an der Zellbank und den folgenden Zellkulturen erfolgen unter aseptischen Bedingungen in einem Bereich, in dem während der Herstellung mit keinen anderen Zellen gearbeitet wird. Geeignetes Tierserum (Serum vom Menschen darf nicht verwendet werden) kann in den Zellkulturmedien verwendet werden. Das letzte Nährmedium für die Erhaltung des Zellwachstums während der Virusvermehrung darf jedoch kein Tierserum enthalten. Bei der Zubereitung von Zellsuspensionen sowie von Zellkulturmedien verwendetes Serum und Trypsin müssen nachweislich frei von fremden Agenzien sein. Den Nährmedien für die Zellkultur können ein pH-Indikator wie Phenolrot sowie geeignete Antibiotika in der eben noch wirksamen Konzentration zugesetzt werden. Das Substrat sollte, falls möglich, während der Herstellung frei von Antibiotika sein. Mindestens 500 ml der für die Impfstoffherstellung verwendeten Zellkultur werden als nicht infizierte Zellkultur (Kontrollzellen) aufbewahrt. Die Virussuspensionen werden zu einem für den verwendeten Virusstamm geeigneten Zeitpunkt geerntet.

Nur eine Einzelernte, die den nachfolgend beschriebenen Prüfungen entspricht, darf für die Zubereitung des Fertigimpfstoffs als Bulk verwendet werden.

Identität: Die Einzelernte enthält Virus, das durch Serumneutralisation in Zellkultur unter Verwendung von spezifischen Antikörpern als Masern-Virus identifiziert wird.

Viruskonzentration: Die Viruskonzentration wird in der Einzelernte wie unter „Bestimmung der Wirksamkeit" beschrieben bestimmt, um die Gleichförmigkeit des Herstellungsverfahrens zu überwachen und um die Verdünnung für die Herstellung des fertigen Impfstoffs als Bulk zu ermitteln.

Fremde Agenzien (2.6.16): Die Einzelernte muss der Prüfung entsprechen.

Kontrollzellen: Falls diploide Zellen vom Menschen für die Herstellung verwendet werden, müssen die Kontrollzellen der „Prüfung auf Identität" und den Anforderungen der „Prüfung auf fremde Agenzien in Virusimpfstoffen für Menschen" (2.6.16) entsprechen.

Fertiger Impfstoff als Bulk

Einzelernten, die den vorstehend beschriebenen Prüfungen entsprechen, werden gepoolt und geklärt, um Zellen zu entfernen. Ein geeigneter Stabilisator kann zugesetzt werden. Die gepoolten Ernten werden anschließend in geeigneter Weise verdünnt.

Nur ein fertiger Impfstoff als Bulk, der der nachfolgend beschriebenen Prüfung entspricht, darf zur Herstellung der Fertigzubereitung verwendet werden.

Bakterien, Pilze: Der fertige Impfstoff als Bulk muss der „Prüfung auf Sterilität" (2.6.1) entsprechen. 10 ml Zubereitung werden für jedes Nährmedium verwendet.

Fertigzubereitung

Eine Mindestviruskonzentration wird für das Produkt zur Freigabe festgelegt, die in Kenntnis der Stabilitätsdaten sicherstellt, dass bis zum Ende der Haltbarkeit mindestens der in der Beschriftung angegebene Virustiter enthalten ist.

Nur eine Fertigzubereitung, die der Mindestviruskonzentration zur Freigabe, der Prüfung „Temperaturbeständigkeit", der „Prüfung auf Identität" sowie der „Prüfung auf Reinheit" entspricht, darf zur Anwendung freigegeben werden. Vorausgesetzt, die Prüfung „Rinderserumalbumin" ist mit zufriedenstellenden Ergebnissen für den fertigen Impfstoff als Bulk erfolgt, kann sie für die Fertigzubereitung entfallen.

Temperaturbeständigkeit: Mindestens 3 Durchstechflaschen mit der gefriergetrockneten Fertigzubereitung werden im trockenen Zustand 7 Tage lang bei $37 \pm 1\,°C$ erwärmt. Wie unter „Bestimmung der Wirksamkeit" beschrieben, werden parallel die Viruskonzentrationen von Impfstoffproben des zuvor erwärmten und des nicht erwärmten, bei der für die Lagerung empfohlenen Temperatur gelagerten Impfstoffs bestimmt. Die Viruskonzentration des zuvor erwärmten Impfstoffs darf nicht mehr als $1{,}0\log_{10}$ geringer sein als die des nicht erwärmten Impfstoffs.

Prüfung auf Identität

Wenn der entsprechend der Beschriftung rekonstituierte Impfstoff mit spezifischen Masern-Antikörpern gemischt wird, werden empfängliche Zellkulturen nicht mehr infiziert.

Prüfung auf Reinheit

Bakterien, Pilze: Der rekonstituierte Impfstoff muss der „Prüfung auf Sterilität" (2.6.1) entsprechen.

Rinderserumalbumin: höchstens 50 ng je Einzeldosis für den Menschen, mit Hilfe einer geeigneten immunchemischen Methode (2.7.1) bestimmt

Wasser (2.5.12): höchstens 3,0 Prozent, nach der Karl-Fischer-Methode bestimmt

Bestimmung der Wirksamkeit

Das infektiöse Virus aus mindestens 3 verschiedenen Durchstechflaschen wird in Zellkulturen titriert. Für jeden Verdünnungsschritt wird eine geeignete Anzahl an Vertiefungen einer Mikrotiterplatte inokuliert. Der Inhalt einer Durchstechflasche mit einer geeigneten Virus-Referenzzubereitung wird in 3 Ansätzen titriert, um jede Bestimmung zu validieren.

Die Viruskonzentration der Referenzzubereitung wird mit einem Kontrolldiagramm überwacht und der Titer wird auf der Basis historischer Daten durch jedes Laboratorium etabliert. Wird eine Referenzzubereitung des Herstellers verwendet, wird das Verhältnis zu der betreffenden *BRP* der Ph. Eur. etabliert und in regelmäßigen Zeitabständen überwacht. Die individuelle Viruskonzentration des Impfstoffs jeder Durchstechflasche und jedes Ansatzes der Referenzzubereitung sowie die entsprechenden Mittelwerte der Viruskonzentrationen werden mit Hilfe der üblichen statistischen Methoden (zum Beispiel 5.3) berechnet. Der ermittelte Mittelwert der Viruskonzentrationen des Impfstoffs aus den 3 Durchstechflaschen muss mindestens dem in der Beschriftung angegebenen Wert entsprechen.

Die Viruskonzentration muss, wie in der Beschriftung angegeben, mindestens $3{,}0\log_{10}$ ZKID$_{50}$ je Einzeldosis für den Menschen betragen.

Die Bestimmung ist ungültig, wenn
– das Vertrauensintervall ($p=0{,}95$) der ermittelten Viruskonzentration der Referenzzubereitung für den Mittelwert der 3 Ansätze größer als $\pm 0{,}3\log_{10}$ ZKID$_{50}$ ist
– die Viruskonzentration der Referenzzubereitung um mehr als $0{,}5\log_{10}$ ZKID$_{50}$ von dem etablierten Wert abweicht.

Die Bestimmung muss wiederholt werden, wenn das Vertrauensintervall ($p=0{,}95$) des Mittelwerts der Viruskonzentration des Impfstoffs größer als $\pm 0{,}3\log_{10}$ ZKID$_{50}$ ist. Nur Daten von gültigen Bestimmungen werden mit Hilfe der üblichen statistischen Methoden (zum Beispiel 5.3) kombiniert, um die Viruskonzentration der Probe zu berechnen. Das Vertrauensintervall ($p=0{,}95$) des Mittelwerts der Viruskonzentration darf höchstens $\pm 0{,}3\log_{10}$ ZKID$_{50}$ betragen.

Masern-Lebend-Impfstoff *BRP* ist zur Verwendung als Referenzzubereitung geeignet.

In begründeten und zugelassenen Fällen können andere Prüfpläne verwendet werden. Das kann die Anwendung verschiedener Validitäts- und Akzeptanzkriterien zur Folge haben. Der Impfstoff muss jedoch der Bestimmung entsprechen, wenn er wie vorstehend beschrieben geprüft wird.

Beschriftung

Die Beschriftung gibt an,
– Virusstamm, der für die Impfstoffherstellung verwendet wurde
– Art und Herkunft der für die Impfstoffherstellung verwendeten Zellen
– Mindestviruskonzentration
– dass der Kontakt des Impfstoffs mit Desinfektionsmitteln zu vermeiden ist.

10.7/1057

Masern-Mumps-Röteln-Lebend-Impfstoff

Vaccinum morbillorum, parotitidis et rubellae vivum

Definition

Masern-Mumps-Röteln-Lebend-Impfstoff ist eine gefriergetrocknete Zubereitung aus geeigneten attenuierten Stämmen des Masern-, des Mumps- und des Röteln-Virus. Der Impfstoff wird unmittelbar vor der Verwendung entsprechend den Angaben in der Beschriftung rekonstituiert und ergibt eine klare Flüssigkeit, die durch einen pH-Indikator gefärbt sein kann.

Herstellung

Die 3 Komponenten werden wie in den Monographien **Masern-Lebend-Impfstoff (Vaccinum morbillorum vivum)**, **Mumps-Lebend-Impfstoff (Vaccinum parotitidis vivum)** und **Röteln-Lebend-Impfstoff (Vaccinum rubellae vivum)** beschrieben hergestellt und müssen den darin vorgeschriebenen Anforderungen entsprechen.

Fertiger Impfstoff als Bulk

Einzelne Ernten jeder Komponente werden gepoolt und geklärt, um Zellen zu entfernen. Ein geeigneter Stabilisator kann zugesetzt werden. Die gepoolten Ernten werden anschließend entsprechend verdünnt. Angemessene Mengen der gepoolten Virusernten jeder Komponente werden gemischt.

Nur ein fertiger Impfstoff als Bulk, der der nachfolgend aufgeführten Prüfung entspricht, darf zur Herstellung der Fertigzubereitung verwendet werden.

Bakterien, Pilze: Der fertige Impfstoff als Bulk muss der „Prüfung auf Sterilität" (2.6.1) entsprechen. 10 ml der Zubereitung werden für jedes Nährmedium verwendet.

Fertigzubereitung

Für jede Komponente wird eine Mindestviruskonzentration zur Freigabe der Fertigzubereitung festgelegt, die in Kenntnis der Stabilitätsdaten sicherstellt, dass bis zum Ende der Haltbarkeit mindestens der in der Beschriftung angegebene Virustiter enthalten ist.

Nur eine Fertigzubereitung, die der Mindestviruskonzentration jeder Komponente zur Freigabe, der Prüfung „Temperaturbeständigkeit", der „Prüfung auf Identität" und der „Prüfung auf Reinheit" entspricht, darf zur Anwendung freigegeben werden. Vorausgesetzt, die Prüfungen „Rinderserumalbumin" und, falls zutreffend, „Ovalbumin" sind mit zufriedenstellenden Ergebnissen für den fertigen Impfstoff als Bulk erfolgt, können sie für die Fertigzubereitung entfallen.

Temperaturbeständigkeit: Mindestens 3 Durchstechflaschen mit der gefriergetrockneten Fertigzubereitung werden im trockenen Zustand 7 Tage lang bei 37 ± 1 °C erwärmt. Wie unter „Bestimmung der Wirksamkeit" beschrieben, werden parallel die Viruskonzentrationen von Impfstoffproben des zuvor erwärmten und des nicht erwärmten, bei der für die Lagerung empfohlenen Temperatur gelagerten Impfstoffs bestimmt. Die Viruskonzentration des zuvor erwärmten Impfstoffs darf für jede Komponente nicht mehr als $1{,}0 \log_{10}$ geringer sein als die des nicht erwärmten Impfstoffs.

Prüfung auf Identität

Wenn der entsprechend der Beschriftung rekonstituierte Impfstoff mit spezifischen Masern-, Mumps- und Röteln-Antikörpern gemischt wird, werden empfängliche Zellkulturen nicht mehr infiziert. Wenn der entsprechend der Beschriftung rekonstituierte Impfstoff mit spezifischen Antikörpern gegen jeweils 2 der viralen Komponenten gemischt wird, infiziert die jeweils dritte Komponente empfängliche Zellen.

Prüfung auf Reinheit

Bakterien, Pilze: Der rekonstituierte Impfstoff muss der „Prüfung auf Sterilität" (2.6.1) entsprechen.

Rinderserumalbumin: höchstens 50 ng je Einzeldosis für den Menschen, mit Hilfe einer geeigneten immunchemischen Methode (2.7.1) bestimmt

Ovalbumin: höchstens 1 µg je Einzeldosis für den Menschen, mit Hilfe einer geeigneten immunchemischen Methode (2.7.1) bestimmt, falls die Mumps-Komponente des Impfstoffs auf Hühnerembryonen hergestellt wird

Wasser (2.5.12): höchstens 3,0 Prozent, nach der Karl-Fischer-Methode bestimmt

Bestimmung der Wirksamkeit

Die Zelllinien und/oder neutralisierenden Antisera werden so ausgewählt, dass die Wirksamkeit jeder Komponente ohne Störung durch die 2 anderen Komponenten bestimmt werden kann.

Die infektiösen Masern-, Mumps- und Röteln-Viren des Impfstoffs aus mindestens 3 verschiedenen Durchstechflaschen werden titriert. Für jeden Verdünnungsschritt wird eine geeignete Anzahl an Vertiefungen einer Mikrotiterplatte inokuliert. Der Inhalt einer Durchstechflasche mit der entsprechenden Virus-Referenzzubereitung wird in 3 Ansätzen titriert, um jede Bestimmung zu validieren.

Die Viruskonzentration der Referenzzubereitung wird mit einem Kontrolldiagramm überwacht und der Titer wird auf der Basis historischer Daten durch jedes Laboratorium etabliert. Wird eine Referenzzubereitung des Herstellers verwendet, wird das Verhältnis zu der betreffenden BRP der Ph. Eur. etabliert und in regelmäßigen Zeitabständen überwacht. Die individuelle Viruskonzentration des Impfstoffs jeder Durchstechflasche und jedes Ansatzes der Referenzzubereitung sowie die entsprechenden Mittelwerte der Viruskonzentrationen werden mit Hilfe der üblichen statistischen Methoden (zum Beispiel 5.3) berechnet.

Die ermittelten Mittelwerte der Masern-, Mumps- und Röteln-Viruskonzentrationen des Impfstoffs aus den 3 Durchstechflaschen müssen mindestens den in der Beschriftung angegebenen Werten entsprechen. Die Masern-Viruskonzentration muss, wie in der Beschriftung angegeben, mindestens $3{,}0 \log_{10}$ ZKID$_{50}$ je Dosis für den Menschen betragen. Die Mumps-Viruskonzentration muss, wie in der Beschriftung angegeben, mindestens $3{,}7 \log_{10}$ ZKID$_{50}$ je Dosis für den Menschen betragen. Die Röteln-Viruskonzentration muss, wie in der Beschriftung angegeben, mindestens $3{,}0 \log_{10}$ ZKID$_{50}$ je Dosis für den Menschen betragen.

Die Bestimmung ist ungültig, wenn
- das Vertrauensintervall ($p = 0{,}95$) der ermittelten Viruskonzentration der Referenzzubereitung für den Mittelwert der 3 Ansätze größer als $\pm 0{,}3 \log_{10}$ ZKID$_{50}$ ist
- die Viruskonzentration der Referenzzubereitung um mehr als $0{,}5 \log_{10}$ ZKID$_{50}$ von dem etablierten Wert abweicht.

Die Bestimmung muss wiederholt werden, wenn das Vertrauensintervall ($p = 0{,}95$) des Mittelwerts der Viruskonzentration des Impfstoffs größer als $\pm 0{,}3 \log_{10}$ ZKID$_{50}$ ist. Nur Daten von gültigen Bestimmungen werden mit Hilfe der üblichen statistischen Methoden (zum Beispiel 5.3) kombiniert, um die Viruskonzentration der Probe zu berechnen. Das Vertrauensintervall ($p = 0{,}95$) des Mittelwerts der Viruskonzentration darf höchstens $\pm 0{,}3 \log_{10}$ ZKID$_{50}$ betragen.

Masern-Lebend-Impfstoff BRP ist zur Verwendung als Referenzzubereitung geeignet.

Mumps-Lebend-Impfstoff BRP ist zur Verwendung als Referenzzubereitung geeignet.

Röteln-Lebend-Impfstoff BRP ist zur Verwendung als Referenzzubereitung geeignet.

In begründeten und zugelassenen Fällen können andere Prüfpläne verwendet werden. Das kann die Anwendung verschiedener Validitäts- und Akzeptanzkriterien zur Folge haben. Der Impfstoff muss jedoch der Bestimmung entsprechen, wenn er wie vorstehend beschrieben geprüft wird.

Beschriftung

Die Beschriftung gibt an,
- Virusstämme, die für die Impfstoffherstellung verwendet wurden
- falls zutreffend, dass Hühnerembryonen für die Herstellung des Impfstoffs verwendet wurden
- Art und Herkunft der für die Impfstoffherstellung verwendeten Zellen
- Mindestviruskonzentration für jede Komponente
- dass der Kontakt des Impfstoffs mit Desinfektionsmitteln zu vermeiden ist.

10.7/2442

Masern-Mumps-Röteln-Varizellen-Lebend-Impfstoff

Vaccinum morbillorum, parotitidis, rubellae et varicellae vivum

Definition

Masern-Mumps-Röteln-Varizellen-Lebend-Impfstoff ist eine gefriergetrocknete Zubereitung aus geeigneten, attenuierten Stämmen des Masern-, des Mumps- und des Röteln-Virus sowie des humanen Herpesvirus 3. Der Impfstoff wird unmittelbar vor der Anwendung entsprechend den Angaben in der Beschriftung rekonstituiert und ergibt eine klare Flüssigkeit, die durch einen pH-Indikator gefärbt sein kann.

Herstellung

Die 4 Komponenten werden wie in den Monographien **Masern-Lebend-Impfstoff (Vaccinum morbillorum vivum), Mumps-Lebend-Impfstoff (Vaccinum parotitidis vivum), Röteln-Lebend-Impfstoff (Vaccinum rubellae vivum) und Varizellen-Lebend-Impfstoff (Vaccinum varicellae vivum)** beschrieben hergestellt und müssen den darin vorgeschriebenen Anforderungen entsprechen.

Fertiger Impfstoff als Bulk

Einzelne Ernten jeder Komponente werden gepoolt und geklärt, um Zellen zu entfernen. Ein geeigneter Stabilisator kann zugesetzt werden. Diese gepoolten Ernten können anschließend entsprechend verdünnt werden. Geeignete Mengen der gepoolten Virusernten jeder Komponente werden gemischt.

Nur ein fertiger Impfstoff als Bulk, der der nachfolgend beschriebenen Prüfung entspricht, darf zur Herstellung der Fertigzubereitung verwendet werden.

Bakterien, Pilze: Der fertige Impfstoff als Bulk muss der „Prüfung auf Sterilität" (2.6.1) entsprechen. 10 ml Zubereitung werden für jedes Nährmedium verwendet.

Fertigzubereitung

Für jede Komponente wird zur Freigabe der Fertigzubereitung eine Mindestviruskonzentration festgelegt, die in Kenntnis der Stabilitätsdaten sicherstellt, dass bis zum Ende der Haltbarkeit mindestens der in der Beschriftung angegebene Virustiter enthalten ist. Fertiger Impfstoff als Bulk wird unter aseptischen Bedingungen in sterile Behältnisse mit Originalitätsverschluss abgefüllt und bis zu einer Restfeuchte gefriergetrocknet, die nachweislich für die Stabilität des Impfstoffs günstig ist. Dann werden die Behältnisse so verschlossen, dass eine Verunreinigung und ein Eindringen von Feuchtigkeit ausgeschlossen sind.

Nur eine Zubereitung, die der Mindestviruskonzentration jeder Komponente zur Freigabe, den nachfolgend aufgeführten Prüfungen „Temperaturbeständigkeit", „Rinderserumalbumin" und „Wasser" und allen Anforderungen unter „Prüfung auf Identität" und „Prüfung auf Reinheit" entspricht, darf zur Anwendung freigegeben werden. Vorausgesetzt, die Prüfung „Rinderserumalbumin" ist mit zufriedenstellenden Ergebnissen für den fertigen Impfstoff als Bulk erfolgt, kann sie für die Fertigzubereitung entfallen.

Temperaturbeständigkeit: Für die Masern-, Mumps- und Röteln-Komponenten werden jeweils mindestens 3 Durchstechflaschen mit der gefriergetrockneten Fertigzubereitung im trockenen Zustand 7 Tage lang bei $37 \pm 1\,°C$ erwärmt. Wie unter „Bestimmung der Wirksamkeit" beschrieben, werden parallel die Viruskonzentrationen von Impfstoffproben des zuvor erwärmten und des nicht erwärmten, bei der für die Lagerung empfohlenen Temperatur gelagerten Impfstoffs bestimmt. Die Viruskonzentration des zuvor erwärmten Impfstoffs darf für jede Komponente nicht mehr als $1,0 \log_{10}$ geringer sein als die des nicht erwärmten Impfstoffs.

Rinderserumalbumin: höchstens die von der zuständigen Behörde genehmigte Menge, bestimmt mit Hilfe einer geeigneten immunchemischen Methode (2.7.1)

Wasser (2.5.12): höchstens der von der zuständigen Behörde genehmigte Gehalt, der nachweislich die Stabilität des Impfstoffs sicherstellt, mit der Karl-Fischer-Methode bestimmt

Prüfung auf Identität

Wenn der entsprechend den Angaben in der Beschriftung rekonstituierte Impfstoff mit spezifischen Antikörpern gegen Masern-, Mumps- und Röteln-Virus sowie gegen humanes Herpesvirus 3 gemischt wird, werden für das jeweilige Virus empfängliche Zellkulturen nicht mehr infiziert. Wenn der entsprechend den Angaben in der Beschriftung rekonstituierte Impfstoff mit ausreichenden Mengen spezifischer Antikörper gemischt wird, um 3 der Viruskomponenten zu neutralisieren, werden empfängliche Zellkulturen durch die vierte Viruskomponente infiziert.

Prüfung auf Reinheit

Bakterien, Pilze: Der rekonstituierte Impfstoff muss der „Prüfung auf Sterilität" (2.6.1) entsprechen.

Bestimmung der Wirksamkeit

Die Zelllinien und/oder neutralisierenden Antisera werden so ausgewählt, dass die Wirksamkeit jeder Komponente ohne Störung durch die 3 anderen Komponenten bestimmt werden kann.

Die infektiösen Masern-, Mumps- und Röteln-Viren sowie das humane Herpesvirus 3 des Impfstoffs aus mindestens 3 verschiedenen Durchstechflaschen werden titriert. Für jeden Verdünnungsschritt wird eine geeignete Anzahl an Vertiefungen einer Mikrotiterplatte inokuliert. Der Inhalt einer Durchstechflasche mit einer geeigneten Virus-Referenzzubereitung wird in 3 Ansätzen titriert, um jede Bestimmung zu validieren. Die Viruskonzentration der Referenzzubereitung wird mit einem Kontrolldiagramm überwacht und der Titer wird auf der Basis historischer Daten durch jedes Laboratorium etabliert. Abgesehen von begründeten und zugelassenen Fällen wird für das Mumps-, Masern- und Röteln-Virus sowie das humane Herpesvirus 3 das Verhältnis zu der betreffenden *BRP* der Ph. Eur. etabliert und in regelmäßigen Zeitabständen überprüft, wenn eine Referenzzubereitung des Herstellers verwendet wird. Die individuelle Viruskonzentration des Impfstoffs jeder Durchstechflasche und jedes Ansatzes der Referenzzubereitung sowie die entsprechenden Mittelwerte der Viruskonzentrationen werden mit Hilfe der üblichen statistischen Methoden (zum Beispiel 5.3) berechnet.

Die ermittelten Mittelwerte der Viruskonzentration des Masern-, des Mumps- und des Röteln-Virus sowie des humanen Herpesvirus 3 des Impfstoffs aus den 3 Durchstechflaschen müssen mindestens den in der Beschriftung angegebenen Werten entsprechen. Die Masern-Viruskonzentration muss, wie in der Beschriftung angegeben, mindestens $3,0 \log_{10}$ ZKID$_{50}$ je Dosis für den Menschen betragen. Die Mumps-Viruskonzentration muss, wie in der Beschriftung angegeben, mindestens $3,7 \log_{10}$ ZKID$_{50}$ je Dosis für den Menschen betragen. Die Röteln-Viruskonzentration muss, wie in der Beschriftung angegeben, mindestens $3,0 \log_{10}$ ZKID$_{50}$ je Dosis für den Menschen betragen.

Die Bestimmung ist ungültig, wenn
– das Vertrauensintervall ($p = 0,95$) der ermittelten Viruskonzentration der Referenzzubereitung für den Mittelwert der 3 Ansätze größer als $\pm 0,3 \log_{10}$

ZKID$_{50}$ (Masern-, Mumps- und Röteln-Virus) oder ± 0,3 log$_{10}$ PBE (humanes Herpesvirus 3) ist
- die Viruskonzentration der Referenzzubereitung um mehr als 0,5 log$_{10}$ ZKID$_{50}$ (Masern-, Mumps- und Röteln-Virus) oder 0,5 log$_{10}$ PBE (humanes Herpesvirus 3) von dem etablierten Wert abweicht.

Die Bestimmung muss wiederholt werden, wenn das Vertrauensintervall ($p = 0,95$) des Mittelwerts der Viruskonzentration des Impfstoffs größer als ± 0,3 log$_{10}$ ZKID$_{50}$ (Masern-, Mumps- und Röteln-Virus) oder ± 0,3 log$_{10}$ PBE (humanes Herpesvirus 3) ist. Nur Daten von gültigen Bestimmungen werden mit Hilfe der üblichen statistischen Methoden (zum Beispiel 5.3) kombiniert, um die Viruskonzentration der Probe zu berechnen. Das Vertrauensintervall ($p = 0,95$) des Mittelwerts der Viruskonzentration darf höchstens ± 0,3 log$_{10}$ ZKID$_{50}$ (Masern-, Mumps- und Röteln-Virus) oder ± 0,3 log$_{10}$ PBE (humanes Herpesvirus 3) betragen.

Masern-Lebend-Impfstoff *BRP* ist zur Verwendung als Referenzzubereitung geeignet.

Mumps-Lebend-Impfstoff *BRP* ist zur Verwendung als Referenzzubereitung geeignet.

Röteln-Lebend-Impfstoff *BRP* ist zur Verwendung als Referenzzubereitung geeignet.

Varizellen-Lebend-Impfstoff *BRP* ist zur Verwendung als Referenzzubereitung geeignet.

In begründeten und zugelassenen Fällen können andere Prüfpläne verwendet werden. Das kann die Anwendung anderer Validitäts- und Akzeptanzkriterien zur Folge haben. Der Impfstoff muss jedoch der Bestimmung entsprechen, wenn er wie vorstehend beschrieben geprüft wird.

Beschriftung

Die Beschriftung gibt an,
- die Virusstämme, die für die Impfstoffherstellung verwendet wurden
- Art und Herkunft der für die Impfstoffherstellung verwendeten Zellen
- Mindestviruskonzentration für jede Komponente
- dass der Kontakt des Impfstoffs mit Desinfektionsmitteln zu vermeiden ist.

10.7/2188

Milzbrand-Adsorbat-Impfstoff (aus Zellkulturfiltraten) für Menschen

Vaccinum anthracis adsorbatum ab colato culturarum ad usum humanum

Definition

Milzbrand-Adsorbat-Impfstoff (aus Zellkulturfiltraten) für Menschen ist eine Zubereitung aus Antigenen von *Bacillus anthracis*, die mit Aluminiumkaliumsulfat ausgefällt werden. Die Antigene werden aus einem sterilen Zellkulturfiltrat eines avirulenten oder attenuierten, nicht kapselbildenden Stamms von *B. anthracis* hergestellt.

Die wichtigsten virulenten Komponenten von *B. anthracis* sind die Polyglutaminsäure-Kapsel und 2 binäre Anthraxtoxine, nämlich das Letaltoxin und das Ödemtoxin, gebildet aus einer entsprechenden Kombination aus schützendem Antigen (PA, protective antigen) entweder mit dem Letalfaktor (LF) oder dem Ödemfaktor (EF).

LF ist eine zinkabhängige Endopeptidase und EF ist eine calmodulinaktive und calciumabhängige Adenylatcyclase. Zellfreie Kulturen von *B. anthracis* enthalten PA und da die Expression der Gene der 3 Toxinkomponenten koordiniert reguliert wird, sind LF und EF ebenfalls vorhanden. Zusätzlich kann der Impfstoff weitere Antigene von *B. anthracis* enthalten, wie etwa Membranproteine, sekretorische Proteine, zytoplasmatische Proteine, Peptidoglycane, Nukleinsäuren und Kohlenhydrate.

Herstellung

Allgemeine Vorkehrungen

In einem Saatgutsystem werden Kulturen etabliert, die einen toxigenen Impfstoffstamm enthalten, dem jedoch für die Synthese der Kapsel, einem wichtigen Virulenzfaktor, das Plasmid mit den erforderlichen Genen fehlt.

Das Herstellungsverfahren muss nachweislich konstant ein aktives Produkt mit einem Unschädlichkeits- und Wirksamkeitsprofil, das angemessen ist oder vorangegangenen Chargen entspricht, ergeben. Der Impfstoff muss in einer geeigneten Bestimmung (Infektionsversuch am Tier) ein Schutzniveau gegen einen virulenten

Stamm von *B. anthracis* erreichen, das mindestens dem eines Referenzimpfstoffs entspricht. Das Toxizitätsniveau des zu prüfenden Impfstoffs darf höchstens dem eines Referenzimpfstoffs entsprechen.

Herstellungsverfahren und Stabilität der Fertigzubereitung sowie relevanter Zwischenprodukte werden mit einer oder mehreren Indikatorprüfungen bewertet. Solche Prüfungen beinhalten die Prüfung „Spezifische Toxizität" und die „Bestimmung der Wirksamkeit" und können durch Prüfungen auf das Vorhandensein relevanter Antigene und assoziierter Proteine bestätigt werden. Freigabe- und Haltbarkeitsspezifikationen werden auf der Basis der Ergebnisse der Stabilitätsprüfung festgelegt, um für die zugelassene Dauer der Haltbarkeit eine zufriedenstellende Wirksamkeit und Unbedenklichkeit des Produkts sicherzustellen.

Saatgut

Der verwendete attenuierte, nicht kapselbildende Stamm von *B. anthracis* wird anhand von Unterlagen identifiziert, die die Herkunft, die nachfolgenden Behandlungen und die zur Charakterisierung des Stamms angewendeten Prüfungen belegen müssen. Diese Unterlagen müssen Angaben zu den morphologischen und die Kulturen charakterisierenden sowie biochemischen und genetischen Eigenschaften des Stamms enthalten. Nur ein Mastersaatgut oder, falls zutreffend, ein Arbeitssaatgut, das den nachfolgend beschriebenen Prüfungen entspricht, darf verwendet werden.

Prüfung auf Identität: Für jedes Saatgut wird nachgewiesen, dass es aus *B. anthracis* besteht.

Phänotypische Parameter: Jedes Saatgut muss nachweislich ein bekanntes biochemisches und enzymatisches Profil haben und darf nachweislich nicht resistent gegen Antibiotika sein.

Mikrobielle Reinheit: Jedes Saatgut entspricht den Anforderungen an die Abwesenheit kontaminierender Organismen. Die Reinheit der Bakterienkulturen wird durch Methoden geeigneter Empfindlichkeit nachgewiesen.

Prüfung auf Virulenz: Die Abwesenheit von Bakterienkapseln wird für jedes Saatgut mit der McFadyean-Färbung und der „Prüfung auf spezifische Toxizität (Ödemtest)" nachgewiesen.

Referenzzubereitung

Wirksamkeit und Toxizität des Impfstoffs als Bulk werden mit Referenzzubereitungen von repräsentativen Impfstoffchargen nachgewiesen. Diese Chargen werden umfassend für den Zweck ihrer Bestimmung charakterisiert und in Aliquots geeigneter Größe unter Bedingungen, die deren Stabilität sicherstellen, gelagert.

Vermehrung und Ernte

Der attenuierte Stamm wird in geeigneten flüssigen Nährmedien vermehrt. Am Ende der Kultivierungszeit wird die Reinheit der Kultur geprüft. Das Kulturmedium wird durch Filtration von der Bakterienmasse getrennt. Nach Verdünnen mit einer Lösung von Natriumchlorid R $(0,9\ g \cdot l^{-1})$ wird der pH-Wert des Filtrats bestimmt und muss nachweislich innerhalb der für die Stabilität geeigneten Grenzen liegen. Eine geeignete Prüfung auf Abwesenheit von vermehrungsfähigem *B. anthracis*, einschließlich der Sporen, wird durchgeführt. Aluminiumkaliumsulfat oder ein alternatives Adjuvans kann zu diesem Zeitpunkt zugesetzt werden. Der Suspension der gereinigten Ernte kann ein Konservierungsmittel zugesetzt werden.

Nur eine gereinigte Ernte, die den nachfolgend beschriebenen Prüfungen entspricht, darf für die Herstellung der Fertigzubereitung verwendet werden.

Immunologische Identität: Das Vorhandensein von PA von *B. anthracis* wird mit Hilfe einer geeigneten immunchemischen Methode (2.7.1) bestätigt.

Konservierungsmittel: Der Gehalt an Konservierungsmittel wird mit Hilfe einer geeigneten chemischen Methode bestimmt. Der Gehalt muss mindestens 85 Prozent und darf höchstens 115 Prozent des angegebenen Gehalts betragen.

Fertiger Impfstoff als Bulk

Die gereinigte Ernte wird mit steriler Kochsalzlösung unter aseptischen Bedingungen verdünnt, um den fertigen Impfstoff als Bulk herzustellen.

Nur ein fertiger Impfstoff als Bulk, der der nachfolgend beschriebenen Prüfung entspricht, darf für die Herstellung der Fertigzubereitung verwendet werden.

Sterilität (2.6.1): Die Prüfung wird mit 10 ml Zubereitung je Nährmedium durchgeführt.

Fertigzubereitung

Der fertige Impfstoff als Bulk wird unter aseptischen Bedingungen in sterile Glasampullen abgefüllt. Die Ampullen werden unter Hitze zugeschmolzen, damit eine Kontamination verhindert wird.

Nur eine Fertigzubereitung, die allen Anforderungen unter „Prüfung auf Identität", „Prüfung auf Reinheit" und „Bestimmung der Wirksamkeit" entspricht, darf zur Verwendung freigegeben werden. Falls die „Bestimmung der Wirksamkeit", die „Prüfung auf spezifische Toxizität (Ödemtest)" und die Prüfung „Konservierungsmittel" mit zufriedenstellenden Ergebnissen an der gereinigten Ernte durchgeführt wurden, können sie bei der Fertigzubereitung entfallen.

Prüfung auf Identität

Das Vorhandensein von PA von *B. anthracis* wird mit Hilfe einer geeigneten immunchemischen Methode (2.7.1) bestätigt.

Prüfung auf Reinheit

Prüfung auf spezifische Toxizität (Ödemtest): Für jede Prüfung werden mindestens 2 Kaninchen verwendet. In einer geometrischen Verdünnungsreihe mit dem Faktor 2 werden Verdünnungen der Impfstoffe mit physiologischer Kochsalzlösung hergestellt, die 4, 2, 1, 0,5 und 0,25 Impfstoffdosen für den Menschen entsprechen. 0,1 ml jeder Verdünnung des zu prüfenden Impfstoffs und des Referenzimpfstoffs werden intradermal in die rasierten Flanken von 2 Kaninchen injiziert. Jedes Kaninchen erhält die 10 zuvor vorbereiteten Injektionen (5 Verdünnungen des zu prüfenden Impfstoffs und 5 Verdünnungen des Referenzimpfstoffs). Einem Kaninchen werden die niedrigeren Konzentrationen in das vordere Ende der Flanke und die höheren Konzentrationen in das hintere Ende der Flanke injiziert. Bei dem zweiten Kaninchen werden die Injektionen mit umgekehrter Positionierung durchgeführt. Die Kaninchen werden über einen Zeitraum von 24 h auf Anzeichen einer Ödembildung an der Injektionsstelle beobachtet.

Der Impfstoff entspricht der Prüfung, wenn die ödematöse Reaktion die des Referenzimpfstoffs nicht übersteigt.

Alternativ können spezifische In-vitro-Bestimmungen des Letalfaktors und der Adenylatcyclaseaktivität durchgeführt werden. Voraussetzung ist die Validierung dieser Bestimmungen.

Konservierungsmittel: Der Gehalt an Konservierungsmittel wird mit Hilfe einer geeigneten chemischen Methode bestimmt. Der Gehalt muss mindestens dem gerade noch wirksamen Gehalt entsprechen und darf höchstens 115 Prozent des in der Beschriftung angegebenen Gehalts betragen.

Aluminium (2.5.13): höchstens 1,25 mg je Einzeldosis für den Menschen

Sterilität (2.6.1): Der Impfstoff muss der Prüfung entsprechen.

Bestimmung der Wirksamkeit

Die Wirksamkeit von Milzbrand-Adsorbat-Impfstoff wird bestimmt, indem die Impfstoffdosis, die erforderlich ist, um Meerschweinchen gegen die Wirkung eines intradermal verabreichten virulenten Stamms von *B. anthracis* zu schützen, mit der Dosis einer geeigneten Referenzzubereitung verglichen wird, die den gleichen Schutz erzielt. 9 Gruppen mit mindestens jeweils 16 weiblichen Meerschweinchen mit einer Körpermasse von je 250 bis 350 g werden verwendet. Jeweils 4 Verdünnungen des zu prüfenden Impfstoffs und des Referenzimpfstoffs werden so hergestellt, dass 1,5, 0,5, 0,17 und 0,05 Impfstoffdosen für den Menschen in je 0,5 ml enthalten sind. Jede Verdünnung wird einer einzelnen Gruppe zugeordnet. Den Tieren der verbleibenden Gruppe werden je 0,5 ml physiologische Kochsalzlösung verabreicht. Diese Gruppe wird zur Verifizierung der Belastungsdosis verwendet. Jedem Meerschweinchen werden 2-mal 0,5 ml der seiner Gruppe zugeordneten Verdünnung im Abstand von 1 Woche subkutan injiziert. 7 Tage nach der zweiten Injektion werden jedem Meerschweinchen 2000 Sporen eines virulenten Stamms von *B. anthracis* (Vollum) in 0,1 ml intradermal verabreicht. Die Tiere werden 10 Tage lang beobachtet und die Sterberate wird für jede Gruppe festgehalten.

Die Bestimmung ist nur gültig, wenn alle Kontrolltiere innerhalb von 5 Tagen nach der Belastung sterben. Die Wirksamkeit des Impfstoffs wird im Vergleich zu derjenigen der Referenzzubereitung auf der Basis des Anteils der überlebenden Tiere in jeder Gruppe von geimpften Meerschweinchen mit Hilfe der üblichen statistischen Methoden (5.3) berechnet.

Der Impfstoff entspricht der Prüfung, wenn die ermittelte relative Wirksamkeit den Wert 1,0 übersteigt oder die Vertrauensgrenzen ($p=0,95$) der relativen Wirksamkeit den Wert 1,0 einschließen und die untere Vertrauensgrenze ($p=0,95$) mindestens 50 Prozent der ermittelten relativen Wirksamkeit beträgt.

Beschriftung

Die Beschriftung gibt an, dass der Impfstoff nicht gefrieren darf.

10.7/0538

Mumps-Lebend-Impfstoff
Vaccinum parotitidis vivum

Definition

Mumps-Lebend-Impfstoff ist eine gefriergetrocknete Zubereitung aus einem geeigneten attenuierten Stamm des Mumps-Virus. Der Impfstoff wird unmittelbar vor der Anwendung entsprechend den Angaben in der Beschriftung rekonstituiert und ergibt eine klare Flüssigkeit, die durch einen pH-Indikator gefärbt sein kann.

Herstellung

Die Herstellung des Impfstoffs beruht auf einem Virussaatgutsystem und, falls das Virus in diploiden Zellen vom Menschen vermehrt wird, auf einem Zellbanksystem. Das Herstellungsverfahren muss nachweislich konstant Mumps-Lebend-Impfstoff von ausreichender Immunogenität und Unschädlichkeit für den Menschen ergeben. Abgesehen von begründeten und zugelassenen Fällen darf das Virus im fertigen Impfstoff nicht mehr Passagen vom Mastersaatgut entfernt sein als das Virus in einem Impfstoff, dessen Unschädlichkeit und Wirksamkeit sich in klinischen Studien als zufriedenstellend erwiesen hat.

Die mögliche Neurovirulenz des Impfstoffstamms wird, basierend auf verfügbaren epidemiologischen Daten über Neurovirulenz und Neurotropismus vorwiegend des Wildtyp-Virus, während der präklinischen Entwicklung in Betracht gezogen. Auf dieser Grundlage wird eine Risikoanalyse durchgeführt. Falls erforderlich und verfügbar, wird an dem Impfstoffstamm eine Prüfung mit Hilfe eines Tiermodells, das zwischen Wildtyp-Virus und attenuiertem Virus unterscheidet, durchgeführt. Prüfungen an Stämmen mit einer Attenuierung zwischen Wildtyp-Virus und attenuiertem Virus können ebenfalls erforderlich sein.

Substrat zur Virusvermehrung

Das Virus wird in diploiden Zellen vom Menschen (5.2.3), in Hühnerembryozellen oder in der Amnionhöhle von Hühnerembryonen, die aus SPF-Beständen (5.2.2) stammen, vermehrt.

Saatgut

Der verwendete Stamm des Mumps-Virus wird anhand von Unterlagen identifiziert, die die Herkunft und die nachfolgende Behandlung belegen müssen. Saatgut wird in großen Mengen hergestellt und, falls gefriergetrocknet, bei Temperaturen unterhalb von −20 °C oder, falls nicht gefriergetrocknet, unterhalb von −60 °C gelagert.

Nur ein Saatgut, das den nachfolgend beschriebenen Prüfungen entspricht, darf für die Virusvermehrung verwendet werden.

Identität: Das Master- und das Arbeitssaatgut werden durch Serumneutralisation in Zellkultur unter Verwendung von spezifischen Antikörpern als Mumps-Virus identifiziert.

Viruskonzentration: Die Viruskonzentration des Master- und Arbeitssaatguts wird bestimmt, um die Gleichförmigkeit des Herstellungsverfahrens zu überwachen.

Fremde Agenzien (2.6.16): Das Arbeitssaatgut muss der Prüfung entsprechen.

Vermehrung und Ernte

Der Umgang mit der Zellbank und den folgenden Zellkulturen erfolgt unter aseptischen Bedingungen in einem Raum, in dem während der Herstellung mit keinen anderen Zellen gearbeitet wird. Geeignetes Tierserum (Serum vom Menschen darf nicht verwendet werden) kann in den Zellkulturmedien verwendet werden. Bei der Zubereitung von Zellsuspensionen sowie von Zellkulturmedien verwendetes Serum und Trypsin müssen nachweislich frei sein von fremden Agenzien. Dem Nährmedium für die Zellkultur können ein pH-Indikator wie Phenolrot sowie geeignete Antibiotika in der eben noch wirksamen Konzentration zugesetzt werden. Das Substrat sollte, falls möglich, während der Herstellung frei von Antibiotika sein. Mindestens 500 ml der für die Impfstoffherstellung verwendeten Zellkultur werden als nicht infizierte Zellkultur (Kontrollzellen) aufbewahrt. Wird der Impfstoff in Hühnerembryonen hergestellt, werden 2 Prozent, auf jeden Fall aber mindestens 20 Eier als nicht infizierte Kontrolleier aufbewahrt. Die Virussuspensionen werden zu einem für den verwendeten Virusstamm geeigneten Zeitpunkt geerntet.

Nur eine einzelne Ernte, die den nachfolgend beschriebenen Prüfungen entspricht, darf für die Herstellung des Fertigimpfstoffs als Bulk verwendet werden.

Identität: Die einzelne Ernte enthält Virus, das durch Serumneutralisation in Zellkultur unter Verwendung von spezifischen Antikörpern als Mumps-Virus identifiziert wird.

Viruskonzentration: Die Viruskonzentration wird in der einzelnen Ernte wie unter „Bestimmung der Wirksamkeit" beschrieben bestimmt, um die Gleichförmigkeit des Herstellungsverfahrens zu überwachen und um die Verdünnung für die Herstellung des fertigen Impfstoffs als Bulk zu ermitteln.

Fremde Agenzien (2.6.16): Die einzelne Ernte muss der Prüfung entsprechen.

Kontrollzellen, Kontrolleier: Falls diploide Zellen vom Menschen für die Herstellung verwendet werden, müssen die Kontrollzellen der „Prüfung auf Identität" entsprechen. Kontrollzellen und Kontrolleier müssen den Anforderungen der „Prüfung auf fremde Agenzien in Virusimpfstoffen für Menschen" (2.6.16) entsprechen.

Fertiger Impfstoff als Bulk

Einzelne Ernten, die den vorstehend beschriebenen Prüfungen entsprechen, werden gepoolt und geklärt, um Zellen zu entfernen. Ein geeigneter Stabilisator kann zugesetzt werden. Die gepoolten Ernten werden anschließend in geeigneter Weise verdünnt.

Nur ein fertiger Impfstoff als Bulk, der der nachfolgend beschriebenen Prüfung entspricht, darf zur Herstellung der Fertigzubereitung verwendet werden.

Bakterien, Pilze: Der fertige Impfstoff als Bulk muss der „Prüfung auf Sterilität" (2.6.1) entsprechen. 10 ml der Zubereitung werden für jedes Nährmedium verwendet.

Fertigzubereitung

Eine Mindestviruskonzentration wird für die Fertigzubereitung zur Freigabe festgelegt, die in Kenntnis der Stabilitätsdaten sicherstellt, dass bis zum Ende der Haltbarkeit mindestens der in der Beschriftung angegebene Virustiter enthalten ist.

Nur eine Fertigzubereitung, die der Mindestviruskonzentration zur Freigabe, der Prüfung „Temperaturbeständigkeit", der „Prüfung auf Identität" und der „Prüfung auf Reinheit" entspricht, darf zur Anwendung freigegeben werden. Vorausgesetzt, die Prüfungen „Rinderserumalbumin" und, falls zutreffend, „Ovalbumin" sind mit zufriedenstellenden Ergebnissen für den fertigen Impfstoff als Bulk erfolgt, können sie für die Fertigzubereitung entfallen.

Temperaturbeständigkeit: Mindestens 3 Durchstechflaschen mit der gefriergetrockneten Fertigzubereitung werden im trockenen Zustand 7 Tage lang bei 37 ± 1 °C erwärmt. Wie unter „Bestimmung der Wirksamkeit" beschrieben, werden parallel die Viruskonzentrationen von Impfstoffproben des zuvor erwärmten und des nicht erwärmten, bei der für die Lagerung empfohlenen Temperatur gelagerten Impfstoffs bestimmt. Die Viruskonzentration des zuvor erwärmten Impfstoffs darf nicht mehr als 1,0 $\log_{10}$ geringer sein als die des nicht erwärmten Impfstoffs.

Prüfung auf Identität

Wenn der entsprechend der Beschriftung rekonstituierte Impfstoff mit spezifischen Mumps-Antikörpern gemischt wird, werden empfängliche Zellkulturen nicht mehr infiziert.

Prüfung auf Reinheit

Bakterien, Pilze: Der rekonstituierte Impfstoff muss der „Prüfung auf Sterilität" (2.6.1) entsprechen.

Rinderserumalbumin: höchstens 50 ng je Einzeldosis für den Menschen, mit Hilfe einer geeigneten immunchemischen Methode (2.7.1) bestimmt

Ovalbumin: höchstens 1 µg je Einzeldosis für den Menschen, bestimmt mit Hilfe einer geeigneten immunchemischen Methode (2.7.1), falls der Impfstoff in Hühnerembryonen hergestellt wird

Wasser (2.5.12): höchstens 3,0 Prozent, nach der Karl-Fischer-Methode bestimmt

Bestimmung der Wirksamkeit

Das infektiöse Virus des Impfstoffs aus mindestens 3 verschiedenen Durchstechflaschen wird titriert. Für jeden Verdünnungsschritt wird eine geeignete Anzahl an Vertiefungen einer Mikrotiterplatte inokuliert. Der Inhalt einer Durchstechflasche mit einer geeigneten Virus-Referenzzubereitung wird in 3 Ansätzen titriert, um jede Bestimmung zu validieren. Die Viruskonzentration der Referenzzubereitung wird mit einem Kontrolldiagramm überwacht und der Titer wird auf der Basis historischer Daten durch jedes Laboratorium etabliert. Wird eine Referenzzubereitung des Herstellers verwendet, wird das Verhältnis zu der betreffenden *BRP* der Ph. Eur. etabliert und in regelmäßigen Zeitabständen überwacht. Die individuelle Viruskonzentration des Impfstoffs jeder Durchstechflasche und jedes Ansatzes der Referenzzubereitung sowie die entsprechenden Mittelwerte der Viruskonzentrationen werden mit Hilfe der üblichen statistischen Methoden (zum Beispiel 5.3) berechnet. Der ermittelte Mittelwert der Viruskonzentrationen des Impfstoffs aus den 3 Durchstechflaschen muss mindestens dem in der Beschriftung angegebenen Wert entsprechen.

Die Viruskonzentration muss, wie in der Beschriftung angegeben, mindestens 3,7 $\log_{10}$ ZKID$_{50}$ je Einzeldosis für den Menschen betragen.

Die Bestimmung ist ungültig, wenn
- das Vertrauensintervall ($p = 0{,}95$) der ermittelten Viruskonzentration der Referenzzubereitung für den Mittelwert der 3 Ansätze größer als ± 0,3 $\log_{10}$ ZKID$_{50}$ ist
- die Viruskonzentration der Referenzzubereitung um mehr als 0,5 $\log_{10}$ ZKID$_{50}$ von dem etablierten Wert abweicht.

Die Bestimmung muss wiederholt werden, wenn das Vertrauensintervall ($p = 0{,}95$) des Mittelwerts der Viruskonzentration des Impfstoffs größer als ± 0,3 $\log_{10}$ ZKID$_{50}$ ist. Nur Daten von gültigen Bestimmungen werden mit Hilfe der üblichen statistischen Methoden (zum Beispiel 5.3) kombiniert, um die Viruskonzentration der Probe zu berechnen. Das Vertrauensintervall ($p = 0{,}95$) des Mittelwerts der Viruskonzentration darf höchstens ± 0,3 $\log_{10}$ ZKID$_{50}$ betragen.

Mumps-Lebend-Impfstoff *BRP* ist zur Verwendung als Referenzzubereitung geeignet.

In begründeten und zugelassenen Fällen können andere Prüfpläne verwendet werden. Das kann die Anwendung verschiedener Validitäts- und Akzeptanzkriterien zur Folge haben. Der Impfstoff muss jedoch der Bestimmung entsprechen, wenn er wie vorstehend beschrieben geprüft wird.

Beschriftung

Die Beschriftung gibt an,
- Virusstamm, der für die Impfstoffherstellung verwendet wurde
- dass für die Herstellung des Impfstoffs Hühnerembryonen verwendet wurden oder Art und Herkunft der für die Impfstoffherstellung verwendeten Zellen
- Mindestviruskonzentration
- dass der Kontakt des Impfstoffs mit Desinfektionsmitteln zu vermeiden ist.

10.7/0164

Pocken-Lebend-Impfstoff
Vaccinum variolae vivum

Definition

Pocken-Lebend-Impfstoff ist eine flüssige oder gefriergetrocknete Zubereitung des vermehrungsfähigen Vacciniavirus, das *in ovo* in den Membranen von Hühnerembryonen, in Zellkulturen oder in der Haut von lebenden Tieren vermehrt wird.

Diese Monographie gilt für Impfstoffe, die mit Stämmen von nachgewiesener Wirksamkeit beim Menschen hergestellt werden. Insbesondere solche Stämme werden verwendet, die zur Ausrottung der Pocken verwendet wurden, wie etwa der Lister-Stamm (auch als Lister/Elstree-Stamm bezeichnet) und der Stamm des New York City Board of Health (NYCBOH-Stamm). Die Monographie gilt nicht für nicht replikative Stämme wie den Modifizierten Ankara-Virus (MVA).

Herstellung

Allgemeine Vorkehrungen

Das Herstellungsverfahren muss nachweislich konstant Pocken-Impfstoff von ausreichender Immunogenität und Unschädlichkeit für den Menschen ergeben. Der verwendete Stamm muss nachweislich typische Vaccinia-Hautläsionen beim Menschen hervorrufen. Die Herstellung basiert auf einem Saatgutsystem.

Die Internationale Referenzzubereitung für Pocken-Impfstoff ist zur Verwendung als Referenz bei der Virustitration geeignet.

Substrat zur Virusvermehrung

Tiere zur Herstellung von Impfstoffen in der Haut: Wenn der Impfstoff in der Haut von Tieren hergestellt wird, müssen Tiere einer von der zuständigen Behörde zugelassenen Art verwendet werden, die gesund sind, in geschlossenen oder intensiv überwachten Beständen gehalten werden und die zuvor nicht für experimentelle Zwecke verwendet wurden. Für die Impfstoffherstellung dürfen ausschließlich Tiere verwendet werden, die empfänglich für eine Infektion mit Vacciniavirus durch dermales Inokulieren (Skarifizieren) sind.

Die Tiere müssen in gut gebauten und ausreichend belüfteten Tierräumen gehalten werden, in denen die Boxen möglichst weit voneinander entfernt sind. Mit geeigneten Maßnahmen muss einer Kreuzinfektion zwischen den Tieren verschiedener Boxen vorgebeugt werden. In einer Box darf/dürfen nicht mehr als ein großes Tier oder 2 kleine Tiere gehalten werden. Tiere dürfen nicht zwischen den Boxen ausgetauscht werden. Die Tiere müssen im Herstellungsland des Impfstoffs für einen Zeitraum von mindestens 6 Wochen vor der Verwendung in Quarantänegruppen gehalten werden.

Wenn zu einem Zeitpunkt während der Quarantäne die Gesamtsterbequote einer der Gruppen 5 Prozent erreicht, darf kein Tier dieser Gruppe zur Impfstoffherstellung verwendet werden.

Bis zur Verwendung der Tiere müssen die Gruppen auch nach Beendigung der Quarantänezeit weiter isoliert wie in Quarantäne gehalten werden. Nach der Verwendung des letzten Tiers einer Gruppe muss der Raum, in dem die Gruppe untergebracht war, vor der Unterbringung einer neuen Gruppe gründlich gereinigt und dekontaminiert werden.

Tiere, die skarifiziert werden sollen, müssen narkotisiert und gründlich untersucht werden. Wenn ein Tier eine pathologische Läsion aufweist, darf es nicht bei der Herstellung eines Saatguts oder Impfstoffs verwendet werden. Das gilt auch für die restlichen Tiere der betreffenden Quarantänegruppe, mit Ausnahme der Fälle, in denen ihre Verwendung die Unschädlichkeit des Produkts nachweislich nicht beeinträchtigt.

Die prophylaktischen und diagnostischen Maßnahmen, die zum Ausschluss von infektiösen Krankheiten getroffen werden, müssen von der zuständigen Behörde zugelassen werden. Diese Maßnahmen können je nach der verwendeten Tierspezies und den Krankheiten, denen die Tiere im Herstellungsland des Impfstoffs ausgesetzt sein können, variieren. Die Gefahr der Ausbreitung der Krankheit auf andere Länder, in die der Impfstoff geliefert wird, muss ebenfalls berücksichtigt werden. Besondere Aufmerksamkeit muss immer der Maul- und Klauenseuche, Brucellose, Tuberkulose, Dermatomykose und dem Q-Fieber geschenkt werden. Krankheiten wie ansteckende pustuläre Dermatitis (orf), Milzbrand, Rinderpest, hämorrhagische Septikämie, Rift-Valley-Fieber und andere sollten ebenfalls berücksichtigt werden.

Bruteier: Zur Herstellung des Impfstoffs werden Bruteier aus SPF-Herden (5.2.2) verwendet.

Diploide Zellen vom Menschen, kontinuierliche Zelllinien: Diploide Zellen vom Menschen und kontinuierliche Zelllinien müssen den Anforderungen an Zellsubstrate (5.2.3) entsprechen.

Primäre Hühnerembryozellen: Primäre Hühnerembryozellen müssen aus Eiern von SPF-Herden (5.2.2) stammen.

Primäre Kaninchennierenzellen: Nur gesunde Kaninchen aus einem geschlossenen, von der zuständigen Behörde zugelassenen Bestand dürfen für die Herstellung des Ausgangsmaterials verwendet werden. Die Tiere, möglichst im Alter von 2 bis 4 Wochen, werden geprüft, um die Abwesenheit von spezifizierten pathogenen Mikroorganismen und von Antikörpern, die gegen diese gerichtet sind, sicherzustellen.

Wenn dem Bestand neue Tiere zugeführt werden, müssen sie mindestens 2 Monate lang in Quarantäne gehalten werden und nachweislich frei von spezifizierten pathogenen Mikroorganismen sein. Tiere, deren Nieren verwendet werden sollen, dürfen zuvor nicht für experimentelle Zwecke verwendet worden sein, insbesondere nicht für solche, bei denen infektiöse Agenzien eingesetzt wurden. Der Bestand wird in regelmäßigen Zeitabständen auf zoonotische Viren und Anzeichen von Kontaminationen überwacht.

Wenn der Bestand etabliert wird, werden alle Tiere geprüft, um das Freisein von Antikörpern gegen mögliche virale Kontaminanten, von denen bekannt ist, dass sie Menschen infizieren oder dass sie sich *in vitro* in Zellen vom Menschen vermehren, zu bestimmen. Eine Prüfung auf Retroviren mit Hilfe einer empfindlichen, auf der Polymerase-Kettenreaktion (PCR) basierenden Reverse-Transkriptase-Bestimmung wird ebenfalls durchgeführt. Prüfungen zum Nachweis von Retroviren durch Nukleinsäureamplifikation (2.6.21) können ebenfalls verwendet werden.

Nach der Etablierung wird der Bestand durch Prüfung einer repräsentativen Gruppe von mindestens 5 Prozent der Tiere, von denen in geeigneten Zeitabständen (zum Beispiel monatlich) Blut genommen wird, überwacht. Zusätzlich wird der Bestand auf pathogene Mikroorganismen einschließlich Mykobakterien, Pilze und Mykoplasmen untersucht. Das Screening-Programm muss sicherstellen, dass alle Tiere innerhalb eines festgelegten Zeitraums geprüft werden.

Jedes Tier, das stirbt, wird untersucht, um die Todesursache zu bestimmen. Wenn als Todesursache ein infektiöses Agens im Bestand nachgewiesen wird, muss die Herstellung des Pockenimpfstoffs ausgesetzt werden.

Zum Zeitpunkt der Nierenentnahme werden die Tiere auf Anomalien untersucht; sofern solche vorhanden sind, werden die Tiere nicht für die Impfstoffherstellung verwendet.

Jeder Ansatz Kontrollkulturen von einer einzelnen Tiergruppe, die zur Herstellung von Einzelvirusernten verwendet wird, muss bis zum Abschluss aller Prüfungen, insbesondere der Prüfung auf fremde Agenzien, identifizierbar bleiben.

Virussaatgut

Das für das Mastersaatgut verwendete Vacciniavirus-Isolat wird anhand von Unterlagen identifiziert, die die Herkunft und die zu seiner Charakterisierung durchgeführten Prüfungen belegen müssen.

Virus vom Arbeitssaatgut muss die gleichen Eigenschaften haben wie der Stamm, der zur Herstellung des Mastersaatguts verwendet wurde. Die zur Herstellung von Einzelernten aus dem Original-Isolat erforderliche Anzahl von Passagen ist begrenzt und muss von der zuständigen Behörde zugelassen werden. Der Impfstoff muss aus dem Arbeitssaatgut mit der geringstmöglichen Anzahl an Zwischenpassagen hergestellt werden.

Da die Zellkulturherstellung und Klonauswahl (wie etwa Plaque-Reinigung) zu veränderten Eigenschaften des Virus führen können, muss das Mastersaatvirus so vollständig wie möglich charakterisiert werden, zum Beispiel durch Vergleich des Unschädlichkeitsprofils und der biologischen Eigenschaften des Stamms mit denen des parentalen Isolats. Die Charakterisierung soll die folgenden Prüfungen beinhalten:
– Antigen-Analysen mit Hilfe spezifischer Antisera und/oder monoklonaler Antikörper
– biologische Studien wie die Bestimmung des Infektiositätstiters, Chorioallantoismembran(CAM)-Bestimmung, In-vitro-Ausbeute und In-vivo-Wachstumseigenschaften in einem geeigneten Tiermodell
– genetische Analysen wie Restriktionsmustercharakterisierung/Southern-Blot-Analyse, PCR-Analysen und in begrenztem Umfang Sequenzierungsstudien
– phänotypische und genetische Stabilität beim Passagieren im Substrat
– Neurovirulenzprüfungen und Immunogenitätsstudien.

Die Prüfungen zur Charakterisierung werden ebenfalls an jedem Arbeitssaatgut und an 3 Impfstoffchargen aus dem ersten Arbeitssaatgut durchgeführt, um die genetische Stabilität des Impfstoffstamms zu belegen.

Nur ein Virussaatgut, das den nachfolgend aufgeführten Anforderungen entspricht, darf für die Virusvermehrung verwendet werden.

Prüfung auf Identität: Jedes Arbeitssaatgut wird durch spezifische Antikörper und molekulare Prüfungen als Vacciniavirus identifiziert. Geeignete Prüfungen werden durchgeführt, um das Vorhandensein von Variola-Virus und anderen Orthopockenviren auszuschließen.

Viruskonzentration: CAM-Bestimmung oder eine geeignete validierte In-vitro-Bestimmung (Plaque-Bestimmung oder $ZKID_{50}$-Bestimmung) wird durchgeführt. Die Viruskonzentration dient der Festlegung der für die Neurovirulenzprüfung verwendeten Virusmenge.

Fremde Agenzien (2.6.16): Wird das Arbeitssaatgut in Bruteiern, diploiden Zellen vom Menschen oder in einer kontinuierlichen Zelllinie vermehrt, muss es den Anforderungen an Saatgut für Virusimpfstoffe entsprechen. In Bruteiern und primären Zellkulturen hergestelltes Virussaatgut muss den nachfolgend aufgeführten zusätzlichen Anforderungen entsprechen.

Wenn die vorgeschriebenen Prüfungen nicht durchgeführt werden können, weil die vollständige Neutralisation des Saatvirus nicht möglich ist, kann das Saatgut auf eine Konzentration, die der bei der Herstellung von Impfstoff als Inokulum verwendeten Verdünnung vor der Prüfung auf fremde Viren entspricht, verdünnt werden. Zusätzliche spezifische Prüfungen auf fremde Viren durch validierte Nukleinsäureamplifikationstechniken (2.6.21) oder immunchemische Methoden (2.7.1) können in Betracht gezogen werden. Wenn der Nachweis von Mykoplasmen in Zellkulturen mittels Fluoreszenzfarbstoffs (2.6.7) nicht durchgeführt werden kann, wird stattdessen eine Prüfung mittels Nukleinsäureamplifikation durchgeführt.

Saatgut für die Verwendung in Bruteiern oder für die Herstellung in Zellkulturen muss zusätzlich auf Einschleppung von möglichen fremden Agenzien aus dem Originalsaatgut geprüft werden. Für den Fall, dass die vollständige Passagegeschichte des Originalsaatguts nur unzureichend belegt werden kann und dass mehr als eine Spezies verwendet worden ist, muss sich diese zusätzliche Prüfung mindestens auf problematische fremde Agenzien beziehen.

Die mikrobiologische Ausgangsbelastung von in der Haut von Tieren hergestelltem Master- und Arbeitssaatgut wird durch sorgfältige Kontrollen von Arbeitsbereich, Personal, zur Herstellung verwendeten Tieren und durch spezifische Prüfungen am Saatgut zusätzlich gering gehalten. Dennoch kann es schwierig sein sicherzustellen, dass das in der Haut von Tieren hergestellte Saatgut vollständig frei von fremden Agenzien ist. Dies muss bei den Herstellungsverfahren berücksichtigt werden, welche die fremden Agenzien entfernen oder reduzieren. Solche Chargen müssen den nachfolgend aufgeführten Anforderungen entsprechen. Die Abwesenheit von spezifischen, für den Menschen pathogenen Erregern wird durch zusätzliche Prüfverfahren, zum Beispiel mit Bakterien- und Pilzkulturen, mit Viruskulturen, durch Nukleinsäureamplifikation (2.6.21) auf virale Agenzien, nachgewiesen.

Neurovirulenz: Die Neurovirulenz des Master- und Arbeitssaatguts wird mit einem geeigneten Tiermodell, zum Beispiel mit Affen oder Mäusen, beurteilt. Das parentale Isolat wird als Referenz mitgeführt. Wenn das Originalisolat für diesen Zweck nicht zur Verfügung steht, können vergleichbare Materialien verwendet werden.

Virusvermehrung und -ernte

Impfstoff, der in lebenden Tieren hergestellt wird

Die Tiere werden vor dem Skarifizieren gereinigt und in peinlich sauberen Boxen gehalten, bis das Material von Vacciniaviren geerntet wird. 5 Tage vor dem Skarifizieren und während der Inkubationszeit stehen die Tiere unter tierärztlicher Überwachung und dürfen keine Anzeichen einer Erkrankung aufweisen; die rektale Körpertemperatur wird täglich gemessen und aufgezeichnet. Wenn ein anomaler Anstieg der Körpertemperatur auftritt oder klinische Anzeichen einer Erkrankung beobachtet werden, muss die Herstellung des Impfstoffs in der betreffenden Tiergruppe ausgesetzt werden, bis die Ursache geklärt ist.

Das Skarifizieren mit Saatvirus wird an solchen Körperstellen der Tiere, die nicht durch Verunreinigung durch Urin und Fäkalien gefährdet sind, durchgeführt. Die zum Skarifizieren verwendete Hautoberfläche wird rasiert und gereinigt, um möglichst chirurgisch aseptische Bedingungen zu schaffen. Wenn bei dem Reinigungsverfahren antiseptische Substanzen, die für das Virus schädlich sind, verwendet werden, sind diese vor dem Skarifizieren durch gründliches Spülen mit sterilem Wasser zu entfernen. Während des Skarifizierens wird die nicht zu inokulierende ungeschützte Hautoberfläche steril abgedeckt. Die Erfahrung hat gezeigt, dass zum Skarifizieren bei weiblichen Tieren die Hautoberfläche des Bauchs geeignet ist, während bei männlichen Tieren die der Flanken besser geeignet ist.

Vor der Entnahme des Vacciniaviren enthaltenden Materials wird jedes Antibiotikum entfernt und die beimpfte Fläche gereinigt. Die nicht inokulierten Hautoberflächen werden steril abgedeckt. Vor dem Ernten werden die Tiere schmerzlos getötet und entblutet, um starkes Vermischen des Vacciniaviren enthaltenden Materials mit Blut zu vermeiden. Das Vacciniaviren enthaltende Material wird unter aseptischen Bedingungen von jedem Tier einzeln entnommen. An allen bei der Impfstoffherstellung verwendeten Tieren wird eine Autopsie durchgeführt. Wenn Anzeichen von generalisierten oder systemischen Erkrankungen außer Vaccinia auftreten, wird das Vacciniaviren enthaltende Material dieses Tiers verworfen. Wenn es sich um eine ansteckende Krankheit handelt, muss, abgesehen von begründeten und zugelassenen Fällen, das Material der gesamten Tiergruppe, die dem Infektionsrisiko ausgesetzt war, vernichtet werden.

Impfstoff, der in Eiern hergestellt wird

Die gesamte Behandlung der Bruteier erfolgt unter aseptischen Bedingungen in einem Bereich, in dem nicht gleichzeitig mit anderen infektiösen Agenzien oder Zellen gearbeitet wird. Nach der Inokulation und Inkubation bei einer kontrollierten Temperatur werden nur lebende und geeignete Hühnerembryonen geerntet. Das Alter der Embryonen zum Zeitpunkt der Virusernte wird vom ersten Einlegen des Eies in den Brutschrank an gerechnet und darf höchstens 12 Tage betragen.

Nach der Homogenisierung und Klärung durch Zentrifugieren wird der Extrakt aus dem Embryonenmaterial gemäß nachfolgender Beschreibung geprüft und bis zur Weiterverarbeitung bei −70 °C oder einer tieferen Temperatur gehalten. Virusernten, die den vorgeschriebenen Prüfungen entsprechen, können gepoolt werden. Der Virussuspension darf in keiner Phase der Herstellung Protein vom Menschen zugesetzt werden. Wenn Stabilisatoren zugesetzt werden, dürfen diese nachweislich keine antigenen oder sensibilisierenden Eigenschaften für den Menschen aufweisen.

Für die Herstellung des fertigen Impfstoffs als Bulk darf nur eine einzelne Virusernte verwendet werden, die den nachfolgend beschriebenen Prüfungen entspricht.

Kontrolleier: Die Kontrolleier entsprechen den Anforderungen der „Prüfung auf fremde Agenzien in Virusimpfstoffen für Menschen, Kontrolleier" (2.6.16). Eine Probe von 2 Prozent nicht inokulierter Bruteier (mindestens 20 und höchstens 50) der für die Impfstoffherstellung verwendeten Charge wird in der gleichen Weise inkubiert wie die inokulierten Eier. Zum Zeitpunkt der Virusernte werden die nicht inokulierten Eier in gleicher Weise wie die inokulierten Eier behandelt.

Sterilität (2.6.1): Die einzelne Virusernte muss der Prüfung entsprechen. Die Prüfung wird mit 10 ml Ernte je Nährmedium durchgeführt.

Impfstoff, der in Zellkulturen hergestellt wird (primäre Hühnerembryozellen, primäre Kaninchennierenzellen, diploide Zellen vom Menschen oder kontinuierliche Zelllinien)

Alle Arbeiten mit den Zellbanken und nachfolgenden Zellkulturen erfolgen unter aseptischen Bedingungen in einem Bereich, in dem während der Herstellung nicht gleichzeitig mit anderen Zellen gearbeitet wird. Zugelassenes Tierserum (jedoch kein Serum vom Menschen) darf in den Nährmedien verwendet werden, doch das letzte Nährmedium zur Erhaltung der Lebensfähigkeit der Zellen bei der Virusvermehrung darf kein Tierserum enthalten. Serum und Trypsin, die zur Herstellung von Zellsuspensionen und Nährmedien verwendet werden, müssen nachweislich frei von fremden Agenzien sein. Das Zellkulturmedium kann einen pH-Indikator wie Phenolrot und zugelassene Antibiotika in der eben noch wirksamen Konzentration enthalten. Das Substrat sollte während der Herstellung frei von Antibiotika sein. Am Tag der Inokulation mit dem Virus-Arbeitssaatgut werden mindestens 5 Prozent oder 1000 ml (je nachdem, welche Menge geringer ist) der für die Impfstoffherstellung verwendeten Zellkulturen als nicht infizierte Zellkulturen (Kontrollzellen) zurückbehalten. Wird der Impfstoff in Kulturen von primären Kaninchennierenzellen hergestellt, gelten für Kontrollzellen die besonderen, nachfolgend aufgeführten Anforderungen.

Nach der Inokulation der Herstellungszellkultur mit dem Virus-Arbeitssaatgut werden die inokulierten Zellen bei einer geeigneten, festgelegten Temperatur gehalten und die Virussuspension wird nach einem geeigneten Inkubationszeitraum geerntet.

Nur eine einzelne Virusernte, die den nachfolgend aufgeführten Anforderungen entspricht, darf für die Herstellung des monovalenten Viruspools verwendet werden.

Kontrollzellen: Die Kontrollzellen der Herstellungszellkultur, aus der die Virusernte abgeleitet wird, müssen einer Identitätsprüfung und den Anforderungen unter „Prüfung auf fremde Agenzien in Virusimpfstoffen für Menschen" (2.6.16) oder, wenn primäre Kaninchennierenzellen verwendet werden, den nachfolgenden spezifischen Prüfungen entsprechen. Die Prüfung ist nur gültig, wenn bis zum Ende des Beobachtungszeitraums höchstens 20 Prozent der Kontrollzellkulturen verworfen werden.

Fremde Agenzien (2.6.16): Die einzelne Virusernte muss den Prüfungen auf fremde Agenzien entsprechen. Die vollständige Neutralisierung von Vacciniavirus kann bei einer hohen Viruskonzentration schwierig zu erreichen sein. In diesem Fall können spezifische Prüfungen wie Nukleinsäureamplifikation (2.6.21) oder immunchemische Prüfungen (2.7.1) die nicht spezifischen Prüfungen in Zellkulturen und Bruteiern ersetzen. Um biologische Reagenzien wie Vaccinia neutralisierende Antisera einzusparen, kann die Prüfung auf fremde Agenzien statt an den einzelnen Ernten an der Fertigzubereitung als Bulk durchgeführt werden.

Impfstoff, der in primären Hühnerembryozellen hergestellt wird: Eine Probe der gepoolten Flüssigkeiten aus den Kontrollzellkulturen wird auf aviäre Adenoviren und Retroviren wie das Aviäre-Leukose-Virus geprüft. Zusätzlich werden eine Menge jedes neutralisierten Viruspools, die 100 Impfstoffdosen für den Menschen oder 10 ml entspricht (die jeweils größere Menge wird verwendet), mit einer Gruppe von befruchteten Eiern durch Inokulation in die Allantoishöhle und eine vergleichbare Probe mit einer separaten Gruppe von Eiern durch Inokulation in den Dottersack geprüft. In beiden Fällen werden 0,5 ml Inokulum je Ei verwendet. Der Viruspool entspricht der Prüfung, wenn nach 3 bis 7 Tagen keine Anzeichen auf das Vorhandensein von fremden Agenzien erkennbar sind.

Impfstoff, der in Kulturen von primären Kaninchennierenzellen hergestellt wird: Die nachfolgend aufgeführten spezifischen Anforderungen gelten für die Virusvermehrung, Virusernte und Virusprüfung. Am Tag der Inokulation mit Virus-Arbeitssaatgut wird eine Probe von mindestens 30 ml der gepoolten Flüssigkeit von den Zellkulturen der Nieren jeder Tiergruppe, die zur Herstellung der Suspension primärer Zellen verwendet wird, entnommen. Die gepoolte Flüssigkeit wird in Kulturen von primären Nierenzellen so inokuliert, dass die Verdünnung der gepoolten Flüssigkeit nicht größer als 1:4 ist. Die Zellkulturen werden bei einer Temperatur von 34 bis 36 °C inkubiert und mindestens 4 Wochen lang beobachtet. Während dieses Beobachtungszeitraums und mindestens 2 Wochen nach der Inkubation wird von jeder dieser Zellkulturen mindestens eine Subkultur hergestellt und weitere 2 Wochen lang beobachtet. Die Prüfung ist nur gültig, wenn höchstens 20 Prozent der Zellkulturen verworfen werden. Wenn Anzeichen auf das Vorhandensein eines fremden Agens erkennbar sind, darf keine Zellkultur der gesamten Gruppe für die Impfstoffherstellung verwendet werden.

– *Kontrollzellkulturen:* 25 Prozent der aus den Nieren jeder Gruppe von Tieren gewonnenen Zellsuspensionen werden gleichzeitig mit den am Tag der Inokulation mit dem Virus-Arbeitssaatgut hergestellten Zellkulturen als Kontrollkulturen angelegt.
Diese Kontrollzellkulturen werden unter den gleichen Bedingungen wie die inokulierten Zellkulturen mindestens 2 Wochen lang inkubiert. Die Prüfung ist nur gültig, wenn höchstens 20 Prozent der Kontrollzellkulturen aus nicht spezifischen Gründen verworfen werden.

– *Prüfung auf hämadsorbierende Viren:* Zum Zeitpunkt der Ernte oder höchstens 4 Tage nach der Inokulation der Herstellungszellkulturen mit dem Virus-Arbeitssaatgut wird eine Probe von 4 Prozent der Kontrollzellkulturen durch Zusatz von Erythrozyten von Meerschweinchen auf hämadsorbierende Viren geprüft.

– *Prüfung auf andere fremde Agenzien:* Zum Zeitpunkt der Ernte oder höchstens 7 Tage nach der Inokulation der Herstellungszellkulturen mit dem Virus-Arbeitssaatgut wird eine Probe von mindestens 20 ml der gepoolten Flüssigkeit jeder Gruppe von Kontrollzellkulturen auf andere fremde Agenzien geprüft.

– *Prüfung von neutralisierten Einzelernten in Kulturen von primären Kaninchennierenzellen:* Jede neutralisierte Einzelernte wird zusätzlich in Kulturen von primären Nierenzellen von einer anderen Gruppe von Tieren als die zur Herstellung verwendete geprüft.

Gepoolte Virusernte

Nur eine gepoolte Virusernte, die den nachfolgend aufgeführten Anforderungen entspricht und innerhalb der für das Produkt zugelassenen Grenzen liegt, darf für die Herstellung der Fertigzubereitung verwendet werden.

Prüfung auf Identität: Das Vacciniavirus in der gepoolten Ernte wird mit Hilfe serologischer Methoden, die durch molekulare Methoden ergänzt sein können, identifiziert. Prüfungen auf molekularer Ebene wie Restriktionsfragmentlängen-Polymorphismus oder partielle Sequenzierung, insbesondere von terminalen DNA-Sequenzen, welche die größte Variabilität zwischen Vacciniavirusstämmen zeigen, können dabei nützlich sein.

Viruskonzentration: Die Vacciniavirus-Konzentration der gepoolten Ernte wird durch Hühnereier-CAM-Bestimmung oder in Zellkulturen bestimmt. Eine Referenzzubereitung wird parallel in dem gleichen System zur Validierung der Titration der gepoolten Ernte bestimmt. Die Viruskonzentration dient als Basis für die Virusmenge, die bei der mit Mäusen durchgeführten Neurovirulenzprüfung verwendet wird.

Gleichförmigkeit der Viruseigenschaften: Das Vacciniavirus wird in der gepoolten Ernte oder im fertigen Impfstoff als Bulk mit Prüfungen untersucht, mit denen bestimmt werden kann, dass sich die phänotypischen und genetischen Eigenschaften des Vacciniavirus bei der Vermehrung in der Herstellungszellkultur nicht verändert haben. Das Mastersaatgut oder eine vergleichbare Zubereitung wird bei diesen Prüfungen als Referenz mitgeführt; diese und die anzuwendenden Prüfungen müssen durch die zuständige Behörde zugelassen sein.

Neurovirulenz: Die Neurovirulenz der gepoolten Ernte wird durch intrazerebrale Inokulation in saugende Mäuse bestimmt; als Referenz dient das Originalsaatgut oder eine vergleichbare Zubereitung. Andere Prüfungen können nützlich sein, um zwischen akzeptablen und nicht akzeptablen Chargen zu unterscheiden.

Restliche DNA: Für Viren aus kontinuierlichen Zelllinien muss die gepoolte Ernte auf restliche DNA geprüft werden. Während der Herstellung muss nachgewiesen werden, dass der Gehalt an Wirtszell-DNA unterhalb von 10 ng je Einzeldosis für den Menschen liegt.

Bakterien und Pilze: Für Impfstoffe, die nicht in der Haut von Tieren hergestellt werden, muss der fertige Impfstoff als Bulk der „Prüfung auf Sterilität" (2.6.1) entsprechen. Für jedes Nährmedium werden 10 ml verwendet.

Mykoplasmen (2.6.7): Für Impfstoffe, die nicht in der Haut von Tieren hergestellt werden, muss der fertige Impfstoff als Bulk der Prüfung entsprechen. Für jedes Nährmedium werden 10 ml verwendet.

Fertiger Impfstoff als Bulk

Für die Freigabe der Fertigzubereitung wird eine Mindestviruskonzentration festgelegt, die in Kenntnis der Stabilitätsdaten sicherstellt, dass bis zum Ende der Haltbarkeit der in der Beschriftung angegebene Mindestvirustiter enthalten ist.

Impfstoff, der in lebenden Tieren hergestellt wird

Die gepoolte Ernte wird zentrifugiert. Wenn der Impfstoff zur Abgabe in flüssiger Form vorgesehen ist, kann die Behandlung zur Reduzierung vorhandener fremder Agenzien im Zusatz von Glycerol oder einem anderen geeigneten Verdünnungsmittel, dem antimikrobiell wirksame Substanzen zugesetzt sein können, und in einer vorübergehenden Lagerung bei einer geeigneten Temperatur bestehen. Wenn der Impfstoff zur Abgabe in gefriergetrockneter Form vorgesehen ist, kann eine geeignete antimikrobiell wirksame Substanz zugesetzt werden. Die nachfolgend aufgeführten besonderen Anforderungen gelten für fertigen Impfstoff als Bulk bei Impfstoffen, die in lebenden Tieren hergestellt werden.

Nur ein fertiger Impfstoff als Bulk, der den nachfolgend aufgeführten Anforderungen entspricht, darf für die Herstellung der Fertigzubereitung verwendet werden.

Gesamte vermehrungsfähige Keime: maximal 50 Keime je Milliliter, ausschließlich für Impfstoffe, die in der Haut von Tieren hergestellt werden, bestimmt durch Auszählen auf Agarplatten unter Verwendung eines geeigneten Volumens des fertigen Impfstoffs als Bulk

Escherichia coli: Proben von mindestens 1 ml des 1:100 verdünnten fertigen Impfstoffs als Bulk werden auf festen Nährböden, die zur Differenzierung von *E. coli* geeignet sind, 48 h lang bei 35 bis 37 °C inkubiert. Wenn *E. coli* nachgewiesen wird, muss der fertige Impfstoff als Bulk verworfen werden oder, abhängig von der Genehmigung durch die zuständige Behörde, weiter behandelt werden.

Hämolysierende Streptokokken, koagulasepositive Staphylokokken oder mögliche andere pathogene Mikroorganismen, die als Folge der Impfung für den Menschen gesundheitsschädlich sein können: Proben von mindestens 1 ml des 1:100 verdünnten fertigen Impfstoffs als Bulk werden 48 h lang auf einem Blutagar bei 35 bis 37 °C inkubiert. Wenn Mikroorganismen nachgewiesen werden, muss der fertige Impfstoff als Bulk verworfen werden.

Bacillus anthracis: Jede Kolonie, die auf einem der vorstehend beschriebenen festen Nährböden nachgewiesen wird, wird darauf untersucht, ob ihre Morphologie der von *B. anthracis* entspricht. Wenn die in der Kolonie enthaltenen Organismen nicht beweglich sind, müssen die Kulturen weiter auf Eigenschaften von *B. anthracis* untersucht werden. Dies schließt eine Pathogenitätsprüfung mit geeigneten Tieren ein. Wenn *B. anthracis* nachgewiesen wird, müssen der fertige Impfstoff als Bulk und jeder assoziierte Bulk verworfen werden. Zusätzliche validierte molekulare Prüfungen können durchgeführt werden.

Clostridium tetani **und andere pathogene Sporen bildende Anaerobier:** Ein Gesamtvolumen von mindestens 10 ml des fertigen Impfstoffs als Bulk wird in gleichen Mengen auf mindestens 10 Kulturröhrchen, die jeweils mindestens 10 ml eines für das Wachstum von anaeroben Mikroorganismen geeigneten Nährmediums enthalten, verteilt. Die Röhrchen werden 1 h lang bei 65 °C inkubiert, um den Gehalt an nicht Sporen bildenden Mikroorganismen zu reduzieren; danach werden die Röhrchen mindestens 1 Woche lang anaerob bei 35 bis 37 °C inkubiert. Von jedem Röhrchen, in dem mikrobielles Wachstum nachgewiesen wird, werden Subkulturen in Röhrchen oder auf Platten mit einem geeigneten Nährmedium angelegt. Die Röhrchen oder Platten werden bei der gleichen Temperatur anaerob inkubiert. Alle anaerob wachsenden Kolonien werden untersucht und identifiziert. Falls *C. tetani* oder andere pathogene Sporen bildende Anaerobier nachgewiesen werden, muss der fertige Impfstoff als Bulk verworfen werden.

Impfstoff, der in Eiern hergestellt wird

Die gepoolte Ernte wird geklärt, um Zellen zu entfernen, und kann weiter gereinigt werden.

Impfstoff, der in Zellkulturen hergestellt wird (primäre Hühnerembryofibroblasten, diploide Zellen vom Menschen oder kontinuierliche Zelllinien)

Die gepoolte Ernte wird geklärt, um Zellen zu entfernen, und kann weiter gereinigt werden.

Fertigzubereitung

Nur eine Fertigzubereitung, die der Mindestviruskonzentration für die Freigabe der Charge entspricht und die der nachfolgenden Prüfung „Temperaturbeständigkeit" und allen Anforderungen unter „Prüfung auf Identität", „Prüfung auf Reinheit" und „Bestimmung der Wirksamkeit" entspricht, darf zur Anwendung freigegeben werden. Vorausgesetzt, die Prüfungen „Konservierungsmittel", „Proteingehalt" und „Rinderserumalbumin" beziehungsweise „Ovalbumin" sind am fertigen Impfstoff als Bulk mit zufriedenstellenden Ergebnissen erfolgt, können sie für die Fertigzubereitung entfallen.

Temperaturbeständigkeit: Für flüssige Produkte werden wie von der zuständigen Behörde zugelassen mindestens 3 Behältnisse der Fertigzubereitung unter Berücksichtigung der Bedingungen, die nachweislich für das bestimmte Produkt geeignet sind, für einen festgelegten Zeitraum bei erhöhter Temperatur gehalten. Die Viruskonzentration des erwärmten und des bei der für die Lagerung empfohlenen Temperatur gelagerten Impfstoffs wird wie unter „Bestimmung der Wirksamkeit" beschrieben parallel bestimmt. Die Viruskonzentration in den erwärmten Behältnissen darf über den Zeitraum der Lagerung bei erhöhter Temperatur nicht um mehr als den zugelassenen Gehalt abnehmen. Die Bedingungen der Prüfung und die Anforderungen werden von der zuständigen Behörde genehmigt.

Für gefriergetrocknete Produkte werden mindestens 3 Behältnisse mit der Fertigzubereitung im trockenen Zustand 28 Tage lang bei 37 ± 1 °C gehalten. Die Viruskonzentration des erwärmten und des bei der für die Lagerung empfohlenen Temperatur gelagerten Impfstoffs wird wie unter „Bestimmung der Wirksamkeit" beschrieben parallel bestimmt. Die Viruskonzentration in den erwärmten Behältnissen darf höchstens $1{,}0 \log_{10}$ geringer als die in den nicht erwärmten Behältnissen sein.

Prüfung auf Identität

Das Vacciniavirus wird mit Hilfe einer geeigneten Methode identifiziert.

Prüfung auf Reinheit

Konservierungsmittel: Falls vorhanden, wird der Gehalt an Konservierungsmittel mit Hilfe einer geeigneten chemischen Methode bestimmt. Der Gehalt muss mindestens dem zuvor bestimmten, gerade noch wirksamen Gehalt entsprechen und darf höchstens 115 Prozent des in der Beschriftung angegebenen Werts betragen.

Phenol (2.5.15): höchstens 0,5 Prozent, falls Phenol verwendet wird

Proteingehalt: Der Proteingehalt jeder Abfüllcharge wird, falls dies nicht am fertigen Impfstoff als Bulk erfolgt ist, bestimmt und muss innerhalb der von der zuständigen Behörde genehmigten Grenzen liegen.

Rinderserumalbumin: höchstens 50 ng je Einzeldosis für den Menschen, falls Rinderserumalbumin für die Zellkulturen verwendet wurde, mit Hilfe einer geeigneten immunchemischen Methode (2.7.1) bestimmt

Ovalbumin: Für die Impfstoffe, die in Bruteiern hergestellt werden, muss der Ovalbumingehalt innerhalb der von der zuständigen Behörde genehmigten Grenzen liegen.

Restfeuchte: Die Restfeuchte muss an jeder Abfüllcharge des gefriergetrockneten Fertigprodukts bestimmt werden und innerhalb der von der zuständigen Behörde genehmigten Grenzen liegen.

Bakterien/vermehrungsfähige Einheiten: Impfstoffe, die in der Haut von Tieren hergestellt werden, werden mit Hilfe von geeigneten mikroskopischen Methoden und Kulturmethoden auf für den Menschen pathogene Bakterien, insbesondere hämolysierende Streptokokken, Staphylokokken, *E. coli* und pathogene Sporenbildner, speziell *B. anthracis*, geprüft. Der Impfstoff muss frei von solchen Verunreinigungen sein. Die Gesamtzahl nicht pathogener Bakterien darf 50 je Milliliter nicht überschreiten.

Sterilität (2.6.1): Der Impfstoff muss der Prüfung entsprechen, mit Ausnahme der in der Haut von Tieren hergestellten Zubereitungen.

Bakterien-Endotoxine (2.6.14): Der Impfstoff muss der von der zuständigen Behörde genehmigten Spezifikation entsprechen.

Bestimmung der Wirksamkeit

Der Impfstoff wird rekonstituiert und das infektiöse Virus des Impfstoffs aus mindestens 3 verschiedenen Durchstechflaschen wird titriert. Der Inhalt einer Durchstechflasche mit einer geeigneten Virus-Referenzzubereitung wird in 3 Ansätzen titriert, um jede Bestimmung zu validieren.

Die Viruskonzentration der Referenzzubereitung wird mit einem Kontrolldiagramm überwacht und der Titer wird auf der Basis historischer Daten durch jedes Laboratorium etabliert. Die individuelle Viruskonzentration des Impfstoffs jeder Durchstechflasche und jedes Ansatzes der Referenzzubereitung sowie die entsprechenden Mittelwerte der Viruskonzentrationen werden mit Hilfe der üblichen statistischen Methoden (zum Beispiel 5.3) berechnet. Der ermittelte Mittelwert der Viruskonzentrationen der 3 Durchstechflaschen muss mindestens $8{,}0\log_{10}$ Pocken bildende Einheiten je Milliliter oder die validierte entsprechende Menge in Plaque bildenden Einheiten oder eine 50 Prozent einer Zellkultur infizierenden Dosis enthalten, sofern klinische Studien nicht einen niedrigeren Virustiter rechtfertigen.

Die Bestimmung ist ungültig, wenn
- das Vertrauensintervall ($p = 0{,}95$) der ermittelten Viruskonzentration der Referenzzubereitung für den Mittelwert der 3 Ansätze größer als $\pm 0{,}5 \log_{10}$ infektiöse Einheiten ist
- die Viruskonzentration der Referenzzubereitung um mehr als $0{,}5 \log_{10}$ infektiöse Einheiten von dem etablierten Wert abweicht.

Die Bestimmung muss wiederholt werden, wenn das Vertrauensintervall ($p = 0{,}95$) des Mittelwerts der Viruskonzentration des Impfstoffs größer als $\pm 0{,}5 \log_{10}$ infektiöse Einheiten ist. Nur Daten von gültigen Bestimmungen werden mit Hilfe der üblichen statistischen Methoden (zum Beispiel 5.3) kombiniert, um die Viruskonzentration der Probe zu berechnen. Das Vertrauensintervall ($p = 0{,}95$) des Mittelwerts der Viruskonzentration darf höchstens $\pm 0{,}5 \log_{10}$ infektiöse Einheiten betragen.

In begründeten und zugelassenen Fällen können andere Prüfpläne verwendet werden. Das kann die Anwendung verschiedener Validitäts- und Akzeptanzkriterien zur Folge haben. Der Impfstoff muss jedoch der Bestimmung entsprechen, wenn er wie vorstehend beschrieben geprüft wird.

Beschriftung

Die Beschriftung gibt an
- Bezeichnung des Vacciniavirus-Stamms
- Mindestmenge an Virus je Milliliter
- für die Impfstoffherstellung verwendetes Substrat
- Art und Menge der Stabilisatoren, des Konservierungsmittels oder der Additive, die im Impfstoff und/oder im Lösungsmittel enthalten sind.

10.7/0162

Röteln-Lebend-Impfstoff
Vaccinum rubellae vivum

Definition

Röteln-Lebend-Impfstoff ist eine gefriergetrocknete Zubereitung aus einem geeigneten attenuierten Stamm des Röteln-Virus. Der Impfstoff wird unmittelbar vor der Verwendung entsprechend den Angaben in der Beschriftung rekonstituiert und ergibt eine klare Flüssigkeit, die durch einen pH-Indikator gefärbt sein kann.

Herstellung

Die Herstellung des Impfstoffs beruht auf einem Virusaatgutsystem und auf einem Zellbanksystem. Das Herstellungsverfahren muss nachweislich konstant Röteln-Lebend-Impfstoff von ausreichender Immunogenität und Unschädlichkeit für den Menschen ergeben. Abgesehen von begründeten und zugelassenen Fällen darf das Virus im fertigen Impfstoff nicht mehr Passagen vom Mastersaatgut entfernt sein als das Virus in einem Impfstoff, dessen Unschädlichkeit und Wirksamkeit sich in klinischen Studien als zufriedenstellend erwiesen hat.

Die mögliche Neurovirulenz des Impfstoffstamms wird, basierend auf verfügbaren epidemiologischen Daten über Neurovirulenz und Neurotropismus vorwiegend des Wildtyp-Virus, während der präklinischen Entwicklung in Betracht gezogen. Auf dieser Grundlage wird eine Risikoanalyse durchgeführt. Falls erforderlich und verfügbar, wird an dem Impfstoffstamm eine Prüfung mit Hilfe eines Tiermodells, das zwischen Wildtyp-Virus und attenuiertem Virus unterscheidet, durchgeführt. Prüfungen an Stämmen mit einer Attenuierung zwischen Wildtyp-Virus und attenuiertem Virus können ebenfalls erforderlich sein.

Substrat zur Virusvermehrung

Das Virus wird in diploiden Zellen vom Menschen (5.2.3) vermehrt.

Saatgut

Der verwendete Stamm des Röteln-Virus wird anhand von Unterlagen identifiziert, die die Herkunft und die nachfolgende Behandlung belegen müssen. Saatgut wird in großen Mengen hergestellt und, falls gefriergetrocknet, bei Temperaturen unterhalb von −20 °C oder, falls nicht gefriergetrocknet, unterhalb von −60 °C gelagert.

Nur ein Saatgut, das den nachfolgend aufgeführten Prüfungen entspricht, darf für die Virusvermehrung verwendet werden.

Identität: Das Master- und das Arbeitssaatgut werden durch Serumneutralisation in Zellkultur unter Verwendung von spezifischen Antikörpern als Röteln-Virus identifiziert.

Viruskonzentration: Die Viruskonzentration des Master- und Arbeitssaatguts wird bestimmt, um die Gleichförmigkeit des Herstellungsverfahrens zu überwachen.

Fremde Agenzien (2.6.16): Das Arbeitssaatgut muss der Prüfung entsprechen.

Vermehrung und Ernte

Der Umgang mit der Zellbank und den folgenden Zellkulturen erfolgt unter aseptischen Bedingungen in einem Raum, in dem während der Herstellung mit keinen anderen Zellen gearbeitet wird. Geeignetes Tierserum (Serum vom Menschen darf nicht verwendet werden) kann in den Zellkulturmedien verwendet werden. Das letzte Nährmedium für die Erhaltung des Zellwachstums während der Virusvermehrung darf jedoch kein Tierserum enthalten. Bei der Zubereitung von Zellsuspensionen sowie von Zellkulturmedien verwendetes Serum und Trypsin müssen nachweislich frei sein von fremden Agenzien. Dem Nährmedium für die Zellkultur können ein pH-Indikator wie Phenolrot sowie geeignete Antibiotika in der eben noch wirksamen Konzentration zugesetzt werden. Das Substrat sollte, falls möglich, während der Herstellung frei von Antibiotika sein. Mindestens 500 ml der für die Impfstoffherstellung verwendeten Zellkultur werden als nicht infizierte Zellkultur (Kontrollzellen) aufbewahrt. Während der Vermehrung der Viren wird die Inkubationstemperatur überwacht. Die Virussuspension wird einmal oder mehrmals innerhalb von 28 Tagen nach Inokulation geerntet. Mehrfachernten derselben Herstellungszellkultur können gepoolt und als Einzelernte behandelt werden.

Nur eine einzelne Ernte, die den nachfolgend aufgeführten Prüfungen entspricht, darf für die Zubereitung des Fertigimpfstoffs als Bulk verwendet werden.

Identität: Die einzelne Ernte enthält Virus, das durch Serumneutralisation in Zellkultur unter Verwendung von spezifischen Antikörpern als Röteln-Virus identifiziert wird.

Viruskonzentration: Die Viruskonzentration wird in der einzelnen Ernte wie unter „Bestimmung der Wirksamkeit" beschrieben bestimmt, um die Gleichförmigkeit des Herstellungsverfahrens zu überwachen und um die Verdünnung für die Herstellung des fertigen Impfstoffs als Bulk zu ermitteln.

Fremde Agenzien (2.6.16): Die einzelne Ernte muss der Prüfung entsprechen.

Kontrollzellen: Die Kontrollzellen müssen der „Prüfung auf Identität" und den Anforderungen der „Prüfung auf fremde Agenzien in Virus-Lebend-Impfstoffen für Menschen" (2.6.16) entsprechen.

Fertiger Impfstoff als Bulk

Einzelne Ernten, die den vorstehend beschriebenen Prüfungen entsprechen, werden gepoolt und geklärt, um Zellen zu entfernen. Ein geeigneter Stabilisator kann zugesetzt werden. Die gepoolten Ernten werden anschließend in geeigneter Weise verdünnt.

Nur ein fertiger Impfstoff als Bulk, der der nachfolgend aufgeführten Prüfung entspricht, darf zur Herstellung der Fertigzubereitung verwendet werden.

Bakterien, Pilze: Der fertige Impfstoff als Bulk muss der „Prüfung auf Sterilität" (2.6.1) entsprechen. 10 ml Zubereitung werden für jedes Nährmedium verwendet.

Fertigzubereitung

Eine Mindestviruskonzentration wird für das Produkt zur Freigabe festgelegt, die in Kenntnis der Stabilitätsdaten sicherstellt, dass bis zum Ende der Haltbarkeit mindestens der in der Beschriftung angegebene Virustiter enthalten ist.

Nur eine Fertigzubereitung, die der Mindestviruskonzentration zur Freigabe, der Prüfung „Temperaturbeständigkeit", der „Prüfung auf Identität" und der „Prüfung auf Reinheit" entspricht, darf zur Anwendung freigegeben werden. Vorausgesetzt, die Prüfung „Rinderserumalbumin" ist mit zufriedenstellenden Ergebnissen für den fertigen Impfstoff als Bulk erfolgt, kann sie für die Fertigzubereitung entfallen.

Temperaturbeständigkeit: Mindestens 3 Durchstechflaschen mit der gefriergetrockneten Fertigzubereitung werden im trockenen Zustand 7 Tage lang bei 37 ± 1 °C erwärmt. Wie unter „Bestimmung der Wirksamkeit" beschrieben, werden parallel die Viruskonzentrationen von Impfstoffproben des zuvor erwärmten und des nicht erwärmten, bei der für die Lagerung empfohlenen Temperatur gelagerten Impfstoffs bestimmt. Die Viruskonzentration des zuvor erwärmten Impfstoffs darf nicht mehr als $1{,}0\log_{10}$ geringer sein als die des nicht erwärmten Impfstoffs.

Prüfung auf Identität

Wenn der entsprechend der Beschriftung rekonstituierte Impfstoff mit spezifischen Röteln-Antikörpern gemischt wird, werden empfängliche Zellkulturen nicht mehr infiziert.

Prüfung auf Reinheit

Bakterien, Pilze: Der rekonstituierte Impfstoff muss der „Prüfung auf Sterilität" (2.6.1) entsprechen.

Rinderserumalbumin: höchstens 50 ng je Einzeldosis für den Menschen, mit Hilfe einer geeigneten immunchemischen Methode (2.7.1) bestimmt

Wasser (2.5.12): höchstens 3,0 Prozent, nach der Karl-Fischer-Methode bestimmt

Bestimmung der Wirksamkeit

Das infektiöse Virus des Impfstoffs aus mindestens 3 verschiedenen Durchstechflaschen wird titriert. Für jeden Verdünnungsschritt wird eine geeignete Anzahl an Vertiefungen einer Mikrotiterplatte inokuliert. Der Inhalt einer Durchstechflasche mit einer geeigneten Virus-Referenzzubereitung wird in 3 Ansätzen titriert, um jede Bestimmung zu validieren.

Die Viruskonzentration der Referenzzubereitung wird mit einem Kontrolldiagramm überwacht und der Titer wird auf der Basis historischer Daten durch jedes Laboratorium etabliert. Wird eine Referenzzubereitung des Herstellers verwendet, wird das Verhältnis zu der betreffenden *BRP* der Ph. Eur. etabliert und in regelmäßigen Zeitabständen überwacht. Die individuelle Viruskonzentration des Impfstoffs jeder Durchstechflasche und jedes Ansatzes der Referenzzubereitung sowie die entsprechenden Mittelwerte der Viruskonzentrationen werden mit Hilfe der üblichen statistischen Methoden (zum Beispiel 5.3) berechnet. Der ermittelte Mittelwert der Viruskonzentrationen des Impfstoffs aus den 3 Durchstechflaschen muss mindestens dem in der Beschriftung angegebenen Wert entsprechen.

Die Viruskonzentration muss, wie in der Beschriftung angegeben, mindestens $3{,}0 \log_{10}$ ZKID$_{50}$ je Dosis für den Menschen betragen.

Die Bestimmung ist ungültig, wenn
- das Vertrauensintervall ($p = 0{,}95$) der ermittelten Viruskonzentration der Referenzzubereitung für den Mittelwert der 3 Ansätze größer als $\pm 0{,}3 \log_{10}$ ZKID$_{50}$ ist
- die Viruskonzentration der Referenzzubereitung um mehr als $0{,}5 \log_{10}$ ZKID$_{50}$ von dem etablierten Wert abweicht.

Die Bestimmung muss wiederholt werden, wenn das Vertrauensintervall ($p = 0{,}95$) des Mittelwerts der Viruskonzentration des Impfstoffs größer als $\pm 0{,}3 \log_{10}$ ZKID$_{50}$ ist. Nur Daten von gültigen Bestimmungen werden mit Hilfe der üblichen statistischen Methoden (zum Beispiel 5.3) kombiniert, um die Viruskonzentration der Probe zu berechnen. Das Vertrauensintervall ($p = 0{,}95$) des Mittelwerts der Viruskonzentration darf höchstens $\pm 0{,}3 \log_{10}$ ZKID$_{50}$ betragen.

Röteln-Lebend-Impfstoff *BRP* ist zur Verwendung als Referenzzubereitung geeignet.

In begründeten und zugelassenen Fällen können andere Prüfpläne verwendet werden. Das kann die Anwendung abweichender Validitäts- und Akzeptanzkriterien zur Folge haben. Der Impfstoff muss jedoch der Bestimmung entsprechen, wenn er wie vorstehend beschrieben geprüft wird.

Beschriftung

Die Beschriftung gibt an,
- Virusstamm, der für die Impfstoffherstellung verwendet wurde
- Art und Herkunft der für die Impfstoffherstellung verwendeten Zellen
- Mindestviruskonzentration
- dass der Kontakt des Impfstoffs mit Desinfektionsmitteln zu vermeiden ist.

10.7/2417

Rotavirus-Lebend-Impfstoff (oral)

Vaccinum rotaviri vivum perorale

Definition

Rotavirus-Lebend-Impfstoff (oral) ist eine Zubereitung aus einem oder mehreren geeigneten Virusserotypen. Der Impfstoff wird in einem zugelassenen Zellsubstrat vermehrt und in einer für orales Verabreichen geeigneten Form angeboten.

Der Impfstoff ist eine klare Flüssigkeit oder kann eine gefriergetrocknete Zubereitung sein. Die gefriergetrocknete Zubereitung wird wie in der Beschriftung angegeben unmittelbar vor der Verwendung rekonstituiert und ergibt eine schwach trübe Flüssigkeit. Der für das Verabreichen fertige Impfstoff kann durch einen pH-Indikator gefärbt sein.

Herstellung

Allgemeine Vorkehrungen

Die Impfstoffstämme und das Herstellungsverfahren müssen nachweislich konstant einen Impfstoff ergeben, der mit einem Impfstoff vergleichbar ist, dessen klinische Wirksamkeit und Unschädlichkeit für den Menschen nachgewiesen sind. Der Impfstoff wird so formuliert, dass eine Inaktivierung durch Magenflüssigkeiten vermieden wird. Wenn der Impfstoff gefriergetrocknet ist, müssen die Fähigkeit des Lösungsmittels zur Säurebindung und seine Stabilität etabliert sein.

Die Herstellung des Impfstoffs beruht auf einem Virussaatgut- und einem Zellbanksystem. Abgesehen von begründeten und zugelassenen Fällen darf das Virus im Fertigimpfstoff höchstens eine festgelegte Anzahl von Passagen vom Mastersaatgut durchlaufen haben, die der Anzahl von Passagen entspricht, die für die Herstellung eines Impfstoffs, der in klinischen Studien nachweislich von ausreichender Immunogenität und Unschädlichkeit für den Menschen war, verwendet wurde.

Wenn Reinigungsschritte vorgesehen sind, wird die Verringerung bestimmter verfahrensbedingter Verunreinigungen und Rückstände, wie restliche Wirtszellproteine, restliche zelluläre DNA, Endotoxine, Rinderserum, Trypsin und Antibiotika überwacht, um die Gleichförmigkeit des Reinigungsverfahrens nachzuweisen.

Referenzzubereitung

Eine geeignete, für die Impfstoffchargen repräsentative Referenzzubereitung, die sich in klinischen Prüfungen als wirksam erwiesen hat, wird für die Verwendung in Bestimmungen der Viruskonzentration etabliert. Die Unterschiede von Zusammensetzung und Eigenschaften der Rotavirus-Impfstoffe bedeuten, dass für jeden Impfstoff eine spezifische Referenzzubereitung vorhanden sein muss.

Substrat für die Virusvermehrung

Das Virus wird in einer geeigneten Zelllinie (5.2.3) vermehrt.

Virussaatgut

Der Stamm oder die Stämme des Rotavirus werden anhand von Unterlagen identifiziert, welche die Herkunft jedes Stamms und die nachfolgende Behandlung einschließlich
- der Attenuierungsmethode
- ob die Stämme vor der Bildung des Mastersaatguts biologisch gekloont wurden
- Information zur Gensequenz
- der phänotypischen und genotypischen Stabilität des Master- und Arbeitssaatguts, wenn bis zum Einzelerntenniveau passagiert wurde,
- dem Passageniveau, auf dem die Attenuierung für Menschen in klinischen Prüfungen nachgewiesen wurde,

belegen müssen.

Virussaatgut wird, falls gefriergetrocknet, bei Temperaturen unterhalb von −20 °C oder, falls nicht gefriergetrocknet, unterhalb von −60 °C gelagert.

Nur ein Virussaatgut, das den nachfolgend aufgeführten Anforderungen entspricht, darf für die Virusvermehrung verwendet werden.

Identität: Master- und Arbeitssaatgut enthalten nachweislich den vorgeschriebenen Rotavirustyp, der mit einer immunologischen Bestimmung unter Verwendung von spezifischen Antikörpern oder durch eine molekulare Identitätsprüfung wie der Polyacrylamid-Gelelektrophorese von RNA, der RNA/RNA-Hybridisierung oder der Restriktionsenzymanalyse der amplifizierten VP7-Gensequenzen mit Hilfe der Polymerase-Kettenreaktion (PCR) identifiziert wird.

Viruskonzentration: Die Viruskonzentration von Master- und Arbeitssaatgut wird ermittelt, um die Gleichförmigkeit des Herstellungsverfahrens zu überwachen. Direktmethoden auf Zellkulturbasis und Verfahren zur Amplifikation von Nukleinsäuren (2.6.21) wie Quantifizierung der Virusreplikate durch PCR in Zellkulturen können angewendet werden.

Fremde Agenzien (2.6.16): Jedes Arbeitssaatgut muss den Anforderungen an Virussaatgut entsprechen.

Virusvermehrung, Einzelernte, monovalenter Viruspool

Die Behandlung der Zellbank und der folgenden Zellkulturen erfolgt unter aseptischen Bedingungen in einem Raum, in dem mit keinen anderen Zellen umgegangen wird. Geeignetes Tierserum (jedoch kein Serum vom Menschen) darf in den Zellkulturmedien verwendet werden; das letzte Nährmedium zur Erhaltung des Zellwachstums während der Virusvermehrung darf jedoch kein Tierserum enthalten. Serum und Trypsin, die zur Herstellung von Zellsuspensionen und Zellkulturmedien verwendet werden, müssen nachweislich frei von fremden Agenzien sein. Das Zellkulturmedium kann einen pH-Indikator wie Phenolrot sowie geeignete Antibiotika in der eben noch wirksamen Konzentration enthalten. Das Substrat sollte, wenn möglich, während der Herstellung frei von Antibiotika sein.

Als Zwischenprodukt gelagerte Viruskultur

Wenn eine als Zwischenprodukt gelagerte Viruskultur, die aus dem Arbeitssaatgut hergestellt wurde, für die Inokulation verwendet wird, werden am Tag der Inokulation mindestens 5 Prozent oder 500 ml (je nachdem, welche Menge größer ist) der verwendeten Zellkultur als nicht infizierte Zellkultur (Kontrollzellen) aufbewahrt. Als Zwischenprodukt gelagerte Viruskulturen werden zu einem Zeitpunkt, der für den Virusstamm geeignet ist, geerntet und bei Temperaturen unterhalb von −60 °C gelagert.

Nur eine als Zwischenprodukt gelagerte Viruskultur, die den nachfolgend aufgeführten Anforderungen entspricht, darf für die Virusvermehrung verwendet werden.

Identität: Jede als Zwischenprodukt gelagerte Viruskultur wird über den Rotavirustyp mit einer immunologischen Bestimmung unter Verwendung von spezifischen Antikörpern oder mit einer molekularen Identitätsprüfung wie dem Verfahren zur Amplifikation von Nukleinsäuren (2.6.21) identifiziert.

Bakterien, Pilze: Jede als Zwischenprodukt gelagerte Viruskultur muss der Prüfung „Sterilität" (2.6.1) entsprechen. Die Prüfung wird mit 10 ml Zubereitung je Nährmedium durchgeführt.

Viruskonzentration: Die Viruskonzentration jeder als Zwischenprodukt gelagerten Viruskultur wird wie unter „Bestimmung der Wirksamkeit" vorgeschrieben ermittelt, um die Gleichförmigkeit der Herstellung zu überwachen. Direktmethoden auf Zellkulturbasis und Verfahren zur Amplifikation von Nukleinsäuren (2.6.21) wie Quantifizierung der Virusreplikate durch PCR in Zellkulturen können verwendet werden.

Fremde Agenzien (2.6.16): Jede als Zwischenprodukt gelagerte Viruskultur muss der Prüfung entsprechen.

Kontrollzellen: Kontrollzellen aus der Herstellungszellkultur, aus der die als Zwischenprodukt gelagerte Viruskultur stammt, müssen einer Identitätsprüfung und den Anforderungen der Prüfung auf fremde Agenzien (2.6.16) entsprechen.

Virusvermehrung und Einzelernte

Am Tag der Inokulation mit dem Virusarbeitssaatgut oder mit der als Zwischenprodukt gelagerten Viruskultur werden für die Impfstoffherstellung vorgesehene Zellkulturen als nicht infizierte Zellkulturen (Kontrollzellen) zurückbehalten. Wenn Bioreaktortechnik angewendet wird, müssen die Größe und Handhabung der zu prüfenden Zellprobe von der zuständigen Behörde zugelassen sein. Die Virussuspensionen werden zu einem für den verwendeten Virusstamm geeigneten Zeitpunkt geerntet.

Nur eine einzelne Virusernte, die den nachfolgend aufgeführten Anforderungen entspricht, darf für das weitere Verfahren verwendet werden.

Bakterien, Pilze: Jede einzelne Virusernte muss der Prüfung „Sterilität" (2.6.1) entsprechen. Die Prüfung wird mit 10 ml Zubereitung je Nährmedium durchgeführt.

Kontrollzellen: Kontrollzellen aus der Herstellungszellkultur, aus der jede Einzelernte stammt, müssen einer Identitätsprüfung und den Anforderungen der Prüfung auf fremde Agenzien (2.6.16) entsprechen.

Monovalenter Viruspool

Monovalente Viruspools werden hergestellt, indem mehrere Einzelernten desselben Virustyps gepoolt werden. Wenn kein monovalenter Viruspool hergestellt wird, werden die nachfolgend beschriebenen Prüfungen an jeder Einzelernte durchgeführt.

Nur eine Einzelernte oder ein monovalenter Viruspool, der den nachfolgend aufgeführten Anforderungen entspricht, darf für die Herstellung der gereinigten monovalenten Ernte verwendet werden.

Identität: Jede Einzelernte oder jeder monovalente Viruspool wird über den Rotavirustyp mit einer immunologischen Bestimmung unter Verwendung von spezifischen Antikörpern oder mit einer molekularen Identitätsprüfung wie dem Verfahren zur Amplifikation von Nukleinsäuren (2.6.21) identifiziert.

Bakterien, Pilze: Jede Einzelernte oder jeder monovalente Viruspool muss der Prüfung „Sterilität" (2.6.1) entsprechen. Die Prüfung wird mit 10 ml Zubereitung je Nährmedium durchgeführt.

Viruskonzentration: Die Viruskonzentration jeder Einzelernte oder jedes monovalenten Viruspools wird wie unter „Bestimmung der Wirksamkeit" vorgeschrieben ermittelt, um die Gleichförmigkeit der Herstellung zu überwachen. Direktmethoden auf Zellkulturbasis und Verfahren zur Amplifikation von Nukleinsäuren (2.6.21) wie Quantifizierung der Virusreplikate durch PCR in Zellkulturen können verwendet werden.

Fremde Agenzien (2.6.16): Jede Einzelernte oder jeder monovalente Viruspool muss der Prüfung entsprechen.

Gereinigte monovalente Ernte

Die gereinigte monovalente Ernte wird aus einer Einzelernte oder einem monovalenten Viruspool hergestellt. Die Einzelernte oder der monovalente Viruspool wird geklärt, um Zelltrümmer zu entfernen, und kann weiter gereinigt werden.

Nur eine gereinigte monovalente Ernte, die den nachfolgend aufgeführten Anforderungen entspricht, darf für die Zubereitung des fertigen Impfstoffs als Bulk verwendet werden.

Bakterien, Pilze: Die gereinigte monovalente Ernte muss der Prüfung „Sterilität" (2.6.1) entsprechen. Die Prüfung wird mit 10 ml Zubereitung je Nährmedium durchgeführt.

Viruskonzentration: Die Viruskonzentration der gereinigten monovalenten Ernte wird wie unter „Bestimmung der Wirksamkeit" vorgeschrieben ermittelt, um die Gleichförmigkeit der Herstellung zu überwachen. Direktmethoden auf Zellkulturbasis und Verfahren zur Amplifikation von Nukleinsäuren (2.6.21) wie Quantifizierung der Virusreplikate durch PCR in Zellkulturen können verwendet werden.

Restliche Zell-DNA: höchstens 100 μg Zell-DNA je Dosis für den Menschen für Viren, die in kontinuierlichen Zelllinien vermehrt werden

Fertiger Impfstoff als Bulk

Der fertige Impfstoff als Bulk wird aus einer oder mehreren zufriedenstellenden gereinigten monovalenten Ernten hergestellt und kann mehr als einen Virustyp enthalten. Geeignete Stabilisatoren können zugesetzt werden.

Nur ein fertiger Impfstoff als Bulk, der der nachfolgend aufgeführten Prüfung entspricht, darf bei der Herstellung der Fertigzubereitung verwendet werden.

Bakterien, Pilze: Der fertige Impfstoff als Bulk muss der Prüfung „Sterilität" (2.6.1) entsprechen. Die Prüfung wird mit 10 ml Zubereitung je Nährmedium durchgeführt.

Fertigzubereitung

Fertiger Impfstoff als Bulk wird unter aseptischen Bedingungen in sterile Behältnisse abgefüllt und kann bis zu einer Restfeuchte, die nachweislich für die Stabilität des Impfstoffs günstig ist, gefriergetrocknet werden. Die Behältnisse werden so verschlossen, dass eine Verunreinigung und ein Eindringen von Feuchtigkeit ausgeschlossen sind.

Für die Freigabe der Fertigzubereitung wird eine Mindestviruskonzentration festgelegt, die unter Berücksichtigung der Stabilitätsdaten für jeden Virustyp sicherstellt, dass bis zum Ende der Haltbarkeit der in der Beschriftung angegebene Mindestvirustiter enthalten ist.

Für gefriergetrocknete Impfstoffe werden Prüfungen auf Identität, pH-Wert, Volumen, Sterilität und Gehalt an wesentlichen Bestandteilen mit der Lösung durchgeführt.

Nur eine Fertigzubereitung, die der nachfolgend aufgeführten Prüfung „Temperaturbeständigkeit" und allen nachfolgend aufgeführten Anforderungen unter „Prüfung auf Identität", „Prüfung auf Reinheit" und „Bestimmung der Wirksamkeit" entspricht, darf zur Verwendung freigegeben werden.

Temperaturbeständigkeit: Mindestens 3 Behältnisse mit der Fertigzubereitung werden wie von der zuständigen Behörde zugelassen unter Berücksichtigung der Bedingungen, die nachweislich für das bestimmte Produkt geeignet sind, für einen festgelegten Zeitraum bei erhöhter Temperatur gehalten. Die Viruskonzentration des erwärmten und des bei der für die Lagerung empfohlenen Temperatur gelagerten Impfstoffs wird wie unter „Bestimmung der Wirksamkeit" beschrieben parallel bestimmt. Die Viruskonzentration in den erwärmten Behältnissen darf über den Zeitraum der Lagerung bei erhöhter Temperatur nicht um mehr als den zugelassenen Gehalt abnehmen. Für multivalente Impfstoffe kann die Abnahme der Gesamtviruskonzentration bestimmt werden, sofern kein signifikanter Unterschied bei der Abnahme der Viruskonzentrationen zwischen den Serotypen besteht.

Prüfung auf Identität

Mit einer immunologischen Bestimmung unter Verwendung von spezifischen Antikörpern oder durch eine molekularbiologische Identitätsprüfung wird nachgewiesen, dass der Impfstoff Rotavirus jedes in der Beschriftung angegebenen Typs enthält. Wenn PCR für die „Bestimmung der Wirksamkeit" verwendet wird, kann dies als Identitätsprüfung dienen.

Prüfung auf Reinheit

Bakterien, Pilze: Der Impfstoff muss der Prüfung „Sterilität" (2.6.1) entsprechen.

Wasser (2.5.12): höchstens 3,0 Prozent für jede Fertigzubereitung des gefriergetrockneten Impfstoffs

Bestimmung der Wirksamkeit

Die Bestimmung der Wirksamkeit von Rotavirus-Impfstoff wird durch Inokulation von Verdünnungen des Impfstoffs in geeignete Zellkulturen durchgeführt. Die Bestimmung der Konzentration der Rotaviren wird entweder durch Sichtbarmachen infizierter Bereiche in einem Zellrasen oder durch Vergleich der Fähigkeit des Impfstoffs, nach Infektion von Zellen virale RNA zu bilden, mit der entsprechenden Fähigkeit einer zugelassenen Referenzzubereitung durchgeführt.

Bestimmung durch Sichtbarmachen infizierter Bereiche in Zellrasen: Das infektiöse Virus des Impfstoffs aus mindestens 3 verschiedenen Behältnissen wird titriert. Der Inhalt eines Behältnisses mit einer geeigneten Virusreferenzzubereitung wird in 3 Ansätzen titriert, um jede Bestimmung zu validieren. Wenn der Impfstoff mehr als einen Rotavirustyp enthält, wird jeder Typ einzeln titriert, wobei eine Methode geeigneter Spezifität angewendet wird. Die Viruskonzentration der Referenzzubereitung wird mit einem Kontrolldiagramm überwacht und der Titer auf der Basis historischer Daten durch jedes Laboratorium etabliert.

Die individuelle Viruskonzentration des Impfstoffs in jedem Behältnis und jedem Ansatz der Referenzzubereitung sowie die entsprechenden Mittelwerte der Viruskonzentrationen werden mit Hilfe der üblichen statistischen Methoden (zum Beispiel 5.3) berechnet.

Die Bestimmung ist ungültig, wenn
- das Vertrauensintervall ($p = 0{,}95$) der ermittelten Viruskonzentration der Referenzzubereitung für den Mittelwert der 3 Ansätze größer als $\pm 0{,}3 \log_{10}$ ZKID$_{50}$ (oder ein entsprechender Wert, ausgedrückt in einer für die angewendete Methode der Bestimmung geeigneten Einheit) ist
- die Viruskonzentration der Referenzzubereitung um mehr als $0{,}5 \log_{10}$ ZKID$_{50}$ (oder ein entsprechender Wert, ausgedrückt in einer für die angewendete Me-

thode der Bestimmung geeigneten Einheit) von dem etablierten Wert abweicht.

Die Bestimmung muss wiederholt werden, wenn das Vertrauensintervall ($p = 0{,}95$) des Mittelwerts der Viruskonzentration des Impfstoffs größer als $\pm 0{,}3$ $\log_{10}$ $ZKID_{50}$ (oder ein entsprechender Wert, ausgedrückt in einer für die angewendete Methode der Bestimmung geeigneten Einheit) ist. Nur Daten von gültigen Bestimmungen werden mit Hilfe der üblichen statistischen Methoden (zum Beispiel 5.3) kombiniert, um die Viruskonzentration der Probe zu berechnen. Das Vertrauensintervall ($p = 0{,}95$) des Mittelwerts der Viruskonzentrationen darf höchstens $\pm 0{,}3$ $\log_{10}$ $ZKID_{50}$ (oder ein entsprechender Wert, ausgedrückt in einer für die angewendete Methode der Bestimmung geeigneten Einheit) betragen.

In begründeten und zugelassenen Fällen können andere Prüfpläne für die Bestimmung verwendet werden. Das kann die Anwendung anderer Validitäts- und Akzeptanzkriterien zur Folge haben. Der Impfstoff muss jedoch der Bestimmung entsprechen, wenn er wie vorstehend beschrieben geprüft wird.

Bestimmung der Fähigkeit des Impfstoffs, nach Infektion von Zellen die Bildung viraler RNA zu induzieren: Die Fähigkeit des Impfstoffs, nach Infektion von Zellen die Bildung viraler RNA zu induzieren, wird mit der entsprechenden Fähigkeit einer zugelassenen Referenzzubereitung verglichen. Eine geeignete Anzahl von Zellkulturen in Mikrotiterplatten wird parallel mit einer Reihe von Verdünnungen des Impfstoffs und der Referenzzubereitung inokuliert. Nach Inkubation zur Virusvermehrung wird virale RNA in den einzelnen Vertiefungen der Mikrotiterplatte aus den Zellen freigesetzt und mit Hilfe eines Verfahrens zur Amplifikation von Nukleinsäuren (2.6.21), wie etwa der quantitativen Echtzeit-Reverse-Transkriptase-PCR (RT-PCR), quantitativ bestimmt.

Der Inhalt von mindestens 3 verschiedenen Behältnissen des Impfstoffs und der Inhalt eines Behältnisses mit Referenzzubereitung, die in 3 Ansätzen titriert wird, werden bestimmt.

Die individuelle Viruskonzentration des Impfstoffs jedes Behältnisses und jedes Ansatzes der Referenzzubereitung sowie die entsprechenden Mittelwerte der Viruskonzentration werden mit Hilfe der üblichen statistischen Methoden (zum Beispiel 5.3) berechnet.

Der Mittelwert der Viruskonzentrationen der 3 Behältnisse des Impfstoffs muss mindestens dem in der Beschriftung angegebenen Wert entsprechen.

Die Bestimmung ist nur gültig, wenn
- die negative externe Kontrolle für die Amplifikation von Nukleinsäuren eindeutig negativ ist
- die positive externe Kontrolle für die Amplifikation von Nukleinsäuren eindeutig positiv ist
- die Negativkontrolle der Matrix (nicht infizierte Zellen) eindeutig negativ ist
- die Positivkontrolle der Matrix (Zellen, denen virale RNA zugesetzt wurde) eindeutig positiv ist
- die statistische Analyse für die Dosis-Wirkungskurve eine signifikante Steigung und keine signifikante Abweichung von Linearität und Parallelität aufweist.

Die Bestimmung muss wiederholt werden, wenn das Vertrauensintervall ($p = 0{,}95$) des Mittelwerts der Viruskonzentrationen des Impfstoffs größer als $\pm 0{,}3$ $\log_{10}$ infektiöse Einheiten ist. Nur Daten von gültigen Bestimmungen werden mit Hilfe der üblichen statistischen Methoden (zum Beispiel 5.3) kombiniert, um die Viruskonzentration der Probe zu berechnen. Das Vertrauensintervall ($p = 0{,}95$) des Mittelwerts der Viruskonzentrationen darf höchstens $\pm 0{,}3$ $\log_{10}$ infektiöse Einheiten betragen.

Beschriftung

Die Beschriftung gibt an
- Rotavirus-Typ oder Rotavirus-Typen, die im Impfstoff enthalten sind
- Mindestviruskonzentration für jeden Virustyp je Einzeldosis für den Menschen
- für die Herstellung des Impfstoffs verwendetes Zellsubstrat.

Pflanzliche Drogen und Zubereitungen aus pflanzlichen Drogen

Bittere Aprikosensamen 9629
Citronenöl 9631
Mandarinenschalenöl 9633
Notopterygiumwurzelstock mit Wurzel 9634
Pfirsichsamen 9638
Eingestellter Sennesfiederblättchentrocken-
    extrakt 9641
Eingestellter, mit Wasser hergestellter
    Sennesfrüchtetrockenextrakt 9642
Eingestellter, mit wässrig-alkoholischen
    Mischungen hergestellter
    Sennesfrüchtetrockenextrakt 9644
Süßorangenschalenöl 9646

10.7/2935

Bittere Aprikosensamen

Armeniacae semen amarum

Definition

Die von der Fruchthülle befreiten, getrockneten reifen Samen von *Prunus armeniaca* L., *Prunus mandshurica* (Maxim.) Koehne oder *Prunus sibirica* L.

Gehalt: mindestens 3,0 Prozent Amygdalin ($C_{20}H_{27}NO_{11}$; M_r 457,4), bezogen auf die getrocknete Droge

Prüfung auf Identität

A. Eiförmiger Samen, 1 bis 2 cm lang, 0,8 bis 1,5 cm breit und 0,4 bis 0,8 cm dick; die äußere Oberfläche ist sehr feinkörnig und gelblich braun bis dunkelbraun; ein Ende ist spitz, der mittlere Bereich konvex, das andere Ende abgerundet, manchmal leicht herzförmig und häufig asymmetrisch. Das kurze und gerade Hilum befindet sich am spitzen Ende; die Chalaza ist rundlich bis oval und befindet sich am abgerundeten Ende. Auf der Oberfläche des Samens erstreckt sich von der Chalaza bis zum Hilum ein gut erkennbares faseriges Netzwerk hervortretender brauner Leitbündel. Ein Querschnitt des Samens zeigt 2 weißliche bis blassgelbe, glatte, ölhaltige Keimblätter.

B. Mikroskopische Prüfung (2.8.23)

Das Pulver ist gelblich weiß mit rötlich braunen Einsprengseln. Die Prüfung erfolgt unter dem Mikroskop, wobei Chloralhydrat-Lösung *R* verwendet wird. Das Pulver zeigt folgende Merkmale (Abb. 2935-1): Fragmente der Samenschale (Aufsicht [A]), bestehend aus dem äußeren Integument der Testa mit Sklereiden, einzeln oder in Gruppen zu 2 oder 3 [Aa], im Verbund mit Zellen, deren Wände nicht lignifiziert sind [Ab], aus mehreren Lagen Parenchym mit eiförmigen Zellen [Ac] und der Proteinschicht mit polyedrischen Zellen [Ad]; einzeln vorliegende gelbe Sklereiden von unterschiedlicher Form, bis zu 75 µm lang und an der Basis bis zu 150 µm breit; in der Aufsicht [F] sind die Sklereiden rundlich bis eiförmig mit verdickten Zellwänden, weiten Tüpfelkanälen und zahlreichen rundlichen oder schlitzförmigen Tüpfeln [Fa] am Grund der Zellen (im proximalen Bereich der Zellwand), während die Sklereiden im Querschnitt [Ca, Cb] eiförmig bis trapezoid sind und ihre äußere (distale) Oberfläche eben ist mit sehr stark verdickten, getüpfelten Zellwänden und ihre innere (proximale) Oberfläche mehr oder weniger flach und dünner ist und verzweigte Tüpfelkanäle [Cd] zeigt; zahlreiche Fragmente der Keimblätter aus dünnwandigen polyedrischen Zellen, die Öltröpfchen [Ba] und kleine Calciumoxalatkristalle enthalten, vor allem in den äußersten Zelllagen (Querschnitt [B]); Spiral- oder Ringgefäße [E]; zahlreiche frei vorliegende Öltröpfchen [D].

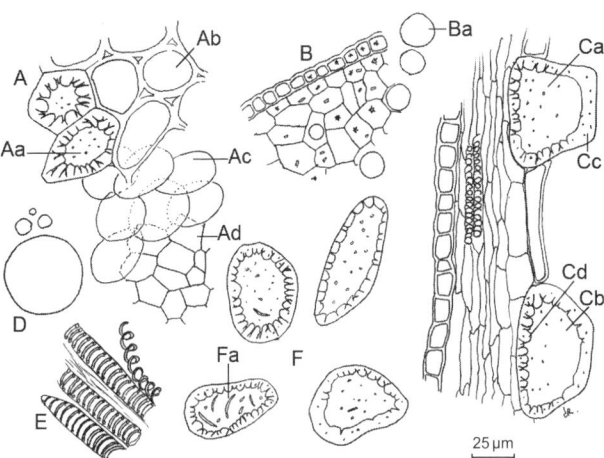

Abb. 2935-1: Zeichnerische Darstellung zu „Prüfung auf Identität, B" von pulverisierten Bitteren Aprikosensamen

C. Hochleistungsdünnschichtchromatographie (2.8.25)

Untersuchungslösung: 0,2 g pulverisierte Droge (710) (2.9.12) werden mit 5,0 ml Methanol *R* versetzt. Die Mischung wird 20 min lang mit Ultraschall behandelt und anschließend zentrifugiert. Der Überstand wird verwendet.

Referenzlösung a: 10,0 mg Amygdalin *R* und 5,0 mg Saccharose *R* werden in Methanol *R* zu 5,0 ml gelöst.

Referenzlösung b: 2,5 ml Referenzlösung a werden mit Methanol *R* zu 10,0 ml verdünnt.

Referenzlösung c: 5 mg Glucose *R* und 5 mg Saccharose *R* werden in Methanol *R* zu 5,0 ml gelöst.

Intensitätsmarker: Amygdalin

Platte: DC-Platte mit Kieselgel F_{254} *R* (2 bis 10 µm)

Fließmittel: Wasser *R*, Dichlormethan *R*, Methanol *R*, Ethylacetat *R* (10:15:22:40 *V/V/V/V*)

Auftragen: 5 µl; bandförmig 8 mm

Laufstrecke: 70 mm vom unteren Rand der Platte

Trocknen: 5 min lang an der Luft

Detektion: Die Platte wird mit einer 10-prozentigen Lösung (*V/V*) von Schwefelsäure *R* in Ethanol 96 % *R* behandelt und 3 min lang bei 105 °C erhitzt. Die Auswertung erfolgt im ultravioletten Licht bei 365 nm.

Eignungsprüfung: Referenzlösung c
– Das Chromatogramm muss im unteren Drittel 2 deutlich erkennbare Zonen zeigen, die sich berühren können. Die untere Zone (Saccharose) und die obere Zone (Glucose) müssen braun sein.

Ergebnis: Die Zonenfolge in den Chromatogrammen von Referenzlösung a und Untersuchungslösung ist aus den nachstehenden Angaben ersichtlich. Im Chromatogramm der Untersuchungslösung können weitere schwache blau fluoreszierende oder schwache braune Zonen vorhanden sein.

Oberer Plattenrand	
	eine blau fluoreszierende Zone, intensiv
	eine blau fluoreszierende Zone, intensiv
	eine blau fluoreszierende Zone
—	—
	eine blau fluoreszierende Zone
	eine blau fluoreszierende Zone, schwach
	eine blau fluoreszierende Zone, schwach
Amygdalin: eine braune Zone	eine braune Zone (Amygdalin)
—	—
	2 blau fluoreszierende Zonen, schwach
	eine braune Zone
Saccharose: eine braune Zone	eine braune Zone (Saccharose)
Referenzlösung a	**Untersuchungslösung**

Prüfung auf Reinheit

Peroxidzahl (2.5.5): höchstens 9,0

35,0 g pulverisierte Droge (1400) (2.9.12) werden in einem 250-ml-Rundkolben mit 150 ml Heptan *R* versetzt. Die Mischung wird zum Sieden erhitzt, 30 min lang unter Rückflusskühlung im Sieden gehalten und anschließend erkalten gelassen. Nach dem Filtrieren durch einen Papierfilter wird das Filtrat zur Trockne eingedampft, um das Öl zu erhalten. Das Öl wird verwendet, um die Peroxidzahl zu bestimmen.

Fremde Bestandteile (2.8.2): höchstens 2,0 Prozent

Trocknungsverlust (2.2.32): höchstens 8,0 Prozent, mit 1,000 g pulverisierter Droge (710) (2.9.12) durch 5 h langes Trocknen im Trockenschrank bei 105 °C bestimmt

Asche (2.4.16): höchstens 4,0 Prozent

Gehaltsbestimmung

Flüssigchromatographie (2.2.29)

Untersuchungslösung: 0,20 g pulverisierte Droge (710) (2.9.12) werden mit 50,0 ml wasserfreiem Methanol *R* versetzt. Die Mischung wird gewogen und 45 min lang mit Ultraschall behandelt. Nach dem Erkalten wird die Mischung erneut gewogen und der Lösungsmittelverlust mit wasserfreiem Methanol *R* ausgeglichen. Die Mischung wird filtriert.

Etwa 5 ml Filtrat werden in ein Reagenzglas, das 0,5 g nachsilanisiertes, octadecylsilyliertes Kieselgel zur Chromatographie *R* enthält, gegeben. Die Mischung wird geschüttelt, 15 min lang stehen gelassen und anschließend durch einen Membranfilter (nominale Porengröße 0,45 µm) filtriert.

Referenzlösung a: 5,0 mg Amygdalin *CRS* werden in Methanol *R* zu 50,0 ml gelöst.

Referenzlösung b: 1 mg Primverin *R* wird in der Referenzlösung a zu 20 ml gelöst.

Säule
- Größe: $l = 0{,}25$ m, $\varnothing = 4{,}6$ mm
- Stationäre Phase: nachsilanisiertes, octadecylsilyliertes Kieselgel zur Chromatographie *R* (5 µm)

Mobile Phase
- Mobile Phase A: Wasser zur Chromatographie *R*
- Mobile Phase B: Acetonitril *R* 1

Zeit (min)	Mobile Phase A (% V/V)	Mobile Phase B (% V/V)
0 – 3	95	5
3 – 13,5	95 → 48	5 → 52
13,5 – 15	48 → 5	52 → 95
15 – 20	5	95

Durchflussrate: $1{,}2$ ml $\cdot$ min^{-1}

Detektion: Spektrometer bei 210 nm

Einspritzen: 10 µl

Retentionszeiten
- Amygdalin: etwa 10 min
- Primverin: etwa 11,6 min

Eignungsprüfung: Referenzlösung b
- Auflösung: mindestens 5,0 zwischen den Peaks von Amygdalin und Primverin

Der Prozentgehalt an Amygdalin wird nach folgender Formel berechnet:

$$\frac{A_1 \cdot m_2 \cdot p}{A_2 \cdot m_1}$$

A_1 = Fläche des Peaks von Amygdalin im Chromatogramm der Untersuchungslösung
A_2 = Fläche des Peaks von Amygdalin im Chromatogramm der Referenzlösung a
m_1 = Einwaage der Droge zur Herstellung der Untersuchungslösung in Gramm
m_2 = Masse von Amygdalin *CRS* zur Herstellung der Referenzlösung a in Gramm
p = Prozentgehalt an Amygdalin in Amygdalin *CRS*

10.7/0620

Citronenöl

Limonis aetheroleum

Definition

Citronenöl ist das aus der frischen Fruchtschale von *Citrus limon* (L.) Burm.f. durch geeignete mechanische Verfahren ohne Erwärmen gewonnene ätherische Öl.

Eigenschaften

Aussehen: klare, leicht bewegliche, hellgelbe oder grünlich gelbe Flüssigkeit

Citronenöl kann sich bei niedrigen Temperaturen trüben.

Charakteristischer Geruch

Prüfung auf Identität

1: B
2: A

A. Dünnschichtchromatographie (2.2.27)

Untersuchungslösung: 1 ml Öl wird mit 1 ml Toluol *R* gemischt.

Referenzlösung: 10 mg Citropten *R* und 50 µl Citral *R* werden in Toluol *R* zu 10 ml gelöst.

Platte: DC-Platte mit Kieselgel GF$_{254}$ *R*

Fließmittel: Ethylacetat *R*, Toluol *R* (15:85 *V/V*)

Auftragen: 10 µl; bandförmig

Laufstrecke: 15 cm

Trocknen: an der Luft

Detektion A: im ultravioletten Licht bei 254 nm

Ergebnis A: Die Zonenfolge in den Chromatogrammen von Referenzlösung und Untersuchungslösung ist aus den nachstehenden Angaben ersichtlich.

Oberer Plattenrand	
Citral: eine fluoreszenzmindernde Zone	eine fluoreszenzmindernde Zone (Bergamottin)
	eine fluoreszenzmindernde Zone (Citral)
	eine dunkelblaue Zone (5-Geranyloxy-7-methoxycumarin)
Citropten: eine hellblau fluoreszierende Zone	eine hellblau fluoreszierende Zone (Citropten)
	eine fluoreszenzmindernde Zone (Psoralen-Derivat)
	eine fluoreszenzmindernde Zone (Biakangelicin)
Referenzlösung	Untersuchungslösung

Detektion B: im ultravioletten Licht bei 365 nm

Ergebnis B: Die Zonenfolge in den Chromatogrammen von Referenzlösung und Untersuchungslösung ist aus den nachstehenden Angaben ersichtlich.

Oberer Plattenrand	
Citral: eine fluoreszenzmindernde Zone	eine gelb fluoreszierende Zone (Bergamottin)
	eine fluoreszenzmindernde Zone (Citral)
	eine leuchtend blau fluoreszierende Zone (5-Geranyloxy-7-methoxycumarin)
Citropten: eine leuchtend blau fluoreszierende Zone	eine leuchtend violettblau fluoreszierende Zone (Citropten)
	eine gelb fluoreszierende Zone (Psoralen-Derivat)
	eine orange Zone (Biakangelicin)
Referenzlösung	Untersuchungslösung

B. Die bei der Prüfung „Chromatographisches Profil" erhaltenen Chromatogramme werden ausgewertet.

Ergebnis: Die charakteristischen Peaks im Chromatogramm der Untersuchungslösung entsprechen in Bezug auf die Retentionszeit den Peaks im Chromatogramm der Referenzlösung.

Prüfung auf Reinheit

Relative Dichte (2.2.5): 0,850 bis 0,858

Brechungsindex (2.2.6): 1,473 bis 1,476

Optische Drehung (2.2.7): 5,7° bis 7,0° (in einem 0,1-dm-Polarimeterröhrchen gemessen)

Absorption (2.2.25): 0,250 g Öl werden unter Mischen in Ethanol 96 % *R* zu 100,0 ml gelöst. Die Absorption der Lösung wird zwischen 260 und 400 nm gemessen.

Wenn das verwendete Spektrometer nicht über einen automatischen Schreiber verfügt, wird die Messung der Absorption von 260 nm an bis etwa 12 nm vor dem zu erwartenden Absorptionsmaximum in Intervallen von 5 nm vorgenommen. Dann werden 3 Messungen in Intervallen von 3 nm, anschließend von 1 nm bis etwa 5 nm nach dem Maximum und anschließend bis 400 nm in Intervallen von 10 nm vorgenommen. Das Absorptionsspektrum wird mit der Absorption auf der Ordinate und der Wellenlänge auf der Abszisse aufgezeichnet. Dann wird die Tangente von Punkt A nach B als Basislinie gelegt (siehe Abb. 0620-1). Das Absorptionsmaximum C liegt bei 315 ± 3 nm. Von Punkt C aus wird eine Senkrechte zur Abszisse gezogen, welche die Basislinie AB im Punkt D schneidet. Die Absorptionswerte der Punkte C und D werden auf der Ordinate abgelesen. Die Differenz C − D muss im Bereich von 0,20 bis 0,96 liegen. Diese Differenz darf bei Citronenöl italienischer Herkunft nicht kleiner sein als 0,45.

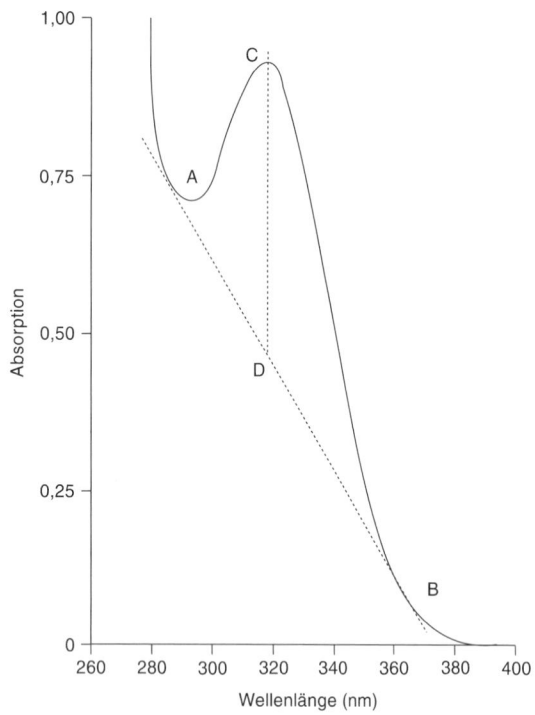

Abb. 0620-1: **Typisches Spektrum des Citronenöls für die Prüfung „Absorption"**

Fette Öle, verharzte ätherische Öle (2.8.7): Das Öl muss der Prüfung entsprechen.

Chromatographisches Profil: Gaschromatographie (2.2.28) mit Hilfe des Verfahrens „Normalisierung"

Untersuchungslösung: das Öl

Referenzlösung: 20 µl β-Pinen R, 10 µl Sabinen R, 100 µl Limonen R, 10 µl γ-Terpinen R, 5 µl β-Caryophyllen R, 20 µl Citral R, 5 µl α-Terpineol R, 5 µl Nerylacetat R und 5 µl Geranylacetat R werden in 1 ml Aceton R gelöst.

Säule
– Material: Quarzglas
– Größe: $l = 30$ m (eine Filmdicke von 1 µm kann verwendet werden) bis 60 m (eine Filmdicke von 0,2 µm kann verwendet werden), $\varnothing = 0{,}25$ bis 0,53 mm
– Stationäre Phase: Macrogol 20 000 R

Trägergas: Helium zur Chromatographie R

Durchflussrate: 1,0 ml · min⁻¹

Splitverhältnis: 1:100

Temperatur

	Zeit (min)	Temperatur (°C)
Säule	0–6	45
	6–21	45 → 90
	21–39	90 → 180
	39–55	180
Probeneinlass		220
Detektor		220

Detektion: Flammenionisation

Einspritzen: 0,5 µl Referenzlösung, 0,2 µl Untersuchungslösung

Reihenfolge der Elution: Die Substanzen werden in gleicher Reihenfolge wie bei der Herstellung der Referenzlösung angegeben eluiert. Die Retentionszeiten dieser Substanzen werden aufgezeichnet.

Eignungsprüfung: Referenzlösung
– Auflösung: mindestens 1,5 zwischen den Peaks von β-Pinen und Sabinen; mindestens 1,5 zwischen den Peaks von Geranial und Geranylacetat

Mit Hilfe der im Chromatogramm der Referenzlösung erhaltenen Retentionszeiten werden im Chromatogramm der Untersuchungslösung die Bestandteile der Referenzlösung lokalisiert.

Der Prozentgehalt jedes dieser Bestandteile wird ermittelt.

Die Prozentgehalte müssen innerhalb folgender Grenzwerte liegen:

β-Pinen:	7,0 bis 17,0 Prozent
Sabinen:	1,0 bis 3,0 Prozent
Limonen:	56,0 bis 78,0 Prozent
γ-Terpinen:	6,0 bis 12,0 Prozent
β-Caryophyllen:	höchstens 0,5 Prozent
Neral:	0,3 bis 1,5 Prozent
α-Terpineol:	höchstens 0,6 Prozent
Nerylacetat:	0,2 bis 0,9 Prozent
Geranial:	0,5 bis 2,3 Prozent
Geranylacetat:	0,1 bis 0,8 Prozent

Verdampfungsrückstand (2.8.9): 1,8 bis 3,6 Prozent, nach 4 h langem Erhitzen auf dem Wasserbad bestimmt

Lagerung

Bei höchstens 25 °C

Beschriftung

Die Beschriftung gibt, falls zutreffend, an, dass der Inhalt Citronenöl vom italienischen Typ ist.

10.7/2355

Mandarinenschalenöl

Citri reticulatae aetheroleum

Definition

Mandarinenschalenöl ist das aus der frischen Fruchtschale von *Citrus reticulata* Blanco durch geeignete mechanische Verfahren ohne Erwärmen gewonnene ätherische Öl.

Eigenschaften

Aussehen: grünliche, gelbe oder rötlich orange Flüssigkeit, die eine blaue Fluoreszenz zeigt

Charakteristischer Geruch

Prüfung auf Identität

1: B
2: A

A. Dünnschichtchromatographie (2.2.27)

Untersuchungslösung: 0,1 ml Öl werden mit Toluol R zu 1 ml verdünnt.

Referenzlösung: 2 µl Methyl(N-methylanthranilat) R, 4 mg Guajazulen R und 10 mg α-Terpineol R werden in 10 ml Toluol R gelöst.

Platte: DC-Platte mit Kieselgel R (5 bis 40 µm) [oder DC-Platte mit Kieselgel R (2 bis 10 µm)]

Fließmittel: Ethylacetat R, Toluol R (15:85 V/V)

Auftragen: 10 µl [oder 2 µl]; bandförmig

Laufstrecke: 15 cm [oder 6 cm]

Trocknen: an der Luft

Detektion A: im ultravioletten Licht bei 365 nm

Ergebnis A: Die intensiv blau fluoreszierende Zone im Chromatogramm der Untersuchungslösung entspricht in Bezug auf Lage und Fluoreszenz der Zone von Methyl(N-methylanthranilat) im Chromatogramm der Referenzlösung. Im Chromatogramm der Untersuchungslösung können weitere fluoreszierende Zonen vorhanden sein.

Detektion B: Die Platte wird mit einer Lösung von Molybdatophosphorsäure R (200 g · l⁻¹) in Ethanol 96 % R besprüht und 10 min lang bei 100 °C erhitzt. Die Auswertung erfolgt im Tageslicht.

Ergebnis B: Die Zonenfolge in den Chromatogrammen von Referenzlösung und Untersuchungslösung ist aus den nachstehenden Angaben ersichtlich. Im Chromatogramm der Untersuchungslösung können weitere Zonen vorhanden sein.

Oberer Plattenrand	
	eine blaue Zone
Guajazulen: eine blaue Zone	eine blaue Zone
	eine blaue Zone
—	—
	eine blaue Zone
—	—
α-Terpineol: eine blaue Zone	eine blaue Zone (α-Terpineol)
Referenzlösung	**Untersuchungslösung**

B. Die bei der Prüfung „Chromatographisches Profil" (siehe „Prüfung auf Reinheit") erhaltenen Chromatogramme werden ausgewertet.

Ergebnis: Die charakteristischen Peaks im Chromatogramm der Untersuchungslösung entsprechen in Bezug auf die Retentionszeit den Peaks im Chromatogramm der Referenzlösung.

Prüfung auf Reinheit

Relative Dichte (2.2.5): 0,848 bis 0,855

Brechungsindex (2.2.6): 1,474 bis 1,478

Optische Drehung (2.2.7): +6,4° bis +7,5° (in einem 0,1-dm-Polarimeterröhrchen gemessen)

Fette Öle, verharzte ätherische Öle (2.8.7): Das Öl muss der Prüfung entsprechen.

Chromatographisches Profil: Gaschromatographie (2.2.28) mit Hilfe des Verfahrens „Normalisierung"

Untersuchungslösung: 0,20 g Öl werden in Heptan R zu 10,0 ml gelöst.

Referenzlösung a: 5 µl α-Pinen R, 5 µl Sabinen R, 5 µl β-Pinen R, 5 µl β-Myrcen R, 5 µl p-Cymen R, 70 µl Limonen R, 20 µl γ-Terpinen R und 5 µl Methyl(N-methylanthranilat) R werden in Heptan R zu 5,0 ml gelöst.

Referenzlösung b: 5 µl Limonen R werden in 50 ml Heptan R gelöst. 0,5 ml Lösung werden mit Heptan R zu 5,0 ml verdünnt.

Säule
– Material: Quarzglas
– Größe: $l = 60$ m, $\varnothing = 0{,}25$ mm
– Stationäre Phase: Phenyl(5)methyl(95)polysiloxan R (Filmdicke 0,25 µm)

Trägergas: Helium zur Chromatographie *R*

Durchflussrate: 1,4 ml · min⁻¹

Splitverhältnis: 1:70

Temperatur

	Zeit (min)	Temperatur (°C)
Säule	0 – 90	50 → 230
Probeneinlass		250
Detektor		250

Detektion: Flammenionisation

Einspritzen: 1 µl

Reihenfolge der Elution: Die Substanzen werden in der gleichen Reihenfolge wie bei der Herstellung der Referenzlösung a angegeben eluiert. Die Retentionszeiten dieser Substanzen werden aufgezeichnet.

Eignungsprüfung: Referenzlösung a
- Auflösung: mindestens 1,5 zwischen den Peaks von Sabinen und β-Pinen; mindestens 1,5 zwischen den Peaks von *p*-Cymen und Limonen.

Identifizierung der Bestandteile: Mit Hilfe der im Chromatogramm der Referenzlösung a erhaltenen Retentionszeiten werden im Chromatogramm der Untersuchungslösung die Bestandteile der Referenzlösung a lokalisiert. Ohne Berücksichtigung bleibt der Heptan-Peak.

Der Prozentgehalt jedes dieser Bestandteile wird ermittelt.

Die Prozentgehalte müssen innerhalb folgender Grenzwerte liegen:
- α-Pinen: 1,6 bis 3,0 Prozent
- Sabinen: höchstens 0,3 Prozent
- β-Pinen: 1,2 bis 2,0 Prozent
- β-Myrcen: 1,5 bis 2,0 Prozent
- *p*-Cymen: höchstens 1,0 Prozent
- Limonen: 65,0 bis 75,0 Prozent
- γ-Terpinen: 16,0 bis 22,0 Prozent
- Methyl(*N*-methyl-anthranilat): 0,30 bis 0,60 Prozent
- Ohne Berücksichtigung bleiben: Peaks, deren Fläche nicht größer ist als die des Hauptpeaks im Chromatogramm der Referenzlösung b

Verdampfungsrückstand (2.8.9): 1,6 bis 4,0 Prozent, nach 4 h langem Erhitzen auf dem Wasserbad bestimmt

Lagerung

Bei höchstens 25 °C

10.7/2662

Notopterygiumwurzelstock mit Wurzel

Notopterygii rhizoma et radix

Definition

Das ganze oder zerkleinerte, getrocknete Rhizom mit Wurzel von *Hansenia weberbaueriana* (Fedde ex H.Wolff) Pimenov & Kljuykov (Syn. *Notopterygium incisum* K.C.Ting ex H.T.Chang)

Gehalt:
- Ätherisches Öl: mindestens 14 ml je Kilogramm wasserfreie Droge
- mindestens 0,4 Prozent und höchstens 0,8 Prozent Gesamtgehalt an Isoimperatorin ($C_{16}H_{14}O_4$; M_r 270,3) und Notopterol ($C_{21}H_{22}O_5$; M_r 354,4), bezogen auf die wasserfreie Droge

Prüfung auf Identität

A. Das unzerkleinerte Rhizom ist zylinder- oder kegelförmig, etwas gekrümmt und etwa 3 bis 13 cm lang, sein Durchmesser beträgt 0,5 bis 2,5 cm; es ist gelegentlich verzweigt, äußerlich braun bis schwarzbraun mit ringförmigen Verdickungen; die Internodien sind entweder sehr kurz (Seidenraupen-Typ, dicht geringelt) oder verlängert (Bambus-Typ, spärlich geringelt).

Jeder Knoten trägt zahlreiche punktförmige oder knotige Narben von Adventivwurzeln, seltener Reste dünner, brauner bis schwarzbrauner, längs gestreifter Wurzeln; manchmal liegen fragmentierte braune Schuppenblätter vor. Der Wurzelkopf kann Reste von Sprossen ohne ringförmige Verdickungen zeigen.

Das Gewebe ist leicht und brüchig. Der Bruch ist unregelmäßig und zeigt zahlreiche radial verlaufende Risse; Rinde und Phloem sind gelblich braun bis braun, ein Ring von hellgelbem oder gelbem Xylem umgibt das Mark; das Mark (fehlt in Wurzeln) ist weißlich gelb oder gelb mit zahlreichen rötlich braunen Ölbehältern, verteilt im lockeren Gewebe; Ölbehälter kommen ebenso häufig in Rinde und Phloem vor.

Die zerkleinerte Droge liegt als quer oder längs geschnittene Scheiben von Rhizomen oder als unregelmäßige Stücke von Rhizomen und Wurzeln vor (Rhizomabschnitte 0,5 bis 2 cm im Durchmesser;

Wurzelabschnitte 0,2 bis 1,6 cm im Durchmesser). Die äußere Oberfläche ist braun bis schwarzbraun. Rhizomfragmente tragen deutlich punktförmige oder knotige Narben von Adventivwurzeln. Wurzelfragmente sind kurz und längsgestreift. Die Schnittflächen der quergeschnittenen Rhizome zeigen deutliche gelblich braune bis braune Rinden- und Phloembereiche und ein hellgelbes Xylem, das ringförmig ein gelblich weißes oder braunes Mark umgibt (Mark fehlt in Wurzeln); radial verlaufende Risse sind häufig; Rinde, Phloem und Mark enthalten punktförmige rötlich braune Ölbehälter. Das Markgewebe ist locker angeordnet und zeigt in längsgeschnittenen Scheiben klar erkennbare Lakunen. Die Gewebebeschaffenheit ist leicht und brüchig; der Bruch ist unregelmäßig.

B. Mikroskopische Prüfung (2.8.23)

Das Pulver ist braun oder dunkelgoldbraun. Die Prüfung erfolgt unter dem Mikroskop, wobei Chloralhydrat-Lösung R verwendet wird. Das Pulver zeigt folgende Merkmale (Abb. 2662-1): zahlreiche Fragmente von Sekretkanälen (Querschnitt [C], Längsschnitt [E]), normalerweise mit orangebraunem, tropfenförmigem Sekret [Ca, Ea]; gelblich braune Korkfragmente (Aufsicht [A], Querschnitt [F]) aus dünnwandigen Zellen; Fragmente von Rindenparenchym aus relativ dickwandigen, länglichen (Querschnitt [B]) oder rundlichen (Tangentialschnitt [G]) Zellen; häufige Fragmente von Xylemparenchym; zahlreiche hauptsächlich netzförmig verdickte Gefäße, frei vorliegend oder im Verbund mit Xylemparenchym aus dünnwandigen Zellen [D]; häufige Tröpfchen von orangebraunem Öl [Ca, Eb].

C. Hochleistungsdünnschichtchromatographie (2.8.25)

Untersuchungslösung: 1,0 g pulverisierte Droge wird mit 5,0 ml Methanol R versetzt. Die Mischung wird 10 min lang geschüttelt und anschließend zentrifugiert. Der Überstand wird verwendet.

Referenzlösung a: 2,0 mg Ferulasäure R und 2,0 mg Isoimperatorin R werden in 4,0 ml Methanol R gelöst.

Referenzlösung b: 2,5 ml Referenzlösung a werden mit Methanol R zu 10,0 ml verdünnt.

Referenzlösung c: 2 mg Imperatorin R und 1 mg Osthol R werden in 2 ml Methanol R gelöst.

Intensitätsmarker: Isoimperatorin

Platte: DC-Platte mit Kieselgel F_{254} R (2 bis 10 µm)

Fließmittel: Essigsäure R, Ethylacetat R, Toluol R (1:10:90 V/V/V)

Auftragen: 4 µl; bandförmig 8 mm

Laufstrecke: 70 mm vom unteren Rand der Platte

Trocknen: an der Luft

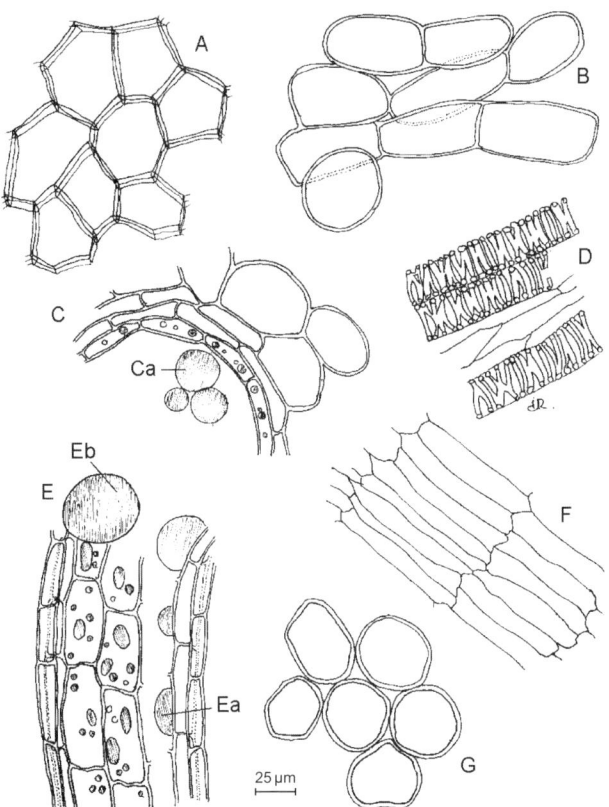

Abb. 2662-1: Zeichnerische Darstellung zu „Prüfung auf Identität, B" von pulverisiertem Notopterygiumwurzelstock mit Wurzel

Detektion A: Auswertung im ultravioletten Licht bei 254 nm

Ergebnis A: Die Zonenfolge in den Chromatogrammen von Referenzlösung a, Referenzlösung b und Untersuchungslösung ist aus den nachstehenden Angaben ersichtlich. Im Chromatogramm der Untersuchungslösung können weitere schwache fluoreszierende Zonen vorhanden sein.

Oberer Plattenrand		
Osthol: eine blaue Zone Imperatorin: eine fluoreszenzmindernde Zone	Isoimperatorin: eine fluoreszenzmindernde Zone	eine fluoreszenzmindernde Zone (Isoimperatorin) eine fluoreszenzmindernde Zone
		eine fluoreszenzmindernde Zone, schwach bis äquivalent (kann fehlen) eine fluoreszenzmindernde Zone, schwach bis äquivalent
	Ferulasäure: eine fluoreszenzmindernde Zone	eine fluoreszenzmindernde Zone, intensiv
Referenzlösung c	**Referenzlösungen a und b**	**Untersuchungslösung**

Detektion B: Auswertung im ultravioletten Licht bei 366 nm

Eignungsprüfung: Referenzlösung c

Das Chromatogramm muss im mittleren Drittel 2 deutliche Zonen zeigen, die sich berühren können; die untere Zone (Isoimperatorin) muss grün sein und die obere Zone (Osthol) muss blau sein.

Ergebnis B: Die Folge der fluoreszierenden Zonen in den Chromatogrammen von Referenzlösung a, Referenzlösung b und Untersuchungslösung ist aus den nachstehenden Angaben ersichtlich. Im Chromatogramm der Untersuchungslösung können weitere schwache fluoreszierende Zonen vorhanden sein.

Oberer Plattenrand		
Osthol: eine blaue Zone Imperatorin: eine grüne Zone	Isoimperatorin: eine grüne Zone	eine grüne Zone, sehr schwach eine grüne Zone (Isoimperatorin) eine blaue Zone eine oder zwei blaue Zonen
	Ferulasäure: eine blaue Zone	eine blaue Zone eine blaue Zone, intensiv eine blaue Zone eine grüne Zone zwei blaue Zonen
Referenzlösung c	**Referenzlösungen a und b**	**Untersuchungslösung**

Detektion C: Die Platte wird in eine 10-prozentige Lösung (V/V) von Schwefelsäure R in Methanol R getaucht oder damit besprüht und anschließend 10 min lang bei 100 °C erhitzt. Die Auswertung erfolgt im Tageslicht.

Ergebnis C: Die Zonenfolge in den Chromatogrammen von Referenzlösung a, Referenzlösung b und Untersuchungslösung ist aus den nachstehenden Angaben ersichtlich. Im Chromatogramm der Untersuchungslösung können weitere, schwache Zonen vorhanden sein.

Oberer Plattenrand		
Osthol: eine rosa Zone Imperatorin: eine gelbe Zone		eine rosa Zone
	Isoimperatorin: eine grüne Zone	eine grüne Zone (Isoimperatorin)
	Ferulasäure: eine rosa Zone	zwei einander überlappende rosa oder violette Zonen
		eine breite, rosa Zone, intensiv
		eine braune Zone, intensiv
		eine violette Zone
Referenzlösung c	**Referenzlösungen a und b**	**Untersuchungslösung**

Detektion D: Die nach der Derivatisierung erhaltenen Chromatogramme werden im ultravioletten Licht bei 366 nm ausgewertet.

Ergebnis D: Die Folge der fluoreszierenden Zonen in den Chromatogrammen von Referenzlösung a, Referenzlösung b und Untersuchungslösung ist aus den nachstehenden Angaben ersichtlich. Im Chromatogramm der Untersuchungslösung können weitere schwache fluoreszierende Zonen vorhanden sein.

Oberer Plattenrand		
Osthol: eine blaue Zone		eine rosa Zone
	Isoimperatorin: eine blaue Zone	eine blaue Zone, schwach (kann fehlen)
		eine blaue Zone
		eine blaue oder grüne Zone, sehr schwach bis schwach
	Ferulasäure: eine grüne Zone	eine blaue oder grüne Zone
		eine blaue oder dunkle Zone
		zwei blaue oder grüne Zonen
Referenzlösung c	**Referenzlösungen a und b**	**Untersuchungslösung**

Prüfung auf Reinheit

Wasser (2.2.13): höchstens 110 ml je Kilogramm, mit 20,0 g pulverisierter Droge (355) (2.9.12) bestimmt

Asche (2.4.16): höchstens 7,0 Prozent

Salzsäureunlösliche Asche (2.8.1): höchstens 1,5 Prozent

Gehaltsbestimmung

Ätherisches Öl (2.8.12): Für die Bestimmung werden 50,0 g pulverisierte Droge (500) (2.9.12), ein 2-Liter-Rundkolben und 1000 ml Wasser R als Destillationsflüssigkeit verwendet. Die Destillation erfolgt 3 h lang mit einer Rate von 2 bis 3 ml je Minute.

Isoimperatorin und Notopterol:
Flüssigchromatographie (2.2.29)

Untersuchungslösung: 0,200 g pulverisierte Droge (355) (2.9.12) werden in einem 50-ml-Zentrifugenglas mit 20,0 ml Methanol R versetzt. Die Mischung wird gewogen, 30 min lang mit Ultraschall behandelt und anschließend erneut gewogen. Der Lösungsmittelverlust wird mit Methanol R ausgeglichen. Die Mischung wird gemischt, 5 min lang zentrifugiert und anschließend durch einen Membranfilter (nominale Porengröße 0,45 μm) filtriert.

Referenzlösung a: 5,0 mg Isoimperatorin CRS werden in Methanol R zu 50,0 ml gelöst.

Referenzlösung b: 0,2 g Notopterygiumwurzelstock mit Wurzel zur Eignungsprüfung HRS werden in einem 50-ml-Zentrifugenglas mit 20 ml Methanol R versetzt. Die Mischung wird gewogen, 30 min lang mit Ultraschall behandelt und anschließend erneut gewogen. Der Lösungsmittelverlust wird mit Methanol R ausgeglichen. Die Mischung wird gemischt, 5 min lang zentrifugiert und anschließend durch einen Membranfilter (nominale Porengröße 0,45 μm) filtriert.

Säule
- Größe: $l = 0{,}25$ m, $\varnothing = 4{,}6$ mm
- Stationäre Phase: nachsilanisiertes, octadecylsilyliertes Kieselgel zur Chromatographie R 1 (5 μm)
- Temperatur: 25 °C

Mobile Phase
- Mobile Phase A: Wasser zur Chromatographie R
- Mobile Phase B: Acetonitril R

Zeit (min)	Mobile Phase A (% V/V)	Mobile Phase B (% V/V)
0 → 30	50 → 38	50 → 62

Durchflussrate: $1{,}0$ ml · min^{-1}

Detektion: Spektrometer bei 310 nm

Einspritzen: 10 μl

Identifizierung von Peaks: Zur Identifizierung des Peaks von Isoimperatorin wird das mit der Referenzlösung a erhaltene Chromatogramm verwendet; zur Identifizierung des Peaks von Notopterol und des Peaks 2 werden das Chromatogramm der Referenzlösung b und das mitgelieferte Chromatogramm von Notopterygiumwurzelstock mit Wurzel zur Eignungsprüfung HRS verwendet.

Relative Retention (bezogen auf Isoimperatorin, t_R etwa 18,4 min)
- Notopterol: etwa 0,66
- Peak 2: etwa 0,70

Eignungsprüfung: Referenzlösung b
- Auflösung: mindestens 1,5 zwischen dem Peak von Notopterol und Peak 2

Der Gesamtprozentgehalt an Isoimperatorin und Notopterol wird nach folgender Formel berechnet:

$$\frac{A_1 \cdot m_2 \cdot p \cdot 0{,}4}{A_2 \cdot m_1} + \frac{A_3 \cdot m_2 \cdot 0{,}4 \cdot 1{,}5}{A_2 \cdot m_1}$$

A_1 = Fläche des Peaks von Isoimperatorin im Chromatogramm der Untersuchungslösung

A_2 = Fläche des Peaks von Isoimperatorin im Chromatogramm der Referenzlösung a

A_3 = Fläche des Peaks von Notopterol im Chromatogramm der Untersuchungslösung

m_1 = Einwaage der Droge zur Herstellung der Untersuchungslösung in Gramm

m_2 = Masse von Isoimperatorin CRS zur Herstellung der Referenzlösung a in Gramm

p = Prozentgehalt an Isoimperatorin in Isoimperatorin CRS

1,5 = Peak-Korrelationsfaktor zwischen Notopterol und Isoimperatorin

10.7/2975

Pfirsichsamen
Persicae semen

Definition

Die von der Fruchthülle befreiten, getrockneten reifen Samen von *Prunus persica* (L.) Batsch oder *Prunus davidiana* (Carrière) Franch

Gehalt: mindestens 2,0 Prozent Amygdalin ($C_{20}H_{27}NO_{11}$; M_r 457,4), bezogen auf die getrocknete Droge

Prüfung auf Identität

A. Länglich eiförmiger bis annähernd eiförmiger Samen, stark seitlich abgeflacht, 1,1 bis 1,8 cm lang, 0,8 bis 1,2 cm breit und 0,2 bis 0,5 cm dick (*Prunus persica*) oder leicht seitlich abgeflacht, 0,9 bis 1,3 cm lang, 0,7 bis 0,9 cm breit und 0,4 bis 0,7 cm dick (*Prunus davidiana*); die äußere Oberfläche, die aus der gelblich braunen bis rötlich braunen Samenschale besteht, ist von feinkörnigen Protuberanzen bedeckt; ein Ende ist spitz bis zugespitzt, der mittlere Bereich konvex, das andere Ende stumpf-abgerundet und leicht schief. Am spitzen Ende ist das kurze und gerade Hilum deutlich erkennbar; am abgerundeten Ende ist die braune bis schwarzbraune Chalaza deutlich erkennbar. Auf der Oberfläche des Samens erstrecken sich von der Chalaza bis zum Hilum hervortretende braune Linien zahlreicher Leitbündel. Ein Querschnitt des Samens zeigt eine dünne Samenschale und 2 gelblich weiße, glatte, ölhaltige Keimblätter.

B. Mikroskopische Prüfung (2.8.23)

Das Pulver ist gelblich weiß mit rötlich braunen Einsprengseln. Die Prüfung erfolgt unter dem Mikroskop, wobei Chloralhydrat-Lösung R verwendet wird. Das Pulver zeigt folgende Merkmale (Abb. 2975-1): Fragmente der Samenschale (Aufsicht [A, B]), bestehend aus dem äußeren Integument der Testa mit Sklereiden, einzeln oder in Gruppen zu 2 oder 3 [Aa, Ba], im Verbund mit dünnwandigen Zellen [Ab, Bb], aus mehreren Lagen Parenchym mit eiförmigen Zellen [Ac, Bc] und der Proteinschicht mit polyedrischen Zellen, deren Wände leicht verdickt sind [Ad, Bd]; einzeln vorliegende gelbe Sklereiden von unterschiedlicher Form, bis zu 270 µm lang und an der Basis bis zu 190 µm breit; in der Aufsicht [H] erscheinen die Sklereiden rundlich bis eiförmig mit verdickten Zellwänden, weiten Tüpfelkanälen und großen Tüpfeln (*Prunus persica*) [Ba] oder feinen Tüpfeln (*Prunus davidiana*) [Aa] am Grund der Zellen (im proximalen Bereich der Zellwand), während die Sklereiden in der Seitenansicht [C, F] elliptisch sind und ihre äußere (distale) Oberfläche oval oder abgerundet ist mit sehr stark verdickten, längs gestreiften Zellwänden ohne Tüpfelkanäle [Ca, Fa] und ihre innere (proximale) Oberfläche mehr oder weniger flach und dünner ist und Tüpfelkanäle [Cb, Fb] zeigt; zahlreiche Fragmente der Keimblätter aus dünnwandigen polyedrischen Zellen, die Öltröpfchen und kleine Calciumoxalatkristalle enthalten, vor allem in den äußersten Zelllagen (Querschnitt [D, L]); Fragmente der Epidermis der Keimblätter (Aufsicht [E]); zahlreiche Fragmente von Spiral- oder Ringgefäßen [G, J]; zahlreiche frei vorliegende Öltröpfchen [K].

Referenzlösung a: 10,0 mg Amygdalin *R* und 5,0 mg Saccharose *R* werden in Methanol *R* zu 5,0 ml gelöst.

Referenzlösung b: 2,5 ml Referenzlösung a werden mit Methanol *R* zu 10,0 ml verdünnt.

Referenzlösung c: 5 mg Glucose *R* und 5 mg Saccharose *R* werden in Methanol *R* zu 5 ml gelöst.

Intensitätsmarker: Amygdalin

Platte: DC-Platte mit Kieselgel F_{254} *R* (2 bis 10 µm)

Fließmittel: Wasser *R*, Dichlormethan *R*, Methanol *R*, Ethylacetat *R* (10:15:22:40 *V/V/V/V*)

Auftragen: 5 µl; bandförmig 8 mm

Laufstrecke: 70 mm vom unteren Rand der Platte

Trocknen: 5 min lang an der Luft

Detektion: Die Platte wird mit einer 10-prozentigen Lösung (*V/V*) von Schwefelsäure *R* in Ethanol 96 % *R* behandelt und 3 min lang bei 105 °C erhitzt. Die Auswertung erfolgt im ultravioletten Licht bei 365 nm.

Eignungsprüfung: Referenzlösung c
– Das Chromatogramm muss im unteren Drittel 2 deutlich erkennbare Zonen zeigen, die sich berühren können. Die untere Zone (Saccharose) und die obere Zone (Glucose) müssen braun sein.

Ergebnis: Die Zonenfolge in den Chromatogrammen von Referenzlösung a und Untersuchungslösung ist aus den nachstehenden Angaben ersichtlich. Im Chromatogramm der Untersuchungslösung können weitere schwache blau fluoreszierende oder schwache braune Zonen vorhanden sein.

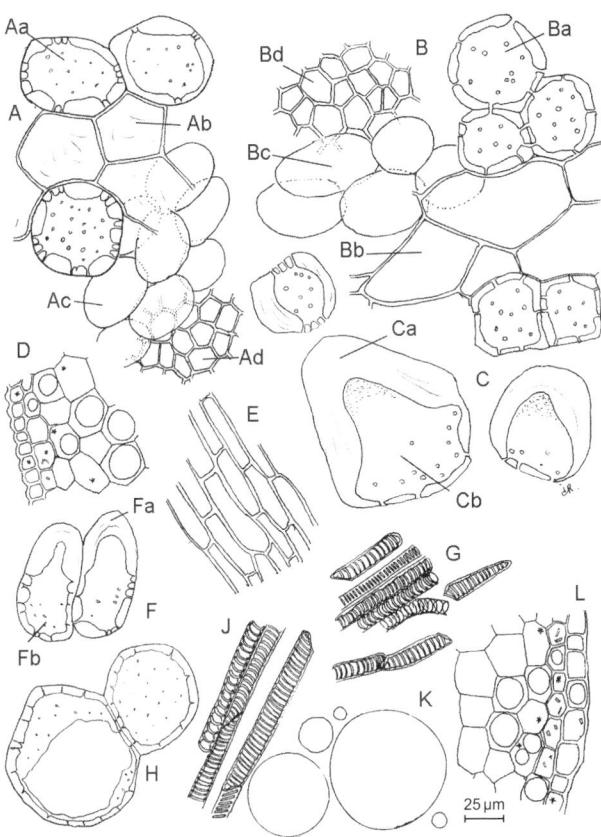

Abb. 2975-1: Zeichnerische Darstellung zu „Prüfung auf Identität, B" von pulverisierten Pfirsichsamen; *Prunus davidiana* [A, D, E, F, H, J, K], *Prunus persica* [B, C, G, K, L]

C. Hochleistungsdünnschichtchromatographie (2.8.25)

Untersuchungslösung: 0,2 g pulverisierte Droge (710) (2.9.12) werden mit 5,0 ml Methanol *R* versetzt. Die Mischung wird 20 min lang mit Ultraschall behandelt und anschließend zentrifugiert. Der Überstand wird verwendet.

Oberer Plattenrand	
	eine blau fluoreszierende Zone, intensiv
	eine blau fluoreszierende Zone, intensiv
	eine blau fluoreszierende Zone
–––	–––
	eine blau fluoreszierende Zone
	eine blau fluoreszierende Zone, schwach
	eine blau fluoreszierende Zone, schwach
Amygdalin: eine braune Zone	eine braune Zone, sehr schwach bis schwach (Amygdalin)
–––	–––
	eine blau fluoreszierende Zone, schwach
	eine braune Zone, schwach
Saccharose: eine braune Zone	eine braune Zone (Saccharose)
Referenzlösung a	Untersuchungslösung

Prüfung auf Reinheit

Peroxidzahl (2.5.5): höchstens 9,0

35,0 g pulverisierte Droge (1400) (2.9.12) werden in einem 250-ml-Rundkolben mit 150 ml Heptan R versetzt. Die Mischung wird zum Sieden erhitzt, 30 min lang unter Rückflusskühlung im Sieden gehalten und anschließend erkalten gelassen. Nach dem Filtrieren durch einen Papierfilter wird das Filtrat zur Trockne eingedampft, um das Öl zu erhalten. Das Öl wird verwendet, um die Peroxidzahl zu bestimmen.

Fremde Bestandteile (2.8.2): höchstens 2,0 Prozent

Trocknungsverlust (2.2.32): höchstens 8,0 Prozent, mit 1,000 g pulverisierter Droge (710) (2.9.12) durch 5 h langes Trocknen im Trockenschrank bei 105 °C bestimmt

Asche (2.4.16): höchstens 4,0 Prozent

Gehaltsbestimmung

Flüssigchromatographie (2.2.29)

Untersuchungslösung: 0,20 g pulverisierte Droge (710) (2.9.12) werden mit 50,0 ml wasserfreiem Methanol R versetzt. Die Mischung wird gewogen und 45 min lang mit Ultraschall behandelt. Nach dem Erkalten wird die Mischung erneut gewogen und der Lösungsmittelverlust mit wasserfreiem Methanol R ausgeglichen. Die Mischung wird filtriert.

Etwa 5 ml Filtrat werden in ein Reagenzglas, das 0,5 g nachsilanisiertes, octadecylsilyliertes Kieselgel zur Chromatographie R enthält, gegeben. Die Mischung wird geschüttelt, 15 min lang stehen gelassen und anschließend durch einen Membranfilter (nominale Porengröße 0,45 μm) filtriert.

Referenzlösung a: 5,0 mg Amygdalin CRS werden in Methanol R zu 50,0 ml gelöst.

Referenzlösung b: 1 mg Primverin R wird in der Referenzlösung a zu 20 ml gelöst.

Säule
– Größe: $l = 0,25$ m, $\varnothing = 4,6$ mm
– Stationäre Phase: nachsilanisiertes, octadecylsilyliertes Kieselgel zur Chromatographie R (5 μm)

Mobile Phase
– Mobile Phase A: Wasser zur Chromatographie R
– Mobile Phase B: Acetonitril R 1

Zeit (min)	Mobile Phase A (% V/V)	Mobile Phase B (% V/V)
0 – 3	95	5
3 – 13,5	95 → 48	5 → 52
13,5 – 15	48 → 5	52 → 95
15 – 20	5	95

Durchflussrate: $1,2 \text{ ml} \cdot \text{min}^{-1}$

Detektion: Spektrometer bei 210 nm

Einspritzen: 10 μl

Retentionszeiten
– Amygdalin: etwa 10 min
– Primverin: etwa 11,6 min

Eignungsprüfung: Referenzlösung b
– Auflösung: mindestens 5,0 zwischen den Peaks von Amygdalin und Primverin

Der Prozentgehalt an Amygdalin wird nach folgender Formel berechnet:

$$\frac{A_1 \cdot m_2 \cdot p}{A_2 \cdot m_1}$$

A_1 = Fläche des Peaks von Amygdalin im Chromatogramm der Untersuchungslösung
A_2 = Fläche des Peaks von Amygdalin im Chromatogramm der Referenzlösung a
m_1 = Einwaage der Droge zur Herstellung der Untersuchungslösung in Gramm
m_2 = Masse von Amygdalin CRS zur Herstellung der Referenzlösung a in Gramm
p = Prozentgehalt an Amygdalin in Amygdalin CRS

10.7/1261

Eingestellter Sennesfiederblättchentrockenextrakt

Sennae folioli extractum siccum normatum

Definition

Der aus **Sennesfiederblättchen (Sennae foliolum)** hergestellte eingestellte Trockenextrakt

Gehalt: 5,5 bis 12,0 Prozent Gesamthydroxyanthracenglycoside, berechnet als Sennosid B ($C_{42}H_{38}O_{20}$; M_r 863) und bezogen auf den getrockneten Extrakt

Der ermittelte Gehalt darf höchstens um ± 10 Prozent von dem in der Beschriftung angegebenen Wert abweichen.

Herstellung

Der Trockenextrakt wird aus der pflanzlichen Droge unter Verwendung von Methanol (40 bis 80 % *V/V*) oder Ethanol (40 bis 80 % *V/V*) durch ein geeignetes Verfahren hergestellt.

Eigenschaften

Aussehen: bräunliches oder braunes Pulver

Prüfung auf Identität

Hochleistungsdünnschichtchromatographie (2.8.25)

Die Untersuchungslösung und die Referenzlösungen müssen unter Ausschluss direkter Lichteinwirkung hergestellt werden.

Lösungsmittelmischung: Ethanol 96 % *R*, Wasser *R* (50:50 *V/V*)

Untersuchungslösung: 75 mg Trockenextrakt werden mit 5,0 ml Lösungsmittelmischung versetzt. Die Mischung wird 5 min lang mit Ultraschall behandelt und anschließend filtriert oder zentrifugiert. Das Filtrat oder der Überstand wird verwendet.

Referenzlösung a: 3 mg Sennosid A *R* und 3 mg Sennosid B *R* werden in einer Mischung gleicher Volumteile Ethanol 96 % *R* und einer Lösung von Natriumhydrogencarbonat *R* (1 g · l^{-1}) zu 20,0 ml gelöst.

Referenzlösung b: 2,5 ml Referenzlösung a werden mit der Lösungsmittelmischung zu 10,0 ml verdünnt.

Referenzlösung c: 10 mg Sennaextrakt *HRS* werden in 1 ml Lösungsmittelmischung gelöst (ein geringer Rest kann ungelöst bleiben).

Intensitätsmarker: Sennosid A

Platte: DC-Platte mit Kieselgel F_{254} *R* (2 bis 10 µm)

Fließmittel: Wasser *R*, Ethylacetat *R*, 1-Propanol *R* (30:40:40 *V/V/V*)

Auftragen: 2 µl; bandförmig 8 mm

Laufstrecke: 70 mm vom unteren Rand der Platte

Trocknen: 5 min lang im Luftstrom von Raumtemperatur

Detektion: Die Platte wird 10 min lang bei 110 °C erhitzt; die warme Platte wird mit einer Lösung von Kaliumhydroxid *R* (50 g · l^{-1}) in der Lösungsmittelmischung behandelt und anschließend 10 min lang bei 110 °C erhitzt. Die Auswertung erfolgt sofort im ultravioletten Licht bei 366 nm.

Eignungsprüfung: Referenzlösung c
– Das Chromatogramm muss am Übergang vom unteren zum mittleren Drittel zwei deutliche Zonen zeigen, die sich berühren können; die untere Zone (Sennosid A) muss hellgelb, die obere (Sennosid D) schwach bräunlich gelb fluoreszieren.

Ergebnis: Die Folge der fluoreszierenden Zonen in den Chromatogrammen von Referenzlösung a und Untersuchungslösung ist aus den nachstehenden Angaben ersichtlich. Im Chromatogramm der Untersuchungslösung können weitere sehr schwache bis äquivalente, blau und/oder rötlich braun fluoreszierende Zonen vorhanden sein. Die R_F-Werte von Sennosiden variieren etwas, und die Zonen können in Abhängigkeit von der Konzentration bogenförmig sein.

Oberer Plattenrand	
	eine hellgelbe Zone, sehr schwach bis schwach (Sennosid C)
	eine bräunlich gelbe Zone, schwach (Sennosid D)
Sennosid A: eine hellgelbe Zone	eine hellgelbe Zone, äquivalent (Sennosid A)
Sennosid B: eine bräunlich gelbe Zone	eine bräunlich gelbe Zone, äquivalent (Sennosid B)
Referenzlösung a	**Untersuchungslösung**

Prüfung auf Reinheit

Trocknungsverlust (2.8.17): höchstens 5,0 Prozent

Gehaltsbestimmung

Flüssigchromatographie (2.2.29)

Die Gehaltsbestimmung muss unter Ausschluss direkter Lichteinwirkung durchgeführt werden.

Lösungsmittelmischung: Lösung von Natriumhydrogencarbonat *R* (1,0 g · l^{-1}), Methanol *R* (30:70 *V/V*)

Untersuchungslösung: 0,150 g Trockenextrakt werden in einer 250-ml-Flasche mit Schraubverschluss mit 100,0 ml Lösungsmittelmischung versetzt. Die Mischung wird 30 min lang mit Ultraschall behandelt, anschließend 2 h lang geschüttelt und danach durch einen Membranfilter (nominale Porengröße 0,45 µm) filtriert.

Referenzlösung a: 10 mg Sennaextrakt *HRS* werden unter 5 min langer Behandlung mit Ultraschall in 8 ml Lösungsmittelmischung gelöst. Die Lösung wird mit der Lösungsmittelmischung zu 10 ml verdünnt (ein geringer Rest kann ungelöst bleiben) und durch einen Membranfilter (nominale Porengröße 0,45 µm) filtriert.

Referenzlösung b: 5,0 mg Sennosid B *CRS* werden unter Behandlung mit Ultraschall in 25 ml Methanol *R* gelöst. Die Lösung wird mit Wasser *R* zu 50,0 ml verdünnt.

Säule
- Größe: *l* = 0,25 m, ⌀ = 4,6 mm
- Stationäre Phase: nachsilanisiertes, propoxyphenyliertes Kieselgel zur Chromatographie *R* (4 µm)
- Temperatur: 30 °C

Mobile Phase
- Mobile Phase A: 1,275-prozentige Lösung (*V/V*) von Ameisensäure *R*
- Mobile Phase B: Acetonitril *R*

Zeit (min)	Mobile Phase A (% *V/V*)	Mobile Phase B (% *V/V*)
0–3	87	13
3–40	87 → 37	13 → 63

Durchflussrate: 1,0 ml · min^{-1}

Detektion: Spektrometer bei 270 nm

Einspritzen: 10 µl

Identifizierung von Peaks: Zur Identifizierung der Peaks von Isorhamnetindiglucosid und der Hydroxyanthracenglycoside (Peaks 2 bis 9) werden das mitgelieferte Chromatogramm von Sennaextrakt *HRS* und das mit der Referenzlösung a erhaltene Chromatogramm verwendet; eine Schulter an der ansteigenden Flanke des Peaks von Sennosid B (Peak 3) wird in dessen Peakfläche eingerechnet; die Peaks 4 und 5 sowie die Peaks 7 und 8 können co-eluieren.

Relative Retention (bezogen auf Sennosid B (Peak 3), t_R etwa 14,2 min)
- Isorhamnetindiglucosid: etwa 0,93

- Hydroxyanthracenglycoside:
  - Peak 2: etwa 0,98
  - Peak 4: etwa 1,01
  - Peak 5: etwa 1,02
  - Peak 6: etwa 1,07
  - Peak 7: etwa 1,09
  - Peak 8: etwa 1.11
  - Peak 9: etwa 1,13

Eignungsprüfung: Referenzlösung a
- Auflösung: mindestens 3,0 zwischen dem Peak von Isorhamnetindiglucosid und dem Hydroxyanthracenglycosid-Peak 2

Der Prozentgehalt an Gesamthydroxyanthracenglycosiden (Peaks 2 bis 9) wird als Prozentgehalt an Sennosid B nach folgender Formel berechnet:

$$\frac{A_1 \cdot m_2 \cdot 2 \cdot p}{A_2 \cdot m_1}$$

A_1 = Summe der Flächen der Hydroxyanthracenglycosid-Peaks 2 bis 9 im Chromatogramm der Untersuchungslösung

A_2 = Fläche des Peaks von Sennosid B im Chromatogramm der Referenzlösung b

m_1 = Einwaage des Trockenextrakts zur Herstellung der Untersuchungslösung in Gramm

m_2 = Masse von Sennosid B *CRS* zur Herstellung der Referenzlösung b in Gramm

p = Prozentgehalt an Sennosid B in Sennosid B *CRS*

Beschriftung

Die Beschriftung gibt den Gehalt an Gesamthydroxyanthracenglycosiden an.

10.7/3084

Eingestellter, mit Wasser hergestellter Sennesfrüchtetrockenextrakt

Sennae fructus extractum aquosum siccum normatum

Definition

Der aus **Sennesfrüchten** (*Sennae fructus*) mit Wasser hergestellte, eingestellte Trockenextrakt

Gehalt: 7,0 bis 13,0 Prozent Gesamthydroxyanthracenglycoside, berechnet als Sennosid B ($C_{42}H_{38}O_{20}$; M_r 863) und bezogen auf den getrockneten Extrakt

Der ermittelte Gehalt darf höchstens um ± 10 Prozent von dem in der Beschriftung angegebenen Wert abweichen.

Herstellung

Der Trockenextrakt wird aus der pflanzlichen Droge unter Verwendung von Wasser durch ein geeignetes Verfahren hergestellt.

Eigenschaften

Aussehen: bräunliches oder braunes Pulver

Prüfung auf Identität

Hochleistungsdünnschichtchromatographie (2.8.25)

Die Untersuchungslösung und die Referenzlösungen müssen unter Ausschluss direkter Lichteinwirkung hergestellt werden.

Lösungsmittelmischung: Ethanol 96 % *R*, Wasser *R* (50:50 *V/V*)

Untersuchungslösung: 75 mg Trockenextrakt werden mit 5,0 ml Lösungsmittelmischung versetzt. Die Mischung wird 5 min lang mit Ultraschall behandelt und anschließend filtriert oder zentrifugiert. Das Filtrat oder der Überstand wird verwendet.

Referenzlösung a: 3 mg Sennosid A *R* und 3 mg Sennosid B *R* werden in einer Mischung gleicher Volumteile Ethanol 96 % *R* und einer Lösung von Natriumhydrogencarbonat *R* (1 g · l⁻¹) zu 20,0 ml gelöst.

Referenzlösung b: 2,5 ml Referenzlösung a werden mit der Lösungsmittelmischung zu 10,0 ml verdünnt.

Referenzlösung c: 10 mg Sennaextrakt *HRS* werden in 1 ml Lösungsmittelmischung gelöst (ein geringer Rest kann ungelöst bleiben).

Intensitätsmarker: Sennosid A

Platte: DC-Platte mit Kieselgel F_{254} *R* (2 bis 10 µm)

Fließmittel: Wasser *R*, Ethylacetat *R*, 1-Propanol *R* (30:40:40 *V/V/V*)

Auftragen: 2 µl; bandförmig 8 mm

Laufstrecke: 70 mm vom unteren Rand der Platte

Trocknen: 5 min lang im Luftstrom von Raumtemperatur

Detektion: Die Platte wird 10 min lang bei 110 °C erhitzt; die warme Platte wird mit einer Lösung von Kaliumhydroxid *R* (50 g · l⁻¹) in der Lösungsmittelmischung behandelt und anschließend 10 min lang bei 110 °C erhitzt. Die Auswertung erfolgt sofort im ultravioletten Licht bei 366 nm.

Eignungsprüfung: Referenzlösung c
– Das Chromatogramm muss am Übergang vom unteren zum mittleren Drittel zwei deutliche Zonen zeigen, die sich berühren können; die untere Zone (Sennosid A) muss hellgelb, die obere (Sennosid D) schwach bräunlich gelb fluoreszieren.

Ergebnis: Die Folge der fluoreszierenden Zonen in den Chromatogrammen von Referenzlösung a und Untersuchungslösung ist aus den nachstehenden Angaben ersichtlich. Im Chromatogramm der Untersuchungslösung können weitere sehr schwache bis schwache, blau und/oder rötlich braun fluoreszierende Zonen vorhanden sein. Die R_F-Werte von Sennosiden variieren etwas, und die Zonen können in Abhängigkeit von der Konzentration bogenförmig sein.

Oberer Plattenrand	
	eine hellgelbe Zone, sehr schwach bis schwach (Sennosid C)
	eine bräunlich gelbe Zone, schwach (Sennosid D)
Sennosid A: eine hellgelbe Zone	eine hellgelbe Zone, äquivalent (Sennosid A)
Sennosid B: eine bräunlich gelbe Zone	eine bräunlich gelbe Zone, äquivalent (Sennosid B)
Referenzlösung a	Untersuchungslösung

Prüfung auf Reinheit

Trocknungsverlust (2.8.17): höchstens 5,0 Prozent

Gehaltsbestimmung

Flüssigchromatographie (2.2.29)

Die Gehaltsbestimmung muss unter Ausschluss direkter Lichteinwirkung durchgeführt werden.

Lösungsmittelmischung: Lösung von Natriumhydrogencarbonat *R* (1,0 g · l⁻¹), Methanol *R* (30:70 *V/V*)

Untersuchungslösung: 0,150 g Trockenextrakt werden in einer 250-ml-Flasche mit Schraubverschluss mit 100,0 ml Lösungsmittelmischung versetzt. Die Mischung wird 30 min lang mit Ultraschall behandelt, anschließend 2 h lang geschüttelt und danach durch einen Membranfilter (nominale Porengröße 0,45 µm) filtriert.

Referenzlösung a: 10 mg Sennaextrakt *HRS* werden mit 8 ml Lösungsmittelmischung versetzt. Zum Lösen wird die Mischung 5 min lang mit Ultraschall behandelt, anschließend mit der Lösungsmittelmischung zu 10 ml verdünnt (ein geringer Rest kann ungelöst bleiben) und durch einen Membranfilter (nominale Porengröße 0,45 µm) filtriert.

Referenzlösung b: 5,0 mg Sennosid B *CRS* werden unter Behandlung mit Ultraschall in 25 ml Methanol *R* gelöst. Die Lösung wird mit Wasser *R* zu 50,0 ml verdünnt.

Säule
- Größe: $l = 0,25$ m, $\varnothing = 4,6$ mm
- Stationäre Phase: nachsilanisiertes, propoxyphenyliertes Kieselgel zur Chromatographie *R* (4 µm)
- Temperatur: 30 °C

Mobile Phase
- Mobile Phase A: 1,275-prozentige Lösung (*V/V*) von Ameisensäure *R*
- Mobile Phase B: Acetonitril *R*

Zeit (min)	Mobile Phase A (% *V/V*)	Mobile Phase B (% *V/V*)
0–3	87	13
3–40	87 → 37	13 → 63

Durchflussrate: 1,0 ml · min^{-1}

Detektion: Spektrometer bei 270 nm

Einspritzen: 10 µl

Identifizierung von Peaks: Zur Identifizierung der Peaks von Isorhamnetindiglucosid und der Hydroxyanthracenglycoside (Peaks 2 bis 9) werden das mitgelieferte Chromatogramm von Sennaextrakt *HRS* und das mit der Referenzlösung a erhaltene Chromatogramm verwendet; eine Schulter an der ansteigenden Flanke des Peaks von Sennosid B (Peak 3) wird in dessen Peakfläche eingerechnet; die Peaks 4 und 5 sowie die Peaks 7 und 8 können co-eluieren.

Relative Retention (bezogen auf Sennosid B (Peak 3), t_R etwa 14,2 min)
- Isorhamnetindiglucosid: etwa 0,93
- Hydroxyanthracenglycoside:
  - Peak 2: etwa 0,98
  - Peak 4: etwa 1,01
  - Peak 5: etwa 1,02
  - Peak 6: etwa 1,07
  - Peak 7: etwa 1,09
  - Peak 8: etwa 1,11
  - Peak 9: etwa 1,13

Eignungsprüfung: Referenzlösung a
- Auflösung: mindestens 3,0 zwischen dem Peak von Isorhamnetindiglucosid und dem Hydroxyanthracenglycosid-Peak 2

Der Prozentgehalt an Gesamthydroxyanthracenglycosiden (Peaks 2 bis 9) wird als Prozentgehalt an Sennosid B nach folgender Formel berechnet:

$$\frac{A_1 \cdot m_2 \cdot 2 \cdot p}{A_2 \cdot m_1}$$

A_1 = Summe der Flächen der Hydroxyanthracenglycosid-Peaks 2 bis 9 im Chromatogramm der Untersuchungslösung

A_2 = Fläche des Peaks von Sennosid B im Chromatogramm der Referenzlösung b

m_1 = Einwaage des Trockenextrakts zur Herstellung der Untersuchungslösung in Gramm

m_2 = Masse von Sennosid B *CRS* zur Herstellung der Referenzlösung b in Gramm

p = Prozentgehalt an Sennosid B in Sennosid B *CRS*

Beschriftung

Die Beschriftung gibt den Gehalt an Gesamthydroxyanthracenglycosiden an.

10.7/3127

Eingestellter, mit wässrig-alkoholischen Mischungen hergestellter Sennesfrüchtetrockenextrakt

Sennae fructus extractum hydroalcoholicum siccum normatum

Definition

Der aus **Sennesfrüchten** (*Sennae fructus*) mit wässrig-alkoholischen Mischungen hergestellte, eingestellte Trockenextrakt

Gehalt: 14,0 bis 22,0 Prozent Gesamthydroxyanthracenglycoside, berechnet als Sennosid B ($C_{42}H_{38}O_{20}$; M_r 863) und bezogen auf den getrockneten Extrakt

Der ermittelte Gehalt darf höchstens um ± 10 Prozent von dem in der Beschriftung angegebenen Wert abweichen.

Herstellung

Der Trockenextrakt wird aus der pflanzlichen Droge unter Verwendung von Methanol (40 bis 80 % *V/V*) oder Ethanol (40 bis 80 % *V/V*) durch ein geeignetes Verfahren hergestellt.

Eigenschaften

Aussehen: bräunliches oder braunes Pulver

Prüfung auf Identität

Hochleistungsdünnschichtchromatographie (2.8.25)

Die Untersuchungslösung und die Referenzlösungen müssen unter Ausschluss direkter Lichteinwirkung hergestellt werden.

Lösungsmittelmischung: Ethanol 96 % R, Wasser R (50:50 V/V)

Untersuchungslösung: 50 mg Trockenextrakt werden mit 5,0 ml Lösungsmittelmischung versetzt. Die Mischung wird 5 min lang mit Ultraschall behandelt und anschließend filtriert oder zentrifugiert. Das Filtrat oder der Überstand wird verwendet.

Referenzlösung a: 3 mg Sennosid A R und 3 mg Sennosid B R werden in einer Mischung gleicher Volumteile Ethanol 96 % R und einer Lösung von Natriumhydrogencarbonat R (1 g · l^{-1}) zu 20,0 ml gelöst.

Referenzlösung b: 2,5 ml Referenzlösung a werden mit der Lösungsmittelmischung zu 10,0 ml verdünnt.

Referenzlösung c: 10 mg Sennaextrakt HRS werden in 1 ml Lösungsmittelmischung gelöst (ein geringer Rest kann ungelöst bleiben).

Intensitätsmarker: Sennosid A

Platte: DC-Platte mit Kieselgel F$_{254}$ R (2 bis 10 µm)

Fließmittel: Wasser R, Ethylacetat R, 1-Propanol R (30:40:40 V/V/V)

Auftragen: 2 µl; bandförmig 8 mm

Laufstrecke: 70 mm vom unteren Rand der Platte

Trocknen: 5 min lang im Luftstrom von Raumtemperatur

Detektion: Die Platte wird 10 min lang bei 110 °C erhitzt; die warme Platte wird mit einer Lösung von Kaliumhydroxid R (50 g · l^{-1}) in der Lösungsmittelmischung behandelt und anschließend 10 min lang bei 110 °C erhitzt. Die Auswertung erfolgt sofort im ultravioletten Licht bei 366 nm.

Eignungsprüfung: Referenzlösung c
- Das Chromatogramm muss am Übergang vom unteren zum mittleren Drittel zwei deutliche Zonen zeigen, die sich berühren können; die untere Zone (Sennosid A) muss hellgelb, die obere (Sennosid D) schwach bräunlich gelb fluoreszieren.

Ergebnis: Die Folge der fluoreszierenden Zonen in den Chromatogrammen von Referenzlösung a und Untersuchungslösung ist aus den nachstehenden Angaben ersichtlich. Im Chromatogramm der Untersuchungslösung können weitere sehr schwache bis schwache, blau fluoreszierende Zonen und/oder sehr schwache bis äquivalente, rötlich braun fluoreszierende Zonen vorhanden sein. Die R_F-Werte von Sennosiden variieren etwas, und die Zonen können in Abhängigkeit von der Konzentration bogenförmig sein.

Oberer Plattenrand	
—	—
	eine hellgelbe Zone, sehr schwach bis schwach (Sennosid C)
	eine bräunlich gelbe Zone, schwach (Sennosid D)
Sennosid A: eine hellgelbe Zone	eine hellgelbe Zone, äquivalent (Sennosid A)
—	—
Sennosid B: eine bräunlich gelbe Zone	eine bräunlich gelbe Zone, äquivalent (Sennosid B)
Referenzlösung a	**Untersuchungslösung**

Prüfung auf Reinheit

Trocknungsverlust (2.8.17): höchstens 6,0 Prozent

Gehaltsbestimmung

Flüssigchromatographie (2.2.29)

Die Gehaltsbestimmung muss unter Ausschluss direkter Lichteinwirkung durchgeführt werden.

Lösungsmittelmischung: Lösung von Natriumhydrogencarbonat R (1,0 g · l^{-1}), Methanol R (30:70 V/V)

Untersuchungslösung: 0,100 g Trockenextrakt werden in einer 250-ml-Flasche mit Schraubverschluss mit 100,0 ml Lösungsmittelmischung versetzt. Die Mischung wird 30 min lang mit Ultraschall behandelt, anschließend 2 h lang geschüttelt und danach durch einen Membranfilter (nominale Porengröße 0,45 µm) filtriert.

Referenzlösung a: 10 mg Sennaextrakt HRS werden mit 8 ml Lösungsmittelmischung versetzt. Zum Lösen wird die Mischung 5 min lang mit Ultraschall behandelt, anschließend mit der Lösungsmittelmischung zu 10 ml verdünnt (ein geringer Rest kann ungelöst bleiben) und durch einen Membranfilter (nominale Porengröße 0,45 µm) filtriert.

Referenzlösung b: 5,0 mg Sennosid B CRS werden unter Behandlung mit Ultraschall in 25 ml Methanol R gelöst. Die Lösung wird mit Wasser R zu 50,0 ml verdünnt.

Säule
- Größe: $l = 0,25$ m, $\varnothing = 4,6$ mm
- Stationäre Phase: nachsilanisiertes, propoxyphenyliertes Kieselgel zur Chromatographie R (4 µm)
- Temperatur: 30 °C

Mobile Phase
- Mobile Phase A: 1,275-prozentige Lösung (*V/V*) von Ameisensäure *R*
- Mobile Phase B: Acetonitril *R*

Zeit (min)	Mobile Phase A (% V/V)	Mobile Phase B (% V/V)
0–3	87	13
3–40	87 → 37	13 → 63

Durchflussrate: 1,0 ml · min^{-1}

Detektion: Spektrometer bei 270 nm

Einspritzen: 10 µl

Identifizierung von Peaks: Zur Identifizierung der Peaks von Isorhamnetindiglucosid und der Hydroxyanthracenglycoside (Peaks 2 bis 9) werden das mitgelieferte Chromatogramm von Sennaextrakt *HRS* und das mit der Referenzlösung a erhaltene Chromatogramm verwendet; eine Schulter an der ansteigenden Flanke des Peaks von Sennosid B (Peak 3) wird in dessen Peakfläche eingerechnet; die Peaks 4 und 5 sowie die Peaks 7 und 8 können co-eluieren.

Relative Retention (bezogen auf Sennosid B (Peak 3), t_R etwa 14,2 min)
- Isorhamnetindiglucosid: etwa 0,93
- Hydroxyanthracenglycoside:
  - Peak 2: etwa 0,98
  - Peak 4: etwa 1,01
  - Peak 5: etwa 1,02
  - Peak 6: etwa 1,07
  - Peak 7: etwa 1,09
  - Peak 8: etwa 1.11
  - Peak 9: etwa 1,13

Eignungsprüfung: Referenzlösung a
- Auflösung: mindestens 3,0 zwischen dem Peak von Isorhamnetindiglucosid und Hydroxyanthracenglycosid-Peak 2

Der Prozentgehalt an Gesamthydroxyanthracenglycosiden (Peaks 2 bis 9) wird als Prozentgehalt an Sennosid B nach folgender Formel berechnet:

$$\frac{A_1 \cdot m_2 \cdot 2 \cdot p}{A_2 \cdot m_1}$$

A_1 = Summe der Flächen der Hydroxyanthracenglycosid-Peaks 2 bis 9 im Chromatogramm der Untersuchungslösung
A_2 = Fläche des Peaks von Sennosid B im Chromatogramm der Referenzlösung b
m_1 = Einwaage des Trockenextrakts zur Herstellung der Untersuchungslösung in Gramm
m_2 = Masse von Sennosid B *CRS* zur Herstellung der Referenzlösung b in Gramm
p = Prozentgehalt an Sennosid B in Sennosid B *CRS*

Beschriftung

Die Beschriftung gibt den Gehalt an Gesamthydroxyanthracenglycosiden an.

10.7/1811

Süßorangenschalenöl

Aurantii dulcis aetheroleum

Definition

Süßorangenschalenöl ist das aus der frischen Fruchtschale von *Citrus × sinensis* (L.) Osbeck durch geeignete mechanische Verfahren ohne Erwärmen gewonnene ätherische Öl.

Ein geeignetes Antioxidans kann zugesetzt sein.

Eigenschaften

Aussehen: klare, blassgelbe oder orange, bewegliche Flüssigkeit, die sich beim Abkühlen trüben kann

Prüfung auf Identität

1: B
2: A

A. Dünnschichtchromatographie (2.2.27)

Die bei der Prüfung „Bergapten" (siehe „Prüfung auf Reinheit") erhaltenen Chromatogramme werden ausgewertet.

Ergebnis A: Die Zonenfolge in den Chromatogrammen von Referenzlösung und Untersuchungslösung ist aus den nachstehenden Angaben ersichtlich.

Oberer Plattenrand	
Bergapten: eine grünlich gelb fluoreszierende Zone	
	zahlreiche blau fluoreszierende Zonen
Referenzlösung	**Untersuchungslösung**

Ergebnis B: Die Zonenfolge in den Chromatogrammen von Referenzlösung und Untersuchungslösung ist aus den nachstehenden Angaben ersichtlich.

Oberer Plattenrand	
	eine braun fluoreszierende Zone
Linalylacetat: eine bräunlich orange fluoreszierende Zone	eine schwache, bräunlich orange fluoreszierende Zone (Linalylacetat)
	zahlreiche orange fluoreszierende Zonen
Linalool: eine bräunlich orange fluoreszierende Zone	eine bräunlich orange fluoreszierende Zone (Linalool)
Bergapten: eine schwache, grünlich gelb fluoreszierende Zone	
	zahlreiche bräunlich orange fluoreszierende Zonen
	zahlreiche blau fluoreszierende Zonen
Referenzlösung	Untersuchungslösung

B. Das Öl entspricht den Grenzwerten unter „Chromatographisches Profil" (siehe „Prüfung auf Reinheit").

Prüfung auf Reinheit

Relative Dichte (2.2.5): 0,842 bis 0,850

Brechungsindex (2.2.6): 1,470 bis 1,476

Optische Drehung (2.2.7): +9,4° bis +9,9° (in einem 0,1-dm-Polarimeterröhrchen gemessen)

Peroxidzahl (2.5.5, Methode B): höchstens 20

Fette Öle, verharzte ätherische Öle (2.8.7): Das Öl muss der Prüfung entsprechen.

Bergapten: Dünnschichtchromatographie (2.2.27)

Untersuchungslösung: 0,2 ml Öl werden mit 1 ml Ethanol 96 % R verdünnt.

Referenzlösung: 2 mg Bergapten R, 10 µl Linalool R und 20 µl Linalylacetat R werden in 10 ml Ethanol 96 % R gelöst.

Platte: DC-Platte mit Kieselgel R

Fließmittel: Ethylacetat R, Toluol R (15:85 V/V)

Auftragen: 10 µl; bandförmig

Laufstrecke: 15 cm

Trocknen: an der Luft

Detektion A: im ultravioletten Licht bei 365 nm

Ergebnis A: Das Chromatogramm der Untersuchungslösung darf keine grünlich gelb fluoreszierende Zone zeigen, die der Bergapten-Zone im Chromatogramm der Referenzlösung entspricht.

Detektion B: Die Platte wird mit Anisaldehyd-Reagenz R besprüht und 10 min lang bei 100 bis 105 °C erhitzt. Die Auswertung erfolgt im ultravioletten Licht bei 365 nm.

Chromatographisches Profil: Gaschromatographie (2.2.28) mit Hilfe des Verfahrens „Normalisierung"

Untersuchungslösung: 200 µl Öl werden mit Heptan R zu 10,0 ml verdünnt.

Referenzlösung a: 5 µl α-Pinen R, 5 µl Sabinen R, 5 µl β-Pinen R, 5 µl β-Myrcen R, 5 µl Octanal R, 70 µl Limonen R, 5 µl Linalool R, 5 µl Decanal R, 10 µl Citral R (bestehend aus Neral and Geranial) und 5 µl Valencen R werden mit Heptan R zu 5,0 ml verdünnt.

Referenzlösung b: 5 µl Limonen R werden mit Heptan R zu 50,0 ml verdünnt. 0,1 ml Lösung werden mit Heptan R zu 5,0 ml verdünnt.

Säule
- Material: Quarzglas
- Größe: $l = 60$ m, $\varnothing = 0,25$ mm
- Stationäre Phase: Phenyl(5)methyl(95)polysiloxan R (Filmdicke 0,25 µm)

Trägergas: Helium zur Chromatographie R

Durchflussrate: 1,4 ml · min^{-1}

Splitverhältnis: 1:70

Temperatur

	Zeit (min)	Temperatur (°C)
Säule	0–90	50 → 230
Probeneinlass		250
Detektor		250

Detektion: Flammenionisation

Einspritzen: 1 µl

Reihenfolge der Elution: Die Substanzen werden in der gleichen Reihenfolge wie bei der Herstellung der Referenzlösung a angegeben eluiert. Die Retentionszeiten dieser Substanzen werden aufgezeichnet.

Identifizierung von Peaks: Mit Hilfe der im Chromatogramm der Referenzlösung a erhaltenen Retentionszeiten werden die Bestandteile der Referenzlösung a im Chromatogramm der Untersuchungslösung lokalisiert.

Eignungsprüfung: Referenzlösung a
- Auflösung: mindestens 1,5 zwischen den Peaks von Sabinen und β-Pinen

Der Prozentgehalt jedes dieser Bestandteile wird ermittelt.

Die Prozentgehalte müssen innerhalb folgender Grenzwerte liegen:

– α-Pinen:	0,4 bis 0,6 Prozent
– Sabinen:	0,2 bis 1,1 Prozent
– β-Pinen:	0,02 bis 0,3 Prozent
– β-Myrcen:	1,5 bis 2,5 Prozent
– Octanal:	0,1 bis 0,4 Prozent
– Limonen:	92,0 bis 97,0 Prozent
– Linalool:	0,2 bis 0,7 Prozent
– Decanal:	0,1 bis 0,4 Prozent
– Neral:	0,02 bis 0,10 Prozent
– Geranial:	0,03 bis 0,20 Prozent
– Valencen:	0,02 bis 0,5 Prozent

Berichtsgrenzwert: 0,01 Prozent (Referenzlösung b)

Verdampfungsrückstand: 1,0 bis 5,0 Prozent

5,0 g Öl werden auf dem Wasserbad zur Trockne eingedampft. Der Rückstand wird 4 h lang bei 100 bis 105 °C getrocknet.

Lagerung

Bei höchstens 25 °C

Monographien A-Z

A

Alfacalcidol 9653
Anti-D-Immunglobulin vom Menschen 9655
Anti-D-Immunglobulin vom Menschen zur
  intravenösen Anwendung 9656
Atorvastatin-Calcium 9657

Die „Allgemeinen Vorschriften" gelten für alle Monographien und sonstigen Texte

Alfacalcidol
Alfacalcidolum

10.7/1286

$C_{27}H_{44}O_2$ M_r 400,6
CAS Nr. 41294-56-8

Definition

(1S,3R,5Z,7E)-9,10-Secocholesta-5,7,10(19)-trien-1,3-diol

Gehalt: 97,0 bis 102,0 Prozent

In Lösung tritt eine reversible Isomerisierung zu Prä-Alfacalcidol in Abhängigkeit von Temperatur und Zeit ein. Alfacalcidol und Prä-Alfacalcidol sind beide biologisch aktiv (siehe „Gehaltsbestimmung").

Eigenschaften

Aussehen: weiße bis fast weiße Kristalle

Löslichkeit: praktisch unlöslich in Wasser, leicht löslich in Ethanol 96 %, löslich in fetten Ölen

Die Substanz ist empfindlich gegen Luft, Wärme und Licht.

Prüfung auf Identität

A. IR-Spektroskopie (2.2.24)

 Vergleich: Alfacalcidol-Referenzspektrum der Ph. Eur.

B. Die bei der Prüfung „Verwandte Substanzen" (siehe „Prüfung auf Reinheit") erhaltenen Chromatogramme werden ausgewertet.

 Ergebnis: Der Hauptpeak im Chromatogramm der Untersuchungslösung entspricht in Bezug auf Retentionszeit und Größe dem Hauptpeak im Chromatogramm der Referenzlösung a.

Prüfung auf Reinheit

Verwandte Substanzen: Flüssigchromatographie (2.2.29) mit Hilfe des Verfahrens „Normalisierung"

Die Bestimmung muss so schnell wie möglich durchgeführt werden, wobei der Einfluss von Licht und Luft zu vermeiden ist. Die Lösungen müssen unmittelbar vor Gebrauch hergestellt werden.

Untersuchungslösung: 5,0 mg Substanz werden in 25,0 ml Acetonitril R gelöst. Die Lösung wird mit Wasser R zu 50,0 ml verdünnt.

Referenzlösung a: 5,0 mg Alfacalcidol CRS werden in 25,0 ml Acetonitril R gelöst. Die Lösung wird mit Wasser R zu 50,0 ml verdünnt.

Referenzlösung b: 1,0 ml Referenzlösung a wird mit einer Mischung gleicher Volumteile Acetonitril R und Wasser R zu 100,0 ml verdünnt. 1,0 ml dieser Lösung wird mit einer Mischung gleicher Volumteile Acetonitril R und Wasser R zu 20,0 ml verdünnt.

Referenzlösung c: 2 mg Alfacalcidol zur Eignungsprüfung A CRS (mit den Verunreinigungen A und D) werden in 10 ml Acetonitril R gelöst. Die Lösung wird mit Wasser R zu 20 ml verdünnt und etwa 2 h lang bei Raumtemperatur stehen gelassen, um sicherzustellen, dass das Signal-Rausch-Verhältnis des Prä-Alfacalcidol-Peaks zwischen 25 und 300 liegt.

Referenzlösung d: 2 mg Alfacalcidol-Verunreinigung B CRS werden in 10 ml Acetonitril R gelöst. Die Lösung wird mit Wasser R zu 20 ml verdünnt. 1,0 ml dieser Lösung wird mit einer Mischung gleicher Volumteile Acetonitril R und Wasser R zu 200,0 ml verdünnt.

Säule
– Größe: l = 0,15 m, ⌀ = 2,1 mm
– Stationäre Phase: nachsilanisiertes, ethanverbrücktes, octadecylsilyliertes Kieselgel zur Chromatographie (Hybridmaterial) R (1,7 µm)
– Temperatur: 32 °C

Mobile Phase: Methanol R, Wasser zur Chromatographie R, Acetonitril R (15:17:68 $V/V/V$)

Durchflussrate: 0,3 ml · min^{-1}

Detektion: Spektrometer bei 264 nm

Einspritzen: 5 µl; Untersuchungslösung, Referenzlösungen b, c und d

Chromatographiedauer: 2fache Retentionszeit von Alfacalcidol

Identifizierung von Verunreinigungen: Zur Identifizierung der Peaks von Verunreinigung A, D und Prä-Alfacalcidol werden das mitgelieferte Chromatogramm von Alfacalcidol zur Eignungsprüfung A CRS und das mit der Referenzlösung c erhaltene Chromatogramm verwendet; zur Identifizierung des Peaks der Verunreinigung B wird das mit der Referenzlösung d erhaltene Chromatogramm verwendet.

Relative Retention (bezogen auf Alfacalcidol, t_R etwa 15 min)
– Prä-Alfacalcidol: etwa 0,91
– Verunreinigung A: etwa 0,94

- Verunreinigung D: etwa 0,96
- Verunreinigung B: etwa 1,1

Eignungsprüfung: Referenzlösung c
- Auflösung: mindestens 1,5 zwischen den Peaks von Verunreinigung D und Alfacalcidol
- Peak-Tal-Verhältnis: mindestens 5,0 wobei H_p die Höhe des Peaks von Verunreinigung A über der Basislinie und H_v die Höhe des niedrigsten Punkts der Kurve über der Basislinie zwischen den Peaks von Prä-Alfacalcidol und Verunreinigung A darstellt
- Peak-Tal-Verhältnis: mindestens 1,5, wobei H_p die Höhe des Peaks von Verunreinigung D über der Basislinie und H_v die Höhe des niedrigsten Punkts der Kurve über der Basislinie zwischen den Peaks der Verunreinigungen A und D darstellt

Grenzwerte
- Verunreinigungen A, B, D: jeweils höchstens 0,5 Prozent
- Nicht spezifizierte Verunreinigungen: jeweils höchstens 0,10 Prozent
- Summe aller Verunreinigungen: höchstens 1,0 Prozent
- Ohne Berücksichtigung bleiben: Peaks, deren Fläche nicht größer ist als die Fläche des Hauptpeaks im Chromatogramm der Referenzlösung b (0,05 Prozent); der Prä-Alfacalcidol-Peak

Gehaltsbestimmung

Flüssigchromatographie (2.2.29) wie unter „Verwandte Substanzen" beschrieben, mit folgender Änderung:

Einspritzen: Untersuchungslösung, Referenzlösung a

Der Prozentgehalt an $C_{27}H_{44}O_2$ wird unter Berücksichtigung des für Alfacalcidol CRS angegebenen Gehalts und, falls vorhanden, des Prä-Alfacalcidol-Peaks berechnet.

Lagerung

Dicht verschlossen, unter Stickstoff, vor Licht geschützt, bei 2 bis 8 °C

Der Inhalt eines geöffneten Behältnisses muss sofort verwendet werden.

Verunreinigungen

Spezifizierte Verunreinigungen:

A, B, D

Andere bestimmbare Verunreinigungen

(Die folgenden Substanzen werden, falls in einer bestimmten Menge vorhanden, durch eine oder mehrere Prüfmethoden in der Monographie erfasst. Sie werden begrenzt durch das allgemeine Akzeptanzkriterium für weitere Verunreinigungen/nicht spezifizierte Verunreinigungen und/oder durch die Anforderungen der Allgemeinen Monographie **Substanzen zur pharmazeutischen Verwendung (Corpora ad usum pharmaceuticum)**. Diese Verunreinigungen müssen daher nicht identifiziert werden, um die Konformität der Substanz zu zeigen. Siehe auch „5.10 Kontrolle von Verunreinigungen in Substanzen zur pharmazeutischen Verwendung"):

C

A.

(1*S*,3*R*,5*E*,7*E*)-9,10-Secocholesta-5,7,10(19)-trien-1,3-diol
(*trans*-Alfacalcidol)

B.

(1*R*,3*R*,5*Z*,7*E*)-9,10-Secocholesta-5,7,10(19)-trien-1,3-diol
(1β-Calcidol)

C.

6ξ-[(3*S*,5*R*)-3,5-Dihydroxy-2-methylcyclohex-1-en-1-yl]-17β-[(2*R*)-6-methylheptan-2-yl]-2-phenyl-2,5,10-triaza-4-nor-9ξ-estr-7-en-1,3-dion

D. Unbekannte Struktur

10.7/0557

Anti-D-Immunglobulin vom Menschen

Immunoglobulinum humanum anti-D

Definition

Anti-D-Immunglobulin vom Menschen ist eine sterile, flüssige oder gefriergetrocknete Zubereitung, die Immunglobuline, vorwiegend Immunglobulin G, enthält. Die Zubereitung ist für die intramuskuläre Injektion bestimmt. Sie enthält spezifische Antikörper gegen das D-Antigen von Erythrozyten. Auch geringe Mengen anderer Blutgruppen-Antikörper können enthalten sein. **Normales Immunglobulin vom Menschen zur intramuskulären Anwendung (Immunoglobulinum humanum normale ad usum intramusculum)** und/oder **Albuminlösung vom Menschen (Albumini humani solutio)** können zugesetzt sein.

Anti-D-Immunglobulin vom Menschen entspricht der Monographie **Normales Immunglobulin vom Menschen zur intramuskulären Anwendung** mit Ausnahme der Mindestanzahl an Spendern und des Mindestgehalts an Gesamtprotein.

Die Bestimmung der Wirksamkeit von Anti-D-Immunglobulin (2.7.13) wird wie nachfolgend unter „Bestimmung der Wirksamkeit" vorgeschrieben durchgeführt.

Für Produkte, die mit Hilfe eines Verfahrens hergestellt wurden, das Immunglobuline mit anderen Spezifitäten als Anti-D eliminiert, kann, falls genehmigt, die Prüfung auf Antikörper gegen Hepatitis-B-Oberflächenantigen entfallen.

Herstellung

Anti-D-Immunglobulin vom Menschen wird aus dem Plasma vorzugsweise von Spendern mit einem ausreichenden Titer an zuvor erworbenen Anti-D-Antikörpern gewonnen. Um eine angemessene Versorgung mit Anti-D-Immunglobulin zu gewährleisten, kann, falls erforderlich, Plasma von mit D-positiven Erythrozyten immunisierten Spendern verwendet werden, die mit den betreffenden Blutgruppensystemen kompatibel sind, um die Bildung unerwünschter Antikörper zu verhindern.

Während der Produktentwicklung müssen die Integrität und Stabilität der F_c-Region der Anti-D-Antikörper mit einer geeigneten für Anti-D-Antikörper spezifischen Methode nachgewiesen werden.

Erythrozytenspender

Die Erythrozytenspender entsprechen den Anforderungen an Spender wie in der Monographie **Plasma vom Menschen (Humanplasma) zur Fraktionierung (Plasma humanum ad separationem)** vorgeschrieben.

Immunisierung

Die Immunisierung von Plasmaspendern wird unter sorgfältiger medizinischer Überwachung durchgeführt. Empfehlungen zur Spenderimmunisierung einschließlich der Untersuchung der Erythrozytenspender werden von der Weltgesundheitsorganisation herausgegeben (*Requirements for the collection, processing and quality control of blood, blood components and plasma derivatives*, WHO Technical Report Series, No. 840, 1994, in der gültigen Fassung).

Plasmapool

Um in den zur Herstellung von Anti-D-Immunglobulin verwendeten Plasmapools eine potenzielle B19-Virus-Belastung möglichst gering zu halten, muss der Plasmapool mit Hilfe eines validierten Verfahrens zur Amplifikation von Nukleinsäuren (2.6.21) auf das B19-Virus geprüft werden.

B19-Virus-DNA: höchstens 10,0 I. E. je Mikroliter

Eine Positivkontrolle, die 10,0 I. E. B19-Virus-DNA je Mikroliter enthält, wird mitgeführt. Zur Prüfung auf Inhibitoren wird eine Probe des gepoolten Plasmas mit einem geeigneten Marker versetzt und als interne Kontrolle in der Prüfung mitgeführt. Die Prüfung ist ungültig, wenn die Positivkontrolle ein negatives Ergebnis aufweist oder das mit der internen Kontrolle erhaltene Ergebnis das Vorhandensein von Inhibitoren anzeigt.

B19-Virus-DNA zur Nukleinsäureamplifikation *BRP* ist zur Verwendung als Positivkontrolle geeignet.

Wenn der Zubereitung **Normales Immunglobulin vom Menschen zur intramuskulären Anwendung** und/oder **Albuminlösung vom Menschen** zugesetzt wird/werden, muss der Plasmapool oder müssen die Plasmapools, der/die als Ausgangsmaterial verwendet wurde/n, der vorstehend aufgeführten Anforderung in Bezug auf B19-Virus-DNA entsprechen.

Bestimmung der Wirksamkeit

Anti-D-Immunglobulin vom Menschen (2.7.13): Die ermittelte Wirksamkeit muss mindestens 90 Prozent der in der Beschriftung angegebenen Wirksamkeit betragen. Die Vertrauensgrenzen ($p = 0{,}95$) der ermittelten Wirksamkeit müssen mindestens 80 und dürfen höchstens 120 Prozent betragen.

Lagerung

Entsprechend **Normales Immunglobulin vom Menschen zur intramuskulären Anwendung**

Beschriftung

Entsprechend **Normales Immunglobulin vom Menschen zur intramuskulären Anwendung**

Die Beschriftung gibt die Anzahl der Internationalen Einheiten je Behältnis an.

10.7/1527

Anti-D-Immunglobulin vom Menschen zur intravenösen Anwendung

Immunoglobulinum humanum anti-D ad usum intravenosum

Definition

Anti-D-Immunglobulin vom Menschen zur intravenösen Anwendung ist eine sterile, flüssige oder gefriergetrocknete Zubereitung, die Immunglobuline, vorwiegend Immunglobulin G, enthält. Sie enthält spezifische Antikörper gegen das D-Antigen von Erythrozyten. Auch geringe Mengen anderer Blutgruppen-Antikörper können enthalten sein. **Normales Immunglobulin vom Menschen zur intravenösen Anwendung (Immunoglobulinum humanum normale ad usum intravenosum)** und/oder **Albuminlösung vom Menschen (Albumini humani solutio)** können zugesetzt sein.

Anti-D-Immunglobulin vom Menschen zur intravenösen Anwendung entspricht der Monographie **Normales Immunglobulin vom Menschen zur intravenösen Anwendung** mit Ausnahme der Mindestanzahl an Spendern, des Mindestgehalts an Gesamtprotein, des Osmolalitätsgrenzwerts und des Grenzwerts für den Präkallikrein-Aktivator.

Die in der Monographie **Normales Immunglobulin vom Menschen zur intravenösen Anwendung** vorgeschriebene Prüfung auf Anti-D-Antikörper (2.6.26) wird nicht durchgeführt, da die Prüfung durch die nachfolgend unter „Bestimmung der Wirksamkeit" beschriebene Bestimmung von Anti-D-Immunglobulin (2.7.13) ersetzt wird.

Für Produkte, die mit Hilfe eines Verfahrens hergestellt wurden, das Immunglobuline mit anderen Spezifitäten als Anti-D eliminiert, kann, falls genehmigt, die Prüfung auf Antikörper gegen Hepatitis-B-Oberflächenantigen entfallen. Eine geeignete Prüfung auf Fc-Funktion wird durchgeführt anstelle der in Kapitel 2.7.9 beschriebenen Prüfung, die bei einem solchen Produkt nicht anwendbar ist.

Herstellung

Anti-D-Immunglobulin vom Menschen zur intravenösen Anwendung wird aus dem Plasma vorzugsweise von Spendern mit einem ausreichenden Titer an zuvor erworbenen Anti-D-Antikörpern gewonnen. Um eine angemessene Versorgung mit Anti-D-Immunglobulin zu gewährleisten, kann, falls erforderlich, Plasma von mit D-positiven Erythrozyten immunisierten Spendern verwendet werden, die mit den entsprechenden Blutgruppensystemen kompatibel sind, um die Bildung unerwünschter Antikörper zu verhindern.

Während der Produktentwicklung müssen die Integrität und Stabilität der F_c-Region der Anti-D-Antikörper mit einer geeigneten für Anti-D-Antikörper spezifischen Methode nachgewiesen werden.

Erythrozytenspender

Die Erythrozytenspender entsprechen den Anforderungen an Spender wie in der Monographie **Plasma vom Menschen (Humanplasma) zur Fraktionierung (Plasma humanum ad separationem)** vorgeschrieben.

Immunisierung

Die Immunisierung von Plasmaspendern wird unter sorgfältiger medizinischer Überwachung durchgeführt. Empfehlungen zur Spenderimmunisierung einschließlich der Untersuchung der Erythrozytenspender werden von der Weltgesundheitsorganisation herausgegeben (*Requirements for the collection, processing and quality control of blood, blood components and plasma derivatives*, WHO Technical Report Series, No. 840, 1994, in der gültigen Fassung).

Plasmapool

Um in den zur Herstellung von Anti-D-Immunglobulin verwendeten Plasmapools eine potenzielle B19-Virus-Belastung möglichst gering zu halten, muss der Plasmapool mit Hilfe eines validierten Verfahrens zur Amplifikation von Nukleinsäuren (2.6.21) auf das B19-Virus geprüft werden.

B19-Virus-DNA: höchstens 10,0 I. E. je Mikroliter

Eine Positivkontrolle, die 10,0 I. E. B19-Virus-DNA je Mikroliter enthält, wird mitgeführt. Zur Prüfung auf Inhibitoren wird eine Probe des gepoolten Plasmas mit einem geeigneten Marker versetzt und als interne Kontrolle in der Prüfung mitgeführt. Die Prüfung ist ungültig, wenn die Positivkontrolle ein negatives Ergebnis aufweist oder das mit der internen Kontrolle erhaltene Ergebnis das Vorhandensein von Inhibitoren anzeigt.

B19-Virus-DNA zur Nukleinsäureamplifikation *BRP* ist zur Verwendung als Positivkontrolle geeignet.

Wenn der Zubereitung **Normales Immunglobulin vom Menschen zur intravenösen Anwendung** und/oder **Albuminlösung vom Menschen** zugesetzt wird/werden, muss der Plasmapool oder müssen die Plasmapools, der/die als Ausgangsmaterial verwendet wurde/n, der vorstehend aufgeführten Anforderung in Bezug auf B19-Virus-DNA entsprechen.

Bestimmung der Wirksamkeit

Anti-D-Immunglobulin vom Menschen (2.7.13): Die ermittelte Wirksamkeit muss mindestens 90 Prozent der in der Beschriftung angegebenen Wirksamkeit betragen. Die Vertrauensgrenzen ($p = 0{,}95$) der ermittelten Wirksamkeit müssen mindestens 80 und dürfen höchstens 120 Prozent betragen.

—

Lagerung

Entsprechend **Normales Immunglobulin vom Menschen zur intravenösen Anwendung**

Beschriftung

Entsprechend **Normales Immunglobulin vom Menschen zur intravenösen Anwendung**

Die Beschriftung gibt die Anzahl der Internationalen Einheiten je Behältnis an.

10.7/2191

Atorvastatin-Calcium
Atorvastatinum calcicum

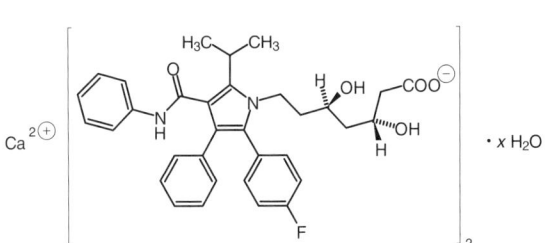

$C_{66}H_{68}CaF_2N_4O_{10} \cdot x\,H_2O$ $\qquad M_r$ 1155
(wasserfreie Substanz)

wasserfreies Atorvastatin-Calcium:
CAS Nr. 134523-03-8

Definition

Calcium-bis[(3*R*,5*R*)-7-[2-(4-fluorphenyl)-3-phenyl-4-(phenylcarbamoyl)-5-(propan-2-yl)-1*H*-pyrrol-1-yl]-3,5-dihydroxyheptanoat]

Gehalt: 98,0 bis 102,0 Prozent (wasserfreie Substanz)

Die Substanz kann wasserfrei sein oder unterschiedliche Mengen Wasser enthalten.

Eigenschaften

Aussehen: weißes oder fast weißes bis gelbliches, amorphes oder kristallines Pulver, nicht hygroskopisch bis hygroskopisch

Löslichkeit: praktisch unlöslich in Wasser, sehr schwer löslich bis sehr leicht löslich in Ethanol 96 %, leicht löslich bis sehr leicht löslich in Methanol, praktisch unlöslich bis leicht löslich in Dichlormethan, leicht löslich in Dimethylsulfoxid

Die Substanz zeigt Polymorphie (5.9).

Prüfung auf Identität

A. IR-Spektroskopie (2.2.24)

Vergleich: Atorvastatin-Calcium *CRS*

Wenn die Spektren bei der Prüfung in fester Form unterschiedlich sind, werden Substanz und Referenzsubstanz getrennt in Methanol *R* gelöst. Nach dem Eindampfen der Lösungen zur Trockne werden mit den Rückständen erneut Spektren aufgenommen.

B. Die Substanz entspricht der Prüfung „Enantiomerenreinheit" (siehe „Prüfung auf Reinheit").

C. 0,5 g Substanz werden in einem Platintiegel mit 5 ml Schwefelsäure *R* befeuchtet. Die Mischung wird bei möglichst niedriger Temperatur vorsichtig erhitzt, bis sie vollständig verkohlt ist und keine weißen Dämpfe mehr entstehen. Der Inhalt des Tiegels wird bei 600 ± 50 °C geglüht, bis er vollständig verascht ist. Nach dem Erkalten des Tiegels wird der Rückstand in 10 ml Wasser *R* suspendiert und 5 min lang mit Ultraschall behandelt. Der Rückstand löst sich nicht auf. Die Suspension wird zentrifugiert und filtriert. Der Rückstand ergibt die Identitätsreaktion b auf Calcium (2.3.1). Nach dem Zusatz von Essigsäure *R* wird die Lösung filtriert, um ungelöste Partikeln zu entfernen.

Prüfung auf Reinheit

Enantiomerenreinheit: Flüssigchromatographie (2.2.29)

Die Lösungen müssen vor Licht geschützt in Gefäßen aus Braunglas aufbewahrt werden.

Lösungsmittelmischung: wasserfreies Ethanol *R*, Heptan *R* (50:50 *V/V*)

Untersuchungslösung: 0,100 g Substanz werden mit Hilfe von Ultraschall in Methanol *R* zu 5,0 ml gelöst. 3,0 ml Lösung werden mit der Lösungsmittelmischung zu 10,0 ml verdünnt.

Referenzlösung a: 3,0 ml Untersuchungslösung werden mit der Lösungsmittelmischung zu 100,0 ml verdünnt. 1,0 ml dieser Lösung wird mit der Lösungsmittelmischung zu 20,0 ml verdünnt.

Referenzlösung b: Der Inhalt einer Durchstechflasche mit Atorvastatin-Verunreinigungsmischung *CRS* (Verunreinigungen E und H) wird in 1 ml Lösungsmittelmischung gelöst.

Säule
– Größe: $l = 0,15$ m, $\varnothing = 4,6$ mm
– Stationäre Phase: Kieselgel-Amylosederivat zur Trennung chiraler Komponenten *R* (5 μm)
– Temperatur: 40 °C

Mobile Phase 1 ml Ameisensäure *R* und 40 ml wasserfreies Ethanol *R* werden gemischt. Die Mischung wird mit Heptan *R* zu 1000 ml verdünnt.

Durchflussrate: 1,8 ml · min^{-1}

Detektion: Spektrometer bei 254 nm

Autosampler: 10 °C

Einspritzen: 5 μl

Chromatographiedauer: 1,2fache Retentionszeit von Atorvastatin

Identifizierung von Verunreinigungen: Zur Identifizierung der Peaks der Verunreinigungen E und H werden das mitgelieferte Chromatogramm von Atorvastatin-Verunreinigungsmischung *CRS* und das mit der Referenzlösung b erhaltene Chromatogramm verwendet.

Relative Retention (bezogen auf Atorvastatin, t_R etwa 35 min)
– Verunreinigung H: etwa 0,57
– Verunreinigung E: etwa 0,66

Eignungsprüfung: Referenzlösung b
– Auflösung: mindestens 1,5 zwischen den Peaks der Verunreinigungen H und E

Berechnung der Prozentgehalte
– Für Verunreinigung E wird die Konzentration von Atorvastatin-Calcium in der Referenzlösung a verwendet.

Grenzwert
– Verunreinigung E: höchstens 0,15 Prozent

Verwandte Substanzen: Flüssigchromatographie (2.2.29)

Die Lösungen sind unmittelbar vor Gebrauch unter Lichtschutz herzustellen.

Pufferlösung: 0,35 g Ammoniumacetat *R* und 2,84 g Ammoniumformiat *R* werden in 950 ml Wasser zur Chromatographie *R* gelöst. Die Lösung wird mit einer 20-prozentigen Lösung (*V/V*) von Ameisensäure *R* auf einen pH-Wert von 5,0 eingestellt und mit Wasser zur Chromatographie *R* zu 1000 ml verdünnt.

Lösungsmittelmischung: Tetrahydrofuran *R*, Pufferlösung, Acetonitril *R* (5:35:60 *V/V/V*)

Untersuchungslösung: 25,0 mg Substanz werden mit Hilfe von Ultraschall in der Lösungsmittelmischung zu 50,0 ml gelöst.

Referenzlösung a: 1,0 ml Untersuchungslösung wird mit der Lösungsmittelmischung zu 100,0 ml verdünnt. 1,0 ml dieser Lösung wird mit der Lösungsmittelmischung zu 10,0 ml verdünnt.

Referenzlösung b: 25,0 mg Atorvastatin-Calcium *CRS* werden mit Hilfe von Ultraschall in der Lösungsmittelmischung zu 50,0 ml gelöst.

Referenzlösung c: 2 mg Atorvastatin zur Peak-Identifizierung A *CRS* (mit den Verunreinigungen A, B, F und G) werden mit Hilfe von Ultraschall in 4 ml Lösungsmittelmischung gelöst.

Referenzlösung d: 2 mg Atorvastatin zur Peak-Identifizierung B *CRS* (mit den Verunreinigungen D1 und D2) werden mit Hilfe von Ultraschall in 4 ml Lösungsmittelmischung gelöst.

Säule
– Größe: $l = 0,25$ m, $\varnothing = 4,6$ mm
– Stationäre Phase: nachsilanisiertes, propoxyphenyliertes Kieselgel zur Chromatographie *R* (4 μm)
– Temperatur: 40 °C

Mobile Phase
– Mobile Phase A: Acetonitril *R*, Pufferlösung (33:67 *V/V*)
– Mobile Phase B: Acetonitril *R*
– Mobile Phase C: Tetrahydrofuran zur Chromatographie *R*

Zeit (min)	Mobile Phase A (% V/V)	Mobile Phase B (% V/V)	Mobile Phase C (% V/V)
0–15	91	0 → 6	9 → 3
15–20	91 → 82	6 → 16	3 → 2
20–25	82	16	2
25–50	82 → 32	16 → 66	2
50–55	32	66	2

Durchflussrate: 1,1 ml·min^{-1}

Detektion: Spektrometer bei 254 nm

Autosampler: 4 °C

Einspritzen: 15 µl; Untersuchungslösung, Referenzlösungen a, c und d

Identifizierung von Verunreinigungen: Zur Identifizierung der Peaks der Verunreinigungen A, B, F und G werden das mitgelieferte Chromatogramm von Atorvastatin zur Peak-Identifizierung A *CRS* und das mit der Referenzlösung c erhaltene Chromatogramm verwendet; zur Identifizierung der Peaks der Verunreinigungen D1 und D2 werden das mitgelieferte Chromatogramm von Atorvastatin zur Peak-Identifizierung B *CRS* und das mit der Referenzlösung d erhaltene Chromatogramm verwendet.

Relative Retention (bezogen auf Atovastatin, t_R etwa 19 min)
– Verunreinigung F: etwa 0,6
– Verunreinigung A: etwa 0.87
– Verunreinigung B: etwa 0,94
– Verunreinigung G: etwa 1,3
– Verunreinigung D2: etwa 2,0
– Verunreinigung D1: etwa 2,2

Eignungsprüfung
– Signal-Rausch-Verhältnis: mindestens 28 für den Hauptpeak im Chromatogramm der Referenzlösung a
– Peak-Tal-Verhältnis: mindestens 2,0, wobei H_p die Höhe des Peaks der Verunreinigung B über der Basislinie und H_v die Höhe des niedrigsten Punkts der Kurve über der Basislinie zwischen den Peaks von Verunreinigung B und Atorvastatin im Chromatogramm der Referenzlösung c darstellt

Berechnung der Prozentgehalte
– Korrekturfaktoren: Die Flächen der Peaks folgender Verunreinigungen werden mit dem entsprechenden Korrekturfaktor multipliziert:
  – Verunreinigung D2: 1,4
  – Verunreinigung F: 1,4
  – Verunreinigung G: 1,3
– Für jede Verunreinigung wird die Konzentration an Atorvastatin-Calcium in der Referenzlösung a verwendet.

Grenzwerte
– Verunreinigung A: höchstens 0,2 Prozent
– Verunreinigung D: höchstens 0,15 Prozent für die Summe der Flächen der beiden Peaks
– Verunreinigungen F, G: jeweils höchstens 0,15 Prozent
– Nicht spezifizierte Verunreinigungen: jeweils höchstens 0,10 Prozent
– Summe aller Verunreinigungen: höchstens 0,6 Prozent
– Berichtsgrenzwert: 0,05 Prozent

Natrium (2.4.20): höchstens 0,4 Prozent (wasserfreie Substanz)

Wasser (2.5.12): höchstens 6,0 Prozent, mit 0,130 g Substanz bestimmt

Gehaltsbestimmung

Flüssigchromatographie (2.2.29) wie unter „Verwandte Substanzen" beschrieben, mit folgender Änderung:

Einspritzen: Untersuchungslösung, Referenzlösung b

Der Prozentgehalt an $C_{66}H_{68}CaF_2N_4O_{10}$ wird unter Berücksichtigung des für Atorvastatin-Calcium *CRS* angegebenen Gehalts berechnet.

Lagerung

Dicht verschlossen

Verunreinigungen

Spezifizierte Verunreinigungen:

A, D, E, F, G

Andere bestimmbare Verunreinigungen

(Die folgenden Substanzen werden, falls in einer bestimmten Menge vorhanden, durch eine oder mehrere Prüfmethoden in der Monographie erfasst. Sie werden begrenzt durch das allgemeine Akzeptanzkriterium für weitere Verunreinigungen/nicht spezifizierte Verunreinigungen und/oder durch die Anforderungen der Allgemeinen Monographie **Substanzen zur pharmazeutischen Verwendung (Corpora ad usum pharmaceuticum)**. Diese Verunreinigungen müssen daher nicht identifiziert werden, um die Konformität der Substanz zu zeigen. Siehe auch „5.10 Kontrolle von Verunreinigungen in Substanzen zur pharmazeutischen Verwendung"):

B, C, H, I, J, K, M, N, O, P, Q

A.

(3*R*,5*R*)-7-[2,3-Diphenyl-4-(phenylcarbamoyl)-5-(propan-2-yl)-1*H*-pyrrol-1-yl]-3,5-dihydroxy=heptansäure
(Desfluoratorvastatin)

B.

(3RS,5SR)-7-[2-(4-Fluorphenyl)-3-phenyl-4-(phenyl=
carbamoyl)-5-(propan-2-yl)-1H-pyrrol-1-yl]-3,5-di=
hydroxyheptansäure

C.

(3R,5R)-7-[2,3-Bis(4-fluorphenyl)-4-(phenylcarba=
moyl)-5-(propan-2-yl)-1H-pyrrol-1-yl]-3,5-di=
hydroxyheptansäure
(Fluoratorvastatin)

D.

Gemisch aus
(2Ξ,3Ξ)-3-(4-Fluorbenzoyl)-2-(2-methylpropanoyl)-
N,3-diphenyloxiran-2-carboxamid (D1)
und
(1Ξ,2Ξ,4Ξ,5Ξ)-4-(4-Fluorphenyl)-2,4-dihydroxy-
N,5-diphenyl-2-(propan-2-yl)-3,6-dioxabicyclo=
[3.1.0]hexan-1-carboxamid (D2)

E.

(3S,5S)-7-[2-(4-Fluorphenyl)-3-phenyl-4-(phenyl=
carbamoyl)-5-(propan-2-yl)-1H-pyrrol-1-yl]-3,5-di=
hydroxyheptansäure
(ent-Atorvastatin)

F.

(3R,5R)-7-[(3R,5R)-7-[2-(4-Fluorphenyl)-3-phenyl-
4-(phenylcarbamoyl)-5-(propan-2-yl)-1H-pyrrol-
1-yl]-3,5-dihydroxyheptanamido]-3,5-dihydroxy=
heptansäure

G.

(3R,5R)-7-[2-(4-Fluorphenyl)-3-phenyl-4-(phenyl=
carbamoyl)-5-(propan-2-yl)-1H-pyrrol-1-yl]-5-hy=
droxy-3-methoxyheptansäure
(3-O-Methylatorvastatin)

H.

(4R,6R)-6-[2-[2-(4-Fluorphenyl)-3-phenyl-4-(phenyl=
carbamoyl)-5-(propan-2-yl)-1H-pyrrol-1-yl]ethyl]-
4-hydroxyoxan-2-on

I.

tert-Butyl[[(4R,6R)-6-[2-[2-(4-fluorphenyl)-3-phenyl-
4-(phenylcarbamoyl)-5-(propan-2-yl)-1H-pyrrol-
1-yl]ethyl]-2,2-dimethyl-1,3-dioxan-4-yl]acetat)]

J.

(2E,5S)-7-[2-(4-Fluorphenyl)-3-phenyl-4-(phenyl=
carbamoyl)-5-(propan-2-yl)-1H-pyrrol-1-yl]-5-hy=
droxyhept-2-ensäure

K.

Methyl[(3R,5R)-7-[2-(4-fluorphenyl)-3-phenyl-4-(phenylcarbamoyl)-5-(propan-2-yl)-1H-pyrrol-1-yl]-3,5-dihydroxyheptanoat]

M

Ethyl[(3R,5R)-7-[2-(4-fluorophenyl)-3-phenyl-4-(phenylcarbamoyl)-5-(propan-2-yl)-1H-pyrrol-1-yl]-3,5-dihydroxyheptanoat]

N

tert-Butyl[(3R,5R)-7-[2-(4-fluorphenyl)-3-phenyl-4-(phenylcarbamoyl)-5-(propan-2-yl)-1H-pyrrol-1-yl]-3,5-dihydroxyheptanoat]

O

(5R)-7-[2-(4-Fluorphenyl)-3-phenyl-4-(phenylcarbamoyl)-5-(propan-2-yl)-1H-pyrrol-1-yl]-5-hydroxy-3-oxoheptansäure

P

[(4R,6R)-6-[2-[2-(4-Fluorphenyl)-3-phenyl-4-(phenylcarbamoyl)-5-(propan-2-yl)-1H-pyrrol-1-yl]ethyl]-2,2-dimethyl-1,3-dioxan-4-yl]essigsäure

Q

(3R,5R)-7-[5-(4-Fluorphenyl)-2-oxo-4-phenyl-3-(phenylcarbamoyl)-3-(propan-2-yl)-2,3-dihydro-1H-pyrrol-1-yl]-3,5-dihydroxyheptansäure

C

Cefuroximaxetil 9665
Chlortalidon 9667
Cyanocobalamin 9669

10.7/1300

Cefuroximaxetil

Cefuroximum axetili

$C_{20}H_{22}N_4O_{10}S$ M_r 510,5

CAS Nr. 64544-07-6

Definition

Gemisch der zwei Diastereomere von [(1*RS*)-1-(Acetyl= oxy)ethyl][(6*R*,7*R*)-3-[(carbamoyloxy)methyl]-7-[[(2*Z*)- 2-(furan-2-yl)-2-(methoxyimino)acetyl]amino]-8-oxo- 5-thia-1-azabicyclo[4.2.0]oct-2-en-2-carboxylat]

Halbsynthetische Substanz, hergestellt aus einer durch Fermentation gewonnenen Substanz

Gehalt: 96,0 bis 102,0 Prozent (wasserfreie Substanz)

Eigenschaften

Aussehen: weißes bis fast weißes Pulver

Löslichkeit: schwer löslich in Wasser, löslich in Aceton, in Ethylacetat und in Methanol, schwer löslich in Ethanol 96 %

Prüfung auf Identität

A. IR-Spektroskopie (2.2.24)

Vergleich: Cefuroximaxetil CRS

B. Die unter „Gehaltsbestimmung" erhaltenen Chromatogramme werden ausgewertet.

Ergebnis: Die Hauptpeaks im Chromatogramm der Untersuchungslösung entsprechen in Bezug auf Retentionszeit und Größe den Peaks der Diastereomere A und B von Cefuroximaxetil im Chromatogramm der Referenzlösung d.

Prüfung auf Reinheit

Verwandte Substanzen: Flüssigchromatographie (2.2.29) mit Hilfe des Verfahrens „Normalisierung"

Untersuchungslösung und Referenzlösung d müssen unmittelbar vor Gebrauch hergestellt werden.

Untersuchungslösung: 10,0 mg Substanz werden in der mobilen Phase zu 50,0 ml gelöst.

Referenzlösung a: 1,0 ml Untersuchungslösung wird mit der mobilen Phase zu 100,0 ml verdünnt.

Referenzlösung b: Um Verunreinigung A *in situ* herzustellen, werden 5 ml Untersuchungslösung 1 h lang bei 60 °C erhitzt.

Referenzlösung c: Um Verunreinigung B *in situ* herzustellen, werden 5 ml Untersuchungslösung 24 h lang ultraviolettem Licht von 254 nm ausgesetzt.

Referenzlösung d: 10,0 mg Cefuroximaxetil CRS werden in der mobilen Phase zu 50,0 ml gelöst.

Säule
- Größe: l = 0,25 m, ⌀ = 4,6 mm
- Stationäre Phase: trimethylsilyliertes Kieselgel zur Chromatographie R (5 µm)

Mobile Phase: Methanol R, Lösung von Ammoniumdihydrogenphosphat R (23 g · l⁻¹) (38:62 V/V)

Durchflussrate: 1,0 ml · min⁻¹

Detektion: Spektrometer bei 278 nm

Einspritzen: 20 µl; Untersuchungslösung und Referenzlösungen a, b und c

Identifizierung von Verunreinigungen: Zur Identifizierung des Peak-Paars von Verunreinigung A wird das mit der Referenzlösung b erhaltene Chromatogramm und zur Identifizierung des Peak-Paars von Verunreinigung B wird das mit der Referenzlösung c erhaltene Chromatogramm verwendet.

Relative Retention (bezogen auf Cefuroximaxetil-Diastereomer A)
- Cefuroximaxetil-Diastereomer B: etwa 0,9
- Verunreinigung A: etwa 1,2
- Verunreinigung B: 1,7 und 2,1

Eignungsprüfung: Referenzlösung b
- Auflösung: mindestens 1,5 zwischen den Peaks von Cefuroximaxetil-Diastereomer A und Verunreinigung A

Grenzwerte
- Verunreinigung A: höchstens 1,5 Prozent für die Summe des Peak-Paars
- Verunreinigung B: höchstens 1,0 Prozent für die Summe des Peak-Paars
- Jede weitere Verunreinigung: jeweils höchstens 0,5 Prozent
- Summe aller Verunreinigungen: höchstens 3,0 Prozent
- Ohne Berücksichtigung bleiben: Peaks, deren Fläche nicht größer ist als das 0,05fache der Summe der

Flächen der 2 Hauptpeaks im Chromatogramm der Referenzlösung a (0,05 Prozent)

Verhältnis der Diastereomere: Flüssigchromatographie (2.2.29) wie unter „Verwandte Substanzen" beschrieben

Grenzwert: Untersuchungslösung
- Das Verhältnis der Peakfläche des Cefuroximaxetil-Diastereomers A zur Summe der Peakflächen der Cefuroximaxetil-Diastereomere A und B muss 0,48 bis 0,55 betragen.

Aceton (2.4.24): höchstens 1,1 Prozent

Wasser (2.5.12): höchstens 1,5 Prozent, mit 0,400 g Substanz bestimmt

Gehaltsbestimmung

Flüssigchromatographie (2.2.29) wie unter „Verwandte Substanzen" beschrieben, mit folgenden Änderungen:

Einspritzen: Untersuchungslösung und Referenzlösung d

Eignungsprüfung: Referenzlösung d
- Auflösung: mindestens 1,5 zwischen den Peaks der Cefuroximaxetil-Diastereomere A und B
- Wiederholpräzision: höchstens 2,0 Prozent relative Standardabweichung für die Summe der Peakflächen der Cefuroximaxetil-Diastereomere A und B, mit 6 Einspritzungen bestimmt

Der Prozentgehalt an $C_{20}H_{22}N_4O_{10}S$ wird aus der Summe der Peakflächen der Cefuroximaxetil-Diastereomere A und B und dem für Cefuroximaxetil *CRS* angegebenen Gehalt an $C_{20}H_{22}N_4O_{10}S$ berechnet.

Lagerung

Dicht verschlossen, vor Licht geschützt

Verunreinigungen

Spezifizierte Verunreinigungen:

A, B

Andere bestimmbare Verunreinigungen

(Die folgenden Substanzen werden, falls in einer bestimmten Menge vorhanden, durch eine oder mehrere Prüfmethoden in der Monographie erfasst. Sie werden begrenzt durch das allgemeine Akzeptanzkriterium für weitere Verunreinigungen/nicht spezifizierte Verunreinigungen und/oder durch die Anforderungen der Allgemeinen Monographie **Substanzen zur pharmazeutischen Verwendung (Corpora ad usum pharmaceuticum)**. Diese Verunreinigungen müssen daher nicht identifiziert werden, um die Konformität der Substanz zu zeigen. Siehe auch „5.10 Kontrolle von Verunreinigungen in Substanzen zur pharmazeutischen Verwendung"):

C, D, E.

A.

[1-(Acetyloxy)ethyl][(6R,7R)-3-[(carbamoyloxy)=
methyl]-7-[[(2Z)-2-(furan-2-yl)-2-(methoxyimino)=
acetyl]amino]-8-oxo-5-thia-1-azabicyclo[4.2.0]oct-
3-en-2-carboxylat]
(Δ^3-Isomere)

B.

[(1RS)-1-(Acetyloxy)ethyl][(6R,7R)-3-[(carbamoyl=
oxy)methyl]-7-[[(2E)-2-(furan-2-yl)-2-(methoxyimi=
no)acetyl]amino]-8-oxo-5-thia-1-azabicyclo[4.2.0]=
oct-2-en-2-carboxylat]
((E)-Isomere)

C.

(6R,7R)-7-[[(2Z)-2-(Furan-2-yl)-2-(methoxyimino)=
acetyl]amino]-8-oxo-3-[[[(trichloracetyl)carbamoyl]=
oxy]methyl]-5-thia-1-azabicyclo[4.2.0]oct-2-en-
2-carbonsäure

D.

Cefuroxim

E.

(5a*R*,6*R*)-6-[[(2*Z*)-2-(Furan-2-yl)-2-(methoxyimino)=
acetyl]amino]-5a,6-dihydro-3*H*,7*H*-azeto[2,1-*b*]=
furo[3,4-*d*][1,3]thiazin-1,7(4*H*)-dion
(Decarbamoylcefuroximlacton)

10.7/0546

Chlortalidon

Chlortalidonum

$C_{14}H_{11}ClN_2O_4S$ M_r 338,8

CAS Nr. 77-36-1

Definition

2-Chlor-5-[(1*RS*)-1-hydroxy-3-oxo-2,3-dihydro-1*H*-iso=
indol-1-yl]benzol-1-sulfonamid

Gehalt: 97,0 bis 102,0 Prozent (getrocknete Substanz)

Eigenschaften

Aussehen: weißes bis gelblich weißes Pulver

Löslichkeit: sehr schwer löslich in Wasser, löslich in Aceton und in Methanol, praktisch unlöslich in Dichlormethan

Die Substanz löst sich in verdünnten Alkalihydroxid-Lösungen.

Die Substanz zeigt Polymorphie (5.9).

Prüfung auf Identität

IR-Spektroskopie (2.2.24)

Vergleich: Chlortalidon *CRS*

Wenn die Spektren bei der Prüfung in fester Form unterschiedlich sind, werden Substanz und Referenzsubstanz getrennt in Methanol *R* gelöst. Nach dem Eindampfen der Lösungen zur Trockne werden mit den Rückständen erneut Spektren aufgenommen.

Prüfung auf Reinheit

Sauer reagierende Substanzen: 1,0 g Substanz wird unter Erwärmen in einer Mischung von 25 ml Aceton *R* und 25 ml kohlendioxidfreiem Wasser *R* gelöst. Nach dem Abkühlen wird die Lösung mit Natriumhydroxid-Lösung (0,1 mol · l^{-1}) titriert. Der Endpunkt wird mit Hilfe der Potentiometrie (2.2.20) bestimmt. Höchstens 0,75 ml Natriumhydroxid-Lösung (0,1 mol · l^{-1}) dürfen verbraucht werden.

Verwandte Substanzen: Flüssigchromatographie (2.2.29)

Lösungsmittelmischung: 2 Volumteile einer Lösung von Natriumhydroxid *R* (2 g · l^{-1}), 48 Volumteile mobile Phase B und 50 Volumteile mobile Phase A werden gemischt.

Untersuchungslösung a: 50,0 mg Substanz werden in der Lösungsmittelmischung zu 50,0 ml gelöst.

Untersuchungslösung b: 10,0 ml Untersuchungslösung a werden mit der Lösungsmittelmischung zu 100,0 ml verdünnt.

Referenzlösung a: 1,0 ml Untersuchungslösung a wird mit der Lösungsmittelmischung zu 100,0 ml verdünnt. 1,0 ml dieser Lösung wird mit der Lösungsmittelmischung zu 10,0 ml verdünnt.

Referenzlösung b: Der Inhalt einer Durchstechflasche mit Chlortalidon zur Eignungsprüfung *CRS* (mit den Verunreinigungen B und G) wird in 1 ml Lösungsmittelmischung gelöst. 400 µl Lösung werden mit der Lösungsmittelmischung zu 2 ml verdünnt.

Referenzlösung c: 50,0 mg Chlortalidon *CRS* werden in der Lösungsmittelmischung zu 50,0 ml gelöst. 10,0 ml Lösung werden mit der Lösungsmittelmischung zu 100,0 ml verdünnt.

Säule
– Größe: *l* = 0,25 m, ∅ = 4,6 mm
– Stationäre Phase: octylsilyliertes Kieselgel zur Chromatographie *R* (5 µm)
– Temperatur: 40 °C

Mobile Phase
– Mobile Phase A: 1,32 g Ammoniummonohydrogenphosphat *R* werden in etwa 900 ml Wasser zur Chromatographie *R* gelöst. Die Lösung wird mit Phosphorsäure 10 % *R* auf einen pH-Wert von 5,5 eingestellt und mit Wasser zur Chromatographie *R* zu 1000 ml verdünnt.
– Mobile Phase B: Methanol *R* 2

Zeit (min)	Mobile Phase A (% V/V)	Mobile Phase B (% V/V)
0 – 16	65	35
16 – 21	65 → 50	35 → 50
21 – 45	50	50

Durchflussrate: 1,4 ml · min^{-1}

Detektion: Spektrometer bei 220 nm

Einspritzen: 20 µl; Untersuchungslösung a, Referenzlösungen a und b

Identifizierung von Verunreinigungen: Zur Identifizierung der Peaks der Verunreinigungen B und G werden das mitgelieferte Chromatogramm von Chlortalidon zur Eignungsprüfung CRS und das mit der Referenzlösung b erhaltene Chromatogramm verwendet.

Relative Retention (bezogen auf Chlortalidon, t_R etwa 7 min)
– Verunreinigung B: etwa 0,7
– Verunreinigung G: etwa 5

Eignungsprüfung: Referenzlösung b
– Auflösung: mindestens 5,0 zwischen den Peaks von Verunreinigung B und Chlortalidon

Grenzwerte
– Verunreinigung B: nicht größer als das 7fache der Fläche des Hauptpeaks im Chromatogramm der Referenzlösung a (0,7 Prozent)
– Verunreinigung G: nicht größer als das 2fache der Fläche des Hauptpeaks im Chromatogramm der Referenzlösung a (0,2 Prozent)
– Nicht spezifizierte Verunreinigungen: jeweils nicht größer als die Fläche des Hauptpeaks im Chromatogramm der Referenzlösung a (0,10 Prozent)
– Summe aller Verunreinigungen: nicht größer als das 12fache der Fläche des Hauptpeaks im Chromatogramm der Referenzlösung a (1,2 Prozent)
– Ohne Berücksichtigung bleiben: Peaks, deren Fläche nicht größer ist als das 0,5fache der Fläche des Hauptpeaks im Chromatogramm der Referenzlösung a (0,05 Prozent)

Chlorid (2.4.4): höchstens 350 ppm

0,3 g Substanz werden fein verrieben und mit 30 ml Wasser R versetzt. Die Mischung wird nach 5 min langem Schütteln filtriert. 15 ml Filtrat müssen der Grenzprüfung entsprechen. Zur Herstellung der Referenzlösung werden 10 ml Chlorid-Lösung (5 ppm Cl) R verwendet.

Trocknungsverlust (2.2.32): höchstens 0,5 Prozent, mit 1,000 g Substanz durch Trocknen im Trockenschrank bei 105 °C bestimmt

Sulfatasche (2.4.14): höchstens 0,1 Prozent, mit 1,0 g Substanz bestimmt

Gehaltsbestimmung

Flüssigchromatographie (2.2.29) wie unter „Verwandte Substanzen" beschrieben, mit folgender Änderung:

Einspritzen: 20 µl; Untersuchungslösung b, Referenzlösung c

Der Prozentgehalt an $C_{14}H_{11}ClN_2O_4S$ wird unter Berücksichtigung des für Chlortalidon CRS angegebenen Gehalts berechnet.

Verunreinigungen

Spezifizierte Verunreinigungen:
B, G

Andere bestimmbare Verunreinigungen

(Die folgenden Substanzen werden, falls in einer bestimmten Menge vorhanden, durch eine oder mehrere Prüfmethoden in der Monographie erfasst. Sie werden begrenzt durch das allgemeine Akzeptanzkriterium für weitere Verunreinigungen/nicht spezifizierte Verunreinigungen und/oder durch die Anforderungen der Allgemeinen Monographie **Substanzen zur pharmazeutischen Verwendung (Corpora ad usum pharmaceuticum)**. Diese Verunreinigungen müssen daher nicht identifiziert werden, um die Konformität der Substanz zu zeigen. Siehe auch „5.10 Kontrolle von Verunreinigungen in Substanzen zur pharmazeutischen Verwendung"):

A, C, D, E, F, H, I

A.

2-(4-Chlor-3-sulfobenzoyl)benzoesäure

B.

2-(4-Chlor-3-sulfamoylbenzoyl)benzoesäure

C.

Ethyl[2-(4-chlor-3-sulfamoylbenzoyl)benzoat]

D.

2-Chlor-5-[(1RS)-1-ethoxy-3-oxo-2,3-dihydro-1H-isoindol-1-yl]benzol-1-sulfonamid

E.

2-Chlor-5-[(1RS)-3-oxo-2,3-dihydro-1H-isoindol-1-yl]benzol-1-sulfonamid

F.

($1^1\Xi,7^1\Xi$)-$2^4,6^6$-Dichlor-$1^1,7^1$-dihydroy-$1^2,1^3,7^2,7^3$-tetrahydro-$1^1H,7^1H$-$3\lambda^6,5\lambda^6$-dithia-4-aza-1,7(1)-diisoindola-2,6(1,3)-dibenzaheptaphan-1^3,3,3,5,5,7^3-hexon

G.

(3RS)-3-(3,4-Dichlorphenyl)-3-hydroxy-2,3-dihydro-1H-isoindol-1-on

H.

2-Chlor-5-[(1RS)-3-oxo-1-[(propan-2-yl)oxy]-2,3-dihydro-1H-isoindol-1-yl]benzol-1-sulfonamid

I.

Propan-2-yl[2-(4-chlor-3-sulfamoylbenzoyl)benzoat]

10.7/0547

Cyanocobalamin
Cyanocobalaminum

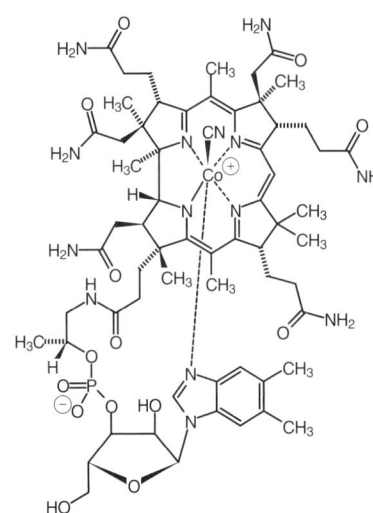

$C_{63}H_{88}CoN_{14}O_{14}P$ $\quad M_r$ 1355

CAS Nr. 68-19-9

Definition

*Co*α-[α-(5,6-Dimethylbenzimidazolyl)]-*Co*β-cyanocobamid

Gehalt: 96,0 bis 102,0 Prozent (getrocknete Substanz)

Diese Monographie gilt für Cyanocobalamin, das durch Fermentation gewonnen wird.

Eigenschaften

Aussehen: kristallines Pulver oder Kristalle, dunkelrot

Löslichkeit: wenig löslich in Wasser und in Ethanol 96 %, praktisch unlöslich in Aceton

Die wasserfreie Substanz ist sehr hygroskopisch.

Prüfung auf Identität

A. UV-Vis-Spektroskopie (2.2.25)

Untersuchungslösung: 2,5 mg Substanz werden in Wasser *R* zu 100,0 ml gelöst.

Spektralbereich: 260 bis 610 nm

Absorptionsmaxima: bei 278, 361 und von 547 bis 559 nm

Absorptionsverhältnisse
- $A_{361}/A_{547-559}$: 3,15 bis 3,45
- A_{361}/A_{278}: 1,70 bis 1,90

B. Die bei der Prüfung „Verwandte Substanzen" (siehe „Prüfung auf Reinheit") erhaltenen Chromatogramme werden ausgewertet.

Ergebnis: Der Hauptpeak im Chromatogramm der Untersuchungslösung entspricht in Bezug auf Retentionszeit und Größe dem Hauptpeak im Chromatogramm der Referenzlösung c.

Prüfung auf Reinheit

Verwandte Substanzen: Flüssigchromatographie (2.2.29) mit Hilfe des Verfahrens „Normalisierung"

Die Lösungen sind bei 2 bis 8 °C und vor Licht geschützt aufzubewahren und müssen innerhalb von 24 h verwendet werden.

Untersuchungslösung: 25,0 mg Substanz werden in Wasser R zu 50,0 ml gelöst.

Referenzlösung a: 1,0 ml Untersuchungslösung wird mit Wasser R zu 100,0 ml verdünnt. 1,0 ml dieser Lösung wird mit Wasser R zu 10,0 ml verdünnt.

Referenzlösung b: 5 mg Cyanocobalamin zur Eignungsprüfung CRS (mit den Verunreinigungen A, C, E und F) werden in Wasser R zu 10 ml gelöst.

Referenzlösung c: 5,0 mg Cyanocobalamin CRS werden in Wasser R zu 10,0 ml gelöst.

Referenzlösung d: 5 mg Cyanocobalamin zur Peak-Identifizierung CRS (mit den Verunreinigungen B und D) werden in Wasser R zu 10 ml gelöst.

Säule
- Größe: $l = 0,15$ m, $\varnothing = 2,1$ mm
- Stationäre Phase: nachsilanisiertes, ethanverbrücktes, octylsilyliertes Kieselgel zur Chromatographie (Hybridmaterial) R (1,7 µm)
- Temperatur: 60 °C

Mobile Phase
- Mobile Phase A: eine Lösung von Ammoniumformiat R (1,0 g · l^{-1}), mit Ameisensäure R auf einen pH-Wert von 3,5 eingestellt
- Mobile Phase B: Methanol R

Zeit (min)	Mobile Phase A (% V/V)	Mobile Phase B (% V/V)
0–1	90	10
1–16	90 → 80	10 → 20
16–23	80 → 60	20 → 40

Durchflussrate: 0,4 ml · min^{-1}

Detektion: Spektrometer bei 361 nm

Einspritzen: 3 µl

Identifizierung von Verunreinigungen: Zur Identifizierung der Peaks der Verunreinigungen A, C, E und F werden das mitgelieferte Chromatogramm von Cyanocobalamin zur Eignungsprüfung CRS und das mit der Referenzlösung b erhaltene Chromatogramm verwendet; zur Identifizierung der Peaks der Verunreinigungen B und D werden das mitgelieferte Chromatogramm von Cyanocobalamin zur Peak-Identifizierung CRS und das mit der Referenzlösung d erhaltene Chromatogramm verwendet.

Relative Retention (bezogen auf Cyanocobalamin, t_R etwa 10 min)
- Verunreinigung F: etwa 1,06
- Verunreinigung D: etwa 1,18
- Verunreinigung C: etwa 1,23
- Verunreinigung A: etwa 1,26
- Verunreinigung E: etwa 1,33
- Verunreinigung B: etwa 1,45

Eignungsprüfung: Referenzlösung b
- Peak-Tal-Verhältnis: mindestens 4,5, wobei H_p die Höhe des Peaks der Verunreinigung A über der Basislinie und H_v die Höhe des niedrigsten Punkts der Kurve über der Basislinie zwischen den Peaks von Verunreinigung C und Verunreinigung A darstellt; mindestens 2,5, wobei H_p die Höhe des Peaks der Verunreinigung F über der Basislinie und H_v die Höhe des niedrigsten Punkts der Kurve über der Basislinie zwischen den Peaks von Cyanocobalamin und Verunreinigung F darstellt

Grenzwerte
- Verunreinigung C: höchstens 1,5 Prozent
- Verunreinigung A: höchstens 0,7 Prozent
- Verunreinigungen B, D, E, F: jeweils höchstens 0,5 Prozent
- Nicht spezifizierte Verunreinigungen: jeweils höchstens 0,2 Prozent
- Summe aller Verunreinigungen: höchstens 3,0 Prozent
- Berichtsgrenzwert: 0,10 Prozent (Referenzlösung a)

Die in der Allgemeinen Monographie **Substanzen zur pharmazeutischen Verwendung (Corpora ad usum pharmaceuticum)** unter „Verwandte Substanzen" angegebenen Grenzwerte (Tab. 2034-1) finden keine Anwendung.

Trocknungsverlust (2.2.32): höchstens 12,0 Prozent, mit 0,400 g Substanz durch 2 h langes Trocknen im Vakuum bei 105 °C bestimmt

Gehaltsbestimmung

0,100 g Substanz werden in Wasser R zu 500,0 ml gelöst. 25,0 ml Lösung werden mit Wasser R zu 200,0 ml verdünnt. Die Absorption (2.2.25) dieser Lösung wird im Maximum bei 361 nm gemessen.

Der Gehalt an $C_{63}H_{88}CoN_{14}O_{14}P$ wird mit Hilfe der spezifischen Absorption berechnet ($A_{1cm}^{1\%} = 207$).

Lagerung

Dicht verschlossen, vor Licht geschützt

Verunreinigungen

Spezifizierte Verunreinigungen:

A, B, C, D, E, F

Andere bestimmbare Verunreinigungen

(Die folgenden Substanzen werden, falls in einer bestimmten Menge vorhanden, durch eine oder mehrere Prüfmethoden in der Monographie erfasst. Sie werden begrenzt durch das allgemeine Akzeptanzkriterium für weitere Verunreinigungen/nicht spezifizierte Verunreinigungen. Diese Verunreinigungen müssen daher nicht identifiziert werden, um die Konformität der Substanz zu zeigen. Siehe auch „5.10 Kontrolle von Verunreinigungen in Substanzen zur pharmazeutischen Verwendung"):

G, H

A.

*Co*α-[α-(5,6-Dimethylbenzimidazolyl)]-*Co*β-cyano-8-hydroxycobamsäure-*a*,*b*,*d*,*e*,*g*-pentaamid-*c*,8-lacton
(Cyanocobalamin-*c*,8-lacton, Cyanocobalamin-7β,8β-lacton)

B.

*Co*α-[α-(5,6-Dimethylbenzimidazolyl)]-*Co*β-cyanocobamsäure-*a*,*b*,*c*,*d*,*g*-pentaamid
(Cyanocobalamin-*e*-monocarbonsäure, 50-Carboxycyanocobalamin)

C.

*Co*α-[α-(5,6-Dimethylbenzimidazolyl)]-*Co*β-cyano-*b*-*N*-methylcobamid
(*b*-*N*-Methylcyanocobalamin, 34-Methylcyanocobalamin)

D.

Coα-[α-(5,6-Dimethylbenzimidazolyl)]-Coβ-cyano=
cobamsäure-a,c,d,e,g-pentaamid
(Cyanocobalamin-b-monocarbonsäure, 32-Carboxy-
cyanocobalamin)

G.

Coα-[α-(5,6-Dimethylbenzimidazolyl)]-Coβ-cyano-
e-N-methylcobamid
(e-N-Methylcyanocobalamin, 50-Methylcyanocobal-
amin)

E.

(8R)-Coα-[α-(5,6-Dimethylbenzimidazolyl)]-Coβ-
cyanocobamid
(8-epi-Cyanocobalamin)

H.

Coα-[α-(5,6-Dimethylbenzimidazolyl)]-Coβ-
hydroxocobamid
(Hydroxocobalamin)

F. unbekannte Struktur (Cyanocobalamin-Isomer)

D

Deferasirox-Tabletten zur Herstellung einer
   Suspension zum Einnehmen 9675

Donepezilhydrochlorid 9677

Donepezilhydrochlorid-Monohydrat 9679

10.7/2934

Deferasirox-Tabletten zur Herstellung einer Suspension zum Einnehmen

Deferasiroxi compressi dispergibiles

Definition

Deferasirox-Tabletten zur Herstellung einer Suspension zum Einnehmen zur Anwendung am Menschen enthalten **Deferasirox (Deferasiroxum)**.

*Die Tabletten entsprechen der Allgemeinen Monographie **Tabletten (Compressi)** und den folgenden zusätzlichen Anforderungen.*

Gehalt: 95,0 bis 105,0 Prozent des in der Beschriftung angegebenen Gehalts an Deferasirox ($C_{21}H_{15}N_3O_4$)

Prüfung auf Identität

A. Das UV-Spektrum des Hauptpeaks in den Chromatogrammen der bei der Gehaltsbestimmung verwendeten Lösungen wird im Bereich von 200 bis 400 nm mit einem Dioden-Array-Detektor aufgenommen.

Ergebnis: Das UV-Spektrum des Hauptpeaks im Chromatogramm der Untersuchungslösung entspricht dem UV-Spektrum des Hauptpeaks im Chromatogramm der Referenzlösung.

B. Die bei der Gehaltsbestimmung erhaltenen Chromatogramme werden ausgewertet.

Ergebnis: Der Hauptpeak im Chromatogramm der Untersuchungslösung entspricht in Bezug auf Retentionszeit und Größe dem Hauptpeak im Chromatogramm der Referenzlösung.

Prüfung auf Reinheit

Verwandte Substanzen: Flüssigchromatographie (2.2.29)

Nur farblose Glaswaren sind zu verwenden.

Pufferlösung: eine Lösung von Natriumedetat *R* (0,100 g·l^{-1}), die mit Phosphorsäure 85 % *R* auf einen pH-Wert von 2,1 eingestellt wurde

Lösungsmittelmischung: Acetonitril *R*, Wasser *R*, Tetrahydrofuran *R* (30:30:40 *V/V/V*)

Untersuchungslösung: Die Lösung wird so schnell wie möglich hergestellt.

20 Tabletten werden zu einem homogenen Pulver zermahlen. Eine Menge Pulver, die dem Äquivalent von 500 mg Deferasirox entspricht, wird genau gewogen und mit 250,0 ml Lösungsmittelmischung versetzt. Die Mischung wird etwa 5 min lang gerührt, etwa 10 min lang mit Ultraschall behandelt und anschließend filtriert. 2,0 ml Filtrat werden mit der Lösungsmittelmischung zu 25,0 ml verdünnt.

Referenzlösung a: 1,0 ml Untersuchungslösung wird mit der Lösungsmittelmischung zu 100,0 ml verdünnt. 1,0 ml dieser Lösung wird mit der Lösungsmittelmischung zu 10,0 ml verdünnt.

Referenzlösung b: 4 mg Deferasirox zur Eignungsprüfung *CRS* (mit Verunreinigung D) werden in 20 ml Lösungsmittelmischung gelöst. Die Lösung wird mit der Lösungsmittelmischung zu 25 ml verdünnt.

Säule
- Größe: $l = 0,15$ m, $\varnothing = 3,0$ mm
- Stationäre Phase: nachsilanisiertes, octadecylsilyliertes Kieselgel zur Chromatographie mit eingebetteten polaren Gruppen *R* (3,5 µm)
- Temperatur: 60 °C

Mobile Phase
- Mobile Phase A: Acetonitril *R*, Pufferlösung, Wasser zur Chromatographie *R* (10:10:80 *V/V/V*)
- Mobile Phase B: Pufferlösung, Acetonitril *R* (10:90 *V/V*)

Zeit (min)	Mobile Phase A (% V/V)	Mobile Phase B (% V/V)
0 – 2	65	35
2 – 10	65 → 60	35 → 40
10 – 15	60 → 20	40 → 80
15 – 16	20	80

Durchflussrate: 0,8 ml·min^{-1}

Detektion: Spektrometer bei 250 nm

Einspritzen: 10 µl

Identifizierung von Verunreinigungen: Zur Identifizierung des Peaks der Verunreinigung D werden das mitgelieferte Chromatogramm von Deferasirox zur Eignungsprüfung *CRS* und das mit der Referenzlösung b erhaltene Chromatogramm verwendet.

Relative Retention (bezogen auf Deferasirox, t_R etwa 12 min)
- Verunreinigung D: etwa 0,95

Eignungsprüfung: Referenzlösung b
- Auflösung: mindestens 1,5 zwischen den Peaks von Verunreinigung D und Deferasirox

Berechnung der Prozentgehalte
- Für jede Verunreinigung wird die Konzentration an Deferasirox in der Referenzlösung a verwendet.

Grenzwerte
- Nicht spezifizierte Verunreinigungen: jeweils höchstens 0,10 Prozent

- Summe aller Verunreinigungen: höchstens 0,3 Prozent
- Berichtsgrenzwert: 0,05 Prozent

Wirkstofffreisetzung (2.9.3, Apparatur 2): *Um die Gleichförmigkeit von Charge zu Charge zu bestätigen, muss im Rahmen der routinemäßigen Qualitätskontrolle die mit der Zulassung genehmigte Prüfung durchgeführt werden. Für weitere Informationen siehe Kapitel 1 „Allgemeine Vorschriften" des Europäischen Arzneibuchs.*

Freisetzungsmedium: 112 ml einer Lösung von Natriumhydroxid R (8,4 g · l⁻¹) und 250 ml einer Lösung von Kaliumdihydrogenphosphat R (27,2 g · l⁻¹) werden gemischt. Diese Lösung wird mit Wasser R zu 1000 ml verdünnt. Falls erforderlich wird die Lösung mit einer Lösung von Natriumhydroxid R (8,4 g · l⁻¹) oder einer Lösung von Kaliumdihydrogenphosphat R (27,2 g · l⁻¹) auf einen pH-Wert von 6,8 eingestellt. Anschließend wird die Lösung mit 5 g Polysorbat 20 R versetzt und gemischt. 900 ml Freisetzungsmedium werden verwendet.

Rotationsgeschwindigkeit: $50 \cdot \text{min}^{-1}$

Dauer: 30 min

Analyse: UV-Vis-Spektroskopie (2.2.25), unter Verwendung einer Schichtdicke von 1 mm

Untersuchungslösungen: Die Proben werden aus dem Freisetzungsgefäß gezogen und filtriert. 1 Volumteil des klaren Filtrats und 1 Volumteil Acetonitril R werden gemischt.

Wenn eine andere Schichtdicke verwendet wird, können die Lösungen entsprechend verdünnt werden (zum Beispiel für eine Schichtdicke von 1 cm eine 10fache Verdünnung für 125-mg-, 250-mg- und 500-mg-Tabletten).

Die Absorption der Lösungen wird bei 285 nm gemessen.

Die Menge an Deferasirox ($C_{21}H_{15}N_3O_4$), die in Lösung gegangen ist, wird unter Annahme der spezifischen Absorption von 365 berechnet und in Prozent des in der Beschriftung angegebenen Gehalts ausgedrückt.

Akzeptanzkriterium:
- Q = 75 Prozent bei 30 min

Gehaltsbestimmung

Flüssigchromatographie (2.2.29)

Pufferlösung: eine Lösung von Natriumedetat R (0,100 g · l⁻¹), die mit Phosphorsäure 85 % R auf einen pH-Wert von 2,1 eingestellt wurde

Lösungsmittelmischung: Acetonitril R, Wasser R, Tetrahydrofuran R (30:30:40 V/V/V)

Untersuchungslösung: Die Lösung wird so schnell wie möglich hergestellt.

20 Tabletten werden zu einem homogenen Pulver zermahlen. Eine Menge Pulver, die dem Äquivalent von 500 mg Deferasirox entspricht, wird genau gewogen und mit 250,0 ml Lösungsmittelmischung versetzt. Die Mischung wird etwa 5 min lang gerührt, etwa 10 min lang mit Ultraschall behandelt und anschließend filtriert. 2,0 ml Filtrat werden mit der Lösungsmittelmischung zu 25,0 ml verdünnt.

Referenzlösung: 16,0 mg Deferasirox CRS werden in der Lösungsmittelmischung zu 100,0 ml gelöst.

Säule
- Größe: $l = 0,05$ m, $\varnothing = 4,6$ mm
- Stationäre Phase: nachsilanisiertes, octadecylsilyliertes Kieselgel zur Chromatographie mit eingebetteten polaren Gruppen R (3,5 µm)
- Temperatur: 30 °C

Mobile Phase: Pufferlösung, Wasser zur Chromatographie R, Acetonitril R, (10:40:50 V/V/V)

Durchflussrate: $2,0 \text{ ml} \cdot \text{min}^{-1}$

Detektion: Spektrometer bei 250 nm

Einspritzen: 10 µl

Chromatographiedauer: 2fache Retentionszeit von Deferasirox (t_R etwa 1,8 min)

Eignungsprüfung: Referenzlösung
- Wiederholpräzision: höchstens 1,5 Prozent relative Standardabweichung, mit 6 Einspritzungen bestimmt

Der Prozentgehalt an Deferasirox ($C_{21}H_{15}N_3O_4$) wird unter Berücksichtigung des für Deferasirox CRS angegebenen Gehalts berechnet.

Lagerung

Vor Feuchtigkeit geschützt

Verunreinigungen

Andere bestimmbare Verunreinigungen

(Die folgenden Substanzen werden, falls in einer bestimmten Menge vorhanden, durch eine oder mehrere Prüfmethoden in der Monographie erfasst.):

A, B, C, D, E

A.

2-Hydroxy-*N*-(2-hydroxybenzoyl)benzamid

B.

2-(2-Hydroxyphenyl)-4*H*-1,3-benzoxazin-4-on

C.

2-[3,5-Bis(2-hydroxyphenyl)-1*H*-1,2,4-triazol-1-yl)=
benzoesäure

D.

3-[3,5-Bis(2-hydroxyphenyl)-1*H*-1,2,4-triazol-1-yl)=
benzoesäure

E.

Ethyl[4-[3,5-bis(2-hydroxyphenyl)-1*H*-1,2,4-triazol-
1-yl)benzoat]

10.7/2582

Donepezilhydrochlorid

Donepezili hydrochloridum

$C_{24}H_{30}ClNO_3$ M_r 416,0

CAS Nr. 120011-70-3

Definition

(2*RS*)-2-[(1-Benzylpiperidin-4-yl)methyl]-5,6-di=
methoxy-2,3-dihydro-1*H*-inden-1-on-hydrochlorid

Gehalt: 98,0 bis 102,0 Prozent (wasserfreie Substanz)

Eigenschaften

Aussehen: weißes bis fast weißes, kristallines Pulver

Löslichkeit: sehr schwer löslich in Wasser, sehr leicht löslich in Dichlormethan, sehr schwer löslich in Ethanol 96 %

Prüfung auf Identität

A. IR-Spektroskopie (2.2.24)

   Vergleich: Donepezilhydrochlorid *CRS*

B. Die Substanz entspricht der Prüfung „Wasser" (siehe „Prüfung auf Reinheit").

C. Die Substanz gibt die Identitätsreaktion a auf Chlorid (2.3.1).

Prüfung auf Reinheit

Verwandte Substanzen: Flüssigchromatographie (2.2.29)

Lösungsmittelmischung: mobile Phase B, mobile Phase A (20:80 *V/V*)

Untersuchungslösung a: 25,0 mg Substanz werden in der Lösungsmittelmischung zu 25,0 ml gelöst.

Untersuchungslösung b: 5,0 ml Untersuchungslösung a werden mit der Lösungsmittelmischung zu 10,0 ml verdünnt.

Referenzlösung a: 1,0 ml Untersuchungslösung a wird mit der Lösungsmittelmischung zu 100,0 ml verdünnt. 1,0 ml dieser Lösung wird mit der Lösungsmittelmischung zu 10,0 ml verdünnt.

Referenzlösung b: 15,0 mg Donepezilhydrochlorid *CRS* werden in der Lösungsmittelmischung zu 30,0 ml gelöst.

Referenzlösung c: 5 mg Donepezil zur Eignungsprüfung *CRS* (mit den Verunreinigungen C, D und E) werden in der Lösungsmittelmischung zu 5 ml gelöst.

Säule
– Größe: l = 0,15 m, ⌀ = 4,6 mm
– Stationäre Phase: nachsilanisiertes, phenylhexylsilyliertes Kieselgel zur Chromatographie *R* (3 µm)

Mobile Phase
– Mobile Phase A: 15 ml Triethylamin *R* und etwa 900 ml Wasser zur Chromatographie *R* werden gemischt. Die Mischung wird mit Phosphorsäure 85 % *R* auf einen pH-Wert von 6,8 eingestellt und

mit Wasser zur Chromatographie *R* zu 1000 ml verdünnt.
- Mobile Phase B: Acetonitril *R*

Zeit (min)	Mobile Phase A (% V/V)	Mobile Phase B (% V/V)
0–5	80	20
5–10	80→60	20→40
10–35	60	40

Durchflussrate: 1,0 ml · min^{-1}

Detektion: Spektrometer bei 270 nm

Einspritzen: 100 µl; Untersuchungslösung a, Referenzlösungen a und c

Identifizierung von Verunreinigungen: Zur Identifizierung der Peaks der Verunreinigungen C+E und D werden das mitgelieferte Chromatogramm von Donepezil zur Eignungsprüfung *CRS* und das mit der Referenzlösung c erhaltene Chromatogramm verwendet.

Relative Retention (bezogen auf Donepezil, t_R etwa 15 min)
- Verunreinigungen C und E: etwa 0,78
- Verunreinigung D: etwa 0,83

Eignungsprüfung
- Auflösung: mindestens 2,0 zwischen den Peaks der Verunreinigungen C+E und D im Chromatogramm der Referenzlösung c
- Signal-Rausch-Verhältnis: mindestens 30 für den Hauptpeak im Chromatogramm der Referenzlösung a

Berechnung der Prozentgehalte
- Für jede Verunreinigung wird die Konzentration an Donepezilhydrochlorid in der Referenzlösung a verwendet.

Grenzwerte
- Nicht spezifizierte Verunreinigungen: jeweils höchstens 0,10 Prozent
- Summe aller Verunreinigungen: höchstens 0,3 Prozent
- Berichtsgrenzwert: 0,05 Prozent

Wasser (2.5.12): höchstens 0,4 Prozent, mit 1,00 g Substanz bestimmt

Sulfatasche (2.4.14): höchstens 0,1 Prozent, mit 1,0 g Substanz bestimmt

Gehaltsbestimmung

Flüssigchromatographie (2.2.29) wie unter „Verwandte Substanzen" beschrieben, mit folgender Änderung:

Einspritzen: 20 µl; Untersuchungslösung b, Referenzlösung b

Der Prozentgehalt an $C_{24}H_{30}ClNO_3$ wird unter Berücksichtigung des für Donepezilhydrochlorid *CRS* angegebenen Gehalts berechnet.

Verunreinigungen

Andere bestimmbare Verunreinigungen

(Die folgenden Substanzen werden, falls in einer bestimmten Menge vorhanden, durch eine oder mehrere Prüfmethoden in der Monographie erfasst. Sie werden begrenzt durch das allgemeine Akzeptanzkriterium für weitere Verunreinigungen/nicht spezifizierte Verunreinigungen und/oder durch die Anforderungen der Allgemeinen Monographie **Substanzen zur pharmazeutischen Verwendung (Corpora ad usum pharmaceuticum)**. Diese Verunreinigungen müssen daher nicht identifiziert werden, um die Konformität der Substanz zu zeigen. Siehe auch „5.10 Kontrolle von Verunreinigungen in Substanzen zur pharmazeutischen Verwendung"):

A, B, C, D, E, F, G

A.

(2*RS*)-5,6-Dimethoxy-2-[(piperidin-4-yl)methyl]-2,3-dihydro-1*H*-inden-1-on

B.

5,6-Dimethoxy-2,3-dihydro-1*H*-inden-1-on

C.

(2*R*)-2-[(*S*)-(1-Benzylpiperidin-4-yl)(hydroxy)methyl]-5,6-dimethoxy-2,3-dihydro-1*H*-inden-1-on

D.

(2*RS*)-5,6-Dimethoxy-2-[(pyridin-4-yl)methyl]-2,3-dihydro-1*H*-inden-1-on

E.

1-Benzyl-4-[[(2*RS*)-5,6-dimethoxy-1-oxo-2,3-dihydro-1*H*-inden-2-yl]methyl]pyridin-1-ium

F.

(2E)-2-[(1-Benzylpiperidin-4-yl)methyliden]-5,6-di=
methoxy-2,3-dihydro-1H-inden-1-on

G.

(2RS)-2-[(1-Benzyl-1,2,3,4-tetrahydropyridin-4-yl)=
methyl]-5,6-dimethoxy-2,3-dihydro-1H-inden-1-on

10.7/3067

Donepezilhydrochlorid-Monohydrat

Donepezili hydrochloridum monohydricum

$C_{24}H_{30}ClNO_3$, H_2O M_r 434,0

CAS Nr. 884740-09-4

Definition

(2RS)-2-[(1-Benzylpiperidin-4-yl)methyl]-5,6-di=
methoxy-2,3-dihydro-1H-inden-1-on-hydrochlorid-
Monohydrat

Gehalt: 98,0 bis 102,0 Prozent (wasserfreie Substanz)

Eigenschaften

Aussehen: weißes bis fast weißes, kristallines Pulver

Löslichkeit: löslich in Wasser, leicht löslich in Dichlormethan, schwer löslich in Ethanol 96 %

Prüfung auf Identität

A. IR-Spektroskopie (2.2.24)

  Vergleich: Donepezilhydrochlorid-Monohydrat *CRS*

B. Die Substanz entspricht der Prüfung „Wasser" (siehe
„Prüfung auf Reinheit").

C. Die Substanz gibt die Identitätsreaktion a auf Chlorid (2.3.1).

Prüfung auf Reinheit

Verwandte Substanzen: Flüssigchromatographie
(2.2.29)

Lösungsmittelmischung: mobile Phase B, mobile
Phase A (20:80 *V/V*)

Untersuchungslösung a: 25,0 mg Substanz werden in
der Lösungsmittelmischung zu 25,0 ml gelöst.

Untersuchungslösung b: 5,0 ml Untersuchungslösung a werden mit der Lösungsmittelmischung zu
10,0 ml verdünnt.

Referenzlösung a: 1,0 ml Untersuchungslösung a wird
mit der Lösungsmittelmischung zu 100,0 ml verdünnt.
1,0 ml dieser Lösung wird mit der Lösungsmittelmischung zu 10,0 ml verdünnt.

Referenzlösung b: 15,0 mg Donepezilhydrochlorid
CRS werden in der Lösungsmittelmischung zu 30,0 ml
gelöst.

Referenzlösung c: 5 mg Donepezil zur Eignungsprüfung
CRS (mit den Verunreinigungen C, D und E) werden in
der Lösungsmittelmischung zu 5 ml gelöst.

Säule
– Größe: *l* = 0,15 m, ⌀ = 4,6 mm
– Stationäre Phase: nachsilanisiertes, phenylhexylsily-
liertes Kieselgel zur Chromatographie *R* (3 µm)

Mobile Phase
– Mobile Phase A: 15 ml Triethylamin *R* und etwa
900 ml Wasser zur Chromatographie *R* werden gemischt. Die Mischung wird mit Phosphorsäure
85 % *R* auf einen pH-Wert von 6,8 eingestellt und
mit Wasser zur Chromatographie *R* zu 1000 ml
verdünnt.
– Mobile Phase B: Acetonitril *R*

Zeit (min)	Mobile Phase A (% V/V)	Mobile Phase B (% V/V)
0–5	80	20
5–10	80→60	20→40
10–35	60	40

Durchflussrate: 1,0 ml · min^{-1}

Detektion: Spektrometer bei 270 nm

Einspritzen: 100 µl; Untersuchungslösung a, Referenzlösungen a und c

Identifizierung von Verunreinigungen: Zur Identifizierung der Peaks der Verunreinigungen C+E und D werden das mitgelieferte Chromatogramm von Donepezil zur Eignungsprüfung CRS und das mit der Referenzlösung c erhaltene Chromatogramm verwendet.

Relative Retention (bezogen auf Donepezil, t_R etwa 15 min)
– Verunreinigungen C und E: etwa 0,78
– Verunreinigung D: etwa 0,83

Eignungsprüfung
– Auflösung: mindestens 2,0 zwischen den Peaks der Verunreinigungen C+E und D im Chromatogramm der Referenzlösung c
– Signal-Rausch-Verhältnis: mindestens 30 für den Hauptpeak im Chromatogramm der Referenzlösung a

Berechnung der Prozentgehalte
– Für jede Verunreinigung wird die Konzentration an Donepezilhydrochlorid-Monohydrat in der Referenzlösung a verwendet.

Grenzwerte
– Nicht spezifizierte Verunreinigungen: jeweils höchstens 0,10 Prozent
– Summe aller Verunreinigungen: höchstens 0,3 Prozent
– Berichtsgrenzwert: 0,05 Prozent

Wasser (2.5.12): 4,0 bis 6,0 Prozent, mit 0,200 g Substanz bestimmt

Sulfatasche (2.4.14): höchstens 0,1 Prozent, mit 1,0 g Substanz bestimmt

Gehaltsbestimmung

Flüssigchromatographie (2.2.29) wie unter „Verwandte Substanzen" beschrieben, mit folgender Änderung:

Einspritzen: 20 µl; Untersuchungslösung b, Referenzlösung b

Der Prozentgehalt an $C_{24}H_{30}ClNO_3$ wird unter Berücksichtigung des für Donepezilhydrochlorid CRS angegebenen Gehalts berechnet.

Verunreinigungen

Andere bestimmbare Verunreinigungen

(Die folgenden Substanzen werden, falls in einer bestimmten Menge vorhanden, durch eine oder mehrere Prüfmethoden in der Monographie erfasst. Sie werden begrenzt durch das allgemeine Akzeptanzkriterium für weitere Verunreinigungen/nicht spezifizierte Verunreinigungen und/oder durch die Anforderungen der Allgemeinen Monographie **Substanzen zur pharmazeutischen Verwendung (Corpora ad usum pharmaceuticum)**. Diese Verunreinigungen müssen daher nicht identifiziert werden, um die Konformität der Substanz zu zeigen. Siehe auch „5.10 Kontrolle von Verunreinigungen in Substanzen zur pharmazeutischen Verwendung"):

A, B, C, D, E, F, G

A.

(2RS)-5,6-Dimethoxy-2-[(piperidin-4-yl)methyl]-2,3-dihydro-1H-inden-1-on

B.

5,6-Dimethoxy-2,3-dihydro-1H-inden-1-on

C.

(2R)-2-[(S)-(1-Benzylpiperidin-4-yl)(hydroxy)methyl]-5,6-dimethoxy-2,3-dihydro-1H-inden-1-on

D.

(2RS)-5,6-Dimethoxy-2-[(pyridin-4-yl)methyl]-2,3-dihydro-1H-inden-1-on

E.

1-Benzyl-4-[[(2RS)-5,6-dimethoxy-1-oxo-2,3-dihydro-1H-inden-2-yl]methyl]pyridin-1-ium

F. ![structure]

(2E)-2-[(1-Benzylpiperidin-4-yl)methyliden]-5,6-di=
methoxy-2,3-dihydro-1H-inden-1-on

G.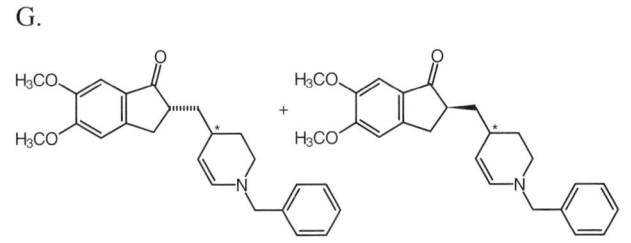

(2RS)-2-[(1-Benzyl-1,2,3,4-tetrahydropyridin-4-yl)]=
methyl]-5,6-dimethoxy-2,3-dihydro-1H-inden-1-on

E

Etomidat 9685

10.7/1514

Etomidat

Etomidatum

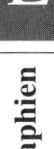

C₁₄H₁₆N₂O₂ M_r 244,3

CAS Nr. 33125-97-2

Definition

Ethyl[1-[(1R)-1-phenylethyl]-1H-imidazol-5-carboxylat]

Gehalt: 99,0 bis 101,0 Prozent (getrocknete Substanz)

Eigenschaften

Aussehen: weißes bis fast weißes Pulver

Löslichkeit: sehr schwer löslich in Wasser, leicht löslich in Dichlormethan und in Ethanol 96 %

Prüfung auf Identität

A. IR-Spektroskopie (2.2.24)

   Vergleich: Etomidat CRS

B. Die Substanz entspricht der Prüfung „Spezifische Drehung" (siehe „Prüfung auf Reinheit").

Prüfung auf Reinheit

Prüflösung: 0,25 g Substanz werden in wasserfreiem Ethanol R zu 25,0 ml gelöst.

Aussehen der Lösung: Die Prüflösung muss klar (2.2.1) und farblos (2.2.2, Methode II) sein.

Spezifische Drehung (2.2.7): +67 bis +70 (getrocknete Substanz), mit der Prüflösung bestimmt

Verwandte Substanzen: Flüssigchromatographie (2.2.29)

Lösungsmittelmischung: wasserfreies Ethanol R, Wasser R (50:50 V/V)

Untersuchungslösung: 0,100 g Substanz werden in der Lösungsmittelmischung zu 10,0 ml gelöst.

Referenzlösung a: 5 mg Etomidat CRS und 5 mg Etomidat-Verunreinigung B CRS werden in der Lösungsmittelmischung zu 250 ml gelöst.

Referenzlösung b: 1,0 ml Untersuchungslösung wird mit der Lösungsmittelmischung zu 100,0 ml verdünnt. 1,0 ml dieser Lösung wird mit der Lösungsmittelmischung zu 10,0 ml verdünnt.

Säule
- Größe: l = 0,10 m, ⌀ = 4,6 mm
- Stationäre Phase: nachsilanisiertes, octadecylsilyliertes Kieselgel zur Chromatographie R (3 µm)

Mobile Phase
- Mobile Phase A: Lösung von Ammoniumcarbonat R (5 g · l⁻¹)
- Mobile Phase B: Acetonitril zur Chromatographie R

Zeit (min)	Mobile Phase A (% V/V)	Mobile Phase B (% V/V)
0 – 5	90 → 30	10 → 70
5 – 6	30 → 10	70 → 90
6 – 10	10	90

Durchflussrate: 2,0 ml · min⁻¹

Detektion: Spektrometer bei 235 nm

Einspritzen: 10 µl

Identifizierung von Verunreinigungen: Zur Identifizierung des Peaks der Verunreinigung B wird das mit der Referenzlösung a erhaltene Chromatogramm verwendet.

Relative Retention (bezogen auf Etomidat, t_R etwa 5 min)
- Verunreinigung B: etwa 0,9

Eignungsprüfung: Referenzlösung a
- Auflösung: mindestens 5,0 zwischen den Peaks von Verunreinigung B und Etomidat

Berechnung der Prozentgehalte
- Für jede Verunreinigung wird die Konzentration an Etomidat in der Referenzlösung b verwendet.

Grenzwerte

- Nicht spezifizierte Verunreinigungen: jeweils höchstens 0,10 Prozent
- Summe aller Verunreinigungen: höchstens 0,3 Prozent
- Berichtsgrenzwert: 0,05 Prozent

Trocknungsverlust (2.2.32): höchstens 0,5 Prozent, mit 1,000 g Substanz durch 4 h langes Trocknen im Vakuum bei 40 °C bestimmt

Sulfatasche (2.4.14): höchstens 0,1 Prozent, mit 1,0 g Substanz bestimmt

Gehaltsbestimmung

0,200 g Substanz werden in 50 ml einer Mischung von 1 Volumteil wasserfreier Essigsäure *R* und 7 Volumteilen Ethylmethylketon *R* gelöst und nach Zusatz von 0,2 ml Naphtholbenzein-Lösung *R* als Indikator mit Perchlorsäure (0,1 mol·l⁻¹) titriert.

1 ml Perchlorsäure (0,1 mol·l⁻¹) entspricht 24,43 mg $C_{14}H_{16}N_2O_2$.

Lagerung

Vor Licht geschützt

Verunreinigungen

Andere bestimmbare Verunreinigungen

(Die folgenden Substanzen werden, falls in einer bestimmten Menge vorhanden, durch eine oder mehrere Prüfmethoden in der Monographie erfasst. Sie werden begrenzt durch das allgemeine Akzeptanzkriterium für weitere Verunreinigungen/nicht spezifizierte Verunreinigungen und/oder durch die Anforderungen der Allgemeinen Monographie **Substanzen zur pharmazeutischen Verwendung (Corpora ad usum pharmaceuticum)**. Diese Verunreinigungen müssen daher nicht identifiziert werden, um die Konformität der Substanz zu zeigen. Siehe auch „5.10 Kontrolle von Verunreinigungen in Substanzen zur pharmazeutischen Verwendung"):

A, B, C

A.

1-[(1*RS*)-1-Phenylethyl]-1*H*-imidazol-5-carbonsäure

B.

Methyl[1-[(1*RS*)-1-phenylethyl]-1*H*-imidazol-5-carboxylat]
(Metomidat)

C.

Propan-2-yl[1-[(1*RS*)-1-phenylethyl]-1*H*-imidazol-5-carboxylat]

F

Flucloxacillin-Natrium-Monohydrat 9689   Formoterolfumarat-Dihydrat 9692

10.7/0668

Flucloxacillin-Natrium-Monohydrat

Flucloxacillinum natricum monohydricum

$C_{19}H_{16}ClFN_3NaO_5S \cdot H_2O$ $\qquad M_r$ 493,9

CAS Nr. 34214-51-2

Definition

Natrium[(2S,5R,6R)-6-[3-(2-chlor-6-fluorphenyl)-5-methyl-1,2-oxazol-4-amido]-3,3-dimethyl-7-oxo-4-thia-1-azabicyclo[3.2.0]heptan-2-carboxylat]-Monohydrat

Halbsynthetische Substanz, hergestellt aus einer durch Fermentation gewonnenen Substanz

Gehalt: 95,0 bis 102,0 Prozent (wasserfreie Substanz)

Herstellung

Das Herstellungsverfahren muss evaluiert werden, um das Potenzial zur Bildung von N,N-Dimethylanilin zu bestimmen. Falls erforderlich muss das Herstellungsverfahren validiert werden, um zu zeigen, dass die Substanz der folgenden Prüfung entspricht:

N,N-Dimethylanilin (2.4.26, Methode B): höchstens 20 ppm

Eigenschaften

Aussehen: weißes bis fast weißes, kristallines, hygroskopisches Pulver

Löslichkeit: leicht löslich in Wasser und in Methanol, löslich in Ethanol 96 %, praktisch unlöslich in Dichlormethan

Prüfung auf Identität

1: A, D

2: B, C, D

A. IR-Spektroskopie (2.2.24)

Vergleich: Flucloxacillin-Natrium *CRS*

B. Dünnschichtchromatographie (2.2.27)

Untersuchungslösung: 25 mg Substanz werden in 5 ml Wasser *R* gelöst.

Referenzlösung a: 25 mg Flucloxacillin-Natrium *CRS* werden in 5 ml Wasser *R* gelöst.

Referenzlösung b: 25 mg Cloxacillin-Natrium *CRS*, 25 mg Dicloxacillin-Natrium *CRS* und 25 mg Flucloxacillin-Natrium *CRS* werden in 5 ml Wasser *R* gelöst.

Platte: DC-Platte mit silanisiertem Kieselgel *R*

Fließmittel: 30 Volumteile Aceton *R* und 70 Volumteile einer Lösung von Ammoniumacetat *R* (154 g · l⁻¹), die mit Essigsäure 99 % *R* auf einen pH-Wert von 5,0 eingestellt wurde, werden gemischt.

Auftragen: 1 µl

Laufstrecke: 2/3 der Platte

Trocknen: an der Luft

Detektion: Die Platte wird Iodgas ausgesetzt, bis die Flecke erscheinen. Die Auswertung erfolgt im Tageslicht.

Eignungsprüfung: Referenzlösung b
– Das Chromatogramm muss 3 deutlich voneinander getrennte Flecke zeigen.

Ergebnis: Der Hauptfleck im Chromatogramm der Untersuchungslösung entspricht in Bezug auf Lage, Farbe und Größe dem Hauptfleck im Chromatogramm der Referenzlösung a.

C. Etwa 2 mg Substanz werden in einem Reagenzglas von etwa 150 mm Länge und etwa 15 mm innerem Durchmesser mit 0,05 ml Wasser *R* befeuchtet. Nach Zusatz von 2 ml Formaldehyd-Schwefelsäure *R* wird der Inhalt des Reagenzglases durch Schwenken gemischt. Die Lösung ist schwach grünlich gelb gefärbt. Wird das Reagenzglas 1 min lang in ein Wasserbad gestellt, färbt sich die Lösung gelb.

D. Die Substanz gibt die Identitätsreaktion a auf Natrium (2.3.1).

Prüfung auf Reinheit

Prüflösung: 2,50 g Substanz werden in kohlendioxidfreiem Wasser *R* zu 25,0 ml gelöst.

Aussehen der Lösung: Die Prüflösung muss klar (2.2.1) sein. Die Absorption (2.2.25) der Prüflösung, bei 430 nm gemessen, darf höchstens 0,04 betragen.

pH-Wert (2.2.3): 5,0 bis 7,0; an der Prüflösung bestimmt

Verwandte Substanzen: Flüssigchromatographie (2.2.29)

Lösungsmittelmischung: Wasser R, Acetonitril R (50:50 V/V)

Untersuchungslösung a: 0,100 g Substanz werden in der Lösungsmittelmischung zu 100,0 ml gelöst. Die Lösung muss vor Licht geschützt werden.

Untersuchungslösung b: 2,0 ml Untersuchungslösung a werden mit der Lösungsmittelmischung zu 20,0 ml verdünnt.

Referenzlösung a: 25,0 mg Flucloxacillin-Natrium CRS werden in der Lösungsmittelmischung zu 25,0 ml gelöst. Die Lösung muss vor Licht geschützt werden.

Referenzlösung b: 2,0 ml Referenzlösung a werden mit der Lösungsmittelmischung zu 20,0 ml verdünnt.

Referenzlösung c: 1,0 ml Referenzlösung a wird mit der Lösungsmittelmischung zu 100,0 ml verdünnt.

Referenzlösung d: 5 mg Flucloxacillin zur Peak-Identifizierung CRS (mit den Verunreinigungen A, B, C, D, E, F, G, H, I, J und K) werden in der Lösungsmittelmischung zu 5 ml gelöst. Die Lösung muss vor Licht geschützt werden.

Referenzlösung e: 5 mg Flucloxacillin-Verunreinigung D CRS werden in der Lösungsmittelmischung zu 50 ml gelöst. Die Lösung muss vor Licht geschützt werden.

Referenzlösung f: 20 mg Flucloxacillin-Natrium CRS werden in der Lösungsmittelmischung gelöst. Die Lösung wird mit 2 ml Referenzlösung e versetzt und mit der Lösungsmittelmischung zu 20 ml verdünnt. Die Lösung muss vor Licht geschützt werden.

Referenzlösung g: 2 ml Referenzlösung f werden mit der Lösungsmittelmischung zu 20,0 ml verdünnt.

Säule
– Größe: $l = 0,25$ m, $\varnothing = 4,6$ mm
– Stationäre Phase: octadecylsilyliertes Kieselgel zur Chromatographie R (5 µm)
– Temperatur: 40 °C

Mobile Phase
– Mobile Phase A: 1,18 g Natriumhexansulfonat-Monohydrat zur Ionenpaar-Chromatographie R werden in Wasser zur Chromatographie R gelöst. Die Lösung wird mit 0,8 ml konzentrierter Ammoniak-Lösung R 1 versetzt, mit Wasser zur Chromatographie R zu 1000 ml verdünnt und mit Phosphorsäure 85 % R auf einen pH-Wert von 2,8 bis 3,0 eingestellt.
– Mobile Phase B: Acetonitril zur Chromatographie R

Zeit (min)	Mobile Phase A (% V/V)	Mobile Phase B (% V/V)
0 – 30	80 → 45	20 → 55
30 – 35	45 → 35	55 → 65

Durchflussrate: $1,5 \text{ ml} \cdot \text{min}^{-1}$

Detektion: Spektrometer bei 225 nm

Einspritzen: 10 µl; Untersuchungslösung a, Referenzlösungen c, d und f

Identifizierung von Verunreinigungen: Zur Identifizierung der Peaks der Verunreinigungen A, B, C, D, E, F, G, H, I, J und K werden das mitgelieferte Chromatogramm von Flucloxacillin zur Peak-Identifizierung CRS und das mit der Referenzlösung d erhaltene Chromatogramm verwendet.

Relative Retention (bezogen auf Flucloxacillin, t_R etwa 19 min)
– Verunreinigung C: etwa 0,09
– Verunreinigung A (Isomer 1): etwa 0,48
– Verunreinigung A (Isomer 2): etwa 0,50
– Verunreinigung F: etwa 0,55
– Verunreinigung G: etwa 0,65
– Verunreinigung B (Isomer 1): etwa 0,76
– Verunreinigung B (Isomer 2): etwa 0,79
– Verunreinigung D: etwa 0,94
– Verunreinigung H: etwa 1,22
– Verunreinigung E: etwa 1,26
– Verunreinigung I: etwa 1,35
– Verunreinigung J: etwa 1,57
– Verunreinigung K: etwa 1,59

Eignungsprüfung: Referenzlösung f
– Auflösung: mindestens 1,5 zwischen den Peaks von Verunreinigung D und Flucloxacillin

Berechnung der Prozentgehalte
– Für jede Verunreinigung wird die Konzentration an Flucloxacillin-Natrium-Monohydrat in der Referenzlösung c verwendet.
– Korrekturfaktoren: Die Flächen der Peaks folgender Verunreinigungen werden mit dem entsprechenden Korrekturfaktor multipliziert:
  – Verunreinigung B: 1,3
  – Verunreinigung C: 4,2

Grenzwerte
– Verunreinigung A (Summe der 2 Isomere): höchstens 2,0 Prozent
– Verunreinigung B (Summe der 2 Isomere): höchstens 1,5 Prozent
– Verunreinigungen C, E: jeweils höchstens 1,0 Prozent
– Verunreinigung H: höchstens 0,5 Prozent
– Verunreinigungen F, I, J, K: jeweils höchstens 0,4 Prozent
– Verunreinigungen D, G: jeweils höchstens 0,3 Prozent
– Jede weitere Verunreinigung: jeweils höchstens 0,2 Prozent
– Summe aller Verunreinigungen: höchstens 5,0 Prozent
– Berichtsgrenzwert: 0,05 Prozent

2-Ethylhexansäure (2.4.28): höchstens 0,8 Prozent (m/m)

Wasser (2.5.12): 3,0 bis 4,5 Prozent, mit 0,300 g Substanz bestimmt

Pyrogene (2.6.8): Flucloxacillin-Natrium zur Herstellung von Parenteralia, das dabei keinem weiteren geeigneten Verfahren zur Beseitigung von Pyrogenen unterworfen wird, muss der Prüfung entsprechen. Jedem Kaninchen wird je Kilogramm Körpermasse 1 ml einer Lösung, die 20 mg Substanz je Milliliter in Wasser für Injektionszwecke *R* enthält, injiziert.

Gehaltsbestimmung

Flüssigchromatographie (2.2.29) wie unter „Verwandte Substanzen" beschrieben, mit folgenden Änderungen:

Mobile Phase
– Mobile Phase A: 1,18 g Natriumhexansulfonat-Monohydrat zur Ionenpaar-Chromatographie *R* werden in Wasser zur Chromatographie *R* gelöst. Die Lösung wird mit 0,8 ml konzentrierter Ammoniak-Lösung *R* 1 versetzt, mit Wasser zur Chromatographie *R* zu 1000 ml verdünnt und mit Phosphorsäure 85 % *R* auf einen pH-Wert von 3,0 bis 3,2 eingestellt.
– Mobile Phase B: Acetonitril zur Chromatographie *R*

Zeit (min)	Mobile Phase A (% V/V)	Mobile Phase B (% V/V)
0–8	65 → 41	35 → 59

Durchflussrate: 1,8 ml · min^{-1}

Einspritzen: Untersuchungslösung b, Referenzlösungen b und g

Relative Retention (bezogen auf Flucloxacillin, t_R etwa 5,3 min)
– Verunreinigung D: etwa 1,04

Eignungsprüfung: Referenzlösung g
– Auflösung: mindestens 1,5 zwischen den Peaks von Verunreinigung D und Flucloxacillin

Der Prozentgehalt an $C_{19}H_{16}ClFN_3NaO_5S$ wird unter Verwendung des Chromatogramms der Referenzlösung b und unter Berücksichtigung des für Flucloxacillin-Natrium CRS angegebenen Gehalts berechnet.

Lagerung

Dicht verschlossen, bei höchstens 25 °C

Falls die Substanz steril ist, darüber hinaus im sterilen Behältnis mit Originalitätsverschluss

Beschriftung

Die Beschriftung gibt, falls zutreffend, an, dass die Substanz zur Herstellung von Parenteralia geeignet ist.

Verunreinigungen

Spezifizierte Verunreinigungen:

A, B, C, D, E, F, G, H, I, J, K

A.

(2*E*,4*S*)-2-[(*E*)-Carboxy[3-(2-chlor-6-fluorphenyl)-5-methyl-1,2-oxazol-4-amido]methyl]-5,5-dimethyl-1,3-thiazolidin-4-carbonsäure
(Penicillosäuren des Flucloxacillins)

B.

(2*E*,4*S*)-2-[[3-(2-Chlor-6-fluorphenyl)-5-methyl-1,2-oxazol-4-amido]methyl]-5,5-dimethyl-1,3-thiazolidin-4-carbonsäure
(Penillosäuren des Flucloxacillins)

C.

(2*S*,5*R*,6*R*)-6-Amino-3,3-dimethyl-7-oxo-4-thia-1-azabicyclo[3.2.0]heptan-2-carbonsäure
(6-Aminopenicillansäure)

D.

3-(2-Chlor-6-fluorphenyl)-5-methyl-1,2-oxazol-4-carbonsäure

E.

(2*S*,5*R*,6*R*)-6-[(2*S*,5*R*,6*R*)-6-[3-(2-Chlor-6-fluorphenyl)-5-methyl-1,2-oxazol-4-amido]-3,3-dimethyl-7-oxo-4-thia-1-azabicyclo[3.2.0]heptan-2-amido]-3,3-dimethyl-7-oxo-4-thia-1-azabicyclo[3.2.0]heptan-2-carbonsäure
(6-APA-Flucloxacillinamid)

F.

[3-(2-Chlor-6-fluorphenyl)-5-methyl-1,2-oxazol-4-amido]essigsäure

G.

(2Ξ,4S)-3-Acetyl-2-[(Ξ)-carboxy[3-(2-chlor-6-fluorphenyl)-5-methyl-1,2-oxazol-4-amido]methyl]-5,5-dimethyl-1,3-thiazolidin-4-carbonsäure

H.

(2Ξ,4S)-2-[(Ξ)-Carboxy[3-(2-chlor-6-fluorphenyl)-5-methyl-1,2-oxazol-4-amido]methyl]-3-[[3-(2-chlor-6-fluorphenyl)-5-methyl-1,2-oxazol-4-amido]acetyl]-5,5-dimethyl-1,3-thiazolidin-4-carbonsäure

I.

(2Ξ)-2-[[(Z)-[2-[3-(2-Chlor-6-fluorphenyl)-5-methyl-1,2-oxazol-4-yl]-5-oxo-1,3-oxazol-4(5H)-yliden]methyl]amino]-3-methyl-3-sulfanylbutansäure

J.

(2S,5R,6R)-6-[(2Ξ)-2-[(2Ξ,4S)-4-Carboxy-5,5-dimethyl-1,3-thiazolidin-2-yl]-2-[3-(2-chlor-6-fluorphenyl)-5-methyl-1,2-oxazol-4-amido]acetamido]-3,3-dimethyl-7-oxo-4-thia-1-azabicyclo[3.2.0]heptan-2-carbonsäure

K. Unbekannte Struktur

10.7/1724

Formoterolfumarat-Dihydrat

Formoteroli fumaras dihydricus

$C_{42}H_{52}N_4O_{12} \cdot 2\,H_2O$ $\qquad M_r$ 841

CAS Nr. 183814-30-4

Definition

N-[2-Hydroxy-5-[(1RS)-1-hydroxy-2-[[(2RS)-1-(4-methoxyphenyl)propan-2-yl]amino]ethyl]phenyl]formamid-(2E)-but-2-endioat-Dihydrat

Gehalt: 98,5 bis 101,5 Prozent (wasserfreie Substanz)

Eigenschaften

Aussehen: weißes bis fast weißes oder schwach gelbes Pulver

Löslichkeit: schwer löslich in Wasser, löslich in Methanol, schwer löslich in 2-Propanol, praktisch unlöslich in Acetonitril

Prüfung auf Identität

IR-Spektroskopie (2.2.24)

Vergleich: Formoterolfumarat-Dihydrat CRS

Prüfung auf Reinheit

pH-Wert (2.2.3): 5,5 bis 6,5

20 mg Substanz werden in kohlendioxidfreiem Wasser R unter Erwärmen auf etwa 40 °C gelöst. Die Lösung wird erkalten gelassen und mit kohlendioxidfreiem Wasser R zu 20 ml verdünnt.

Optische Drehung (2.2.7): $-0{,}10°$ bis $+0{,}10°$

0,25 g Substanz werden in Methanol R zu 25,0 ml gelöst.

Verwandte Substanzen: Flüssigchromatographie (2.2.29)

Lösung A: 6,10 g Natriumdihydrogenphosphat-Monohydrat R und 1,03 g Natriummonohydrogenphosphat-Dihydrat R werden in Wasser R zu 1000 ml gelöst. Der pH-Wert der Lösung beträgt $6{,}0 \pm 0{,}1$.

Lösungsmittelmischung: Acetonitril R, Lösung A (16:84 V/V)

Untersuchungslösung: 20,0 mg Substanz werden in der Lösungsmittelmischung zu 100,0 ml gelöst.

Die Lösung muss innerhalb von 4 h nach der Herstellung oder innerhalb von 24 h nach der Herstellung bei Aufbewahrung unter Lichtschutz und bei 4 °C verwendet werden.

Referenzlösung a: 5 mg Formoterol zur Eignungsprüfung CRS (mit den Verunreinigungen A, C und F) werden in der Lösungsmittelmischung zu 25 ml gelöst.

Referenzlösung b: 1,0 ml Untersuchungslösung wird mit der Lösungsmittelmischung zu 100,0 ml verdünnt. 1,0 ml dieser Lösung wird mit der Lösungsmittelmischung zu 10,0 ml verdünnt.

Säule
- Größe: $l = 0{,}15$ m, $\varnothing = 4{,}6$ mm
- Stationäre Phase: octylsilyliertes Kieselgel zur Chromatographie R (5 μm)

Mobile Phase
- Mobile Phase A: Acetonitril R 1
- Mobile Phase B: 3,73 g Natriumdihydrogenphosphat-Monohydrat R und 0,35 g Phosphorsäure 85 % R werden in Wasser zur Chromatographie R zu 1000 ml gelöst. Der pH-Wert der Lösung beträgt $3{,}1 \pm 0{,}1$.

Zeit (min)	Mobile Phase A (% V/V)	Mobile Phase B (% V/V)
0 – 10	16	84
10 – 37	16 → 70	84 → 30

Durchflussrate: $1{,}0 \text{ ml} \cdot \text{min}^{-1}$

Detektion: Spektrometer bei 214 nm

Einspritzen: 20 μl

Die Lösungsmittelmischung wird so oft eingespritzt, bis ein reproduzierbares Profil erhalten wird.

Identifizierung von Verunreinigungen: Zur Identifizierung der Peaks der Verunreinigungen A, C und F werden das mitgelieferte Chromatogramm von Formoterol zur Eignungsprüfung CRS und das mit der Referenzlösung a erhaltene Chromatogramm verwendet.

Relative Retention (bezogen auf Formoterol, t_R etwa 12 min)
- Fumarsäure: etwa 0,1
- Verunreinigung A: etwa 0,5
- Verunreinigung C: etwa 1,2
- Verunreinigung F: etwa 2,0

Eignungsprüfung: Referenzlösung a
- Peak-Tal-Verhältnis: mindestens 2,5, wobei H_p die Höhe des Peaks der Verunreinigung C über der Basislinie und H_v die Höhe des niedrigsten Punkts der Kurve über der Basislinie zwischen den Peaks von Formoterol und Verunreinigung C darstellt

Berechnung der Prozentgehalte
- Korrekturfaktor: Die Fläche des Peaks der Verunreinigung A wird mit 1,75 multipliziert.
- Für jede Verunreinigung wird die Konzentration an Formoterolfumarat-Dihydrat in der Referenzlösung b verwendet.

Grenzwerte
- Verunreinigung A: höchstens 0,3 Prozent
- Verunreinigung F: höchstens 0,15 Prozent für die Summe der Peakflächen der Isomere
- Nicht spezifizierte Verunreinigungen: jeweils höchstens 0,10 Prozent
- Summe aller Verunreinigungen: höchstens 0,5 Prozent
- Berichtsgrenzwert: 0,05 Prozent; der Peak der Fumarsäure wird nicht berücksichtigt.

Verunreinigung I: Flüssigchromatographie (2.2.29)

Untersuchungslösung: 5,0 mg Substanz werden in Wasser R zu 50,0 ml gelöst. Falls erforderlich wird die Lösung mit Ultraschall behandelt.

Referenzlösung a: 5 mg Formoterol zur Identifizierung der Verunreinigung I CRS werden in Wasser R zu 50 ml gelöst. Falls erforderlich wird die Lösung mit Ultraschall behandelt.

Referenzlösung b: 1,0 ml Untersuchungslösung wird mit Wasser R zu 20,0 ml verdünnt. 1,0 ml dieser Lösung wird mit Wasser R zu 25,0 ml verdünnt.

Säule
- Größe: $l = 0{,}15$ m, $\varnothing = 4{,}6$ mm
- Stationäre Phase: octadecylsilyliertes Vinylpolymer zur Chromatographie R (5 μm)

Mobile Phase: 12 Volumteile Acetonitril zur Chromatographie R werden mit 88 Volumteilen einer Lösung von Kaliumphosphat-Trihydrat R ($5{,}3 \text{ g} \cdot l^{-1}$), die zuvor mit einer Lösung von Kaliumhydroxid R ($280 \text{ g} \cdot l^{-1}$) oder Phosphorsäure 85 % R auf einen pH-Wert von $12{,}0 \pm 0{,}1$ eingestellt wurde, gemischt.

Durchflussrate: $0{,}5 \text{ ml} \cdot \text{min}^{-1}$

Detektion: Spektrometer bei 225 nm

Einspritzen: 20 μl

Identifizierung von Verunreinigungen: Zur Identifizierung des Peaks der Verunreinigung I werden das mitgelieferte Chromatogramm von Formoterol zur Identifizierung der Verunreinigung I *CRS* und das mit der Referenzlösung a erhaltene Chromatogramm verwendet.

Relative Retention (bezogen auf Formoterol, t_R etwa 20 min)
— Verunreinigung I: etwa 1,2

Eignungsprüfung: Referenzlösung a
— Peak-Tal-Verhältnis: mindestens 2,5, wobei H_p die Höhe des Peaks der Verunreinigung I über der Basislinie und H_v die Höhe des niedrigsten Punkts der Kurve über der Basislinie zwischen den Peaks von Formoterol und Verunreinigung I darstellt

Berechnung des Prozentgehalts
— Für Verunreinigung I wird die Konzentration an Formoterolfumarat-Dihydrat in der Referenzlösung b verwendet.

Grenzwert
— Verunreinigung I: höchstens 0,3 Prozent

Wasser (2.5.12): 4,0 bis 5,0 Prozent, mit 0,100 g Substanz bestimmt

Gehaltsbestimmung

0,350 g Substanz werden in 50 ml wasserfreier Essigsäure *R* gelöst und mit Perchlorsäure (0,1 mol · l^{-1}) titriert. Der Endpunkt wird mit Hilfe der Potentiometrie (2.2.20) bestimmt.

1 ml Perchlorsäure (0,1 mol · l^{-1}) entspricht 40,24 mg $C_{42}H_{52}N_4O_{12}$.

Lagerung

Vor Licht geschützt

Verunreinigungen

Spezifizierte Verunreinigungen:

A, F, I

Andere bestimmbare Verunreinigungen

(Die folgenden Substanzen werden, falls in einer bestimmten Menge vorhanden, durch eine oder mehrere Prüfmethoden in der Monographie erfasst. Sie werden begrenzt durch das allgemeine Akzeptanzkriterium für weitere Verunreinigungen/nicht spezifizierte Verunreinigungen und/oder durch die Anforderungen der Allgemeinen Monographie **Substanzen zur pharmazeutischen Verwendung (Corpora ad usum pharmaceuticum).** Diese Verunreinigungen müssen daher nicht identifiziert werden, um die Konformität der Substanz zu zeigen. Siehe auch „5.10 Kontrolle von Verunreinigungen in Substanzen zur pharmazeutischen Verwendung"):

B, C, D, E, G, H

A.

2-Amino-4-[(1*E*)-1-hydroxy-2-[[(2*E*)-1-(4-methoxyphenyl)propan-2-yl]amino]ethyl]phenol

B.

N-[2-Hydroxy-5-[(1*RS*)-1-hydroxy-2-[[2-(4-methoxyphenyl)ethyl]amino]ethyl]phenyl]formamid

C.

N-[2-Hydroxy-5-[(1*E*)-1-hydroxy-2-[[(2*E*)-1-(4-methoxyphenyl)propan-2-yl]amino]ethyl]phenyl]acetamid

D.

N-[2-Hydroxy-5-[(1*E*)-1-hydroxy-2-[[(2*E*)-1-(4-methoxyphenyl)propan-2-yl](methyl)amino]ethyl]phenyl]formamid

E.

N-[2-Hydroxy-5-[(1*E*)-1-hydroxy-2-[[(2*E*)-1-(4-methoxy-3-methylphenyl)propan-2-yl]amino]ethyl]phenyl]formamid

F. *N*-[2-Hydroxy-5-[(1*E*)-1-[[2-hydroxy-5-[(1*E*)-1-hydroxy-2-[[(2*E*)-1-(4-methoxyphenyl)propan-2-yl]amino]ethyl]phenyl]amino]-2-[[(2*E*)-1-(4-methoxyphenyl)propan-2-yl]amino]ethyl]phenyl]formamid

G. (2*RS*)-1-(4-Methoxyphenyl)propan-2-amin

H. *N*-[2-Hydroxy-5-[(1*RS*)-1-hydroxy-2-[benzyl[(2*RS*)-1-(4-methoxyphenyl)propan-2-yl]amino]ethyl]phenyl]formamid

I. *N*-[2-Hydroxy-5-[(1*RS*)-1-hydroxy-2-[[(2*SR*)-1-(4-methoxyphenyl)propan-2-yl]amino]ethyl]phenyl]formamid

G

Gonadorelinacetat 9699

10.7/0827

Gonadorelinacetat
Gonadorelini acetas

5-Oxo-L-prolyl—His—Trp—Ser—Tyr—Gly—Leu—Arg—Pro—Gly—NH₂
· H₃C—COOH

$C_{57}H_{79}N_{17}O_{15}$ M_r 1242
CAS Nr. 499785-55-6

Definition

5-Oxo-L-prolyl-L-histidyl-L-tryptophyl-L-seryl-L-tyrosylglycyl-L-leucyl-L-arginyl-L-prolylglycinamid-acetat

Gonadorelinacetat ist das Acetat eines synthetischen Hypothalamus-Peptids, das die Ausschüttung von follikelstimulierendem Hormon und luteinisierendem Hormon aus der Hypophyse stimuliert.

Gehalt: mindestens 95,0 und höchstens 102,0 Prozent des Peptids $C_{55}H_{75}N_{17}O_{13}$ (wasser- und essigsäurefreie Substanz)

Eigenschaften

Aussehen: weißes bis schwach gelbliches, hygroskopisches Pulver

Löslichkeit: löslich in Wasser und in einer 1-prozentigen Lösung (V/V) von Essigsäure 99 %, wenig löslich in Methanol

Prüfung auf Identität

Die Prüfungen A und B oder A und C werden wahlweise durchgeführt.

A. Die unter „Gehaltsbestimmung" erhaltenen Chromatogramme werden ausgewertet.

Ergebnis: Der Hauptpeak im Chromatogramm der Untersuchungslösung entspricht in Bezug auf Retentionszeit und Größe dem Hauptpeak im Chromatogramm der Referenzlösung a.

B. Kernresonanzspektroskopie (2.2.64)

Probenvorbereitung: eine Lösung der Substanz (4 mg · ml⁻¹) in einer Mischung von 20 Volumteilen (D₄)Essigsäure R und 80 Volumteilen (D₂)Wasser R

Vergleich: Der Inhalt einer Durchstechflasche mit Gonadorelin zur NMR-Identifizierung *CRS* wird in einer Mischung von 20 Volumteilen (D₄)Essigsäure R und 80 Volumteilen (D₂)Wasser R so gelöst, dass eine Konzentration von 4 mg · ml⁻¹ erhalten wird.

Prüfbedingungen
– Feldstärke: mindestens 300 MHz
– Temperatur: 27 °C

Ergebnis: Das ¹H-Kernresonanzspektrum wird von 0 ppm bis 9 ppm ausgewertet. Das mit der Substanz erhaltene ¹H-Kernresonanzspektrum entspricht qualitativ dem mit Gonadorelin zur NMR-Identifizierung *CRS* erhaltenen ¹H-Kernresonanzspektrum.

C. Aminosäurenanalyse (2.2.56): Proteinhydrolyse und Analyse erfolgen jeweils nach Methode 1.

Der Anteil jeder Aminosäure wird in Mol ausgedrückt. Die relativen Anteile der Aminosäuren werden berechnet unter der Annahme, dass ein Achtel der Summe der Mole von Histidin, Glutaminsäure, Leucin, Prolin, Glycin, Tyrosin und Arginin gleich 1 ist.

Die Werte liegen innerhalb folgender Grenzen:
Serin und Tyrosin: 0,7 bis 1,05
Glutaminsäure, Prolin, Leucin,
Histidin und Arginin: 0,9 bis 1,1
Glycin: 1,8 bis 2,2

Lysin und Isoleucin fehlen, andere Aminosäuren sind höchstens in Spuren vorhanden.

Prüfung auf Reinheit

Spezifische Drehung (2.2.7): −65 bis −58 (wasserfreie und essigsäurefreie Substanz)

10,0 mg Substanz werden in 1,0 ml einer 1-prozentigen Lösung (V/V) von Essigsäure 99 % R gelöst.

Verwandte Substanzen: Flüssigchromatographie (2.2.29)

Untersuchungslösung: Die Substanz wird in Wasser R so gelöst, dass eine Konzentration von 1,0 mg · ml⁻¹ erhalten wird.

Referenzlösung a: Der Inhalt einer Durchstechflasche mit Gonadorelin *CRS* wird in Wasser R so gelöst, dass eine Konzentration von 1,0 mg · ml⁻¹ erhalten wird.

Referenzlösung b: 1,0 ml Untersuchungslösung wird mit Wasser R zu 100,0 ml verdünnt.

Referenzlösung c: Der Inhalt einer Durchstechflasche mit Gonadorelin zur Eignungsprüfung A *CRS* (mit den Verunreinigungen C, E, F und G) wird in 1,0 ml Wasser R gelöst.

Säule
– Größe: $l = 0,125$ m, $\varnothing = 4,0$ mm
– Stationäre Phase: nachsilanisiertes, octadecylsilyliertes Kieselgel zur Chromatographie R (5 µm)

Mobile Phase: 13 Volumteile Acetonitril *R* 1 und 87 Volumteile einer 1,18-prozentigen Lösung (*V/V*) von Phosphorsäure 85 % *R*, die zuvor mit Triethylamin *R* auf einen pH-Wert von 2,3 eingestellt wurde, werden gemischt.

Durchflussrate: 1,5 ml·min^{-1}

Detektion: Spektrometer bei 215 nm

Einspritzen: 10 µl; Untersuchungslösung, Referenzlösungen b und c

Chromatographiedauer: 2fache Retentionszeit von Gonadorelin

Relative Retention (bezogen auf Gonadorelin, t_R etwa 12 bis 16 min)
- Verunreinigung C: etwa 0,7
- Verunreinigung E: etwa 0,8
- Verunreinigungen F und G: etwa 1,2

Eignungsprüfung: Referenzlösung c
- Auflösung: mindestens 1,5 zwischen den Peaks der Verunreinigungen C und E

Grenzwerte
- Verunreinigung E: höchstens 2,0 Prozent
- Summe der Verunreinigungen F und G: höchstens 1,5 Prozent
- Verunreinigung C: höchstens 1,0 Prozent
- Nicht spezifizierte Verunreinigungen: jeweils höchstens 0,5 Prozent
- Summe aller Verunreinigungen: höchstens 5,0 Prozent
- Berichtsgrenzwert: 0,1 Prozent

Essigsäure (2.5.34): 4,0 bis 7,5 Prozent

Untersuchungslösung: 10,0 mg Substanz werden in einer Mischung von 5 Volumteilen mobiler Phase B und 95 Volumteilen mobiler Phase A zu 10,0 ml gelöst.

Wasser (2.5.32): höchstens 7,0 Prozent, mit 20,0 mg Substanz bestimmt

Gehaltsbestimmung

Flüssigchromatographie (2.2.29) wie unter „Verwandte Substanzen" beschrieben, mit folgender Änderung:

Einspritzen: Untersuchungslösung, Referenzlösung a

Der Prozentgehalt an Gonadorelin ($C_{55}H_{75}N_{17}O_{13}$) wird unter Berücksichtigung des für Gonadorelin *CRS* angegebenen Gehalts an $C_{55}H_{75}N_{17}O_{13}$ berechnet.

Lagerung

Dicht verschlossen, vor Licht geschützt, bei 2 bis 8 °C

Falls die Substanz steril ist, darüber hinaus im sterilen Behältnis mit Originalitätsverschluss

Beschriftung

Die Beschriftung gibt an,
- den Gehalt an Gonadorelin-Peptid
- falls zutreffend, dass die Substanz zur Herstellung von Parenteralia geeignet ist.

Verunreinigungen

Spezifizierte Verunreinigungen:

C, E, F, G

Andere bestimmbare Verunreinigungen

(Die folgenden Substanzen werden, falls in einer bestimmten Menge vorhanden, durch eine oder mehrere Prüfmethoden in der Monographie erfasst. Sie werden begrenzt durch das allgemeine Akzeptanzkriterium für weitere Verunreinigungen/nicht spezifizierte Verunreinigungen und/oder durch die Anforderungen der Allgemeinen Monographie **Substanzen zur pharmazeutischen Verwendung (Corpora ad usum pharmaceuticum)**. Diese Verunreinigungen müssen daher nicht identifiziert werden, um die Konformität der Substanz zu zeigen. Siehe auch „5.10 Kontrolle von Verunreinigungen in Substanzen zur pharmazeutischen Verwendung"):

D

C. ⎯His⎯Trp⎯Ser⎯Tyr⎯Gly⎯Leu⎯Arg⎯NH$_2$

Des-9-L-prolin-10-L-glycin-gonadorelin

D. ⎯His⎯D-Trp⎯Ser⎯Tyr⎯Gly⎯Leu⎯Arg⎯Pro⎯Gly⎯NH$_2$

[3-D-Tryptophan]gonadorelin

E. ⎯D-His⎯Trp⎯Ser⎯Tyr⎯Gly⎯Leu⎯Arg⎯Pro⎯Gly⎯NH$_2$

[2-D-Histidin]gonadorelin

F. ⎯His⎯Trp⎯Ser⎯Tyr⎯Gly⎯Leu⎯Arg⎯Pro⎯Gly⎯OH

[10-Glycin]Gonadorelin

G. [pyroglutamate]—His—Trp—Ser—Tyr—Gly—Gly—Leu—Arg—Pro—Gly—NH₂

Endo-5a-glycin-gonadorelin

H

Hyaluronidase 9705   Hypromellosephthalat 9706

Hyaluronidase
Hyaluronidasum

10.7/0912

Definition

Hyaluronidase ist ein aus den Hoden von Säugetieren (zum Beispiel Rinderhoden) extrahiertes Enzym, das die Eigenschaft hat, Mucopolysaccharide des Hyaluronsäure-Typs zu hydrolysieren. Die Substanz kann einen geeigneten Stabilisator enthalten.

Aktivität: mindestens 300 I. E. Hyaluronidase-Aktivität je Milligramm (getrocknete Substanz)

Herstellung

Die Tiere, von denen die Substanz gewonnen wird, müssen den lebensmittelrechtlichen Anforderungen an die Gesundheit von Tieren, die für den menschlichen Verzehr bestimmt sind, entsprechen.

Eigenschaften

Aussehen: weißes bis gelblich weißes, amorphes Pulver

Löslichkeit: löslich in Wasser, praktisch unlöslich in Aceton und in wasserfreiem Ethanol

Prüfung auf Identität

Eine Lösung der Substanz mit einer Aktivität von 100 I. E. Hyaluronidase je Milliliter in einer Lösung von Natriumchlorid R (9 g · l^{-1}) depolymerisiert Natriumhyaluronat BRP in einer Lösung (10 g · l^{-1}) des gleichen Volumens innerhalb von 1 min bei 20 °C. Die Depolymerisation wird durch eine deutliche Verringerung der Viskosität nachgewiesen. Diese Reaktion findet nicht statt, wenn die Substanz 30 min lang bei 100 °C erhitzt wurde.

Prüfung auf Reinheit

Aussehen der Lösung: Die Lösung muss klar (2.2.1) sein.

0,10 g Substanz werden in Wasser R zu 10 ml gelöst.

pH-Wert (2.2.3): 4,5 bis 7,5

30 mg Substanz werden in kohlendioxidfreiem Wasser R zu 10 ml gelöst.

Trocknungsverlust (2.2.32): höchstens 5,0 Prozent, mit 0,500 g Substanz durch 2 h langes Trocknen bei 60 °C und höchstens 670 Pa bestimmt

Bakterien-Endotoxine (2.6.14): weniger als 0,2 I. E. Bakterien-Endotoxine je Internationale Einheit Hyaluronidase

Wertbestimmung

Die Hyaluronidase-Aktivität wird als Rate bestimmt, mit der Natriumhyaluronat BRP hydrolysiert wird; bei der Bestimmung wird die Hydrolyserate des Internationalen Standards oder einer in Internationalen Einheiten eingestellten Standardzubereitung mit der Rate der Substanz unter Verwendung des Steigungsverhältnismodells verglichen.

Substratlösung: 0,10 g Natriumhyaluronat BRP werden in einem 25-ml-Erlenmeyerkolben langsam mit 20,0 ml Wasser R von 4 °C versetzt. Der Zusatz muss so langsam erfolgen, dass die Substratpartikeln quellen (etwa 5 min lang). Die Mischung wird bei 4 °C gehalten und mindestens 12 h lang gerührt. Die Lösung ist bei 4 °C aufzubewahren und innerhalb von 4 Tagen zu verwenden.

Die Untersuchungslösung und die Referenzlösung sind bei 0 bis 4 °C herzustellen.

Untersuchungslösung: Eine geeignete Menge Substanz wird in gelatinehaltiger Phosphat-Pufferlösung pH 6,4 R so gelöst, dass eine Lösung mit einer Hyaluronidase-Aktivität von 0,6 ± 0,3 I. E. je Milliliter erhalten wird.

Referenzlösung: Eine geeignete Menge Hyaluronidase BRP wird in gelatinehaltiger Phosphat-Pufferlösung pH 6,4 R so gelöst, dass eine Lösung mit einer Hyaluronidase-Aktivität von 0,6 I. E. je Milliliter erhalten wird.

In einem Reagenzglas werden 1,50 ml Phosphat-Pufferlösung pH 6,4 R mit 1,0 ml Substratlösung gemischt und bei 37 ± 0,1 °C gehalten. Zum Zeitpunkt $t_1 = 0$ (erste Stoppuhr) werden 0,50 ml Untersuchungslösung, die E_t mg der zu prüfenden Substanz enthalten, zugesetzt und gemischt. Anschließend wird die Flüssigkeit in ein bei 37 ± 0,1 °C thermostatisiertes geeignetes Viskosimeter eingefüllt. Folgendes Viskosimeter hat sich als geeignet erwiesen: Ubbelohde Mikroviskosimeter (DIN 51562, Teil 2), Kapillar-Typ MII, Vikosimeter-Konstante: etwa 0,1 mm^2 · s^{-2}. Mehrere Ausflusszeiten t_2 werden mit einer zweiten Stoppuhr (Einteilung 0,1 s) innerhalb von etwa 20 min (gemessen mit der ersten Stoppuhr) bestimmt.

Die Bestimmung wird mit 0,50 ml Referenzlösung, die E_r mg Hyaluronidase BRP enthalten, wiederholt.

Das Viskositätsverhältnis wird nach folgender Gleichung berechnet:

$$\eta_r = \frac{k \cdot t_2}{0{,}6915}$$

k = Viskosimeterkonstante in mm² · s⁻² (am Viskosimeter ablesbar)

t_2 = Ausflusszeit der Lösung in Sekunden

0,6915 = kinematische Viskosität der Pufferlösung in mm² · s⁻¹ bei 37 °C

Da die enzymatische Reaktion während der Messung der Ausflusszeiten andauert, beträgt die tatsächliche Reaktionszeit $t_1 + 0{,}5\,t_2$, wobei die halbe Ausflusszeit ($0{,}5\,t_2$), die bei einer bestimmten Messung ermittelt wird, zur Zeit t_1, bei der die Messung begonnen wurde, addiert wird.

Wird $(\ln \eta_r)^{-1}$ gegen die Reaktionszeit $(t_1 + 0{,}5\,t_2)$ in Sekunden aufgetragen, wird eine Gerade erhalten. Die Steigungen (b) der Geraden werden für die Substanz (b_t) und für die Referenzzubereitung (b_r) berechnet.

Die spezifische Aktivität wird in Internationalen Einheiten je Milligramm nach folgender Formel berechnet:

$$\frac{b_t}{b_r} \cdot \frac{E_r}{E_t} \cdot A$$

A = spezifische Aktivität der Hyaluronidase BRP in Internationalen Einheiten je Milligramm

Die Bestimmung wird mindestens 3-mal durchgeführt und der Mittelwert der Aktivität der Substanz berechnet.

Lagerung

Dicht verschlossen, bei 2 bis 8 °C

Falls die Substanz steril ist, darüber hinaus im sterilen Behältnis mit Originalitätsverschluss

Beschriftung

Die Beschriftung gibt die Aktivität in Internationalen Einheiten je Milligramm an.

10.7/0347

Hypromellosephthalat[1)]

Hypromellosi phthalas

Definition

Hydroxypropylmethylcellulosephthalat

Monoester der Phthalsäure mit Hypromellose, der Methoxy-Gruppen (–OCH₃), 2-Hydroxypropoxy-Gruppen (–OCH₂CHOHCH₃) und Phthalyl-Gruppen (o-Carboxybenzoyl, –C₈H₅O₃) enthält

Gehalt: Phthalyl-Gruppen: 21,0 bis 35,0 Prozent (wasserfreie Substanz)

♦Eigenschaften

Aussehen: weißes bis fast weißes, körniges Pulver oder weiße bis fast weiße, leicht fließende Schuppen

Löslichkeit: praktisch unlöslich in Wasser, löslich in einer Mischung gleicher Volumteile Aceton und Methanol sowie in einer Mischung gleicher Volumteile Dichlormethan und Methanol, praktisch unlöslich in wasserfreiem Ethanol

Prüfung auf Identität

IR-Spektroskopie (2.2.24)

Probenvorbereitung: 40 mg Substanz werden in 1 ml einer Mischung gleicher Volumteile Dichlormethan R und Methanol R gelöst. Zwei Tropfen Lösung werden zwischen 2 Plättchen aus Natriumchlorid verteilt. Anschließend wird eines der Plättchen entfernt, um das Lösungsmittel verdunsten zu lassen.

Vergleich: Hypromellosephthalat CRS♦

Prüfung auf Reinheit

Viskosität (2.2.9): 80 bis 120 Prozent des Nominalwerts

10 g Substanz, zuvor 1 h lang bei 105 °C getrocknet, werden in 90 g einer Mischung gleicher Masseteile Dichlormethan R und Methanol R durch Mischen und Schütteln gelöst.

Freie Phthalsäure: Flüssigchromatographie (2.2.29)

Untersuchungslösung: 0,200 g Substanz werden mit Hilfe von Ultraschall in etwa 50 ml Acetonitril R gelöst. Die Lösung wird mit 10 ml Wasser R versetzt, auf Raumtemperatur abgekühlt und mit Acetonitril R zu 100,0 ml verdünnt und gemischt.

Referenzlösung: 12,5 mg Phthalsäure R werden in 125 ml Acetonitril R gelöst. Die Lösung wird mit 25 ml Wasser R versetzt, mit Acetonitril R zu 250,0 ml verdünnt und gemischt.

Säule:
– Größe: $l = 0{,}25$ m, $\varnothing = 4{,}6$ mm
– Stationäre Phase: nachsilanisiertes, octadecylsilyliertes Kieselgel zur Chromatographie R (5 µm)

Mobile Phase: Acetonitril zur Chromatographie R, Lösung von Trifluoressigsäure R (1 g · l⁻¹) (10:90 V/V)

Durchflussrate: 2,0 ml · min⁻¹

Detektion: Spektrometer bei 235 nm

[1)] Diese Monographie war Gegenstand der Internationalen Harmonisierung der Arzneibücher (siehe Allgemeinen Text „5.8 Harmonisierung der Arzneibücher").

Einspritzen: 10 µl

Eignungsprüfung: Referenzlösung
– Wiederholpräzision: höchstens 1,0 Prozent relative Standardabweichung, mit 5 Einspritzungen bestimmt

Berechnung des Prozentgehalts
– Die Konzentration an Phthalsäure in der Referenzlösung wird verwendet.

Grenzwert
– Phthalsäure: höchstens 1,0 Prozent (wasserfreie Substanz)

Chlorid: höchstens 0,07 Prozent

1,0 g Substanz wird in 40 ml einer Lösung von Natriumhydroxid R (8 g · l^{-1}) gelöst. Die Lösung wird mit 0,05 ml Phenolphthalein-Lösung R und anschließend tropfenweise unter Rühren mit verdünnter Salpetersäure R bis zum Verschwinden der roten Färbung versetzt. Unter Rühren wird die Lösung mit weiteren 20 ml verdünnter Salpetersäure R versetzt. Die Mischung wird unter Rühren im Wasserbad erhitzt, bis der gebildete gelatinöse Niederschlag körnig wird, abgekühlt und zentrifugiert. Die flüssige Phase wird abgetrennt und der Rückstand 3-mal mit je 20 ml Wasser R gewaschen. Die Waschflüssigkeiten werden jeweils durch Zentrifugieren abgetrennt. Die flüssigen Phasen werden vereinigt und mit Wasser R zu 200 ml verdünnt, gemischt und filtriert. 50 ml dieser Lösung werden mit 1 ml Silbernitrat-Lösung (0,1 mol · l^{-1}) versetzt und 5 min lang vor Licht geschützt stehen gelassen. Die Lösung darf nicht stärker opaleszieren als eine Referenzlösung, die wie folgt hergestellt wird: 0,5 ml Salzsäure (0,01 mol · l^{-1}) werden mit 10 ml einer Lösung von Natriumhydroxid R (8 g · l^{-1}) gemischt. Diese Lösung wird mit 7 ml verdünnter Salpetersäure R versetzt, mit Wasser R zu 50 ml verdünnt und mit 1 ml Silbernitrat-Lösung (0,1 mol · l^{-1}) versetzt. Die Lösung wird 5 min lang vor Licht geschützt stehen gelassen.

Wasser (2.5.12): höchstens 5,0 Prozent, mit 0,500 g Substanz bestimmt

Sulfatasche (2.4.14): höchstens 0,2 Prozent, mit 1,0 g Substanz bestimmt

Gehaltsbestimmung

1,000 g Substanz wird in 50 ml einer Mischung von 1 Volumteil Wasser R, 2 Volumteilen Aceton R und 2 Volumteilen Ethanol 96 % R gelöst und nach Zusatz von 0,1 ml Phenolphthalein-Lösung R mit Natriumhydroxid-Lösung (0,1 mol · l^{-1}) titriert. Eine Blindtitration wird durchgeführt.

Der Prozentgehalt an Phthalyl-Gruppen wird nach folgender Formel berechnet:

$$\frac{149{,}1 \cdot n}{(100 - a)\,m} - 1{,}795 S$$

a = Prozentgehalt an Wasser (siehe „Prüfung auf Reinheit")
m = Masse der Substanz in Gramm
n = Volumen an verbrauchter Natriumhydroxid-Lösung (0,1 mol · l^{-1}) in Millilitern
S = Prozentgehalt an freier Phthalsäure (siehe „Prüfung auf Reinheit")

Lagerung

Dicht verschlossen

♦Beschriftung

Die Beschriftung gibt die nominale Viskosität in Millipascalsekunden an.♦

◊Funktionalitätsbezogene Eigenschaften

Dieser Abschnitt liefert Informationen zu Eigenschaften, die sich als relevante Prüfparameter für eine oder mehrere Funktionen der Substanz erwiesen haben, wenn diese als Hilfsstoff (siehe 5.15) verwendet wird. Einige der Eigenschaften, die im Abschnitt „Funktionalitätsbezogene Eigenschaften" beschrieben sind, können ebenfalls im verbindlichen Teil der Monographie aufgeführt sein, da sie auch verbindliche Qualitätskriterien darstellen. In diesen Fällen enthält der Abschnitt „Funktionalitätsbezogene Eigenschaften" einen Verweis auf die im verbindlichen Teil der Monographie beschriebenen Prüfungen. Die Kontrolle der Eigenschaften kann zur Qualität eines Arzneimittels beitragen, indem die Gleichförmigkeit des Herstellungsverfahrens und die Funktionalität des Arzneimittels bei der Anwendung verbessert werden. Wenn Prüfmethoden angegeben sind, haben sie sich für den jeweiligen Zweck als geeignet erwiesen, jedoch können andere Methoden ebenfalls angewendet werden. Werden für eine bestimmte Eigenschaft Ergebnisse vorgelegt, muss die Prüfmethode angegeben sein.

Die folgenden Eigenschaften können für Hypromellosephthalat, das als magensaftresistentes Überzugsmittel verwendet wird, relevant sein.

Viskosität: (siehe „Prüfung auf Reinheit")

Löslichkeit: 0,2 g Substanz lösen sich nicht in einer Lösung von Salzsäure R (10,3 g · l^{-1}), aber unter Rühren schnell und vollständig in 100 ml Phosphat-Pufferlösung pH 6,8 R.

Phthalyl-Gruppen: (siehe „Gehaltsbestimmung")◊

I

Indapamid 9711

Indapamid

Indapamidum

10.7/1108

$C_{16}H_{16}ClN_3O_3S$ M_r 365,8

CAS Nr. 26807-65-8

Definition

4-Chlor-*N*-[(2*RS*)-2-methyl-2,3-dihydro-1*H*-indol-1-yl]-3-sulfamoylbenzamid

Gehalt: 98,0 bis 102,0 Prozent (wasserfreie Substanz)

Eigenschaften

Aussehen: weißes bis fast weißes Pulver

Löslichkeit: praktisch unlöslich in Wasser, löslich in Ethanol 96 %

Prüfung auf Identität

1: B
2: A, C

A. UV-Vis-Spektroskopie (2.2.25)

Untersuchungslösung: 50,0 mg Substanz werden in Ethanol 96 % *R* zu 100,0 ml gelöst. 2,0 ml Lösung werden mit Ethanol 96 % *R* zu 100,0 ml verdünnt.

Spektralbereich: 220 bis 350 nm

Absorptionsmaximum: bei 242 nm

Schultern: bei 279 und 287 nm

Spezifische Absorption im Absorptionsmaximum: 590 bis 630

B. IR-Spektroskopie (2.2.24)

Vergleich: Indapamid *CRS*

C. Dünnschichtchromatographie (2.2.27)

Untersuchungslösung: 20 mg Substanz werden in Ethanol 96 % *R* zu 10 ml gelöst.

Referenzlösung a: 20 mg Indapamid *CRS* werden in Ethanol 96 % *R* zu 10 ml gelöst.

Referenzlösung b: 10 mg Indometacin *R* werden in 5 ml Referenzlösung a gelöst. Die Lösung wird mit Ethanol 96 % *R* zu 10 ml verdünnt.

Platte: DC-Platte mit Kieselgel GF$_{254}$ *R*

Fließmittel: Essigsäure 99 % *R*, Aceton *R*, Toluol *R* (1:20:79 *V/V/V*)

Auftragen: 10 µl

Laufstrecke: 2/3 der Platte

Trocknen: an der Luft

Detektion: im ultravioletten Licht bei 254 nm

Eignungsprüfung: Referenzlösung b
– Das Chromatogramm muss 2 deutlich voneinander getrennte Flecke zeigen.

Ergebnis: Der Hauptfleck im Chromatogramm der Untersuchungslösung entspricht in Bezug auf Lage und Größe dem Hauptfleck im Chromatogramm der Referenzlösung a.

Prüfung auf Reinheit

Optische Drehung (2.2.7): –0,02° bis +0,02°

0,250 g Substanz werden in wasserfreiem Ethanol *R* zu 25,0 ml gelöst.

Verwandte Substanzen: Flüssigchromatographie (2.2.29)

Die Prüfung muss unter Lichtschutz durchgeführt werden. Die Lösungen müssen unmittelbar vor Gebrauch hergestellt oder bei 4 °C aufbewahrt werden.

Lösungsmittelmischung: Acetonitril *R*, Methanol *R* (50:50 *V/V*)

Untersuchungslösung: 20,0 mg Substanz werden in 7 ml Lösungsmittelmischung gelöst. Die Lösung wird mit einer Lösung von Natriumedetat *R* (0,2 g · l^{-1}) zu 20,0 ml verdünnt.

Referenzlösung a: 3,0 mg Indapamid-Verunreinigung B *CRS* werden in 3,5 ml Lösungsmittelmischung gelöst. Die Lösung wird mit einer Lösung von Natriumedetat *R* (0,2 g · l^{-1}) zu 10,0 ml verdünnt. 1,0 ml dieser Lösung wird mit 35 ml Lösungsmittelmischung versetzt und mit einer Lösung von Natriumedetat *R* (0,2 g · l^{-1}) zu 100,0 ml verdünnt.

Referenzlösung b: 1,0 ml Untersuchungslösung wird mit 17,5 ml Lösungsmittelmischung versetzt und mit einer Lösung von Natriumedetat *R* (0,2 g · l^{-1}) zu 50,0 ml verdünnt. 1,0 ml dieser Lösung wird mit 7 ml Lösungsmittelmischung versetzt und mit einer Lösung von Natriumedetat *R* (0,2 g · l^{-1}) zu 20,0 ml verdünnt.

Referenzlösung c: 20,0 mg Indapamid *CRS* werden in 7 ml Lösungsmittelmischung gelöst. Die Lösung wird mit einer Lösung von Natriumedetat *R* (0,2 g · l^{-1}) zu 20,0 ml verdünnt.

Referenzlösung d: 25 mg Indapamid *CRS* und 45 mg Methylnitrosoindolin *CRS* (Verunreinigung A) werden in 17,5 ml Lösungsmittelmischung gelöst. Die Lösung wird mit einer Lösung von Natriumedetat R (0,2 g · l^{-1}) zu 50 ml verdünnt.

Säule
- Größe: $l = 0{,}20$ m, $\varnothing = 4{,}6$ mm
- Stationäre Phase: nachsilanisiertes, octadecylsilyliertes Kieselgel zur Chromatographie R (5 μm)
- Temperatur: 40 °C

Mobile Phase: Essigsäure 99 % R, Acetonitril R, Methanol R, Lösung von Natriumedetat R (0,2 g · l^{-1}) (0,1:17,5:17,5:65 *V/V/V/V*)

Durchflussrate: 2 ml · min^{-1}

Detektion: Spektrometer bei 254 nm

Einspritzen: 10 μl; Untersuchungslösung, Referenzlösungen a, b und d

Chromatographiedauer: 2,5fache Retentionszeit von Indapamid

Identifizierung von Verunreinigungen: Zur Identifizierung des Peaks der Verunreinigung A wird das mit der Referenzlösung d erhaltene Chromatogramm verwendet; zur Identifizierung des Peaks der Verunreinigung B wird das mit der Referenzlösung a erhaltene Chromatogramm verwendet.

Relative Retention (bezogen auf Indapamid, t_R etwa 11 min)
- Verunreinigung A: etwa 1,4
- Verunreinigung B: etwa 1,7

Eignungsprüfung
- Auflösung: mindestens 4,0 zwischen den Peaks von Indapamid und Verunreinigung A im Chromatogramm der Referenzlösung d

Grenzwerte
- Verunreinigung B: nicht größer als die Fläche des Hauptpeaks im Chromatogramm der Referenzlösung a (0,3 Prozent)
- Nicht spezifizierte Verunreinigungen: jeweils nicht größer als die Fläche des Hauptpeaks im Chromatogramm der Referenzlösung b (0,10 Prozent)
- Summe aller Verunreinigungen: nicht größer als das 5fache der Fläche des Hauptpeaks im Chromatogramm der Referenzlösung b (0,5 Prozent)
- Ohne Berücksichtigung bleiben: Peaks, deren Fläche nicht größer ist als das 0,5fache der Fläche des Hauptpeaks im Chromatogramm der Referenzlösung b (0,05 Prozent)

Verunreinigung A: Flüssigchromatographie (2.2.29)

Die Prüfung muss unter Lichtschutz durchgeführt werden.

Untersuchungslösung: 25,0 mg Substanz werden in 1 ml Acetonitril R gelöst. Die Lösung wird mit Wasser R zu 10,0 ml verdünnt, 15 min lang geschüttelt, 1 h lang bei 4 °C stehen gelassen und anschließend filtriert.

Referenzlösung: 25,0 mg Substanz werden in 1,0 ml einer Lösung von Methylnitrosoindolin CRS (0,125 mg · l^{-1}) (Verunreinigung A) in Acetonitril R gelöst. Die Lösung wird mit Wasser R zu 10,0 ml verdünnt, 15 min lang geschüttelt, 1 h lang bei 4 °C stehen gelassen und anschließend filtriert.

Säule
- Größe: $l = 0{,}15$ m, $\varnothing = 4{,}6$ mm
- Stationäre Phase: nachsilanisiertes, octadecylsilyliertes Kieselgel zur Chromatographie R (5 μm)
- Temperatur: 30 °C

Mobile Phase: 7 Volumteile Acetonitril R, 20 Volumteile Tetrahydrofuran R und 73 Volumteile einer Lösung von Triethylamin R (1,5 g · l^{-1}), die mit Phosphorsäure 85 % R auf einen pH-Wert von 2,8 eingestellt wurde, werden gemischt.

Durchflussrate: 1,4 ml · min^{-1}

Detektion: Spektrometer bei 305 nm

Einspritzen: 0,1 ml

Eignungsprüfung: Referenzlösung
- Signal-Rausch-Verhältnis: mindestens 3 für den Peak der Verunreinigung A, der kurz vor dem Indapamid-Peak auftritt
- Peak-Tal-Verhältnis: mindestens 6,7, wobei H_p die Höhe des Peaks der Verunreinigung A über der Basislinie und H_v die Höhe des niedrigsten Punkts der Kurve über der Basislinie zwischen den Peaks von Verunreinigung A und Indapamid darstellt

Grenzwert
- Verunreinigung A: Die Fläche des Peaks der Verunreinigung A im Chromatogramm der Untersuchungslösung ist nicht größer als die Differenz zwischen der Fläche des Peaks der Verunreinigung A im Chromatogramm der Referenzlösung und der Fläche des Peaks der Verunreinigung A im Chromatogramm der Untersuchungslösung (5 ppm).

Verunreinigung C: Flüssigchromatographie (2.2.29)

Die Lösungen müssen nach ihrer Herstellung bei 10 °C aufbewahrt werden.

Lösung A: 0,20 g Natriumedetat R werden in Wasser zur Chromatographie R gelöst. Die Lösung wird mit 1,5 ml wasserfreier Essigsäure R versetzt und mit Wasser zur Chromatographie R zu 1000 ml verdünnt.

Untersuchungslösung: 75,0 mg Substanz werden in 7,5 ml Acetonitril R gelöst. Die Lösung wird mit Wasser R zu 25,0 ml verdünnt.

Referenzlösung a: 9,0 mg Indapamid-Verunreinigung C CRS werden in 1,0 ml Wasser R gelöst. Die Lösung wird mit 6,0 ml Acetonitril R versetzt und mit Wasser R zu 20,0 ml verdünnt. 1,0 ml dieser Lösung wird mit 7,5 ml Acetonitril R versetzt und mit Wasser R zu 25,0 ml verdünnt.

Referenzlösung b: 1,0 ml Referenzlösung a wird mit 3,0 ml Acetonitril R versetzt und mit Wasser R zu 10,0 ml verdünnt.

Referenzlösung c: 1 ml Referenzlösung a wird mit 3 ml Acetonitril R versetzt und mit der Untersuchungslösung zu 10 ml verdünnt.

Säule
- Größe: $l = 0{,}05$ m, $\varnothing = 2{,}1$ mm
- Stationäre Phase: nachsilanisiertes, octadecylsilyliertes, mit zu 100 Prozent wässrigen mobilen Pha-

sen kompatibles Kieselgel zur Chromatographie *R* (1,8 µm)
- Temperatur: 50 °C

Mobile Phase: Acetonitril zur Chromatographie *R*, Lösung A (30:70 *V/V*)

Durchflussrate: 0,7 ml · min⁻¹

Detektion: Spektrometer bei 235 nm

Einspritzen: 2 µl; Untersuchungslösung, Referenzlösungen b und c

Chromatographiedauer: 3fache Retentionszeit von Indapamid

Identifizierung von Verunreinigungen: Zur Identifizierung des Peaks der Verunreinigung C wird das mit der Referenzlösung b erhaltene Chromatogramm verwendet.

Relative Retention (bezogen auf Indapamid, t_R etwa 1,3 min)
- Verunreinigung C: etwa 0,5

Eignungsprüfung: Referenzlösung c
- Auflösung: mindestens 4,0 zwischen den Peaks von Verunreinigung C und Indapamid
- Signal-Rausch-Verhältnis: mindestens 20 für den Peak von Verunreinigung C

Berechnung des Gehalts
- Für die Verunreinigung C wird die Konzentration an Verunreinigung C in der Referenzlösung b verwendet.

Grenzwert
- Verunreinigung C: höchstens 600 ppm

Wasser (2.5.12): höchstens 3,0 Prozent, mit 0,100 g Substanz bestimmt

Sulfatasche (2.4.14): höchstens 0,1 Prozent, mit 1,0 g Substanz bestimmt

Gehaltsbestimmung

Flüssigchromatographie (2.2.29) wie unter „Verwandte Substanzen" beschrieben, mit folgender Änderung:

Einspritzen: Untersuchungslösung, Referenzlösung c

Der Prozentgehalt an $C_{16}H_{16}ClN_3O_3S$ wird unter Berücksichtigung des für Indapamid *CRS* angegebenen Gehalts berechnet.

Lagerung

Vor Licht geschützt

Verunreinigungen

Spezifizierte Verunreinigungen:

A, B, C

A.

(2*RS*)-2-Methyl-1-nitroso-2,3-dihydro-1*H*-indol

B.

4-Chlor-*N*-(2-methyl-1*H*-indol-1-yl)-3-sulfamoyl=benzamid

C.

(2*RS*)-2-Methyl-2,3-dihydro-1*H*-indol-1-amin

M

Marbofloxacin für Tiere	9717	Miconazol	9722
Methylprednisolon	9719	Miconazolnitrat	9724

10.7/2233

Marbofloxacin für Tiere

Marbofloxacinum ad usum veterinarium

$C_{17}H_{19}FN_4O_4$ M_r 362,4

CAS Nr. 115550-35-1

Definition

9-Fluor-3-methyl-10-(4-methylpiperazin-1-yl)-7-oxo-2,3-dihydro-7H-pyrido[3,2,1-ij][4,1,2]benzoxadiazin-6-carbonsäure

Gehalt: 99,0 bis 101,0 Prozent (getrocknete Substanz)

Eigenschaften

Aussehen: hellgelbes, kristallines Pulver

Löslichkeit: schwer löslich in Wasser, wenig bis schwer löslich in Dichlormethan, sehr schwer löslich in Ethanol 96 %

Prüfung auf Identität

IR-Spektroskopie (2.2.24)

Vergleich: Marbofloxacin CRS

Prüfung auf Reinheit

Absorption (2.2.25): höchstens 0,20; bei 450 nm bestimmt

Die Lösung muss unmittelbar vor Gebrauch hergestellt werden.

0,400 g Substanz werden in Ammoniumcarbonat-Pufferlösung pH 10,3 (0,1 mol · l^{-1}) R mit Hilfe von Ultraschall zu 10,0 ml gelöst.

Verwandte Substanzen: Flüssigchromatographie (2.2.29)

Die Prüfung ist unter Lichtschutz durchzuführen.

Lösungsmittelmischung: Methanol R, Wasser R (23:77 V/V)

Untersuchungslösung: 0,100 g Substanz werden mit 80 ml Lösungsmittelmischung versetzt und mit Hilfe von Ultraschall gelöst. Die Lösung wird mit der Lösungsmittelmischung zu 100,0 ml verdünnt.

Referenzlösung a: 5,0 ml Untersuchungslösung werden mit der Lösungsmittelmischung zu 100,0 ml verdünnt. 1,0 ml dieser Lösung wird mit der Lösungsmittelmischung zu 50,0 ml verdünnt.

Referenzlösung b: Der Inhalt einer Durchstechflasche mit Marbofloxacin-Verunreinigungsmischung CRS (mit den Verunreinigungen A, B, C, D und E) wird in 1 ml Untersuchungslösung gelöst.

Säule
– Größe: l = 0,15 m, ⌀ = 4,6 mm
– Stationäre Phase: nachsilanisiertes, octadecylsilyliertes, amorphes, siliciumorganisches Polymer mit eingebetteten polaren Gruppen R (3,5 µm)
– Temperatur: 40 °C

Mobile Phase: 230 Volumteile Methanol R, 5 Volumteile Essigsäure 99 % R und 770 Volumteile einer Lösung von Natriumdihydrogenphosphat R (2,70 g · l^{-1}), die Natriumoctansulfonat R (3,50 g · l^{-1}) enthält und mit Phosphorsäure 85 % R auf einen pH-Wert von 2,5 eingestellt wurde, werden gemischt.

Durchflussrate: 1,2 ml · min^{-1}

Detektion: Spektrometer bei 315 nm

Einspritzen: 10 µl

Chromatographiedauer: 2,5fache Retentionszeit von Marbofloxacin

Identifizierung von Verunreinigungen: Zur Identifizierung der Peaks der Verunreinigungen A, B, C, D und E werden das mitgelieferte Chromatogramm von Marbofloxacin-Verunreinigungsmischung CRS und das mit der Referenzlösung b erhaltene Chromatogramm verwendet.

Relative Retention (bezogen auf Marbofloxacin, t_R etwa 33 min)
– Verunreinigung B: etwa 0,5
– Verunreinigung A: etwa 0,7
– Verunreinigung C: etwa 0,9
– Verunreinigung D: etwa 1,3
– Verunreinigung E: etwa 1,5

Eignungsprüfung: Referenzlösung b
– Auflösung: mindestens 1,5 zwischen den Peaks von Verunreinigung C und Marbofloxacin; mindestens 4,0 zwischen den Peaks von Marbofloxacin und Verunreinigung D

Grenzwerte
– Korrekturfaktor: Für die Berechnung des Gehalts wird die Fläche des Peaks von Verunreinigung E mit 1,5 multipliziert.
– Verunreinigungen C, D, E: jeweils nicht größer als das 2fache der Fläche des Hauptpeaks im Chromatogramm der Referenzlösung a (0,2 Prozent)

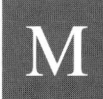

- Verunreinigungen A, B: jeweils nicht größer als die Fläche des Hauptpeaks im Chromatogramm der Referenzlösung a (0,1 Prozent)
- Nicht spezifizierte Verunreinigungen: jeweils nicht größer als das 2fache der Fläche des Hauptpeaks im Chromatogramm der Referenzlösung a (0,2 Prozent)
- Summe aller Verunreinigungen: nicht größer als das 5fache der Fläche des Hauptpeaks im Chromatogramm der Referenzlösung a (0,5 Prozent)
- Ohne Berücksichtigung bleiben: Peaks, deren Fläche nicht größer ist als die Fläche des Hauptpeaks im Chromatogramm der Referenzlösung a (0,1 Prozent)

Schwermetalle (2.4.8): höchstens 20 ppm

0,5 g Substanz werden in verdünnter Essigsäure *R* zu 30 ml gelöst. Die Lösung wird mit 2 ml Wasser *R* anstelle von 2 ml Pufferlösung pH 3,5 *R* versetzt. Das Filtrat muss der Grenzprüfung E entsprechen. Zur Herstellung der Referenzlösung werden 5 ml Blei-Lösung (2 ppm Pb) *R* verwendet.

Trocknungsverlust (2.2.32): höchstens 0,5 Prozent, mit 1,000 g Substanz durch 4 h langes Trocknen im Trockenschrank bei 105 °C bestimmt

Sulfatasche (2.4.14): höchstens 0,1 Prozent, mit 1,0 g Substanz in einem Platintiegel bestimmt

Gehaltsbestimmung

0,300 g Substanz werden in 80 ml Essigsäure 99 % *R* gelöst und mit Perchlorsäure (0,1 mol·l^{-1}) titriert. Der Endpunkt wird mit Hilfe der Potentiometrie (2.2.20) bestimmt.

1 ml Perchlorsäure (0,1 mol·l^{-1}) entspricht 36,24 mg $C_{17}H_{19}FN_4O_4$.

Lagerung

Vor Licht geschützt

Verunreinigungen

Spezifizierte Verunreinigungen:

A, B, C, D, E

Andere bestimmbare Verunreinigungen

(Die folgenden Substanzen werden, falls in einer bestimmten Menge vorhanden, durch eine oder mehrere Prüfmethoden in der Monographie erfasst. Sie werden begrenzt durch das allgemeine Akzeptanzkriterium für weitere Verunreinigungen/nicht spezifizierte Verunreinigungen und/oder durch die Anforderungen der Allgemeinen Monographie **Substanzen zur pharmazeutischen Verwendung (Corpora ad usum pharmaceuticum)**. Diese Verunreinigungen müssen daher nicht identifiziert werden, um die Konformität der Substanz zu zeigen. Siehe auch „5.10 Kontrolle von Verunreinigungen in Substanzen zur pharmazeutischen Verwendung"):

F

A.

6,7-Difluor-8-hydroxy-1-(methylamino)-4-oxo-1,4-dihydrochinolin-3-carbonsäure

B.

9,10-Difluor-3-methyl-7-oxo-2,3-dihydro-7*H*-pyrido[3,2,1-*ij*][4,1,2]benzoxadiazin-6-carbonsäure

C.

6,8-Difluor-1-(methylamino)-7-(4-methylpiperazin-1-yl)-4-oxo-1,4-dihydrochinolin-3-carbonsäure

D.

6-Fluor-8-hydroxy-1-(methylamino)-7-(4-methylpiperazin-1-yl)-4-oxo-1,4-dihydrochinolin-3-carbonsäure

E.

8-Ethoxy-6-fluor-1-(methylamino)-7-(4-methylpiperazin-1-yl)-4-oxo-1,4-dihydrochinolin-3-carbonsäure

F.

4-[6-Carboxy-9-fluor-3-methyl-7-oxo-2,3-dihydro-7*H*-pyrido[3,2,1-*ij*][4,1,2]benzoxadiazin-10-yl]-1-methylpiperazin-1-oxid

10.7/0561

Methylprednisolon
Methylprednisolonum

$C_{22}H_{30}O_5$ M_r 374,5

CAS Nr. 83-43-2

Definition

11β,17,21-Trihydroxy-6α-methylpregna-1,4-dien-3,20-dion

Gehalt: 97,0 bis 102,0 Prozent (getrocknete Substanz)

Eigenschaften

Aussehen: weißes bis fast weißes, kristallines Pulver

Löslichkeit: praktisch unlöslich in Wasser, wenig löslich in Ethanol 96 %, schwer löslich in Aceton und in Dichlormethan

Die Substanz zeigt Polymorphie (5.9).

Prüfung auf Identität

1: A, B
2: C, D

A. IR-Spektroskopie (2.2.24)

Vergleich: Methylprednisolon CRS

Wenn die Spektren bei der Prüfung in fester Form unterschiedlich sind, werden Substanz und Referenzsubstanz getrennt in der eben notwendigen Menge Aceton R gelöst. Nach dem Eindampfen der Lösungen auf dem Wasserbad zur Trockne werden mit den Rückständen erneut Spektren aufgenommen.

B. Die unter „Gehaltsbestimmung" erhaltenen Chromatogramme werden ausgewertet.

Ergebnis: Der Hauptpeak im Chromatogramm der Untersuchungslösung entspricht in Bezug auf Retentionszeit und Größe dem Hauptpeak im Chromatogramm der Referenzlösung c.

C. Dünnschichtchromatographie (2.2.27)

Untersuchungslösung: 10 mg Substanz werden in der mobilen Phase zu 10,0 ml gelöst.

Referenzlösung: 10 mg Methylprednisolon CRS werden in der mobilen Phase zu 10,0 ml gelöst.

Platte: DC-Platte mit Kieselgel F_{254} R

Fließmittel: Methanol R, Dichlormethan R (10:90 V/V)

Auftragen: 10 µl; das Volumen kann je nach verwendetem Plattentyp angepasst werden.

Laufstrecke: 3/4 der Platte

Trocknen: an der Luft

Detektion: Die Platte wird mit einer Lösung besprüht, die wie folgt hergestellt wird: 0,25 g 2,4-Dihydroxybenzaldehyd R werden in Essigsäure 99 % R zu 50 ml gelöst. Die Lösung wird mit einer Mischung von 12,5 ml Schwefelsäure R und 37,5 ml Essigsäure 99 % R versetzt. Die Platte wird 35 min lang oder bis zum Erscheinen der Flecke bei 90 °C erhitzt und anschließend erkalten gelassen. Die Auswertung erfolgt im Tageslicht und im ultravioletten Licht bei 365 nm.

Ergebnis: Der Hauptfleck im Chromatogramm der Untersuchungslösung entspricht in Bezug auf Lage, Farbe und Größe dem Hauptfleck im Chromatogramm der Referenzlösung.

D. Etwa 2 mg Substanz werden unter Schütteln in 2 ml Schwefelsäure R gelöst. Innerhalb von 5 min entwickelt sich eine intensive, rote Färbung. Die Lösung zeigt im ultravioletten Licht bei 365 nm eine bräunlich rote Fluoreszenz. Wird die Lösung zu 10 ml Wasser R gegeben und gemischt, verblasst die Färbung und die Lösung zeigt eine schwache, gelblich grüne Fluoreszenz im ultravioletten Licht bei 365 nm.

Prüfung auf Reinheit

Spezifische Drehung (2.2.7): +97,0 bis +103,0 (getrocknete Substanz)

0,250 g Substanz werden in Ethanol 96 % R zu 25,0 ml gelöst.

Verwandte Substanzen: Flüssigchromatographie (2.2.29)

Lösungsmittelmischung: Phosphorsäure 85 % R, Acetonitril R, Wasser R (0,1:50:50 V/V/V)

Untersuchungslösung: 30,0 mg Substanz werden in der Lösungsmittelmischung zu 50,0 ml gelöst.

Referenzlösung a: 3 mg Methylprednisolon zur Eignungsprüfung A CRS (mit den Verunreinigungen A, B, C, D, E, F, G, H und I) werden in der Lösungsmittelmischung zu 5 ml gelöst.

Referenzlösung b: 1,0 ml Untersuchungslösung wird mit der Lösungsmittelmischung zu 100,0 ml verdünnt.

Referenzlösung c: 30,0 mg Methylprednisolon *CRS* werden in der Lösungsmittelmischung zu 50,0 ml gelöst.

Säule
- Größe: $l = 0{,}15$ m, $\varnothing = 4{,}6$ mm
- Stationäre Phase: nachsilanisiertes, octadecylsilyliertes Kieselgel zur Chromatographie *R* (3 µm)
- Temperatur: 45 °C

Mobile Phase
- Mobile Phase A: Phosphorsäure 85 % *R*, Tetrahydrofuran *R*, Acetonitril zur Chromatographie *R*, Wasser zur Chromatographie *R* (0,1:1,5:10:90 *V/V/V/V*)
- Mobile Phase B: Phosphorsäure 85 % *R*, Tetrahydrofuran *R*, Acetonitril zur Chromatographie *R* (0,1:1,5:100 *V/V/V*)

Zeit (min)	Mobile Phase A (% V/V)	Mobile Phase B (% V/V)
0–14	83	17
14–30	83 → 52	17 → 48

Durchflussrate: 1,5 ml·min^{-1}

Detektion: Spektrometer bei 247 nm

Einspritzen: 10 µl; Untersuchungslösung, Referenzlösungen a und b

Identifizierung von Verunreinigungen: Zur Identifizierung der Peaks der Verunreinigungen A, B, C, D, E, F, G, H und I werden das mitgelieferte Chromatogramm von Methylprednisolon zur Eignungsprüfung A *CRS* und das mit der Referenzlösung a erhaltene Chromatogramm verwendet.

Relative Retention (bezogen auf Methylprednisolon, t_R etwa 12 min)
- Verunreinigung B: etwa 0,85
- Verunreinigung H: etwa 0,88
- Verunreinigung A: etwa 0,92
- Verunreinigung F: etwa 1,1
- Verunreinigungen G und I: etwa 1,54
- Verunreinigung C: etwa 1,7
- Verunreinigung E: etwa 1,9
- Verunreinigung D (Isomer 1): etwa 2,10
- Verunreinigung D (Isomer 2): etwa 2,2

Eignungsprüfung: Referenzlösung a
- Auflösung: mindestens 1,7 zwischen den Peaks von Verunreinigung A und Methylprednisolon
- Peak-Tal-Verhältnis: mindestens 2,0, wobei H_p die Höhe des Peaks der Verunreinigung F über der Basislinie und H_v die Höhe des niedrigsten Punkts der Kurve über der Basislinie zwischen den Peaks von Methylprednisolon und Verunreinigung F darstellt

Grenzwerte
- Verunreinigung D (Summe der Peakflächen der 2 Isomere): nicht größer als das 0,5fache der Fläche des Hauptpeaks im Chromatogramm der Referenzlösung b (0,5 Prozent)
- Verunreinigung A: nicht größer als das 0,3fache der Fläche des Hauptpeaks im Chromatogramm der Referenzlösung b (0,3 Prozent)
- Summe der Verunreinigungen G und I: nicht größer als das 0,3fache der Fläche des Hauptpeaks im Chromatogramm der Referenzlösung b (0,3 Prozent)
- Verunreinigungen B, H: jeweils nicht größer als das 0,2fache der Fläche des Hauptpeaks im Chromatogramm der Referenzlösung b (0,2 Prozent)
- Verunreinigungen C, E, F: jeweils nicht größer als das 0,15fache der Fläche des Hauptpeaks im Chromatogramm der Referenzlösung b (0,15 Prozent)
- Nicht spezifizierte Verunreinigungen: jeweils nicht größer als das 0,1fache der Fläche des Hauptpeaks im Chromatogramm der Referenzlösung b (0,10 Prozent)
- Summe aller Verunreinigungen: nicht größer als das 2fache der Fläche des Hauptpeaks im Chromatogramm der Referenzlösung b (2,0 Prozent)
- Ohne Berücksichtigung bleiben: Peaks, deren Fläche nicht größer ist als das 0,05fache der Fläche des Hauptpeaks im Chromatogramm der Referenzlösung b (0,05 Prozent)

Trocknungsverlust (2.2.32): höchstens 1,0 Prozent, mit 0,500 g Substanz durch Trocknen im Trockenschrank bei 105 °C bestimmt

Gehaltsbestimmung

Flüssigchromatographie (2.2.29) wie unter „Verwandte Substanzen" beschrieben, mit folgender Änderung:

Einspritzen: Untersuchungslösung, Referenzlösung c

Der Prozentgehalt an $C_{22}H_{30}O_5$ wird unter Berücksichtigung des für Methylprednisolon *CRS* angegebenen Gehalts berechnet.

Lagerung

Vor Licht geschützt, bei 2 bis 8 °C

Verunreinigungen

Spezifizierte Verunreinigungen:

A, B, C, D, E, F, G, H, I

Andere bestimmbare Verunreinigungen

(Die folgenden Substanzen werden, falls in einer bestimmten Menge vorhanden, durch eine oder mehrere Prüfmethoden in der Monographie erfasst. Sie werden begrenzt durch das allgemeine Akzeptanzkriterium für weitere Verunreinigungen/nicht spezifizierte Verunreinigungen und/oder durch die Anforderungen der Allgemeinen Monographie **Substanzen zur pharmazeutischen Verwendung (Corpora ad usum pharmaceuticum)**. Diese Verunreinigungen müssen daher nicht identifiziert werden, um die Konformität der Substanz zu zeigen. Siehe auch „5.10 Kontrolle von Verunreinigungen in Substanzen zur pharmazeutischen Verwendung"):

J, K, L

A. 17,21-Dihydroxy-6α-methylpregna-1,4-dien-3,11,20-trion

B. 11β,17,21,21-Tetrahydroxy-6α-methylpregna-1,4-dien-3,20-dion

C. 11β-Hydroxy-6α-methylandrosta-1,4-dien-3,17-dion

D. (17EZ)-11β,20-Dihydroxy-6α-methylpregna-1,4,17(20)-trien-3,21-dion

E. 11β-Hydroxy-6α-methyl-3-oxoandrosta-1,4-dien-17β-carbonsäure

F. 11β,17,21-Trihydroxy-6α-methylpregn-4-en-3,20-dion

G. 17,21-Dihydroxy-6α-methylpregna-1,4,9(11)-trien-3,20-dion

H. 11β,17,21-Trihydroxy-6β-methylpregna-1,4-dien-3,20-dion

I. Unbekannte Struktur

J. 11β,17-Dihydroxy-6α-methyl-3,20-dioxopregna-1,4-dien-21-ylacetat (Methylprednisolonacetat)

K. 11β,17,21-Trihydroxypregna-1,4-dien-3,20-dion (Prednisolon)

L. 11β,17-Dihydroxy-6α-methylpregna-1,4-dien-3,20-dion

Miconazol

Miconazolum

$C_{18}H_{14}Cl_4N_2O$ M_r 416,1

CAS Nr. 22916-47-8

Definition

1-[(2RS)-2-(2,4-Dichlorphenyl)-2-[[(2,4-dichlorphenyl)=methyl]oxy]ethyl]-1H-imidazol

Gehalt: 99,0 bis 101,0 Prozent (getrocknete Substanz)

Eigenschaften

Aussehen: weißes bis fast weißes Pulver

Löslichkeit: sehr schwer löslich in Wasser, leicht löslich in Methanol, löslich in Ethanol 96 %

Die Substanz zeigt Polymorphie (5.9).

Prüfung auf Identität

1: A, B
2: B, C

A. IR-Spektroskopie (2.2.24)

    Vergleich: Miconazol CRS

B. Schmelztemperatur (2.2.14)

    Bestimmung A: Die Schmelztemperatur der Substanz wird bestimmt.

    Ergebnis A: 83 bis 87 °C

    Bestimmung B: Gleiche Teile Substanz und Miconazol CRS werden gemischt. Die Schmelztemperatur der Mischung wird bestimmt.

    Ergebnis B: Die absolute Differenz zwischen der Schmelztemperatur der Mischung und dem in Bestimmung A erhaltenen Wert darf nicht größer als 2 °C sein.

C. 30 mg Substanz werden in einem Porzellantiegel 10 min lang mit 0,3 g wasserfreiem Natriumcarbonat R über offener Flamme erhitzt und anschließend erkalten gelassen. Der Rückstand wird in 5 ml verdünnter Salpetersäure R aufgenommen und die Mischung filtriert. 1 ml Filtrat, mit 1 ml Wasser R versetzt, gibt die Identitätsreaktion a auf Chlorid (2.3.1).

Prüfung auf Reinheit

Prüflösung: 0,1 g Substanz werden in Methanol R zu 10 ml gelöst.

Aussehen der Lösung: Die Prüflösung muss klar (2.2.1) und darf nicht stärker gefärbt sein als die Farbvergleichslösung G_6 (2.2.2, Methode II).

Optische Drehung (2.2.7): –0,10° bis +0,10°, an der Prüflösung bestimmt

Verwandte Substanzen: Flüssigchromatographie (2.2.29)

Untersuchungslösung: 0,100 g Substanz werden mit 3,0 ml Acetonitril R und 3,2 ml Methanol R versetzt. Die Mischung wird geschüttelt, bis die Substanz vollständig gelöst ist. Anschließend wird die Lösung mit einer Lösung von Ammoniumacetat R (15,8 g · l^{-1}) zu 10,0 ml verdünnt.

Referenzlösung a: Der Inhalt einer Durchstechflasche mit Miconazol-Verunreinigung G CRS wird in 1 ml Untersuchungslösung gelöst.

Referenzlösung b: 1,0 ml Untersuchungslösung wird mit der mobilen Phase zu 100,0 ml verdünnt. 1,0 ml dieser Lösung wird mit der mobilen Phase zu 10,0 ml verdünnt.

Säule
- Größe: l = 0,10 m, ∅ = 4,6 mm
- Stationäre Phase: nachsilanisiertes, octadecylsilyliertes Kieselgel zur Chromatographie R (3 µm)

Mobile Phase: 6,0 g Ammoniumacetat R werden in einer Mischung von 300 ml Acetonitril zur Chromatographie R, 320 ml Methanol R 1 und 380 ml Wasser zur Chromatographie R gelöst.

Durchflussrate: 2 ml · min^{-1}

Detektion: Spektrometer bei 235 nm

Einspritzen: 10 µl

Chromatographiedauer: 1,2fache Retentionszeit von Miconazol

Identifizierung von Verunreinigungen: Zur Identifizierung des Peaks der Verunreinigung G wird das mit der Referenzlösung a erhaltene Chromatogramm verwendet.

Relative Retention (bezogen auf Miconazol, t_R etwa 20 min)
- Verunreinigung G: etwa 0,9

Eignungsprüfung: Referenzlösung a
- Auflösung: mindestens 2,5 zwischen den Peaks von Verunreinigung G und Miconazol

Berechnung der Prozentgehalte
- Für jede Verunreinigung wird die Konzentration an Miconazol in der Referenzlösung b verwendet.

Grenzwerte
- Nicht spezifizierte Verunreinigungen: jeweils höchstens 0,10 Prozent
- Summe aller Verunreinigungen: höchstens 0,3 Prozent
- Berichtsgrenzwert: 0,05 Prozent

Trocknungsverlust (2.2.32): höchstens 0,5 Prozent, mit 1,000 g Substanz durch 4 h langes Trocknen im Vakuum bei 60 °C bestimmt

Sulfatasche (2.4.14): höchstens 0,1 Prozent, mit 1,0 g Substanz bestimmt

Gehaltsbestimmung

0,300 g Substanz werden in 50 ml einer Mischung von 1 Volumteil wasserfreier Essigsäure R und 7 Volumteilen Ethylmethylketon R gelöst und nach Zusatz von 0,2 ml Naphtholbenzein-Lösung R als Indikator mit Perchlorsäure (0,1 mol · l⁻¹) bis zum Farbumschlag von Orangegelb nach Grün titriert.

1 ml Perchlorsäure (0,1 mol · l⁻¹) entspricht 41,61 mg $C_{18}H_{14}Cl_4N_2O$.

Lagerung

Vor Licht geschützt

Verunreinigungen

Andere bestimmbare Verunreinigungen

(Die folgenden Substanzen werden, falls in einer bestimmten Menge vorhanden, durch eine oder mehrere Prüfmethoden in der Monographie erfasst. Sie werden begrenzt durch das allgemeine Akzeptanzkriterium für weitere Verunreinigungen/nicht spezifizierte Verunreinigungen und/oder durch die Anforderungen der Allgemeinen Monographie **Substanzen zur pharmazeutischen Verwendung (Corpora ad usum pharmaceuticum)**. Diese Verunreinigungen müssen daher nicht identifiziert werden, um die Konformität der Substanz zu zeigen. Siehe auch „5.10 Kontrolle von Verunreinigungen in Substanzen zur pharmazeutischen Verwendung"):

A, B, C, D, E, F, G, H, I

A.

(1*RS*)-1-(2,4-Dichlorphenyl)-2-(1*H*-imidazol-1-yl)= ethan-1-ol

B.

1-[(2*RS*)-2-[[(4-Chlorphenyl)methyl]oxy]-2- (2,4-dichlorphenyl)ethyl]-1*H*-imidazol (Econazol)

C.

(2*RS*)-2-(2,4-Dichlorphenyl)-2-[[(2,4-dichlorphenyl)= methyl]oxy]ethan-1-amin

D.

1-[(2*RS*)-2-(2,4-Dichlorphenyl)-2-[[2,6-dichlor= phenyl)methyl]oxy]ethyl]-1*H*-imidazol (Isoconazol)

E.

2-[1-[(2*RS*)-2-(2,4-Dichlorphenyl)-2-[[2,4-dichlor= phenyl)methyl]oxy]ethyl]-1*H*-imidazol-3-ium-3-yl]- 2-methylpropanoat

F.

1-[(2RS)-2-(2,4-Dichlorphenyl)-2-[[3,4-dichlor= phenyl)methyl]oxy]ethyl]-1H-imidazol

G.

1-[(2RS)-2-(2,4-Dichlorphenyl)-2-[[2,5-dichlor= phenyl)methyl]oxy]ethyl]-1H-imidazol

H.

1-[(2RS)-2-(Benzyloxy)-2-(2,4-dichlorphenyl)ethyl]- 1H-imidazol

I.

1-[(2RS)-2-[[(2-Chlorphenyl)methyl]oxy]-2- (2,4-dichlorphenyl)ethyl]-1H-imidazol

10.7/0513

Miconazolnitrat

Miconazoli nitras

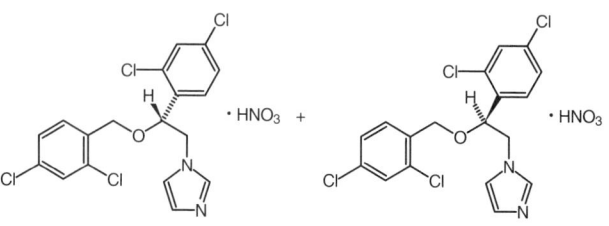

$C_{18}H_{15}Cl_4N_3O_4$ $\qquad M_r$ 479,1

CAS Nr. 22832-87-7

Definition

1-[(2RS)-2-(2,4-Dichlorphenyl)-2-[[(2,4-dichlorphenyl)= methyl]oxy]ethyl]-1H-imidazol-nitrat

Gehalt: 99,0 bis 101,0 Prozent (getrocknete Substanz)

Eigenschaften

Aussehen: weißes bis fast weißes Pulver

Löslichkeit: sehr schwer löslich in Wasser, wenig löslich in Methanol, schwer löslich in Ethanol 96 %

Prüfung auf Identität

1: A, B
2: B, C

A. IR-Spektroskopie (2.2.24)

  Vergleich: Miconazolnitrat CRS

B. Schmelztemperatur (2.2.14)

  Bestimmung A: Die Schmelztemperatur der Substanz wird bestimmt.

  Ergebnis A: 178 bis 184 °C

  Bestimmung B: Gleiche Teile Substanz und Miconazolnitrat CRS werden gemischt. Die Schmelztemperatur der Mischung wird bestimmt.

  Ergebnis B: Die absolute Differenz zwischen der Schmelztemperatur der Mischung und dem in Bestimmung A erhaltenen Wert darf nicht größer als 2 °C sein.

C. Die Substanz gibt die Identitätsreaktion auf Nitrat (2.3.1).

Prüfung auf Reinheit

Prüflösung: 0,1 g Substanz werden in Methanol *R* zu 10 ml gelöst.

Aussehen der Lösung: Die Prüflösung muss klar (2.2.1) und darf nicht stärker gefärbt sein als die Farbvergleichslösung G_7 (2.2.2, Methode II).

Optische Drehung (2.2.7): –0,10° bis +0,10°, an der Prüflösung bestimmt

Verwandte Substanzen: Flüssigchromatographie (2.2.29)

Untersuchungslösung: 0,100 g Substanz werden in der mobilen Phase zu 10,0 ml gelöst.

Referenzlösung a: Der Inhalt einer Durchstechflasche mit Miconazol-Verunreinigung G *CRS* wird in 1 ml Untersuchungslösung gelöst.

Referenzlösung b: 1,0 ml Untersuchungslösung wird mit der mobilen Phase zu 100,0 ml verdünnt. 1,0 ml dieser Lösung wird mit der mobilen Phase zu 10,0 ml verdünnt.

Säule
- Größe: *l* = 0,10 m, ⌀ = 4,6 mm
- Stationäre Phase: nachsilanisiertes, octadecylsilyliertes Kieselgel zur Chromatographie *R* (3 μm)

Mobile Phase: 6,0 g Ammoniumacetat *R* werden in einer Mischung von 300 ml Acetonitril zur Chromatographie *R*, 320 ml Methanol *R* 1 und 380 ml Wasser zur Chromatographie *R* gelöst.

Durchflussrate: 2 ml · min⁻¹

Detektion: Spektrometer bei 235 nm

Einspritzen: 10 μl

Chromatographiedauer: 1,2fache Retentionszeit von Miconazol

Identifizierung von Verunreinigungen: Zur Identifizierung des Peaks der Verunreinigung G wird das mit der Referenzlösung a erhaltene Chromatogramm verwendet.

Relative Retention (bezogen auf Miconazol, t_R etwa 20 min)
- Nitrat-Ion: etwa 0,03
- Verunreinigung G: etwa 0,9

Eignungsprüfung: Referenzlösung a
- Auflösung: mindestens 2,5 zwischen den Peaks von Verunreinigung G und Miconazol

Berechnung der Prozentgehalte
- Für jede Verunreinigung wird die Konzentration an Miconazolnitrat in der Referenzlösung b verwendet.

Grenzwerte
- Nicht spezifizierte Verunreinigungen: jeweils höchstens 0,10 Prozent
- Summe aller Verunreinigungen: höchstens 0,3 Prozent
- Berichtsgrenzwert: 0,05 Prozent; der Peak des Nitrat-Ions wird nicht berücksichtigt.

Trocknungsverlust (2.2.32): höchstens 0,5 Prozent, mit 1,000 g Substanz durch 2 h langes Trocknen im Trockenschrank bei 105 °C bestimmt

Sulfatasche (2.4.14): höchstens 0,1 Prozent, mit 1,0 g Substanz bestimmt

Gehaltsbestimmung

0,350 g Substanz werden in 75 ml wasserfreier Essigsäure *R*, falls erforderlich unter Erwärmen, gelöst und mit Perchlorsäure (0,1 mol · l⁻¹) titriert. Der Endpunkt wird mit Hilfe der Potentiometrie (2.2.20) bestimmt. Eine Blindtitration wird durchgeführt.

1 ml Perchlorsäure (0,1 mol · l⁻¹) entspricht 47,91 mg $C_{18}H_{15}Cl_4N_3O_4$.

Lagerung

Vor Licht geschützt

Verunreinigungen

Andere bestimmbare Verunreinigungen

(Die folgenden Substanzen werden, falls in einer bestimmten Menge vorhanden, durch eine oder mehrere Prüfmethoden in der Monographie erfasst. Sie werden begrenzt durch das allgemeine Akzeptanzkriterium für weitere Verunreinigungen/nicht spezifizierte Verunreinigungen und/oder durch die Anforderungen der Allgemeinen Monographie **Substanzen zur pharmazeutischen Verwendung (Corpora ad usum pharmaceuticum)**. Diese Verunreinigungen müssen daher nicht identifiziert werden, um die Konformität der Substanz zu zeigen. Siehe auch „5.10 Kontrolle von Verunreinigungen in Substanzen zur pharmazeutischen Verwendung"):

A, B, C, D, E, F, G, H, I

A.

(1*RS*)-1-(2,4-Dichlorphenyl)-2-(1*H*-imidazol-1-yl)= ethan-1-ol

B.

1-[(2RS)-2-[[(4-Chlorphenyl)methyl]oxy]-2-(2,4-di=
chlorphenyl)ethyl]-1H-imidazol
(Econazol)

C.

(2RS)-2-(2,4-Dichlorphenyl)-2-[[(2,4-dichlorphenyl)=
methyl]oxy]ethan-1-amin

D.

1-[(2RS)-2-(2,4-Dichlorphenyl)-2-[[2,6-dichlor=
phenyl)methyl]oxy]ethyl]-1H-imidazol
(Isoconazol)

E.

2-[1-[(2RS)-2-(2,4-Dichlorphenyl)-2-[[2,4-dichlor=
phenyl)methyl]oxy]ethyl]-1H-imidazol-3-ium-3-yl]-
2-methylpropanoat

F.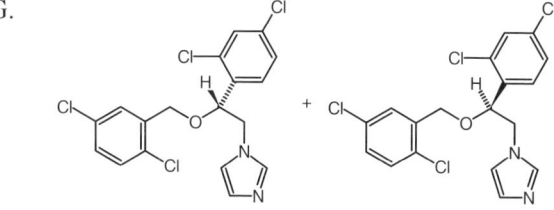

1-[(2RS)-2-(2,4-Dichlorphenyl)-2-[[3,4-dichlor=
phenyl)methyl]oxy]ethyl]-1H-imidazol

G.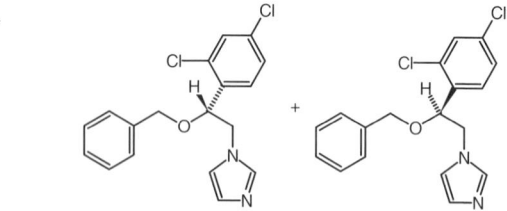

1-[(2RS)-2-(2,4-Dichlorphenyl)-2-[[2,5-dichlor=
phenyl)methyl]oxy]ethyl]-1H-imidazol

H.

1-[(2RS)-2-(Benzyloxy)-2-(2,4-dichlorphenyl)ethyl]-
1H-imidazol

I.

1-[(2RS)-2-[[(2-Chlorphenyl)methyl]oxy]-2-(2,4-di=
chlorphenyl)ethyl]-1H-imidazol

N

Nebivololhydrochlorid 9729

Nebivololhydrochlorid
Nebivololi hydrochloridum

C$_{22}$H$_{26}$ClF$_2$NO$_4$ M_r 441,9

CAS Nr. 152520-56-4

Definition

(1*RS*)-1-[(2*RS*)-6-Fluor-3,4-dihydro-2*H*-1-benzopyran-2-yl]-2-[[(2*RS*)-2-[(2*SR*)-6-fluor-3,4-dihydro-2-*H*-1-benzopyran-2-yl]-2-hydroxyethyl]amino]ethan-1-ol-hydrochlorid

Gehalt: 98,0 bis 102,0 Prozent (getrocknete Substanz)

Eigenschaften

Aussehen: weißes bis fast weißes, kristallines Pulver

Löslichkeit: sehr schwer löslich in Wasser, wenig löslich in Methanol, sehr schwer löslich in Heptan

Prüfung auf Identität

A. IR-Spektroskopie (2.2.24)

Vergleich: Nebivololhydrochlorid *CRS*

B. 20 mg Substanz werden in 20 ml Methanol *R* gelöst. Die Lösung wird mit 1 ml Silbernitrat-Lösung *R* 1 versetzt, geschüttelt und stehen gelassen. Ein klumpiger weißer Niederschlag bildet sich. Die überstehende Flüssigkeit wird entfernt und der Niederschlag in 5 ml verdünnter Salpetersäure *R* suspendiert. Der Niederschlag löst sich nicht auf. Die Mischung wird mit 20 ml Ammoniak-Lösung *R* versetzt und sorgfältig geschüttelt. Der Niederschlag löst sich leicht, mit Ausnahme von wenigen großen Partikeln, die sich langsam lösen.

Prüfung auf Reinheit

Verunreinigung D: Flüssigchromatographie (2.2.29)

Untersuchungslösung: 20,0 mg Substanz werden in Methanol *R* zu 5,0 ml gelöst.

Referenzlösung a: 3,0 ml Untersuchungslösung werden mit Methanol *R* zu 100,0 ml verdünnt. 1,0 ml dieser Lösung wird mit Methanol *R* zu 20,0 ml verdünnt.

Referenzlösung b: Der Inhalt einer Durchstechflasche mit Nebivolol-Verunreinigung D *CRS* wird in 1 ml Untersuchungslösung gelöst.

Säule
– Größe: l = 0,25 m, ∅ = 4,6 mm
– Stationäre Phase: Kieselgel-Amylosederivat zur Trennung chiraler Komponenten *R* (5 µm)
– Temperatur: 40 °C

Mobile Phase: Diethylamin *R*, Ethanol 96 % *R* (0,1:99,9 *V/V*)

Durchflussrate: 1,0 ml · min^{-1}

Detektion: Spektrometer bei 280 nm

Einspritzen: 20 µl

Chromatographiedauer: 3fache Retentionszeit von Nebivolol-Isomer 1

Identifizierung von Verunreinigungen: Zur Identifizierung des Peaks der Verunreinigung D wird das mit der Referenzlösung b erhaltene Chromatogramm verwendet.

Relative Retention (bezogen auf Nebivolol-Isomer 1, t_R etwa 14 min)
– Nebivolol-Isomer 2: etwa 1,3
– Verunreinigung D (Isomer 1): etwa 1,9
– Verunreinigung D (Isomer 2): etwa 2,8

Eignungsprüfung: Referenzlösung b
– Auflösung: mindestens 2,0 zwischen den Peaks von Verunreinigung D (Isomer 1) und Verunreinigung D (Isomer 2)

Berechnung der Prozentgehalte
– Für jede Verunreinigung wird die Konzentration an Nebivololhydrochlorid (beide Isomere) in der Referenzlösung a verwendet.

Grenzwert
– Verunreinigung D: höchstens 0,3 Prozent für die Summe der 2 Isomere

Verwandte Substanzen: Flüssigchromatographie (2.2.29)

Lösungsmittelmischung: Acetonitril *R*, Wasser *R* (50:50 *V/V*)

Untersuchungslösung a: 20,0 mg Substanz werden in der Lösungsmittelmischung zu 10,0 ml gelöst.

Untersuchungslösung b: 1,0 ml Untersuchungslösung a wird mit der Lösungsmittelmischung zu 10,0 ml verdünnt.

Referenzlösung a: 1,0 ml Untersuchungslösung a wird mit der Lösungsmittelmischung zu 100,0 ml verdünnt. 1,0 ml dieser Lösung wird mit der Lösungsmittelmischung zu 10,0 ml verdünnt.

Referenzlösung b: 10,0 mg Nebivololhydrochlorid CRS werden in der Lösungsmittelmischung zu 50,0 ml gelöst.

Referenzlösung c: 2 mg Nebivolol zur Peak-Identifizierung CRS (mit der Verunreinigung A) werden in 1 ml Lösungsmittelmischung gelöst.

Referenzlösung d: Der Inhalt einer Durchstechflasche mit Nebivolol-Verunreinigung B CRS wird in 1 ml Referenzlösung a gelöst.

Säule
– Größe: l = 0,25 m, $\emptyset$ = 4,6 mm
– Stationäre Phase: desaktiviertes, nachsilanisiertes, phenylsilyliertes Kieselgel zur Chromatographie R (5 µm)
– Temperatur: 25 °C

Mobile Phase
– Mobile Phase A: Acetonitril R, Lösung von Tetrabutylammoniumhydrogensulfat R (3,4 g · l^{-1}) (5:95 V/V)
– Mobile Phase B: Wasser zur Chromatographie R, Acetonitril R (5:95 V/V)

Zeit (min)	Mobile Phase A (% V/V)	Mobile Phase B (% V/V)
0 – 18	76	24
18 – 30	76 → 65	24 → 35
30 – 45	65	35

Durchflussrate: 1,0 ml · min^{-1}

Detektion: Spektrometer bei 280 nm

Einspritzen: 10 µl; Untersuchungslösung a, Referenzlösungen a, c und d

Identifizierung von Verunreinigungen: Zur Identifizierung des Peaks der Verunreinigung A werden das mitgelieferte Chromatogramm von Nebivolol zur Peak-Identifizierung CRS und das mit der Referenzlösung c erhaltene Chromatogramm verwendet; zur Identifizierung des Peaks der Verunreinigung B wird das mit der Referenzlösung d erhaltene Chromatogramm verwendet.

Relative Retention (bezogen auf Nebivolol, t_R etwa 19 min)
– Verunreinigung A: etwa 0,8
– Verunreinigung B: etwa 1,1

Eignungsprüfung: Referenzlösung d
– Auflösung: mindestens 2,0 zwischen den Peaks von Nebivolol und Verunreinigung B

Berechnung der Prozentgehalte
– Für jede Verunreinigung wird die Konzentration an Nebivololhydrochlorid in der Referenzlösung a verwendet.

Grenzwerte
– Verunreinigungen A, B: jeweils höchstens 0,15 Prozent
– Nicht spezifizierte Verunreinigungen: jeweils höchstens 0,10 Prozent
– Summe aller Verunreinigungen: höchstens 0,5 Prozent
– Berichtsgrenzwert: 0,05 Prozent

Trocknungsverlust (2.2.32): höchstens 0,5 Prozent, mit 1,000 g Substanz durch 3 h langes Trocknen im Trockenschrank bei 105 °C bestimmt

Sulfatasche (2.4.14): höchstens 0,1 Prozent, mit 1,0 g Substanz in einem Platintiegel bestimmt

Gehaltsbestimmung

Flüssigchromatographie (2.2.29) wie unter „Verwandte Substanzen" beschrieben, mit folgenden Änderungen:

Mobile Phase

Zeit (min)	Mobile Phase A (% V/V)	Mobile Phase B (% V/V)
0 – 15	74	26
15 – 20	74 → 30	26 → 70
20 – 25	30	70

Druchflussrate: 1,2 ml · min^{-1}

Einspritzen: 20 µl; Untersuchungslösung b, Referenzlösung b

Retentionszeit
– Nebivolol: etwa 12 min

Der Prozentgehalt an $C_{22}H_{26}ClF_2NO_4$ wird unter Berücksichtigung des für Nebivololhydrochlorid CRS angegebenen Gehalts berechnet.

Verunreinigungen

Spezifizierte Verunreinigungen:

A, B, D

Andere bestimmbare Verunreinigungen

(Die folgenden Substanzen werden, falls in einer bestimmten Menge vorhanden, durch eine oder mehrere Prüfmethoden in der Monographie erfasst. Sie werden begrenzt durch das allgemeine Akzeptanzkriterium für weitere Verunreinigungen/nicht spezifizierte Verunreinigungen und/oder durch die Anforderungen der Allgemeinen Monographie **Substanzen zur pharmazeutischen Verwendung (Corpora ad usum pharmaceuticum)**. Diese Verunreinigungen müssen daher nicht identifiziert werden, um die Konformität der Substanz zu zeigen. Siehe auch „5.10 Kontrolle von Verunreinigungen in Substanzen zur pharmazeutischen Verwendung"):

C

A.

(1RS)-1-[(2RS)-3,4-Dihydro-2H-1-benzopyran-2-yl]-2-[[(2RS)-2-[(2SR)-6-fluor-3,4-dihydro-2-H-1-benzopyran-2-yl]-2-hydroxyethyl]amino]ethan-1-ol

B.

(1RS,1′RS)-2,2′-Azandiylbis[1-[(2SR)-6-fluor-3,4-dihydro-2H-1-benzopyran-2-yl]ethan-1-ol]

C.

und deren Enantiomere

(1RS)-2-[Benzyl[(2RS)-2-[(2RS)-6-fluor-3,4-dihydro-2H-1-benzopyran-2-yl]-2-hydroxyethyl]amino]-1-[(2SR)-6-fluor-3,4-dihydro-2H-1-benzopyran-2-yl]ethan-1-ol
und
(1RS)-2-[Benzyl[(2SR)-2-[(2RS)-6-fluor-3,4-dihydro-2H-1-benzopyran-2-yl]-2-hydroxyethyl]amino]-1-[(2RS)-6-fluor-3,4-dihydro-2H-1-benzopyran-2-yl]ethan-1-ol

D.

(1RS)-1-[(2RS)-6-Fluor-3,4-dihydro-2H-1-benzopyran-2-yl]-2-[[(2SR)-2-[(2RS)-6-fluor-3,4-dihydro-2H-1-benzopyran-2-yl]-2-hydroxyethyl]amino]ethan-1-ol

O

Oxytetracyclinhydrochlorid 9735

10.7/0198

Oxytetracyclinhydrochlorid

Oxytetracyclini hydrochloridum

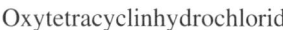

$C_{22}H_{25}ClN_2O_9 \qquad M_r\ 496,9$

CAS Nr. 2058-46-0

Definition

(4S,4aR,5S,5aR,6S,12aS)-4-(Dimethylamino)-3,5,6,10,12,12a-hexahydroxy-6-methyl-1,11-dioxo-1,4,4a,5,5a,6,11,12a-octahydrotetracen-2-carboxamid-hydrochlorid

Die Substanz wird von bestimmten Stämmen von *Streptomyces rimosus* gewonnen.

Gehalt: 94,5 bis 102,0 Prozent (wasserfreie Substanz)

Eigenschaften

Aussehen: gelbes, kristallines, hygroskopisches Pulver

Löslichkeit: leicht löslich in Wasser, wenig löslich in Ethanol 96 %

Beim Stehenlassen werden wässrige Lösungen durch Präzipitation von Oxytetracyclin trübe.

Prüfung auf Identität

1: B, C, D
2: A, C, D

A. Dünnschichtchromatographie (2.2.27)

Untersuchungslösung: 5 mg Substanz werden in Methanol R zu 10 ml gelöst.

Referenzlösung a: 5 mg Oxytetracyclinhydrochlorid CRS werden in Methanol R zu 10 ml gelöst.

Referenzlösung b: 5 mg Oxytetracyclinhydrochlorid CRS, 5 mg Tetracyclinhydrochlorid R und 5 mg Minocyclinhydrochlorid R werden in Methanol R zu 10 ml gelöst.

Platte: DC-Platte mit octadecylsilyliertem Kieselgel $F_{254}\ R$

Fließmittel: 20 Volumteile Acetonitril R, 20 Volumteile Methanol R und 60 Volumteile einer Lösung von Oxalsäure R (63 g · l⁻¹), die zuvor mit konzentrierter Ammoniak-Lösung R auf einen pH-Wert von 2 eingestellt wurde, werden gemischt.

Auftragen: 1 µl

Laufstrecke: 3/4 der Platte

Trocknen: an der Luft

Detektion: im ultravioletten Licht bei 254 nm

Eignungsprüfung: Das Chromatogramm der Referenzlösung b muss 3 deutlich voneinander getrennte Flecke zeigen.

Ergebnis: Der Hauptfleck im Chromatogramm der Untersuchungslösung entspricht in Bezug auf Lage und Größe dem Hauptfleck im Chromatogramm der Referenzlösung a.

B. Die bei der Gehaltsbestimmung erhaltenen Chromatogramme werden ausgewertet.

Ergebnis: Der Hauptpeak im Chromatogramm der Untersuchungslösung b entspricht in Bezug auf Retentionszeit und Größe dem Hauptpeak im Chromatogramm der Referenzlösung a.

C. Werden etwa 2 mg Substanz mit 5 ml Schwefelsäure R versetzt, entsteht eine tiefrote Farbe. Beim Eingießen der Lösung in 2,5 ml Wasser R wird die Lösung gelb.

D. Die Substanz gibt die Identitätsreaktion a auf Chlorid (2.3.1).

Prüfung auf Reinheit

pH-Wert (2.2.3): 2,3 bis 2,9

0,1 g Substanz werden in 10 ml kohlendioxidfreiem Wasser R gelöst.

Licht absorbierende Verunreinigungen: *Die Messungen sind innerhalb von 1 h nach Herstellung der Lösungen durchzuführen.*

20,0 mg Substanz werden in einer Mischung von 1 Volumteil einer Lösung von Salzsäure R (103 g · l⁻¹) und 99 Volumteilen Methanol R zu 10,0 ml gelöst. Die Absorption (2.2.25) der Lösung, bei 430 nm gemessen, darf höchstens 0,50 betragen (wasserfreie Substanz).

0,100 g Substanz werden in einer Mischung von 1 Volumteil einer Lösung von Salzsäure R (103 g · l⁻¹) und 99 Volumteilen Methanol R zu 10,0 ml gelöst. Die Absorption (2.2.25) der Lösung, bei 490 nm gemessen, darf höchstens 0,20 betragen (wasserfreie Substanz).

Verwandte Substanzen: Flüssigchromatographie (2.2.29)

Die Lösungen sind unmittelbar vor Gebrauch herzustellen.

Lösungsmittelmischung: 20 Volumteile Acetonitril R und 80 Volumteile einer Lösung von Oxalsäure R (1,26 g · l⁻¹), die zuvor mit verdünnter Salzsäure R 1

Oxytetracyclinhydrochlorid

auf einen pH-Wert von 2,0 eingestellt wurde, werden gemischt.

Untersuchungslösung a: 20,0 mg Substanz werden in der Lösungsmittelmischung zu 25,0 ml gelöst.

Untersuchungslösung b: 20,0 mg Substanz werden in einer Lösung von Salzsäure R (1 g·l^{-1}) zu 25,0 ml gelöst. 5,0 ml dieser Lösung werden mit einer Lösung von Salzsäure R (1 g·l^{-1}) zu 50,0 ml verdünnt.

Referenzlösung a: 20,0 mg Oxytetracyclin *CRS* werden in einer Lösung von Salzsäure R (1 g·l^{-1}) zu 25,0 ml gelöst. 5,0 ml Lösung werden mit einer Lösung von Salzsäure R (1 g·l^{-1}) zu 50,0 ml verdünnt.

Referenzlösung b: 1,0 ml Untersuchungslösung a wird mit der Lösungsmittelmischung zu 100,0 ml verdünnt.

Referenzlösung c: 4 mg Oxytetracyclin zur Eignungsprüfung A *CRS* (mit den Verunreinigungen A, B, C, D, E und F) werden in der Lösungsmittelmischung zu 5 ml gelöst.

Säule
- Größe: $l = 0,15$ m, $\varnothing = 4,6$ mm
- Stationäre Phase: nachsilanisiertes, octylsilyliertes Kieselgel zur Chromatographie R (5 µm)
- Temperatur: 50 °C

Mobile Phase
- Mobile Phase A: 0,05-prozentige Lösung (V/V) von Trifluoressigsäure R
- Mobile Phase B: Tetrahydrofuran zur Chromatographie R, Methanol R, Acetonitril R (5:15:80 $V/V/V$)

Zeit (min)	Mobile Phase A (% V/V)	Mobile Phase B (% V/V)
0–5	90	10
5–20	90 → 65	10 → 35

Durchflussrate: 1,3 ml·min^{-1}

Detektion: Spektrometer bei 254 nm

Einspritzen: 10 µl; Untersuchungslösung a, Referenzlösungen b und c

Identifizierung von Verunreinigungen: Zur Identifizierung der Peaks der Verunreinigungen A, B, C, D, E und F werden das mitgelieferte Chromatogramm von Oxytetracyclin zur Eignungsprüfung A *CRS* und das mit der Referenzlösung c erhaltene Chromatogramm verwendet.

Relative Retention (bezogen auf Oxytetracyclin, t_R etwa 6,5 min)
- Verunreinigung A: etwa 0,9
- Verunreinigung B: etwa 1,2
- Verunreinigung C: etwa 1,3
- Verunreinigung D: etwa 1,4
- Verunreinigung E: etwa 2,2
- Verunreinigung F: etwa 2,3

Eignungsprüfung: Referenzlösung c
- Peak-Tal-Verhältnis: mindestens 3,0, wobei H_p die Höhe des Peaks der Verunreinigung A über der Basislinie und H_v die Höhe des niedrigsten Punkts der Kurve über der Basislinie zwischen den Peaks von Verunreinigung A und Oxytetracyclin darstellt; mindestens 2,0, wobei H_p die Höhe des Peaks der Verunreinigung B über der Basislinie und H_v die Höhe des niedrigsten Punkts der Kurve über der Basislinie zwischen den Peaks von Oxytetracyclin und Verunreinigung B darstellt

Berechnung der Prozentgehalte
- Korrekturfaktoren: Die Flächen der Peaks folgender Verunreinigungen werden mit dem entsprechenden Korrekturfaktor multipliziert:
  - Verunreinigung D: 0,4
  - Verunreinigung E: 0,4
- Für jede Verunreinigung wird die Konzentration an Oxytetracyclin in der Referenzlösung b verwendet.

Grenzwerte
- Verunreinigung C: höchstens 2,0 Prozent
- Verunreinigung B: höchstens 1,0 Prozent
- Summe der Verunreinigungen D, E und F: höchstens 1,0 Prozent
- Verunreinigung A: höchstens 0,5 Prozent
- Verunreinigungen D, E: jeweils höchstens 0,2 Prozent
- Jede weitere Verunreinigung: jeweils höchstens 0,1 Prozent
- Summe aller Verunreinigungen: höchstens 3,5 Prozent
- Berichtsgrenzwert: 0,05 Prozent

Wasser (2.5.12): höchstens 2,0 Prozent, mit 0,500 g Substanz bestimmt

Sulfatasche (2.4.14): höchstens 0,2 Prozent, mit 1,0 g Substanz bestimmt

Gehaltsbestimmung

Flüssigchromatographie (2.2.29) wie unter „Verwandte Substanzen" beschrieben, mit folgender Änderung:

Einspritzen: Untersuchungslösung b, Referenzlösung a

Der Prozentgehalt an $C_{22}H_{25}ClN_2O_9$ wird unter Berücksichtigung des für Oxytetracyclin *CRS* angegebenen Gehalts und mit einem Umrechnungsfaktor von 1,079 berechnet.

Lagerung

Dicht verschlossen, vor Licht geschützt

Falls die Substanz steril ist, darüber hinaus im sterilen Behältnis mit Originalitätsverschluss

Verunreinigungen

Spezifizierte Verunreinigungen:

A, B, C, D, E, F

A. (4R,4aR,5S,5aR,6S,12aS)-4-(Dimethylamino)-3,5,6,10,12,12a-hexahydroxy-6-methyl-1,11-dioxo-1,4,4a,5,5a,6,11,12a-octahydrotetracen-2-carboxamid (4-*epi*-Oxytetracyclin)

B. (4S,4aS,5aS,6S,12aS)-4-(Dimethylamino)-3,6,10,12,12a-pentahydroxy-6-methyl-1,11-dioxo-1,4,4a,5,5a,6,11,12a-octahydrotetracen-2-carboxamid (Tetracyclin)

C. (4S,4aR,5S,5aR,6S,12aS)-2-Acetyl-4-(dimethylamino)-3,5,6,10,12,12a-hexahydroxy-6-methyl-4a,5a,6,12a-tetrahydrotetracen-1,11(4H,5H)-dion (2-Acetyl-2-decarbamoyloxytetracyclin)

D. (3S,4S,5S)-4-[(1R)-4,5-Dihydroxy-9-methyl-3-oxo-1,3-dihydronaphtho[2,3-*c*]furan-1-yl]-3-(dimethylamino)-2,5-dihydroxy-6-oxocyclohex-1-en-1-carboxamid

E. (3S,4S,5R)-4-[(1R)-4,5-Dihydroxy-9-methyl-3-oxo-1,3-dihydronaphtho[2,3-*c*]furan-1-yl]-3-(dimethylamino)-2,5-dihydroxy-6-oxocyclohex-1-en-1-carboxamid

F. (4S,4aR,5R,12aS)-4-(Dimethylamino)-3,5,10,11,12a-pentahydroxy-6-methyl-1,12-dioxo-1,4,4a,5,12,12a-hexahydrotetracen-2-carboxamid (Anhydrooxytetracyclin)

P

Paracetamol 9741   Prednisolonacetat 9743

Paracetamol

Paracetamolum

C₈H₉NO₂ M_r 151,2
CAS Nr. 103-90-2

Definition

N-(4-Hydroxyphenyl)acetamid

Gehalt: 99,0 bis 101,0 Prozent (getrocknete Substanz)

Eigenschaften

Aussehen: weißes bis fast weißes, kristallines Pulver

Löslichkeit: wenig löslich in Wasser, leicht löslich in Ethanol 96 %, sehr schwer löslich in Dichlormethan

Prüfung auf Identität

1: B
2: A

A. Schmelztemperatur (2.2.14)

Bestimmung A: Die Schmelztemperatur der Substanz wird bestimmt.

Ergebnis A: 168 bis 172 °C

Bestimmung B: Gleiche Teile Substanz und Paracetamol *CRS* werden gemischt. Die Schmelztemperatur der Mischung wird bestimmt.

Ergebnis B: Die absolute Differenz zwischen der Schmelztemperatur der Mischung und dem in Bestimmung A erhaltenen Wert ist nicht größer als 2 °C.

B. IR-Spektroskopie (2.2.24)

Vergleich: Paracetamol *CRS*

Prüfung auf Reinheit

Verwandte Substanzen: Flüssigchromatographie (2.2.29)

Lösungsmittelmischung: Methanol *R*, Wasser *R* (15:85 *V/V*)

Untersuchungslösung: 50,0 mg Substanz werden in 0,75 ml Methanol *R* gelöst. Die Lösung wird mit Wasser *R* zu 5,0 ml verdünnt.

Referenzlösung a: 1,0 ml Untersuchungslösung wird mit der Lösungsmittelmischung zu 100,0 ml verdünnt. 1,0 ml dieser Lösung wird mit der Lösungsmittelmischung zu 20,0 ml verdünnt.

Referenzlösung b: 5,0 mg Paracetamol-Verunreinigung J *CRS* werden in 25 ml Methanol *R* gelöst. Die Lösung wird mit der Lösungsmittelmischung zu 250,0 ml verdünnt. 1,0 ml dieser Lösung wird mit der Lösungsmittelmischung zu 200,0 ml verdünnt.

Referenzlösung c: 5,0 mg Paracetamol-Verunreinigung K *CRS* werden in der Lösungsmittelmischung zu 100,0 ml gelöst. 1,0 ml Lösung wird mit der Lösungsmittelmischung zu 10,0 ml verdünnt.

Referenzlösung d: 1,0 ml Referenzlösung c wird mit der Lösungsmittelmischung zu 10,0 ml verdünnt.

Referenzlösung e: 1 ml Referenzlösung a und 1 ml Referenzlösung c werden gemischt und mit der Lösungsmittelmischung zu 10 ml verdünnt.

Säule
– Größe: $l = 0{,}15$ m, $\varnothing = 4{,}6$ mm
– Stationäre Phase: nachsilanisiertes, octadecylsilyliertes Kieselgel zur Chromatographie mit festem Kern *R* (5 µm)
– Temperatur: 30 °C

Mobile Phase
– Mobile Phase A: 1,7 g Kaliumdihydrogenphosphat *R* und 1,8 g Kaliummonohydrogenphosphat *R* werden in Wasser zur Chromatographie *R* zu 1000 ml gelöst.
– Mobile Phase B: Methanol *R*

Zeit (min)	Mobile Phase A (% V/V)	Mobile Phase B (% V/V)
0 – 1,5	95	5
1,5 – 14,4	95 → 90	5 → 10
14,4 – 28,8	90	10
28,8 – 57,6	90 → 66	10 → 34
57,6 – 60	66	34

Durchflussrate: 1,5 ml · min⁻¹

Detektion: Spektrometer bei 254 nm

Autosampler: 5 °C

Einspritzen: 50 µl; Untersuchungslösung, Referenzlösungen a, b, d und e

Identifizierung von Verunreinigungen: Zur Identifizierung des Peaks der Verunreinigung J wird das mit der Referenzlösung b erhaltene Chromatogramm verwendet; zur Identifizierung des Peaks der Verunreinigung K wird das mit der Referenzlösung d erhaltene Chromatogramm verwendet.

Relative Retention (bezogen auf Paracetamol, t_R etwa 4 min)
– Verunreinigung K: etwa 0,4
– Verunreinigung J: etwa 10,1

Eignungsprüfung: Referenzlösung e
- Auflösung: mindestens 5,0 zwischen den Peaks von Verunreinigung K und Paracetamol

Berechnung der Gehalte
- Für Verunreinigung J wird die Konzentration an Verunreinigung J in der Referenzlösung b verwendet.
- Für Verunreinigung K wird die Konzentration an Verunreinigung K in der Referenzlösung d verwendet.
- Für alle Verunreinigungen ohne die Verunreinigungen J und K wird die Konzentration an Paracetamol in der Referenzlösung a verwendet.

Grenzwerte
- Verunreinigung K: höchstens 50 ppm
- Verunreinigung J: höchstens 10 ppm
- Nicht spezifizierte Verunreinigungen: jeweils höchstens 0,05 Prozent
- Summe aller Verunreinigungen: höchstens 0,2 Prozent
- Berichtsgrenzwert: 0,03 Prozent, mit Ausnahme der Verunreinigungen J und K

Trocknungsverlust (2.2.32): höchstens 0,5 Prozent, mit 1,000 g Substanz durch Trocknen im Trockenschrank bei 105 °C bestimmt

Sulfatasche (2.4.14): höchstens 0,1 Prozent, mit 1,0 g Substanz bestimmt

Gehaltsbestimmung

0,300 g Substanz werden in einer Mischung von 10 ml Wasser R und 30 ml verdünnter Schwefelsäure R gelöst. Die Lösung wird 1 h lang unter Rückflusskühlung zum Sieden erhitzt, abgekühlt und mit Wasser R zu 100,0 ml verdünnt. 20,0 ml dieser Lösung werden mit 40 ml Wasser R, 40 g Eis, 15 ml verdünnter Salzsäure R und 0,1 ml Ferroin-Lösung R versetzt und mit Cer(IV)-sulfat-Lösung (0,1 mol·l^{-1}) bis zum Farbumschlag nach Grünlich-Gelb titriert. Eine Blindtitration wird durchgeführt.

1 ml Cer(IV)-sulfat-Lösung (0,1 mol·l^{-1}) entspricht 7,56 mg $C_8H_9NO_2$.

Lagerung

Vor Licht geschützt

Verunreinigungen

Spezifizierte Verunreinigungen:

J, K

Andere bestimmbare Verunreinigungen

(Die folgenden Substanzen werden, falls in einer bestimmten Menge vorhanden, durch eine oder mehrere Prüfmethoden in der Monographie erfasst. Sie werden begrenzt durch das allgemeine Akzeptanzkriterium für weitere Verunreinigungen/nicht spezifizierte Verunreinigungen und/oder durch die Anforderungen der Allgemeinen Monographie **Substanzen zur pharmazeutischen Verwendung (Corpora ad usum pharmaceuticum)**. Diese Verunreinigungen müssen daher nicht identifiziert werden, um die Konformität der Substanz zu zeigen. Siehe auch „5.10 Kontrolle von Verunreinigungen in Substanzen zur pharmazeutischen Verwendung"):

B, C, D, E, F, G, H, I, L, M, N, O

A.

N-(2-Hydroxyphenyl)acetamid

B.

N-(4-Hydroxyphenyl)propanamid

C.

N-(3-Chlor-4-hydroxyphenyl)acetamid

D.

N-Phenylacetamid

E.

1-(4-Hydroxyphenyl)ethan-1-on

F.

4-Nitrophenol

G.

[1-(4-Hydroxyphenyl)ethyliden]hydroxylamin

H.

(4-Acetamidophenyl)acetat

I. 1-(2-Hydroxyphenyl)ethan-1-on

J. N-(4-Chlorphenyl)acetamid (Chloracetanilid)

K. 4-Aminophenol

L. N-[4-(4-Acetamido-2-hydroxyphenoxy)phenyl]=
acetamid

M. 4,4'-Azandiyldiphenol

N. N,N'-[Oxydi(4,1-phenylen)]diacetamid

O. N-[4-(5-Acetamido-2-hydroxyphenoxy)phenyl]=
acetamid

10.7/0734

Prednisolonacetat
Prednisoloni acetas

$C_{23}H_{30}O_6$ M_r 402,5

CAS Nr. 52-21-1

Definition

11β,17-Dihydroxy-3,20-dioxopregna-1,4-dien-21-ylacetat

Gehalt: 97,0 bis 103,0 Prozent (getrocknete Substanz)

Eigenschaften

Aussehen: weißes bis fast weißes, kristallines Pulver

Löslichkeit: praktisch unlöslich in Wasser, schwer löslich in Dichlormethan und in Ethanol 96 %

Prüfung auf Identität

1: A, B
2: B, C

A. IR-Spektroskopie (2.2.24)

Vergleich: Prednisolonacetat *CRS*

B. Dünnschichtchromatographie (2.2.27)

Untersuchungslösung: 10 mg Substanz werden im Fließmittel zu 10,0 ml gelöst.

Referenzlösung: 10 mg Prednisolonacetat *CRS* werden im Fließmittel zu 10,0 ml gelöst.

Platte: DC-Platte mit Kieselgel F_{254} *R*

Fließmittel: Methanol *R*, Dichlormethan *R* (10:90 *V/V*)

Auftragen: 5 µl

Laufstrecke: 3/4 der Platte

Trocknen: an der Luft

Detektion: Die Platte wird mit einer Lösung, die wie folgt hergestellt wird, besprüht: 0,25 g 2,4-Dihydroxybenzaldehyd *R* werden in Essigsäure 99 % R zu 50 ml gelöst. Die Lösung wird mit einer Mischung von 12,5 ml Schwefelsäure R und 37,5 ml Essigsäure 99 % R versetzt. Anschließend wird die Platte 35 min lang oder bis die Flecke erscheinen bei 90 °C erhitzt. Nach dem Erkalten erfolgt die Auswertung im Tageslicht und im ultravioletten Licht bei 365 nm.

Ergebnis: Der Hauptfleck im Chromatogramm der Untersuchungslösung entspricht in Bezug auf Lage, Farbe und Größe dem Hauptfleck im Chromatogramm der Referenzlösung.

C. Etwa 2 mg Substanz werden unter Schütteln in 2 ml Schwefelsäure R gelöst. Innerhalb von 5 min entwickelt sich eine intensive Rotfärbung. Die Lösung zeigt im ultravioletten Licht bei 365 nm eine rötlich braune Fluoreszenz. Die Lösung wird zu 10 ml Wasser R gegeben und gemischt. Die Färbung verblasst und die Lösung zeigt im ultravioletten Licht bei 365 nm eine intensive, grünlich gelbe Fluoreszenz.

Prüfung auf Reinheit

Spezifische Drehung (2.2.7): +128 bis +137 (getrocknete Substanz)

70,0 mg Substanz werden in Methanol R 2 zu 20,0 ml gelöst.

Verwandte Substanzen: Flüssigchromatographie (2.2.29)

Die Lösungen müssen unmittelbar vor Gebrauch hergestellt werden.

Pufferlösung pH 4: eine Mischung von 1 Volumteil verdünnter Salzsäure R, 5 Volumteilen einer Lösung von Natriumacetat R (68,1 g · l^{-1}), 15 Volumteilen einer Lösung von Kaliumchlorid R (37,3 g · l^{-1}) und 79 Volumteilen Wasser R

Lösungsmittelmischung: Gleiche Volumteile Acetonitril R und Pufferlösung pH 4 werden gemischt.

Untersuchungslösung: 25,0 mg Substanz werden in Methanol R zu 10,0 ml gelöst.

Referenzlösung a: 2 mg Prednisolonacetat CRS und 2 mg Hydrocortisonacetat CRS (Verunreinigung A) werden in der Lösungsmittelmischung zu 100 ml gelöst.

Referenzlösung b: 1,0 ml Untersuchungslösung wird mit der Lösungsmittelmischung zu 100,0 ml verdünnt. 2,0 ml dieser Lösung werden mit der Lösungsmittelmischung zu 10,0 ml verdünnt.

Referenzlösung c: 5 mg Prednisolonacetat zur Peak-Identifizierung CRS (mit den Verunreinigungen A, B und C) werden in der Lösungsmittelmischung zu 50 ml gelöst.

Säule
- Größe: l = 0,25 m, ⌀ = 4,6 mm
- Stationäre Phase: nachsilanisiertes, octadecylsilyliertes Kieselgel zur Chromatographie R (5 µm)
- Temperatur: 40 °C

Mobile Phase: Acetonitril R, Wasser zur Chromatographie R (35:65 V/V)

Durchflussrate: 1 ml · min^{-1}

Detektion: Spektrometer bei 254 nm

Einspritzen: 20 µl

Chromatographiedauer: 2,5fache Retentionszeit von Prednisolonacetat

Identifizierung von Verunreinigungen: Zur Identifizierung der Peaks der Verunreinigungen A, B und C werden das mitgelieferte Chromatogramm von Prednisolonacetat zur Peak-Identifizierung CRS und das mit der Referenzlösung c erhaltene Chromatogramm verwendet.

Relative Retention (bezogen auf Prednisolonacetat, t_R etwa 17 min)
- Verunreinigung B: etwa 0,4
- Verunreinigung A: etwa 1,1
- Verunreinigung C: etwa 2,0

Eignungsprüfung: Referenzlösung a
- Auflösung: mindestens 2,0 zwischen den Peaks von Prednisolonacetat und Verunreinigung A

Grenzwerte
- Verunreinigungen A, B: jeweils nicht größer als das 5fache der Fläche des Hauptpeaks im Chromatogramm der Referenzlösung b (1,0 Prozent)
- Verunreinigung C: nicht größer als das 2,5fache der Fläche des Hauptpeaks im Chromatogramm der Referenzlösung b (0,5 Prozent)
- Nicht spezifizierte Verunreinigungen: jeweils nicht größer als das 0,5fache der Fläche des Hauptpeaks im Chromatogramm der Referenzlösung b (0,10 Prozent)
- Summe aller Verunreinigungen: nicht größer als das 10fache der Fläche des Hauptpeaks im Chromatogramm der Referenzlösung b (2,0 Prozent)
- Ohne Berücksichtigung bleiben: Peaks, deren Fläche nicht größer ist als das 0,25fache der Fläche des Hauptpeaks im Chromatogramm der Referenzlösung b (0,05 Prozent)

Trocknungsverlust (2.2.32): höchstens 0,5 Prozent, mit 1,000 g Substanz durch Trocknen im Trockenschrank bei 105 °C bestimmt

Gehaltsbestimmung

0,100 g Substanz werden in Ethanol 96 % R zu 100,0 ml gelöst. 2,0 ml Lösung werden mit Ethanol 96 % R zu 100,0 ml verdünnt. Die Absorption (2.2.25) dieser Lösung wird im Maximum bei 243 nm gemessen.

Der Gehalt an $C_{23}H_{30}O_6$ wird mit Hilfe der spezifischen Absorption berechnet ($A_{1cm}^{1\%}$ = 370).

Lagerung

Vor Licht geschützt

Verunreinigungen

Spezifizierte Verunreinigungen:

A, B, C

Andere bestimmbare Verunreinigungen

(Die folgenden Substanzen werden, falls in einer bestimmten Menge vorhanden, durch eine oder mehrere Prüfmethoden in der Monographie erfasst. Sie werden begrenzt durch das allgemeine Akzeptanzkriterium für weitere Verunreinigungen/nicht spezifizierte Verunreinigungen und/oder durch die Anforderungen der Allgemeinen Monographie **Substanzen zur pharmazeutischen Verwendung (Corpora ad usum pharmaceuticum)**. Diese Verunreinigungen müssen daher nicht identifiziert werden, um die Konformität der Substanz zu zeigen. Siehe auch „5.10 Kontrolle von Verunreinigungen in Substanzen zur pharmazeutischen Verwendung"):

D, E

A.

11β,17-Dihydroxy-3,20-dioxopregn-4-en-21-ylacetat
(Hydrocortisonacetat)

B.

11β,17,21-Trihydroxypregna-1,4-dien-3,20-dion
(Prednisolon)

C.

17-Hydroxy-3,20-dioxopregna-1,4-dien-11β,21-diyl=
diacetat
(Prednisolon-11,21-diacetat)

D.

11β,17-Dihydroxypregna-1,4-dien-3,20-dion

E.

17-Hydroxy-3,20-dioxopregna-1,4,9(11)-trien-
21-ylacetat

R

Racecadotril 9749

10.7/2171

Racecadotril
Racecadotrilum

$C_{21}H_{23}NO_4S$ M_r 385,5

CAS Nr. 81110-73-8

Definition

Benzyl[[[(2RS)-2-[(acetylsulfanyl)methyl]-3-phenyl=
propanoyl]amino]acetat]

Gehalt: 98,0 bis 102,0 Prozent (getrocknete Substanz)

Eigenschaften

Aussehen: weißes bis fast weißes Pulver

Löslichkeit: praktisch unlöslich in Wasser, leicht löslich in Dichlormethan und in Methanol

Prüfung auf Identität

IR-Spektroskopie (2.2.24)

Vergleich: Racecadotril CRS

Prüfung auf Reinheit

Aussehen der Lösung: Die Lösung muss klar (2.2.1) und darf nicht stärker gefärbt sein als die Farbvergleichslösung G_6 (2.2.2, Methode II).

5,0 g Substanz werden in 10 ml Aceton R gelöst.

Verwandte Substanzen: Flüssigchromatographie (2.2.29)

Lösungsmittelmischung: mobile Phase A, mobile Phase B (50:50 V/V)

Untersuchungslösung a: 50,0 mg Substanz werden in der Lösungsmittelmischung zu 25,0 ml gelöst.

Untersuchungslösung b: 5,0 ml Untersuchungslösung a werden mit der Lösungsmittelmischung zu 25,0 ml verdünnt.

Referenzlösung a: 1,0 ml Untersuchungslösung a wird mit der Lösungsmittelmischung zu 100,0 ml verdünnt. 1,0 ml dieser Lösung wird mit der Lösungsmittelmischung zu 10,0 ml verdünnt.

Referenzlösung b: Die Lösung muss unmittelbar vor Gebrauch hergestellt werden. 10 mg Racecadotril-Verunreinigung A CRS werden in 5,0 ml Lösungsmittelmischung gelöst. 1,0 ml Lösung wird mit der Lösungsmittelmischung zu 10,0 ml verdünnt. 1,0 ml dieser Lösung wird mit der Lösungsmittelmischung zu 100,0 ml verdünnt.

Referenzlösung c: 5 mg Racecadotril-Verunreinigung G CRS werden in der Lösungsmittelmischung zu 50 ml gelöst. 5 ml Lösung werden mit 1 ml Untersuchungslösung b versetzt und mit der Lösungsmittelmischung zu 100 ml verdünnt.

Referenzlösung d: 50,0 mg Racecadotril CRS werden in der Lösungsmittelmischung zu 25,0 ml gelöst. 5,0 ml Lösung werden mit der Lösungsmittelmischung zu 25,0 ml verdünnt.

Referenzlösung e: 2 mg Racecadotril zur Peak-Identifizierung CRS (mit den Verunreinigungen C, E und F) werden in 1,0 ml Lösungsmittelmischung gelöst.

Säule
- Größe: $l = 0,25$ m, $\varnothing = 4,0$ mm
- Stationäre Phase: nachsilanisiertes, octadecylsilyliertes Kieselgel zur Chromatographie R (5 µm)
- Temperatur: 30 °C

Mobile Phase
- Mobile Phase A: 1,0 g Kaliumdihydrogenphosphat R wird in Wasser zur Chromatographie R gelöst. Die Lösung wird mit Phosphorsäure 85 % R auf einen pH-Wert von 2,5 eingestellt und mit Wasser zur Chromatographie R zu 1000 ml verdünnt.
- Mobile Phase B: Acetonitril R 1

Zeit (min)	Mobile Phase A (% V/V)	Mobile Phase B (% V/V)
0 – 5	60	40
5 – 25	60 → 20	40 → 80
25 – 35	20	80

Durchflussrate: 1,0 ml · min^{-1}

Detektion: Spektrometer bei 210 nm

Einspritzen: 10 µl; Lösungsmittelmischung, Untersuchungslösung a, Referenzlösungen a, b, c und e

Identifizierung von Verunreinigungen: Zur Identifizierung der Peaks der Verunreinigungen C, E und F werden das mitgelieferte Chromatogramm von Racecadotril zur Peak-Identifizierung CRS und das mit der Referenzlösung e erhaltene Chromatogramm verwendet.

Relative Retention (bezogen auf Racecadotril, t_R etwa 16 min)
- Verunreinigung A: etwa 0,2

– Verunreinigung C: etwa 0,3
– Verunreinigung E: etwa 0,5
– Verunreinigung F: etwa 0,9

Eignungsprüfung: Referenzlösung c
– Auflösung: mindestens 1,5 zwischen den Peaks von Verunreinigung G und Racecadotril

Grenzwerte
– Korrekturfaktoren: Für die Berechnung der Gehalte werden die Flächen der Peaks folgender Verunreinigungen mit dem entsprechenden Korrekturfaktor multipliziert:
  – Verunreinigung C: 1,4
  – Verunreinigung E: 0,6
  – Verunreinigung F: 0,7
– Verunreinigungen C, E, F: jeweils nicht größer als das 2fache der Fläche des Hauptpeaks im Chromatogramm der Referenzlösung a (0,2 Prozent)
– Verunreinigung A: nicht größer als die Fläche des entsprechenden Peaks im Chromatogramm der Referenzlösung b (0,1 Prozent)
– Nicht spezifizierte Verunreinigungen: jeweils nicht größer als die Fläche des Hauptpeaks im Chromatogramm der Referenzlösung a (0,10 Prozent)
– Summe aller Verunreinigungen: nicht größer als das 5fache der Fläche des Hauptpeaks im Chromatogramm der Referenzlösung a (0,5 Prozent)
– Ohne Berücksichtigung bleiben: Peaks, deren Fläche nicht größer ist als das 0,5fache der Fläche des Hauptpeaks im Chromatogramm der Referenzlösung a (0,05 Prozent)

Trocknungsverlust (2.2.32): höchstens 0,5 Prozent, mit 1,000 g Substanz durch 4 h langes Trocknen im Vakuum bei 60 °C bestimmt

Sulfatasche (2.4.14): höchstens 0,1 Prozent, mit 1,0 g Substanz bestimmt

Gehaltsbestimmung

Flüssigchromatographie (2.2.29) wie unter „Verwandte Substanzen" beschrieben, mit folgender Änderung:

Einspritzen: Untersuchungslösung b, Referenzlösung d

Der Prozentgehalt an $C_{21}H_{23}NO_4S$ wird unter Berücksichtigung des für Racecadotril *CRS* angegebenen Gehalts berechnet.

Verunreinigungen

Spezifizierte Verunreinigungen:

A, C, E, F

Andere bestimmbare Verunreinigungen

(Die folgenden Substanzen werden, falls in einer bestimmten Menge vorhanden, durch eine oder mehrere Prüfmethoden in der Monographie erfasst. Sie werden begrenzt durch das allgemeine Akzeptanzkriterium für weitere Verunreinigungen/nicht spezifizierte Verunreinigungen und/oder durch die Anforderungen der Allgemeinen Monographie **Substanzen zur pharmazeutischen Verwendung (Corpora ad usum pharmaceuticum)**. Diese Verunreinigungen müssen daher nicht identifiziert werden, um die Konformität der Substanz zu zeigen. Siehe auch „5.10 Kontrolle von Verunreinigungen in Substanzen zur pharmazeutischen Verwendung"):

B, D, G, H

A.

Ethanthiosäure
(Thioessigsäure)

B.

[[(2*RS*)-2-Benzyl-3-sulfanylpropanoyl]amino]essig=
säure

C.

[[(2*RS*)-2-[(Acetylsulfanyl)methyl]-3-phenylpropa=
noyl]amino]essigsäure

D.

+ Stereoisomere

5,10-Dibenzyl-4,11-dioxo-7,8-dithia-3,12-diaza=
tetradecandisäure

E.

2-Benzylprop-2-ensäure
(2-Benzylacrylsäure)

F.

Benzyl[[(2-benzylprop-2-enoyl)amino]acetat]

G.

Benzyl[[[(2RS)-2-benzyl-3-sulfanylpropanoyl]ami=
no]acetat]

H.

+ Stereoisomere

Dibenzyl(5,10-dibenzyl-4,11-dioxo-7,8-dithia-
3,12-diazatetradecandioat)

T

Teicoplanin	9755	Tetracainhydrochlorid	9761
Teriflunomid-Tabletten	9758	Thiopental-Natrium und Natriumcarbonat	9763
Terpin-Monohydrat	9759	Trifluridin	9765

Teicoplanin

Teicoplaninum

10.7/2358

Teicoplanin	—R	—R'
A_{2-1} $C_{88}H_{95}Cl_2N_9O_{33}$ M_r 1878		$-CO-CH_2-CH_2-CH_2-CH_2-CH=CH-CH_2-CH_3$
A_{2-2} $C_{88}H_{97}Cl_2N_9O_{33}$ M_r 1880		$-CO-CH_2-CH_2-CH_2-CH_2-CH_2-CH(CH_3)_2$
A_{2-3} $C_{88}H_{97}Cl_2N_9O_{33}$ M_r 1880	aminosugar R'	$-CO-(CH_2)_7-CH_3$
A_{2-4} $C_{89}H_{99}Cl_2N_9O_{33}$ M_r 1894		$-CO-CH_2-CH_2-CH_2-CH_2-CH_2-CH(CH_3)-CH_2-CH_3$
A_{2-5} $C_{89}H_{99}Cl_2N_9O_{33}$ M_r 1894		$-CO-(CH_2)_7-CH(CH_3)_2$
A_{3-1} $C_{72}H_{68}Cl_2N_8O_{28}$ M_r 1564		H
A_{2-1a} $C_{87}H_{95}Cl_2N_9O_{33}$ M_r 1866	aminosugar R'	$-CO-(CH_2)_4-CH(CH_3)_2$
A_{2-1b} $C_{87}H_{95}Cl_2N_9O_{33}$ M_r 1866		$-CO-(CH_2)_6-CH_3$

CAS Nr. 61036-62-2

Definition

Teicoplanin ist ein Gemisch von Glycopeptiden, die von bestimmten Stämmen von *Actinoplanes teichomyceticus* sp. gebildet werden. Das Gemisch besteht aus den 6 Hauptkomponenten Teicoplanin A_{2-1} bis A_{2-5} und Teicoplanin A_{3-1} sowie den 2 Nebenkomponenten A_{2-1a} und A_{2-1b}.

Durch Fermentation gewonnene Substanz

Gehalt: mindestens 900 I. E. je Milligramm Substanz (wasser- und natriumchloridfreie Substanz)

Eigenschaften

Aussehen: weißes bis gelbliches, amorphes Pulver

Löslichkeit: leicht löslich in Wasser, wenig löslich in Dimethylformamid, praktisch unlöslich in Ethanol 96 %

Prüfung auf Identität

A. IR-Spektroskopie (2.2.24)

Vergleich: Teicoplanin zur Identifizierung CRS

B. Die bei der Prüfung „Zusammensetzung" (siehe „Prüfung auf Reinheit") erhaltenen Chromatogramme werden ausgewertet.

Ergebnis: Die Hauptpeaks (Teicoplanin A_{3-1}, A_{2-1}, A_{2-2}, A_{2-3}, A_{2-4} und A_{2-5}) und die 2 Nebenpeaks (Teicoplanin A_{2-1a}, A_{2-1b}) im Chromatogramm der Untersuchungslösung entsprechen in Bezug auf Retentionszeit und Größe den Hauptpeaks und den Nebenpeaks im Chromatogramm der Referenzlösung a.

Prüfung auf Reinheit

Aussehen der Lösung: Die Lösung muss klar (2.2.1) und darf nicht stärker gefärbt sein als die Farbvergleichslösung BG_3 oder B_4 (2.2.2, Methode I).

0,8 g Substanz werden in 10 ml Wasser R gelöst.

pH-Wert (2.2.3): 6,5 bis 7,5

0,50 g Substanz werden in kohlendioxidfreiem Wasser R zu 10 ml gelöst.

Zusammensetzung: Flüssigchromatographie (2.2.29) mit Hilfe des Verfahrens „Normalisierung"

Untersuchungslösung: 0,100 g Substanz werden in Wasser R zu 50,0 ml gelöst.

Referenzlösung a: 20 mg Teicoplanin zur Identifizierung CRS werden in Wasser R zu 10,0 ml gelöst.

Referenzlösung b: 1,0 ml Referenzlösung a wird mit Wasser R zu 10,0 ml verdünnt. 1,0 ml dieser Lösung wird mit Wasser R zu 20,0 ml verdünnt.

Referenzlösung c: 50,0 mg Mesityloxid *CRS* (Verunreinigung A) werden in Wasser *R* zu 25,0 ml gelöst. 1,0 ml Lösung wird mit Wasser *R* zu 10,0 ml verdünnt. 1,0 ml dieser Lösung wird mit Wasser *R* zu 100,0 ml verdünnt.

Säule
- Größe: $l = 0{,}25$ m, $\varnothing = 4{,}6$ mm
- Stationäre Phase: nachsilanisiertes, octadecylsilyliertes Kieselgel zur Chromatographie *R* (5 µm), sphärisch

Mobile Phase
- Mobile Phase A: 900 ml einer Lösung von wasserfreiem Natriumdihydrogenphosphat *R* (3,0 g · l^{-1}), die mit Natriumhydroxid-Lösung (40 g · l^{-1}) auf einen pH-Wert von 6,0 eingestellt wurde, und 100 ml Acetonitril *R* werden gemischt.
- Mobile Phase B: 300 ml einer Lösung von wasserfreiem Natriumdihydrogenphosphat *R* (3,0 g · l^{-1}), die mit einer Lösung von Natriumhydroxid *R* (40 g · l^{-1}) auf einen pH-Wert von 6,0 eingestellt wurde, und 700 ml Acetonitril *R* werden gemischt.

Zeit (min)	Mobile Phase A (% V/V)	Mobile Phase B (% V/V)
0–30	100 → 50	0 → 50
30–31	50 → 10	50 → 90
31–35	10	90

Durchflussrate: 2,3 ml · min^{-1}

Detektion: Spektrometer bei 254 nm

Einspritzen: 20 µl; Untersuchungslösung, Referenzlösungen a und b

Identifizierung: Zur Identifizierung der Gruppen und Komponenten werden das mitgelieferte Chromatogramm von Teicoplanin zur Identifizierung *CRS* und das mit der Referenzlösung a erhaltene Chromatogramm verwendet.

Relative Retention (bezogen auf Teicoplanin A_{2-2}, t_R etwa 18 min)
- Teicoplanin-A_3-Gruppe $\leq 0{,}70$
  - Teicoplanin A_{3-1}: etwa 0,43
- Teicoplanin-A_2-Gruppe > 0,70 einschließlich
  - Teicoplanin-A_{2-1}-Gruppe > 0,70 und < 1,00
    - Teicoplanin A_{2-1a}: etwa 0,85
    - Teicoplanin A_{2-1b}: etwa 0,88
    - Teicoplanin A_{2-1}: etwa 0,93
  - Teicoplanin $A_{2-2} = 1{,}00$
  - Teicoplanin-A_{2-3}-Gruppe > 1,00 und < 1,12
    - Teicoplanin A_{2-3}: etwa 1,03
  - Teicoplanin A_{2-4}: etwa 1,12
  - Teicoplanin-A_{2-5}-Gruppe > 1,12 und < 1,25
    - Teicoplanin A_{2-5}: etwa 1,15
  - Teicoplanin-A_{2-6}-Gruppe $\geq 1{,}25$
    - Teicoplaninartige verwandte Substanz RS A_{2-6a}: etwa 1,25
    - Teicoplaninartige verwandte Substanz RS A_{2-6b}: etwa 1,30
    - Teicoplaninartige verwandte Substanz RS A_{2-6c}: etwa 1,38

Eignungsprüfung
- Das mit der Referenzlösung a erhaltene Chromatogramm muss dem mitgelieferten Chromatogramm von Teicoplanin zur Identifizierung *CRS* entsprechen.
- Auflösung: mindestens 1,0 zwischen den Peaks von Teicoplanin A_{2-4} und Teicoplanin A_{2-5} im Chromatogramm der Referenzlösung a
- Signal-Rausch-Verhältnis: mindestens 40 für den Peak von Teicoplanin A_{2-2} im Chromatogramm der Referenzlösung b

Die Prozentgehalte der verschiedenen Komponenten werden nach folgenden Gleichungen berechnet:

$$\text{Teicoplanin-}A_3\text{-Gruppe} = \frac{0{,}83 \cdot S_3}{S_2 + 0{,}83 \cdot S_3} \cdot 100$$

$$\text{Teicoplanin-}A_2\text{-Gruppe} = \frac{S_2}{S_2 + 0{,}83 \cdot S_3} \cdot 100$$

$$\text{Teicoplanin-}A_{2-1}\text{-Gruppe} = \frac{S_{2-1}}{S_2 + 0{,}83 \cdot S_3} \cdot 100$$

$$\text{Teicoplanin } A_{2-1a} = \frac{A_{2-1a}}{S_2 + 0{,}83 \cdot S_3} \cdot 100$$

$$\text{Teicoplanin } A_{2-1b} = \frac{A_{2-1b}}{S_2 + 0{,}83 \cdot S_3} \cdot 100$$

$$\text{Teicoplanin } A_{2-1} = \frac{A_{2-1}}{S_2 + 0{,}83 \cdot S_3} \cdot 100$$

$$\text{Teicoplanin } A_{2-2} = \frac{A_{2-2}}{S_2 + 0{,}83 \cdot S_3} \cdot 100$$

$$\text{Teicoplanin-}A_{2-3}\text{-Gruppe} = \frac{S_{2-3}}{S_2 + 0{,}83 \cdot S_3} \cdot 100$$

$$\text{Teicoplanin } A_{2-3} = \frac{A_{2-3}}{S_2 + 0{,}83 \cdot S_3} \cdot 100$$

$$\text{Teicoplanin } A_{2-4} = \frac{A_{2-4}}{S_2 + 0{,}83 \cdot S_3} \cdot 100$$

$$\text{Teicoplanin-}A_{2-5}\text{-Gruppe} = \frac{S_{2-5}}{S_2 + 0{,}83 \cdot S_3} \cdot 100$$

$$\text{Teicoplanin } A_{2-5} = \frac{A_{2-5}}{S_2 + 0{,}83 \cdot S_3} \cdot 100$$

$$\text{Teicoplanin-}A_{2-6}\text{-Gruppe} = \frac{S_{2-6}}{S_2 + 0{,}83 \cdot S_3} \cdot 100$$

S_2 = Summe der Flächen der Peaks der Teicoplanin-A_2-Gruppe im Chromatogramm der Untersuchungslösung

S_3 = Summe der Flächen der Peaks der Teicoplanin-A_3-Gruppe im Chromatogramm der Untersuchungslösung; ein Peak der Verunreinigung A wird nicht berücksichtigt.

S_{2-6} = Summe der Flächen der Peaks mit einer relativen Retention größer als oder gleich 1,25 im Chromatogramm der Untersuchungslösung

S_{2-1} = Summe der Flächen der Peaks der Teicoplanin-A_{2-1}-Gruppe im Chromatogramm der Untersuchungslösung

A_{2-1a} = Fläche des Peaks von Teicoplanin A_{2-1a} im Chromatogramm der Untersuchunglösung

A_{2-1b} = Fläche des Peaks von Teicoplanin A_{2-1b} im Chromatogramm der Untersuchunglösung

A_{2-1} = Fläche des Peaks von Teicoplanin A_{2-1} im Chromatogramm der Untersuchunglösung

A_{2-2} = Fläche des Peaks von Teicoplanin A_{2-2} im Chromatogramm der Untersuchunglösung

S_{2-3} = Summe der Flächen der Peaks der Teicoplanin-A_{2-3}-Gruppe im Chromatogramm der Untersuchungslösung

A_{2-3} = Fläche des Peaks von Teicoplanin A_{2-3} im Chromatogramm der Untersuchunglösung

A_{2-4} = Fläche des Peaks von Teicoplanin A_{2-4} im Chromatogramm der Untersuchunglösung

S_{2-5} = Summe der Flächen der Peaks der Teicoplanin-A_{2-5}-Gruppe im Chromatogramm der Untersuchungslösung

A_{2-5} = Fläche des Peaks von Teicoplanin-A_{2-5} im Chromatogramm der Untersuchungslösung

Grenzwerte
– Teicoplanin-A_2-Gruppe: 84,0 bis 98,0 Prozent
– Teicoplanin A_{2-2}: 37,0 bis 50,0 Prozent
– Teicoplanin-A_{2-1}-Gruppe: 10,0 bis 19,0 Prozent
– Teicoplanin-A_{2-5}-Gruppe: 7,0 bis 17,0 Prozent
– Teicoplanin A_{2-4}: 7,0 bis 15,0 Prozent
– Teicoplanin A_{2-5}: 7,0 bis 15,0 Prozent
– Teicoplanin-A_{2-3}-Gruppe: 5,0 bis 11,0 Prozent
– Teicoplanin-A_3-Gruppe: 4,0 bis 12,0 Prozent
– Teicoplanin A_{2-3}: 4,0 bis 8,5 Prozent
– Teicoplanin A_{2-1}: 2,0 bis 7,0 Prozent
– Teicoplanin A_{2-1a}: 0,5 bis 5,5 Prozent
– Teicoplanin A_{2-1b}: 0,5 bis 4,0 Prozent
– Teicoplanin-A_{2-6}-Gruppe: höchstens 5,0 Prozent
– Berichtsgrenzwert: 0,25 Prozent

Verwandte Substanzen: Flüssigchromatographie (2.2.29) wie unter „Zusammensetzung" beschrieben, mit Hilfe des Verfahrens „Normalisierung"

Das mit der Referenzlösung a erhaltene Chromatogramm wird zur Identifizierung aller Peaks von teicoplaninartigen verwandten Substanzen verwendet, die den Berichtsgrenzwert überschreiten. Jeder Peak im gesamten Chromatogramm der Untersuchungslösung, der sich nicht einem Peak oberhalb des Berichtsgrenzwerts im Chromatogramm der Referenzlösung a zuordnen lässt, muss als Peak einer nichtteicoplaninartigen Verunreinigung eingestuft werden, sofern er sich nicht auf andere Weise charakterisieren lässt.

Eine teicoplaninartige verwandte Substanz ist definiert als Substanz, die die gleiche Glycopeptid-Kernstruktur besitzt wie das Stammmolekül, das aus einem linearen Heptapeptid-Aglycon, einer α-D-Mannose und einem Acetyl-β-D-Glucosamin besteht.

Die R'-Seitenketten der teicoplaninartigen verwandten Substanzen RS A_{2-6a}, RS A_{2-6b} und RS A_{2-6c} sind unbekannt.

Die Prozentgehalte werden nach folgenden Gleichungen berechnet:

Teicoplaninartige verwandte Substanz

$$x = \frac{A_{RSTLx}}{S_2 + 0{,}83 \cdot S_3} \cdot 100$$

A_{RSTLx} = Fläche des Peaks der teicoplaninartigen Substanz x im Chromatogramm der Untersuchungslösung

Nicht teicoplaninartige Verunreinigung

$$x = \frac{A_{Ix}}{S_2 + 0{,}83 \cdot S_3} \cdot 100$$

A_{Ix} = Fläche des Peaks der nicht teicoplaninartigen Verunreinigung x im Chromatogramm der Untersuchungslösung

Grenzwerte
– Teicoplaninartige verwandte Substanz RS A_{2-6c}: höchstens 2,5 Prozent
– Teicoplaninartige verwandte Substanz RS A_{2-6a}: höchstens 1,5 Prozent
– Teicoplaninartige verwandte Substanz RS A_{2-6b}: höchstens 1,5 Prozent
– Jede nicht teicoplaninartige Verunreinigung ohne die Verunreinigung A: höchstens 0,5 Prozent
– Summe aller nicht teicoplaninartigen Verunreinigungen ohne die Verunreinigung A: höchstens 1,5 Prozent

Verunreinigung A: Flüssigchromatographie (2.2.29) wie unter „Zusammensetzung" beschrieben, mit folgenden Änderungen:

Einspritzen: 20 µl; Untersuchungslösung, Referenzlösung c

Relative Retention (bezogen auf Teicoplanin A_{2-2}, t_R etwa 18 min)
– Verunreinigung A: etwa 0,6

Berechnung des Prozentgehalts
– Für Verunreinigung A wird die Konzentration an Verunreinigung A in der Referenzlösung c verwendet.

Grenzwert
– Verunreinigung A: höchstens 0,2 Prozent

Chlorid: höchstens 5,0 Prozent, berechnet als Natriumchlorid (wasserfreie Substanz)

1,000 g Substanz wird in 300 ml Wasser *R* unter Rühren gelöst. Die Lösung wird mit 2 ml Salpetersäure *R* angesäuert und mit Silbernitrat-Lösung (0,1 mol · l⁻¹) titriert. Der Endpunkt wird mit Hilfe der Potentiometrie (2.2.20) bestimmt.

1 ml Silbernitrat-Lösung (0,1 mol · l⁻¹) entspricht 5,844 mg NaCl.

Wasser (2.5.12): höchstens 15,0 Prozent, mit 0,300 g Substanz bestimmt

Teicoplanin

Wertbestimmung

Die Bestimmung erfolgt nach „Mikrobiologische Wertbestimmung von Antibiotika" (2.7.2, Diffusionsmethode). Als Referenzsubstanz wird Teicoplanin *CRS* verwendet.

Lagerung

Vor Licht geschützt, bei 2 bis 8 °C

Verunreinigungen

Spezifizierte Verunreinigung:

A

A.

4-Methylpent-3-en-2-on
(Mesityloxid)

10.7/3037

Teriflunomid-Tabletten
Teriflunomidi compressi

Definition

Teriflunomid-Tabletten zur Anwendung am Menschen enthalten **Teriflunomid (Teriflunomidum).**

Die Tabletten entsprechen der Allgemeinen Monographie **Tabletten (Compressi)** *und den folgenden zusätzlichen Anforderungen.*

Gehalt: 95,0 bis 105,0 Prozent des in der Beschriftung angegebenen Gehalts an Teriflunomid ($C_{12}H_9F_3N_2O_2$)

Prüfung auf Identität

A. Das UV-Spektrum des Hauptpeaks in den Chromatogrammen der bei der Gehaltsbestimmung verwendeten Lösungen wird im Bereich von 200 bis 400 nm mit einem Dioden-Array-Detektor aufgenommen.

Ergebnis: Das UV-Spektrum des Hauptpeaks im Chromatogramm der Untersuchungslösung entspricht dem UV-Spektrum des Hauptpeaks im Chromatogramm der Referenzlösung d.

B. Die bei der Gehaltsbestimmung erhaltenen Chromatogramme werden ausgewertet.

Ergebnis: Der Hauptpeak im Chromatogramm der Untersuchungslösung entspricht in Bezug auf Retentionszeit und Größe dem Hauptpeak im Chromatogramm der Referenzlösung d.

Prüfung auf Reinheit

Verwandte Substanzen: Flüssigchromatographie (2.2.29)

Pufferlösung: eine Lösung von Ammoniumacetat *R* (3,85 g · l^{-1}), die mit Essigsäure 99 % *R* auf einen pH-Wert von 5,5 eingestellt wurde

Lösungsmittelmischung: Pufferlösung, Acetonitril *R* (20:80 *V/V*)

Untersuchungslösung: 10 Tabletten werden mit einem Volumen der Lösungsmittelmischung versetzt, das etwa der Hälfte des Endvolumens entspricht. Die Tabletten werden durch ungefähr 20 min langes Schütteln und eine etwa 3 min lange Behandlung mit Ultraschall gelöst. Die Lösung wird mit der Lösungsmittelmischung zum Endvolumen so verdünnt, dass eine Konzentration an Teriflunomid von 0,7 mg · ml^{-1} erhalten wird, und anschließend filtriert. 3,0 ml Filtrat werden mit der Lösungsmittelmischung zu 10,0 ml verdünnt.

Referenzlösung a: 1,0 ml Untersuchungslösung wird mit der Lösungsmittelmischung zu 100,0 ml verdünnt.

Referenzlösung b: 10 mg Leflunomid-Verunreinigung A *CRS* (Teriflunomid-Verunreinigung A) werden in Acetonitril *R* zu 250 ml gelöst. 1 ml Lösung wird mit der Lösungsmittelmischung zu 200 ml verdünnt.

Referenzlösung c: 5 mg Teriflunomid-Verunreinigung B *CRS* werden in Acetonitril *R* zu 100 ml gelöst. 2 ml Lösung werden mit der Lösungsmittelmischung zu 50 ml verdünnt. 1 ml dieser Lösung wird mit 1 ml Referenzlösung b versetzt und mit der Lösungsmittelmischung zu 10 ml verdünnt.

Referenzlösung d: 21,0 mg Teriflunomid zur Gehaltsbestimmung *CRS* werden in 40 ml Lösungsmittelmischung gelöst. Die Lösung wird mit der Lösungsmittelmischung zu 100,0 ml verdünnt.

Referenzlösung e: 1,0 ml Referenzlösung a wird mit der Lösungsmittelmischung zu 10,0 ml verdünnt.

Säule
- Größe: $l = 0,15$ m, $\varnothing = 4,6$ mm
- Stationäre Phase: nachsilanisiertes, octadecylsilyliertes Kieselgel zur Chromatographie mit festem Kern *R* (2,7 µm)
- Temperatur: 40 °C

Mobile Phase
- Mobile Phase A: Acetonitril zur Chromatographie *R*, Pufferlösung (10:90 *V/V*)
- Mobile Phase B: Pufferlösung, Acetonitril zur Chromatographie *R* (10:90 *V/V*)

Zeit (min)	Mobile Phase A (%V/V)	Mobile Phase B (%V/V)
0–2	76	24
2–12	76 → 23	24 → 77

Durchflussrate: 1,0 ml · min^{-1}

Detektion: Spektrometer bei 249 nm

Einspritzen: 5 µl; Untersuchungslösung, Referenzlösungen c und e

Identifizierung von Verunreinigungen: Zur Identifizierung der Peaks der Verunreinigungen A und B wird das mit der Referenzlösung c erhaltene Chromatogramm verwendet.

Relative Retention (bezogen auf Teriflunomid, t_R etwa 5 min)
– Verunreinigung B: etwa 1,5
– Verunreinigung A: etwa 1,6

Eignungsprüfung: Referenzlösung c
– Auflösung: mindestens 1,5 zwischen den Peaks der Verunreinigungen B und A
– Signal-Rausch-Verhältnis: mindestens 10 für den Peak der Verunreinigung A

Berechnung der Prozentgehalte
– Für jede Verunreinigung wird die Konzentration an Teriflunomid in der Referenzlösung e verwendet.

Grenzwerte
– Verunreinigung A: höchstens 0,01 Prozent
– Verunreinigung B: höchstens 0,30 Prozent
– Nicht spezifizierte Verunreinigungen: jeweils höchstens 0,10 Prozent
– Summe aller Verunreinigungen: höchstens 0,40 Prozent
– Berichtsgrenzwert: 0,05 Prozent; der Peak von Verunreinigung A wird berücksichtigt

Wirkstofffreisetzung (2.9.3, Apparatur 2): *Um die Gleichförmigkeit von Charge zu Charge zu bestätigen, muss im Rahmen der routinemäßigen Qualitätskontrolle die mit der Zulassung genehmigte Prüfung durchgeführt werden. Für weitere Informationen siehe Kapitel 1 „Allgemeine Vorschriften" des Europäischen Arzneibuchs.*

Freisetzungsmedium: eine Lösung von Kaliumdihydrogenphosphat R (6,8 g · l^{-1}), die mit einer Lösung von Natriumhydroxid R (200 g · l^{-1}) auf einen pH-Wert von 6,8 eingestellt wurde.
1000 ml Freisetzungsmedium werden verwendet.

Rotationsgeschwindigkeit: 50 · min^{-1}

Dauer: 30 min

Analyse: UV-Vis-Spektroskopie (2.2.25)

Untersuchungslösung: Die Proben werden aus dem Freisetzungsgefäß gezogen und filtriert.

Die Absorption der Lösungen wird im Absorptionsmaximum bei 292 nm gemessen.

Die Menge an Teriflunomid ($C_{12}H_9F_3N_2O_2$), die in Lösung gegangen ist, wird unter Annahme der spezifischen Absorption von 854 berechnet und in Prozent des in der Beschriftung angegebenen Gehalts ausgedrückt.

Akzeptanzkriterium:
– Q = 75 Prozent bei 30 min

Gehaltsbestimmung

Flüssigchromatographie (2.2.29) wie unter „verwandte Substanzen" beschrieben, mit folgenden Änderungen:

Einspritzen: Untersuchungslösung, Referenzlösung d

Eignungsprüfung: Referenzlösung d
– Symmetriefaktor: höchstens 2,0 für den Peak von Teriflunomid
– Wiederholpräzision: höchstens 1,5 Prozent relative Standardabweichung, mit 6 Einspritzungen bestimmt

Der Prozentgehalt an Teriflunomid ($C_{12}H_9F_3N_2O_2$) wird unter Berücksichtigung des für Teriflunomid zur Gehaltsbestimmung CRS angegebenen Gehalts berechnet.

Verunreinigungen

Spezifizierte Verunreinigungen

A, B

A.

4-(Trifluormethyl)anilin
(Leflunomid-Verunreinigung A)

B.

2-Cyano- N-[4-(trifluormethyl)phenyl]acetamid

10.7/2940

Terpin-Monohydrat
Terpinum monohydricum

$C_{10}H_{20}O_2 \cdot H_2O$ M_r 190,3

CAS Nr. 2451-01-6

Definition

(1*s*,4*s*)-4-(2-Hydroxypropan-2-yl)-1-methylcyclohexan-1-ol-Monohydrat

Gehalt: 98,0 bis 102,0 Prozent (wasserfreie Substanz)

Eigenschaften

Aussehen: weißes bis fast weißes, kristallines Pulver

Löslichkeit: schwer löslich in Wasser, löslich in Ethanol 96 %, schwer löslich in Dichlormethan

Schmelztemperatur: etwa 117 °C

Prüfung auf Identität

A. IR-Spektroskopie (2.2.24)

Vergleich: Terpin-Monohydrat *CRS*

B. Die Substanz entspricht der Prüfung „Wasser" (siehe „Prüfung auf Reinheit").

Prüfung auf Reinheit

Prüflösung: 2,50 g Substanz werden in Ethanol 96 % *R* zu 50,0 ml gelöst.

Aussehen der Lösung: Die Prüflösung muss klar (2.2.1) und farblos (2.2.2, Methode II) sein.

Sauer oder alkalisch reagierende Substanzen: 10 ml Prüflösung werden mit 0,1 ml Bromthymolblau-Lösung *R* 1 versetzt. Bis zum Farbumschlag des Indikators dürfen höchstens 0,2 ml Natriumhydroxid-Lösung (0,02 mol · l^{-1}) oder Salzsäure (0,02 mol · l^{-1}) verbraucht werden.

Verwandte Substanzen: Gaschromatographie (2.2.28) mit Hilfe des Verfahrens „Normalisierung"

Interner-Standard-Lösung: 0,500 g Biphenyl *R* werden in 1 ml Dichlormethan *R* gelöst. Die Lösung wird mit Methanol *R* zu 25,0 ml verdünnt.

Untersuchungslösung a: 0,375 g Substanz werden in Methanol *R* zu 25,0 ml gelöst.

Untersuchungslösung b: 85,0 mg Substanz werden in Methanol *R* gelöst. Die Lösung wird mit 2,0 ml Interner-Standard-Lösung versetzt und mit Methanol *R* zu 100,0 ml verdünnt.

Referenzlösung a: Der Inhalt einer Durchstechflasche mit Terpin-Verunreinigung D *CRS* wird in 1 ml Untersuchungslösung a gelöst.

Referenzlösung b: 85,0 mg Terpin-Monohydrat *CRS* werden in Methanol *R* gelöst. Die Lösung wird mit 2,0 ml Interner-Standard-Lösung versetzt und mit Methanol *R* zu 100,0 ml verdünnt.

Säule
- Material: Quarzglas
- Größe: *l* = 30 m, ∅ = 0,32 mm
- Stationäre Phase: Methylpolysiloxan *R* (Filmdicke 1,0 µm)

Trägergas: Helium zur Chromatographie *R*

Durchflussrate: 1 ml · min^{-1}

Splitverhältnis: 1:10

Temperatur

	Zeit (min)	Temperatur (°C)
Säule	0 – 11	180
	11 – 14	180 → 270
	14 – 15	270
Probeneinlass		220
Detektor		300

Detektion: Flammenionisation

Einspritzen: 1 µl; Untersuchungslösung a, Referenzlösung a

Relative Retention (bezogen auf Terpin, t_R etwa 6,3 min)
- Verunreinigung D: etwa 1,05
- Interner Standard: etwa 1,2

Eignungsprüfung: Referenzlösung a
- Peak-Tal-Verhältnis: mindestens 3, wobei H_p die Höhe des Peaks der Verunreinigung D über der Basislinie und H_v die Höhe des niedrigsten Punkts der Kurve über der Basislinie zwischen den Peaks von Terpin und Verunreinigung D darstellt

Grenzwerte
- Nicht spezifizierte Verunreinigungen: jeweils höchstens 0,10 Prozent
- Summe aller Verunreinigungen: höchstens 0,3 Prozent
- Berichtsgrenzwert: 0,05 Prozent

Wasser (2.5.12): 8,0 bis 10,0 Prozent, mit 0,200 g Substanz bestimmt

Sulfatasche (2.4.14): höchstens 0,1 Prozent, mit 1,0 g Substanz bestimmt

Gehaltsbestimmung

Gaschromatographie (2.2.28) wie unter „Verwandte Substanzen" beschrieben, mit folgender Änderung:

Einspritzen: 0,5 µl; Untersuchungslösung b, Referenzlösung b

Der Prozentgehalt an Terpin wird nach folgender Formel berechnet:

$$\frac{A_1 \cdot m_2 \cdot A_4 \cdot 100}{A_2 \cdot m_1 \cdot A_3}$$

A_1 = Fläche des Peaks von Terpin im Chromatogramm der Untersuchungslösung b

- A_2 = Fläche des Peaks von Terpin im Chromatogramm der Referenzlösung b
- A_3 = Fläche des Peaks des internen Standards im Chromatogramm der Untersuchungslösung b
- A_4 = Fläche des Peaks des internen Standards im Chromatogramm der Referenzlösung b
- m_1 = Masse der Substanz zur Herstellung der Untersuchungslösung b in Milligramm
- m_2 = Masse von Terpin-Monohydrat CRS zur Herstellung der Referenzlösung b in Milligramm

Lagerung

Dicht verschlossen, vor Licht geschützt

Verunreinigungen

Andere bestimmbare Verunreinigungen

(Die folgenden Substanzen werden, falls in einer bestimmten Menge vorhanden, durch eine oder mehrere Prüfmethoden in der Monographie erfasst. Sie werden begrenzt durch das allgemeine Akzeptanzkriterium für weitere Verunreinigungen/nicht spezifizierte Verunreinigungen und/oder durch die Anforderungen der Allgemeinen Monographie **Substanzen zur pharmazeutischen Verwendung (Corpora ad usum pharmaceuticum)**. Diese Verunreinigungen müssen daher nicht identifiziert werden, um die Konformität der Substanz zu zeigen. Siehe auch „5.10 Kontrolle von Verunreinigungen in Substanzen zur pharmazeutischen Verwendung"):

A, B, C, D

A.

2-[(1RS)-4-Methylcyclohex-3-en-1-yl]propan-2-ol (α-Terpineol)

B.

(1s,4s)-1-Methyl-4-(prop-1-en-2-yl)cyclohexan-1-ol (cis-β-Terpineol)

C.

(4RS)-1-Methyl-4-(prop-1-en-2-yl)cyclohex-1-en (Limonen)

D.

(1r,4r)-4-(2-Hydroxypropan-2-yl)-1-methylcyclohexan-1-ol (*trans*-Terpin)

10.7/0057

Tetracainhydrochlorid
Tetracaini hydrochloridum

$C_{15}H_{25}ClN_2O_2$ M_r 300,8

CAS Nr. 136-47-0

Definition

[2-(Dimethylamino)ethyl][4-(butylamino)benzoat]-hydrochlorid

Gehalt: 99,0 bis 101,0 Prozent (getrocknete Substanz)

Eigenschaften

Aussehen: weißes bis fast weißes, kristallines, schwach hygroskopisches Pulver

Löslichkeit: leicht löslich in Wasser, löslich in Ethanol 96 %, praktisch unlöslich in Heptan

Die Substanz zeigt Polymorphie (5.9).

Schmelztemperatur: 134 bis 150 °C

Prüfung auf Identität

1: A, D
2: B, C, D

A. IR-Spektroskopie (2.2.24), ohne Umkristallisieren

   Vergleich: Tetracainhydrochlorid CRS

B. Werden 10 ml Prüflösung (siehe „Prüfung auf Reinheit") mit 1 ml Ammoniumthiocyanat-Lösung *R* versetzt, entsteht ein weißer, kristalliner Niederschlag, der nach Umkristallisieren aus Wasser *R*

2 h lang bei 80 °C getrocknet wird und bei etwa 131 °C schmilzt (2.2.14).

C. Etwa 5 mg Substanz werden mit 0,5 ml rauchender Salpetersäure R auf dem Wasserbad zur Trockne eingedampft. Der Rückstand wird nach dem Erkalten in 5 ml Aceton R gelöst. Nach Zusatz von 1 ml ethanolischer Kaliumhydroxid-Lösung (0,1 mol · l^{-1}) entwickelt sich eine Violettfärbung.

D. Die Prüflösung gibt die Identitätsreaktion a auf Chlorid (2.3.1).

Prüfung auf Reinheit

Prüflösung: 5,0 g Substanz werden in kohlendioxidfreiem Wasser R zu 50 ml gelöst.

Aussehen der Lösung: Die Lösung muss klar (2.2.1) und farblos (2.2.2, Methode II) sein.

2 ml Prüflösung werden mit Wasser R zu 10 ml verdünnt.

pH-Wert (2.2.3): 4,5 bis 6,5

1 ml Prüflösung wird mit kohlendioxidfreiem Wasser R zu 10 ml verdünnt.

Verwandte Substanzen: Flüssigchromatographie (2.2.29)

Die Lösungen müssen unmittelbar vor Gebrauch hergestellt werden.

Lösungsmittelmischung: Acetonitril R, Wasser R (20:80 V/V)

Untersuchungslösung: 20,0 mg Substanz werden in der Lösungsmittelmischung zu 20,0 ml gelöst.

Referenzlösung a: 1,0 ml Untersuchungslösung wird mit der Lösungsmittelmischung zu 100,0 ml verdünnt. 1,0 ml dieser Lösung wird mit der Lösungsmittelmischung zu 10,0 ml verdünnt.

Referenzlösung b: Der Inhalt einer Durchstechflasche mit Tetracain zur Eignungsprüfung CRS (mit den Verunreinigungen A, B und C) wird in 2 ml Lösungsmittelmischung gelöst.

Säule
- Größe: $l = 0,15$ m, $\varnothing = 4,6$ mm
- Stationäre Phase: alkyliertes Kieselgel zur Chromatographie zur Verwendung mit stark wässrigen mobilen Phasen R (5 µm)
- Temperatur: 30 °C

Mobile Phase
- Mobile Phase A: 1,36 g Kaliumdihydrogenphosphat R werden in Wasser zur Chromatographie R gelöst. Nach Zusatz von 0,5 ml Phosphorsäure 85 % R wird die Lösung mit Wasser zur Chromatographie R zu 1000 ml verdünnt.
- Mobile Phase B: Acetonitril R

Zeit (min)	Mobile Phase A (% V/V)	Mobile Phase B (% V/V)
0 – 3	80	20
3 – 18	80 → 40	20 → 60
18 – 23	40	60

Durchflussrate: 1,5 ml · min^{-1}

Detektion: Spektrometer bei 300 nm

Einspritzen: 10 µl

Identifizierung von Verunreinigungen: Zur Identifizierung der Peaks der Verunreinigungen A, B und C werden das mitgelieferte Chromatogramm von Tetracain zur Eignungsprüfung CRS und das mit der Referenzlösung b erhaltene Chromatogramm verwendet.

Relative Retention (bezogen auf Tetracain, t_R etwa 7 min)
- Verunreinigung A: etwa 0,3
- Verunreinigung B: etwa 1,6
- Verunreinigung C: etwa 2,2

Eignungsprüfung: Referenzlösung b
- Auflösung: mindestens 5,0 zwischen den Peaks von Tetracain und Verunreinigung B

Berechnung der Prozentgehalte
- Korrekturfaktoren: Die Flächen der Peaks folgender Verunreinigungen werden mit dem entsprechenden Korrekturfaktor multipliziert:
  - Verunreinigung B: etwa 0,7
  - Verunreinigung C: etwa 0,7
- Für jede Verunreinigung wird die Konzentration an Tetracainhydrochlorid in der Referenzlösung a verwendet.

Grenzwerte
- Verunreinigungen B, C: jeweils höchstens 0,15 Prozent
- Verunreinigung A: höchstens 0,05 Prozent
- Nicht spezifizierte Verunreinigungen: jeweils höchstens 0,10 Prozent
- Summe aller Verunreinigungen: höchstens 0,5 Prozent
- Berichtsgrenzwert: 0,05 Prozent, außer für Verunreinigung A

Trocknungsverlust (2.2.32): höchstens 1,0 Prozent, mit 1,000 g Substanz durch Trocknen im Trockenschrank bei 105 °C bestimmt

Sulfatasche (2.4.14): höchstens 0,1 Prozent, mit 1,0 g Substanz bestimmt

Gehaltsbestimmung

0,250 g Substanz werden in 50 ml Ethanol 96 % R gelöst und nach Zusatz von 5,0 ml einer Lösung von Salzsäure R (1,03 g · l^{-1}) mit Natriumhydroxid-Lösung (0,1 mol · l^{-1}) titriert. Das zwischen den beiden mit Hilfe der Potentiometrie (2.2.20) bestimmten Wendepunkten zugesetzte Volumen wird abgelesen.

1 ml Natriumhydroxid-Lösung (0,1 mol·l⁻¹) entspricht 30,08 mg $C_{15}H_{25}ClN_2O_2$.

Lagerung

Dicht verschlossen, vor Licht geschützt

Verunreinigungen

Spezifizierte Verunreinigungen:

A, B, C

A.

4-Aminobenzoesäure

B.

4-(Butylamino)benzoesäure

C.

Methyl[4-(butylamino)benzoat]

10.7/0212

Thiopental-Natrium und Natriumcarbonat

Thiopentalum natricum et natrii carbonas

$C_{11}H_{17}N_2NaO_2S$ M_r 264,3

Definition

Mischung von Natrium[5-ethyl-5-[(1*RS*)-1-methylbutyl]-4,6-dioxo-1,4,5,6-tetrahydropyrimidin-2-thiolat] und wasserfreiem Natriumcarbonat

Gehalt
- Thiopental: 84,0 bis 87,0 Prozent (getrocknete Substanz)
- Natrium: 10,2 bis 11,2 Prozent (getrocknete Substanz)

Eigenschaften

Aussehen: gelblich weißes, hygroskopisches Pulver

Löslichkeit: leicht löslich in Wasser, teilweise löslich in wasserfreiem Ethanol

Prüfung auf Identität

1: A, B, E
2: A, C, D, E

A. 10 ml Prüflösung (siehe „Prüfung auf Reinheit") werden mit verdünnter Salzsäure *R* angesäuert. Die Lösung schäumt auf. Sie wird mit 20 ml *tert*-Butylmethylether *R* geschüttelt. Die abgetrennte obere Phase wird mit 10 ml Wasser *R* gewaschen, über wasserfreiem Natriumsulfat *R* getrocknet und filtriert. Das Filtrat wird zur Trockne eingedampft und der Rückstand bei 100 bis 105 °C getrocknet. Die Schmelztemperatur (2.2.14) des getrockneten Rückstands wird bestimmt. Gleiche Teile getrockneter Rückstand und Thiopental *CRS* werden gemischt. Die Schmelztemperatur der Mischung wird bestimmt. Die Differenz zwischen den beiden Schmelztemperaturen bei etwa 160 °C darf höchstens 2 °C betragen.

B. IR-Spektroskopie (2.2.24)

Probenvorbereitung: Der unter „Prüfung auf Identität, A" erhaltene Rückstand wird verwendet.

Vergleich: Thiopental *CRS*

C. Dünnschichtchromatographie (2.2.27)

Untersuchungslösung: 0,1 g Substanz werden in Wasser *R* zu 100 ml gelöst.

Referenzlösung: 85 mg Thiopental *CRS* werden in 10 ml verdünnter Natriumhydroxid-Lösung *R* gelöst. Die Lösung wird mit Wasser *R* zu 100 ml verdünnt.

Platte: DC-Platte mit Kieselgel GF$_{254}$ *R*

Fließmittel: konzentrierte Ammoniak-Lösung *R*, Ethanol 96 % *R*, Dichlormethan *R* (5:15:80 *V/V/V*)

Die untere Phase wird verwendet.

Auftragen: 10 µl

Laufstrecke: 3/4 der Platte

Detektion: sofort im ultravioletten Licht bei 254 nm

Ergebnis: Der Hauptfleck im Chromatogramm der Untersuchungslösung entspricht in Bezug auf Lage und Größe dem Hauptfleck im Chromatogramm der Referenzlösung.

D. Die Substanz gibt die Identitätsreaktion auf nicht am Stickstoff substituierte Barbiturate (2.3.1).

E. Die Substanz gibt die Identitätsreaktion a auf Natrium (2.3.1).

Prüfung auf Reinheit

Prüflösung: 5,0 g Substanz werden in kohlendioxidfreiem Wasser R zu 50 ml gelöst.

Aussehen der Lösung: Die Prüflösung muss klar (2.2.1) und darf nicht stärker gefärbt sein als die Farbvergleichslösung GG_3 (2.2.2, Methode II).

Verwandte Substanzen: Flüssigchromatographie (2.2.29)

Die Lösungen müssen unmittelbar vor Gebrauch hergestellt werden.

Untersuchungslösung: 20,0 mg Substanz werden in der mobilen Phase zu 20,0 ml gelöst.

Referenzlösung a: 1,0 ml Untersuchungslösung wird mit der mobilen Phase zu 100,0 ml verdünnt. 5,0 ml dieser Lösung werden mit der mobilen Phase zu 10,0 ml verdünnt.

Referenzlösung b: Der Inhalt einer Durchstechflasche mit Thiopental-Verunreinigungsmischung *CRS* (Verunreinigungen A, B, C und D) wird in 1 ml Untersuchungslösung gelöst.

Säule
- Größe: $l = 0,15$ m, $\varnothing = 4,6$ mm
- Stationäre Phase: nachsilanisiertes, octadecylsilyliertes Kieselgel zur Chromatographie R (5 µm)

Mobile Phase: Acetonitril R 1, Lösung von Phosphorsäure 85 % R (1 g·l^{-1}) (35:65 *V/V*)

Durchflussrate: 1 ml·min^{-1}

Detektion: Spektrometer bei 225 nm

Einspritzen: 10 µl

Chromatographiedauer: 2fache Retentionszeit von Thiopental

Identifizierung von Verunreinigungen: Zur Identifizierung der Peaks der Verunreinigungen A, B, C und D werden das mitgelieferte Chromatogramm von Thiopental-Verunreinigungsmischung *CRS* und das mit der Referenzlösung b erhaltene Chromatogramm verwendet.

Relative Retention (bezogen auf Thiopental, t_R etwa 20 min)
- Verunreinigung A: etwa 0,3
- Verunreinigung B: etwa 0,4
- Verunreinigung C: etwa 0,9
- Verunreinigung D: etwa 1,3

Eignungsprüfung: Referenzlösung b
- Auflösung:
  - mindestens 1,5 zwischen den Peaks der Verunreinigungen A und B
  - mindestens 1,5 zwischen den Peaks von Verunreinigung C und Thiopental

Grenzwerte
- Korrekturfaktor: Für die Berechnung des Gehalts wird die Fläche des Peaks von Verunreinigung B mit 1,5 multipliziert.
- Verunreinigung C: nicht größer als das 6fache der Fläche des Hauptpeaks im Chromatogramm der Referenzlösung a (3,0 Prozent)
- Verunreinigung B: nicht größer als das 2fache der Fläche des Hauptpeaks im Chromatogramm der Referenzlösung a (1,0 Prozent)
- Verunreinigung D: nicht größer als das 0,6fache der Fläche des Hauptpeaks im Chromatogramm der Referenzlösung a (0,3 Prozent)
- Nicht spezifizierte Verunreinigungen: jeweils nicht größer als das 0,2fache der Fläche des Hauptpeaks im Chromatogramm der Referenzlösung a (0,10 Prozent)
- Summe aller Verunreinigungen: nicht größer als das 10fache der Fläche des Hauptpeaks im Chromatogramm der Referenzlösung a (5,0 Prozent)
- Ohne Berücksichtigung bleiben: Peaks, deren Fläche nicht größer ist als das 0,1fache der Fläche des Hauptpeaks im Chromatogramm der Referenzlösung a (0,05 Prozent)

Chlorid (2.4.4): höchstens 330 ppm

5 ml Prüflösung werden mit 35 ml Wasser R und 10 ml verdünnter Salpetersäure R versetzt und 3-mal mit je 25 ml *tert*-Butylmethylether R ausgeschüttelt. Die oberen Phasen werden verworfen. Die wässrige Phase wird auf dem Wasserbad erhitzt, um das organische Lösungsmittel zu entfernen. 15 ml Lösung müssen der Grenzprüfung auf Chlorid entsprechen.

Trocknungsverlust (2.2.32): höchstens 2,5 Prozent, mit 0,500 g Substanz durch 4 h langes Trocknen bei 100 °C im Vakuum bestimmt

Gehaltsbestimmung

Natrium: 0,400 g Substanz werden in 30 ml Wasser R gelöst und nach Zusatz von 0,1 ml Methylrot-Lösung R mit Salzsäure (0,1 mol·l^{-1}) bis zum Farbumschlag nach Rot titriert. Die Lösung wird erhitzt und 2 min lang im schwachen Sieden gehalten, erkalten gelassen und falls erforderlich mit Salzsäure (0,1 mol·l^{-1}) bis zum erneuten Auftreten der Rotfärbung titriert.

1 ml Salzsäure (0,1 mol·l^{-1}) entspricht 2,299 mg Na.

Thiopental: 0,150 g Substanz werden in 5 ml Wasser R gelöst. Die Lösung wird mit 2 ml verdünnter Schwefelsäure R versetzt und 4-mal mit je 10 ml Chloroform R ausgeschüttelt. Die Chloroformphasen werden vereinigt und filtriert. Das Filtrat wird auf dem Wasserbad zur Trockne eingedampft. Der Rückstand wird in 30 ml zuvor neutralisiertem Dimethylformamid *R* gelöst. Die Lösung wird mit 0,1 ml einer Lösung von Thymolblau *R* (2 g · l⁻¹) in Methanol *R* versetzt und mit Lithiummethanolat-Lösung (0,1 mol · l⁻¹) sofort bis zur Blaufärbung titriert. Während der Titration ist die Lösung vor Kohlendioxid der Luft zu schützen.

1 ml Lithiummethanolat-Lösung (0,1 mol · l⁻¹) entspricht 24,23 mg $C_{11}H_{18}N_2O_2S$.

Lagerung

Dicht verschlossen, vor Licht geschützt

Verunreinigungen

Spezifizierte Verunreinigungen:

B, C, D

Andere bestimmbare Verunreinigungen

(Die folgenden Substanzen werden, falls in einer bestimmten Menge vorhanden, durch eine oder mehrere Prüfmethoden in der Monographie erfasst. Sie werden begrenzt durch das allgemeine Akzeptanzkriterium für weitere Verunreinigungen/nicht spezifizierte Verunreinigungen und/oder durch die Anforderungen der Allgemeinen Monographie **Substanzen zur pharmazeutischen Verwendung (Corpora ad usum pharmaceuticum)**. Diese Verunreinigungen müssen daher nicht identifiziert werden, um die Konformität der Substanz zu zeigen. Siehe auch „5.10 Kontrolle von Verunreinigungen in Substanzen zur pharmazeutischen Verwendung"):

A

A.

5-[(1*RS*)-1-Methylbutyl]-2-thioxo-2,3-dihydropyrimidin-4,6(1*H*,5*H*)-dion

B.

5-Ethyl-5-[(1*RS*)-1-methylbutyl]pyrimidin-2,4,6(1*H*,3*H*,5*H*)-trion

C.

5-Ethyl-5-(1-ethylpropyl)-2-thioxo-2,3-dihydropyrimidin-4,6(1*H*,5*H*)-dion

D.

und deren Enantiomere

Gemisch von (2*RS*,3*RS*)-2-(Carbamothioylcarbamoyl)-2-ethyl-3-methylhexansäure und (2*RS*,3*SR*)-2-(Carbamothioylcarbamoyl)-2-ethyl-3-methylhexansäure

10.7/2910

Trifluridin

Trifluridinum

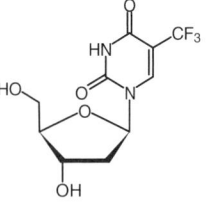

$C_{10}H_{11}F_3N_2O_5$ M_r 296,2

CAS Nr. 70-00-8

Definition

1-(2-Desoxy-β-D-*erythro*-pentofuranosyl)-5-(trifluormethyl)pyrimidin-2,4(1*H*,3*H*)-dion

Gehalt: 98,0 bis 102,0 Prozent (getrocknete Substanz)

Eigenschaften

Aussehen: weißes bis fast weißes, kristallines Pulver

Löslichkeit: löslich bis schwer löslich in Wasser und in Ethanol 96 %, praktisch unlöslich in Dichlormethan

Prüfung auf Identität

A. IR-Spektroskopie (2.2.24)

Vergleich: Trifluridin CRS

Prüfung auf Reinheit

Spezifische Drehung (2.2.7): + 47 bis + 51 (getrocknete Substanz)

Trifluridin

0,300 g Substanz werden in Wasser *R* zu 10,0 ml gelöst.

Verwandte Substanzen: Flüssigchromatographie (2.2.29)

Die Prüfung ist unter Lichtschutz durchzuführen. Die Lösungen sind innerhalb von 12 h zu verwenden.

Lösungsmittelmischung: mobile Phase B, mobile Phase A (5:95 *V/V*)

Untersuchungslösung: 20,0 mg Substanz werden in der Lösungsmittelmischung zu 10,0 ml gelöst. 1,0 ml Lösung wird mit der Lösungsmittelmischung zu 10,0 ml verdünnt.

Referenzlösung a: 1,0 ml Untersuchungslösung wird mit der Lösungsmittelmischung zu 100,0 ml verdünnt. 1,0 ml dieser Lösung wird mit der Lösungsmittelmischung zu 10,0 ml verdünnt.

Referenzlösung b: 20,0 mg Trifluridin *CRS* werden in der Lösungsmittelmischung zu 10,0 ml gelöst. 1,0 ml Lösung wird mit der Lösungsmittelmischung zu 10,0 ml verdünnt.

Referenzlösung c: 2 mg 5-Carboxyuracil *R* (Verunreinigung C) werden in 95 ml mobiler Phase A gelöst. Die Lösung wird mit der mobilen Phase B zu 100 ml verdünnt. 1 ml dieser Lösung wird mit der Lösungsmittelmischung zu 10 ml verdünnt (Lösung A). Der Inhalt einer Durchstechflasche mit Trifluridin-Verunreinigung A *CRS* wird in 1 ml Lösung A gelöst.

Säule
- Größe: $l = 0,25$ m, $\varnothing = 4,6$ mm
- Stationäre Phase: desaktiviertes, nachsilanisiertes, octadecylsilyliertes Kieselgel zur Chromatographie *R* (5 µm)

Mobile Phase
- Mobile Phase A: Lösung von Natriumdihydrogenphosphat *R* (7,8 g · l^{-1}), mit Ammoniak-Lösung *R* auf einen pH-Wert von 6,0 eingestellt
- Mobile Phase B: Acetonitril *R*

Zeit (min)	Mobile Phase A (%V/V)	Mobile Phase B (%V/V)
0–3	95	5
3–10	95 → 85	5 → 15
10–15	85	15

Durchflussrate: 1,0 ml · min^{-1}

Detektion: Spektrometer bei 263 nm

Autosampler: 4 °C

Einspritzen: 20 µl

Identifizierung von Verunreinigungen: Zur Identifizierung der Peaks der Verunreinigungen C und A wird das mit der Referenzlösung c erhaltene Chromatogramm verwendet.

Relative Retention (bezogen auf Trifluridin, t_R etwa 13,8 min)
- Verunreinigung C: etwa 0,19
- Verunreinigung A: etwa 0,21

Eignungsprüfung: Referenzlösung c
- Auflösung: mindestens 1,5 zwischen den Peaks der Verunreinigungen C und A

Berechnung der Prozentgehalte
- Für jede Verunreinigung wird die Konzentration an Trifluridin in der Referenzlösung a verwendet.

Grenzwerte
- Nicht spezifizierte Verunreinigungen: jeweils höchstens 0,10 Prozent
- Summe aller Verunreinigungen: höchstens 0,2 Prozent
- Berichtsgrenzwert: 0,05 Prozent

Trocknungsverlust (2.2.32): höchstens 0,5 Prozent, mit 1,000 g Substanz durch 4 h langes Trocknen im Trockenschrank bei 105 °C bestimmt

Gehaltsbestimmung

Flüssigchromatographie (2.2.29) wie unter „Verwandte Substanzen" beschrieben, mit folgender Änderung:

Einspritzen: Untersuchungslösung, Referenzlösung b

Der Prozentgehalt an $C_{10}H_{11}F_3N_2O_5$ wird unter Berücksichtigung des für Trifluridin *CRS* angegebenen Gehalts berechnet.

Verunreinigungen

Andere bestimmbare Verunreinigungen

(Die folgenden Substanzen werden, falls in einer bestimmten Menge vorhanden, durch eine oder mehrere Prüfmethoden in der Monographie erfasst. Sie werden begrenzt durch das allgemeine Akzeptanzkriterium für weitere Verunreinigungen/nicht spezifizierte Verunreinigungen und/oder durch die Anforderungen der Allgemeinen Monographie **Substanzen zur pharmazeutischen Verwendung (Corpora ad usum pharmaceuticum)**. Diese Verunreinigungen müssen daher nicht identifiziert werden, um die Konformität der Substanz zu zeigen. Siehe auch „5.10 Kontrolle von Verunreinigungen in Substanzen zur pharmazeutischen Verwendung"):

A, B, C, D, E

A.

1-(2-Desoxy-β-D-*erythro*-pentofuranosyl)-2,4-dioxo-1,2,3,4-tetrahydropyrimidin-5-carbonsäure

B.

5-(Trifluormethyl)pyrimidin-2,4(1*H*,3*H*)-dion

C.

2,4-Dioxo-1,2,3,4-tetrahydropyrimidin-5-carbon=
säure
(5-Carboxyuracil)

D.

1-(2-Desoxy-β-D-*erythro*-pentofuranosyl)pyrimidin-
2,4(1*H*,3*H*)-dion

E.

Pyrimidin-2,4(1*H*,3*H*)-dion
(Uracil)

Gesamtregister

Hinweis: Bei den mit * gekennzeichneten Texten handelt es sich um Monographien zu Drogen, die insbesondere in der Traditionellen Chinesischen Medizin (TCM) verwendet werden.

A

AAS (Atomabsorptionsspektrometrie) (*siehe* 2.2.23) 49
Abacaviri sulfas 2609
Abacavirsulfat 2609
Abelmoschi corolla* 1985
Abelmoschus-Blütenkrone* 1985
Abkürzungen
    – allgemeine (*siehe* 1.7) **10.7**-9153
    – für Kombinationsimpfstoffe (*siehe* 1.7) **10.7**-9154
Absinthii herba 2509
Acaciae gummi 2202
Acaciae gummi dispersione desiccatum 4139
Acamprosatum calcicum **10.3**-7151
Acamprosat-Calcium **10.3**-7151
Acanthopanacis gracilistyli cortex* 2443
Acarbose 2612
Acarbosum 2612
Acari ad producta allergenica 4832
Acebutololhydrochlorid 2616
Acebutololhydrochlorid *R* **10.7**-9206
Acebutoloi hydrochloridum 2616
Aceclofenac 2618
Aceclofenacum 2618
Acemetacin 2621
Acemetacinum 2621
Acesulfam-Kalium 2623
Acesulfamum kalicum 2623
Acetal *R* **10.7**-9206
Acetaldehyd *R* **10.7**-9207
Acetaldehyd-Ammoniak *R* **10.7**-9207
Acetaldehyd-Lösung (100 ppm C_2H_4O) *R* **10.7**-9491
Acetaldehyd-Lösung (100 ppm C_2H_4O) *R* 1 ...**10.7**-9491
Acetanhydrid *R* **10.7**-9207
Acetanhydrid-Schwefelsäure-Lösung *R* **10.7**-9207
Acetat, Identitätsreaktion (2.3.1) 179
Acetat-Natriumedetat-Pufferlösung pH 5,5 *R* **10.7**-9503
Acetat-Pufferlösung pH 4,4 *R* **10.7**-9502
Acetat-Pufferlösung pH 4,5 *R* **10.7**-9502
Acetat-Pufferlösung pH 4,6 *R* **10.7**-9502
Acetat-Pufferlösung pH 4,7 *R* **10.7**-9502
Acetat-Pufferlösung pH 4,7 *R* 1 ....**10.7**-9502
Acetat-Pufferlösung pH 5,0 *R* **10.7**-9502
Acetat-Pufferlösung pH 6,0 *R* **10.7**-9503
Acetazolamid 2625
Acetazolamidum 2625
Aceton 2627
Aceton *R* **10.7**-9207
(D_6)Aceton *R* **10.7**-9207
Acetonitril *R* **10.7**-9207
Acetonitril *R* 1 ....**10.7**-9208
Acetonitril zur Chromatographie *R* **10.7**-9208
(D_3)Acetonitril *R* **10.7**-9208
Aceton-Lösung, gepufferte *R* **10.7**-9500
Acetonum 2627
Acetoxyvalerensäure *R* **10.7**-9208
Acetyl, Identitätsreaktion (*siehe* 2.3.1) 179
Acetylacetamid *R* **10.7**-9208
Acetylaceton *R* **10.7**-9208
Acetylaceton-Reagenz *R* 1 ....**10.7**-9208
Acetylaceton-Reagenz *R* 2 ....**10.7**-9208
N-Acetyl-ε-caprolactam *R* **10.7**-9208
Acetylchlorid *R* **10.7**-9209
Acetylcholinchlorid 2628
Acetylcholinchlorid *R* **10.7**-9209
Acetylcholini chloridum 2628
Acetylcystein **10.3**-7152
Acetylcysteinum **10.3**-7152
β-Acetyldigoxin 2632
β-*Acetyldigoxinum* 2632
Acetylen *R* **10.7**-9209
Acetylenum (1 per centum) in nitrogenio intermixtum 4053
Acetyleugenol *R* **10.7**-9209
N-Acetylglucosamin *R* **10.7**-9209
O-Acetyl-Gruppen in Polysaccharid-Impfstoffen (2.5.19) 237
Acetylierungsgemisch *R* 1 ....**10.7**-9209
Acetyl-11-keto-β-boswelliasäure *R* **10.7**-9209
N-(α)-Acetyl-L-lysin *R* **10.7**-9210
N-(ε)-Acetyl-L-lysin *R* **10.7**-9210
N-Acetylneuraminsäure *R* **10.7**-9210
Acetylsalicylsäure 2635
Acetylsalicylsäure *R* **10.7**-9210
N-Acetyltryptophan 2637
N-Acetyltryptophan *R* **10.7**-9210
N-Acetyltryptophanum* 2637
N-Acetyltyrosin 2640
Acetyltyrosinethylester *R* **10.7**-9210
Acetyltyrosinethylester-Lösung (0,2 mol · l^{-1}) *R* ..**10.7**-9210
N-Acetyltyrosinum* 2640
Achyranthis bidentatae radix* 1987
Achyranthiswurzel* 1987
Aciclovir **10.4**-7933
Aciclovirum **10.4**-7933
Acidi methacrylici et ethylis acrylatis polymerisati 1:1 dispersio 30 per centum 4750
Acidi methacrylici et ethylis acrylatis polymerisatum 1:1 4748
Acidi methacrylici et methylis methacrylatis polymerisatum 1:1 4752
Acidi methacrylici et methylis methacrylatis polymerisatum 1:2 4753
Acidum aceticum glaciale 3798
Acidum acetylsalicylicum 2635
Acidum adipicum 2652
Acidum alginicum 2671
Acidum amidotrizoicum dihydricum 2720
Acidum 4-aminobenzoicum 2731
Acidum aminocaproicum 2733
Acidum ascorbicum 2816
Acidum asparticum 2823
Acidum benzoicum 2905
Acidum boricum 3000
Acidum caprylicum 3116
Acidum chenodeoxycholicum **10.6**-8864
Acidum citricum 3341
Acidum citricum monohydricum 3342
Acidum edeticum **10.4**-7999
Acidum etacrynicum **10.6**-8897

Acidum folicum hydricum	4001
Acidum formicum	2717
Acidum fusidicum	4027
Acidum glutamicum	4094
Acidum hydrochloridum concentratum	5613
Acidum hydrochloridum dilutum	5613
Acidum iopanoicum	4355
Acidum ioxaglicum	4363
Acidum lacticum	4834
Acidum (S)-lacticum	4835
Acidum lactobionicum	10.2-6799
Acidum maleicum	4679
Acidum malicum	2653
Acidum medronicum ad radiopharmaceutica	1876
Acidum mefenamicum	4707
Acidum nicotinicum	5034
Acidum niflumicum	5038
Acidum nitricum	5612
Acidum oleicum	5098
Acidum oxolinicum	5160
Acidum palmiticum	5186
Acidum phosphoricum concentratum	10.5-8526
Acidum phosphoricum dilutum	10.5-8527
Acidum picricum ad praeparationes homoeopathicas	2556
Acidum picrinicum für homöopathische Zubereitungen	2556
Acidum pipemidicum trihydricum	5326
Acidum salicylicum	5608
Acidum sorbicum	5680
Acidum stearicum	10.4-8136
Acidum succinicum ad praeparationes homoeopathicas	2556
Acidum succinicum für homöopathische Zubereitungen	2556
Acidum sulfuricum	10.3-7400
Acidum tartaricum	6174
Acidum thiocticum	5892
Acidum tiaprofenicum	10.1-6507
Acidum tolfenamicum	5962
Acidum tranexamicum	10.1-6511
Acidum trichloroaceticum	6003
Acidum undecylenicum	6077
Acidum ursodeoxycholicum	6082
Acidum valproicum	6099
Acidum zoledronicum monohydricum	10.1-6525
Acitretin	2644
Acitretinum	2644
Acrylamid *R*	10.7-9211
Acrylamid-Bisacrylamid-Lösung (29:1), 30-prozentige *R*	10.7-9211
Acrylamid-Bisacrylamid-Lösung (36,5:1), 30-prozentige *R*	10.7-9211
Acrylsäure *R*	10.7-9211
Actein *R*	10.7-9211
Acteosid *R*	10.7-9211
Adamantan *R*	10.7-9211
Adapalen	2646
Adapalenum	2646
Adenin	2648
Adenin *R*	10.7-9211
Adeninum	2648
Adenosin	2650
Adenosin *R*	10.7-9212
Adenosinum	2650
Adenovirose-Impfstoff (inaktiviert) für Hunde	1617
Adenovirose-Lebend-Impfstoff für Hunde	10.2-6677
Adenovirus-assoziierte, virusabgeleitete Vektoren zur Anwendung am Menschen (*siehe* 5.14)	1211
Adenovirus-Vektoren zur Anwendung am Menschen (*siehe* 5.14)	1202
Adeps A 3-O-desacyl-4′-monophosphorylatus	3500
Adeps lanae	6179
Adeps lanae cum aqua	6185
Adeps lanae hydrogenatus	6183
Adeps solidus	4163
Adeps solidus cum additamentis	4165
Adipinsäure	2652
Adipinsäure *R*	10.7-9212
Adonis vernalis ad praeparationes homoeopathicas	10.1-6295
Adonis vernalis für homöopathische Zubereitungen	10.1-6295
Adrenalin/Epinephrin	10.3-7232
Adrenalini tartras	3736
Adrenalintartrat/Epinephrintartrat	3736
Adrenalinum	10.3-7232
Adrenalonhydrochlorid *R*	10.7-9212
Adsorbat-Impfstoffe	
– Bestimmung von Aluminium (2.5.13)	235
– Bestimmung von Calcium (2.5.14)	236
Äpfelsäure	2653
Äpfelsäure *R*	10.7-9212
Aer medicinalis	4600
Aer medicinalis artificiosus	4603
AES (Atomemissionsspektrometrie) (2.2.22)	47
Aescin *R*	10.7-9212
Aesculetin *R*	10.7-9212
Aesculin *R*	10.7-9212
Aether	3832
Aether anaestheticus	3833
Ätherische Öle	10.7-9565
– Chromatographisches Profil (*siehe* 5.30)	10.7-9560
– fette Öle, verharzte ätherische Öle in (2.8.7)	429
– fremde Ester in (2.8.6)	428
– Gehaltsbestimmung von 1,8-Cineol (2.8.11)	430
– Geruch und Geschmack (2.8.8)	429
– Herstellung (*siehe* 5.30)	10.7-9559
– in pflanzlichen Drogen, Gehaltsbestimmung (2.8.12)	10.4-7529
– Löslichkeit in Ethanol (2.8.10)	429
– Monographien zu (5.30)	10.7-9559
– Verdampfungsrückstand (2.8.9)	429
– Verunreinigungen in (*siehe* 5.30)	10.7-9560
– Wasser in (2.8.5)	428
Aetherolea	10.7-9565
Aflatoxin B_1 *R*	10.7-9213
Aflatoxin B_1, Bestimmung in pflanzlichen Drogen (2.8.18)	435
Agar	1990
Agaricus phalloides ad praeparationes homoeopathicas	2557
Agaricus phalloides für homöopathische Zubereitungen	2557
Agarose zur Chromatographie	
– quer vernetzte *R*	10.7-9213
– quer vernetzte *R* 1	10.7-9213
Agarose zur Chromatographie *R*	10.7-9213
Agarose zur Elektrophorese *R*	10.7-9213
Agarose-Polyacrylamid *R*	10.7-9213
Agni casti fructus	2317
Agni casti fructus extractum siccum	2318
Agnusid *R*	10.7-9213
Agrimoniae herba	2332
*Akebiae caulis**	1991
Akebiaspross*	1991
Aktinobazillose-Impfstoff (inaktiviert) für Schweine	1620
Aktivierte Blutgerinnungsfaktoren (2.6.22)	307
Aktivkohle *R*	10.7-9213

Akzeptanzkriterien für die mikrobiologische
  Qualität
  – nicht steriler Darreichungsformen
    (*siehe* 5.1.4) **10.3**-7013
  – nicht steriler Substanzen zur pharmazeutischen Verwendung (5.1.4) **10.3**-7013
  – von pflanzlichen Arzneimitteln zum Einnehmen und von Extrakten zu deren Herstellung
    (5.1.8) 1023
Akzeptanzkriterien für Endotoxine (*siehe* 5.1.10) ..**10.3**-7016
Alanin 2654
Alanin *R* **10.7**-9213
β-Alanin *R* **10.7**-9214
Alaninum 2654
Albendazol 2656
Albendazolum 2656
Albumin vom Menschen *R* **10.7**-9214
Albumini humani solutio **10.6**-8827
(^{125}I)Albumin-Injektionslösung vom Menschen 1821
Albuminlösung
  – vom Menschen **10.6**-8827
  – vom Menschen *R* **10.7**-9214
  – vom Menschen *R* 1 ....**10.7**-9214
Alchemillae herba 2165
Alcohol benzylicus 2910
Alcohol cetylicus 3229
Alcohol cetylicus et stearylicus **10.3**-7195
Alcohol cetylicus et stearylicus emulsificans A 3234
Alcohol cetylicus et stearylicus emulsificans B 3236
Alcohol 2,4-dichlorobenzylicus 3553
Alcohol isopropylicus 5439
Alcohol oleicus 5103
Alcohol stearylicus 5726
Alcoholes adipis lanae **10.3**-7430
Alcuronii chloridum 2661
Alcuroniumchlorid 2661
Aldehyddehydrogenase *R* **10.7**-9214
Aldehyddehydrogenase-Lösung *R* **10.7**-9214
Aldrin *R* **10.7**-9214
Aleuritinsäure *R* **10.7**-9214
Alfacalcidol **10.7**-9653
Alfacalcidolum **10.7**-9653
Alfadex 2665
Alfadexum 2665
Alfentanilhydrochlorid-Hydrat **10.1**-6303
Alfentanili hydrochloridum hydricum **10.1**-6303
Alfuzosinhydrochlorid 2669
Alfuzosini hydrochloridum 2669
Algedrat/Aluminiumoxid, wasserhaltiges 2704
Alginsäure 2671
Alimemazinhemitartrat 2673
Alimemazini hemitartras 2673
Alizarin S *R* **10.7**-9214
Alizarin-S-Lösung *R* **10.7**-9214
Alkalisch reagierende Substanzen in fetten Ölen
  (2.4.19) 198
Alkaloide, Identitätsreaktion (*siehe* 2.3.1) 179
Allantoin 2674
Allantoinum 2674
Allergenzubereitungen **10.6**-8759
  – Hymenopterengifte für 4251
  – Milben für 4832
  – Pollen für 5356
  – Schimmelpilze für 5621
  – Tierische Epithelien und Hautanhangsgebilde
    für 5925
Allgemeine Kapitel (1.3) **10.7**-9147
Allgemeine Monographien
  – Ätherische Öle **10.7**-9565
  – Allergenzubereitungen **10.6**-8759
  – Chemische Vorläufersubstanzen für radioaktive Arzneimittel 1312
  – DNA-rekombinationstechnisch hergestellte
    Produkte 1313
  – Extrakte aus pflanzlichen Drogen 1318
  – Fermentationsprodukte **10.7**-9567
  – Immunsera für Tiere **10.7**-9569
  – Immunsera von Tieren zur Anwendung am
    Menschen **10.4**-7898
  – Impfstoffe für Menschen **10.7**-9574
  – Impfstoffe für Tiere **10.6**-8762
  – Instantteezubereitungen aus pflanzlichen Drogen 1346
  – Monoklonale Antikörper für Menschen 1349
  – Pflanzliche Drogen 1353
  – Pflanzliche Drogen zur Teebereitung 1356
  – Pflanzliche fette Öle 1357
  – Pharmazeutische Zubereitungen 1359
  – Produkte mit dem Risiko der Übertragung von
    Erregern der spongiformen Enzephalopathie
    tierischen Ursprungs 1363
  – Radioaktive Arzneimittel **10.7**-9579
  – Substanzen zur pharmazeutischen Verwendung **10.3**-7039
  – Zubereitungen aus pflanzlichen Drogen 1356
Allgemeine Monographien und Allgemeine Monographien zu Darreichungsformen (1.4) **10.7**-9148
Allgemeines zum Europäischen Arzneibuch (1.1) ..**10.7**-9143
Allii sativi bulbi pulvis 2258
Allium sativum ad praeparationes homoeopathicas 2560
Allium sativum für homöopathische Zubereitungen 2560
Allopurinol 2675
Allopurinolum 2675
Almagat 2678
Almagatum 2678
Almotriptanimalas **10.1**-6305
Almotriptanmalat **10.1**-6305
Aloe
  – Curaçao- 1993
  – Kap- 1994
Aloe barbadensis 1993
Aloe capensis 1994
Aloe-Emodin *R* **10.7**-9214
Aloes extractum siccum normatum 1996
Aloetrockenextrakt, eingestellter 1996
Aloin *R* **10.7**-9215
Alovudin *R* **10.7**-9215
(^{18}F)Alovudin-Injektionslösung 1822
Alovudini(^{18}F) solutio iniectabilis 1822
Alprazolam 2680
Alprazolamum 2680
Alprenololhydrochlorid 2683
Alprenololi hydrochloridum 2683
Alprostadil 2685
Alprostadilum 2685
Alteplase zur Injektion 2688
Alteplasum ad iniectabile 2688
Alternative Methoden zur Kontrolle der mikrobiologischen Qualität (5.1.6) 1009
Althaeae folium 2132
Althaeae radix 2134
Altizid **10.1**-6307
Altizidum **10.1**-6307
Alttuberkulin zur Anwendung am Menschen 2694
Alumen 2699
Aluminii chloridum hexahydricum 2696
*Aluminii hydroxidum hydricum ad
  adsorptionem* 2697
Aluminii magnesii silicas 2699
Aluminii natrii silicas 2702

Aluminii oxidum hydricum	2704
Aluminii phosphas hydricus	**10.4**-7935
Aluminii phosphatis liquamen	2706
Aluminii stearas	**10.6**-8829
Aluminii sulfas	2710
Aluminium	
– Grenzpüfung (2.4.17)	197
– Identitätsreaktion (*siehe* 2.3.1)	179
– in Adsorbat-Impfstoffen (2.5.13)	235
– komplexometrische Titration (2.5.11)	233
Aluminium *R*	**10.7**-9215
Aluminiumchlorid *R*	**10.7**-9215
Aluminiumchlorid-Hexahydrat	2696
Aluminiumchlorid-Lösung *R*	**10.7**-9215
Aluminiumchlorid-Reagenz *R*	**10.7**-9215
Aluminiumhydroxid zur Adsorption, wasserhaltiges	2697
Aluminiumkaliumsulfat	2699
Aluminiumkaliumsulfat *R*	**10.7**-9215
Aluminium-Lösung (2 ppm Al) *R*	**10.7**-9492
Aluminium-Lösung (5 ppm Al) *R*	**10.7**-9492
Aluminium-Lösung (10 ppm Al) *R*	**10.7**-9492
Aluminium-Lösung (100 ppm Al) *R*	**10.7**-9492
Aluminium-Lösung (200 ppm Al) *R*	**10.7**-9492
Aluminium-Magnesium-Silicat	2699
Aluminium-Natrium-Silicat	2702
Aluminiumnitrat *R*	**10.7**-9215
Aluminiumoxid	
– basisches *R*	**10.7**-9215
– desaktiviertes *R*	**10.7**-9216
– neutrales *R*	**10.7**-9216
– wasserfreies *R*	**10.7**-9216
– wasserhaltiges/Algeldrat	2704
Aluminiumphosphat, wasserhaltiges	**10.4**-7935
Aluminiumphosphat-Gel	2706
Aluminiumstearat	**10.6**-8829
Aluminiumsulfat	2710
Aluminium-Teststreifen *R*	**10.7**-9215
Alverincitrat	2711
Alverini citras	2711
Amanita phalloides ad praeparationes homoeopathicas	2557
Amantadinhydrochlorid	2713
Amantadini hydrochloridum	2713
Ambroxolhydrochlorid	2715
Ambroxoli hydrochloridum	2715
Ameisensäure	2717
Ameisensäure *R*	**10.7**-9216
Americium-243-Spikelösung *R*	**10.7**-9216
Amfetamini sulfas	2718
Amfetaminsulfat	2718
Amidoschwarz 10B *R*	**10.7**-9216
Amidoschwarz-10B-Lösung *R*	**10.7**-9216
Amidotrizoesäure-Dihydrat	2720
Amikacin	2722
Amikacini sulfas	2726
Amikacinsulfat	2726
Amikacinum	2722
Amiloridhydrochlorid-Dihydrat	**10.2**-6767
Amiloridi hydrochloridum dihydricum	**10.2**-6767
Amine, primäre aromatische	
– Identitätsreaktion (*siehe* 2.3.1)	179
– Stickstoff (2.5.8)	232
Aminoantipyrin *R*	**10.7**-9220
Aminoantipyrin-Lösung *R*	**10.7**-9220
Aminoazobenzol *R*	**10.7**-9216
Aminobenzoesäure *R*	**10.7**-9217
2-Aminobenzoesäure *R*	**10.7**-9217
3-Aminobenzoesäure *R*	**10.7**-9217
4-Aminobenzoesäure	2731
Aminobenzoesäure-Lösung *R*	**10.7**-9217
4-(4-Aminobenzol-1-sulfonyl)phenol *R*	**10.7**-9217
N-(4-Aminobenzoyl)-L-glutaminsäure *R*	**10.7**-9217
Aminobutanol *R*	**10.7**-9217
4-Aminobutansäure *R*	**10.7**-9217
Aminocapronsäure	2733
Aminochlorbenzophenon *R*	**10.7**-9218
Aminoethanol *R*	**10.7**-9218
4-Aminofolsäure *R*	**10.7**-9218
Aminoglutethimid	2734
Aminoglutethimidum	2734
6-Aminohexansäure *R*	**10.7**-9218
Aminohippursäure *R*	**10.7**-9218
Aminohippursäure-Reagenz *R*	**10.7**-9218
Aminohydroxynaphthalinsulfonsäure *R*	**10.7**-9218
Aminohydroxynaphthalinsulfonsäure-Lösung *R*	**10.7**-9218
cis-Aminoindanol *R*	**10.7**-9219
Aminomethylalizarindiessigsäure *R*	**10.7**-9219
Aminomethylalizarindiessigsäure-Lösung *R*	**10.7**-9219
Aminomethylalizarindiessigsäure-Reagenz *R*	**10.7**-9219
4-(Aminomethyl)benzoesäure *R*	**10.7**-9219
Aminonitrobenzophenon *R*	**10.7**-9219
6-Aminopenicillansäure *R*	**10.7**-9219
Aminophenazon *R*	**10.7**-9220
2-Aminophenol *R*	**10.7**-9220
3-Aminophenol *R*	**10.7**-9220
4-Aminophenol *R*	**10.7**-9220
4-(4-Aminophenoxy)-*N*-Methylpicolinamid *R*	**10.7**-9220
Aminopolyether *R*	**10.7**-9220
3-Aminopropanol *R*	**10.7**-9220
3-Aminopropionsäure *R*	**10.7**-9220
Aminosäurenanalyse (2.2.56)	137
3-Aminosalicylsäure *R*	**10.7**-9221
4-Aminosalicylsäure *R*	**10.7**-9221
Amiodaronhydrochlorid	2736
Amiodaroni hydrochloridum	2736
Amisulprid	2739
Amisulpridum	2739
Amitriptylinhydrochlorid	2741
Amitriptylini hydrochloridum	2741
Amlodipinbesilat	2743
Amlodipini besilas	2743
Ammoniae solutio concentrata	2746
Ammoniae(^{13}N) solutio iniectabilis	1825
(^{13}N)Ammoniak-Injektionslösung	1825
Ammoniak-Lösung	
– bleifreie *R*	**10.7**-9221
– konzentrierte	2746
– konzentrierte *R*	**10.7**-9221
– konzentrierte *R* 1	**10.7**-9221
– verdünnte *R* 1	**10.7**-9221
– verdünnte *R* 2	**10.7**-9221
– verdünnte *R* 3	**10.7**-9221
– verdünnte *R* 4	**10.7**-9221
Ammoniak-Lösung *R*	**10.7**-9221
Ammonii bromidum	**10.2**-6768
Ammonii carbonas ad praeparationes homoeopathicas	2562
Ammonii chloridum	**10.4**-7936
Ammonii glycyrrhizas	2750
Ammonii hydrogenocarbonas	2752
Ammonio methacrylatis copolymerum A	2752
Ammonio methacrylatis copolymerum B	2754
Ammonium carbonicum für homöopathische Zubereitungen	2562
Ammonium, Grenzprüfung (2.4.1)	189
Ammoniumacetat *R*	**10.7**-9222
Ammoniumacetat *R* 1	**10.7**-9222
Ammoniumacetat-Lösung *R*	**10.7**-9222

Ammoniumacetat-Pufferlösung pH 4,5
(0,5 mol · l^{-1}) R **10.7**-9502
Ammoniumbituminosulfonat 2747
Ammoniumbromid **10.2**-6768
(1R)-(−)-Ammoniumcampher-10-sulfonat R **10.7**-9222
Ammoniumcarbamat R **10.7**-9222
Ammoniumcarbonat R **10.7**-9222
Ammoniumcarbonat-Lösung R **10.7**-9222
Ammoniumcarbonat-Lösung R 1 .... **10.7**-9222
Ammoniumcarbonat-Pufferlösung pH 10,3
(0,1 mol · l^{-1}) R **10.7**-9510
Ammoniumcer(IV)-nitrat R **10.7**-9222
Ammoniumcer(IV)-nitrat-Lösung (0,1 mol · l^{-1}) .. **10.7**-9513
Ammoniumcer(IV)-sulfat R **10.7**-9222
Ammoniumcer(IV)-sulfat-Lösung (0,1 mol · l^{-1}) .. **10.7**-9513
Ammoniumchlorid **10.4**-7936
Ammoniumchlorid R **10.7**-9222
Ammoniumchlorid-Lösung R **10.7**-9222
Ammoniumchlorid-Pufferlösung pH 9,5 R **10.7**-9510
Ammoniumchlorid-Pufferlösung pH 10,0 R **10.7**-9510
Ammoniumchlorid-Pufferlösung pH 10,4 R **10.7**-9510
Ammoniumchlorid-Pufferlösung pH 10,7 R **10.7**-9511
Ammoniumcitrat R **10.7**-9223
Ammoniumdihydrogenphosphat R **10.7**-9223
Ammoniumeisen(II)-sulfat R **10.7**-9223
Ammoniumeisen(III)-sulfat R **10.7**-9223
Ammoniumeisen(III)-sulfat-Lösung R 2 .... **10.7**-9223
Ammoniumeisen(III)-sulfat-Lösung R 5 .... **10.7**-9223
Ammoniumeisen(III)-sulfat-Lösung R 6 .... **10.7**-9223
Ammoniumeisen(III)-sulfat-Lösung
(0,1 mol · l^{-1}) **10.7**-9513
Ammoniumformiat R **10.7**-9223
Ammoniumglycyrrhizat 2750
Ammoniumhexafluorogermanat(IV) R **10.7**-9223
Ammoniumhydrogencarbonat 2752
Ammoniumhydrogencarbonat R **10.7**-9223
Ammonium-Lösung (1 ppm NH$_4$) R **10.7**-9492
Ammonium-Lösung (100 ppm NH$_4$) R **10.7**-9492
Ammonium-Lösung (2,5 ppm NH$_4$) R **10.7**-9492
Ammonium-Lösung (3 ppm NH$_4$) R **10.7**-9492
Ammoniummethacrylat-Copolymer (Typ A) 2752
Ammoniummethacrylat-Copolymer (Typ B) 2754
Ammoniummolybdat R **10.7**-9223
Ammoniummolybdat-Lösung R **10.7**-9223
Ammoniummolybdat-Lösung R 2 .... **10.7**-9223
Ammoniummolybdat-Lösung R 3 .... **10.7**-9223
Ammoniummolybdat-Lösung R 4 .... **10.7**-9224
Ammoniummolybdat-Lösung R 5 .... **10.7**-9224
Ammoniummolybdat-Lösung R 6 .... **10.7**-9224
Ammoniummolybdat-Reagenz R **10.7**-9224
Ammoniummolybdat-Reagenz R 1 .... **10.7**-9224
Ammoniummolybdat-Reagenz R 2 .... **10.7**-9224
Ammoniummonohydrogenphosphat R **10.7**-9224
Ammoniumnitrat R **10.7**-9224
Ammoniumnitrat R 1 .... **10.7**-9224
Ammoniumoxalat R **10.7**-9224
Ammoniumoxalat-Lösung R **10.7**-9224
Ammoniumpersulfat R **10.7**-9224
Ammoniumpyrrolidincarbodithioat R **10.7**-9225
Ammoniumsalze und Salze flüchtiger Basen,
Identitätsreaktion (siehe 2.3.1) 179
Ammoniumsulfamat R **10.7**-9225
Ammoniumsulfat R **10.7**-9225
Ammoniumsulfid-Lösung R **10.7**-9225
Ammoniumthiocyanat R **10.7**-9225
Ammoniumthiocyanat-Lösung R **10.7**-9225
Ammoniumthiocyanat-Lösung (0,1 mol · l^{-1}) **10.7**-9513
Ammoniumvanadat R **10.7**-9225
Ammoniumvanadat-Lösung R **10.7**-9225
*Amomi fructus** 1997

*Amomi fructus rotundus** 2000
Amomum-Früchte* 1997
Amomum-Früchte, Runde* 2000
Amorolfinhydrochlorid 2758
Amorolfini hydrochloridum 2758
Amoxicillin-Natrium 2764
Amoxicillin-Trihydrat 2761
Amoxicillin-Trihydrat R **10.7**-9225
Amoxicillinum natricum 2764
Amoxicillinum trihydricum 2761
Amperometrie (2.2.19) 45
Amperometrische Detektion, direkte (2.2.63) 163
Amphotericin B 2767
Amphotericinum B 2767
Ampicillin 2770
Ampicillin-Natrium 2775
Ampicillin-Trihydrat 2772
Ampicillinum 2770
Ampicillinum natricum 2775
Ampicillinum trihydricum 2772
Amplifikation von Nukleinsäuren (siehe 2.6.21) 301
Amprolii hydrochloridum ad usum veterinarium .. **10.3**-7155
Amproliumhydrochlorid für Tiere **10.3**-7155
Amygdalae oleum raffinatum 4686
Amygdalae oleum virginale 4685
Amygdalin R **10.7**-9225
Amyla
 – *Amyla hydroxyethyla* **10.5**-8479
 – *Amylum hydroxypropylum* 4244
 – *Amylum hydroxypropylum pregelificatum* 4246
 – *Amylum pregelificatum* 5717
 – *Maydis amylum* 4677
 – *Oryzae amylum* 5519
 – *Pisi amylum* 3742
 – *Solani amylum* 4447
 – *Tritici amylum* **10.6**-9045
tert-Amylalkohol R **10.7**-9225
α-Amylase R **10.7**-9226
α-Amylase-Lösung R **10.7**-9226
Amylmetacresol 2779
Amylmetacresolum 2779
Amylum hydroxypropylum 4244
Amylum hydroxypropylum pregelificatum 4246
Amylum pregelificatum 5717
β-Amyrin R **10.7**-9226
Anacardium für homöopathische Zubereitungen .. **10.5**-8381
Anämie-Lebend-Impfstoff für Hühner (infekti-
öse) **10.2**-6678
Analysenlampen, UV- (2.1.3) 22
Analysensiebe (siehe 2.9.38) 537
*Anamirta cocculus ad praeparationes homoeo-
pathicas* 2573
Anastrozol 2781
Anastrozolum 2781
Andornkraut 2002
*Andrographidis herba** 2004
Andrographiskraut* 2004
Andrographolid R **10.7**-9226
Anemarrhena-asphodeloides-Wurzelstock* 2007
*Anemarrhenae asphodeloides rhizoma** 2007
Anethol R **10.7**-9226
Angelica-dahurica-Wurzel* 2009
Angelicae archangelicae radix 2016
*Angelicae dahuricae radix** 2009
*Angelicae pubescentis radix** 2011
*Angelicae sinensis radix** 2014
Angelica-pubescens-Wurzel* 2011
Angelica-sinensis-Wurzel* 2014
Angelikawurzel 2016
Anilin R **10.7**-9226

Anilinhydrochlorid *R*	**10.7**-9226
Anionenaustauscher	
– schwacher *R*	**10.7**-9227
– stark basischer *R*	**10.7**-9227
– stark basischer *R* 2	**10.7**-9227
– zur Chromatographie, stark basischer *R*	**10.7**-9227
– zur Chromatographie, stark basischer *R* 1	**10.7**-9227
Anionenaustauscher *R*	**10.7**-9226
Anionenaustauscher *R* 1	**10.7**-9227
Anionenaustauscher *R* 2	**10.7**-9227
Anionenaustauscher *R* 3	**10.7**-9227
Anis	2018
Anisaldehyd *R*	**10.7**-9227
Anisaldehyd-Reagenz *R*	**10.7**-9227
Anisaldehyd-Reagenz *R* 1	**10.7**-9227
Anisaldehyd-Reagenz *R* 2	**10.7**-9227
Anisi aetheroleum	2019
Anisi fructus	2018
Anisi stellati aetheroleum	2450
Anisi stellati fructus	2448
p-Anisidin *R*	**10.7**-9227
Anisidinzahl (2.5.36)	250
Anisketon *R*	**10.7**-9228
Anisöl	2019
Antazolinhydrochlorid	2783
Antazolini hydrochloridum	2783
Anthracen *R*	**10.7**-9228
Anthranilsäure *R*	**10.7**-9228
Anthron *R*	**10.7**-9228
Anti-A- und Anti-B-Hämagglutinine (2.6.20)	299
Antibiotika, mikrobiologische Wertbestimmung (2.7.2)	363
Anticorpora monoclonalia ad usum humanum	1349
Anti-D-Antikörper in Immunglobulin vom Menschen (2.6.26)	317
Anti-D-Immunglobulin vom Menschen	**10.7**-9655
– Bestimmung der Wirksamkeit (2.7.13)	390
– zur intravenösen Anwendung	**10.7**-9656
Antikörper für Menschen, monoklonale	1349
Antimon, Identitätsreaktion (*siehe* 2.3.1)	179
Antimon(III)-chlorid *R*	**10.7**-9228
Antimon(III)-chlorid-Lösung *R*	**10.7**-9228
Antimon-Lösung (1 ppm Sb) *R*	**10.7**-9492
Antimon-Lösung (100 ppm Sb) *R*	**10.7**-9492
Antiseptische Arzneimittel, Bestimmung der bakteriziden, fungiziden oder levuroziden Wirksamkeit (5.1.11)	1031
Antithrombin III *R*	**10.7**-9228
Antithrombin III vom Menschen, Wertbestimmung (2.7.17)	400
Antithrombin-III-Konzentrat vom Menschen	2786
Antithrombin-III-Lösung *R* 1	**10.7**-9228
Antithrombin-III-Lösung *R* 2	**10.7**-9228
Antithrombin-III-Lösung *R* 3	**10.7**-9229
Antithrombin-III-Lösung *R* 4	**10.7**-9229
Antithrombin-III-Lösung *R* 5	**10.7**-9229
Antithrombin-III-Lösung *R* 6	**10.7**-9229
Antithrombinum III humanum densatum	2786
Anti-T-Lymphozyten-Immunglobulin vom Tier zur Anwendung am Menschen	2789
Anwendung des F_0-Konzepts auf die Dampfsterilisation von wässrigen Zubereitungen (5.1.5)	1009
Apigenin *R*	**10.7**-9229
Apigenin-7-glucosid *R*	**10.7**-9229
Apis für homöopathische Zubereitungen	2564
Apis mellifera ad praeparationes homoeopathicas	2564
Apomorphinhydrochlorid-Hemihydrat	2794
Apomorphini hydrochloridum hemihydricum	2794
Aprepitant	2796
Aprepitantum	2796
Aprikosensamen, Bittere	**10.7**-9629
Aprotinin	**10.4**-7937
Aprotinin *R*	**10.7**-9229
Aprotinini solutio concentrata	**10.6**-8831
Aprotinin-Lösung, konzentrierte	**10.6**-8831
Aprotininum	**10.4**-7937
Aqua ad dilutionem solutionum concentratarum ad haemodialysem	6169
Aqua ad extracta praeparanda	6171
Aqua ad iniectabile	6165
Aqua purificata	6162
Aquae tritiatae(^{3}H) solutio iniectabilis	1953
Aquae(^{15}O) solutio iniectabilis	1952
Arabinose *R*	**10.7**-9229
Arabisches Gummi	2202
Arabisches Gummi, getrocknete Dispersion	4139
Arachidis oleum hydrogenatum	3743
Arachidis oleum raffinatum	3744
Arachidylalkohol *R*	**10.7**-9230
Arbutin *R*	**10.7**-9230
Argenti nitras	5646
Argentum colloidale	**10.3**-7400
Arginin	2805
Arginin *R*	**10.7**-9230
Argininaspartat	2807
Argininhydrochlorid	2808
Arginini aspartas	2807
Arginini hydrochloridum	2808
Argininum	2805
Argon	2810
Argon *R*	**10.7**-9230
Argon *R* 1	**10.7**-9230
Argon zur Chromatographie *R*	**10.7**-9230
Aripiprazol	**10.4**-7944
Aripiprazolum	**10.4**-7944
Aristolochiasäuren in pflanzlichen Drogen, Prüfung (2.8.21)	440
Armeniacae semen amarum*	**10.7**-9629
Arnicae flos	2022
Arnicae tinctura	2024
Arnikablüten	2022
Arnikatinktur	2024
Aromadendren *R*	**10.7**-9230
Arsen	
– Grenzprüfung (2.4.2)	189
– Identitätsreaktion (*siehe* 2.3.1)	180
Arsenazo III *R*	**10.7**-9230
Arsenicum album für homöopathische Zubereitungen	2565
Arsenii trioxidum ad praeparationes homoeopathicas	2565
Arsen-Lösung (1 ppm As) *R*	**10.7**-9492
Arsen-Lösung (10 ppm As) *R*	**10.7**-9492
Arsen(III)-oxid *R*	**10.7**-9230
Arsen(III)-oxid *RV*	**10.7**-9512
Articainhydrochlorid	2814
Articaini hydrochloridum	2814
Artischockenblätter	2026
Artischockenblättertrockenextrakt	2028
Arzneibuchkonformität, Geltungsbereich und Nachweis (*siehe* 1.1)	**10.7**-9144
Arzneimittel-Vormischungen zur veterinärmedizinischen Anwendung	1376
Asche	
– Grenzprüfung (2.4.16)	197
– salzsäureunlösliche (2.8.1)	427
Ascorbinsäure	2816
Ascorbinsäure *R*	**10.7**-9231
Ascorbinsäure-Lösung *R*	**10.7**-9231
Ascorbylis palmitas	**10.3**-7371

Asiaticosid *R* **10.7**-9231
Asiatisches Wassernabelkraut 2496
Asparagin *R* **10.7**-9231
Asparagin-Monohydrat **10.1**-6308
Asparaginum monohydricum **10.1**-6308
Aspartam 2821
Aspartamum 2821
Aspartinsäure 2823
Aspartinsäure *R* **10.7**-9231
D-Aspartinsäure *R* **10.7**-9231
L-Aspartyl-L-phenylalanin *R* **10.7**-9231
Astragali mongholici radix* 2108
Astragalosid IV *R* **10.7**-9231
Atazanaviri sulfas 2826
Atazanavirsulfat 2826
Atenolol **10.1**-6311
Atenololum **10.1**-6311
Atomabsorptionsspektrometrie (2.2.23) 49
Atomemissionsspektrometrie
 – siehe (2.2.22) 47
 – mit induktiv gekoppeltem Plasma (2.2.57) 147
Atomoxetinhydrochlorid 2832
Atomoxetini hydrochloridum 2832
Atorvastatin-Calcium **10.7**-9657
Atorvastatinum calcicum **10.7**-9657
Atovaquon 2837
Atovaquonum 2837
Atractylodes-lancea-Wurzelstock* **10.6**-8797
Atractylodes-macrocephala-Wurzelstock* 2031
Atractylodis lanceae rhizoma* **10.6**-8797
Atractylodis macrocephalae rhizoma* 2031
Atracurii besilas 2839
Atracuriumbesilat 2839
*Atropa belladonna ad praeparationes
 homoeopathicas* 2568
Atropin 2842
Atropini sulfas 2845
Atropinsulfat 2845
Atropinsulfat *R* **10.7**-9232
Atropinum 2842
Aucklandiae radix* 2219
Aucubin *R* **10.7**-9232
Auge, Zubereitungen zur Anwendung am
 – Augenbäder **10.6**-8774
 – Augeninserte **10.6**-8774
 – Augentropfen **10.6**-8774
 – halbfeste Zubereitungen **10.6**-8774
 – Pulver für Augenbäder **10.6**-8774
 – Pulver für Augentropfen **10.6**-8774
Aujeszky'sche-Krankheit-Impfstoff (inaktiviert) für
 Schweine **10.2**-6681
Aujeszky'sche-Krankheit-Lebend-Impfstoff zur parenteralen Anwendung für Schweine **10.2**-6684
Aurantii amari epicarpii et mesocarpii tinctura 2069
Aurantii amari epicarpium et mesocarpium 2067
Aurantii amari flos 2066
Aurantii dulcis aetheroleum **10.7**-9646
Auricularia **10.6**-8778
Aurum chloratum natronatum für
 homöopathische Zubereitungen 2566
Ausgangsmaterialien biologischen Ursprungs zur
 Herstellung von zellbasierten und von gentherapeutischen Arzneimitteln (5.2.12) 1078
Ausschlusschromatographie
 – siehe (2.2.30) 68
 – siehe (2.2.46) 111
Aviäre-Encephalomyelitis-Lebend-Impfstoff (infektiöse) **10.2**-6687
Aviäre-Laryngotracheitis-Lebend-Impfstoff (infektiöse) **10.2**-6689

Aviäres Tuberkulin, gereinigtes 6040
Aviäres-Paramyxovirus-3-Impfstoff (inaktiviert)
 für Truthühner **10.2**-6691
Azaperon für Tiere 2847
Azaperonum ad usum veterinarium 2847
Azathioprin **10.3**-7156
Azathioprinum **10.3**-7156
Azelastinhydrochlorid 2850
Azelastini hydrochloridum 2850
Azithromycin 2852
Azithromycinum 2852
Azomethin H *R* **10.7**-9232
Azomethin-H-Lösung *R* **10.7**-9232

B

Bacampicillinhydrochlorid 2859
Bacampicillini hydrochloridum 2859
Bacitracin **10.5**-8393
Bacitracinum **10.5**-8393
Bacitracinum zincum **10.5**-8398
Bacitracin-Zink **10.5**-8398
Baclofen 2873
Baclofenum 2873
Bärentraubenblätter 2032
Baicalin *R* **10.7**-9232
Baikal-Helmkraut-Wurzel* **10.4**-7917
Bakterien-Endotoxine
 – Empfehlungen zur Prüfung (5.1.10) **10.3**-7015
 – Nachweis mit Gelbildungsmethoden
  (*siehe* 2.6.14) 287
 – Nachweis mit photometrischen Methoden
  (*siehe* 2.6.14) 290
 – Prüfung (2.6.14) 286
Bakterien-Endotoxine, Prüfung unter Verwendung
 des rekombinanten Faktors C (2.6.32) **10.3**-6955
Baldriantinktur 2036
Baldriantrockenextrakt
 – mit wässrig-alkoholischen Mischungen hergestellter 2038
 – mit Wasser hergestellter 2037
Baldrianwurzel 2040
Baldrianwurzel, geschnittene 2042
Ballonblumenwurzel* 2044
Ballotae nigrae herba 2416
Balsamum peruvianum 2352
Balsamum tolutanum 2483
Bambuterolhydrochlorid **10.3**-7161
Bambuteroli hydrochloridum **10.3**-7161
Barbaloin *R* **10.7**-9232
Barbital 2877
Barbital *R* **10.7**-9232
Barbital-Natrium *R* **10.7**-9232
Barbital-Pufferlösung pH 7,4 *R* **10.7**-9506
Barbital-Pufferlösung pH 8,4 *R* **10.7**-9509
Barbital-Pufferlösung pH 8,6 *R* 1 ....**10.7**-9510
Barbitalum 2877
Barbiturate, nicht am Stickstoff substituierte, Identitätsreaktion (*siehe* 2.3.1) 180
Barbitursäure *R* **10.7**-9233
Barii chloridum dihydricum ad praeparationes homoeopathicas 2567
Barii sulfas 2878
Barium chloratum für homöopathische
 Zubereitungen 2567
Bariumacetat *R* **10.7**-9233
Bariumcarbonat *R* **10.7**-9233
Bariumchlorid *R* **10.7**-9233
Bariumchlorid-Lösung *R* 1 ....**10.7**-9233

Bariumchlorid-Lösung R 2 .... **10.7**-9233
Bariumchlorid-Lösung (0,1 mol · l⁻¹) **10.7**-9513
Bariumhydroxid R **10.7**-9233
Bariumhydroxid-Lösung R **10.7**-9233
Barium-Lösung (2 ppm Ba) R **10.7**-9493
Barium-Lösung (50 ppm Ba) R **10.7**-9493
Barium-Lösung (0,1 % Ba) R **10.7**-9493
Bariumnitrat R **10.7**-9233
Bariumperchlorat-Lösung (0,005 mol · l⁻¹) **10.7**-9514
Bariumperchlorat-Lösung (0,05 mol · l⁻¹) **10.7**-9513
Bariumsulfat 2878
Bariumsulfat R **10.7**-9233
Baumwollsamenöl, hydriertes 2879
BCA-Methode (siehe 2.5.33) 247
BCG ad immunocurationem 1443
BCG zur Immuntherapie 1443
BCG-Impfstoff (gefriergetrocknet) 1441
Beclometasondipropionat, wasserfreies 2880
Beclometasondipropionat-Monohydrat 2883
Beclometasoni dipropias 2880
Beclometasoni dipropias monohydricus 2883
Begriffe, Vereinbarte (siehe 1.1) **10.7**-9143
Behältnisse
 – Glasbehältnisse zur pharmazeutischen Verwendung (3.2.1) 621
 – Kunststoffbehältnisse zur Aufnahme wässriger Infusionszubereitungen (3.2.2.1) 630
 – Kunststoffbehältnisse zur pharmazeutischen Verwendung (3.2.2) **10.6**-8723
 – Mehrdosenbehältnisse, Gleichförmigkeit und Genauigkeit der abgegebenen Dosen (2.9.27) **10.6**-8707
 – Sterile Kunststoffbehältnisse für Blut und Blutprodukte vom Menschen (3.3.4) **10.3**-6993
 – Sterile, leere PVC-Behältnisse (weichmacherhaltig) für Blut und Blutprodukte vom Menschen (3.3.5) 648
 – Sterile PVC-Behältnisse (weichmacherhaltig) mit Stabilisatorlösung für Blut vom Menschen (3.3.6) 650
 – und ihre Materialien (siehe 1.3) **10.7**-9147
Belamcandae chinensis rhizoma* **10.3**-7120
Belladonna für homöopathische Zubereitungen 2568
Belladonnablätter 2046
Belladonnablättertrockenextrakt, eingestellter 2048
Belladonnae folii extractum siccum normatum 2048
Belladonnae folii tinctura normata 2052
Belladonnae folium 2046
Belladonnae pulvis normatus 2050
Belladonnapulver, eingestelltes 2050
Belladonnatinktur, eingestellte 2052
Benazeprilhydrochlorid 2887
Benazeprili hydrochloridum 2887
Bendroflumethiazid 2889
Bendroflumethiazidum 2889
Benetzbarkeit von Pulvern und anderen porösen Feststoffen (2.9.45) 557
Benperidol 2890
Benperidolum 2890
Benserazidhydrochlorid **10.4**-7953
Benserazidi hydrochloridum **10.4**-7953
Bentonit 2894
Bentonitum 2894
Benzaceton R **10.7**-9233
Benzaldehyd R **10.7**-9233
Benzalkonii chloridi solutio **10.2**-6775
Benzalkonii chloridum **10.2**-6773
Benzalkoniumchlorid **10.2**-6773
Benzalkoniumchlorid-Lösung **10.2**-6775
Benzathini benzylpenicillinum tetrahydricum 2913

Benzbromaron 2901
Benzbromaronum 2901
Benzethonii chloridum 2902
Benzethoniumchlorid 2902
Benzethoniumchlorid R **10.7**-9234
Benzethoniumchlorid-Lösung (0,004 mol · l⁻¹) **10.7**-9514
Benzidin R **10.7**-9234
Benzil R **10.7**-9234
Benzoat, Identitätsreaktion (siehe 2.3.1) 180
Benzocain **10.1**-6317
Benzocain R **10.7**-9234
Benzocainum **10.1**-6317
1,4-Benzochinon R **10.7**-9234
Benzoe
 – Siam- 2053
 – Sumatra- 2056
Benzoe sumatranus 2056
Benzoe tonkinensis 2053
Benzoesäure 2905
Benzoesäure R **10.7**-9234
Benzoesäure RV **10.7**-9512
Benzoe-Tinktur
 – Siam- 2055
 – Sumatra- 2057
Benzohydrazid R **10.7**-9234
Benzoin R **10.7**-9234
Benzois sumatrani tinctura 2057
Benzois tonkinensis tinctura 2055
Benzol R **10.7**-9234
Benzolsulfonat in Wirkstoffen, Methyl-, Ethyl- und Isopropyl- (2.5.41) 255
4-(Benzolsulfonyl)anilin R **10.7**-9235
Benzol-1,2,4-triol R **10.7**-9235
Benzophenon R **10.7**-9235
Benzoylargininethylesterhydrochlorid R **10.7**-9235
Benzoylchlorid R **10.7**-9235
Benzoylis peroxidum cum aqua **10.6**-8839
Benzoylperoxid, wasserhaltiges **10.6**-8839
N-Benzoyl-L-prolyl-L-phenylalanyl-L-arginin(4-nitroanilid)-acetat R **10.7**-9235
3-Benzoylpropionsäure R **10.7**-9235
2-Benzoylpyridin R **10.7**-9235
Benzydaminhydrochlorid 2908
Benzydamini hydrochloridum 2908
Benzylalkohol 2910
Benzylalkohol R **10.7**-9236
Benzylbenzoat 2912
Benzylbenzoat R **10.7**-9236
Benzylcinnamat R **10.7**-9236
Benzylcyanid R **10.7**-9236
Benzylether R **10.7**-9236
Benzylis benzoas 2912
Benzylpenicillin-Benzathin-Tetrahydrat 2913
Benzylpenicillin-Kalium 2917
Benzylpenicillin-Natrium 2919
Benzylpenicillin-Natrium R **10.7**-9236
Benzylpenicillin-Procain-Monohydrat **10.4**-7955
Benzylpenicillinum benzathinum tetrahydricum 2913
Benzylpenicillinum kalicum 2917
Benzylpenicillinum natricum 2919
Benzylpenicillinum procainum monohydricum **10.4**-7955
2-Benzylpyridin R **10.7**-9236
4-Benzylpyridin R **10.7**-9236
Benzyltrimethylammoniumchlorid R **10.7**-9236
Berberinchlorid R **10.7**-9237
Bergapten R **10.7**-9237
Bernsteinsäure R **10.7**-9237
Bestimmung
 – der Aktivität von Interferonen (5.6) 1155

Beachten Sie den Hinweis auf „Allgemeine Monographien" zu Anfang des Bands auf Seite B

Ph. Eur. 10. Ausgabe, 7. Nachtrag

- der antikomplementären Aktivität von Immunglobulin (2.6.17) 296
- der bakteriziden, fungiziden oder levuroziden Wirksamkeit von antiseptischen Arzneimitteln (5.1.11) 1031
- der Dichte von Feststoffen mit Hilfe von Gaspyknometern (2.9.23) 498
- der Fettsäurenzusammensetzung von Omega-3-Säuren-reichen Ölen (2.4.29) **10.6**-8687
- der Fließeigenschaften von Pulvern mittels Scherzellen (2.9.49) 564
- der Ionenkonzentration mit ionenselektiven Elektroden (2.2.36) 87
- der koloniebildenden hämatopoetischen Vorläuferzellen vom Menschen (2.7.28) 413
- der Kristallinität (*siehe* 5.16) 1225
- der Partikelgröße durch Laserdiffraktometrie (2.9.31) 511
- der Partikelgrößenverteilung durch analytisches Sieben (2.9.38) 537
- der Porosität und Porengrößenverteilung von Feststoffen durch Quecksilberporosimetrie (2.9.32) 516
- der Sorptions-Desorptions-Isothermen und der Wasseraktivität (2.9.39) 541
- der spezifischen Oberfläche durch Gasadsorption (2.9.26) 505
- der spezifischen Oberfläche durch Luftpermeabilität (2.9.14) 474
- der vermehrungsfähigen Mikroorganismen in nicht sterilen Produkten (2.6.12) **10.3**-6939
- des ätherischen Öls in pflanzlichen Drogen (2.8.12) **10.4**-7529
- des entnehmbaren Volumens von Parenteralia (2.9.17) 477
- des Gerbstoffgehalts pflanzlicher Drogen (2.8.14) 434
- von Aflatoxin B_1 in pflanzlichen Drogen (2.8.18) 435
- von Ochratoxin A in pflanzlichen Drogen (2.8.22) 442
- von Restlösungsmitteln (Lösungsmittelrückstände) (2.4.24) 209
- von Verunreinigungen durch Elemente (2.4.20) ... 199
- von Wasser durch Destillation (2.2.13) 40
- von Wirtszellproteinen (2.6.34) 337

Bestimmung der Wirksamkeit
- von Anti-D-Immunglobulin vom Menschen (2.7.13) 390
- von antiseptischen Arzneimitteln (bakterizide, fungizide oder levurozide) (5.1.11) 1031
- von Diphtherie-Adsorbat-Impfstoff (2.7.6) 371
- von Hepatitis-A-Impfstoff (2.7.14) **10.3**-6961
- von Hepatitis-B-Impfstoff (rDNA) (2.7.15) 396
- von Pertussis(Ganzzell)-Impfstoff (2.7.7) 378
- von Pertussis-Impfstoff (azellulär) (2.7.16) 396
- von Tetanus-Adsorbat-Impfstoff (2.7.8) 379

Betacarotenum 2925
Betacarotin 2925
Betadex 2927
Betadexum 2927
Betahistindihydrochlorid 2930
Betahistindimesilat 2931
Betahistini dihydrochloridum 2930
Betahistini mesilas 2931
Betamethason **10.3**-7163
Betamethasonacetat **10.3**-7165
Betamethasondihydrogenphosphat-Dinatrium **10.5**-8404
Betamethasondipropionat **10.3**-7167
Betamethasoni acetas **10.3**-7165

Betamethasoni dipropionas **10.3**-7167
Betamethasoni natrii phosphas **10.5**-8404
Betamethasoni valeras 2943
Betamethasonum **10.3**-7163
Betamethasonvalerat 2943
Betaxololhydrochlorid 2946
Betaxololi hydrochloridum 2946
Betiatid ad radiopharmaceutica **10.3**-7107
Betiatid zur Herstellung von radioaktiven Arzneimitteln **10.3**-7107
Betulae folium 2058
Betulin *R* **10.7**-9237
Bewertung
- der Unschädlichkeit jeder Charge von Impfstoffen und Immunsera für Tiere (5.2.9) 1076
- der Unschädlichkeit von Impfstoffen und Immunsera für Tiere (5.2.6) 1053
- der Wirksamkeit von Impfstoffen und Immunsera für Tiere (5.2.7) **10.7**-9533
Bezafibrat 2948
Bezafibratum 2948
Bezeichnungen von in der Traditionellen Chinesischen Medizin verwendeten pflanzlichen Drogen (5.22) **10.7**-9553
Bibenzyl *R* **10.7**-9237
Bicalutamid 2950
Bicalutamidum 2950
Bicinchoninsäure-Methode (*siehe* 2.5.33) 247
Bifonazol 2952
Bifonazolum 2952
Bioindikatoren und verwandte mikrobiologische Zubereitungen zur Herstellung steriler Produkte (5.1.2) 1000
Biolumineszenz (*siehe* 5.1.6) 1012
Biotherapeutische Produkte, lebende
- Keimzahlbestimmung mikrobieller Kontaminanten (2.6.36) 346
- Nachweis spezifizierter Mikroorganismen (2.6.38) 353
Biotin 2954
Biotinum 2954
Biperidenhydrochlorid 2956
Biperideni hydrochloridum 2956
Biphenyl *R* **10.7**-9237
Birkenblätter 2058
(–)-α-Bisabolol *R* **10.7**-9237
Bisacodyl **10.6**-8841
Bisacodylum **10.6**-8841
Bisbenzimid *R* **10.7**-9238
Bisbenzimid-Lösung *R* **10.7**-9238
Bisbenzimid-Stammlösung *R* **10.7**-9238
Bis(diphenylmethyl)ether *R* **10.7**-9238
Bismut
- Identitätsreaktion (*siehe* 2.3.1) 180
- komplexometrische Titration (*siehe* 2.5.11) 233
Bismutcarbonat, basisches 2960
Bismutgallat, basisches 2962
Bismuthi subcarbonas 2960
Bismuthi subgallas 2962
Bismuthi subnitras ponderosus 2963
Bismuthi subsalicylas 2964
Bismut-Lösung (100 ppm Bi) *R* **10.7**-9493
Bismutnitrat
- basisches *R* **10.7**-9238
- basisches *R* 1 .... **10.7**-9238
- schweres, basisches 2963
Bismutnitrat-Lösung *R* **10.7**-9238
Bismutnitrat-Lösung (0,01 mol · l^{-1}) **10.7**-9514
Bismutnitrat-Pentahydrat *R* **10.7**-9238
Bismutsalicylat, basisches 2964

Bisoprololfumarat	2966
Bisoprololi fumaras	2966
*Bistortae rhizoma**	2409
N,O-Bis(trimethylsilyl)acetamid *R*	**10.7**-9238
N,O-Bis(trimethylsilyl)trifluoracetamid *R*	**10.7**-9238
Bis-tris-propan *R*	**10.7**-9239
Bittere Aprikosensamen*	**10.7**-9629
Bitterer Fenchel	2160
Bitterfenchelkrautöl	2060
Bitterfenchelöl	2063
Bitterkleeblätter	2065
Bitterorangenblüten	2066
Bitterorangenblütenöl/Neroliöl	2326
Bitterorangenschale	2067
Bitterorangenschalentinktur	2069
Bitterwert (2.8.15)	434
Biuret *R*	**10.7**-9239
Biuret-Methode (*siehe* 2.5.33)	247
Biuret-Reagenz *R*	**10.7**-9239
Blasser-Sonnenhut-Wurzel	2432
Blei	
– Identitätsreaktion (*siehe* 2.3.1)	180
– in Zuckern (2.4.10)	196
– komplexometrische Titration (*siehe* 2.5.11)	233
Blei(II)-acetat *R*	**10.7**-9239
Blei(II)-acetat-Lösung *R*	**10.7**-9239
Blei(II)-acetat-Lösung, basische *R*	**10.7**-9239
Blei(II)-acetat-Papier *R*	**10.7**-9239
Blei(II)-acetat-Watte *R*	**10.7**-9239
Blei-Lösung (0,1 ppm Pb) *R*	**10.7**-9493
Blei-Lösung (0,25 ppm Pb) *R*	**10.7**-9493
Blei-Lösung (1 ppm Pb) *R*	**10.7**-9493
Blei-Lösung (2 ppm Pb) *R*	**10.7**-9493
Blei-Lösung (10 ppm Pb) *R*	**10.7**-9493
Blei-Lösung (10 ppm Pb) *R* 1	**10.7**-9493
Blei-Lösung (100 ppm Pb) *R*	**10.7**-9493
Blei-Lösung (0,1 % Pb) *R*	**10.7**-9493
Blei-Lösung (1000 ppm Pb), ölige *R*	**10.7**-9493
Blei(II)-nitrat *R*	**10.7**-9239
Blei(II)-nitrat-Lösung *R*	**10.7**-9239
Blei(II)-nitrat-Lösung (0,1 mol · l^{-1})	**10.7**-9514
Blei(IV)-oxid *R*	**10.7**-9239
Bleomycini sulfas	**10.3**-7170
Bleomycinsulfat	**10.3**-7170
Blockierlösung *R*	**10.7**-9239
Blutdrucksenkende Substanzen, Prüfung (2.6.11)	273
Blutgerinnungsfaktor II vom Menschen, Wertbestimmung (2.7.18)	400
Blutgerinnungsfaktor VII vom Menschen	2971
– Wertbestimmung (2.7.10)	388
Blutgerinnungsfaktor VIIa (rDNA) human, konzentrierte Lösung	2973
Blutgerinnungsfaktor VIII (rDNA) human	2982
Blutgerinnungsfaktor VIII vom Menschen	2980
– Wertbestimmung (2.7.4)	368
Blutgerinnungsfaktor IX (rDNA) human	
– konzentrierte Lösung	**10.3**-7172
– Pulver zur Herstellung einer Injektionslösung	**10.3**-7179
Blutgerinnungsfaktor IX vom Menschen	2983
– Wertbestimmung (2.7.11)	389
Blutgerinnungsfaktor X vom Menschen, Wertbestimmung (2.7.19)	401
Blutgerinnungsfaktor XI vom Menschen	2996
– Wertbestimmung (2.7.22)	406
Blutgerinnungsfaktoren	
– aktivierte (2.6.22)	307
– Wertbestimmung von Heparin (2.7.12)	390
Blutgerinnungsfaktor-V-Lösung *R*	**10.7**-9240
Blutgerinnungsfaktor-Xa-Lösung *R*	**10.7**-9240
Blutgerinnungsfaktor-Xa-Lösung *R* 1	**10.7**-9240
Blutgerinnungsfaktor-Xa-Lösung *R* 2	**10.7**-9240
Blutgerinnungsfaktor-Xa *R*	**10.7**-9240
Blutweiderichkraut	2070
BMP-Mischindikator-Lösung *R*	**10.7**-9240
Bocksdornfrüchte*	2071
Bockshornsamen	2072
Boldi folium	2074
Boldin	2997
Boldin *R*	**10.7**-9240
Boldinum	2997
Boldo folii extractum siccum	2076
Boldoblätter	2074
Boldoblättertrockenextrakt	2076
Boraginis officinalis oleum raffinatum	2999
Borat-Pufferlösung pH 7,5 *R*	**10.7**-9507
Borat-Pufferlösung pH 8,0 (0,0015 mol · l^{-1}) *R*	**10.7**-9508
Borat-Pufferlösung pH 10,0 *R*	**10.7**-9510
Borat-Pufferlösung pH 10,4 *R*	**10.7**-9511
Borax	**10.3**-7356
Bordetella-bronchiseptica-Lebend-Impfstoff für Hunde	1638
Borneol *R*	**10.7**-9241
Bornylacetat *R*	**10.7**-9241
Borretschöl, raffiniertes	2999
Borsäure	3000
Borsäure *R*	**10.7**-9241
Borsäure-Lösung, gesättigte, kalte *R*	**10.7**-9241
Bortrichlorid *R*	**10.7**-9241
Bortrichlorid-Lösung, methanolische *R*	**10.7**-9241
Bortrifluorid *R*	**10.7**-9241
Bortrifluorid-Lösung, methanolische *R*	**10.7**-9241
Botulinum-Toxin Typ A zur Injektion	3001
Botulinum-Toxin Typ B zur Injektion	3003
Botulismus-Antitoxin	1805
Botulismus-Impfstoff für Tiere	1640
Bovine-Rhinotracheitis-Lebend-Impfstoff für Rinder (Infektiöse-)	**10.2**-6693
Bovines Tuberkulin, gereinigtes	6041
Bradford-Methode (*siehe* 2.5.33)	246
Braunellenähren*	2077
Brausepulver	1397
Brechungsindex (2.2.6)	34
Brennnesselblätter	2080
Brennnesselwurzel	**10.6**-8798
Brenzcatechin *R*	**10.7**-9241
Brenztraubensäure *R*	**10.7**-9242
Brillantblau *R*	**10.7**-9242
Brimonidini tartras	3006
Brimonidintartrat	3006
Brom *R*	**10.7**-9242
Bromazepam	3007
Bromazepamum	3007
Bromcresolgrün *R*	**10.7**-9242
Bromcresolgrün-Lösung *R*	**10.7**-9242
Bromcresolgrün-Methylrot-Mischindikator-Lösung *R*	**10.7**-9242
Bromcresolpurpur *R*	**10.7**-9242
Bromcresolpurpur-Lösung *R*	**10.7**-9242
Bromcyan-Lösung *R*	**10.7**-9242
Bromdesoxyuridin *R*	**10.7**-9243
Bromelain *R*	**10.7**-9243
Bromelain-Lösung *R*	**10.7**-9243
Bromhexinhydrochlorid	3009
Bromhexini hydrochloridum	3009
Bromid, Identitätsreaktion (*siehe* 2.3.1)	180
Bromid-Bromat-Lösung (0,0167 mol · l^{-1})	**10.7**-9514
Brom-Lösung *R*	**10.7**-9242
Brommethoxynaphthalin *R*	**10.7**-9243
Bromocriptini mesilas	3011

Bromocriptinmesilat	3011
Bromophos *R*	**10.7**-9243
Bromophos-ethyl *R*	**10.7**-9243
Bromperidol	3014
Bromperidoldecanoat	3016
Bromperidoli decanoas	3016
Bromperidolum	3014
Brompheniramini maleas	3019
Brompheniraminmaleat	3019
Bromphenolblau *R*	**10.7**-9243
Bromphenolblau-Lösung *R*	**10.7**-9243
Bromphenolblau-Lösung *R* 1	**10.7**-9244
Bromphenolblau-Lösung *R* 2	**10.7**-9244
Bromthymolblau *R*	**10.7**-9244
Bromthymolblau-Lösung *R* 1	**10.7**-9244
Bromthymolblau-Lösung *R* 2	**10.7**-9244
Bromthymolblau-Lösung *R* 3	**10.7**-9244
Bromthymolblau-Lösung *R* 4	**10.7**-9244
Bromwasser *R*	**10.7**-9244
Bromwasser *R* 1	**10.7**-9244
Bromwasserstoffsäure	
– verdünnte *R*	**10.7**-9244
– verdünnte *R* 1	**10.7**-9244
Bromwasserstoffsäure 30 % *R*	**10.7**-9244
Bromwasserstoffsäure 47 % *R*	**10.7**-9244
Bronchitis-Impfstoff (inaktiviert) für Geflügel (Infektiöse-)	**10.2**-6695
Bronchitis-Lebend-Impfstoff für Geflügel (Infektiöse-)	**10.5**-8333
Brotizolam	3020
Brotizolamum	3020
BRP, Erläuterung (siehe 5.12)	1189
Brucellose-Lebend-Impfstoff (*Brucella melitensis* Stamm Rev. 1) für Tiere	1648
Bruchfestigkeit von Tabletten (2.9.8)	467
Brucin *R*	**10.7**-9245
Buchweizenkraut	2083
Budesonid	3022
Budesonidum	3022
Bufexamac	3025
Bufexamacum	3025
Buflomedilhydrochlorid	3027
Buflomedili hydrochloridum	3027
Bumetanid	**10.6**-8843
Bumetanidum	**10.6**-8843
Bupivacainhydrochlorid	3030
Bupivacaini hydrochloridum	3030
Bupleuri radix*	**10.5**-8351
Buprenorphin	3033
Buprenorphinhydrochlorid	3036
Buprenorphini hydrochloridum	3036
Buprenorphinum	3033
Bursitis-Impfstoff (inaktiviert) für Geflügel (Infektiöse-)	**10.2**-6700
Bursitis-Lebend-Impfstoff für Geflügel (Infektiöse-)	**10.2**-6702
Buschknöterichwurzelstock mit Wurzel*	2085
Buserelin	3039
Buserelinum	3039
Buspironhydrochlorid	3041
Buspironi hydrochloridum	3041
Busulfan	3044
Busulfanum	3044
i-Butan *R*	**10.7**-9245
n-Butan *R*	**10.7**-9245
Butanal *R*	**10.7**-9245
Butan-1,4-diol *R*	**10.7**-9245
tert-Butanol *R*	**10.7**-9245
1-Butanol *R*	**10.7**-9245
2-Butanol *R* 1	**10.7**-9245
Butano-4-lacton *R*	**10.7**-9245
Buttersäure *R*	**10.7**-9246
Butylacetat *R*	**10.7**-9246
Butylacetat *R* 1	**10.7**-9246
Butylamin *R*	**10.7**-9246
tert-Butylamini perindoprilum	**10.1**-6455
4-(Butylamino)benzoesäure *R*	**10.7**-9246
Butyldihydroxyboran *R*	**10.7**-9246
tert-Butylhydroperoxid *R*	**10.7**-9246
Butylhydroxyanisol	3045
Butylhydroxyanisolum	3045
Butyl-4-hydroxybenzoat	**10.6**-8844
Butyl-4-hydroxybenzoat *R*	**10.7**-9246
Butylhydroxytoluenum	3048
Butylhydroxytoluol	3048
Butylhydroxytoluol *R*	**10.7**-9246
Butylis parahydroxybenzoas	**10.6**-8844
Butylmethacrylat *R*	**10.7**-9247
Butylmethacrylat-Copolymer, basisches	3049
tert-Butylmethylether *R*	**10.7**-9247
tert-Butylmethylether *R* 1	**10.7**-9247
2-Butyloctanol *R*	**10.7**-9247
Butylscopolaminiumbromid	3051
B19-Virus(B19V)-DNA, Nachweis in Plasmapools (2.6.21)	301

C

Cabergolin	3057
Cabergolinum	3057
Cadmii sulfas hydricus ad praeparationes homoeopathicas	2570
Cadmium *R*	**10.7**-9247
Cadmium sulfuricum für homöopathische Zubereitungen	2570
Cadmium-Lösung (10 ppm Cd) *R*	**10.7**-9493
Cadmium-Lösung (0,1 % Cd) *R*	**10.7**-9493
Cadmiumnitrat-Tetrahydrat *R*	**10.7**-9247
Caesiumchlorid *R*	**10.7**-9247
Calcifediolum monohydricum	3058
Calcifediol-Monohydrat	3058
Calcii acetas	**10.5**-8409
Calcii ascorbas	3073
Calcii carbonas	**10.6**-8849
Calcii chloridum dihydricum	**10.3**-7188
Calcii chloridum hexahydricum	3077
Calcii dobesilas monohydricus	3078
Calcii fluoridum ad praeparationes homoeopathicas	2571
Calcii folinas hydricus	3079
Calcii glucoheptonas	3082
Calcii gluconas	**10.6**-8850
Calcii gluconas ad iniectabile	3086
Calcii gluconas anhydricus	**10.6**-8851
Calcii glycerophosphas	3088
Calcii hydrogenophosphas	**10.6**-8852
Calcii hydrogenophosphas dihydricus	**10.6**-8854
Calcii hydroxidum	**10.6**-8856
Calcii iodidum tetrahydricum ad praeparationes homoeopathicas	2572
Calcii lactas	3094
Calcii lactas monohydricus	**10.4**-7961
Calcii lactas pentahydricus	**10.4**-7963
Calcii lactas trihydricus	**10.4**-7962
Calcii laevulinas dihydricus	3098
Calcii levofolinas hydricus	3099
Calcii pantothenas	**10.4**-7964
Calcii stearas	**10.5**-8410
Calcii sulfas dihydricus	**10.3**-7189

Calcipotriol	3060	Campesterol *R*	**10.7**-9249
Calcipotriol-Monohydrat	3063	Camphen *R*	**10.7**-9249
Calcipotriolum	3060	D-Campher	3108
Calcipotriolum monohydricum	3063	Campher *R*	**10.7**-9249
Calcitonin (Lachs)	3066	Campher, racemischer	3110
Calcitoninum salmonis	3066	(1*S*)-(+)-Campher-10-sulfonsäure *R*	**10.7**-9249
Calcitriol	3070	D-*Camphora*	3108
Calcitriolum	3070	*Camphora racemica*	3110

Calcium
- Grenzprüfung (2.4.3) 190
- Identitätsreaktion (*siehe* 2.3.1) 180
- in Adsorbat-Impfstoffen (2.5.14) 236
- komplexometrische Titration (*siehe* 2.5.11) 234

Calcium fluoratum ad praeparationes homoeopathicas 2571
Calcium fluoratum für homöopathische Zubereitungen 2571
Calcium iodatum für homöopathische Zubereitungen 2572
Calciumacetat **10.5**-8409
Calciumacetat *R* **10.7**-9247
Calciumascorbat 3073
Calciumbis(formylhomotaurin) *R* **10.7**-9247
Calciumcarbonat **10.6**-8849
Calciumcarbonat *R* **10.7**-9247
Calciumcarbonat *R* 1 ....**10.7**-9248
Calciumchlorid *R* **10.7**-9248
Calciumchlorid *R* 1 ....**10.7**-9248
Calciumchlorid, wasserfreies *R* **10.7**-9248
Calciumchlorid-Dihydrat **10.3**-7188
Calciumchlorid-Hexahydrat 3077
Calciumchlorid-Lösung *R* **10.7**-9248
Calciumchlorid-Lösung (0,01 mol · l^{-1}) *R* **10.7**-9248
Calciumchlorid-Lösung (0,02 mol · l^{-1}) *R* **10.7**-9248
Calciumchlorid-Lösung (0,025 mol · l^{-1}) *R* **10.7**-9248
Calciumdihydrogenphosphat-Monohydrat *R* **10.7**-9248
Calciumdobesilat-Monohydrat 3078
Calciumfolinat-Hydrat 3079
Calciumglucoheptonat 3082
Calciumgluconat **10.6**-8850
- wasserfreies **10.6**-8851
- zur Herstellung von Parenteralia 3086
Calciumglycerophosphat 3088
Calciumhydrogenphosphat **10.6**-8852
Calciumhydrogenphosphat-Dihydrat **10.6**-8854
Calciumhydroxid **10.6**-8856
Calciumhydroxid *R* **10.7**-9248
Calciumhydroxid-Lösung *R* **10.7**-9248
Calciumlactat 3094
Calciumlactat-Monohydrat **10.4**-7961
Calciumlactat-Pentahydrat **10.4**-7963
Calciumlactat-Pentahydrat *R* **10.7**-9248
Calciumlactat-Trihydrat **10.4**-7962
Calciumlävulinat-Dihydrat 3098
Calciumlevofolinat-Hydrat 3099
Calcium-Lösung (10 ppm Ca) *R* **10.7**-9494
Calcium-Lösung (100 ppm Ca) *R* **10.7**-9493
Calcium-Lösung (100 ppm Ca) *R* 1 ....**10.7**-9494
Calcium-Lösung (400 ppm Ca) *R* **10.7**-9493
Calcium-Lösung (100 ppm Ca), ethanolische *R* **10.7**-9494
Calciumpantothenat **10.4**-7964
Calciumstearat **10.5**-8410
Calciumsulfat-Dihydrat **10.3**-7189
Calciumsulfat-Hemihydrat *R* **10.7**-9248
Calciumsulfat-Lösung *R* **10.7**-9248
Calconcarbonsäure *R* **10.7**-9249
Calconcarbonsäure-Verreibung *R* **10.7**-9249
Calendulae flos **10.1**-6283
Calicivirose-Impfstoff (inaktiviert) für Katzen 1655
Calicivirose-Lebend-Impfstoff für Katzen **10.2**-6705
Camelliae sinensis non fermentata folia 2197

Candesartancilexetil **10.3**-7190
Candesartanum cilexetili **10.3**-7190
Candida albicans, Nachweis
- in lebenden biotherapeutischen Produkten (*siehe* 2.6.38) 358
- in nicht sterilen Produkten (*siehe* 2.6.13) **10.3**-6945
Capecitabin 3114
Capecitabinum 3114
Caprinalkohol *R* **10.7**-9249
ε-Caprolactam *R* **10.7**-9250
Caprylsäure 3116
Capsaicin *R* **10.7**-9250
Capsici extractum spissum normatum 2094
Capsici fructus 2092
Capsici oleoresina raffinata et normata 2096
Capsici tinctura normata 2097
Captopril **10.5**-8412
Captoprilum **10.5**-8412
Carbachol 3121
Carbacholum 3121
Carbamazepin **10.2**-6781
Carbamazepinum **10.2**-6781
Carbasalat-Calcium 3124
Carbasalatum calcicum 3124
Carbazol *R* **10.7**-9250
Carbidopa-Monohydrat 3126
Carbidopum 3126
Carbimazol 3129
Carbimazolum 3129
Carbo activatus 4460
Carbocistein 3130
Carbocisteinum 3130
Carbomer *R* **10.7**-9250
Carbomera **10.4**-7966
Carbomere **10.4**-7966
Carbonat, Identitätsreaktion (*siehe* 2.3.1) 181
Carbonei dioxidum 4462
Carbonei monoxidum 4464
Carbonei monoxidum(^{15}O) 1871
Carbonei monoxidum (5 per centum) in nitrogenio intermixtum 4054
Carbophenothion *R* **10.7**-9250
Carboplatin **10.6**-8857
Carboplatinum **10.6**-8857
Carboprost-Trometamol 3135
Carboprostum trometamolum 3135
Carboxymethylamylum natricum A **10.6**-8858
Carboxymethylamylum natricum B **10.6**-8860
Carboxymethylamylum natricum C 3141
Carboxymethylstärke-Natrium (Typ A) **10.6**-8858
Carboxymethylstärke-Natrium (Typ B) **10.6**-8860
Carboxymethylstärke-Natrium (Typ C) 3141
5-Carboxyuracil *R* **10.7**-9250
Car-3-en *R* **10.7**-9250
Carmellose 3144
Carmellose-Calcium 3145
Carmellose-Natrium 3146
- niedrig substituiertes 3147
- und mikrokristalline Cellulose 3217
Carmellosum 3144
Carmellosum calcicum 3145
Carmellosum natricum 3146

Beachten Sie den Hinweis auf „Allgemeine Monographien" zu Anfang des Bands auf Seite B

Carmellosum natricum conexum	**10.6**-8872
Carmellosum natricum substitutum humile	3147
Carminsäure *R*	**10.7**-9251
Carmustin	3149
Carmustinum	3149
Carnaubawachs	3150
Carprofen für Tiere	3151
Carprofenum ad usum veterinarium	3151
Carrageen	3153
Carrageenanum	3153
Carteololhydrochlorid	3155
Carteololi hydrochloridum	3155
Carthami flos*	2151
Carthami oleum raffinatum	3875
Carvacrol *R*	**10.7**-9251
Carvedilol	3157
Carvedilolum	3157
Carveol *R*	**10.7**-9251
Carvi aetheroleum	2271
Carvi fructus	**10.3**-7119
(+)-Carvon *R*	**10.7**-9251
(+)-Carvon *R* 1	**10.7**-9251
(−)-Carvon *R*	**10.7**-9252
β-Caryophyllen *R*	**10.7**-9252
Caryophyllenoxid *R*	**10.7**-9252
Caryophylli floris aetheroleum	2325
Caryophylli flos	**10.3**-7117
Cascararinde	2087
Cascaratrockenextrakt, eingestellter	2089
Casein *R*	**10.7**-9252
Cassiaöl	2091
Casticin *R*	**10.7**-9252
Catalpol *R*	**10.7**-9253
Catechin *R*	**10.7**-9253
Catgut im Fadenspender für Tiere, steriles, resorbierbares	1975
Catgut, steriles	1961
Cathinhydrochlorid *R*	**10.7**-9253
Cayennepfeffer	2092
Cayennepfeffer-Dickextrakt, eingestellter	2094
Cayennepfefferölharz, eingestelltes, raffiniertes	2096
Cayennepfeffertinktur, eingestellte	2097
CD34/CD45+-Zellen in hämatopoetischen Produkten, Zählung (2.7.23)	407
Cefaclor-Monohydrat	3159
Cefaclorum	3159
Cefadroxil-Monohydrat	3161
Cefadroxilum monohydricum	3161
Cefalexin-Monohydrat	**10.4**-7968
Cefalexinum monohydricum	**10.4**-7968
Cefalotin-Natrium	3165
Cefalotinum natricum	3165
Cefamandoli nafas	3167
Cefamandolnafat	3167
Cefapirin-Natrium	3169
Cefapirinum natricum	3169
Cefatrizin-Propylenglycol	3171
Cefatrizinum propylen glycolum	3171
Cefazolin-Natrium	3172
Cefazolinum natricum	3172
Cefepimdihydrochlorid-Monohydrat	3175
Cefepimi dihydrochloridum monohydricum	3175
Cefixim	3178
Cefiximum	3178
Cefoperazon-Natrium	3180
Cefoperazonum natricum	3180
Cefotaxim-Natrium	3182
Cefotaximum natricum	3182
Cefoxitin-Natrium	3185
Cefoxitinum natricum	3185
Cefpodoximproxetil	3188
Cefpodoximum proxetili	3188
Cefprozil-Monohydrat	3191
Cefprozilum monohydricum	3191
Cefradin	3195
Cefradinum	3195
Ceftazidim-Pentahydrat	3197
Ceftazidim-Pentahydrat mit Natriumcarbonat zur Injektion	3200
Ceftazidimum pentahydricum	3197
Ceftazidimum pentahydricum et natrii carbonas ad iniectabile	3200
Ceftriaxon-Dinatrium	3204
Ceftriaxonum natricum	3204
Cefuroximaxetil	**10.7**-9665
Cefuroxim-Natrium	3207
Cefuroximum axetili	**10.7**-9665
Cefuroximum natricum	3207
Celecoxib	3210
Celecoxibum	3210
Celiprololhydrochlorid	**10.3**-7193
Celiprololi hydrochloridum	**10.3**-7193
Cellulae stirpes haematopoieticae humanae	5718
Cellulose	
– mikrokristalline	**10.4**-7970
– mikrokristalline, und Carmellose-Natrium	3217
– zur Chromatographie *R*	**10.7**-9253
– zur Chromatographie *R* 1	**10.7**-9253
– zur Chromatographie F$_{254}$ *R*	**10.7**-9253
Celluloseacetat	3218
Celluloseacetatbutyrat	3220
Celluloseacetatphthalat	**10.6**-8862
Cellulosepulver	**10.4**-7974
Cellulosi acetas	3218
Cellulosi acetas butyras	3220
Cellulosi acetas phthalas	**10.6**-8862
Cellulosi pulvis	**10.4**-7974
Cellulosum microcristallinum	**10.4**-7970
Cellulosum microcristallinum et carmellosum natricum	3217
Centaurii herba	2472
Centellae asiaticae herba	2496
Cera alba	6157
Cera carnauba	3150
Cera flava	6158
Cer(III)-nitrat *R*	**10.7**-9253
Cer(IV)-sulfat *R*	**10.7**-9253
Cer(IV)-sulfat-Lösung (0,1 mol · l^{-1})	**10.7**-9514
Cetirizindihydrochlorid	3226
Cetirizini dihydrochloridum	3226
Cetobemidoni hydrochloridum	4450
Cetostearylis isononanoas	3238
Cetrimid	3228
Cetrimid *R*	**10.7**-9253
Cetrimidum	3228
Cetrimoniumbromid *R*	**10.7**-9254
Cetylalkohol	3229
Cetylalkohol *R*	**10.7**-9254
Cetylis palmitas	3230
Cetylpalmitat	3230
Cetylpyridinii chloridum	3232
Cetylpyridiniumchlorid	3232
Cetylpyridiniumchlorid-Monohydrat *R*	**10.7**-9254
Cetylstearylalkohol	**10.3**-7195
Cetylstearylalkohol *R*	**10.7**-9254
Cetylstearylalkohol (Typ A), emulgierender	3234
Cetylstearylalkohol (Typ B), emulgierender	3236
Cetylstearylisononanoat	3238
CFC, colony forming cells (*siehe* 2.7.28)	414
Chaenomeles fructus*	**10.5**-8349

Chamazulen R **10.7**-9254
Chamomillae romanae flos 2247
Charakterisierung
- kristalliner Feststoffe durch Mikrokalorimetrie und Lösungskalorimetrie (2.2.61) 159
- kristalliner und teilweise kristalliner Feststoffe durch Röntgenpulverdiffraktometrie (2.9.33) **10.6**-8708
Chelerythrinchlorid R **10.7**-9254
Chelidonii herba 2412
Chemische Bildgebung (5.24) 1289
Chemische Referenzsubstanzen (*CRS*), Biologische Referenzsubstanzen (*BRP*), Referenzsubstanzen für pflanzliche Drogen (*HRS*), Referenzspektren (4.3) **10.7**-9521
Chemische Vorläufersubstanzen für radioaktive Arzneimittel 1312
Chemometrische Methoden zur Auswertung analytischer Daten (5.21) 1253
Chenodesoxycholsäure **10.6**-8864
Chinaldinrot R **10.7**-9254
Chinaldinrot-Lösung R **10.7**-9254
Chinarinde 2099
Chinarindenfluidextrakt, eingestellter 2101
Chinesische-Esche-Rinde* **10.1**-6277
Chinesische-Quitte-Früchte* **10.5**-8349
Chinesischer-Liebstöckel-Wurzel* 2104
Chinesischer-Liebstöckel-Wurzelstock mit Wurzel* ...2106
Chinesischer-Tragant-Wurzel* 2108
Chinesisches-Hasenohr-Wurzel* **10.5**-8351
Chinhydron R **10.7**-9255
Chinidin R **10.7**-9255
Chinidini sulfas 3240
Chinidinsulfat 3240
Chinidinsulfat R **10.7**-9255
Chinin R **10.7**-9255
Chininhydrochlorid 3243
Chininhydrochlorid R **10.7**-9255
Chinini hydrochloridum 3243
Chinini sulfas 3245
Chininsulfat 3245
Chininsulfat R **10.7**-9255
3-Chinuclidinol R **10.7**-9255
Chitosanhydrochlorid 3247
Chitosani hydrochloridum 3247
Chlamydien-Impfstoff (inaktiviert) für Katzen 1658
Chloracetanilid R **10.7**-9255
Chloralhydrat 3248
Chloralhydrat R **10.7**-9256
Chloralhydrat-Lösung R **10.7**-9256
Chlorali hydras 3248
Chlorambucil 3249
Chlorambucilum 3249
Chloramin T R **10.7**-9255
Chloramin-T-Lösung R **10.7**-9256
Chloramin-T-Lösung R 1 .... **10.7**-9256
Chloramin-T-Lösung R 2 .... **10.7**-9256
Chloramphenicol 3251
Chloramphenicolhydrogensuccinat-Natrium 3253
Chloramphenicoli natrii succinas 3253
Chloramphenicoli palmitas 3255
Chloramphenicolpalmitat 3255
Chloramphenicolum 3251
Chloranilin R **10.7**-9256
2-Chlorbenzoesäure R **10.7**-9256
4-Chlorbenzolsulfonamid R **10.7**-9256
5-Chlorchinolin-8-ol R **10.7**-9256
Chlorcyclizinhydrochlorid 3257
Chlorcyclizini hydrochloridum 3257
Chlordan R **10.7**-9256

2-Chlor-2-desoxy-D-glucose R **10.7**-9257
Chlordiazepoxid 3258
Chlordiazepoxid R **10.7**-9257
Chlordiazepoxidhydrochlorid 3259
Chlordiazepoxidi hydrochloridum 3259
Chlordiazepoxidum 3258
2-Chlor-N-(2,6-dimethylphenyl)acetamid R **10.7**-9257
Chloressigsäure R **10.7**-9257
2-Chlorethanol R **10.7**-9257
2-Chlorethanol-Lösung R **10.7**-9257
Chlorethylaminhydrochlorid R **10.7**-9257
Chlorfenvinphos R **10.7**-9257
Chlorhexidindiacetat 3261
Chlorhexidindigluconat-Lösung 3264
Chlorhexidindihydrochlorid 3267
Chlorhexidini diacetas 3261
Chlorhexidini digluconatis solutio 3264
Chlorhexidini dihydrochloridum 3267
Chlorid
- Grenzprüfung (2.4.4) **10.6**-8687
- Identitätsreaktion (*siehe* 2.3.1) 181
Chlorid-Lösung (5 ppm Cl) R **10.7**-9494
Chlorid-Lösung (8 ppm Cl) R **10.7**-9494
Chlorid-Lösung (50 ppm Cl) R **10.7**-9494
Chlormadinonacetat 3270
Chlormadinoni acetas 3270
3-Chlor-2-methylanilin R **10.7**-9257
2-Chlornicotinsäure R **10.7**-9257
Chlornitroanilin R **10.7**-9258
2-Chlor-5-nitrobenzoesäure R **10.7**-9258
Chlorobutanol 3272
Chlorobutanol R **10.7**-9258
Chlorobutanol-Hemihydrat 3274
Chlorobutanolum 3272
Chlorobutanolum hemihydricum 3274
Chlorocresol 3276
Chlorocresolum 3276
Chloroform
- angesäuertes R **10.7**-9258
- ethanolfreies R **10.7**-9258
Chloroform R **10.7**-9258
(D)Chloroform R **10.7**-9258
Chlorogensäure R **10.7**-9258
Chloroquini phosphas 3277
Chloroquini sulfas 3278
Chloroquinphosphat 3277
Chloroquinsulfat 3278
Chlorothiazid R **10.7**-9259
Chlorphenamini maleas 3279
Chlorphenaminmaleat 3279
Chlorphenol R **10.7**-9259
2-[2-(4-Chlorphenyl)acetyl]benzoesäure R **10.7**-9259
1-Chlorphthalazin R **10.7**-9259
Chlorpromazinhydrochlorid **10.4**-7977
Chlorpromazini hydrochloridum **10.4**-7977
3-Chlorpropan-1,2-diol R **10.7**-9259
Chlorprothixenhydrochlorid 3283
Chlorprothixeni hydrochloridum 3283
Chlorpyriphos R **10.7**-9259
Chlorpyriphos-methyl R **10.7**-9259
4-Chlorresorcin R **10.7**-9259
Chlorsalicylsäure R **10.7**-9260
Chlortalidon **10.7**-9667
Chlortalidonum **10.7**-9667
Chlortetracyclinhydrochlorid **10.1**-6321
Chlortetracyclinhydrochlorid R **10.7**-9260
Chlortetracyclini hydrochloridum **10.1**-6321
Chlortriethylaminhydrochlorid R **10.7**-9260
Chlortrimethylsilan R **10.7**-9260
Cholecalciferoli pulvis 3429

Cholecalciferolum	3424
Cholecalciferolum densatum oleosum	**10.6**-8870
Cholera-Impfstoff	
– (inaktiviert) für Geflügel	1660
– (inaktiviert, oral)	1445
5α-Cholestan *R*	**10.7**-9260
Cholesterol	3291
– zur parenteralen Anwendung	**10.6**-8867
Cholesterol *R*	**10.7**-9260
Cholesterolum	3291
Cholesterolum ad usum parenteralem	**10.6**-8867
Cholinchlorid *R*	**10.7**-9260
Cholini ([^{11}C]methyl) solutio iniectabilis	1880
Chondroitinase ABC *R*	**10.7**-9260
Chondroitinase AC *R*	**10.7**-9260
Chondroitini natrii sulfas	3295
Chondroitinsulfat-Natrium	3295
Chorda resorbilis sterilis	1961
Chorda resorbilis sterilis in fuso ad usum veterinarium	1975
Choriongonadotropin	3298
Choriongonadotropin *R*	**10.7**-9261
Chrom(III)-acetylacetonat *R*	**10.7**-9261
Chromatographie	
– Ausschluss- (2.2.30)	68
– Dünnschicht- (2.2.27)	62
– Flüssig- (2.2.29)	**10.3**-6923
– Flüssig-, mit superkritischen Phasen (2.2.45)	110
– Gas- (2.2.28)	64
– Hochleistungsdünnschicht-, von pflanzlichen Drogen und Zubereitungen aus pflanzlichen Drogen (*siehe* 2.8.25)	446
– Papier- (2.2.26)	61
– Trennmethoden (2.2.46)	111
Chromazurol S *R*	**10.7**-9261
Chrom(III)-chlorid-Hexahydrat *R*	**10.7**-9261
(^{51}Cr)Chromedetat-Injektionslösung	1827
Chromii(^{51}Cr) edetatis solutio iniectabilis	1827
Chrom(III)-kaliumsulfat *R*	**10.7**-9261
Chrom-Lösung (0,1 ppm Cr) *R*	**10.7**-9494
Chrom-Lösung (100 ppm Cr) *R*	**10.7**-9494
Chrom-Lösung (0,1 % Cr) *R*	**10.7**-9494
Chrom-Lösung (1000 ppm Cr), ölige *R*	**10.7**-9494
Chromogensubstrat *R* 1	**10.7**-9261
Chromogensubstrat *R* 2	**10.7**-9261
Chromogensubstrat *R* 3	**10.7**-9261
Chromogensubstrat *R* 4	**10.7**-9261
Chromogensubstrat *R* 5	**10.7**-9261
Chromotrop 2B *R*	**10.7**-9261
Chromotrop-2B-Lösung *R*	**10.7**-9262
Chromotropsäure-Natrium *R*	**10.7**-9262
Chromotropsäure-Natrium-Lösung *R*	**10.7**-9262
Chromotropsäure-Schwefelsäure-Lösung *R*	**10.7**-9262
Chrom(VI)-oxid *R*	**10.7**-9262
Chrysanthemin *R*	**10.7**-9262
Chymotrypsin	3299
α-Chymotrypsin zur Peptidmustercharakterisierung *R*	**10.7**-9262
Chymotrypsinum	3299
Ciclesonid	3301
Ciclesonidum	3301
Ciclopirox	**10.2**-6785
Ciclopirox olaminum	**10.4**-7980
Ciclopirox-Olamin	**10.4**-7980
Ciclopiroxum	**10.2**-6785
Ciclosporin	**10.5**-8415
Ciclosporinum	**10.5**-8415
Cilastatin-Natrium	3308
Cilastatinum natricum	3308
Cilazapril	3311
Cilazaprilum	3311
Cimetidin	3313
Cimetidinhydrochlorid	3316
Cimetidini hydrochloridum	3316
Cimetidinum	3313
Cimicifugae rhizoma	2112
Cimicifugawurzelstock	2112
Cimifugin *R*	**10.7**-9262
Cinchocainhydrochlorid	3318
Cinchocaini hydrochloridum	3318
Cinchonae cortex	2099
Cinchonae extractum fluidum normatum	2101
Cinchonidin *R*	**10.7**-9262
Cinchonin *R*	**10.7**-9263
Cineol	3320
Cineol *R*	**10.7**-9263
1,4-Cineol *R*	**10.7**-9263
1,8-Cineol in ätherischen Ölen, Gehaltsbestimmung (2.8.11)	430
Cineolum	3320
Cinnamamid *R*	**10.7**-9263
Cinnamomi cassiae aetheroleum	2091
Cinnamomi cortex	2520
Cinnamomi zeylanici corticis aetheroleum	2519
Cinnamomi zeylanici folii aetheroleum	2518
Cinnamylacetat *R*	**10.7**-9263
Cinnarizin	3321
Cinnarizinum	3321
Ciprofibrat	3324
Ciprofibratum	3324
Ciprofloxacin	3325
Ciprofloxacinhydrochlorid	3328
Ciprofloxacini hydrochloridum	3328
Ciprofloxacinum	3325
Cisatracurii besilas	3330
Cisatracuriumbesilat	3330
Cisplatin	3335
Cisplatinum	3335
Citalopramhydrobromid	3337
Citalopramhydrochlorid	3339
Citaloprami hydrobromidum	3337
Citaloprami hydrochloridum	3339
Citral *R*	**10.7**-9264
Citrat, Identitätsreaktion (*siehe* 2.3.1)	181
Citrat-Pufferlösung pH 3,0 (0,25 mol · l^{-1}) *R*	**10.7**-9501
Citrat-Pufferlösung pH 5,0 *R*	**10.7**-9502
Citri reticulatae aetheroleum	**10.7**-9633
Citri reticulatae epicarpium et mesocarpium*	2302
Citronellae aetheroleum	2117
Citronellal *R*	**10.7**-9264
Citronellöl	2117
Citronellol *R*	**10.7**-9264
Citronellylacetat *R*	**10.7**-9264
Citronenöl	**10.7**-9631
Citronenöl *R*	**10.7**-9264
Citronensäure	3341
– wasserfreie *R*	**10.7**-9264
Citronensäure-Monohydrat	3342
Citronensäure-Monohydrat *R*	**10.7**-9265
Citropten *R*	**10.7**-9265
Cladribin	3344
Cladribinum	3344
Clarithromycin	3346
Clarithromycinum	3346
Clazuril für Tiere	3349
Clazurilum ad usum veterinarium	3349
Clebopridi malas	3352
Clebopridmalat	3352
Clemastinfumarat	3354
Clemastini fumaras	3354

Clematidis armandii caulis* 2120
Clematis-armandii-Spross* 2120
Clenbuterolhydrochlorid 3356
Clenbuteroli hydrochloridum 3356
Clindamycin-2-dihydrogenphosphat 3358
Clindamycinhydrochlorid 3361
Clindamycini hydrochloridum 3361
Clindamycini phosphas 3358
Clioquinol 3363
Clioquinolum 3363
Clobazam 3365
Clobazamum 3365
Clobetasoli propionas **10.1**-6324
Clobetasolpropionat **10.1**-6324
Clobetasolpropionat *R* **10.7**-9265
Clobetasonbutyrat 3369
Clobetasoni butyras 3369
Clodronat-Dinatrium-Tetrahydrat 3371
Clofazimin 3373
Clofaziminum 3373
Clofibrat 3374
Clofibratum 3374
Clomifencitrat **10.5**-8417
Clomifeni citras **10.5**-8417
Clomipraminhydrochlorid 3378
Clomipramini hydrochloridum 3378
Clonazepam 3380
Clonazepamum 3380
Clonidinhydrochlorid 3382
Clonidini hydrochloridum 3382
Clopamid 3383
Clopamidum 3383
Clopidogrelbesilat 3385
Clopidogrelhydrochlorid 3388
Clopidogrelhydrogensulfat 3390
Clopidogreli besilas 3385
Clopidogreli hydrochloridum 3388
Clopidogreli hydrogenosulfas 3390
Closantel-Natrium-Dihydrat für Tiere 3393
Closantelum natricum dihydricum ad usum
    veterinarium 3393
Clostridien, Nachweis in nicht sterilen Produkten
    (*siehe* 2.6.13) **10.3**-6945
Clostridium-chauvoei-Impfstoff für Tiere 1662
Clostridium-novyi-(Typ B)-Impfstoff für Tiere 1663
Clostridium-perfringens-Impfstoff für Tiere 1665
Clostridium-septicum-Impfstoff für Tiere 1668
Clotrimazol **10.5**-8420
Clotrimazolum **10.5**-8420
Cloxacillin-Natrium 3397
Cloxacillinum natricum 3397
Clozapin 3399
Clozapinum 3399
Cobalt(II)-chlorid *R* **10.7**-9265
Cobalt-Lösung (100 ppm Co) *R* **10.7**-9494
Cobalt(II)-nitrat *R* **10.7**-9265
Cocainhydrochlorid 3401
Cocaini hydrochloridum 3401
Cocculus für homöopathische Zubereitungen 2573
Cocois oleum raffinatum 4466
Cocoylcaprylocaprat 3403
Cocoylis caprylocapras 3403
Codein *R* **10.7**-9265
Codeinhydrochlorid-Dihydrat **10.3**-7199
Codeini hydrochloridum dihydricum **10.3**-7199
Codeini phosphas hemihydricus **10.3**-7202
Codeini phosphas sesquihydricus **10.5**-8422
Codein-Monohydrat **10.3**-7196
Codeinphosphat *R* **10.7**-9265
Codeinphosphat-Hemihydrat **10.3**-7202

Codeinphosphat-Sesquihydrat **10.5**-8422
Codeinum monohydricum **10.3**-7196
Codergocrini mesilas 3415
Codergocrinmesilat 3415
Codonopsidis radix* 2189
Coffein 3417
Coffein *R* **10.7**-9265
Coffein-Monohydrat 3419
Coffeinum 3417
Coffeinum monohydricum 3419
Coicis semen* 2222
Colae semen 2261
Colchicin 3421
Colchicinum 3421
Colecalciferol 3424
  − ölige Lösungen von **10.6**-8870
  − Trockenkonzentrat 3429
Colestyramin 3432
Colestyraminum 3432
Colibacillose-Impfstoff (inaktiviert)
  − für neugeborene Ferkel 1671
  − für neugeborene Wiederkäuer 1673
Colistimethat-Natrium **10.1**-6327
Colistimethatum natricum **10.1**-6327
Colistini sulfas **10.1**-6331
Colistinsulfat **10.1**-6331
Colophonium 2262
Compressi 1401
Convallatoxin *R* **10.7**-9265
Coomassie-Färbelösung *R* **10.7**-9266
Coomassie-Färbelösung *R* 1 ....**10.7**-9266
Copolymerum macrogolo et alcoholi
    poly(vinylico) constatum 4641
Copolymerum methacrylatis butylati basicum 3049
Copovidon **10.1**-6333
Copovidonum **10.1**-6333
Coptidis rhizoma* 2190
Coriandri aetheroleum 2268
Coriandri fructus 2267
Coronavirusdiarrhoe-Impfstoff (inaktiviert)
    für Kälber **10.2**-6707
Corpora ad usum pharmaceuticum **10.3**-7039
Cortison *R* **10.7**-9266
Cortisonacetat 3444
Cortisonacetat *R* **10.7**-9266
Cortisoni acetas 3444
Corydalin *R* **10.7**-9266
Corydalis rhizoma* 2281
Costunolid *R* **10.7**-9266
Coulometrische Titration von Wasser (2.5.32) 244
Coumaphos *R* **10.7**-9266
Crataegi folii cum flore extractum fluidum **10.3**-7136
Crataegi folii cum flore extractum siccum **10.3**-7138
Crataegi folium cum flore **10.3**-7132
Crataegi fructus **10.1**-6290
m-Cresol *R* **10.7**-9266
o-Cresol *R* **10.7**-9266
p-Cresol *R* **10.7**-9267
m-Cresolpurpur *R* **10.7**-9267
m-Cresolpurpur-Lösung *R* **10.7**-9267
Cresolrot *R* **10.7**-9267
Cresolrot-Lösung *R* **10.7**-9267
Cresolum crudum 5568
Croci sativi stigma ad praeparationes
    homoeopathicas 2575
Crocus für homöopathische Zubereitungen 2575
Croscarmellose-Natrium **10.6**-8872
Crospovidon **10.6**-8874
Crospovidonum **10.6**-8874
Crotamiton 3450

Crotamitonum 3450
CRS, BRP, HRS, Bezug (4.3) **10.7**-9521
CRS, Erläuterung (*siehe* 5.12) 1189
Cumarin *R* **10.7**-9267
o-Cumarsäure *R* **10.7**-9267
Cupri acetas monohydricus ad praeparationes
 homoeopathicas 2577
Cupri sulfas **10.5**-8496
Cupri sulfas pentahydricus **10.6**-8932
Cupri tetramibi tetrafluoroboras ad radiopharma-
 ceutica 1873
Cuprum aceticum für homöopathische
 Zubereitungen 2577
Cuprum ad praeparationes homoeopathicas 2578
Cuprum metallicum für homöopathische
 Zubereitungen 2578
Curaçao-Aloe 1993
Curcumae longae rhizoma 2122
Curcumae zanthorrhizae rhizoma 2174
Curcumawurzelstock 2122
Curcumin *R* **10.7**-9268
Curcuminoide *R* **10.7**-9268
Cyamopsidis seminis pulvis 2199
Cyanessigsäure *R* **10.7**-9268
Cyanessigsäureethylester *R* **10.7**-9268
Cyanguanidin *R* **10.7**-9268
Cyanocobalamin **10.7**-9669
Cyanocobalamin *R* **10.7**-9268
Cyanocobalamini(^{57}Co) capsulae 1828
Cyanocobalamini(^{58}Co) capsulae 1829
Cyanocobalamini(^{57}Co) solutio 1830
Cyanocobalamini(^{58}Co) solutio 1831
(^{57}Co)Cyanocobalamin-Kapseln 1828
(^{58}Co)Cyanocobalamin-Kapseln 1829
(^{57}Co)Cyanocobalamin-Lösung 1830
(^{58}Co)Cyanocobalamin-Lösung 1831
Cyanocobalaminum **10.7**-9669
Cyanoferrat(III)-Lösung (50 ppm Fe(CN)$_6$) *R* ...**10.7**-9494
Cyanoferrat(II)-Lösung (100 ppm Fe(CN)$_6$) *R* ...**10.7**-9494
Cyanopropylphenylen(6)methyl(94)poly=
 siloxan *R* **10.7**-9268
Cyanopropyl(25)phenyl(25)methyl(50)poly=
 siloxan *R* **10.7**-9268
Cyanopropyl(7)phenyl(7)methyl(86)poly=
 siloxan *R* **10.7**-9268
Cyanopropyl(3)pheyl(3)methyl(94)poly=
 siloxan *R* **10.7**-9268
Cyanopropylpolysiloxan *R* **10.7**-9268
Cyasteron *R* **10.7**-9268
*Cyathulae radix** **10.3**-7113
Cyathulawurzel* **10.3**-7113
Cyclizinhydrochlorid **10.1**-6337
Cyclizini hydrochloridum **10.1**-6337
α-Cyclodextrin *R* **10.7**-9269
β-Cyclodextrin *R* **10.7**-9269
β-Cyclodextrin zur Trennung chiraler Komponenten
 – modifiziertes *R* **10.7**-9269
 – modifiziertes *R* 1 ....**10.7**-9269
Cyclohexan *R* **10.7**-9269
Cyclohexan *R* 1 ....**10.7**-9269
1,2-Cyclohexandinitrilotetraessigsäure *R* **10.7**-9269
Cyclohexylamin *R* **10.7**-9269
Cyclohexylmethanol *R* **10.7**-9269
3-Cyclohexylpropansäure *R* **10.7**-9270
Cyclopentolathydrochlorid 3455
Cyclopentolati hydrochloridum 3455
Cyclophosphamid 3457
Cyclophosphamidum 3457
Cyhalothrin *R* **10.7**-9270
Cymarin *R* **10.7**-9270

p-Cymen *R* **10.7**-9270
Cynarae folii extractum siccum 2028
Cynarae folium 2026
Cynarin *R* **10.7**-9270
Cypermethrin *R* **10.7**-9270
Cyproheptadinhydrochlorid-1,5-Hydrat **10.4**-7982
Cyproheptadini hydrochloridum-1,5-hydricum **10.4**-7982
Cyproteronacetat 3460
Cyproteroni acetas 3460
L-Cystein *R* **10.7**-9270
Cysteinhydrochlorid *R* **10.7**-9271
Cysteinhydrochlorid-Monohydrat 3462
Cysteini hydrochloridum monohydricum 3462
Cystin 3465
L-Cystin *R* **10.7**-9271
Cystinum 3465
Cytarabin 3467
Cytarabinum 3467
Cytosin *R* **10.7**-9271

D

Dacarbazin **10.5**-8429
Dacarbazinum **10.5**-8429
Daidzein *R* **10.7**-9271
Daidzin *R* **10.7**-9271
Dalteparin-Natrium 3475
Dalteparinum natricum 3475
Dampfsterilisation (5.1.5) 1009
Dampfsterilisation (*siehe* 5.1.1) 996
Danaparoid-Natrium 3477
Danaparoidum natricum **10.3**-7211
Danaparoid-Natrium **10.3**-7211
Dansylchlorid *R* **10.7**-9271
Dantron *R* **10.7**-9271
Dapson **10.6**-8879
Dapsonum **10.6**-8879
Darreichungsformen
 – Arzneimittel-Vormischungen zur veterinärme-
  dizinischen Anwendung 1376
 – Flüssige Zubereitungen zum Einnehmen 1377
 – Flüssige Zubereitungen zur kutanen Anwen-
  dung **10.7**-9587
 – Flüssige Zubereitungen zur kutanen Anwen-
  dung am Tier 1382
 – Glossar 1375
 – Granulate 1383
 – Halbfeste Zubereitungen zur kutanen Anwen-
  dung **10.5**-8305
 – Halbfeste Zubereitungen zur oralen Anwen-
  dung am Tier 1389
 – Intraruminale Wirkstofffreisetzungssysteme 1389
 – Intravesikale Zubereitungen **10.5**-8308
 – Kapseln 1390
 – Parenteralia **10.5**-8310
 – Pflaster **10.5**-8314
 – Pflaster, Wirkstoffhaltige **10.5**-8316
 – Pulver zum Einnehmen 1397
 – Pulver zur kutanen Anwendung 1398
 – Stifte und Stäbchen 1401
 – Tabletten 1401
 – Wirkstoffhaltige Kaugummis 1393
 – Wirkstoffhaltige Schäume **10.6**-8773
 – Wirkstoffhaltige Tampons 1405
 – Zubereitungen in Druckbehältnissen 1407
 – Zubereitungen zum Spülen 1408
 – Zubereitungen zur Anwendung am Auge ...**10.6**-8774
 – Zubereitungen zur Anwendung am Ohr **10.6**-8778

9786 Gesamtregister

- Zubereitungen zur Anwendung in der Mundhöhle **10.5**-8317
- Zubereitungen zur Inhalation **10.5**-8322
- Zubereitungen zur intramammären Anwendung für Tiere 1426
- Zubereitungen zur intrauterinen Anwendung für Tiere 1427
- Zubereitungen zur nasalen Anwendung **10.3**-7050
- Zubereitungen zur rektalen Anwendung 1433
- Zubereitungen zur vaginalen Anwendung 1436

Darreichungsformen (*siehe* Homöopathische Zubereitungen) **10.3**-7143
Daunorubicinhydrochlorid 3482
Daunorubicini hydrochloridum 3482
DC-Platte
- mit Aluminiumoxid G *R* **10.7**-9271
- mit Cellulose *R* **10.7**-9272
- mit Kieselgel *R* **10.7**-9272
- mit Kieselgel F$_{254}$ *R* **10.7**-9272
- mit Kieselgel G *R* **10.7**-9272
- mit Kieselgel GF$_{254}$ *R* **10.7**-9272
- mit Kieselgel zur Aminopolyetherprüfung *R* **10.7**-9272
- mit octadecylsilyliertem Kieselgel *R* **10.7**-9272
- mit octadecylsilyliertem Kieselgel F$_{254}$ *R* ...**10.7**-9272
- mit octadecylsilyliertem Kieselgel zur Trennung chiraler Komponenten *R* **10.7**-9272
- mit silanisiertem Kieselgel *R* **10.7**-9273
- mit silanisiertem Kieselgel F$_{254}$ *R* **10.7**-9273

o,p'-DDD *R* **10.7**-9273
p,p'-DDD *R* **10.7**-9273
o,p'-DDE *R* **10.7**-9273
p,p'-DDE *R* **10.7**-9273
o,p'-DDT *R* **10.7**-9274
p,p'-DDT *R* **10.7**-9274
Decan *R* **10.7**-9274
Decanal *R* **10.7**-9274
Decanol *R* **10.7**-9274
Decansäure *R* **10.7**-9274
Decylalkohol *R* **10.7**-9274
Decylis oleas 3484
Decyloleat 3484
Deferasirox **10.6**-8881
Deferasiroxi compressi dispergibiles **10.7**-9675
Deferasirox-Tabletten zur Herstellung einer Suspension zum Einnehmen **10.7**-9675
Deferasiroxum **10.6**-8881
Deferipron 3484
Deferiproni compressi **10.6**-8883
Deferiproni solutio peroralis **10.3**-7217
Deferipron-Lösung zum Einnehmen **10.3**-7217
Deferipron-Tabletten **10.6**-8883
Deferipronum 3484
Deferoxamini mesilas 3489
Deferoxaminmesilat 3489
Defluorhydroxy-PSMA-1007 *R* **10.7**-9274
Defluortrimethylaminium-PSMA-1007-trifluoracetat *R* **10.7**-9275
Dehydrocostuslacton *R* **10.7**-9275
Delphinium staphisagria ad praeparationes homoeopathicas 2599
Deltamethrin *R* **10.7**-9275
Dembrexinhydrochlorid-Monohydrat für Tiere 3493
Dembrexini hydrochloridum monohydricum ad usum veterinarium 3493
Demeclocyclinhydrochlorid **10.1**-6343
Demeclocyclinhydrochlorid *R* **10.7**-9275
Demeclocyclini hydrochloridum **10.1**-6343
Demethylflumazenil *R* **10.7**-9275
Demethylmisonidazol *R* **10.7**-9275

Deptropincitrat 3497
Deptropini citras 3497
Depyrogenisierung von Gegenständen in der Herstellung parenteraler Zubereitungen (5.1.12) **10.3**-7020
Dequalinii chloridum 3498
Dequaliniumchlorid 3498
3-*O*-Desacyl-4'-monophosphoryl-lipid A 3500
Desfluran 3503
Desfluranum 3503
Desipraminhydrochlorid 3505
Desipramini hydrochloridum 3505
Deslanosid 3506
Deslanosidum 3506
Desloratadin 3508
Desloratadinum 3508
Desmopressin 3509
Desmopressinum 3509
Desogestrel 3511
Desogestrelum 3511
14-Desoxy-11,12-didehydroandrographolid *R* **10.7**-9275
4-Desoxypyridoxinhydrochlorid *R* **10.7**-9275
Desoxyribonukleinsäure, Natriumsalz *R* **10.7**-9276
2-Desoxy-D-ribose *R* **10.7**-9276
Desoxyuridin *R* **10.7**-9276
Destillationsbereich (2.2.11) 39
Detektion und Messung von Radioaktivität (2.2.66) **10.7**-9166
Detomidinhydrochlorid für Tiere 3513
Detomidini hydrochloridum ad usum veterinarium 3513
Deuterierte Natriumphosphat-Pufferlösung pH 5,0 (0,2 mol · l^{-1}) *R* **10.7**-9502
Dexamethason **10.3**-7220
Dexamethasonacetat **10.3**-7223
Dexamethasondihydrogenphosphat-Dinatrium **10.5**-8431
Dexamethasoni acetas **10.3**-7223
Dexamethasoni isonicotinas **10.4**-7987
Dexamethasoni natrii phosphas **10.5**-8431
Dexamethasonisonicotinat **10.4**-7987
Dexamethasonum **10.3**-7220
Dexamfetamini sulfas 3526
Dexamfetaminsulfat 3526
Dexchlorpheniramini maleas 3528
Dexchlorpheniraminmaleat 3528
Dexpanthenol **10.4**-7988
Dexpanthenolum **10.4**-7988
Dextran zur Chromatographie
- quer vernetztes *R* 2 ....**10.7**-9276
- quer vernetztes *R* 3 ....**10.7**-9276

Dextran 1 zur Herstellung von Parenteralia 3531
Dextran 40 zur Herstellung von Parenteralia 3533
Dextran 60 zur Herstellung von Parenteralia 3534
Dextran 70 zur Herstellung von Parenteralia 3535
Dextranblau 2000 *R* **10.7**-9276
Dextrane, Molekülmassenverteilung (2.2.39) 93
Dextranomer 3537
Dextranomerum 3537
Dextranum 1 ad iniectabile 3531
Dextranum 40 ad iniectabile 3533
Dextranum 60 ad iniectabile 3534
Dextranum 70 ad iniectabile 3535
Dextrin 3538
Dextrinum 3538
Dextromethorphanhydrobromid 3539
Dextromethorphani hydrobromidum 3539
Dextromoramidhydrogentartrat 3541
Dextromoramidi tartras 3541
Dextropropoxyphenhydrochlorid 3542
Dextropropoxypheni hydrochloridum 3542
Diacerein 3544
Diacereinum 3544

Beachten Sie den Hinweis auf „Allgemeine Monographien" zu Anfang des Bands auf Seite B

Ph. Eur. 10. Ausgabe, 7. Nachtrag

3,3′-Diaminobenzidin-tetrahydrochlorid R	10.7-9276
1,2-Diamino-4,5-methylendioxybenzol-dihydrochlorid R	10.7-9277
1,3-Diaminopropan-2-on-dihydrochlorid-Monohydrat R	10.7-9277
Diammonium-2,2′-azinobis(3-ethylbenzothiazolin-6-sulfonat) R	10.7-9277
Diazepam	3547
Diazepamum	3547
Diazinon R	10.7-9277
Diazobenzolsulfonsäure-Lösung R 1	10.7-9277
Diazoxid	3548
Diazoxidum	3548
Dibrommethan R	10.7-9277
Dibrompropamidindiisetionat	3550
Dibrompropamidini diisetionas	3550
Dibutylamin R	10.7-9277
Dibutylammoniumphosphat-Lösung zur Ionenpaarbildung R	10.7-9277
Dibutylether R	10.7-9277
Dibutylis phthalas	3551
Dibutylphthalat	3551
Dibutylphthalat R	10.7-9278
Dicarboxidindihydrochlorid R	10.7-9278
Dichlofenthion R	10.7-9278
3,5-Dichloranilin R	10.7-9278
2,4-Dichlorbenzoesäure R	10.7-9278
Dichlorbenzol R	10.7-9278
2,4-Dichlorbenzylalkohol	3553
5,7-Dichlorchinolin-8-ol R	10.7-9278
Dichlorchinonchlorimid R	10.7-9279
2,3-Dichlor-5,6-dicyanbenzochinon R	10.7-9279
(S)-3,5-Dichlor-2,6-dihydroxy-N-[(1-ethylpyrrolidin-2-yl)methyl]benzamidhydrobromid R	10.7-9279
Dichloressigsäure R	10.7-9279
Dichloressigsäure-Reagenz R	10.7-9279
Dichlorethan R	10.7-9279
Dichlorfluorescein R	10.7-9279
Dichlormethan	3554
Dichlormethan R	10.7-9280
Dichlormethan R 1	10.7-9280
Dichlormethan, angesäuertes R	10.7-9280
2,6-Dichlorphenol R	10.7-9280
Dichlorphenolindophenol R	10.7-9280
Dichlorphenolindophenol-Lösung, eingestellte R	10.7-9280
Dichlorvos R	10.7-9280
Dichte	
– relative (2.2.5)	33
– von Feststoffen (2.2.42)	104
– von Feststoffen, Bestimmung mit Hilfe von Gaspyknometern (2.9.23)	498
Dickextrakte	1321
Diclazuril für Tiere	3556
Diclazurilum ad usum veterinarium	3556
Diclofenac-Kalium	3558
Diclofenac-Natrium	3560
Diclofenacum kalicum	3558
Diclofenacum natricum	3560
Dicloxacillin-Natrium	3562
Dicloxacillinum natricum	3562
Dicyclohexyl R	10.7-9280
Dicyclohexylamin R	10.7-9280
Dicyclohexylharnstoff R	10.7-9281
Dicycloverinhydrochlorid	3564
Dicycloverini hydrochloridum	3564
Didanosin	3566
Didanosinum	3566
Didocosahexaenoin R	10.7-9281
Didodecyl(3,3′-thiodipropionat) R	10.7-9281
Dieldrin R	10.7-9281
Dienogest	3568
Dienogestum	3568
Diethanolamin R	10.7-9281
Diethanolamin-Pufferlösung pH 10,0 R	10.7-9510
1,1-Diethoxyethan R	10.7-9282
Diethoxytetrahydrofuran R	10.7-9282
Diethylamin R	10.7-9282
Diethylamin R 1	10.7-9282
Diethylaminoethyldextran R	10.7-9282
Diethylammoniumphosphat-Pufferlösung pH 6,0 R	10.7-9503
N,N-Diethylanilin R	10.7-9282
Diethylcarbamazindihydrogencitrat	3571
Diethylcarbamazini citras	3571
Diethylenglycol R	10.7-9282
Diethylenglycol in ethoxylierten Substanzen (2.4.30)	223
Diethylenglycoli aether monoethylicus	3572
Diethylenglycoli palmitostearas	3574
Diethylenglycolmonoethylether	3572
Diethylenglycolpalmitostearat	3574
Diethylethylendiamin R	10.7-9282
Diethylhexylphthalat R	10.7-9283
Diethylis phthalas	3575
Diethylphenylendiaminsulfat R	10.7-9283
Diethylphenylendiaminsulfat-Lösung R	10.7-9283
Diethylphthalat	3575
Diethylstilbestrol	3577
Diethylstilbestrolum	3577
Diethylsulfon R	10.7-9283
Differenzkalorimetrie (siehe 2.2.34)	83
Difloxacinhydrochlorid-Trihydrat für Tiere	3578
Difloxacini hydrochloridum trihydricum ad usum veterinarium	3578
Diflubenzuron R	10.7-9283
Digitalis für homöopathische Zubereitungen	2579
Digitalis purpurea ad praeparationes homoeopathicas	2579
Digitalis purpureae folium	2123
Digitalis-purpurea-Blätter	2123
Digitonin R	10.7-9283
Digitoxin	3581
Digitoxin R	10.7-9283
Digitoxinum	3581
Diglycin R	10.7-9283
Digoxin	3582
Digoxin R	10.7-9283
Digoxinum	3582
Dihydralazini sulfas hydricus	10.4-7990
Dihydralazinsulfat, wasserhaltiges	10.4-7990
Dihydrocapsaicin R	10.7-9284
10,11-Dihydrocarbamazepin R	10.7-9284
Dihydrocarvon R	10.7-9284
Dihydrocodein[(R,R)-tartrat]	3588
Dihydrocodeini hydrogenotartras	3588
Dihydroergocristini mesilas	3590
Dihydroergocristinmesilat	3590
Dihydroergotamini mesilas	3594
Dihydroergotaminmesilat	3594
Dihydrostreptomycini sulfas ad usum veterinarium	10.5-8434
Dihydrostreptomycinsulfat für Tiere	10.5-8434
Dihydrotachysterol	3600
Dihydrotachysterolum	3600
2,4-Dihydroxybenzaldehyd R	10.7-9284
2,5-Dihydroxybenzoesäure R	10.7-9284
5,7-Dihydroxy-4-methylcumarin R	10.7-9284
1,3-Dihydroxynaphthalin R	10.7-9284
2,7-Dihydroxynaphthalin R	10.7-9285
2,7-Dihydroxynaphthalin-Lösung R	10.7-9285

5,7-Diiodchinolin-8-ol *R*	**10.7**-9285
Diisobutylketon *R*	**10.7**-9285
Diisopropylether *R*	**10.7**-9285
N,N-Diisopropylethylamin *R*	**10.7**-9285
N,N'-Diisopropylethylendiamin *R*	**10.7**-9285
Dikalii clorazepas monohydricus	**10.6**-8885
Dikalii phosphas	**10.3**-7279
Dikaliumclorazepat-Monohydrat	**10.6**-8885
Diltiazemhydrochlorid	3604
Diltiazemi hydrochloridum	3604
Dimenhydrinat	3606
Dimenhydrinatum	3606
Dimercaprol	3608
Dimercaprolum	3608
4,4'-Dimethoxybenzophenon *R*	**10.7**-9285
3,4-Dimethoxy-L-phenylalanin *R*	**10.7**-9286
Dimethoxypropan *R*	**10.7**-9286
Dimethylacetamid	3609
Dimethylacetamid *R*	**10.7**-9286
Dimethylacetamidum	3609
Dimethylamin *R*	**10.7**-9286
Dimethylamin-Lösung *R*	**10.7**-9286
Dimethylaminobenzaldehyd *R*	**10.7**-9286
Dimethylaminobenzaldehyd-Lösung *R* 1	**10.7**-9286
Dimethylaminobenzaldehyd-Lösung *R* 2	**10.7**-9286
Dimethylaminobenzaldehyd-Lösung *R* 6	**10.7**-9286
Dimethylaminobenzaldehyd-Lösung *R* 7	**10.7**-9287
Dimethylaminobenzaldehyd-Lösung *R* 8	**10.7**-9287
Dimethylaminobenzaldehyd-Lösung *R* 9	**10.7**-9287
Dimethylaminoethanol *R*	**10.7**-9287
(2-Dimethylaminoethyl)methacrylat *R*	**10.7**-9287
3-Dimethylaminophenol *R*	**10.7**-9287
2-(Dimethylamino)thioacetamidhydrochlorid *R*	**10.7**-9287
Dimethylaminozimtaldehyd *R*	**10.7**-9287
Dimethylaminozimtaldehyd-Lösung *R*	**10.7**-9287
N,N-Dimethylanilin *R*	**10.7**-9287
2,3-Dimethylanilin *R*	**10.7**-9288
2,6-Dimethylanilin *R*	**10.7**-9288
N, N-Dimethylanilin, Grenzprüfung (2.4.26)	**10.1**-6255
2,6-Dimethylanilinhydrochlorid *R*	**10.7**-9288
2,4-Dimethyl-6-*tert*-butylphenol *R*	**10.7**-9288
Dimethylcarbonat *R*	**10.7**-9288
Dimethyl-β-cyclodextrin *R*	**10.7**-9288
Dimethyldecylamin *R*	**10.7**-9288
1,1-Dimethylethylamin *R*	**10.7**-9289
Dimethylformamid *R*	**10.7**-9289
Dimethylformamiddiethylacetal *R*	**10.7**-9289
N,N-Dimethylformamiddimethylacetal *R*	**10.7**-9289
Dimethylglyoxim *R*	**10.7**-9289
1,3-Dimethyl-2-imidazolidinon *R*	**10.7**-9289
Dimethylis sulfoxidum	**10.1**-6345
Dimethyloctylamin *R*	**10.7**-9289
2,5-Dimethylphenol *R*	**10.7**-9289
2,6-Dimethylphenol *R*	**10.7**-9290
3,4-Dimethylphenol *R*	**10.7**-9290
N,N-Dimethyl-L-phenylalanin *R*	**10.7**-9290
Dimethylpiperazin *R*	**10.7**-9290
Dimethylstearamid *R*	**10.7**-9290
Dimethylsulfon *R*	**10.7**-9290
Dimethylsulfoxid	**10.1**-6345
Dimethylsulfoxid *R*	**10.7**-9290
Dimethylsulfoxid *R* 1	**10.7**-9290
Dimethylsulfoxid *R* 2	**10.7**-9290
(D$_6$)Dimethylsulfoxid *R*	**10.7**-9291
Dimeticon	3612
Dimeticon *R*	**10.7**-9291
Dimeticonum	3612
Dimetindeni maleas	**10.6**-8887
Dimetindenmaleat	**10.6**-8887
Dimidiumbromid *R*	**10.7**-9291
Dimidiumbromid-Sulfanblau-Reagenz *R*	**10.7**-9291
Dinatrii clodronas tetrahydricus	3371
Dinatrii edetas	**10.4**-8074
Dinatrii etidronas	3850
Dinatrii pamidronas pentahydricus	5188
Dinatrii phosphas	**10.3**-7352
Dinatrii phosphas dihydricus	**10.3**-7353
Dinatrii phosphas dodecahydricus	**10.3**-7354
Dinatriumbicinchoninat *R*	**10.7**-9291
Dinitrobenzoesäure *R*	**10.7**-9291
Dinitrobenzoesäure-Lösung *R*	**10.7**-9291
Dinitrobenzol *R*	**10.7**-9291
Dinitrobenzol-Lösung *R*	**10.7**-9291
Dinitrobenzoylchlorid *R*	**10.7**-9292
Dinitrogenii oxidum	3635
Dinitrophenylhydrazin *R*	**10.7**-9292
Dinitrophenylhydrazinhydrochlorid-Lösung *R*	**10.7**-9292
Dinitrophenylhydrazin-Reagenz *R*	**10.7**-9292
Dinitrophenylhydrazin-Schwefelsäure *R*	**10.7**-9292
Dinonylphthalat *R*	**10.7**-9292
Dinoproston	3615
Dinoprostonum	3615
Dinoprost-Trometamol	3617
Dinoprostum trometamolum	3617
Dioctadecyldisulfid *R*	**10.7**-9292
Dioctadecyl(3,3'-thiodipropionat) *R*	**10.7**-9292
Di-*n*-octylphthalat *R*	**10.7**-9293
*Dioscoreae nipponicae rhizoma**	2515
*Dioscoreae oppositifoliae rhizoma**	2514
Diosgenin *R*	**10.7**-9293
Diosmin	3618
Diosminum	3618
Dioxan *R*	**10.7**-9293
Dioxan und Ethylenoxid (2.4.25)	214
Dioxan-Lösung *R*	**10.7**-9293
Dioxan-Lösung *R* 1	**10.7**-9293
Dioxan-Lösung *R* 2	**10.7**-9293
Dioxaphosphan *R*	**10.7**-9293
Diphenhydraminhydrochlorid	3621
Diphenhydramini hydrochloridum	3621
Diphenoxylathydrochlorid	3623
Diphenoxylati hydrochloridum	3623
Diphenylamin *R*	**10.7**-9293
Diphenylamin-Lösung *R*	**10.7**-9293
Diphenylamin-Lösung *R* 1	**10.7**-9293
Diphenylamin-Lösung *R* 2	**10.7**-9294
Diphenylanthracen *R*	**10.7**-9294
Diphenylbenzidin *R*	**10.7**-9294
Diphenylboryloxyethylamin *R*	**10.7**-9294
Diphenylcarbazid *R*	**10.7**-9294
Diphenylcarbazid-Lösung *R*	**10.7**-9294
Diphenylcarbazon *R*	**10.7**-9294
2,2-Diphenylglycin *R*	**10.7**-9295
1,2-Diphenylhydrazin *R*	**10.7**-9295
Diphenylmethanol *R*	**10.7**-9295
Diphenyloxazol *R*	**10.7**-9295
Diphenylphenylenoxid-Polymer *R*	**10.7**-9295
Diphtherie-Adsorbat-Impfstoff	1448
– Bestimmung der Wirksamkeit (2.7.6)	371
– (reduzierter Antigengehalt)	1450
Diphtherie-Antitoxin	1806
Diphtherie-Tetanus-Adsorbat-Impfstoff	**10.3**-7057
– (reduzierter Antigengehalt)	**10.3**-7058
Diphtherie-Tetanus-Hepatitis-B(rDNA)-Adsorbat-Impfstoff	**10.3**-7060
Diphtherie-Tetanus-Pertussis(azellulär, aus Komponenten)-Adsorbat-Impfstoff	**10.3**-7062
– (reduzierter Antigengehalt)	**10.3**-7064

Beachten Sie den Hinweis auf „Allgemeine Monographien" zu Anfang des Bands auf Seite B

Diphtherie-Tetanus-Pertussis(azellulär, aus Komponenten)-Haemophilus-Typ-b(konjugiert)-Adsorbat-Impfstoff **10.3**-7066
Diphtherie-Tetanus-Pertussis(azellulär, aus Komponenten)-Hepatitis-B(rDNA)-Adsorbat-Impfstoff **10.3**-7069
Diphtherie-Tetanus-Pertussis(azellulär, aus Komponenten)-Hepatitis-B(rDNA)-Poliomyelitis(inaktiviert)-Haemophilus-Typ-b(konjugiert)-Adsorbat-Impfstoff **10.7**-9593
Diphtherie-Tetanus-Pertussis(azellulär, aus Komponenten)-Poliomyelitis(inaktiviert)-Adsorbat-Impfstoff **10.3**-7076
Diphtherie-Tetanus-Pertussis(azellulär, aus Komponenten)-Poliomyelitis(inaktiviert)-Adsorbat-Impfstoff (reduzierter Antigengehalt) **10.3**-7079
Diphtherie-Tetanus-Pertussis(azellulär, aus Komponenten)-Poliomyelitis(inaktiviert)-Haemophilus-Typ-b(konjugiert)-Adsorbat-Impfstoff **10.3**-7082
Diphtherie-Tetanus-Pertussis(Ganzzell)-Adsorbat-Impfstoff **10.3**-7086
Diphtherie-Tetanus-Pertussis(Ganzzell)-Poliomyelitis(inaktiviert)-Adsorbat-Impfstoff **10.3**-7088
Diphtherie-Tetanus-Pertussis(Ganzzell)-Poliomyelitis(inaktiviert)-Haemophilus-Typ-b(konjugiert)-Adsorbat-Impfstoff **10.3**-7091
Diphtherie-Tetanus-Poliomyelitis(inaktiviert)-Adsorbat-Impfstoff (reduzierter Antigengehalt) **10.3**-7095
Diphtherie-Toxin und -Toxoid, Flockungswert (Lf) (2.7.27) 412
Dipivefrinhydrochlorid 3624
Dipivefrini hydrochloridum 3624
Diprophyllin **10.1**-6346
Diprophyllinum **10.1**-6346
Dipyridamol 3628
Dipyridamolum 3628
2,2′-Dipyridylamin *R* **10.7**-9295
Direkte amperometrische und gepulste elektrochemische Detektion (2.2.63) 163
Dirithromycin 3630
Dirithromycinum 3630
Disopyramid **10.4**-7992
Disopyramidi phosphas 3634
Disopyramidphosphat 3634
Disopyramidum **10.4**-7992
Distickstoffmonoxid 3635
Distickstoffmonoxid *R* **10.7**-9295
Distickstoffmonoxid in Gasen (2.5.35) 250
Disulfiram 3637
Disulfiramum 3637
Ditalimphos *R* **10.7**-9295
5,5′-Dithiobis(2-nitrobenzoesäure) *R* **10.7**-9296
Dithioerythritol *R* **10.7**-9296
Dithiol *R* **10.7**-9296
Dithiol-Reagenz *R* **10.7**-9296
Dithiothreitol *R* **10.7**-9296
Dithizon *R* **10.7**-9296
Dithizon *R* 1 .... **10.7**-9296
Dithizon-Lösung *R* **10.7**-9296
Dithranol 3638
Dithranolum 3638
DNA-rekombinationstechnisch hergestellte Produkte 1313
DNA-Rückstände (Wirtszell-), Quantifizierung und Charakterisierung (*siehe* 2.6.35) 344
Dobutaminhydrochlorid 3640
Dobutamini hydrochloridum 3640
Docetaxel 3642
Docetaxel-Trihydrat 3645
Docetaxelum 3642

Docetaxelum trihydricum 3645
Docosahexaensäuremethylester *R* **10.7**-9296
Docusat-Natrium 3647
Docusat-Natrium *R* **10.7**-9297
Dodecylgallat 3648
Dodecylis gallas 3648
Dodecyltrimethylammoniumbromid *R* **10.7**-9297
Domperidon 3649
Domperidoni maleas 3651
Domperidonmaleat 3651
Domperidonum 3649
Donepezilhydrochlorid **10.7**-9677
Donepezilhydrochlorid-Monohydrat **10.7**-9679
Donepezili hydrochloridum **10.7**-9677
Donepezili hydrochloridum monohydricum **10.7**-9679
D-Dopa *R* **10.7**-9297
Dopaminhydrochlorid 3654
Dopamini hydrochloridum 3654
Dopexamindihydrochlorid 3655
Dopexamini dihydrochloridum 3655
Dorzolamidhydrochlorid 3658
Dorzolamidi hydrochloridum 3658
Dostenkraut 2125
Dosulepinhydrochlorid **10.4**-7994
Dosulepini hydrochloridum **10.4**-7994
Dotriacontan *R* **10.7**-9297
Doxapramhydrochlorid 3662
Doxaprami hydrochloridum 3662
Doxazosini mesilas 3664
Doxazosinmesilat 3664
Doxepinhydrochlorid 3666
Doxepini hydrochloridum 3666
Doxorubicinhydrochlorid 3668
Doxorubicini hydrochloridum 3668
Doxycyclin *R* **10.7**-9297
Doxycyclinhyclat 3670
Doxycyclini hyclas 3670
Doxycyclin-Monohydrat 3672
Doxycyclinum monohydricum 3672
Doxylaminhydrogensuccinat 3674
Doxylamini hydrogenosuccinas 3674
Dragendorffs Reagenz *R* **10.7**-9297
Dragendorffs Reagenz *R* 1 .... **10.7**-9297
Dragendorffs Reagenz *R* 2 .... **10.7**-9297
Dragendorffs Reagenz *R* 3 .... **10.7**-9297
Dragendorffs Reagenz *R* 4 .... **10.7**-9297
Dragendorffs Reagenz *R* 5 .... **10.7**-9297
Dragendorffs Reagenz, verdünntes *R* **10.7**-9298
Drehung
– optische (2.2.7) 34
– spezifische (*siehe* 2.2.7) 34
Dreilappiger Salbei 2396
Dronedaronhydrochlorid 3676
Dronedaroni compressi **10.6**-8889
Dronedaroni hydrochloridum 3676
Dronedaron-Tabletten **10.6**-8889
Droperidol 3678
Droperidolum 3678
Drospirenon 3680
Drospirenonum 3680
Druckbehältnisse, Zubereitungen in 1407
Drynariae rhizoma* 2127
Drynariawurzelstock* 2127
Dünnschichtchromatographie
– *siehe* (2.2.27) 62
– *siehe* (2.2.46) 111
– Identifizierung fetter Öle (2.3.2) 183
– Identifizierung von Phenothiazinen (2.3.3) .. 185
Duloxetinhydrochlorid 3682
Duloxetini hydrochloridum 3682

Durchflusszytometrie
- siehe (2.7.24) 409
- siehe (5.1.6) 1013
Dutasterid 3685
Dutasteridum 3685
Dydrogesteron 3687
Dydrogesteronum 3687

E

Ebastin 3693
Ebastinum 3693
β-Ecdysteron *R* **10.7**-9298
Echimidin *R* **10.7**-9298
Echimidin-*N*-oxid *R* **10.7**-9298
Echinaceae angustifoliae radix 2437
Echinaceae pallidae radix 2432
Echinaceae purpureae herba 2430
Echinaceae purpureae radix 2435
Echinacosid *R* **10.7**-9298
Echtblausalz B *R* **10.7**-9298
Echtblausalz-B-Lösung *R* **10.7**-9298
Echtes Goldrutenkraut 2194
Echtrotsalz B *R* **10.7**-9298
Ecliptae herba* 2129
Ecliptakraut* 2129
Econazol 3694
Econazoli nitras 3696
Econazolnitrat 3696
Econazolum 3694
Edetinsäure **10.4**-7999
Edotreotid *R* **10.7**-9299
Edrophonii chloridum 3699
Edrophoniumchlorid 3699
Efeublätter 2131
Egg-Drop-Syndrom-'76-Impfstoff (inaktiviert) ...**10.2**-6709
Eibischblätter 2132
Eibischwurzel 2134
Eichenrinde 2135
Eigenschaften
- in Monographien (5.11) **10.7**-9549
- physikalische, der im Arzneibuch erwähnten Radionuklide, Tabelle (5.7) 1161
- von Hilfsstoffen, funktionalitätsbezogene (5.15) 1219
Eingestellter Cayennepfefferdickextrakt 2094
Eingestellter, gereinigter Trockenextrakt aus frischen Heidelbeeren 2212
Einheiten, Internationale (SI) und andere (1.8) **10.7**-9155
Einmalspritzen aus Kunststoff, sterile (3.3.8) **10.3**-6995
Einnehmen, Flüssige Zubereitungen zum
- Emulsionen 1377
- Granulate zur Herstellung von Lösungen und Suspensionen 1377
- Granulate zur Herstellung von Sirupen 1377
- Lösungen 1377
- Pulver zur Herstellung von Lösungen und Suspensionen 1377
- Pulver zur Herstellung von Sirupen 1377
- Pulver zur Herstellung von Tropfen 1377
- Sirupe 1377
- Suspensionen 1377
- Tropfen 1377
Einzeldosierte Arzneiformen
- Gleichförmigkeit (2.9.40) 545
- Gleichförmigkeit der Masse (2.9.5) 464
- Gleichförmigkeit des Gehalts (2.9.6) 465
- Überprüfung der Gleichförmigkeit bei großem Stichprobenumfang (2.9.47) 561

Einzelmonographien (1.5) **10.7**-9148
Eisen
- Grenzprüfung (2.4.9) 195
- Identitätsreaktion (*siehe* 2.3.1) 181
Eisen *R* **10.7**-9299
Eisen(III)-chlorid *R* **10.7**-9299
Eisen(III)-chlorid-Hexacyanoferrat(III)-Arsenit-Reagenz *R* **10.7**-9299
Eisen(III)-chlorid-Hexahydrat 3706
Eisen(III)-chlorid-Kaliumperiodat-Lösung *R* **10.7**-9299
Eisen(III)-chlorid-Lösung *R* 1 ....**10.7**-9299
Eisen(III)-chlorid-Lösung *R* 2 ....**10.7**-9299
Eisen(III)-chlorid-Lösung *R* 3 ....**10.7**-9299
Eisen(III)-chlorid-Sulfaminsäure-Reagenz *R* **10.7**-9299
Eisen(II)-ethylendiammoniumsulfat *RV* **10.7**-9512
Eisen(II)-fumarat **10.5**-8441
Eisen(II)-gluconat-Hydrat **10.5**-8442
Eisenkraut 2136
Eisen-Lösung (1 g · l^{-1} Fe) *R* **10.7**-9494
Eisen-Lösung (1 ppm Fe) *R* **10.7**-9495
Eisen-Lösung (2 ppm Fe) *R* **10.7**-9495
Eisen-Lösung (8 ppm Fe) *R* **10.7**-9495
Eisen-Lösung (10 ppm Fe) *R* **10.7**-9495
Eisen-Lösung (20 ppm Fe) *R* **10.7**-9495
Eisen-Lösung (250 ppm Fe) *R* **10.7**-9494
Eisen(III)-nitrat *R* **10.7**-9299
Eisen(III)-salicylat-Lösung *R* **10.7**-9299
Eisen(II)-sulfat *R* **10.7**-9299
Eisen(III)-sulfat *R* **10.7**-9300
Eisen(II)-sulfat, getrocknetes **10.6**-8895
Eisen(II)-sulfat-Heptahydrat **10.6**-8896
Eisen(II)-sulfat-Lösung *R* 2 ....**10.7**-9300
Eisen(III)-sulfat-Lösung *R* **10.7**-9300
Eisen(II)-sulfat-Lösung (0,1 mol · l^{-1}) **10.7**-9514
Eisen(III)-sulfat-Pentahydrat **10.7**-9300
Elektrochemische Detektion, direkte amperometrische und gepulste (2.2.63) 163
Elektroimmunassay (*siehe* 2.7.1) 362
Elektrolyt-Reagenz zur Mikrobestimmung von Wasser *R* **10.7**-9300
Elektrophorese (2.2.31) 69
Element-Lösung zur Atomspektrometrie (1,000 g · l^{-1}) *R* **10.7**-9495
Eleutherococci radix 2468
Emedastindifumarat 3707
Emedastini difumaras 3707
Emodin *R* **10.7**-9300
Empfehlungen
- zur Bestimmung der Wirkstofffreisetzung (5.17.1) 1231
- zur Durchführung der Prüfung auf Bakterien-Endotoxine (5.1.10) **10.3**-7015
- zur Prüfung auf Partikelkontamination – sichtbare Partikeln (5.17.2) **10.3**-7025
Emplastra **10.5**-8314
Emplastra medicata **10.5**-8316
Enalaprilat-Dihydrat 3709
Enalaprilatum dihydricum 3709
Enalaprili maleas 3711
Enalaprilmaleat 3711
Endoprotease LysC *R* **10.7**-9300
α-Endosulfan *R* **10.7**-9300
β-Endosulfan *R* **10.7**-9300
Endrin *R* **10.7**-9300
Enilconazol für Tiere 3714
Enilconazolum ad usum veterinarium 3714
Enoxaparin-Natrium 3716
Enoxaparinum natricum 3716
Enoxolon 3719
Enoxolonum 3719

Beachten Sie den Hinweis auf „Allgemeine Monographien" zu Anfang des Bands auf Seite B

Gesamtregister 9791

Enrofloxacin für Tiere 3720
Enrofloxacinum ad usum veterinarium 3720
Entacapon 3722
Entacaponum 3722
Entecavir-Monohydrat 3724
Entecavirum monohydricum 3724
Entenpest-Lebend-Impfstoff **10.2**-6711
Entfärberlösung *R* **10.7**-9301
Entwicklerlösung *R* **10.7**-9301
Enziantinktur 2138
Enzianwurzel 2139
Enzootische-Pneumonie-Impfstoff (inaktiviert) für
 Schweine 1681
Ephedrae herba* 2141
Ephedrakraut* 2141
Ephedrin 3727
Ephedrin-Hemihydrat 3728
Ephedrinhydrochlorid 3729
Ephedrinhydrochlorid, racemisches 3731
Ephedrini hydrochloridum 3729
Ephedrini racemici hydrochloridum 3731
Ephedrinum 3727
Ephedrinum hemihydricum 3728
(−)-Epicatechin *R* **10.7**-9301
(−)-Epigallocatechin-3-*O*-gallat *R* **10.7**-9301
Epilactose *R* **10.7**-9301
Epinastinhydrochlorid **10.3**-7231
Epinastini hydrochloridum **10.3**-7231
Epinephrin *R* **10.7**-9301
Epinephrin/Adrenalin **10.3**-7232
Epinephrinhydrogentartrat/Adrenalinhydrogentartrat ...3736
Epirubicinhydrochlorid **10.3**-7234
Epirubicini hydrochloridum **10.3**-7234
Eplerenon 3740
Eplerenonum 3740
Equiseti herba 2401
Erbsenstärke 3742
Erdalkalimetalle, Magnesium, Grenzprüfung (2.4.7) 191
Erdnussöl
 − hydriertes 3743
 − raffiniertes 3744
Erdrauchkraut 2143
Ergocalciferol 3745
Ergocalciferolum 3745
Ergometrini maleas **10.1**-6355
Ergometrinmaleat **10.1**-6355
Ergotamini tartras **10.3**-7237
Ergotamintartrat **10.3**-7237
Eriochromschwarz T *R* **10.7**-9301
Eriochromschwarz-T-Verreibung *R* **10.7**-9301
Eriochromschwarz-T-Verreibung *R* 1 ....**10.7**-9302
Erläuterungen
 − zu Abkürzungen und Symbolen (1.7) **10.7**-9153
 − zu Allgemeinen Kapiteln (1.3) **10.7**-9147
 − zu Allgemeinen Monographien (1.4) **10.7**-9148
 − zu Arzneibuchbegriffen (1.2) **10.7**-9145
 − zu Arzneibuchvorschriften (1.1) **10.7**-9143
 − zu Einzelmonographien (1.5) **10.7**-9148
Ersatz von Methoden in vivo durch Methoden in
 vitro zur Qualitätskontrolle von Impfstoffen
 (5.2.14) 1085
Erstarrungstemperatur (2.2.18) 45
Erucamid *R* **10.7**-9302
Erucifolin *R* **10.7**-9302
Erucifolin-*N*-oxid *R* **10.7**-9302
Erweichungszeit von lipophilen Suppositorien (2.9.22) ..497
Erythritol 3752
Erythritol *R* **10.7**-9302
Erythritolum 3752
Erythromycin **10.4**-8000

Erythromycinestolat 3759
Erythromycinethylsuccinat 3764
Erythromycini estolas 3759
Erythromycini ethylsuccinas 3764
Erythromycini lactobionas 3767
Erythromycini stearas 3772
Erythromycinlactobionat 3767
Erythromycinstearat 3772
Erythromycinum **10.4**-8000
Erythropoetin-Lösung, konzentrierte **10.5**-8444
Erythropoietini solutio concentrata **10.5**-8444
Erythrozyten-Suspension vom Kaninchen *R* ...**10.7**-9302
Eschenblätter 2144
Escherichia coli, Nachweis
 − in lebenden biotherapeutischen Produkten
  (*siehe* 2.6.38) 357
 − in nicht sterilen Produkten (*siehe* 2.6.13) ...**10.3**-6945
 − in pflanzlichen Arzneimitteln zum Einnehmen
  (*siehe* 2.6.31) 333
Escitalopram 3782
Escitaloprami oxalas 3785
Escitalopramoxalat 3785
Escitalopramum 3782
Esketaminhydrochlorid 3788
Esketamini hydrochloridum 3788
Esomeprazol-Magnesium-Dihydrat 3790
Esomeprazol-Magnesium-Trihydrat 3793
Esomeprazolum magnesicum dihydricum 3790
Esomeprazolum magnesicum trihydricum 3793
Esomeprazolum natricum 3795
Esomperazol-Natrium 3795
Essigsäure
 − in synthetischen Peptiden (2.5.34) 249
 − verdünnte *R* **10.7**-9302
 − verdünnte *R* 1 ....**10.7**-9302
 − wasserfreie *R* **10.7**-9302
Essigsäure *R* **10.7**-9302
(D_4)Essigsäure *R* **10.7**-9303
Essigsäure 99 % 3798
Essigsäure 99 % *R* **10.7**-9302
Ester, Identitätsreaktion (*siehe* 2.3.1) 181
Esterase-Inhibitor vom Menschen, C1-, ...3799
 − Wertbestimmung (2.7.34) 421
C1-esterasi inhibitor humanus 3799
Esterzahl (2.5.2) 229
Estradiol *R* **10.7**-9303
17α-Estradiol *R* **10.7**-9303
Estradiolbenzoat 3802
Estradiol-Hemihydrat 3800
Estradioli benzoas 3802
Estradioli valeras 3804
Estradiolum hemihydricum 3800
Estradiolvalerat 3804
Estragol *R* **10.7**-9303
Estriol 3807
Estriolum 3807
Estrogene, konjugierte 3809
Estrogeni coniuncti 3809
Etacrynsäure **10.6**-8897
Etamsylat 3815
Etamsylatum 3815
Etanercept **10.3**-7240
Etanerceptum **10.3**-7240
Ethacridini lactas monohydricus 3823
Ethacridinlactat-Monohydrat 3823
Ethambutoldihydrochlorid 3825
Ethambutoli hydrochloridum 3825
Ethan *R* **10.7**-9303
Ethanol
 − wasserfreies 3827

Die „Allgemeinen Vorschriften" gelten für alle Monographien und sonstigen Texte

Ph. Eur. 10. Ausgabe, 7. Nachtrag

- wasserfreies R **10.7**-9303
- wasserfreies R 1 .... **10.7**-9304
Ethanol 96 % 3829
Ethanol 96 % R **10.7**-9303
Ethanol 96 %, aldehydfreies R **10.7**-9303
Ethanol x % R **10.7**-9303
Ethanolamin **10.5**-8450
Ethanolaminum **10.5**-8450
Ethanolgehalt (2.9.10) 469
Ethanoltabelle (5.5) 1143
Ethanolum (96 per centum) 3829
Ethanolum anhydricum 3827
Ether 3832
- peroxidfreier R **10.7**-9304
- zur Narkose 3833
Ether R **10.7**-9304
Ethinylestradiol 3834
Ethinylestradiolum 3834
Ethion R **10.7**-9304
Ethionamid 3836
Ethionamidum 3836
Ethosuximid 3838
Ethosuximidum 3838
Ethoxychrysoidinhydrochlorid R **10.7**-9304
Ethoxychrysoidinhydrochlorid-Lösung R **10.7**-9304
Ethylacetat 3840
Ethylacetat R **10.7**-9305
Ethylacetat R 1 .... **10.7**-9305
Ethylacetat-Sulfaminsäure-Reagenz R **10.7**-9305
Ethylacrylat R **10.7**-9305
4-[(Ethylamino)methyl]pyridin R **10.7**-9305
Ethylbenzoat R **10.7**-9305
Ethylbenzol R **10.7**-9305
Ethylbenzolsulfonat R **10.7**-9305
Ethyl-5-bromvalerat R **10.7**-9306
Ethylcellulose **10.5**-8452
Ethylcellulosum **10.5**-8452
Ethylclorazepat R **10.7**-9306
Ethylendiamin 3844
Ethylendiamin R **10.7**-9306
Ethylendiaminum 3844
(Ethylendinitrilo)tetraessigsäure R **10.7**-9306
Ethylenglycol R **10.7**-9306
Ethylenglycol und Diethylenglycol in ethoxylierten
 Substanzen (2.4.30) 223
Ethylenglycoli monopalmitostearas 3845
Ethylenglycolmonododecylether R **10.7**-9306
Ethylenglycolmonoethylether R **10.7**-9306
Ethylenglycolmonomethylether R **10.7**-9306
Ethylenglycolmonopalmitostearat 3845
Ethylenoxid R **10.7**-9307
Ethylenoxid und Dioxan (2.4.25) 214
Ethylenoxid-Lösung R **10.7**-9307
Ethylenoxid-Lösung R 1 .... **10.7**-9307
Ethylenoxid-Lösung R 2 .... **10.7**-9307
Ethylenoxid-Lösung R 3 .... **10.7**-9307
Ethylenoxid-Lösung R 4 .... **10.7**-9307
Ethylenoxid-Stammlösung R **10.7**-9307
Ethylenoxid-Stammlösung R 1 .... **10.7**-9308
Ethylenoxid-Stammlösung R 2 .... **10.7**-9308
Ethylformiat R **10.7**-9308
Ethylhexandiol R **10.7**-9308
2-Ethylhexansäure R **10.7**-9308
2-Ethylhexansäure, Grenzprüfung (2.4.28) 220
Ethyl-4-hydroxybenzoat **10.6**-8899
Ethyl-4-hydroxybenzoat R **10.7**-9308
Ethylis acetas 3840
Ethylis oleas 3849
Ethylis parahydroxybenzoas **10.6**-8899
Ethylis parahydroxybenzoas natricus 4954

Ethylmaleinimid R **10.7**-9308
Ethylmethansulfonat R **10.7**-9309
2-Ethyl-2-methylbernsteinsäure R **10.7**-9309
Ethylmethylketon R **10.7**-9309
Ethylmorphinhydrochlorid 3848
Ethylmorphini hydrochloridum 3848
Ethyloleat 3849
2-Ethylpyridin R **10.7**-9309
Ethyltoluolsulfonat R **10.7**-9309
Ethylvinylbenzol-Divinylbenzol-Copolymer R .. **10.7**-9309
Etidronat-Dinatrium 3850
Etilefrinhydrochlorid 3851
Etilefrini hydrochloridum 3851
Etodolac 3853
Etodolacum 3853
Etofenamat 3856
Etofenamatum 3856
Etomidat **10.7**-9685
Etomidatum **10.7**-9685
Etoposid 3860
Etoposidum 3860
Eucalypti aetheroleum **10.5**-8353
Eucalypti folium 2146
Eucalyptusblätter 2146
Eucalyptusöl **10.5**-8353
Eucommiae cortex* 2149
Eucommiarinde* 2149
Eugenol 3865
Eugenol R **10.7**-9309
Eugenolum 3865
Euglobulin vom Menschen R **10.7**-9309
Euglobulin vom Rind R **10.7**-9310
Europinhydrochlorid R **10.7**-9310
Europin-*N*-oxid R **10.7**-9311
Euterwaschmittel 1382
Everolimus **10.3**-7246
Everolimusum **10.3**-7246
Evodiae fructus* 2454
Evodiamin R **10.7**-9311
Exemestan **10.1**-6357
Exemestanum **10.1**-6357
Extracta fluida 1318
Extracta sicca 1318
Extracta spissa 1318
Extrakte
- aus pflanzlichen Drogen 1318
- aus pflanzlichen Drogen, Informationskapi-
  tel (5.23) 1283
- Trockenrückstand (2.8.16) 435
- Trocknungsverlust (2.8.17) 435
Extraktionsharz R **10.7**-9311
EZ, Esterzahl (2.5.2) 229

F

Factor VII coagulationis humanus 2971
Factor VIII coagulationis humanus 2980
Factor IX coagulationis humanus 2983
Factor XI coagulationis humanus 2996
Factor VIII coagulationis humanus (ADNr) 2982
Factor humanus von Willebrandi 6148
*Factoris VIIa coagulationis humani (ADNr) solutio
 concentrata* 2973
*Factoris IX coagulationis humani (ADNr) pulvis ad
 solutionem iniectabilem* **10.3**-7179
*Factoris IX coagulationis humani (ADNr) solutio
 concentrata* **10.3**-7172
Fäden, sterile
- Catgut 1961

- Catgut resorbierbares, im Fadenspender, für Tiere 1975
- Leinen, im Fadenspender, für Tiere 1978
- nicht resorbierbare 1963
- nicht resorbierbare, im Fadenspender, für Tiere ..1976
- Polyamid, im Fadenspender, für Tiere 1978
- Polyester, im Fadenspender, für Tiere 1979
- resorbierbare, synthetische, geflochtene 1967
- resorbierbare, synthetische, monofile 1969
- Seide, geflochten, im Fadenspender, für Tiere ...1980

Färberdistelblüten* 2151
Färberdistelöl, raffiniertes 3875
Färberknöterichblätter* 2153
Färberwaidwurzel* 2155
Färbung von Flüssigkeiten (2.2.2) **10.3**-6915
Fagopyri herba 2083
Faktor-V-Mangelplasmasubstrat *R* **10.7**-9311
Faktor-VII-Mangelplasma *R* **10.7**-9311
Famotidin 3876
Famotidinum 3876
Farbreferenzlösungen (*siehe* 2.2.2) **10.3**-6915
Farbvergleichslösungen (*siehe* 2.2.2) **10.3**-6916
Fargesin *R* **10.7**-9311
(*E,E*)-Farnesol *R* **10.7**-9311
Faulbaumrinde 2157
Faulbaumrindentrockenextrakt, eingestellter 2159
Fc-Funktion von Immunglobulin (2.7.9) 386
Febantel für Tiere 3878
Febantelum ad usum veterinarium 3878
Fehling'sche Lösung *R* **10.7**-9311
Fehling'sche Lösung *R* 2 ....**10.7**-9311
Fehling'sche Lösung *R* 3 ....**10.7**-9311
Fehling'sche Lösung *R* 4 ....**10.7**-9312
Feinheit von Pulvern (2.9.35) 529
Felbinac 3880
Felbinacum 3880
Felodipin 3881
Felodipinum 3881
Felypressin 3883
Felypressinum 3883
Fenbendazol für Tiere 3885
Fenbendazolum ad usum veterinarium 3885
Fenbufen 3886
Fenbufenum 3886
Fenchel
- Bitterer 2160
- Süßer 2161

Fenchlorphos *R* **10.7**-9312
Fenchon *R* **10.7**-9312
Fenofibrat 3888
Fenofibratum 3888
Fenoterolhydrobromid 3890
Fenoteroli hydrobromidum 3890
Fentanyl 3891
Fentanylcitrat 3894
Fentanyli citras 3894
Fentanylum 3891
Fenticonazoli nitras 3896
Fenticonazolnitrat 3896
Fenvalerat *R* **10.7**-9312
Fermentationsprodukte **10.7**-9567
Ferri chloridum hexahydricum 3706
Ferrocyphen *R* **10.7**-9312
Ferroin-Lösung *R* **10.7**-9312
Ferrosi fumaras **10.5**-8441
Ferrosi gluconas 3702
Ferrosi gluconas hydricus **10.5**-8442
Ferrosi sulfas desiccatus **10.6**-8895
Ferrosi sulfas heptahydricus **10.6**-8896
Ferrum ad praeparationes homoeopathicas 2581

Ferrum metallicum für homöopathische Zubereitungen 2581
Ferulasäure *R* **10.7**-9312
Festkörper-NMR (*siehe* 2.2.33) 82
Feststoffe
- Bestimmung der Porosität und Porengrößenverteilung durch Quecksilberporosimetrie (2.9.32) 516
- Dichte (2.2.42) 104
- kristalline, Charakterisierung durch Mikrokalorimetrie und Lösungskalorimetrie (2.2.61) 159
- kristalline und teilweise kristalline, Charakterisierung durch Röntgenpulverdiffraktometrie (2.9.33) **10.6**-8708
- poröse, Benetzbarkeit (2.9.45) 557

Fette Öle
- Baumwollsamenöl, hydriertes 2879
- Borretschöl, raffiniertes 2999
- Erdnussöl, hydriertes 3743
- Färberdistelöl, raffiniertes 3875
- Fischöl, Omega-3-Säuren-reiches 5118
- Kakaobutter **10.2**-6793
- Kokosfett, raffiniertes 4466
- Lachsöl vom Zuchtlachs **10.3**-7289
- Lebertran (Typ A) 4509
- Lebertran (Typ B) 4514
- Lebertran vom Zuchtkabeljau **10.3**-7304
- Leinöl, natives 4527
- Maisöl, raffiniertes **10.1**-6421
- Mandelöl, natives 4685
- Nachtkerzenöl, raffiniertes 4892
- Olivenöl, natives 5104
- Olivenöl, raffiniertes 5105
- Raffiniertes Erdnussöl 3744
- Raffiniertes Mandelöl 4686
- Rapsöl, raffiniertes 5516
- Rizinusöl, hydriertes **10.1**-6481
- Rizinusöl, natives **10.5**-8536
- Rizinusöl, raffiniertes **10.5**-8537
- Sesamöl, raffiniertes 5640
- Sojaöl, hydriertes 5662
- Sojaöl, raffiniertes 5663
- Sonnenblumenöl, raffiniertes 5680
- Weizenkeimöl, natives 6175
- Weizenkeimöl, raffiniertes 6176

Fette Öle
- alkalisch reagierende Substanzen (2.4.19) 198
- Identifizierung durch DC (2.3.2) 183
- in ätherischen Ölen (2.8.7) 429
- Prüfung auf fremde Öle durch DC (2.4.21) 203
- Schwermetalle in (2.4.27) 217
- Sterole (2.4.23) 206

Fettsäurenzusammensetzung
- Prüfung durch Gaschromatographie (2.4.22) 203
- von Omega-3-Säuren-reichen Ölen (2.4.29) **10.6**-8687

Fexofenadinhydrochlorid 3898
Fexofenadini hydrochloridum 3898
Fibrinblau *R* **10.7**-9313
Fibrini glutinum 3901
Fibrin-Kleber 3901
Fibrinogen *R* **10.7**-9313
Fibrinogen vom Menschen 3903
Fibrinogenum humanum 3903
Fila non resorbilia sterilia 1963
Fila non resorbilia sterilia in fuso ad usum veterinarium 1976
Fila resorbilia synthetica monofilamenta sterilia 1969
Fila resorbilia synthetica torta sterilia 1967
Filgrastimi solutio concentrata 3904

Die „Allgemeinen Vorschriften" gelten für alle Monographien und sonstigen Texte

Ph. Eur. 10. Ausgabe, 7. Nachtrag

Filgrastimi solutio iniectabilis 3908
Filgrastim-Lösung
- konzentrierte 3904
- zur Injektion 3908

Filipendulae ulmariae herba 2289
Filter
- Porengröße *(siehe 2.1.2)* 21
- zur Herstellung steriler Zubereitungen *(siehe 5.1.1)* 999

Filum bombycis tortum sterile in fuso ad usum veterinarium 1980
Filum ethyleni polyterephthalici sterile in fuso ad usum veterinarium 1979
Filum lini sterile in fuso ad usum veterinarium 1978
Filum polyamidi sterile in fuso ad usum veterinarium ..1978
Finasterid 3911
Finasteridum 3911
Fingolimodhydrochlorid 3913
Fingolimodi hydrochloridum 3913
Fipronil für Tiere 3915
Fipronilum ad usum veterinarium 3915
Fixierlösung *R* **10.7**-9313
Fixierlösung zur IEF auf Polyacrylamidgel *R* **10.7**-9313
Flavoxathydrochlorid 3916
Flavoxati hydrochloridum 3916
Flecainidacetat 3918
Flecainidi acetas 3918
Fließeigenschaften von Pulvern, Bestimmung mittels Scherzellen *(siehe 2.9.49)* 564
Fließen von Pulvern durch eine Düse *(siehe 2.9.36)* 533
Fließverhalten
- *siehe (2.9.16)* 476
- von Pulvern (2.9.36) 530

Flockungswert (Lf) von Diphtherie- und Tetanus-Toxin und -Toxoid (Ramon-Bestimmung) (2.7.27) ...412
Flohsamen 2163
- Indische 2164

Flohsamenschalen, Indische 2165
Flubendazol 3920
Flubendazolum 3920
Flucloxacillin-Magnesium-Octahydrat 3922
Flucloxacillin-Natrium-Monohydrat **10.7**-9689
Flucloxacillinum magnesicum octahydricum 3922
Flucloxacillinum natricum monohydricum **10.7**-9689
Fluconazol 3927
Fluconazolum 3927
Flucytosin 3929
Flucytosinum 3929
Fludarabini phosphas **10.5**-8457
Fludarabinphosphat **10.5**-8457
Fludeoxyglucosi(^{18}F) solutio iniectabilis 1832
(^{18}F)Fludesoxyglucose-Injektionslösung 1832
Fludrocortisonacetat 3934
Fludrocortisoni acetas 3934
Flüssigchromatographie (2.2.29) **10.3**-6923
- *siehe (2.2.46)* 111
- mit superkritischen Phasen (2.2.45) 110
- mit superkritischen Phasen *(siehe 2.2.46)* 111

Flüssige Verdünnungen *(siehe* Vorschriften zur Herstellung homöopathischer konzentrierter Zubereitungen und zur Potenzierung) **10.5**-8376
Flüssige Zubereitungen
- zum Einnehmen 1377
- zur kutanen Anwendung **10.7**-9587
- zur kutanen Anwendung am Tier 1382

Flüssigkeiten
- Färbung (2.2.2) **10.3**-6915
- Klarheit und Opaleszenz (2.2.1) 27

Flufenaminsäure *R* **10.7**-9313
Flumazenil 3936

Flumazenil *R* **10.7**-9313
Flumazenili (N-[^{11}C]methyl) solutio iniectabilis 1882
Flumazenilum 3936
Flumequin 3938
Flumequinum 3938
Flumetasoni pivalas 3939
Flumetasonpivalat 3939
Flunarizindihydrochlorid 3942
Flunarizini dihydrochloridum 3942
Flunitrazepam 3943
Flunitrazepam *R* **10.7**-9313
Flunitrazepamum 3943
Flunixini megluminum ad usum veterinarium 3945
Flunixinmeglumin für Tiere 3945
Fluocinolonacetonid 3946
Fluocinoloni acetonidum 3946
Fluocortoloni pivalas **10.1**-6363
Fluocortolonpivalat **10.1**-6363
Fluorcholinchlorid *R* **10.7**-9313
(^{18}F)Fluorcholin-Injektionslösung 1836
2-Fluor-2-desoxy-D-glucose *R* **10.7**-9313
2-Fluor-2-desoxy-D-mannose *R* **10.7**-9313
Fluordinitrobenzol *R* **10.7**-9313
1-Fluor-2,4-dinitrophenyl-5-L-alaninamid *R* **10.7**-9314
Fluoren *R* **10.7**-9314
(9-Fluorenyl)methylchlorformiat *R* **10.7**-9314
Fluorescamin *R* **10.7**-9314
Fluorescein **10.4**-8009
Fluorescein *R* **10.7**-9314
Fluorescein-Natrium 3953
Fluorescein-Natrium *R* **10.7**-9314
Fluoresceinum **10.4**-8009
Fluoresceinum natricum 3953
Fluorethyl(2-hydroxyethyl)dimethylammonium=chlorid *R* **10.7**-9315
Fluorethyl-D-tyrosinhydrochlorid *R* **10.7**-9315
Fluorethyl-L-tyrosinhydrochlorid *R* **10.7**-9315
(^{18}F)Fluorethyl-L-tyrosin-Injektionslösung 1839
Fluorid, Grenzprüfung (2.4.5) 190
Fluoridi(^{18}F) solutio ad radio-signandum 1842
Fluorid-Lösung (1 ppm F) *R* **10.7**-9495
Fluorid-Lösung (10 ppm F) *R* **10.7**-9495
(^{18}F)Fluorid-Lösung zur Radiomarkierung 1842
Fluorimetrie (2.2.21) 46
Fluormisonidazol *R* **10.7**-9315
(^{18}F)Fluormisonidazol-Injektionslösung 1843
1-Fluor-2-nitro-4-(trifluormethyl)benzol *R* **10.7**-9315
Fluorocholini(^{18}F) solutio iniectabilis 1836
Fluorodopae(^{18}F) ab electrophila substitutione solutio iniectabilis 1847
Fluorodopae(^{18}F) ab nucleophila substitutione solutio iniectabilis 1849
DL-6-Fluorodopahydrochlorid *R* **10.7**-9315
(^{18}F)Fluorodopa-Injektionslösung ((^{18}F)Fluorodopa hergestellt durch elektrophile Substitution) 1847
(^{18}F)Fluorodopa-Injektionslösung ((^{18}F)Fluorodopa hergestellt durch nukleophile Substitution) 1849
Fluoroethyl-L-tyrosini(^{18}F) solutio iniectabilis 1839
6-Fluorolevodopahydrochlorid *R* **10.7**-9315
Fluoromisonidazoli(^{18}F) solutio iniectabilis 1843
Fluorouracil 3955
Fluorouracilum 3955
Fluoxetinhydrochlorid **10.3**-7253
Fluoxetini hydrochloridum **10.3**-7253
Flupentixoldihydrochlorid 3960
Flupentixoli dihydrochloridum 3960
Fluphenazindecanoat **10.1**-6365
Fluphenazindihydrochlorid 3965
Fluphenazinenantat **10.1**-6367
Fluphenazini decanoas **10.1**-6365

Fluphenazini dihydrochloridum	3965
Fluphenazini enantas	**10.1**-6367
Flurazepamhydrochlorid	3969
Flurazepami monohydrochloridum	3969
Flurbiprofen	**10.6**-8903
Flurbiprofenum	**10.6**-8903
Fluspirilen	3972
Fluspirilenum	3972
Flusssäure *R*	**10.7**-9315
Flutamid	3974
Flutamidum	3974
Fluticasonfuroat	**10.6**-8905
Fluticasoni furoas	**10.6**-8905
Fluticasoni propionas	**10.4**-8011
Fluticasonpropionat	**10.4**-8011
Flutrimazol	3979
Flutrimazolum	3979
Fluvastatin-Natrium	3981
Fluvastatinum natricum	3981
Fluvoxamini maleas	3983
Fluvoxaminmaleat	3983
Foeniculi amari fructus	2160
Foeniculi amari fructus aetheroleum	2063
Foeniculi amari herbae aetheroleum	2060
Foeniculi dulcis fructus	2161
Fokussierung, isoelektrische (2.2.54)	130
Follitropin	3985
Follitropini solutio concentrata	3993
Follitropin-Lösung, konzentrierte	3993
Follitropinum	3985
Folsäure *R*	**10.7**-9316
Folsäure-Hydrat	4001
Formaldehyd, freier, Grenzprüfung (2.4.18)	198
Formaldehydi solutio (35 per centum)	4004
Formaldehyd-Lösung *R*	**10.7**-9316
Formaldehyd-Lösung *R* 1	**10.7**-9316
Formaldehyd-Lösung 35 %	4004
Formaldehyd-Lösung (5 ppm CH$_2$O) *R*	**10.7**-9495
Formaldehyd-Schwefelsäure *R*	**10.7**-9316
Formamid *R*	**10.7**-9316
Formamid *R* 1	**10.7**-9316
Formamid-Sulfaminsäure-Reagenz *R*	**10.7**-9316
Formoterolfumarat-Dihydrat	**10.7**-9692
Formoteroli fumaras dihydricus	**10.7**-9692
*Forsythiae fructus**	**10.4**-7919
Forsythienfrüchte*	**10.4**-7919
Forsythosid A *R*	**10.7**-9316
Foscarnet-Natrium-Hexahydrat	4008
Foscarnetum natricum hexahydricum	4008
Fosfomycin-Calcium	4010
Fosfomycin-Natrium	4011
Fosfomycin-Trometamol	4013
Fosfomycinum calcicum	4010
Fosfomycinum natricum	4011
Fosfomycinum trometamolum	4013
Fosinopril-Natrium	**10.6**-8908
Fosinoprilum natricum	**10.6**-8908
Fourier-Transformation-NMR *(siehe 2.2.33)*	82
Fragmenta epithelii phaneraeque bestiarium ad producta allergenica	5925
Framycetini sulfas	4019
Framycetinsulfat	4019
Frangulae cortex	2157
Frangulae corticis extractum siccum normatum	2159
Frauenmantelkraut	2165
*Fraxini chinensis cortex**	**10.1**-6277
Fraxini folium	2144
*Fraxini rhynchophyllae cortex**	**10.1**-6277
Freier Formaldehyd, Grenzprüfung (2.4.18)	198
Fremde Bestandteile (2.8.2)	427
Fremde Ester in ätherischen Ölen (2.8.6)	428
Fremde Öle in fetten Ölen, Prüfung durch DC (2.4.21)	203
Friabilität	
– von Granulaten und Pellets (2.9.41)	549
– von nicht überzogenen Tabletten (2.9.7)	466
*Fritillariae thunbergii bulbus**	**10.6**-8811
Fructose	4021
Fructose *R*	**10.7**-9316
Fructosum	4021
FSME-Impfstoff (inaktiviert)	1492
Fuchsin *R*	**10.7**-9316
Fucose *R*	**10.7**-9317
Fucus vel Ascophyllum	2471
Fulvestrant	4022
Fulvestrantum	4022
Fumariae herba	2143
Fumarsäure *R*	**10.7**-9317
Funktionalitätsbezogene Eigenschaften von Hilfsstoffen (5.15)	1219
Funktionelle Gruppen, Identitätsreaktionen (2.3.1)	179
Furfural *R*	**10.7**-9317
Furosemid	4025
Furosemidum	4025
Furunkulose-Impfstoff (inaktiviert, injizierbar, mit öligem Adjuvans) für Salmoniden	1684
Fusidinsäure	4027

G

Gabapentin	4035
Gabapentinum	4035
Gadobutrol-Monohydrat	**10.4**-8017
Gadobutrolum monohydricum	**10.4**-8017
Gadodiamid-Hydrat	4039
Gadodiamidum hydricum	4039
Gadoliniumchlorid-Hexahydrat *R*	**10.7**-9317
Gadoliniumsulfat-Octahydrat *R*	**10.7**-9317
Galactose	4042
Galactose *R*	**10.7**-9317
Galactosum	4042
1,6-Galactosylgalactose *R*	**10.7**-9317
Galacturonsäure *R*	**10.7**-9317
Galantaminhydrobromid	**10.1**-6373
Galantamini hydrobromidum	**10.1**-6373
Gallensalze tolerierende, gramnegative Bakterien, Nachweis	
– in lebenden biotherapeutischen Produkten *(siehe 2.6.38)*	355
– in nicht sterilen Produkten *(siehe 2.6.13)*	**10.3**-6945
– in pflanzlichen Arzneimitteln zum Einnehmen *(siehe 2.6.31)*	332
Gallii(^{68}Ga) chloridi acceleratore formati solutio ad radio-signandum	**10.3**-7108
Gallii(^{68}Ga) chloridi solutio ad radio-signandum	1854
Gallii(^{67}Ga) citratis solutio iniectabilis	1856
Gallii(^{68}Ga) edotreotidi solutio iniectabilis	**10.6**-8789
Gallii(^{68}Ga) PSMA-11 solutio iniectabilis	**10.4**-7911
[^{68}Ga]Galliumchlorid-Lösung *R*	**10.7**-9317
(^{68}Ga)Galliumchlorid-Lösung zur Radiomarkierung	1854
(^{68}Ga)Galliumchlorid-Lösung zur Radiomarkierung (hergestellt in einem Beschleuniger)	**10.3**-7108
(^{67}Ga)Galliumcitrat-Injektionslösung	1856
Galliumedotreotid *R*	**10.7**-9318
(^{68}Ga)Galliumedotreotid-Injektionslösung	**10.6**-8789
Gallium-PSMA-11 *R*	**10.7**-9318
(^{68}Ga)Gallium-PSMA-11-Injektionslösung	**10.4**-7911
Gallussäure *R*	**10.7**-9318
Gammadex	4048

Gammadexum 4048
Ganciclovir 4050
Ganciclovirum 4050
Ganoderinsäure A *R* **10.7**-9318
Ganoderma* **10.6**-8800
Ganoderma lucidum* **10.6**-8800
Gardeniae fructus* 2167
Gardenienfrüchte* 2167
Gasbrand-Antitoxin
    – *(Clostridium novyi)* 1807
    – *(Clostridium perfringens)* 1808
    – *(Clostridium septicum)* 1810
    – (polyvalent) 1811
Gaschromatographie (2.2.28) 64
    – *siehe* 2.2.46 111
    – *siehe* 2.4.22 203
Gasgemisch
    – aus Acetylen (1 Prozent) in Stickstoff 4053
    – aus Kohlenmonoxid (5 Prozent)
      in Stickstoff 4054
    – aus Methan (2 Prozent) in Stickstoff 4055
Gasprüfröhrchen (2.1.6) 23
Gaspyknometer, Bestimmung der Dichte von Feststoffen (2.9.23) 498
Gassterilisation *(siehe 5.1.1)* 998
Gastrodiae rhizoma* 2170
Gastrodienwurzelstock* 2170
Gastrodin *R* **10.7**-9318
GC, Gaschromatographie (2.2.28) 64
Gefitinib 4056
Gefitinibum 4056
Geflügelpocken-Lebend-Impfstoff **10.2**-6713
Gehaltsbestimmung
    – ätherischer Öle in pflanzlichen Drogen
      (2.8.12) **10.4**-7529
    – Erläuterungen *(siehe 1.5)* **10.7**-9150
    – von 1,8-Cineol in ätherischen Ölen (2.8.11) 430
Gekrönte-Scharte-Kraut 2171
Gelatina **10.4**-8019
Gelatine **10.4**-8019
Gelatine *R* **10.7**-9318
Gelatine, hydrolysierte *R* **10.7**-9318
Gelbfieber-Lebend-Impfstoff **10.2**-6665
Gelbwurz
    – Javanische 2174
    – Kanadische **10.6**-8802
Gemcitabinhydrochlorid **10.5**-8463
Gemcitabini hydrochloridum **10.5**-8463
Gemfibrozil 4062
Gemfibrozilum 4062
Geniposid *R* **10.7**-9319
Gentamicini sulfas **10.1**-6376
Gentamicinsulfat **10.1**-6376
Gentianae radix 2139
Gentianae tinctura 2138
Gentransfer-Arzneimittel zur Anwendung am Menschen (5.14) 1197
Geraniol *R* **10.7**-9319
Geranylacetat *R* **10.7**-9319
Gerbstoffe in pflanzlichen Drogen (2.8.14) 434
Gereinigtes Tuberkulin aus *Mycobacterium avium* 6040
Gereinigtes Tuberkulin aus *Mycobacterium bovis* 6041
Germanium-Lösung (100 ppm Ge) *R* **10.7**-9495
Geruch (2.3.4) 185
Geruch und Geschmack von ätherischen Ölen (2.8.8) ...429
Gesamtcholesterol in Omega-3-Säuren-reichen Ölen
    (2.4.32) 224
Gesamter organischer Kohlenstoff in Wasser zum
    pharmazeutischen Gebrauch (2.2.44) 109
Gesamtprotein (2.5.33) 245

Gestoden 4067
Gestodenum 4067
Gesunde Hühnerherden für die Herstellung von inaktivierten Impfstoffen für Tiere (5.2.13) **10.2**-6644
Gewebefaktor-vom-Menschen-Lösung *R* **10.7**-9319
Gewürznelken **10.3**-7117
Ginkgo extractum siccum raffinatum et quantificatum ..2181
Ginkgo folium 2179
Ginkgoblätter 2179
Ginkgotrockenextrakt, quantifizierter, raffinierter 2181
Ginseng extractum siccum 2184
Ginseng radix 2186
Ginsengtrockenextrakt 2184
Ginsengwurzel 2186
Ginsenosid Rb1 *R* **10.7**-9319
Ginsenosid Re *R* **10.7**-9320
Ginsenosid Rf *R* **10.7**-9320
Ginsenosid Rg1 *R* **10.7**-9320
Ginsenosid Rg2 *R* **10.7**-9320
Ginsenosid Ro *R* **10.7**-9321
Gitoxin *R* **10.7**-9321
Glasbehältnisse zur pharmazeutischen Verwendung
    (3.2.1) 621
Glassintertiegel, Porosität, Vergleichstabelle (2.1.2) 21
Gleichförmigkeit
    – der Masse einzeldosierter Arzneiformen (2.9.5) ...464
    – des Gehalts einzeldosierter Arzneiformen
      (2.9.6) 465
    – einzeldosierter Arzneiformen (2.9.40) 545
    – einzeldosierter Arzneiformen bei großem
      Stichprobenumfang (2.9.47) 561
    – und Genauigkeit der abgegebenen Dosen aus
      Mehrdosenbehältnissen (2.9.27) **10.6**-8707
Glibenclamid 4070
Glibenclamidum 4070
Gliclazid **10.5**-8465
Gliclazidum **10.5**-8465
Glimepirid 4074
Glimepiridum 4074
Glipizid **10.5**-8467
Glipizidum **10.5**-8467
Globuli (Imprägnierte homöopathische
    Kügelchen) 2529
Globuli velati (umhüllte homöopathische Kügelchen) ..2531
Glockenwindenwurzel* 2189
Glossa 1375
Glossar (Darreichungsformen) 1375
Glucagon human 4080
Glucagonum humanum 4080
Glucosaminhydrochlorid 4081
D-Glucosaminhydrochlorid *R* **10.7**-9321
Glucosamini hydrochloridum 4081
Glucosamini sulfas kalii chloridum 4083
Glucosamini sulfas natrii chloridum 4085
Glucosaminsulfat-Kaliumchlorid 4083
Glucosaminsulfat-Natriumchlorid 4085
Glucose 4087
Glucose *R* **10.7**-9321
Glucose-Monohydrat 4089
Glucose-Sirup 4092
Glucose-Sirup, sprühgetrockneter 4093
Glucosum 4087
Glucosum liquidum 4092
Glucosum liquidum dispersione desiccatum 4093
Glucosum monohydricum 4089
D-Glucuronsäure *R* **10.7**-9321
L-Glutamin *R* **10.7**-9321
Glutaminsäure 4094
Glutaminsäure *R* **10.7**-9322
L-γ-Glutamyl-L-cystein *R* **10.7**-9322

Glutamyl-Endopeptidase zur Peptidmustercharakterisierung *R* **10.7**-9322
Glutaraldehyd *R* **10.7**-9322
Glutarsäure *R* **10.7**-9322
Glutathion 4095
L-Glutathion, oxidiertes *R* **10.7**-9322
Glutathionum 4095
Glycan-Analyse von Glycoproteinen (2.2.59) 152
Glycerol 4098
Glycerol *R* **10.7**-9322
Glycerol *R* 1 .... **10.7**-9322
Glycerol 85 % 4100
Glycerol 85 % *R* **10.7**-9322
Glycerol 85 % *R* 1 .... **10.7**-9322
Glycerol-1-decanoat *R* **10.7**-9322
Glyceroldibehenat 4102
Glyceroldistearat 4103
Glycerol-Formal 4105
Glycerol-formalum 4105
Glyceroli dibehenas 4102
Glyceroli distearas 4103
Glyceroli monocaprylas 4105
Glyceroli monocaprylocapras 4107
Glyceroli monolinoleas 4108
Glyceroli mono-oleas 4110
Glyceroli monostearas 40–55 4111
Glyceroli trinitratis solutio 4114
Glycerolmazerate
 – (*siehe* Homöopathische Zubereitungen) **10.3**-7143
 – *siehe* Vorschriften zur Herstellung homöopathischer konzentrierter Zubereitungen und zur Potenzierung **10.5**-8374
Glycerolmonocaprylat 4105
Glycerolmonocaprylocaprat 4107
Glycerolmonolinoleat 4108
Glycerolmonooleat 4110
Glycerolmonostearat 40–55 4111
Glycerol-1-octanoat *R* **10.7**-9323
Glyceroltrinitrat-Lösung 4114
Glycerolum 4098
Glycerolum (85 per centum) 4100
Glycidol *R* **10.7**-9323
Glycin **10.1**-6379
Glycin *R* **10.7**-9323
Glycinanhydrid *R* **10.7**-9323
Glycinum **10.1**-6379
Glycolsäure *R* **10.7**-9323
Glycoproteine, Glycan-Analyse von (2.2.59) 152
Glycopyrronii bromidum 4119
Glycopyrroniumbromid 4119
Glycyrrhetinsäure *R* **10.7**-9323
18α-Glycyrrhetinsäure *R* **10.7**-9323
Glyoxalbishydroxyanil *R* **10.7**-9324
Glyoxal-Lösung *R* **10.7**-9324
Glyoxal-Lösung (2 ppm $C_2H_2O_2$) *R* **10.7**-9495
Glyoxal-Lösung (20 ppm $C_2H_2O_2$) *R* **10.7**-9495
Goldfadenwurzelstock* 2190
Goldrutenkraut 2192
Goldrutenkraut, Echtes 2194
Gonadorelinacetat **10.7**-9699
Gonadorelini acetas **10.7**-9699
Gonadotrophinum chorionicum 3298
Gonadotropinum sericum equinum ad usum veterinarium 5253
Goserelin 4123
Goserelinum 4123
Gossypii oleum hydrogenatum 2879
Gramicidin 4126
Gramicidinum 4126
Gramin *R* **10.7**-9324

Graminis rhizoma 2370
Granisetronhydrochlorid 4128
Granisetroni hydrochloridum 4128
Granula ad praeparationes homoeopathicas **10.3**-7145
Granula homoeopathica imbuta 2529
Granula homoeopathica velata 2531
Granulata 1383
Granulate 1383
 – Brause- 1383
 – Friabilität (2.9.41) 549
 – magensaftresistente 1383
 – mit veränderter Wirkstofffreisetzung 1383
 – überzogene 1383
Grenzflächenelektrophorese (*siehe* 2.2.31) 69
Grenzwerte für Lösungsmittel-Rückstände in Wirkstoffen, Hilfsstoffen und Arzneimitteln (5.4) ... **10.7**-9537
Griseofulvin 4131
Griseofulvinum 4131
Großer-Wiesenknopf-Wurzel* **10.4**-7925
Grüner Tee 2197
Guaiacolum 4134
Guaifenesin 4132
Guaifenesinum 4132
Guajacol 4134
Guajacol *R* **10.7**-9324
Guajakharz *R* **10.7**-9324
Guajazulen *R* **10.7**-9324
Guanethidini monosulfas 4137
Guanethidinmonosulfat 4137
Guanidinhydrochlorid *R* **10.7**-9324
Guanidin-Trometamol-Natriumedetat-Pufferlösung pH 8,5 *R* **10.7**-9509
Guanidin-Trometamol-Natriumedetat-Pufferlösung pH 8,6 *R* **10.7**-9509
Guanidin-Trometamol-Pufferlösung pH 8,3 *R* ... **10.7**-9509
Guanin *R* **10.7**-9324
Guar 2199
Guar galactomannanum 4138
Guarana 2200
Guaranae semen 2200
Guargalactomannan 4138
Gürtelrose(Herpes-Zoster)-Lebend-Impfstoff 1500
Gummi
 – Arabisches 2202
 – Arabisches *R* **10.7**-9325
 – Arabisches, getrocknete Dispersion 4139
Gummi-Lösung, Arabisches- *R* **10.7**-9325
Gummistopfen für Behältnisse zur Aufnahme von wässrigen Zubereitungen zur parenteralen Anwendung, von Pulvern und gefriergetrockneten Pulvern (3.2.9) 631

H

Hämagglutinine, Anti-A- und Anti-B- (2.6.20) 299
Hämatopoetische Produkte, Zählung der CD34/CD45+-Zellen (2.7.23) 407
Hämatopoetische Stammzellen vom Menschen 5718
Hämatopoetische Vorläuferzellen vom Menschen, koloniebildende, Bestimmung (2.7.28) 413
Hämodialyselösungen 4145
Hämofiltrations- und Hämodiafiltrationslösungen 4151
 – konzentrierte 4151
Hämoglobin *R* **10.7**-9325
Hämoglobin-Lösung *R* **10.7**-9325
Haemophilus-Typ-b-Impfstoff (konjugiert) **10.7**-9597
Haemophilus-Typ-b-und-Meningokokken-Gruppe-C-Impfstoff (konjugiert) 1505

Hämorrhagische-Krankheit-Impfstoff (inaktiviert)
  für Kaninchen **10.2**-6715
Hagebuttenschalen 2205
Halbfeste Zubereitungen
  – zur kutanen Anwendung **10.5**-8305
  – zur oralen Anwendung am Tier 1389
Halbmikrobestimmung von Wasser – Karl-Fischer-
  Methode (2.5.12) 234
Halbmikro-Methode zur Stickstoff-Bestimmung
  (2.5.9) 232
Halofantrinhydrochlorid 4154
Halofantrini hydrochloridum 4154
Haloperidol 4156
Haloperidoldecanoat 4158
Haloperidoli decanoas 4158
Haloperidolum 4156
Halothan 4160
Halothanum 4160
Hamamelidis cortex 2208
Hamamelidis folium 2206
Hamamelisblätter 2206
Hamamelisrinde 2208
Hamamelitannin *R* **10.7**-9325
Harmonisierung der Arzneibücher (5.8) **10.6**-8747
Harnstoff 4162
Harnstoff *R* **10.7**-9325
Harpagid *R* **10.7**-9325
Harpagophyti extractum siccum 2478
Harpagophyti radix 2476
Harpagosid *R* **10.7**-9325
Hartfett 4163
  – mit Zusatzstoffen 4165
Hartparaffin 4167
Hauhechelwurzel 2209
Hausner-Faktor (*siehe* 2.9.36) 532
HCP, Host-Cell Protein, Bestimmung (2.6.34) 337
Hedera helix ad praeparationes homoeopathicas ... 2582
Hedera helix für homöopathische Zubereitungen ... 2582
Hederacosid C *R* **10.7**-9326
Hederae folium 2131
Hederagenin *R* **10.7**-9326
α-Hederin *R* **10.7**-9326
Heidelbeeren
  – eingestellter, gereinigter Trockenextrakt aus
    frischen 2212
  – frische 2211
  – getrocknete **10.5**-8354
Helianthi annui oleum raffinatum 5680
Heliotrin *R* **10.7**-9326
Heliotrin-N-oxid *R* **10.7**-9326
Helium 4168
Helium zur Chromatographie *R* **10.7**-9326
Heparin
  – in Blutgerinnungsfaktoren, Wertbestimmung
    (2.7.12) 390
  – Wertbestimmung (2.7.5) 370
Heparin *R* **10.7**-9327
Heparina massae molecularis minoris **10.5**-8476
Heparinase I *R* **10.7**-9327
Heparinase II *R* **10.7**-9327
Heparinase III *R* **10.7**-9327
Heparin-Calcium **10.5**-8473
Heparine, niedermolekulare **10.5**-8476
Heparin-Natrium 4172
Heparinum calcicum **10.5**-8473
Heparinum natricum 4172
Hepatitis-A-Adsorbat-Impfstoff (inaktiviert) 1507
Hepatitis-A-Adsorbat(inaktiviert)-Typhus-Poly-
  saccharid-Impfstoff 1510
Hepatitis-A-Immunglobulin vom Menschen 4180

Hepatitis-A-Impfstoff
  – Bestimmung der Wirksamkeit (2.7.14) **10.3**-6961
  – (inaktiviert, Virosom) 1512
Hepatitis-A(inaktiviert)-Hepatitis-B(rDNA)-
  Adsorbat-Impfstoff 1516
Hepatitis-B-Immunglobulin vom Menschen 4180
  – zur intravenösen Anwendung 4181
Hepatitis-B-Impfstoff (rDNA) 1517
  – Bestimmung der Wirksamkeit (2.7.15) 396
Hepatitis-C-Virus(HCV)-DNA, Nachweis in Plasma-
  pools (*siehe* 2.6.21) 301
Hepatitis-Typ-I-Lebend-Impfstoff für Enten ... **10.2**-6717
HEPES *R* **10.7**-9327
HEPES-Pufferlösung pH 7,5 *R* **10.7**-9507
Heptachlor *R* **10.7**-9327
Heptachlorepoxid *R* **10.7**-9327
Heptafluorbuttersäure *R* **10.7**-9327
Heptafluor-*N*-methyl-*N*-(trimethylsilyl)-
  butanamid *R* **10.7**-9327
Heptaminolhydrochlorid 4182
Heptaminoli hydrochloridum 4182
Heptan *R* **10.7**-9328
Herpesvirus-Impfstoff (inaktiviert) für Pferde ... **10.5**-8335
Herstellung, unter aseptischen Bedingungen
  (*siehe* 5.1.1) 995
Herzgespannkraut 2216
Hesperidin *R* **10.7**-9328
Hexachlorbenzol *R* **10.7**-9328
α-Hexachlorcyclohexan *R* **10.7**-9328
β-Hexachlorcyclohexan *R* **10.7**-9328
δ-Hexachlorcyclohexan *R* **10.7**-9328
Hexachloroplatin(IV)-säure *R* **10.7**-9328
Hexacosan *R* **10.7**-9329
Hexadimethrinbromid *R* **10.7**-9329
1,1,1,3,3,3-Hexafluorpropan-2-ol *R* **10.7**-9329
Hexamethyldisilazan *R* **10.7**-9329
Hexamidindiisetionat 4183
Hexamidini diisetionas 4183
Hexan *R* **10.7**-9329
Hexansäure *R* **10.7**-9329
Hexetidin 4185
Hexetidinum 4185
Hexosamine in Polysaccharid-Impfstoffen (2.5.20) . 237
Hexylamin *R* **10.7**-9329
Hexylresorcin 4186
Hexylresorcinolum 4186
Hibifolin *R* **10.7**-9330
Hibisci sabdariffae flos 2218
Hibiscusblüten 2218
Hilfsstoffe, funktionalitätsbezogene Eigenschaf-
  ten (5.15) 1219
Himalayaschartenwurzel* 2219
Himbeerblätter **10.1**-6279
Hinweise zur Anwendung der Prüfung auf Sterilität
  (5.1.9) 1025
Hiobstränensamen* 2222
Hippocastani semen 2384
Hippocastani seminis extractum siccum normatum . 2386
Hippursäure *R* **10.7**-9330
Histamin, Prüfung (2.6.10) 272
Histamindihydrochlorid 4188
Histamindihydrochlorid *R* **10.7**-9330
Histamini dihydrochloridum 4188
Histamin-Lösung *R* **10.7**-9330
Histaminum ad praeparationes homoeopathicas 2584
Histaminum für homöopathische Zubereitungen 2584
Histidin 4189
Histidin *R* **10.7**-9330
Histidinhydrochlorid-Monohydrat 4191
Histidini hydrochloridum monohydricum 4191

Histidinmonohydrochlorid R **10.7**-9330
Histidinum 4189
Hitzesterilisationsverfahren, Anwendung des F-Konzepts (5.1.5) **10.3**-7015
Hochdisperses Siliciumdioxid R **10.7**-9455
Hochleistungsdünnschichtchromatographie von pflanzlichen Drogen und Zubereitungen aus pflanzlichen Drogen (2.8.25) 446
Hochmolekulare Macrogole 4620
Holmiumoxid R **10.7**-9330
Holmiumperchlorat-Lösung R **10.7**-9330
Holunderblüten 2224
Homatropinhydrobromid 4193
Homatropini hydrobromidum 4193
Homatropini methylbromidum 4195
Homatropinmethylbromid 4195
DL-Homocystein R **10.7**-9330
L-Homocysteinthiolactonhydrochlorid R **10.7**-9330
Homöopathische Zubereitungen **10.3**-7143
– Pflanzliche Drogen für 2530
– Vorschriften zur Herstellung und zur Potenzierung **10.5**-8361
Homöopathische Zubereitungen, Stoffe für homöopathische Zubereitungen
– Acidum picrinicum 2556
– Acidum succinium 2556
– Agaricus phalloides 2557
– Allium sativum 2560
– Ammonium carbonicum 2562
– Anacardium **10.5**-8381
– Apis 2564
– Arsenicum album 2565
– Aurum chloratum natronatum 2566
– Barium chloratum 2567
– Belladonna 2568
– Cadmium sulfuricum 2570
– Calcium fluoratum 2571
– Calcium iodatum 2572
– Cocculus 2573
– Crocus 2575
– Cuprum aceticum 2577
– Cuprum metallicum 2578
– Digitalis 2579
– Ferrum metallicum 2581
– Hedera helix 2582
– Histaminum 2584
– Hydrastis canadensis 2585
– Hyoscyamus 2586
– Hypericum 2588
– Ignatia 2589
– Imprägnierte homöopathische Kügelchen (Streukügelchen/Globuli) 2529
– Kalium bichromicum 2592
– Magnesium fluoratum **10.1**-6297
– Magnesium phosphoricum **10.5**-8383
– Nux vomica 2595
– Petroleum rectificatum 2597
– Sanguinaria **10.6**-8817
– Selenium 2598
– Staphysagria 2599
– Sulfur 2602
– Toxicodendron quercifolium **10.6**-8819
– Umhüllte homöopathische Kügelchen (Globuli velati) 2531
– Urtica dioica 2603
– Urtinkturen 2532
– Wirkstofffreie Kügelchen **10.3**-7145
Homoorientin R **10.7**-9331
Honig 4197
Honokiol R **10.7**-9331

Hopfenzapfen 2226
*Houttuyniae herba** 2227
Houttuyniakraut* 2227
HRS
– Bezug (4.3) **10.7**-9521
– Erläuterung (*siehe* 5.12) 1189
Hühnerherden für die Herstellung von inaktivierten Impfstoffen für Tiere, gesunde (5.2.13) **10.2**-6644
Humanes-Papillomavirus-Impfstoff (rDNA) 1520
Hyaluronidase **10.7**-9705
Hyaluronidasum **10.7**-9705
Hydralazinhydrochlorid **10.6**-8915
Hydralazini hydrochloridum **10.6**-8915
Hydrargyri dichloridum **10.4**-8113
Hydrastidis rhizoma **10.6**-8802
Hydrastinhydrochlorid R **10.7**-9331
Hydrastis canadensis ad praeparationes homoeopathicas 2585
Hydrastis canadensis für homöopathische Zubereitungen 2585
Hydrazin R **10.7**-9331
Hydrazindihydrochlorid R **10.7**-9331
Hydrazinsulfat R **10.7**-9331
Hydrochinon R **10.7**-9331
Hydrochinon-Lösung R **10.7**-9332
Hydrochlorothiazid 4202
Hydrochlorothiazidum 4202
Hydrocodonhydrogentartrat-2,5-Hydrat 4204
Hydrocodoni hydrogenotartras 2.5-hydricus 4204
Hydrocortison 4207
Hydrocortisonacetat 4211
Hydrocortisonacetat R **10.7**-9332
Hydrocortisonhydrogensuccinat 4214
Hydrocortisoni acetas 4211
Hydrocortisoni hydrogenosuccinas 4214
Hydrocortisonum 4207
Hydrogencarbonat, Identitätsreaktion (*siehe* 2.3.1) 181
Hydrogenii peroxidum 3 per centum 6174
Hydrogenii peroxidum 30 per centum 6173
Hydromorphonhydrochlorid 4216
Hydromorphoni hydrochloridum 4216
Hydroxocobalaminacetat 4218
Hydroxocobalaminhydrochlorid 4219
Hydroxocobalamini acetas 4218
Hydroxocobalamini chloridum 4219
Hydroxocobalamini sulfas 4221
Hydroxocobalaminsulfat 4221
4′-Hydroxyacetophenon R **10.7**-9332
4-Hydroxybenzhydrazid R **10.7**-9332
2-Hydroxybenzimidazol R **10.7**-9332
4-Hydroxybenzoesäure R **10.7**-9332
Hydroxycarbamid 4222
Hydroxycarbamidum 4222
Hydroxychinolin R **10.7**-9332
Hydroxychloroquini sulfas 4224
Hydroxychloroquinsulfat 4224
4-Hydroxycumarin R **10.7**-9332
6-Hydroxydopa R **10.7**-9332
Hydroxyethylcellulose **10.6**-8917
Hydroxyethylcellulosum **10.6**-8917
Hydroxyethylis salicylas 4229
Hydroxyethylsalicylat 4229
Hydroxyethylstärken **10.5**-8479
4-Hydroxyisophthalsäure R **10.7**-9332
Hydroxylaminhydrochlorid R **10.7**-9333
Hydroxylaminhydrochlorid-Lösung R 2 .... **10.7**-9333
Hydroxylaminhydrochlorid-Lösung, ethanolische R **10.7**-9333
Hydroxylamin-Lösung
– alkalische R **10.7**-9333

– alkalische R 1 .... **10.7**-9333
Hydroxylzahl (2.5.3) 229
Hydroxymethylfurfural R **10.7**-9333
Hydroxynaphtholblau R **10.7**-9333
Hydroxypropylbetadex 4236
2-Hydroxypropylbetadex zur Chromatographie R **10.7**-9333
Hydroxypropylbetadexum 4236
Hydroxypropylcellulose **10.6**-8920
– niedrig substituierte **10.6**-8923
Hydroxypropylcellulosum **10.6**-8920
Hydroxypropylcellulosum substitutum humile **10.6**-8923
Hydroxypropyl-β-cyclodextrin R **10.7**-9333
Hydroxypropylstärke 4244
– vorverkleisterte 4246
12-Hydroxystearinsäure R **10.7**-9333
Hydroxyuracil R **10.7**-9333
Hydroxyzindihydrochlorid 4248
Hydroxyzini hydrochloridum 4248
Hygroskopizität, empfohlene Prüfmethode (5.11) **10.7**-9549
Hymecromon 4250
Hymecromonum 4250
Hymenopterengifte für Allergenzubereitungen 4251
Hymenopteri venena ad producta allergenica 4251
Hyoscini butylbromidum Scopolamini butylbromidum 3051
Hyoscyamini sulfas 4253
Hyoscyaminsulfat 4253
Hyoscyaminsulfat R **10.7**-9334
Hyoscyamus für homöopathische Zubereitungen 2586
Hyoscyamus niger ad praeparationes homoeopathicas 2586
Hyperici herba 2242
Hyperici herbae extractum siccum quantificatum 2244
Hypericin R **10.7**-9334
Hypericum für homöopathische Zubereitungen 2588
Hypericum perforatum ad praeparationes homoeopathicas 2588
Hyperosid R **10.7**-9334
Hypophosphit-Reagenz R **10.7**-9334
Hypromellose **10.6**-8925
Hypromellosephthalat **10.7**-9706
Hypromellosi phthalas **10.7**-9706
Hypromellosum **10.6**-8925

I

Ibandronat-Natrium-Monohydrat **10.5**-8489
Ibandronatum natricum monohydricum **10.5**-8489
Ibuprofen 4263
Ibuprofen R **10.7**-9334
Ibuprofenum 4263
Ichthammolum 2747
ICP-MS, Massenspektrometrie mit induktiv gekoppeltem Plasma (2.2.58) 150
Identifizierung
– fetter Öle durch Dünnschichtchromatographie (2.3.2) 183
– und Bestimmung von Restlösungsmitteln (Lösungsmittel-Rückstände) (2.4.24) **10.1**-6249
– von Phenothiazinen durch Dünnschichtchromatographie (2.3.3) 185
Identitätsreaktionen auf Ionen und funktionelle Gruppen (2.3.1) 179
Idoxuridin 4266
Idoxuridinum 4266
Iecoris aselli domestici oleum **10.3**-7304
Iecoris aselli oleum A 4509

Iecoris aselli oleum B 4514
IEF, isoelektrische Fokussierung (2.2.54) 130
Ifosfamid 4267
Ifosfamidum 4267
Ignatia für homöopathische Zubereitungen 2589
Imatinibi mesilas 4270
Imatinibmesilat 4270
Imidacloprid für Tiere 4273
Imidaclopridum ad usum veterinarium 4273
Imidazol R **10.7**-9334
Imidazol-Pufferlösung pH 6,5 R **10.7**-9504
Imidazol-Pufferlösung pH 7,3 R **10.7**-9506
Iminobibenzyl R **10.7**-9334
Iminodiessigsäure R **10.7**-9334
Imipenem-Monohydrat 4275
Imipenemum monohydricum 4275
Imipraminhydrochlorid 4277
Imipraminhydrochlorid R **10.7**-9334
Imipramini hydrochloridum 4277
Immunchemische Methoden (2.7.1) 361
Immunglobulin
– Anti-D, vom Menschen, Bestimmung der Wirksamkeit (2.7.13) 390
– Bestimmung der antikomplementären Aktivität (2.6.17) 296
– Fc-Funktion (2.7.9) 386
– vom Menschen, Prüfung auf Anti-D-Antikörper (2.6.26) 317
Immunglobuline
– Anti-D-Immunglobulin vom Menschen **10.7**-9655
– Anti-D-Immunglobulin vom Menschen zur intravenösen Anwendung **10.7**-9656
– Anti-T-Lymphozyten-Immunglobulin vom Tier zur Anwendung am Menschen 2789
– Hepatitis-A-Immunglobulin vom Menschen 4180
– Hepatitis-B-Immunglobulin vom Menschen 4180
– Hepatitis-B-Immunglobulin vom Menschen zur intravenösen Anwendung 4181
– Masern-Immunglobulin vom Menschen 4697
– Normales Immunglobulin vom Menschen zur intramuskulären Anwendung 4278
– Normales Immunglobulin vom Menschen zur intravenösen Anwendung 4281
– Normales Immunglobulin vom Menschen zur subkutanen Anwendung 4284
– Röteln-Immunglobulin vom Menschen 5568
– Tetanus-Immunglobulin vom Menschen 5855
– Tollwut-Immunglobulin vom Menschen 5964
– Varizellen-Immunglobulin vom Menschen 6110
– Varizellen-Immunglobulin vom Menschen zur intravenösen Anwendung 6111
Immunnephelometrische Bestimmung von Impfstoffkomponenten (2.7.35) 421
Immunoglobulinum anti-T lymphocytorum ex animali ad usum humanum 2789
Immunoglobulinum humanum anti-D **10.7**-9655
Immunoglobulinum humanum anti-D ad usum intravenosum **10.7**-9656
Immunoglobulinum humanum hepatitidis A 4180
Immunoglobulinum humanum hepatitidis B 4180
Immunoglobulinum humanum hepatitidis B ad usum intravenosum 4181
Immunoglobulinum humanum morbillicum 4697
Immunoglobulinum humanum normale ad usum intramusculum 4278
Immunoglobulinum humanum normale ad usum intravenosum 4281
Immunoglobulinum humanum normale ad usum subdermicum 4284
Immunoglobulinum humanum rabicum 5964

Immunoglobulinum humanum rubellae 5568
Immunoglobulinum humanum tetanicum 5855
Immunoglobulinum humanum varicellae 6110
Immunoglobulinum humanum varicellae ad usum intravenosum 6111
Immunologische Arzneimitteln für Tiere, Management von fremden Agenzien (5.2.5) **10.2**-6635
Immunosera ad usum veterinarium **10.7**-9569
Immunosera ex animale ad usum humanum **10.4**-7898
Immunoserum botulinicum 1805
Immunoserum contra venena viperarum europaearum 1811
Immunoserum diphthericum 1806
Immunoserum gangraenicum (Clostridium novyi) 1807
Immunoserum gangraenicum (Clostridium perfringens) 1808
Immunoserum gangraenicum (Clostridium septicum) . .1810
Immunoserum gangraenicum mixtum 1811
Immunoserum tetanicum ad usum humanum 1812
Immunoserum tetanicum ad usum veterinarium 1817
Immunpräzipitationsmethoden *(siehe 2.7.1)* 361
Immunsera für Menschen
  – Botulismus-Antitoxin 1805
  – Diphtherie-Antitoxin 1806
  – Gasbrand-Antitoxin *(Clostridium novyi)* 1807
  – Gasbrand-Antitoxin *(Clostridium perfringens)* . . .1808
  – Gasbrand-Antitoxin *(Clostridium septicum)* 1810
  – Gasbrand-Antitoxin (polyvalent) 1811
  – Schlangengift-Immunserum (Europa) 1811
  – Tetanus-Antitoxin 1812
Immunsera für Tiere
  – Tetanus-Antitoxin für Tiere 1817
Immunsera für Tiere **10.7**-9569
  – Bewertung der Unschädlichkeit (5.2.6) 1053
  – Bewertung der Unschädlichkeit jeder Charge (5.2.9) 1076
  – Bewertung der Wirksamkeit (5.2.7) **10.7**-9533
Immunsera von Tieren zur Anwendung am Menschen **10.4**-7898
Imperatorin *R* **10.7**-9335
Impfstoffe
  – Freier Formaldehyd (2.4.18) 198
  – für Menschen **10.7**-9574
  – für Menschen, Zellkulturen zur Herstellung (5.2.3) 1041
  – für Tiere **10.6**-8762
  – für Tiere, Bewertung der Unschädlichkeit (5.2.6) 1053
  – für Tiere, Bewertung der Unschädlichkeit jeder Charge (5.2.9) 1076
  – für Tiere, Bewertung der Wirksamkeit (5.2.7) **10.7**-9533
  – für Tiere, inaktivierte, gesunde Hühnerherden zur Herstellung (5.2.13) **10.2**-6644
  – für Tiere, Zellkulturen für die Herstellung (5.2.4) **10.2**-6633
  – immunnephelometrische Bestimmung von Komponenten (2.7.35) 421
  – Kombinations-, Abkürzungen *(siehe 1.7)* . . .**10.7**-9154
  – Phenolkonzentration (2.5.15) 236
  – SPF-Hühnerherden zur Herstellung und Qualitätskontrolle (5.2.2) 1038
Impfstoffe für Menschen
  – BCG zur Immuntherapie .1443
  – BCG-Impfstoff (gefriergetrocknet) 1441
  – Cholera-Impfstoff (inaktiviert, oral) 1445
  – Diphtherie-Adsorbat-Impfstoff 1448
    – (reduzierter Antigengehalt) 1450
  – Diphtherie-Tetanus-Adsorbat-Impfstoff **10.3**-7057
    – (reduzierter Antigengehalt) **10.3**-7058
  – Diphtherie-Tetanus-Hepatitis-B(rDNA)-Adsorbat-Impfstoff **10.3**-7060
  – Diphtherie-Tetanus-Pertussis(azellulär, aus Komponenten)-Adsorbat-Impfstoff **10.3**-7062
    – (reduzierter Antigengehalt) **10.3**-7064
  – Diphtherie-Tetanus-Pertussis(azellulär, aus Komponenten)-Haemophilus-Typ-b(konjugiert)-Adsorbat-Impfstoff **10.3**-7066
  – Diphtherie-Tetanus-Pertussis(azellulär, aus Komponenten)-Hepatitis-B(rDNA)-Adsorbat-Impfstoff **10.3**-7069
  – Diphtherie-Tetanus-Pertussis(azellulär, aus Komponenten)-Poliomyelitis(inaktiviert)-Haemophilus-Typ-b(konjugiert)-Adsorbat-Impfstoff **10.3**-7082
  – Diphtherie-Tetanus-Pertussis(Ganzzell)-Adsorbat-Impfstoff **10.3**-7086
  – Diphtherie-Tetanus-Pertussis(azellulär, aus Komponenten)-Hepatitis-B(rDNA)-Poliomyelitis(inaktiviert)-Haemophilus-Typ-b(konjugiert)-Adsorbat-Impfstoff **10.7**-9593
  – Diphtherie-Tetanus-Pertussis(azellulär, aus Komponenten)-Poliomyelitis(inaktiviert)-Adsorbat-Impfstoff **10.3**-7076
    – (reduzierter Antigengehalt) **10.3**-7079
  – Diphtherie-Tetanus-Pertussis(azellulär, aus Komponenten)-Poliomyelitis(inaktiviert)-Haemophilus-Typ-b(konjugiert)-Adsorbat-Impfstoff 1477
  – Diphtherie-Tetanus-Pertussis(Ganzzell)-Adsorbat-Impfstoff 1481
  – Diphtherie-Tetanus-Pertussis(Ganzzell)-Poliomyelitis(inaktiviert)-Adsorbat-Impfstoff **10.3**-7088
  – Diphtherie-Tetanus-Pertussis(Ganzzell)-Poliomyelitis(inaktiviert)-Haemophilus-Typ-b(konjugiert)-Adsorbat-Impfstoff **10.3**-7091
  – Diphtherie-Tetanus-Poliomyelitis(inaktiviert)-Adsorbat-Impfstoff (reduzierter Antigengehalt) **10.3**-7095
  – FSME-Impfstoff (inaktiviert) 1492
  – Gelbfieber-Lebend-Impfstoff **10.2**-6665
  – Gürtelrose(Herpes-Zoster)-Lebend-Impfstoff 1500
  – Haemophilus-Typ-b-Impfstoff (konjugiert) **10.7**-9597
  – Haemophilus-Typ-b-und-Meningokokken -Gruppe-C-Impfstoff (konjugiert) 1505
  – Hepatitis-A-Adsorbat-Impfstoff (inaktiviert) 1507
  – Hepatitis-A-Adsorbat(inaktiviert)-Typhus-Polysaccharid-Impfstoff 1510
  – Hepatitis-A-Impfstoff (inaktiviert, Virosom) 1512
  – Hepatitis-A(inaktiviert)-Hepatitis-B(rDNA)-Adsorbat-Impfstoff 1516
  – Hepatitis-B-Impfstoff (rDNA) 1517
  – Humanes-Papillomavirus-Impfstoff (rDNA) 1520
  – Influenza-Impfstoff (inaktiviert) 1525
  – Influenza-Impfstoff (inaktiviert, aus Zellkulturen) 1527
  – Influenza-Lebend-Impfstoff (nasal) **10.7**-9600
  – Influenza-Spaltimpfstoff aus Oberflächenantigen (inaktiviert) 1536
  – Influenza-Spaltimpfstoff aus Oberflächenantigen (inaktiviert, aus Zellkulturen) 1539
  – Influenza-Spaltimpfstoff aus Oberflächenantigen (inaktiviert, Virosom) 1542
  – Influenza-Spaltimpfstoff (inaktiviert) 1534
  – Masern-Lebend-Impfstoff **10.7**-9603
  – Masern-Mumps-Röteln-Lebend-Impfstoff . .**10.7**-9606
  – Masern-Mumps-Röteln-Varizellen-Lebend-Impfstoff **10.7**-9607

- Meningokokken-Gruppe-A-C-W135-Y-Impfstoff (konjugiert) 1551
- Meningokokken-Gruppe-C-Impfstoff (konjugiert) 1553
- Meningokokken-Polysaccharid-Impfstoff 1556
- Milzbrand-Adsorbat-Impfstoff (aus Zellkulturfiltraten) für Menschen **10.7**-9609
- Mumps-Lebend-Impfstoff **10.7**-9611
- Pertussis-Adsorbat-Impfstoff (azellulär, aus Komponenten) 1563
- Pertussis-Adsorbat-Impfstoff (azellulär, co-gereinigt) 1566
- Pertussis(Ganzzell)-Adsorbat-Impfstoff 1568
- Pneumokokken-Polysaccharid-Adsorbat-Impfstoff (konjugiert) 1571
- Pneumokokken-Polysaccharid-Impfstoff 1574
- Pocken-Lebend-Impfstoff **10.7**-9614
- Poliomyelitis-Impfstoff (inaktiviert) 1583
- Poliomyelitis-Impfstoff (oral) 1587
- Röteln-Lebend-Impfstoff **10.7**-9620
- Rotavirus-Lebend-Impfstoff (oral) **10.7**-9622
- Tetanus-Adsorbat-Impfstoff **10.3**-7097
- Tollwut-Impfstoff aus Zellkulturen für Menschen 1602
- Typhus-Impfstoff 1606
- Typhus-Lebend-Impfstoff (Stamm Ty 21a) (oral) 1606
- Typhus-Polysaccharid-Impfstoff 1609
- Varizellen-Lebend-Impfstoff 1611

Impfstoffe für Tiere
- Adenovirose-Impfstoff (inaktiviert) für Hunde ... 1617
- Adenovirose-Lebend-Impfstoff für Hunde .. **10.2**-6677
- Aktinobazillose-Impfstoff (inaktiviert) für Schweine 1620
- Aujeszky'sche-Krankheit-Impfstoff (inaktiviert) für Schweine **10.2**-6681
- Aujeszky'sche-Krankheit-Lebend-Impfstoff zur parenteralen Anwendung für Schweine **10.2**-6684
- Aviäres-Paramyxovirus-3-Impfstoff (inaktiviert) für Truthühner **10.2**-6691
- Bordetella-bronchiseptica-Lebend-Impfstoff für Hunde 1638
- Botulismus-Impfstoff für Tiere 1640
- Brucellose-Lebend-Impfstoff (*Brucella melitensis* Stamm Rev. 1) für Tiere 1648
- Calicivirose-Impfstoff (inaktiviert) für Katzen ... 1655
- Calicivirose-Lebend-Impfstoff für Katzen .. **10.2**-6705
- Chlamydien-Impfstoff (inaktiviert) für Katzen ... 1658
- Cholera-Impfstoff (inaktiviert) für Geflügel 1660
- Clostridium-chauvoei-Impfstoff für Tiere 1662
- Clostridium-novyi-(Typ B)-Impfstoff für Tiere .. 1663
- Clostridium-perfringens-Impfstoff für Tiere 1665
- Clostridium-septicum-Impfstoff für Tiere 1668
- Colibacillose-Impfstoff (inaktiviert) für neugeborene Ferkel 1671
- Colibacillose-Impfstoff (inaktiviert) für neugeborene Wiederkäuer 1673
- Coronavirusdiarrhoe-Impfstoff (inaktiviert) für Kälber **10.2**-6707
- Egg-Drop-Syndrom-'76-Impfstoff (inaktiviert) **10.2**-6709
- Entenpest-Lebend-Impfstoff **10.2**-6711
- Enzootische-Pneumonie-Impfstoff (inaktiviert) für Schweine 1681
- Furunkulose-Impfstoff (inaktiviert, injizierbar, mit öligem Adjuvans) für Salmoniden 1684
- Geflügelpocken-Lebend-Impfstoff **10.2**-6713
- Hämorrhagische-Krankheit-Impfstoff (inaktiviert) für Kaninchen **10.2**-6715

- Hepatitis-Typ-I-Lebend-Impfstoff für Enten **10.2**-6717
- Herpesvirus-Impfstoff (inaktiviert) für Pferde **10.5**-8335
- Infektiöse-Anämie-Lebend-Impfstoff für Hühner **10.2**-6678
- Infektiöse-Aviäre-Encephalomyelitis-Lebend-Impfstoff **10.2**-6687
- Infektiöse-Aviäre-Laryngotracheitis-Lebend-Impfstoff **10.2**-6689
- Infektiöse-Bovine-Rhinotracheitis-Lebend-Impfstoff für Rinder **10.2**-6693
- Infektiöse-Bronchitis-Impfstoff (inaktiviert) für Geflügel **10.2**-6695
- Infektiöse-Bronchitis-Lebend-Impfstoff für Geflügel **10.5**-8333
- Infektiöse-Bursitis-Impfstoff (inaktiviert) für Geflügel **10.2**-6700
- Infektiöse-Bursitis-Lebend-Impfstoff für Geflügel **10.2**-6702
- Infektiöse-Pankreasnekrose-Impfstoff (inaktiviert, injizierbar, mit öligem Adjuvans) für Salmoniden 1732
- Infektiöse-Panleukopenie-Impfstoff (inaktiviert) für Katzen 1734
- Infektiöse-Panleukopenie-Lebend-Impfstoff für Katzen **10.2**-6734
- Infektiöse-Rhinotracheitis-Impfstoff (inaktiviert) für Rinder 1755
- Infektiöse-Rhinotracheitis-Lebend-Impfstoff für Truthühner **10.2**-6745
- Influenza-Impfstoff (inaktiviert) für Pferde 1694
- Influenza-Impfstoff (inaktiviert) für Schweine ... 1697
- Kaltwasser-Vibriose-Impfstoff (inaktiviert) für Salmoniden 1797
- Klassische-Schweinepest-Lebend-Impfstoff (aus Zellkulturen) **10.2**-6751
- Kokzidiose-Lebend-Impfstoff für Hühner .. **10.2**-6720
- Leptospirose-Impfstoff (inaktiviert) für Hunde ... 1704
- Leptospirose-Impfstoff (inaktiviert) für Rinder .. 1707
- Leukose-Impfstoff (inaktiviert) für Katzen 1709
- Mannheimia-Impfstoff (inaktiviert) für Rinder ... 1711
- Mannheimia-Impfstoff (inaktiviert) für Schafe ... 1713
- Marek'sche-Krankheit-Lebend-Impfstoff ... **10.2**-6724
- Maul-und-Klauenseuche-Impfstoff (inaktiviert) für Wiederkäuer 1718
- Milzbrandsporen-Lebend-Impfstoff für Tiere 1721
- Mycoplasma-gallisepticum-Impfstoff (inaktiviert) 1722
- Myxomatose-Lebend-Impfstoff für Kaninchen **10.2**-6727
- Newcastle-Krankheit-Impfstoff (inaktiviert) **10.2**-6729
- Newcastle-Krankheit-Lebend-Impfstoff **10.2**-6731
- Parainfluenza-Virus-Lebend-Impfstoff für Hunde **10.2**-6736
- Parainfluenza-Virus-Lebend-Impfstoff für Rinder **10.2**-6738
- Parvovirose-Impfstoff (inaktiviert) für Hunde ... 1742
- Parvovirose-Impfstoff (inaktiviert) für Schweine **10.2**-6740
- Parvovirose-Lebend-Impfstoff für Hunde ... **10.5**-8337
- Pasteurella-Impfstoff (inaktiviert) für Schafe ... 1748
- Progressive-Rhinitis-atrophicans-Impfstoff (inaktiviert) für Schweine 1752
- Respiratorisches-Syncytial-Virus-Lebend-Impfstoff für Rinder **10.2**-6744
- Rhinotracheitis-Virus-Impfstoff (inaktiviert) für Katzen 1759

- Rhinotracheitis-Virus-Lebend-Impfstoff für Katzen **10.2**-6747
- Rotavirusdiarrhoe-Impfstoff (inaktiviert) für Kälber **10.2**-6749
- Rotmaul-Seuche-Impfstoff (inaktiviert) für Regenbogenforelle 1765
- Salmonella-Enteritidis-Impfstoff (inaktiviert) für Hühner 1767
- Salmonella-Enteritidis-Lebend-Impfstoff (oral) für Hühner 1768
- Salmonella-Typhimurium-Impfstoff (inaktiviert) für Hühner 1772
- Salmonella-Typhimurium-Lebend-Impfstoff (oral) für Hühner 1774
- Schweinerotlauf-Impfstoff (inaktiviert) 1780
- Staupe-Lebend-Impfstoff für Frettchen und Nerze **10.2**-6754
- Staupe-Lebend-Impfstoff für Hunde **10.2**-6755
- Tenosynovitis-Virus-Lebend-Impfstoff für Geflügel **10.2**-6757
- Tetanus-Impfstoff für Tiere **10.3**-7103
- Tollwut-Impfstoff (inaktiviert) für Tiere **10.4**-7905
- Tollwut-Lebend-Impfstoff (oral) für Füchse und Marderhunde **10.2**-6759
- Vibriose-Impfstoff (inaktiviert) für Salmoniden ..1795
- Vibriose-Impfstoff (inaktiviert) für Seebarsche **10.6**-8785
- Virusdiarrhoe-Impfstoff (inaktiviert) für Rinder ..1799

Imprägnierte homöopathische Kügelchen (Streukügelchen/Globuli) 2529
Imprägnierte Tabletten (siehe Homöopathische Zubereitungen) **10.3**-7143
2-Indanaminhydrochlorid R **10.7**-9335
Indapamid **10.7**-9711
Indapamidum **10.7**-9711
Indigo R **10.7**-9335
Indigocarmin R **10.7**-9335
Indigocarmin-Lösung R **10.7**-9335
Indigocarmin-Lösung R 1 ....**10.7**-9335
Indii(^{111}In) chloridi solutio 1860
Indii(^{111}In) oxini solutio 1861
Indii(^{111}In) pentetatis solutio iniectabilis 1863
Indikatormethode, ph-Wert (2.2.4) 33
Indinaviri sulfas 4290
Indinavirsulfat 4290
Indirubin R **10.7**-9335
Indische Flohsamen 2164
Indische Flohsamenschalen 2165
Indischer Weihrauch 2501
(^{111}In)Indium(III)-chlorid-Lösung 1860
(^{111}In)Indiumoxinat-Lösung 1861
(^{111}In)Indium-Pentetat-Injektionslösung 1863
Indometacin 4292
Indometacin R **10.7**-9335
Indometacinum 4292
Infektiöse-Anämie-Lebend-Impfstoff für Hühner **10.2**-6678
Infektiöse-Aviäre-Encephalomyelitis-Lebend-Impfstoff **10.2**-6687
Infektiöse-Aviäre-Laryngotracheitis-Lebend-Impfstoff **10.2**-6689
Infektiöse-Bovine-Rhinotracheitis-Lebend-Impfstoff für Rinder **10.2**-6693
Infektiöse-Bronchitis-Impfstoff (inaktiviert) für Geflügel **10.2**-6695
Infektiöse-Bronchitis-Lebend-Impfstoff für Geflügel **10.5**-8333
Infektiöse-Bursitis-Impfstoff (inaktiviert) für Geflügel **10.2**-6700
Infektiöse-Bursitis-Lebend-Impfstoff für Geflügel **10.2**-6702
Infektiöse-Pankreasnekrose-Impfstoff (inaktiviert, injizierbar, mit öligem Adjuvans) für Salmoniden 1732
Infektiöse-Panleukopenie-Impfstoff (inaktiviert) für Katzen 1734
Infektiöse-Panleukopenie-Lebend-Impfstoff für Katzen **10.2**-6734
Infektiöse-Rhinotracheitis-Impfstoff (inaktiviert) für Rinder 1755
Infektiöse-Rhinotracheitis-Lebend-Impfstoff für Truthühner **10.2**-6745
Infliximabum solutio concentrata **10.3**-7257
Infliximab-Lösung, konzentrierte **10.3**-7257
Influenza-Impfstoff
- (inaktiviert) 1525
- (inaktiviert, aus Zellkulturen) 1527
- (inaktiviert) für Pferde 1694
- (inaktiviert) für Schweine 1697

Influenza-Lebend-Impfstoff (nasal) **10.7**-9600
Influenza-Spaltimpfstoff
- aus Oberflächenantigen (inaktiviert) 1536
- aus Oberflächenantigen (inaktiviert, aus Zellkulturen) 1539
- aus Oberflächenantigen (inaktiviert, Virosom) 1542
- (inaktiviert) 1534

Infusionszubereitungen 1394
Ingwerwurzelstock 2229
Inhalanda **10.5**-8322
Inhalation, Zubereitungen **10.5**-8322
- Aerodynamische Beurteilung feiner Teilchen (2.9.18) 478
- die in Dampf überführt werden **10.5**-8322
- in Druckgas-Dosierinhalatoren **10.5**-8322
- in Normaldruck-Dosierinhalatoren **10.5**-8322
- Pulver **10.5**-8322
- zur Vernebelung **10.5**-8322
- zur Vernebelung, flüssige **10.5**-8322

Injektionszubereitungen 1394
Inosin R **10.7**-9335
Inositol, myo **10.4**-8035
Instantteezubereitungen aus pflanzlichen Drogen 1346
Insulin
- als Injektionslösung, lösliches **10.4**-8036
- aspart 4304
- glargin 4307
- human 4309
- lispro 4313
- vom Rind 4316
- vom Schwein 4320

Insulini isophani biphasici iniectabile 4386
Insulini zinci amorphi suspensio iniectabilis **10.4**-8038
Insulini zinci cristallini suspensio iniectabilis **10.4**-8036
Insulini zinci suspensio iniectabilis **10.4**-8037
Insulinum aspartum 4304
Insulinum bovinum 4316
Insulinum glarginum 4307
Insulinum humanum 4309
Insulinum isophanum iniectabile **10.4**-8042
Insulinum lisprum 4313
Insulinum porcinum 4320
Insulinum solubile iniectabile **10.4**-8036
Insulin-Zink-Kristallsuspension zur Injektion **10.4**-8036
Insulin-Zink-Suspension zur Injektion **10.4**-8037
- amorphe **10.4**-8038
Insulinzubereitungen zur Injektion **10.4**-8039
Interferon-alfa-2-Lösung, konzentrierte 4330

Interferon-beta-1a-Lösung, konzentrierte	4334
Interferone, Bestimmung der Aktivität (5.6)	1155
Interferon-gamma-1b-Lösung, konzentrierte	4338
Interferoni alfa-2 solutio concentrata	4330
Interferoni beta-1a solutio concentrata	4334
Interferoni gamma-1b solutio concentrata	4338
Intermedin R	**10.7**-9336
Intermedin-N-oxid R	**10.7**-9336
Internationaler Standard, Erläuterung (*siehe* 5.12)	1189
Internationales Einheitensystem (SI) und andere Einheiten (1.8)	9155
Intramammäre Anwendung am Tier, Zubereitungen	1426
Intraruminale Wirkstofffreisetzungssysteme	1389
Intrauterine Anwendung am Tier, Zubereitungen	1427
Intravesikale Zubereitungen	**10.5**-8308
– Emulsionen	**10.5**-8308
– Konzentrate zur Herstellung von Emulsionen	**10.5**-8308
– Konzentrate zur Herstellung von Lösungen	**10.5**-8308
– Konzentrate zur Herstellung von Suspensionen	**10.5**-8308
– Lösungen	**10.5**-8308
– Pulver zur Herstellung von Lösungen	**10.5**-8308
– Pulver zur Herstellung von Suspensionen	**10.5**-8308
– Suspensionen	**10.5**-8308
Intrinsische Lösungsgeschwindigkeit (2.9.29)	509
In-vivo-Bestimmung der Wirksamkeit von Poliomyelitis-Impfstoff (inaktiviert) (2.7.20)	402
In-vivo-Methoden zur Qualitätskontrolle, Ersatz durch In-vitro-Methoden (5.2.14)	1085
Iobenguani sulfas ad radiopharmaceutica	1868
(^{123}I)Iobenguan-Injektionslösung	1864
(^{131}I)Iobenguan-Injektionslösung	
– für diagnostische Zwecke	1865
– für therapeutische Zwecke	1867
Iobenguani(^{123}I) solutio iniectabilis	1864
Iobenguani(^{131}I) solutio iniectabilis ad usum diagnosticum	1865
Iobenguani(^{131}I) solutio iniectabilis ad usum therapeuticum	1867
Iobenguansulfat zur Herstellung von radioaktiven Arzneimitteln	1868
Iod	4343
Iod R	**10.7**-9336
Iod-123- und Ruthenium-106-Spikelösung R	**10.7**-9338
Iodacetamid R	**10.7**-9336
2-Iodbenzoesäure R	**10.7**-9337
3-Iodbenzylammoniumchlorid R	**10.7**-9337
Iod-Chloroform R	**10.7**-9336
Iodessigsäure R	**10.7**-9337
Iodethan R	**10.7**-9337
2-Iodhippursäure R	**10.7**-9337
Iodid, Identitätsreaktion (*siehe* 2.3.1)	181
Iodid-Lösung (10 ppm I) R	**10.7**-9495
Iodinati(^{125}I) humani albumini solutio iniectabilis	1821
Iodixanol	4343
Iodixanolum	4343
Iod-Lösung R	**10.7**-9336
Iod-Lösung R 1	**10.7**-9336
Iod-Lösung R 2	**10.7**-9336
Iod-Lösung R 3	**10.7**-9336
Iod-Lösung R 4	**10.7**-9336
Iod-Lösung R 5	**10.7**-9336
Iod-Lösung (0,01 mol · l^{-1})	**10.7**-9515
Iod-Lösung (0,05 mol · l^{-1})	**10.7**-9514
Iod-Lösung (0,5 mol · l^{-1})	**10.7**-9514
Iod-Lösung, ethanolische R	**10.7**-9336
(^{131}I)Iodmethylnorcholesterol-Injektionslösung	1869
Iodmonobromid R	**10.7**-9337
Iodmonobromid-Lösung R	**10.7**-9337
Iodmonochlorid R	**10.7**-9337
Iodmonochlorid-Lösung R	**10.7**-9338
Iodomethylnorcholesteroli(^{131}I) solutio iniectabilis	1869
Iod(V)-oxid, gekörntes R	**10.7**-9338
Iodplatin-Reagenz R	**10.7**-9338
Iodplatin-Reagenz R 1	**10.7**-9338
Iodum	4343
Ioduracil R	**10.7**-9338
Iodwasserstoffsäure R	**10.7**-9338
Iodzahl (2.5.4)	230
Iohexol	4347
Iohexolum	4347
Ionen und funktionelle Gruppen, Identitätsreaktionen (2.3.1)	179
Ionenaustauscher	
– zur Chromatographie R	**10.7**-9338
– zur hydrophoben Interaktionschromatographie R	**10.7**-9338
– zur Umkehrphasen-Chromatographie R	**10.7**-9339
Ionenkonzentration, Potentiometrische Bestimmung mit ionenselektiven Elektroden (2.2.36)	87
Iopamidol	4352
Iopamidolum	4352
Iopansäure	4355
Iopromid	4356
Iopromidum	4356
Iotrolan	4360
Iotrolanum	4360
Ioxaglinsäure	4363
Ipecacuanhae extractum fluidum normatum	2231
Ipecacuanhae pulvis normatus	2232
Ipecacuanhae radix	2235
Ipecacuanhae tinctura normata	2234
Ipecacuanhafluidextrakt, eingestellter	2231
Ipecacuanhapulver, eingestelltes	2232
Ipecacuanhatinktur, eingestellte	2234
Ipecacuanhawurzel	2235
Ipratropii bromidum	4366
Ipratropiumbromid	4366
Irbesartan	**10.3**-7264
Irbesartanum	**10.3**-7264
Irinotecanhydrochlorid-Trihydrat	**10.1**-6391
Irinotecani hydrochloridum trihydricum	**10.1**-6391
Irisflorentin R	**10.7**-9339
IR-Spektroskopie (2.2.24)	**10.3**-6919
*Isatidis radix**	2155
Isatin R	**10.7**-9339
Isatin-Reagenz R	**10.7**-9339
Isländisches Moos/Isländische Flechte	2237
Isoamylalkohol R	**10.7**-9339
Isoamylbenzoat R	**10.7**-9339
Isoandrosteron R	**10.7**-9339
N-Isobutyldodecatetraenamid R	**10.7**-9339
N-Isobutyldodecatetraenamid-Lösung R	**10.7**-9340
Isobutylmethylketon R	**10.7**-9340
Isobutylmethylketon R 1	**10.7**-9340
Isobutylmethylketon R 3	**10.7**-9340
Isobutylmethylketon, wassergesättigtes R	**10.7**-9340
Isoconazol	**10.3**-7266
Isoconazoli nitras	**10.3**-7268
Isoconazolnitrat	**10.3**-7268
Isoconazolum	**10.3**-7266
Isodrin R	**10.7**-9340
Isoelektrische Fokussierung (2.2.54)	130
– in Kapillaren (*siehe* 2.2.47)	123
Isoeugenol R	**10.7**-9340
Isofluran	4377
Isofluranum	4377
Isoimperatorin R	**10.7**-9340

Isoleucin	4378
Isoleucin R	**10.7**-9340
Isoleucinum	4378
Isomalt	4381
Isomalt R	**10.7**-9341
Isomaltitol R	**10.7**-9341
Isomaltum	4381
Isomenthol R	**10.7**-9341
(+)-Isomenthon R	**10.7**-9341
Isomethyleugenol R	**10.7**-9341
Isoniazid	4383
Isoniazidum	4383
Isonicotinamid R	**10.7**-9341
Isonicotinsäure R	**10.7**-9342
Isophan-Insulin-Suspension zur Injektion	**10.4**-8042
– biphasische	4386
Isoprenalinhydrochlorid	**10.1**-6394
Isoprenalini hydrochloridum	**10.1**-6394
Isoprenalini sulfas	4388
Isoprenalinsulfat	4388
Isopropylamin R	**10.7**-9342
Isopropyliodid R	**10.7**-9342
Isopropylis isostearas	4389
Isopropylis myristas	4390
Isopropylis palmitas	4391
Isopropylisostearat	4389
Isopropylmethansulfonat R	**10.7**-9342
Isopropylmyristat	4390
Isopropylmyristat R	**10.7**-9342
Isopropylpalmitat	4391
4-Isopropylphenol R	**10.7**-9342
Isopropyltoluolsulfonat R	**10.7**-9342
Isopulegol R	**10.7**-9342
Isoquercitrin R	**10.7**-9343
Isoquercitrosid R	**10.7**-9343
Isorhamnetin-3-*O*-neohesperidosid R	**10.7**-9343
Isorhamnetin3-*O*-rutinosid R	**10.7**-9343
Isorhynchophyllin R	**10.7**-9343
Isosilibinin R	**10.7**-9343
Isosorbiddinitrat, verdünntes	4392
Isosorbidi dinitras dilutus	4392
Isosorbidi mononitras dilutus	4394
Isosorbidmononitrat, verdünntes	4394
Isotretinoin	4396
Isotretinoinum	4396
Isovitexin R	**10.7**-9344
Isoxsuprinhydrochlorid	4398
Isoxsuprini hydrochloridum	4398
Isradipin	4400
Isradipinum	4400
Itraconazol	4402
Itraconazolum	4402
Ivermectin	4405
Ivermectinum	4405
IZ, Iodzahl (2.5.4)	230

J

Jacobin R	**10.7**-9344
Jacobin-*N*-oxid R	**10.7**-9344
Japanische Yamswurzelknollen*	2515
Japanischer-Pagodenbaum-Blüten*	2238
Japanischer-Pagodenbaum-Blütenknospen*	2240
Javanische Gelbwurz	2174
Johannisbrotkernmehl R	**10.7**-9344
Johanniskraut	2242
Johanniskrauttrockenextrakt, quantifizierter	2244
Josamycin	**10.1**-6399
Josamycini propionas	**10.1**-6402
Josamycinpropionat	**10.1**-6402
Josamycinum	**10.1**-6399
Juniperi aetheroleum	2494
Juniperi galbulus	2493

K

Kämpferol R	**10.7**-9344
Kaffeesäure R	**10.7**-9344
Kakaobutter	**10.2**-6793
Kalii acetas	4420
Kalii bichromas ad praeparationes homoeopathicas	2592
Kalii bromidum	**10.2**-6794
Kalii carbonas	4422
Kalii chloridum	**10.4**-8047
Kalii citras	4424
Kalii clavulanas	**10.3**-7274
Kalii clavulanas dilutus	**10.3**-7277
Kalii dihydrogenophosphas	4430
Kalii hydrogenoaspartas hemihydricus	4431
Kalii hydrogenocarbonas	4432
Kalii hydrogenotartras	**10.4**-8048
Kalii hydroxidum	4434
Kalii iodidum	4435
Kalii metabisulfis	**10.6**-8931
Kalii natrii tartras tetrahydricus	4438
Kalii nitras	4439
Kalii perchloras	4440
Kalii permanganas	4441
Kalii sorbas	4442
Kalii sulfas	4443
Kalium	
– Grenzprüfung (2.4.12)	196
– Identitätsreaktion (*siehe* 2.3.1)	182
Kalium bichromicum für homöopathische Zubereitungen	2592
Kaliumacetat	4420
Kaliumacetat R	**10.7**-9344
Kaliumantimonoxidtartrat R	**10.7**-9344
Kaliumbromat R	**10.7**-9345
Kaliumbromat RV	**10.7**-9512
Kaliumbromat-Lösung (0,033 mol · l^{-1})	**10.7**-9515
Kaliumbromid	**10.2**-6794
Kaliumbromid R	**10.7**-9345
Kaliumcarbonat	4422
Kaliumcarbonat R	**10.7**-9345
Kaliumchlorat R	**10.7**-9345
Kaliumchlorid	**10.4**-8047
Kaliumchlorid R	**10.7**-9345
Kaliumchlorid-Lösung (0,1 mol · l^{-1}) R	**10.7**-9345
Kaliumchromat R	**10.7**-9345
Kaliumchromat-Lösung R	**10.7**-9345
Kaliumcitrat	4424
Kaliumcitrat R	**10.7**-9345
Kaliumclavulanat	**10.3**-7274
Kaliumclavulanat, verdünntes	**10.3**-7277
Kaliumcyanid R	**10.7**-9345
Kaliumcyanid-Lösung R	**10.7**-9345
Kaliumcyanid-Lösung, bleifreie R	**10.7**-9345
Kaliumdichromat R	**10.7**-9346
Kaliumdichromat-Lösung R	**10.7**-9346
Kaliumdichromat-Lösung R 1	**10.7**-9346
Kaliumdihydrogenphosphat	4430
Kaliumdihydrogenphosphat R	**10.7**-9346
Kaliumdihydrogenphosphat-Lösung (0,2 mol · l^{-1}) R	**10.7**-9346
Kaliumfluorid R	**10.7**-9346
Kaliumhexacyanoferrat(II) R	**10.7**-9346
Kaliumhexacyanoferrat(III) R	**10.7**-9346

Kaliumhexacyanoferrat(II)-Lösung *R*	**10.7**-9346
Kaliumhexacyanoferrat(III)-Lösung *R*	**10.7**-9346
Kaliumhexahydroxoantimonat(V) *R*	**10.7**-9346
Kaliumhexahydroxoantimonat(V)-Lösung *R*	**10.7**-9346
Kaliumhexahydroxoantimonat(V)-Lösung *R* 1	**10.7**-9346
Kaliumhydrogenaspartat-Hemihydrat	4431
Kaliumhydrogencarbonat	4432
Kaliumhydrogencarbonat *R*	**10.7**-9346
Kaliumhydrogencarbonat-Lösung, methanolische, gesättigte *R*	**10.7**-9347
Kaliumhydrogenphthalat *R*	**10.7**-9347
Kaliumhydrogenphthalat *RV*	**10.7**-9512
Kaliumhydrogenphthalat-Lösung (0,2 mol · l^{-1}) *R*	**10.7**-9347
Kaliumhydrogenphthalat-Lösung (0,1 mol · l^{-1})	**10.7**-9515
Kaliumhydrogensulfat *R*	**10.7**-9347
Kaliumhydrogentartrat	**10.4**-8048
Kaliumhydrogentartrat *R*	**10.7**-9347
Kaliumhydroxid	4434
Kaliumhydroxid *R*	**10.7**-9347
Kaliumhydroxid-Lösung	
– ethanolische *R*	**10.7**-9347
– ethanolische *R* 1	**10.7**-9347
Kaliumhydroxid-Lösung (0,1 mol · l^{-1})	**10.7**-9515
Kaliumhydroxid-Lösung (0,5 mol · l^{-1}), ethanolische	**10.7**-9515
Kaliumhydroxid-Lösung (2 mol · l^{-1}), ethanolische *R*	**10.7**-9347
Kaliumhydroxid-Lösung (0,5 mol · l^{-1}) in Ethanol 10 % *R*	**10.7**-9347
Kaliumhydroxid-Lösung (0,5 mol · l^{-1}) in Ethanol 60 %	**10.7**-9515
Kaliumiodat *R*	**10.7**-9347
Kaliumiodat-Lösung (0,05 mol · l^{-1})	**10.7**-9515
Kaliumiodid	4435
Kaliumiodid *R*	**10.7**-9347
Kaliumiodid-Lösung	
– gesättigte *R*	**10.7**-9347
– iodierte *R* 1	**10.7**-9348
Kaliumiodid-Lösung *R*	**10.7**-9347
Kaliumiodid-Lösung (0,001 mol · l^{-1})	**10.7**-9515
Kaliumiodid-Stärke-Lösung *R*	**10.7**-9348
Kalium-Lösung (20 ppm K) *R*	**10.7**-9496
Kalium-Lösung (100 ppm K) *R*	**10.7**-9496
Kalium-Lösung (600 ppm K) *R*	**10.7**-9496
Kalium-Lösung (0,2 % K) *R*	**10.7**-9496
Kaliummetabisulfit	**10.6**-8931
Kaliummonohydrogenphosphat	**10.3**-7279
Kaliummonohydrogenphosphat *R*	**10.7**-9348
Kaliummonohydrogenphosphat-Trihydrat *R*	**10.7**-9348
Kaliumnatriumtartrat *R*	**10.7**-9348
Kaliumnatriumtartrat-Tetrahydrat	4438
Kaliumnitrat	4439
Kaliumnitrat *R*	**10.7**-9348
Kaliumperchlorat	4440
Kaliumperiodat *R*	**10.7**-9348
Kaliumpermanganat	4441
Kaliumpermanganat *R*	**10.7**-9348
Kaliumpermanganat-Lösung *R*	**10.7**-9348
Kaliumpermanganat-Lösung (0,02 mol · l^{-1})	**10.7**-9515
Kaliumpermanganat-Phosphorsäure *R*	**10.7**-9348
Kaliumperrhenat *R*	**10.7**-9348
Kaliumpersulfat *R*	**10.7**-9348
Kaliumphosphat-Pufferlösung pH 7,0 *R*	**10.7**-9505
Kaliumphosphat-Trihydrat *R*	**10.7**-9348
Kaliumplumbit-Lösung *R*	**10.7**-9349
Kaliumsorbat	4442
Kaliumsulfat	4443
Kaliumsulfat *R*	**10.7**-9349
Kalium-4-sulfobenzoat *R*	**10.7**-9349
Kaliumtartrat *R*	**10.7**-9349
Kaliumtetraoxalat *R*	**10.7**-9349
Kaliumthiocyanat *R*	**10.7**-9349
Kaliumthiocyanat-Lösung *R*	**10.7**-9349
Kaltwasser-Vibriose-Impfstoff (inaktiviert) für Salmoniden	1797
Kamille, Römische	2247
Kamillenblüten	2249
Kamillenfluidextrakt	2251
Kamillenöl	2252
Kanadische Gelbwurz	**10.6**-8802
Kanamycini monosulfas	**10.5**-8493
Kanamycini sulfas acidus	**10.5**-8494
Kanamycinmonosulfat	**10.5**-8493
Kanamycinsulfat, saures	**10.5**-8494
Kaolin, leichtes *R*	**10.7**-9349
Kaolinum ponderosum	5970
Kap-Aloe	1994
Kapillarelektrophorese (2.2.47)	119
Kapillarviskosimeter (2.2.9)	35
Kapitel des Arzneibuchs, Allgemeine (1.3)	**10.7**-9147
Kapseln	**10.3**-7389
– Hartkapseln	1390
– magensaftresistente	1390
– mit veränderter Wirkstofffreisetzung	1390
– Oblatenkapseln	1390
– Weichkapseln	1390
– Zerfallszeit (2.9.1)	**10.6**-8705
Karl-Fischer-Methode, Halbmikrobestimmung von Wasser (2.5.12)	234
Kartoffelstärke	4447
Kationenaustauscher	
– Calciumsalz, stark saurer *R*	**10.7**-9350
– Natriumsalz, stark saurer *R*	**10.7**-9350
– schwach saurer *R*	**10.7**-9350
– schwacher *R*	**10.7**-9350
– stark saurer *R*	**10.7**-9350
– starker *R*	**10.7**-9350
Kationenaustauscher *R*	**10.7**-9349
Kationenaustauscher *R* 1	**10.7**-9350
Kationenaustauscher *R* 2	**10.7**-9350
Kaugummis, wirkstoffhaltige	1393
Keimzählmethode, Anwendbarkeit (*siehe* 2.6.12)	**10.3**-6939
Keimzahlbestimmung mikrobieller Kontaminanten in lebenden biotherapeutischen Produkten (2.6.36)	346
Kernresonanzspektroskopie	
– siehe (2.2.33)	78
– Peptid-Identifizierung (2.2.64)	164
Ketaminhydrochlorid	4448
Ketamini hydrochloridum	4448
Ketobemidonhydrochlorid	4450
11-Keto-β-boswelliasäure *R*	**10.7**-9350
Ketoconazol	**10.3**-7280
Ketoconazolum	**10.3**-7280
Ketoprofen	4454
Ketoprofenum	4454
Ketorolac-Trometamol	4456
Ketorolacum trometamolum	4456
Ketotifenhydrogenfumarat	4458
Ketotifeni hydrogenofumaras	4458
Kiefernnadelöl	2255
Kieselgel	
– AGP zur Trennung chiraler Komponenten *R*	**10.7**-9351
– BC zur Trennung chiraler Komponenten *R*	**10.7**-9351
– CR+ zur Trennung chiraler Komponenten *R*	**10.7**-9352
– G *R*	**10.7**-9351
– GF$_{254}$ *R*	**10.7**-9351

- H *R* **10.7**-9351
- H, silanisiertes *R* **10.7**-9351
- HF$_{254}$ *R* **10.7**-9351
- HF$_{254}$, silanisiertes *R* **10.7**-9351
- (Kronenether) zur Trennung chiraler Komponenten **10.7**-9352
- mit saurem α1-Glycoprotein zur Trennung chiraler Komponenten *R* **10.7**-9352
- mit π-Akzeptor/π-Donator-Komplex zur Trennung chiraler Komponenten *R* **10.7**-9352
- vom Harnstoff-Typ zur Trennung chiraler Komponenten *R* **10.7**-9352
- zur Ausschlusschromatographie *R* **10.7**-9352
- zur Chromatographie *R* **10.7**-9353
- zur Trennung chiraler Komponenten, belegt mit L-Penicillamin *R* **10.7**-9360

Kieselgel zur Chromatographie
- amidoalkylsilyliertes *R* **10.7**-9353
- amidohexadecylsilyliertes *R* **10.7**-9353
- amidohexadecylsilyliertes, nachsilaniertes *R* **10.7**-9353
- aminopropylmethylsilyliertes *R* **10.7**-9353
- aminopropylsilyliertes *R* **10.7**-9353
- aminopropylsilyliertes *R* 1 .... **10.7**-9353
- belegt mit Albumin vom Menschen *R* **10.7**-9353
- butylsilyliertes *R* **10.7**-9353
- butylsilyliertes, nachsilanisiertes *R* **10.7**-9353
- carbamoylsilyliertes *R* **10.7**-9353
- cyanopropylsilyliertes *R* **10.7**-9353
- cyanopropylsilyliertes *R* 1 .... **10.7**-9353
- cyanopropylsilyliertes, nachsilanisiertes, desaktiviertes *R* **10.7**-9353
- cyanosilyliertes *R* **10.7**-9353
- cyanosilyliertes, nachsilanisiertes *R* **10.7**-9354
- cyanosilyliertes, nachsilanisiertes, desaktiviertes *R* **10.7**-9354
- dihydroxypropylsilyliertes *R* **10.7**-9354
- diisobutyloctadecylsilyliertes *R* **10.7**-9354
- diisopropylcyanopropylsilyliertes *R* **10.7**-9354
- 4-dimethylaminobenzylcarbamidsilyliertes *R* **10.7**-9354
- dimethyloctadecylsilyliertes *R* **10.7**-9354
- Diol, mit stark wässrigen mobilen Phasen kompatibles, octadecylsilyliertes, nachsilanisiertes *R* **10.7**-9354
- dodecylsilyliertes, nachsilanisiertes *R* **10.7**-9354
- hexadecanoylamidopropylsilyliertes, nachsilanisiertes *R* **10.7**-9354
- hexadecylamidylsilyliertes *R* **10.7**-9354
- hexadecylamidylsilyliertes, nachsilanisiertes *R* **10.7**-9354
- hexylsilyliertes *R* **10.7**-9354
- hexylsilyliertes, nachsilanisiertes *R* **10.7**-9355
- (Hybridmaterial) mit eingebetteten polaren Gruppen, octadecylsilyliertes, ethanverbrücktes, nachsilanisiertes *R* **10.7**-9355
- (Hybridmaterial) mit geladener Oberfläche, octadecylsilyliertes, ethanverbrücktes, nachsilanisiertes *R* **10.7**-9355
- (Hybridmaterial), mit geladener Oberfläche, phenylhexylsilyliertes, ethanverbrücktes, nachsilanisiertes *R* **10.7**-9355
- (Hybridmaterial), octadecylsilyliertes, ethanverbrücktes *R* **10.7**-9355
- (Hybridmaterial), octylsilyliertes, ethanverbrücktes, nachsilanisiertes *R* **10.7**-9355
- (Hybridmaterial), phenylsilyliertes, ethanverbrücktes, nachsilanisiertes *R* **10.7**-9355
- hydrophiles *R* **10.7**-9355
- hydroxypropylsilyliertes *R* **10.7**-9355
- mit eingebetteten polaren Gruppen, octadecylsilyliertes, nachsilanisiertes *R* **10.7**-9355
- mit eingebetteten polaren Gruppen, octadecylsilyliertes, verkapseltes *R* **10.7**-9356
- mit eingebetteten polaren Gruppen, octylsilyliertes, nachsilanisiertes *R* **10.7**-9356
- mit erweitertem pH-Bereich, octadecylsilyliertes, nachsilanisiertes *R* **10.7**-9356
- mit festem Kern, alkylsilyliertes, nachsilanisiertes *R* **10.7**-9356
- mit festem Kern, octadecylsilyliertes *R* **10.7**-9356
- mit festem Kern, octylsilyliertes *R* **10.7**-9356
- mit festem Kern, octylsilyliertes, nachsilanisiertes *R* **10.7**-9356
- mit festem Kern, pentafluorphenylpropylsilyliertes, nachsilanisiertes *R* **10.7**-9356
- mit festem Kern, phenylhexylsilyliertes, nachsilanisiertes *R* **10.7**-9356
- mit zu 100 Prozent wässrigen mobilen Phasen kompatibles, octadecylsilyliertes *R* **10.7**-9356
- mit zu 100 Prozent wässrigen mobilen Phasen kompatibles, octadecylsilyliertes, nachsilanisiertes *R* **10.7**-9357
- 4-nitrophenylcarbamidsilyliertes *R* **10.7**-9357
- octadecanoylamidopropylsilyliertes *R* **10.7**-9357
- octadecylphenylsilyliertes, nachsilanisiertes *R* **10.7**-9357
- octadecylsilyliertes *R* **10.7**-9357
- octadecylsilyliertes *R* 1 .... **10.7**-9357
- octadecylsilyliertes *R* 2 .... **10.7**-9357
- octadecylsilyliertes, desaktiviertes *R* **10.7**-9357
- octadecylsilyliertes, extra dichtes, nachsilanisiertes *R* **10.7**-9357
- octadecylsilyliertes, monolithisches *R* **10.7**-9357
- octadecylsilyliertes, nachsilanisiertes *R* **10.7**-9357
- octadecylsilyliertes, nachsilanisiertes *R* 1 ... **10.7**-9357
- octadecylsilyliertes, nachsilanisiertes, desaktiviertes *R* **10.7**-9358
- octadecylsilyliertes, nachsilanisiertes, desaktiviertes *R* 1 .... **10.7**-9358
- octadecylsilyliertes, polar nachsilanisiertes *R* **10.7**-9358
- octadecylsilyliertes, quer vernetztes, nachsilanisiertes *R* **10.7**-9358
- octadecylsilyliertes, zur Trennung von polycyclischen aromatischen Kohlenwasserstoffen *R* **10.7**-9358
- octylsilyliertes *R* **10.7**-9358
- octylsilyliertes *R* 1 .... **10.7**-9358
- octylsilyliertes *R* 2 .... **10.7**-9358
- octylsilyliertes *R* 3 .... **10.7**-9358
- octylsilyliertes, desaktiviertes *R* **10.7**-9358
- octylsilyliertes, extra dichtes, nachsilanisiertes *R* **10.7**-9358
- octylsilyliertes, nachsilanisiertes *R* **10.7**-9358
- octylsilyliertes, nachsilanisiertes, desaktiviertes *R* **10.7**-9359
- oxypropionitrilsilyliertes *R* **10.7**-9359
- phenylhexylsilyliertes *R* **10.7**-9359
- phenylhexylsilyliertes, nachsilanisiertes *R* .. **10.7**-9359
- phenylsilyliertes *R* **10.7**-9359
- phenylsilyliertes, extra dichtes, nachsilanisiertes *R* **10.7**-9359
- phenylsilyliertes, nachsilanisiertes *R* **10.7**-9359
- phenylsilyliertes, nachsilanisiertes, desaktiviertes *R* **10.7**-9359
- poröses *R* **10.7**-9359
- propoxyphenyliertes, nachsilanisiertes *R* ... **10.7**-9359
- propylsilyliertes *R* **10.7**-9359
- trimethylsilyliertes *R* **10.7**-9359

9808 Gesamtregister

– zur Trennung chiraler Komponenten, vancomycingebundenes *R* **10.7**-9360
– zur Verwendung mit stark wässrigen mobilen Phasen, alkyliertes *R* **10.7**-9359
– zur Verwendung mit stark wässrigen mobilen Phasen, alkyliertes, nachsilanisiertes *R* **10.7**-9359
Kieselgel-Amylosederivat
– zur Chromatographie *R* **10.7**-9352
– zur Trennung chiraler Komponenten *R* **10.7**-9352
Kieselgel-Anionenaustauscher zur Chromatographie *R* **10.7**-9352
Kieselgel-beta-Cyclodextrin-Derivat zur Trennung chiraler Komponenten *R* **10.7**-9352
Kieselgel-Cellulosederivat zur Trennung chiraler Komponenten *R* **10.7**-9352
Kieselgel-β-Cyclodextrin-Derivat zur Trennung chiraler Komponenten *R* **10.7**-9352
Kieselgel-Kationenaustauscher zur Chromatographie, stark saurer *R* **10.7**-9352
Kieselgel-Proteinderivat zur Trennung chiraler Komponenten *R* **10.7**-9352
Kieselgur *R* **10.7**-9360
– G *R* **10.7**-9360
– zur Gaschromatographie *R* **10.7**-9360
– zur Gaschromatographie, silanisierte *R* **10.7**-9360
Kieselgur-Filtrierhilfsmittel *R* **10.7**-9360
Klarheit und Opaleszenz von Flüssigkeiten (2.2.1) 27
Klassische-Schweinepest-Lebend-Impfstoff (aus Zellkulturen) **10.2**-6751
Klatschmohnblüten 2257
Knoblauchpulver 2258
Königskerzenblüten/Wollblumen 2259
Kohle, medizinische 4460
Kohlendioxid 4462
– in Gasen (2.5.24) 239
Kohlendioxid *R* **10.7**-9361
Kohlendioxid *R* 1 .... **10.7**-9361
Kohlendioxid *R* 2 .... **10.7**-9361
Kohlenmonoxid 4464
– in Gasen (2.5.25) 240
Kohlenmonoxid *R* **10.7**-9361
Kohlenmonoxid *R* 1 .... **10.7**-9361
(^{15}O)Kohlenmonoxid 1871
Kohlenwasserstoffe zur Gaschromatographie *R* ... **10.7**-9361
Kokzidiose-Lebend-Impfstoff für Hühner **10.2**-6720
Kolasamen 2261
Koloniebildende hämatopoetische Vorläuferzellen vom Menschen, Bestimmung (2.7.28) 413
Kolophonium 2262
Kombinationsimpfstoffe, Abkürzungen (*siehe* 1.7) **10.7**-9154
Komplexometrische Titrationen (2.5.11) 233
Kompressibilität von Pulvern (*siehe* 2.9.34) 529
Kompressibilitätsindex (*siehe* 2.9.36) 532
Kongorot *R* **10.7**-9361
Kongorot-Fibrin *R* **10.7**-9361
Kongorot-Lösung *R* **10.7**-9361
Kongorot-Papier *R* **10.7**-9361
Konservierung, Prüfung auf ausreichende antimikrobielle (5.1.3) **10.7**-9527
Konsistenz, Prüfung durch Penetrometrie (2.9.9) 467
Kontrolle von Verunreinigungen in Substanzen zur pharmazeutischen Verwendung (5.10) 1177
Konzentrierte Follitropin-Lösung 3993
Konzentrierte Hämofiltrations- und Hämodiafiltrationslösungen 4151
Konzentrierte Infliximab-Lösung **10.3**-7257
Konzentrische Säule für die Gaschromatographie *R* **10.7**-9361

Kopoubohnenwurzel* 2263
– Mehlige* 2265
Koriander 2267
Korianderöl 2268
Kristalline Feststoffe, Charakterisierung durch Mikrokalorimetrie und Lösungskalorimetrie (2.2.61) 159
Kristalline und teilweise kristalline Feststoffe, Charakterisierung durch Röntgenpulverdiffraktometrie (2.9.33) **10.6**-8708
Kristallinität (5.16) 1225
– empfohlene Prüfmethode (*siehe* 5.11) **10.7**-9549
– Erläuterung (*siehe* 2.2.61) 159
Kristallviolett *R* **10.7**-9361
Kristallviolett-Lösung *R* **10.7**-9362
(^{81m}Kr)Krypton zur Inhalation 1872
Kryptonum(^{81m}Kr) ad inhalationem 1872
Kügelchen
– imprägnierte homöopathische (Streukügelchen/Globuli) 2529
– umhüllte homöopathische (Globuli velati) ... 2531
– wirkstofffreie, für homöopathische Zubereitungen **10.3**-7145
Kümmel **10.3**-7119
Kümmelöl 2271
Kugelfall- und automatisierte Kugelrollviskosimeter-Methoden (2.2.49) **10.3**-6928
Kunststoffadditive (3.1.13) 606
Kunststoffbehältnisse
– für Blut und Blutprodukte vom Menschen, sterile (3.3.4) **10.3**-6993
– und -verschlüsse zur pharmazeutischen Verwendung (3.2.2) **10.6**-8723
– zur Aufnahme wässriger Infusionszubereitungen (3.2.2.1) 630
Kunststoffe auf Polyvinylchlorid-Basis (weichmacherfrei)
– für Behältnisse zur Aufnahme fester Darreichungsformen zur oralen Anwendung (3.1.11) 603
– für Behältnisse zur Aufnahme nicht injizierbarer, wässriger Lösungen (3.1.10) 600
Kunststoffe auf Polyvinylchlorid-Basis (weichmacherhaltig)
– für Behältnisse zur Aufnahme von Blut und Blutprodukten vom Menschen (3.3.2) 637
– für Behältnisse zur Aufnahme wässriger Lösungen zur intravenösen Infusion (3.1.14) 611
– für Schläuche in Transfusionsbestecken für Blut und Blutprodukte (3.3.3) 642
Kupfer *R* **10.7**-9362
Kupfer(II)-acetat *R* **10.7**-9362
Kupfer(II)-chlorid *R* **10.7**-9362
Kupfer(II)-citrat-Lösung *R* **10.7**-9362
Kupfer(II)-citrat-Lösung *R* 1 .... **10.7**-9362
Kupferedetat-Lösung *R* **10.7**-9362
Kupfer(II)-Ethylendiaminhydroxid-Lösung *R* ... **10.7**-9362
Kupfer-Lösung (0,1 ppm Cu) *R* **10.7**-9496
Kupfer-Lösung (10 ppm Cu) *R* **10.7**-9496
Kupfer-Lösung (0,1 % Cu) *R* **10.7**-9496
Kupfer-Lösung (1000 ppm Cu), ölige *R* **10.7**-9496
Kupfer(II)-nitrat *R* **10.7**-9362
Kupfer-Standardlösung (0,1 % Cu) für ICP *R* ... **10.7**-9496
Kupfer(II)-sulfat **10.5**-8496
Kupfer(II)-sulfat, wasserfreies *R* **10.7**-9363
Kupfer(II)-sulfat-Lösung *R* **10.7**-9363
Kupfer(II)-sulfat-Lösung *R* 1 .... **10.7**-9363
Kupfer(II)-sulfat-Lösung (0,02 mol · l^{-1}) **10.7**-9515
Kupfer(II)-sulfat-Pentahydrat **10.6**-8932
Kupfer(II)-sulfat-Pentahydrat *R* **10.7**-9363

Beachten Sie den Hinweis auf „Allgemeine Monographien" zu Anfang des Bands auf Seite B

Ph. Eur. 10. Ausgabe, 7. Nachtrag

Kupfersulfat-Pufferlösung pH 4,0 *R*	**10.7**-9501
Kupfertetramibitetrafluoroborat zur Herstellung von radioaktiven Arzneimitteln	1873
Kupfer(II)-tetrammin-Reagenz *R*	**10.7**-9363
Kutane Anwendung am Tier, Flüssige Zubereitungen	1382
– Konzentrate zur Herstellung eines Tauchbads	1382
– Sprays	1382
– Zitzensprays	1382
– Zitzentauchmittel	1382
– Zubereitungen zum Auftropfen	1382
– Zubereitungen zum Übergießen	1382
Kutane Anwendung, Flüssige Zubereitungen	**10.7**-9587
– Schäume	**10.7**-9587
– Shampoos	**10.7**-9587
Kutane Anwendung, Halbfeste Zubereitungen	
– Cremes, lipophile	**10.5**-8305
– Gele, hydrophile	**10.5**-8305
– Gele, lipophile	**10.5**-8305
– Pasten	**10.5**-8305
– Pflaster, kutane	**10.5**-8305
– Pflaster, wirkstoffhaltige	**10.5**-8305
– Salben, hydrophile	**10.5**-8305
– Salben, hydrophobe	**10.5**-8305
– Salben, Wasser aufnehmende	**10.5**-8305
– Umschlagpasten	**10.5**-8305

L

Labetalolhydrochlorid	**10.3**-7287
Labetaloli hydrochloridum	**10.3**-7287
Lacca	5620
Lachsöl vom Zuchtlachs	**10.3**-7289
Lackmus *R*	**10.7**-9363
Lackmuspapier	
– blaues *R*	**10.7**-9363
– rotes *R*	**10.7**-9363
Lacosamid	4478
Lacosamidi compressi	**10.6**-8935
Lacosamidi praeparatio ad infusionem	**10.3**-7292
Lacosamidi solutio peroralis	**10.3**-7294
Lacosamid-Infusionszubereitung	**10.3**-7292
Lacosamid-Lösung zum Einnehmen	**10.3**-7294
Lacosamid-Tabletten	**10.6**-8935
Lacosamidum	4478
Lactat, Identitätsreaktion (*siehe* 2.3.1)	182
Lactitol-Monohydrat	**10.1**-6407
Lactitolum monohydricum	**10.1**-6407
Lactobionsäure	**10.2**-6799
Lactobionsäure *R*	**10.7**-9363
Lactose	**10.3**-7297
β-Lactose *R*	**10.7**-9364
Lactose-Monohydrat	**10.3**-7299
Lactose-Monohydrat *R*	**10.7**-9363
α-Lactose-Monohydrat *R*	**10.7**-9364
Lactosum	**10.3**-7297
Lactosum monohydricum	**10.3**-7299
Lactulose	4493
Lactulose *R*	**10.7**-9364
Lactulose-Sirup	4496
Lactulosum	4493
Lactulosum liquidum	4496
Lamivudin	**10.5**-8499
Lamivudinum	**10.5**-8499
Lamotrigin	4502
Lamotriginum	4502
Lanatosid C *R*	**10.7**-9364
Langer Pfeffer	2355
Lansoprazol	4504
Lansoprazolum	4504

Lanthan(III)-chlorid-Heptahydrat *R*	**10.7**-9365
Lanthan(III)-chlorid-Lösung *R*	**10.7**-9365
Lanthannitrat *R*	**10.7**-9365
Lanthannitrat-Lösung *R*	**10.7**-9365
Lanthannitrat-Lösung (0,1 mol · l^{-1})	**10.7**-9516
Lanthan(III)-oxid *R*	**10.7**-9365
Lanugo cellulosi absorbens	6124
Lanugo gossypii absorbens	6123
Laserdiffraktometrie, Bestimmung der Partikelgröße (2.9.31)	511
Lasiocarpin *R*	**10.7**-9365
Lasiocarpin-*N*-oxid *R*	**10.7**-9365
Latanoprost	**10.3**-7301
Latanoprostum	**10.3**-7301
Latschenkiefernöl	2272
Laurinsäure *R*	**10.7**-9365
Lauromacrogol 400	4506
Lauromacrogolum 400	4506
Laurylalkohol *R*	**10.7**-9365
Lavandulae aetheroleum	2276
Lavandulae flos	2274
Lavandulol *R*	**10.7**-9366
Lavandulylacetat *R*	**10.7**-9366
Lavendelblüten	2274
Lavendelöl	2276
LC, Liquid chromatography (2.2.29)	**10.3**-6923
Lebende biotherapeutische Produkte zur Anwendung am Menschen	1347
Lebertran (Typ A)	4509
Lebertran (Typ B)	4514
Lebertran vom Zuchtkabeljau	**10.3**-7304
Leflunomid	4525
Leflunomidum	4525
Leinenfaden im Fadenspender für Tiere, steriler	1978
Leinöl, natives	4527
Leinsamen	2277
Leiocarposid *R*	**10.7**-9366
Leitfähigkeit (2.2.38)	**10.3**-6925
Leonuri cardiacae herba	2216
Leopardenblumenwurzelstock*	**10.3**-7120
Leptospirose-Impfstoff (inaktiviert)	
– für Hunde	1704
– für Rinder	1707
Lerchenspornwurzelstock*	2281
Letrozol	**10.3**-7309
Letrozolum	**10.3**-7309
Leucin	4529
Leucin *R*	**10.7**-9366
Leucinum	4529
Leukose-Impfstoff (inaktiviert) für Katzen	1709
Leuprorelin	4531
Leuprorelinum	4531
Levamisol für Tiere	4534
Levamisolhydrochlorid	4536
Levamisoli hydrochloridum	4536
Levamisolum ad usum veterinarium	4534
Levetiracetam	4537
Levetiracetamum	4537
Levistici radix	**10.3**-7122
Levocabastinhydrochlorid	**10.1**-6409
Levocabastini hydrochloridum	**10.1**-6409
Levocarnitin	4543
Levocarnitinum	4543
Levodopa	4545
Levodopa *R*	**10.7**-9366
Levodopum	4545
Levodropropizin	4547
Levodropropizinum	4547
Levofloxacin-Hemihydrat	4549
Levofloxacinum hemihydricum	4549

Die „Allgemeinen Vorschriften" gelten für alle Monographien und sonstigen Texte

Levomenol R **10.7**-9366
Levomentholum 4722
Levomepromazinhydrochlorid **10.4**-8053
Levomepromazini hydrochloridum **10.4**-8053
Levomepromazini maleas 4553
Levomepromazinmaleat 4553
Levomethadonhydrochlorid 4554
Levomethadoni hydrochloridum 4554
Levonorgestrel **10.1**-6412
Levonorgestrelum **10.1**-6412
Levothyroxin-Natrium 4560
Levothyroxinum natricum 4560
Lichen islandicus 2237
Lidocain 4563
Lidocainhydrochlorid-Monohydrat 4565
Lidocaini hydrochloridum monohydricum 4565
Lidocainum 4563
Liebstöckelwurzel **10.3**-7122
Ligustici chuanxiong rhizoma* 2104
Ligustici radix et rhizoma* 2106
(Z)-Ligustilid R **10.7**-9366
Limonen R **10.7**-9366
Limonis aetheroleum **10.7**-9631
Linalool R **10.7**-9367
Linalylacetat R **10.7**-9367
Lincomycinhydrochlorid-Monohydrat 4567
Lincomycini hydrochloridum 4567
Lindan R **10.7**-9367
Lindenblüten **10.3**-7124
Lini oleum virginale 4527
Lini semen 2277
Linolensäure R **10.7**-9367
Linolenylalkohol R **10.7**-9367
Linoleylalkohol R **10.7**-9367
Linolsäure R **10.7**-9368
Linsidominhydrochlorid R **10.7**-9368
Liothyronin-Natrium 4569
Liothyroninum natricum 4569
Lipophile Suppositorien, Erweichungszeit (2.9.22) 497
Liquiritiae extractum siccum ad saporandum 2465
Liquiritiae radix 2463
Lisinopril-Dihydrat **10.1**-6416
Lisinoprilum dihydricum **10.1**-6416
Lithii carbonas 4574
Lithii citras 4575
Lithium R **10.7**-9368
Lithiumcarbonat 4574
Lithiumcarbonat R **10.7**-9368
Lithiumchlorid R **10.7**-9368
Lithiumcitrat 4575
Lithiumhydroxid R **10.7**-9368
Lithiummetaborat, wasserfreies R **10.7**-9368
Lithiummethanolat-Lösung (0,1 mol · l^{-1}) **10.7**-9516
Lithiumsulfat R **10.7**-9368
Lithiumtrifluormethansulfonat R **10.7**-9368
Lobelinhydrochlorid 4576
Lobelini hydrochloridum 4576
Lösliches Insulin als Injektionslösung **10.4**-8036
Löslichkeit
 – empfohlene Prüfmethode (*siehe* 5.11) **10.7**-9549
 – von ätherischen Ölen in Ethanol (2.8.10) 429
Lösung zur DC-Eignungsprüfung R **10.7**-9368
Lösungen
 – zur Aufbewahrung von Organen **10.3**-7311
 – zur Papierchromatographie-Eignungs-
   prüfung R **10.7**-9369
Lösungsgeschwindigkeit
 – intrinsische (2.9.29) 509
 – scheinbare (2.9.43) 552
Lösungskalorimetrie (*siehe* 2.2.61) 161

Lösungsmittel, Erläuterungen (*siehe* 1.2) **10.7**-9146
Lösungsmittel-Rückstände
 – (5.4) 1131
 – Identifizierung und Bestimmung (2.4.24) ...**10.1**-6249
Lösungsmittel-Rückstände (5.4) **10.7**-9537
Löwenzahnkraut mit Wurzel 2286
Löwenzahnwurzel 2287
Loganin R **10.7**-9369
Lomustin 4579
Lomustinum 4579
Longifolen R **10.7**-9369
Loperamidhydrochlorid 4580
Loperamidi hydrochloridum 4580
Loperamidi oxidum monohydricum 4582
Loperamidoxid-Monohydrat 4582
Lopinavir 4584
Lopinavirum 4584
Loratadin 4588
Loratadinum 4588
Lorazepam **10.4**-8054
Lorazepamum **10.4**-8054
Losartan-Kalium **10.3**-7312
Losartanum kalicum **10.3**-7312
Lovastatin **10.4**-8056
Lovastatinum **10.4**-8056
Lowry-Methode (*siehe* 2.5.33) 245
Lufenuron für Tiere 4598
Lufenuronum ad usum veterinarium 4598
Luft, kohlenwasserstofffreie R **10.7**-9369
Luft zur medizinischen Anwendung 4600
 – künstliche 4603
Lumiflavin R **10.7**-9369
Lupuli flos 2226
Luteolin R **10.7**-9369
Luteolin-7-glucosid R **10.7**-9369
Lutetii(^{177}Lu) solutio ad radio-signandum 1874
Lutetiumchlorid-Hexahydrat R **10.7**-9370
Lutetium-Lösung (20 ppm Lu) R **10.7**-9496
(^{177}Lu)Lutetium-Lösung zur Radiomarkierung 1874
Lycii fructus* 2071
Lycopi herba* 2511
Lycopsamin R **10.7**-9370
Lycopsamin-*N*-oxid R **10.7**-9370
Lymecyclin 4604
Lymecyclinum 4604
Lynestrenol 4607
Lynestrenolum 4607
Lysinacetat 4609
DL-Lysinacetylsalicylat **10.3**-7315
Lysinhydrochlorid 4611
Lysinhydrochlorid R **10.7**-9370
Lysini acetas 4609
DL-*Lysini acetylsalicylas* **10.3**-7315
Lysini hydrochloridum 4611
Lysyl-Endopeptidase R **10.7**-9370
Lythri herba 2070

M

Macrogol
 – desaktiviertes R **10.7**-9371
 – polar desaktiviertes R **10.7**-9371
Macrogol 200 R **10.7**-9370
Macrogol 200 R 1 ....**10.7**-9370
Macrogol 300 R **10.7**-9370
Macrogol 400 R **10.7**-9370
Macrogol 600 R **10.7**-9371
Macrogol 1000 R **10.7**-9371
Macrogol 1500 R **10.7**-9371

Macrogol 4000 R	**10.7**-9371
Macrogol 6000 R	**10.7**-9371
Macrogol 20 000 R	**10.7**-9371
Macrogol 6 glyceroli caprylocapras	4621
Macrogol 20 glyceroli monostearas	4629
Macrogol 40 sorbitoli heptaoleas	4643
Macrogol-20 000-nitroterephthalat R	**10.7**-9371
Macrogola	**10.3**-7321
Macrogola massae molecularis magnae	4620
Macrogoladipat R	**10.7**-9371
Macrogolcetylstearylether	4615
Macrogolcetylstearylether R	**10.7**-9371
Macrogol-30-dipolyhydroxystearat	4616
Macrogole	**10.3**-7321
– hochmolekulare	4620
Macrogolglyceridorum caprylocaprates	4622
Macrogolglyceridorum laurates	4625
Macrogolglyceridorum linoleates	4627
Macrogolglyceridorum oleates	4630
Macrogolglyceridorum stearates	4632
Macrogol-6-glycerolcaprylocaprat	4621
Macrogolglycerolcaprylocaprate	4622
Macrogolglycerolcocoate	4623
Macrogolglycerolhydroxystearat	4624
Macrogolglyceroli cocoates	4623
Macrogolglyceroli hydroxystearas	4624
Macrogolglyceroli ricinoleas	4631
Macrogolglycerollaurate	4625
Macrogolglycerollinoleate	4627
Macrogol-20-glycerolmonostearat	4629
Macrogolglycerololeate	4630
Macrogolglycerolricinoleat	4631
Macrogolglycerolstearate	4632
Macrogol-15-hydroxystearat	4634
Macrogoli 30 dipolyhydroxystearas	4616
Macrogoli 15 hydroxystearas	4634
Macrogoli aether cetostearylicus	4615
Macrogoli aether isotridecylicus	4635
Macrogoli aether laurilicus	4636
Macrogoli aether oleicus	4640
Macrogoli aether stearylicus	4645
Macrogoli oleas	4639
Macrogoli stearas	4644
Macrogolisotridecylether	4635
Macrogollaurylether	4636
Macrogol-23-laurylether R	**10.7**-9371
Macrogololeat	4639
Macrogololeylether	4640
Macrogol-Poly(vinylalkohol)-Pfropfcopolymer	4641
Macrogol-40-sorbitolheptaoleat	4643
Macrogolstearate	4644
Macrogolstearylether	4645
Macrogolsuccinat R	**10.7**-9371
Mädesüßkraut	2289
Mäusedornwurzelstock	2290
Magaldrat	4646
Magaldratum	4646
Magensaft, künstlicher R	**10.7**-9371
Magnesii acetas tetrahydricus	4648
Magnesii aluminometasilicas	**10.4**-8061
Magnesii aspartas dihydricus	4650
Magnesii chloridum hexahydricum	**10.3**-7323
Magnesii chloridum 4.5-hydricum	4656
Magnesii citras	4658
Magnesii citras dodecahydricus	4660
Magnesii citras nonahydricus	4659
Magnesii gluconas	4661
Magnesii glycerophosphas	4662
Magnesii hydrogenophosphas trihydricus ad praeparationes homoeopathicas	**10.5**-8383
Magnesii hydroxidum	**10.3**-7324
Magnesii lactas dihydricus	4664
Magnesii oxidum leve	**10.3**-7325
Magnesii oxidum ponderosum	**10.3**-7327
Magnesii peroxidum	4667
Magnesii pidolas	4668
Magnesii stearas	**10.6**-8940
Magnesii subcarbonas levis	**10.6**-8939
Magnesii subcarbonas ponderosus	**10.5**-8505
Magnesii sulfas heptahydricus	**10.3**-7328
Magnesii trisilicas	4674
Magnesium	
– Erdalkalimetalle, Grenzprüfung (2.4.7)	191
– Grenzprüfung (2.4.6)	191
– Identitätsreaktion (*siehe* 2.3.1)	182
– komplexometrische Titration (*siehe* 2.5.11)	234
Magnesium R	**10.7**-9372
Magnesium fluoratum ad praeparationes homoeopathicas	**10.1**-6297
Magnesium fluoratum für homöopathische Zubereitungen	**10.1**-6297
Magnesium hydrogenophosphas ad praeparationes homoeopathicas	**10.5**-8383
Magnesium phosphoricum für homöopathische Zubereitungen	**10.5**-8383
Magnesiumacetat R	**10.7**-9372
Magnesiumacetat-Tetrahydrat	4648
Magnesiumaluminometasilicat	**10.4**-8061
Magnesiumaspartat-Dihydrat	4650
Magnesiumcarbonat	
– leichtes basisches	**10.6**-8939
– schweres basisches	**10.5**-8505
Magnesiumchlorid R	**10.7**-9372
Magnesiumchlorid-Hexahydrat	**10.3**-7323
Magnesiumchlorid-4,5-Hydrat	4656
Magnesiumchlorid-Lösung (0,1 mol · l^{-1})	**10.7**-9516
Magnesiumcitrat	4658
Magnesiumcitrat-Dodecahydrat	4660
Magnesiumcitrat-Nonahydrat	4659
Magnesiumgluconat	4661
Magnesiumglycerophosphat	4662
Magnesiumhydroxid	**10.3**-7324
Magnesiumlactat-Dihydrat	4664
Magnesium-Lösung (10 ppm Mg) R	**10.7**-9496
Magnesium-Lösung (10 ppm Mg) R 1	**10.7**-9496
Magnesium-Lösung (100 ppm Mg) R	**10.7**-9496
Magnesium-Lösung (1000 ppm Mg) R	**10.7**-9496
Magnesium-Lösung (0,1 % Mg) R	**10.7**-9496
Magnesiumnitrat R	**10.7**-9372
Magnesiumnitrat-Lösung R	**10.7**-9372
Magnesiumoxid	
– leichtes	**10.3**-7325
– schweres	**10.3**-7327
– schweres R	**10.7**-9372
Magnesiumoxid R	**10.7**-9372
Magnesiumoxid R 1	**10.7**-9372
Magnesiumperoxid	4667
Magnesiumpidolat	4668
Magnesiumsilicat zur Pestizid-Rückstandsanalyse R	**10.7**-9372
Magnesiumstearat	**10.6**-8940
Magnesiumsulfat R	**10.7**-9372
Magnesiumsulfat-Heptahydrat	**10.3**-7328
Magnesiumtrisilicat	4674
Magnolia-biondii-Blütenknospen*	2292
Magnoliae biondii flos immaturus*	2292
Magnoliae officinalis cortex*	2297
Magnoliae officinalis flos*	2295
Magnolia-officinalis-Blüten*	2295
Magnolienrinde*	2297

Magnolin *R*	**10.7**-9372
Magnolol *R*	**10.7**-9373
Maisöl *R*	**10.7**-9373
Maisöl, raffiniertes	**10.1**-6421
Maisstärke	4677
Makisteron A *R*	**10.7**-9373
Malachitgrün *R*	**10.7**-9373
Malachitgrün-Lösung *R*	**10.7**-9373
Malathion	4678
Malathion *R*	**10.7**-9373
Malathionum	4678
Maleat-Pufferlösung pH 7,0 *R*	**10.7**-9505
Maleinsäure	4679
Maleinsäure *R*	**10.7**-9373
Maleinsäureanhydrid *R*	**10.7**-9373
Maleinsäureanhydrid-Lösung *R*	**10.7**-9373
Maltitol	4680
Maltitol *R*	**10.7**-9373
Maltitol-Lösung	4682
Maltitolum	4680
Maltitolum liquidum	4682
Maltodextrin	4684
Maltodextrinum	4684
Maltol *R*	**10.7**-9374
Maltose-Monohydrat *R*	**10.7**-9374
Maltotriose *R*	**10.7**-9374
Malvae folium	2299
Malvae sylvestris flos	2301
Malvenblätter	2299
Malvenblüten	2301
Management von fremden Agenzien in immunologischen Arzneimitteln für Tiere (5.2.5)	**10.2**-6635
Mandarinenschale*	2302
Mandarinenschalenöl	**10.7**-9633
Mandelöl	
– natives	4685
– raffiniertes	4686
Mandelsäure *R*	**10.7**-9374
Mangangluconat	4687
Manganglycerophosphat, wasserhaltiges	4688
Mangani gluconas	4687
Mangani glycerophosphas hydricus	4688
Mangani sulfas monohydricus	4689
Mangan-Lösung (100 ppm Mn) *R*	**10.7**-9497
Mangan-Lösung (1000 ppm Mn) *R*	**10.7**-9497
Mangan-Silber-Papier *R*	**10.7**-9374
Mangan(II)-sulfat *R*	**10.7**-9374
Mangansulfat-Monohydrat	4689
Mannheimia-Impfstoff (inaktiviert)	
– für Rinder	1711
– für Schafe	1713
Mannitol	4690
Mannitol *R*	**10.7**-9374
Mannitolum	4690
Mannose *R*	**10.7**-9374
Maprotilinhydrochlorid	4693
Maprotilini hydrochloridum	4693
Marbofloxacin für Tiere	**10.7**-9717
Marbofloxacinum ad usum veterinarium	**10.7**-9717
Marek'sche-Krankheit-Lebend-Impfstoff	**10.2**-6724
Mariendistelfrüchte	**10.6**-8804
Mariendistelfrüchtetrockenextrakt, eingestellter, gereinigter	**10.6**-8806
Marrubii herba	2002
Marrubiin *R*	**10.7**-9374
Masern-Immunglobulin vom Menschen	4697
Masern-Lebend-Impfstoff	**10.7**-9603
Masern-Mumps-Röteln-Lebend-Impfstoff	**10.7**-9606
Masern-Mumps-Röteln-Varizellen-Lebend-Impfstoff	**10.7**-9607
Massekonstanz, Trocknen und Glühen bis zur, Erläuterung (siehe 1.2)	**10.7**-9146
Massenspektrometrie (2.2.43)	105
Massenspektrometrie mit induktiv gekoppeltem Plasma (2.2.58)	150
Maßlösungen (4.2.2)	**10.7**-9512
Masticabilia gummis medicata	1393
Mastix	2309
Mate folium	2310
Mateblätter	2310
Material	
– für Behältnisse zur Aufnahme von Blut und Blutprodukten vom Menschen (3.3.1)	637
– zur Herstellung von Behältnissen (3.1)	579
Matricariae aetheroleum	2252
Matricariae extractum fluidum	2251
Matricariae flos	2249
Maul-und-Klauenseuche-Impfstoff (inaktiviert) für Wiederkäuer	1718
Maydis amylum	4677
Maydis oleum raffinatum	**10.1**-6421
Mayers Reagenz *R*	**10.7**-9375
Mebendazol	4698
Mebendazolum	4698
Mebeverinhydrochlorid	4699
Mebeverini hydrochloridum	4699
Meclozindihydrochlorid	4702
Meclozindihydrochlorid *R*	**10.7**-9375
Meclozini dihydrochloridum	4702
Medizinische Kohle	4460
Medronsäure *R*	**10.7**-9375
Medronsäure zur Herstellung von radioaktiven Arzneimitteln	1876
Medroxyprogesteronacetat	4704
Medroxyprogesteroni acetas	4704
Mefenaminsäure	4707
Mefloquinhydrochlorid	4709
Mefloquini hydrochloridum	4709
Megestrolacetat	4711
Megestroli acetas	4711
Meglumin	4714
Megluminum	4714
Mehlige Kopoubohnenwurzel*	2265
MEKC, mizellare elektrokinetische Chromatographie (siehe 2.2.47)	124
Mel	4197
Melaleucae aetheroleum	2473
Melamin *R*	**10.7**-9375
Meldonium dihydricum	4715
Meldonium-Dihydrat	4715
Meliloti herba	2444
Melissae folii extractum siccum	2314
Melissae folium	2312
Melissenblätter	2312
Melissenblättertrockenextrakt	2314
Meloxicam	4717
Meloxicamum	4717
Melphalan	4719
Melphalanum	4719
Menadion	4721
Menadion *R*	**10.7**-9375
Menadionum	4721
Meningokokken-Gruppe-A-CW135-Y-Impfstoff (konjugiert)	1551
Meningokokken-Gruppe-C-Impfstoff (konjugiert)	1553
Meningokokken-Polysaccharid-Impfstoff	1556
Menthae arvensis aetheroleum partim mentholum depletum	2315
Menthae piperitae aetheroleum	2361
Menthae piperitae folii extractum siccum	2359

Menthae piperitae folium	2358
Menthofuran *R*	**10.7**-9375
Menthol	4722
Menthol *R*	**10.7**-9375
Menthol, racemisches	4724
Mentholum racemicum	4724
Menthon *R*	**10.7**-9375
Menthylacetat *R*	**10.7**-9376
Menyanthidis trifoliatae folium	2065
Mepivacainhydrochlorid	4725
Mepivacaini hydrochloridum	4725
Mepyramini maleas	4728
Mepyraminmaleat	4728
2-Mercaptobenzimidazol *R*	**10.7**-9376
2-Mercaptoethanol *R*	**10.7**-9376
Mercaptopurin	4730
Mercaptopurin-Monohydrat	**10.1**-6422
Mercaptopurin-Monohydrat *R*	**10.7**-9376
Mercaptopurinum	4730
Mercaptopurinum monohydricum	**10.1**-6422
Meropenem-Trihydrat	4731
Meropenemum trihydricum	4731
Mesalazin	4733
Mesalazin *R*	**10.7**-9376
Mesalazinum	4733
Mesityloxid *R*	**10.7**-9376
Mesna	4737
Mesnum	4737
Mesterolon	4739
Mesterolonum	4739
Mestranol	4741
Mestranolum	4741
Metacresol	4742
Metacresolum	4742
Metamizol-Natrium-Monohydrat	4744
Metamizolum natricum monohydricum	4744
Metanilgelb *R*	**10.7**-9376
Metanilgelb-Lösung *R*	**10.7**-9376
Metforminhydrochlorid	**10.1**-6423
Metformini hydrochloridum	**10.1**-6423
Methacrylsäure *R*	**10.7**-9377
Methacrylsäure-Ethylacrylat-Copolymer	
– (1:1)	4748
– (1:1)-Dispersion 30 %	4750
Methacrylsäure-Methylmethacrylat-Copolymer	
– (1:1)	4752
– (1:2)	4753
Methadonhydrochlorid	4755
Methadoni hydrochloridum	4755
Methan	4757
Methan *R*	**10.7**-9377
Methan *R* 1	**10.7**-9377
Methanol	4758
– aldehydfreies *R*	**10.7**-9377
– Prüfung auf (2.9.11)	472
– wasserfreies *R*	**10.7**-9377
Methanol *R*	**10.7**-9377
Methanol *R* 1	**10.7**-9377
Methanol *R* 2	**10.7**-9377
Methanol *R* 3	**10.7**-9377
(D$_4$)Methanol *R*	**10.7**-9377
Methanolum	4758
Methansulfonat in Wirkstoffen, Methyl-, Ethyl- und Isopropyl- (2.5.38)	251
Methansulfonsäure	
– Methansulfonylchlorid in (2.5.39)	253
– Methyl-, Ethyl- und Isopropylmethan in (2.5.37)	250
Methansulfonsäure *R*	**10.7**-9377
Methansulfonylchlorid *R*	**10.7**-9378
Methansulfonylchlorid in Methansulfonsäure (2.5.39)	253
Methanum	4757
Methanum (2 per centum) in nitrogenio intermixtum	4055
Methenamin	4760
Methenamin *R*	**10.7**-9378
Methenaminum	4760
Methionin	4761
– racemisches	4763
– racemisches *R*	**10.7**-9378
L-Methionin *R*	**10.7**-9378
L-*Methionini ([^{11}C]methyl) solutio iniectabilis*	1884
L-Methioninsulfoxid *R*	**10.7**-9378
DL-*Methioninum*	4763
Methioninum	4761
Methoden	
– Alternative (*siehe* 1.1)	**10.7**-9145
– chemometrische zur Auswertung analytischer Daten (*siehe* 5.2.1)	1037
– der Vorbehandlung bei der Zubereitung von Drogen der Traditionellen Chinesischen Medizin: Allgemeine Informationen (5.18)	**10.5**-8283
– immunchemische (2.7.1)	361
– Implementierung (*siehe* 1.1)	**10.7**-9143
– Validierung (*siehe* 1.1)	**10.7**-9145
– zur Herstellung steriler Zubereitungen (5.1.1)	995
– zur Kontrolle der mikrobiologischen Qualität, alternative (*siehe* 5.1.6)	1009
– zur Qualitätskontrolle, Ersatz von *in vivo* durch *in vitro* (5.2.14)	1085
Methotrexat	4764
(*RS*)-Methotrexat *R*	**10.7**-9378
Methotrexatum	4764
Methoxychlor *R*	**10.7**-9378
(1*RS*)-1-(6-Methoxynaphthalin-2-yl)ethanol *R*	**10.7**-9378
1-(6-Methoxynaphthalin-2-yl)ethanon *R*	**10.7**-9378
6-Methoxy-2-naphthoesäure *R*	**10.7**-9379
Methoxyphenylessigsäure *R*	**10.7**-9379
Methoxyphenylessigsäure-Reagenz *R*	**10.7**-9379
([^{11}C]Methoxy)Raclopid-Injektionslösung	1878
3-Methoxy-L-tyrosin *R*	**10.7**-9379
trans-2-Methoxyzimtaldehyd *R*	**10.7**-9379
Methyl-, Ethyl- und Isopropylbenzolsulfonat in Wirkstoffen (2.5.41)	255
Methyl-, Ethyl- und Isopropylmethansulfonat	
– in Methansulfonsäure (2.5.37)	250
– in Wirkstoffen (2.5.38)	251
Methyl-, Ethyl- und Isopropyltoluolsulfonat in Wirkstoffen (2.5.40)	254
Methylacetat *R*	**10.7**-9379
Methyl(4-acetylbenzoat) *R*	**10.7**-9379
Methyl(4-acetylbenzoat)-Reagenz *R*	**10.7**-9379
Methylacrylat *R*	**10.7**-9380
Methylal *R*	**10.7**-9380
Methylaminhydrochlorid *R*	**10.7**-9380
Methyl(4-aminobenzoat) *R*	**10.7**-9380
Methylaminolaevulinati hydrochloridum	**10.6**-8943
Methylaminolevulinathydrochlorid	**10.6**-8943
4-(Methylamino)phenolsulfat *R*	**10.7**-9380
3-(Methylamino)-1-phenylpropan-1-ol *R*	**10.7**-9380
Methylanthranilat *R*	**10.7**-9380
Methylarachidat *R*	**10.7**-9380
Methylbehenat *R*	**10.7**-9381
Methylbenzoat *R*	**10.7**-9381
Methyl(benzolsulfonat) *R*	**10.7**-9381
Methylbenzothiazolonhydrazonhydrochlorid *R*	**10.7**-9381
(*R*)-(+)-α-Methylbenzylisocyanat *R*	**10.7**-9381
(*S*)-(−)-α-Methylbenzylisocyanat *R*	**10.7**-9381
2-Methylbutan *R*	**10.7**-9382
2-Methylbut-2-en *R*	**10.7**-9382
Methyl-4-(butylamino)benzoat *R*	**10.7**-9382

Methylcaprat R	10.7-9382
Methylcaproat R	10.7-9382
Methylcaprylat R	10.7-9382
Methylcellulose	10.6-8946
Methylcellulose 450 R	10.7-9382
Methylcellulosum	10.6-8946
([^{11}C]Methyl)Cholin-Injektionslösung	1880
Methylcinnamat R	10.7-9382
Methylcyclohexan R	10.7-9382
Methyldecanoat R	10.7-9382
Methyldopa	4770
Methyldopa, racemisches R	10.7-9383
3-O-Methyldopaminhydrochlorid R	10.7-9383
4-O-Methyldopaminhydrochlorid R	10.7-9383
Methyldopum	4770
Methyleicosenoat R	10.7-9383
Methylenbisacrylamid R	10.7-9383
Methylenblau R	10.7-9383
Methylenblau-Lösung R	10.7-9383
Methyleni chloridum	3554
Methylergometrini maleas	4772
Methylergometrinmaleat	4772
Methylerucat R	10.7-9383
3-O-Methylestron R	10.7-9384
Methyleugenol R	10.7-9384
(5-[^{11}C]Methyl)Flumazenil-Injektionslösung	1882
Methyl-4-hydroxybenzoat	10.6-8948
Methyl-4-hydroxybenzoat R	10.7-9384
Methylhydroxyethylcellulose	4776
Methylhydroxyethylcellulosum	4776
1-Methylimidazol R	10.7-9384
1-Methylimidazol R 1	10.7-9384
2-Methylimidazol R	10.7-9384
Methyliodid R	10.7-9384
Methylis nicotinas	4777
Methylis parahydroxybenzoas	10.6-8948
Methylis parahydroxybenzoas natricus	4974
Methylis salicylas	4794
Methyllaurat R	10.7-9384
Methyllignocerat R	10.7-9384
Methyllinoleat R	10.7-9385
Methyllinolenat R	10.7-9385
Methyl-γ-linolenat R	10.7-9385
Methylmargarat R	10.7-9385
Methylmethacrylat R	10.7-9385
Methylmethansulfonat R	10.7-9385
L-([^{11}C]Methyl)Methionin-Injektionslösung	1884
Methyl-2-methoxybenzoat R	10.7-9385
Methyl-4-methoxybenzoat R	10.7-9385
Methyl(N-methylanthranilat) R	10.7-9386
Methylmyristat R	10.7-9386
Methylnervonat R	10.7-9386
Methylnicotinat	4777
Methyloleat R	10.7-9386
Methylophiopogonanon A R	10.7-9386
Methylorange R	10.7-9386
Methylorange-Lösung R	10.7-9386
Methylorange-Mischindikator-Lösung R	10.7-9386
Methylpalmitat R	10.7-9387
Methylpalmitoleat R	10.7-9387
Methylpelargonat R	10.7-9387
2-Methylpentan R	10.7-9387
4-Methylpentan-2-ol R	10.7-9387
3-Methylpentan-2-on R	10.7-9387
Methylpentosen in Polysaccharid-Impfstoffen (2.5.21)	238
Methylphenidathydrochlorid	4779
Methylphenidati hydrochloridum	4779
Methylphenobarbital	4781
Methylphenobarbitalum	4781
Methylphenyloxazolylbenzol R	10.7-9387
1-Methyl-4-phenyl-1,2,3,6-tetrahydropyridin R	10.7-9388
Methylpiperazin R	10.7-9388
4-(4-Methylpiperidin-1-yl)pyridin R	10.7-9388
Methylpolysiloxan R	10.7-9388
Methylprednisolon	10.7-9719
Methylprednisolon R	10.7-9388
Methylprednisolonacetat	4786
Methylprednisolonhydrogensuccinat	4788
Methylprednisoloni acetas	4786
Methylprednisoloni hydrogenosuccinas	4788
Methylprednisolonum	10.7-9719
2-Methyl-1-propanol R	10.7-9388
(15R)-15-Methylprostaglandin F$_{2\alpha}$ R	10.7-9388
2-Methylpyridin R	10.7-9388
5-Methylpyridin-2-amin R	10.7-9389
5-Methylpyridin-2(1H)-on R	10.7-9389
N-Methylpyrrolidin R	10.7-9389
N-Methylpyrrolidon	4791
N-Methylpyrrolidon R	10.7-9389
N-Methylpyrrolidonum	4791
Methylrosanilinii chloridum	4792
Methylrosaniliniumchlorid	4792
Methylrot R	10.7-9389
Methylrot-Lösung R	10.7-9389
Methylrot-Mischindikator-Lösung R	10.7-9389
Methylsalicylat	4794
Methylsalicylat R	10.7-9389
Methylstearat R	10.7-9389
Methyltestosteron	4796
Methyltestosteronum	4796
Methylthioninii chloridum hydricum	4797
Methylthioniniumchlorid-Hydrat	4797
Methylthymolblau R	10.7-9390
Methylthymolblau-Mischung R	10.7-9390
N-Methyl-m-toluidin R	10.7-9390
Methyltoluolsulfonat R	10.7-9390
Methyltricosanoat R	10.7-9390
Methyltridecanoat R	10.7-9390
Methyl-3,4,5-trimethoxybenzoat R	10.7-9390
N-Methyltrimethylsilyltrifluoracetamid R	10.7-9390
Metixenhydrochlorid	4799
Metixeni hydrochloridum	4799
Metoclopramid	4800
Metoclopramidhydrochlorid-Monohydrat	4803
Metoclopramidi hydrochloridum monohydricum	4803
Metoclopramidum	4800
Metolazon	4805
Metolazonum	4805
Metoprololi succinas	4807
Metoprololi tartras	4809
Metoprololsuccinat	4807
Metoprololtartrat	4809
Metronidazol	4814
Metronidazolbenzoat	4815
Metronidazoli benzoas	4815
Metronidazolum	4814
Mexiletinhydrochlorid	10.3-7329
Mexiletini hydrochloridum	10.3-7329
Mianserinhydrochlorid	4819
Mianserini hydrochloridum	4819
Miconazol	10.7-9722
Miconazoli nitras	10.7-9724
Miconazolnitrat	10.7-9724
Miconazolum	10.7-9722
Midazolam	4826
Midazolamum	4826
Mikrobestimmung von Wasser – Coulometrische Titration (2.5.32)	244

Mikrobiologische Prüfung
- lebender biotherapeutischer Produkte, Keimzahlbestimmung mikrobieller Kontaminanten (2.6.36) 346
- lebender biotherapeutischer Produkte, Nachweis spezifizierter Mikroorganismen (2.6.38) 353
- nicht steriler Produkte: Bestimmung der vermehrungsfähigen Mikroorganismen (2.6.12) **10.3**-6939
- nicht steriler Produkte: Nachweis spezifizierter Mikroorganismen (2.6.13) **10.3**-6945
- pflanzlicher Drogen (2.8.23) 443
- von pflanzlichen Arzneimitteln zum Einnehmen und von Extrakten zu deren Herstellung (2.6.31) 330
- zellbasierter Zubereitungen (2.6.27) **10.3**-6951

Mikrobiologische Qualität
- alternative Methoden zur Kontrolle (*siehe* 5.1.6) 1009
- von nicht sterilen pharmazeutischen Zubereitungen und Substanzen zur pharmazeutischen Verwendung (5.1.4) **10.3**-7013
- von pflanzlichen Arzneimitteln zum Einnehmen und von Extrakten zu deren Herstellung (5.1.8) 1023

Mikrobiologische Wertbestimmung von Antibiotika (2.7.2) 363
Mikrokalorimetrie (*siehe* 2.2.61) 160
Mikrokristalline Cellulose und Carmellose-Natrium ...3217
Mikroorganismen
- spezifizierte, Nachweis in lebenden biotherapeutischen Produkten (2.6.38) 353
- spezifizierte, Nachweis in nicht sterilen Produkten (2.6.13) **10.3**-6945
- vermehrungsfähige, Bestimmung in nicht sterilen Produkten (2.6.12) **10.3**-6939

Mikroskopie
- optische (2.9.37) 534
- Rasterelektronen- (REM) (2.9.52) 568

Mikroskopische Prüfung pflanzlicher Drogen (2.8.23) ...443
Milbemycinoxim für Tiere 4829
Milbemycinum oximum ad usum veterinarium 4829
Milben für Allergenzubereitungen 4832
Milchsäure 4834
(*S*)-Milchsäure 4835
Milchsäure *R* **10.7**-9390
Milchsäure-Reagenz *R* **10.7**-9391
Millefolii herba 2403
Milzbrand-Adsorbat-Impfstoff (aus Zellkulturfiltraten) für Menschen **10.7**-9609
Milzbrandsporen-Lebend-Impfstoff für Tiere 1721
Minimierung des Risikos der Übertragung von Erregern der spongiformen Enzephalopathie tierischen Ursprungs durch Human- und Tierarzneimittel (5.2.8) 1058
Minocyclinhydrochlorid *R* **10.7**-9391
Minocyclinhydrochlorid-Dihydrat **10.3**-7331
Minocyclini hydrochloridum dihydricum **10.3**-7331
Minoxidil 4839
Minoxidilum 4839
Minzöl 2315
Mirtazapin 4840
Mirtazapinum 4840
Misoprostol 4842
Misoprostolum 4842
Mitomycin 4845
Mitomycinum 4845
Mitoxantronhydrochlorid 4847
Mitoxantroni hydrochloridum 4847

Mizellare elektrokinetische Chromatographie (MEKC) (*siehe* 2.2.47) 124
Modafinil 4849
Modafinilum 4849
Mönchspfefferfrüchte 2317
Mönchspfefferfrüchtetrockenextrakt 2318
Molekülmassenverteilung in Dextranen (2.2.39) 93
Molekularsieb *R* **10.7**-9391
Molekularsieb zur Chromatographie *R* **10.7**-9391
Molgramostimi solutio concentrata 4850
Molgramostim-Lösung, konzentrierte 4850
Molsidomin 4854
Molsidominum 4854
Molybdänschwefelsäure *R* 2 ....**10.7**-9391
Molybdänschwefelsäure *R* 3 ....**10.7**-9391
Molybdatophosphorsäure *R* **10.7**-9391
Molybdatophosphorsäure-Lösung *R* **10.7**-9391
Molybdat-Vanadat-Reagenz *R* **10.7**-9391
Molybdat-Vanadat-Reagenz *R* 2 ....**10.7**-9391
Molybdat-Wolframat-Reagenz *R* **10.7**-9391
Molybdat-Wolframat-Reagenz, verdünntes *R* **10.7**-9392
Mometasonfuroat **10.1**-6426
Mometasonfuroat-Monohydrat 4860
Mometasoni furoas **10.1**-6426
Mometasoni furoas monohydricus 4860
Monocrotalin *R* **10.7**-9392
Monocrotalin-*N*-oxid *R* **10.7**-9392
Monodocosahexaenoin *R* **10.7**-9392
Monographien
- Abschnitt „Eigenschaften" (5.11) **10.7**-9549
- Allgemeine, Erläuterungen (1.4) **10.7**-9148
- Arzneibuchkonformität (*siehe* 1.1) **10.7**-9144
- Einzel-, Erläuterungen (1.5) **10.7**-9148
- weitere Vorgaben (1.2) **10.7**-9145
- zu ätherischen Ölen (Text zur Information) (5.30) **10.7**-9559
- zu Darreichungsformen, Glossar 1375
- zu Extrakten aus pflanzlichen Drogen, Text zur Information (5.23) 1283

Monoklonale Antikörper für Menschen 1349
Monozytenaktivierung, Prüfung (2.6.30) 321
Montelukast-Natrium 4863
Montelukastum natricum 4863
Morantelhydrogentartrat für Tiere 4867
Moranteli hydrogenotartras ad usum veterinarium 4867
Morindae officinalis radix* **10.4**-7921
Morindawurzel* **10.4**-7921
Morphinhydrochlorid 4868
Morphinhydrochlorid *R* **10.7**-9392
Morphini hydrochloridum 4868
Morphini sulfas 4871
Morphinsulfat 4871
Morpholin *R* **10.7**-9392
Morpholin zur Chromatographie *R* **10.7**-9392
Morpholinethansulfonat-Pufferlösung (1 mol · l^{-1}) pH 6,0 *R* **10.7**-9503
2-(Morpholin-4-yl)ethansulfonsäure *R* **10.7**-9392
Moutan cortex* 2460
Moxidectin für Tiere **10.4**-8063
Moxidectinum ad usum veterinarium **10.4**-8063
Moxifloxacinhydrochlorid **10.3**-7334
Moxifloxacini hydrochloridum **10.3**-7334
Moxonidin 4880
Moxonidinum 4880
Mucores ad producta allergenica 5621
Multivariate statistische Prozesskontrolle (5.28) ..**10.4**-7885
Mumps-Lebend-Impfstoff **10.7**-9611
Mundhöhle, Zubereitungen zur Anwendung in der **10.5**-8317
- Buccaltabletten **10.5**-8317

Die „Allgemeinen Vorschriften" gelten für alle Monographien und sonstigen Texte

– Emulsionen **10.5**-8317
– Gurgellösungen **10.5**-8317
– Halbfeste Zubereitungen **10.5**-8317
– Kapseln **10.5**-8317
– Lösungen **10.5**-8317
– Lutschtabletten **10.5**-8317
– Lutschtabletten, gepresste **10.5**-8317
– Mucoadhäsive Zubereitungen **10.5**-8317
– Mundspülungen **10.5**-8317
– Pastillen **10.5**-8317
– Schmelzfilme **10.5**-8317
– Sprays **10.5**-8317
– Sublingualtabletten **10.5**-8317
– Suspensionen **10.5**-8317
– Tropfen **10.5**-8317
Mupirocin **10.3**-7337
Mupirocin-Calcium **10.3**-7339
Mupirocinum **10.3**-7337
Mupirocinum calcicum **10.3**-7339
Murexid *R* **10.7**-9392
Musci medicati **10.6**-8773
Muskatellersalbeiöl 2319
Muskatöl 2321
Mutterkraut **10.4**-7923
Mycophenolas mofetil 4886
Mycophenolatmofetil 4886
Mycophenolatum natricum **10.3**-7355
Mycoplasma-gallisepticum-Impfstoff (inaktiviert) 1722
Mykobakterien, Prüfung (2.6.2) 264
Mykoplasmen, Prüfung (2.6.7) 264
Mykoplasmen-DNA in Zellkulturen, Nachweis mit
  Fluoreszenzfarbstoff (*siehe* 2.6.7) 267
myo-Inositol **10.4**-8035
myo-Inositol *R* **10.7**-9336
myo-Inositolum **10.4**-8035
Myosmin *R* **10.7**-9393
β-Myrcen *R* **10.7**-9393
Myristicae fragrantis aetheroleum 2321
Myristicin *R* **10.7**-9393
Myristinsäure *R* **10.7**-9393
Myristylalkohol *R* **10.7**-9393
Myrrha 2323
Myrrhae tinctura 2324
Myrrhe 2323
Myrrhentinktur 2324
Myrtilli fructus recens 2211
*Myrtilli fructus recentis extractum siccum raffinatum
  et normatum* 2212
Myrtilli fructus siccus **10.5**-8354
Myrtillin *R* **10.7**-9394
Myxomatose-Lebend-Impfstoff für Kaninchen ... **10.2**-6727

N

Nabumeton 4891
Nabumetonum 4891
Nachtkerzenöl, raffiniertes 4892
Nadolol 4893
Nadololum 4893
Nadroparin-Calcium 4895
Nadroparinum calcicum 4895
Nährmedien
  – für die mikrobiologische Wertbestimmung von
    Antibiotika (2.7.2) 363
  – für die Prüfung auf Sterilität (2.6.1) ..259
  – Kaighn's modifiziertes Ham's F-12K-Medium
    (*siehe* 2.6.33) 334
  – Pepton-Pufferlösung (*siehe* 2.6.31) 334

– zum Nachweis spezifizierter Mikroorganismen, empfohlene (*siehe* 2.6.13) **10.3**-6949
– zum Nachweis von Mykoplasmen, empfohlene (*siehe* 2.6.7) 266
– zur Aufbewahrung von Erythrozyten
  (*siehe* 2.6.20) 300
Naftidrofurylhydrogenoxalat 4898
Naftidrofuryli hydrogenooxalas 4898
Nahtmaterial für Menschen
  – Sterile, nicht resorbierbare Fäden 1963
  – Sterile, resorbierbare, synthetische, geflochtene Fäden 1967
  – Sterile, resorbierbare, synthetische, monofile Fäden 1969
  – Steriles Catgut 1961
Nahtmaterial für Tiere
  – Sterile, nicht resorbierbare Fäden im Fadenspender für Tiere 1976
  – Steriler, geflochtener Seidenfaden im Fadenspender für Tiere 1980
  – Steriler Leinenfaden im Fadenspender für Tiere ..1978
  – Steriler Polyamidfaden im Fadenspender für
    Tiere 1978
  – Steriler Polyesterfaden im Fadenspender für
    Tiere 1979
  – Steriles, resorbierbares Catgut im Fadenspender für Tiere 1975
Naloxonhydrochlorid-Dihydrat 4902
Naloxoni hydrochloridum dihydricum 4902
Naltrexonhydrochlorid 4905
Naltrexoni hydrochloridum 4905
Nandrolondecanoat 4908
Nandroloni decanoas 4908
Naphazolinhydrochlorid 4910
Naphazolini hydrochloridum 4910
Naphazolini nitras 4912
Naphazolinnitrat 4912
Naphthalin *R* **10.7**-9394
Naphthalin-2,3-diamin *R* **10.7**-9394
Naphtharson *R* **10.7**-9394
Naphtharson-Lösung *R* **10.7**-9394
Naphtharson-Lösung *R* 1 .... **10.7**-9394
1-Naphthol *R* **10.7**-9394
2-Naphthol *R* **10.7**-9395
Naphtholbenzein *R* **10.7**-9395
Naphtholbenzein-Lösung *R* **10.7**-9395
Naphtholgelb *R* **10.7**-9395
Naphtholgelb S *R* **10.7**-9395
1-Naphthol-Lösung *R* **10.7**-9394
2-Naphthol-Lösung *R* **10.7**-9395
2-Naphthol-Lösung *R* 1 .... **10.7**-9395
1-Naphthylamin *R* **10.7**-9395
1-Naphthylessigsäure *R* **10.7**-9395
Naphthylethylendiamindihydrochlorid *R* **10.7**-9396
Naphthylethylendiamindihydrochlorid-Lösung *R* **10.7**-9396
Naproxen 4914
Naproxen-Natrium 4917
Naproxenum 4914
Naproxenum natricum 4917
Naringin *R* **10.7**-9396
Nasale Anwendung, Zubereitungen zur ... **10.3**-7050
  – halbfeste Zubereitungen **10.3**-7050
  – Nasenpulver **10.3**-7050
  – Nasensprays **10.3**-7050
  – Nasenstifte **10.3**-7050
  – Nasentropfen **10.3**-7050
Nasalia **10.3**-7050

NAT, Verfahren zur Amplifikation von Nukleinsäuren
- siehe 2.6.21 301
- siehe 2.6.7 264
- siehe 5.1.6 1009
Nateglinid 4919
Nateglinidum 4919
Natrii acetas trihydricus **10.3**-7345
Natrii acetatis ([1-^{11}C]) solutio iniectabilis 1887
Natrii alendronas trihydricus 4923
Natrii alginas 4925
Natrii amidotrizoas 4927
Natrii aminosalicylas dihydricus **10.4**-8069
Natrii ascorbas 4930
Natrii aurothiomalas 4932
Natrii benzoas 4934
Natrii bromidum **10.5**-8509
Natrii calcii edetas **10.6**-8953
Natrii calcii pentetas hydricus ad radiopharmaceutica **10.6**-8791
Natrii caprylas 4938
Natrii carbonas **10.3**-7346
Natrii carbonas decahydricus **10.3**-7347
Natrii carbonas monohydricus **10.3**-7347
Natrii cetylo- et stearylosulfas 4942
Natrii chloridum **10.4**-8070
Natrii chromatis(^{51}Cr) solutio sterilis 1890
Natrii citras 4946
Natrii cromoglicas **10.4**-8072
Natrii cyclamas 4949
Natrii dihydrogenophosphas dihydricus **10.3**-7348
Natrii docusas 3647
Natrii fluoridi(^{18}F) solutio iniectabilis 1892
Natrii fluoridum 4956
Natrii fusidas 4957
Natrii glycerophosphas hydricus 4961
Natrii hyaluronas 4962
Natrii hydrogenocarbonas **10.3**-7350
Natrii hydroxidum 4966
Natrii iodidi(^{131}I) capsulae ad usum diagnosticum 1899
Natrii iodidi(^{131}I) capsulae ad usum therapeuticum ... 1901
Natrii iodidi(^{131}I) solutio **10.4**-7913
Natrii iodidi(^{123}I) solutio ad radio-signandum 1904
Natrii iodidi(^{131}I) solutio ad radio-signandum 1905
Natrii iodidi(^{123}I) solutio iniectabilis 1898
Natrii iodidum 4967
Natrii iodohippuras dihydricus ad radiopharmaceutica 1894
Natrii iodohippurati(^{123}I) solutio iniectabilis 1895
Natrii iodohippurati(^{131}I) solutio iniectabilis 1896
Natrii lactatis solutio **10.4**-8075
Natrii (S)-lactatis solutio **10.4**-8076
Natrii laurilsulfas **10.5**-8510
Natrii lauroylsarcosinas ad usum externum 4971
Natrii metabisulfis **10.3**-7351
Natrii molybdas dihydricus 4976
Natrii molybdatis(^{99}Mo) fissione formati solutio 1906
Natrii nitris 4981
Natrii nitroprussias 5056
Natrii perboras hydricus 4982
Natrii pertechnetatis (^{99m}Tc) acceleratore formati solutio iniectabilis 1909
Natrii pertechnetatis(^{99m}Tc) fissione formati solutio iniectabilis 1911
Natrii pertechnetatis(^{99m}Tc) sine fissione formati solutio iniectabilis 1913
Natrii phenylbutyras 4982
Natrii phosphatis(^{32}P) solutio iniectabilis 1915
Natrii picosulfas 4984
Natrii polystyrenesulfonas 4986
Natrii propionas 4988
Natrii pyrophosphas decahydricus ad radiopharmaceutica 1891
Natrii risedronas 2.5-hydricus 5546
Natrii salicylas 4991
Natrii selenis 4992
Natrii selenis pentahydricus 4993
Natrii stearas **10.6**-8954
Natrii stearylis fumaras 4995
Natrii sulfas anhydricus 4996
Natrii sulfas decahydricus 4997
Natrii sulfis **10.6**-8956
Natrii sulfis heptahydricus **10.6**-8957
Natrii tetrachloroauras dihydricus ad praeparationes homoeopathicas 2566
Natrii thiosulfas 5001
Natrii valproas 5002
Natrium R **10.7**-9396
Natrium, Identitätsreaktion (siehe 2.3.1) 182
Natriumacetat R **10.7**-9396
Natriumacetat, wasserfreies R **10.7**-9396
Natriumacetat-Pufferlösung pH 4,0
  (0,1 mol · l^{-1}) R **10.7**-9501
Natriumacetat-Pufferlösung pH 4,5 R **10.7**-9502
Natriumacetat-Pufferlösung pH 5,0 R **10.7**-9502
Natriumacetat-Trihydrat **10.3**-7345
Natriumalendronat-Trihydrat 4923
Natriumalginat 4925
Natriumamidotrizoat 4927
Natriumaminosalicylat-Dihydrat **10.4**-8069
Natriumarsenit R **10.7**-9396
Natriumarsenit-Lösung R **10.7**-9396
Natriumarsenit-Lösung (0,1 mol · l^{-1}) **10.7**-9516
Natriumascorbat 4930
Natriumascorbat-Lösung R **10.7**-9396
Natriumaurothiomalat 4932
Natriumazid R **10.7**-9396
Natriumbenzoat 4934
Natriumbenzolsulfonat R **10.7**-9397
Natriumbismutat R **10.7**-9397
Natriumbromid **10.5**-8509
Natriumbromid R **10.7**-9397
Natriumbutansulfonat R **10.7**-9397
Natrium([1-^{11}C])acetat-Injektionslösung 1887
Natriumcalciumacetat-Pufferlösung pH 7,0 R ..**10.7**-9505
Natriumcalciumedetat **10.6**-8953
Natriumcalciumedetat R **10.7**-9397
Natriumcalcium-Pentetat-Hydrat zur Herstellung von radioaktiven Arzneimitteln **10.6**-8791
Natriumcaprylat 4938
Natriumcarbonat **10.3**-7346
- wasserfreies R **10.7**-9397
Natriumcarbonat R **10.7**-9397
Natriumcarbonat-Decahydrat **10.3**-7347
Natriumcarbonat-Lösung R **10.7**-9397
Natriumcarbonat-Lösung R 1 ....**10.7**-9397
Natriumcarbonat-Lösung R 2 ....**10.7**-9397
Natriumcarbonat-Monohydrat **10.3**-7347
Natriumcarbonat-Monohydrat R **10.7**-9397
Natriumcetylstearylsulfat 4942
Natriumcetylstearylsulfat R **10.7**-9397
Natriumchlorid **10.4**-8070
Natriumchlorid R **10.7**-9397
Natriumchlorid RV **10.7**-9512
Natriumchlorid-Lösung R **10.7**-9397
Natriumchlorid-Lösung, gesättigte R **10.7**-9397
Natriumcitrat 4946
Natriumcitrat R **10.7**-9398

Natriumcitrat-Pufferlösung pH 7,8 (Natriumcitrat (0,034 mol · l⁻¹), Natriumchlorid (0,101 mol · l⁻¹)) R **10.7**-9508
Natriumcromoglicat **10.4**-8072
Natriumcyclamat 4949
Natriumdecansulfonat R **10.7**-9398
Natriumdecylsulfat R **10.7**-9398
Natriumdesoxycholat R **10.7**-9398
Natriumdiethyldithiocarbamat R **10.7**-9398
Natriumdihydrogenphosphat R **10.7**-9398
Natriumdihydrogenphosphat, wasserfreies R **10.7**-9398
Natriumdihydrogenphosphat-Dihydrat **10.3**-7348
Natriumdihydrogenphosphat-Monohydrat R **10.7**-9398
Natriumdioctylsulfosuccinat R **10.7**-9398
Natriumdiphosphat R **10.7**-9398
Natriumdiphosphat-Decahydrat zur Herstellung von radioaktiven Arzneimitteln 1891
Natriumdisulfit R **10.7**-9399
Natriumdithionit R **10.7**-9399
Natriumdodecylsulfat **10.5**-8510
Natriumdodecylsulfat R **10.7**-9399
Natriumedetat **10.4**-8074
Natriumedetat R **10.7**-9399
Natriumedetat-Lösung (0,1 mol · l⁻¹) **10.7**-9516
Natriumethyl-4-hydroxybenzoat 4954
Natriumfluorid 4956
Natriumfluorid R **10.7**-9399
Natrium(¹⁸F)fluorid-Injektionslösung 1892
Natriumformiat R **10.7**-9399
Natriumfusidat 4957
Natriumglucuronat R **10.7**-9399
Natriumglycerophosphat, wasserhaltiges 4961
Natriumglycocholat-Dihydrat R **10.7**-9399
Natriumheptansulfonat R **10.7**-9399
Natriumheptansulfonat-Monohydrat R **10.7**-9399
Natriumhexanitrocobaltat(III) R **10.7**-9400
Natriumhexanitrocobaltat(III)-Lösung R **10.7**-9400
Natriumhexansulfonat R **10.7**-9400
Natriumhexansulfonat-Monohydrat R **10.7**-9400
Natriumhexansulfonat-Monohydrat zur Ionenpaar-Chromatographie R **10.7**-9400
Natriumhyaluronat 4962
Natriumhydrogencarbonat **10.3**-7350
Natriumhydrogencarbonat R **10.7**-9400
Natriumhydrogencarbonat-Lösung R **10.7**-9400
Natriumhydrogensulfat R **10.7**-9400
Natriumhydrogensulfit R **10.7**-9400
Natriumhydroxid 4966
Natriumhydroxid R **10.7**-9400
Natriumhydroxid-Lösung
– carbonatfreie R **10.7**-9400
– konzentrierte R **10.7**-9401
– methanolische R **10.7**-9401
– methanolische R 1 ....**10.7**-9401
– verdünnte R **10.7**-9401
Natriumhydroxid-Lösung R **10.7**-9400
Natriumhydroxid-Lösung (2 mol · l⁻¹) R **10.7**-9400
Natriumhydroxid-Lösung (4 mol · l⁻¹) R **10.7**-9400
Natriumhydroxid-Lösung (0,1 mol · l⁻¹) **10.7**-9516
Natriumhydroxid-Lösung (1 mol · l⁻¹) **10.7**-9516
Natriumhydroxid-Lösung (0,1 mol · l⁻¹), ethanolische **10.7**-9517
Natrium(2-hydroxybutyrat) R **10.7**-9401
Natriumhypobromit-Lösung R **10.7**-9401
Natriumhypochlorit-Lösung R **10.7**-9401
Natriumhypophosphit R **10.7**-9401
Natriumiodhippurat-Dihydrat zur Herstellung von radioaktiven Arzneimitteln 1894
Natrium(¹²³I)iodhippurat-Injektionslösung 1895
Natrium(¹³¹I)iodhippurat-Injektionslösung 1896
Natriumiodid 4967
Natriumiodid R **10.7**-9401
Natrium(¹²³I)iodid-Injektionslösung 1898
Natriumiodid-Kapseln für diagnostische Zwecke 1899
Natrium(¹³¹I)iodid-Kapseln für diagnostische Zwecke 1899
Natrium(¹³¹I)iodid-Kapseln für therapeutische Zwecke 1901
Natrium(¹³¹I)iodid-Lösung **10.4**-7913
Natrium(¹²³I)iodid-Lösung zur Radiomarkierung 1904
Natrium(¹³¹I)iodid-Lösung zur Radiomarkierung 1905
Natrium-(S)-lactat-Lösung **10.4**-8076
Natriumlactat-Lösung **10.4**-8075
Natriumlauroylsarcosinat zur äußeren Anwendung 4971
Natriumlaurylsulfat R **10.7**-9401
Natriumlaurylsulfat R 1 ....**10.7**-9401
Natriumlaurylsulfonat zur Chromatographie R **10.7**-9401
Natrium-Lösung (50 ppm Na) R **10.7**-9497
Natrium-Lösung (200 ppm Na) R **10.7**-9497
Natrium-Lösung (1000 ppm Na) R **10.7**-9497
Natriummetabisulfit **10.3**-7351
Natriummethanolat-Lösung (0,1 mol · l⁻¹) **10.7**-9517
Natriummethansulfonat R **10.7**-9402
Natriummethyl-4-hydroxybenzoat 4974
Natrium-2-methyl-2-thiazolin-4-carboxylat R **10.7**-9402
Natriummolybdat R **10.7**-9402
Natriummolybdat-Dihydrat 4976
Natrium(⁹⁹Mo)molybdat-Lösung aus Kernspaltprodukten 1906
Natriummonohydrogenarsenat R **10.7**-9402
Natriummonohydrogencitrat R **10.7**-9402
Natriummonohydrogenphosphat **10.3**-7352
– wasserfreies R **10.7**-9402
Natriummonohydrogenphosphat-Dihydrat **10.3**-7353
Natriummonohydrogenphosphat-Dihydrat R ..**10.7**-9402
Natriummonohydrogenphosphat-Dodecahydrat ...**10.3**-7354
Natriummonohydrogenphosphat-Dodecahydrat R **10.7**-9402
Natriummonohydrogenphosphat-Heptahydrat R **10.7**-9402
Natriummonohydrogenphosphat-Lösung R **10.7**-9402
Natriummycophenolat **10.3**-7355
Natriumnaphthochinonsulfonat R **10.7**-9402
Natriumnitrat R **10.7**-9403
Natriumnitrit 4981
Natriumnitrit R **10.7**-9403
Natriumnitrit-Lösung R **10.7**-9403
Natriumnitrit-Lösung (0,1 mol · l⁻¹) **10.7**-9517
Natriumoctansulfonat R **10.7**-9403
Natriumoctansulfonat-Monohydrat R **10.7**-9403
Natriumoctylsulfat R **10.7**-9403
Natriumoxalat R **10.7**-9403
Natriumoxidronat R **10.7**-9403
Natriumpentansulfonat R **10.7**-9403
Natriumpentansulfonat-Monohydrat R **10.7**-9403
Natriumpentansulfonat-Monohydrat R 1 .....**10.7**-9404
Natriumperborat, wasserhaltiges 4982
Natriumperchlorat R **10.7**-9404
Natriumperiodat R **10.7**-9404
Natriumperiodat-Lösung R **10.7**-9404
Natriumperiodat-Lösung (0,1 mol · l⁻¹) **10.7**-9517
Natrium(⁹⁹ᵐTc)pertechnetat-Injektionslösung aus Kernspaltprodukten 1911
Natrium(⁹⁹ᵐTc)pertechnetat-Injektionslösung (hergestellt in einem Beschleuniger) 1909
Natrium(⁹⁹ᵐTc)pertechnetat-Injektionslösung nicht aus Kernspaltprodukten 1913
Natriumphenylbutyrat 4982
Natriumphosphat R **10.7**-9404
Natrium(³²P)phosphat-Injektionslösung 1915

Gesamtregister 9819

Natriumphosphat-Pufferlösung pH 7,5
  (0,25 mol · l^{-1}) *R* **10.7**-9507
Natriumphosphat-Pufferlösung pH 8,0
  (0,02 mol · l^{-1}) *R* **10.7**-9508
Natriumphosphat-Pufferlösung pH 5,0
  (0,2 mol · l^{-1}), deuterierte *R* **10.7**-9502
Natriumphosphit-Pentahydrat *R* **10.7**-9404
Natriumpicosulfat 4984
Natriumpikrat-Lösung, alkalische *R* **10.7**-9404
Natriumpolystyrolsulfonat 4986
Natrium-1-propansulfonat *R* **10.7**-9404
Natriumpropionat 4988
Natriumpropyl-4-hydroxybenzoat 4989
Natriumpyruvat *R* **10.7**-9404
Natriumrhodizonat *R* **10.7**-9404
Natriumsalicylat 4991
Natriumsalicylat *R* **10.7**-9404
Natriumselenit 4992
Natriumselenit-Pentahydrat 4993
Natriumstearat **10.6**-8954
Natriumstearylfumarat 4995
Natriumstearylfumarat *R* **10.7**-9405
Natriumsulfat
  – wasserfreies 4996
  – wasserfreies *R* **10.7**-9405
  – wasserfreies *R* 1 .... **10.7**-9405
Natriumsulfat-Decahydrat 4997
Natriumsulfat-Decahydrat *R* **10.7**-9405
Natriumsulfid *R* **10.7**-9405
Natriumsulfid-Lösung *R* **10.7**-9405
Natriumsulfid-Lösung *R* 1 .... **10.7**-9405
Natriumsulfit **10.6**-8956
  – wasserfreies *R* **10.7**-9405
Natriumsulfit-Heptahydrat **10.6**-8957
Natriumsulfit-Heptahydrat *R* **10.7**-9405
Natriumtartrat *R* **10.7**-9405
Natriumtaurodesoxycholat-Monohydrat *R* **10.7**-9405
Natriumtetraborat **10.3**-7356
Natriumtetraborat *R* **10.7**-9406
Natriumtetraborat-Lösung *R* **10.7**-9406
Natriumtetrahydroborat *R* **10.7**-9406
Natriumtetrahydroborat-Reduktionslösung *R* **10.7**-9406
Natriumtetraphenylborat *R* **10.7**-9406
Natriumtetraphenylborat-Lösung *R* **10.7**-9406
Natriumthioglycolat *R* **10.7**-9406
Natriumthiosulfat 5001
Natriumthiosulfat *R* **10.7**-9406
Natriumthiosulfat, wasserfreies *R* **10.7**-9406
Natriumthiosulfat-Lösung (0,1 mol · l^{-1}) **10.7**-9517
Natriumtrimethylsilyl-(D$_4$)propionat *R* **10.7**-9406
Natriumtrimethylsilyl-(D$_4$)propionat *R* 1 .... **10.7**-9406
Natriumvalproat 5002
Natriumwolframat *R* **10.7**-9406
Nebivololhydrochlorid **10.7**-9729
Nebivololi hydrochloridum **10.7**-9729
Nelkenöl 2325
Neohesperidin *R* **10.7**-9407
Neohesperidindihydrochalcon 5004
Neohesperidindihydrochalconum 5004
Neomycini sulfas **10.1**-6433
Neomycinsulfat **10.1**-6433
Neostigminbromid **10.2**-6803
Neostigmini bromidum **10.2**-6803
Neostigmini metilsulfas **10.2**-6804
Neostigminmetilsulfat **10.2**-6804
Nephelometrie
  – Bestimmung von Impfstoffkomponenten
    (2.7.35) 421
  – Bestimmung von Klarheit und Opaleszenz (2.2.1) .. 27
Neroli aetheroleum 2326

trans-Nerolidol *R* **10.7**-9407
Neroliöl/Bitterorangenblütenöl 2326
Nerylacetat *R* **10.7**-9407
Neßlers Reagenz *R* **10.7**-9407
Neßler-Zylinder (2.1.5) 23
Netilmicini sulfas 5012
Netilmicinsulfat 5012
Nevirapin 5014
Nevirapin-Hemihydrat **10.1**-6435
Nevirapinum 5014
Nevirapinum hemihydricum **10.1**-6435
Newcastle-Krankheit-Impfstoff (inaktiviert) **10.2**-6729
Newcastle-Krankheit-Lebend-Impfstoff **10.2**-6731
Niaouli typo cineolo aetheroleum 2329
Niaouliöl vom Cineol-Typ 2329
Nicardipinhydrochlorid 5018
Nicardipini hydrochloridum 5018
Nicergolin 5019
Nicergolinum 5019
Nicethamid 5022
Nicethamidum 5022
Nicht am Stickstoff substituierte Barbiturate, Identi-
  tätsreaktion (*siehe* 2.3.1) 180
Nicht überzogene Tabletten, Friabilität (2.9.7) 466
Nickel
  – in hydrierten pflanzlichen Ölen (2.4.31) 223
  – in Polyolen (2.4.15) 197
Nickel(II)-chlorid *R* **10.7**-9407
Nickel-Lösung (0,1 ppm Ni) *R* **10.7**-9497
Nickel-Lösung (0,2 ppm Ni) *R* **10.7**-9497
Nickel-Lösung (5 ppm Ni) *R* **10.7**-9497
Nickel-Lösung (10 ppm Ni) *R* **10.7**-9497
Nickel-Lösung (1000 ppm Ni), ölige *R* **10.7**-9497
Nickelnitrat-Hexahydrat *R* **10.7**-9407
Nickel(II)-sulfat *R* **10.7**-9407
Niclosamid 5023
Niclosamid-Monohydrat 5024
Niclosamidum 5023
Niclosamidum monohydricum 5024
Nicorandil 5026
Nicorandilum 5026
Nicotin 5027
Nicotinamid 5029
Nicotinamid-Adenin-Dinukleotid *R* **10.7**-9408
Nicotinamid-Adenin-Dinukleotid-Lösung *R* **10.7**-9408
Nicotinamidum 5029
Nicotinditartrat-Dihydrat 5031
Nicotini ditartras dihydricus 5031
Nicotini resinas 5032
Nicotinoylhydrazid *R* **10.7**-9408
Nicotinresinat 5032
Nicotinsäure 5034
Nicotinsäure *R* **10.7**-9408
Nicotinum 5027
Nifedipin 5036
Nifedipinum 5036
Nifluminsäure 5038
Nifuroxazid 5040
Nifuroxazidum 5040
Nilblau A *R* **10.7**-9408
Nilblau-A-Lösung *R* **10.7**-9408
Nilotinibhydrochlorid-Monohydrat 5042
Nilotinibi hydrochloridum monohydricum 5042
Nilutamid 5045
Nilutamidum 5045
Nimesulid 5047
Nimesulidum 5047
Nimodipin 5049
Nimodipinum 5049
Ningpo-Braunwurzwurzel* **10.6**-8807

Die „Allgemeinen Vorschriften" gelten für alle Monographien und sonstigen Texte

Ph. Eur. 10. Ausgabe, 7. Nachtrag

Ninhydrin *R*	**10.7**-9408
Ninhydrin-Lösung *R*	**10.7**-9408
Ninhydrin-Lösung *R* 1	**10.7**-9408
Ninhydrin-Lösung *R* 2	**10.7**-9408
Ninhydrin-Lösung *R* 3	**10.7**-9408
Ninhydrin-Lösung *R* 4	**10.7**-9409
Ninhydrin-Reagenz *R*	**10.7**-9409
NIR-Spektroskopie (2.2.40)	95
Nitranilin *R*	**10.7**-9409
Nitrat, Identitätsreaktion (*siehe 2.3.1*)	182
Nitrat-Lösung (10 ppm NO$_3$) *R*	**10.7**-9497
Nitrat-Lösung (100 ppm NO$_3$) *R*	**10.7**-9497
Nitrat-Lösung (2 ppm NO$_3$) *R*	**10.7**-9497
Nitrazepam	5051
Nitrazepam *R*	**10.7**-9409
Nitrazepamum	5051
Nitrendipin	5052
Nitrendipinum	5052
Nitrilotriessigsäure *R*	**10.7**-9409
Nitrobenzaldehyd *R*	**10.7**-9409
4-Nitrobenzaldehyd *R*	**10.7**-9409
Nitrobenzaldehyd-Lösung *R*	**10.7**-9409
Nitrobenzaldehyd-Papier *R*	**10.7**-9409
4-Nitrobenzoesäure *R*	**10.7**-9409
Nitrobenzol *R*	**10.7**-9409
Nitrobenzoylchlorid *R*	**10.7**-9410
Nitrobenzylchlorid *R*	**10.7**-9410
4-(4-Nitrobenzyl)pyridin *R*	**10.7**-9410
Nitroethan *R*	**10.7**-9410
Nitrofural	**10.6**-8958
Nitrofuralum	**10.6**-8958
Nitrofurantoin	5055
Nitrofurantoin *R*	**10.7**-9410
Nitrofurantoinum	5055
Nitrogenii oxidum	5730
Nitrogenium	5727
Nitrogenium oxygenio depletum	5728
Nitromethan *R*	**10.7**-9410
4-Nitrophenol *R*	**10.7**-9410
Nitroprussidnatrium	5056
Nitroprussidnatrium *R*	**10.7**-9410
3-Nitrosalicylsäure *R*	**10.7**-9410
N-Nitrosamine in Wirkstoffen (2.5.42)	**10.3**-6931
N-Nitrosodiethanolamin *R*	**10.7**-9411
N-Nitrosodiethylamin, deuteriertes *R*	**10.7**-9411
N-Nitrosodiisopropanolamin *R*	**10.7**-9411
Nitrosodipropylamin *R*	**10.7**-9411
Nitrosodipropylamin-Lösung *R*	**10.7**-9411
N-Nitrosoethylmethylamin *R*	**10.7**-9411
Nitrotetrazolblau *R*	**10.7**-9411
Nizatidin	5058
Nizatidinum	5058
NMR-Spektroskopie (*siehe 2.2.33*)	78
Nomegestrolacetat	**10.1**-6437
Nomegestroli acetas	**10.1**-6437
Nonivamid *R*	**10.7**-9411
Nonoxinol 9	5062
Nonoxinolum 9	5062
Nonylamin *R*	**10.7**-9412
Noradrenalini hydrochloridum	5062
Noradrenalini tartras	5065
Nordazepam *R*	**10.7**-9412
Norepinephrinhydrochlorid/Noradrenalinhydrochlorid	5062
Norepinephrintartrat/Noradrenalintartrat	5065
Norethisteron	5067
Norethisteronacetat	5069
Norethisteroni acetas	5069
Norethisteronum	5067
Norfloxacin	**10.4**-8078
Norfloxacinum	**10.4**-8078
Norfluran	5074
Norfluranum	5074
Norgestimat	5080
Norgestimatum	5080
Norgestrel	5082
Norgestrelum	5082
DL-Norleucin *R*	**10.7**-9412
Normales Immunglobulin vom Menschen	
– zur intramuskulären Anwendung	4278
– zur intravenösen Anwendung	4281
– zur subkutanen Anwendung	4284
Normaltropfenzähler (2.1.1)	21
Nortriptylinhydrochlorid	5083
Nortriptylini hydrochloridum	5083
Noscapin	**10.2**-6806
Noscapinhydrochlorid *R*	**10.7**-9412
Noscapinhydrochlorid-Monohydrat	5087
Noscapini hydrochloridum hydricum	5087
Noscapinum	**10.2**-6806
Notoginseng radix*	2330
Notoginsengwurzel*	2330
Notopterygii rhizoma et radix*	**10.7**-9634
Notopterygiumwurzelstock mit Wurzel*	**10.7**-9634
Nukleinsäuren	
– in Polysaccharid-Impfstoffen (2.5.17)	236
– Verfahren zur Amplifikation (2.6.21)	301
Nux vomica für homöopathische Zubereitungen	2595
Nystatin	5088
Nystatinum	5088
Nystose *R*	**10.7**-9412

O

Oblatenkapseln	1390
Ochratoxin A in pflanzlichen Drogen, Bestimmung (2.8.22)	442
Ochratoxin-A-Lösung *R*	**10.7**-9412
Octan *R*	**10.7**-9412
Octanal *R*	**10.7**-9412
Octanol *R*	**10.7**-9413
3-Octanon *R*	**10.7**-9413
Octansäure *R*	**10.7**-9413
Octoxinol 10	5093
Octoxinol 10 *R*	**10.7**-9413
Octoxinolum 10	5093
Octreotid	5093
Octreotidacetat *R*	**10.7**-9413
Octreotidum	5093
Octylamin *R*	**10.7**-9413
Octyldodecanol	5096
Octyldodecanolum	5096
Octylgallat	5097
Octylis gallas	5097
Odermennigkraut	2332
Ölbaumblätter	**10.6**-8810
Ölbaumblättertrockenextrakt	2335
Ölharze	1318
Ölige Lösungen von Colecalciferol	**10.6**-8870
Ölsäure	5098
Ölsäure *R*	**10.7**-9414
Oenotherae oleum raffinatum	4892
Ofloxacin	**10.3**-7361
Ofloxacinum	**10.3**-7361
Ohr, Zubereitungen zur Anwendung am	**10.6**-8778
– Halbfeste Zubereitungen	**10.6**-8776
– Ohrenpulver	**10.6**-8776
– Ohrenspülungen	**10.6**-8776
– Ohrentampons	**10.6**-8776

– Ohrentropfen	**10.6**-8776
– Ohrsprays	**10.6**-8776
OHZ, Hydroxylzahl (2.5.3)	229
Olanzapin	5101
Olanzapinembonat-Monohydrat	**10.2**-6811
Olanzapini embonas monohydricus	**10.2**-6811
Olanzapinum	5101
Olea herbaria	1357
Olea pinguia	**4419**
– *Amygdalae oleum raffinatum*	4686
– *Amygdalae oleum virginale*	4685
– *Arachidis oleum hydrogenatum*	3743
– *Arachidis oleum raffinatum*	3744
– *Boraginis officinalis oleum raffinatum*	2999
– *Carthami oleum raffinatum*	3875
– *Cocois oleum raffinatum*	4466
– *Gossypii oleum hydrogenatum*	2879
– *Helianthi annui oleum raffinatum*	5680
– *Iecoris aselli domestici oleum*	**10.3**-7304
– *Iecoris aselli oleum A*	4509
– *Iecoris aselli oleum B*	4514
– *Lini oleum virginale*	4527
– *Maydis oleum raffinatum*	**10.1**-6421
– *Oenotherae oleum raffinatum*	4892
– *Olivae oleum raffinatum*	5105
– *Olivae oleum virginale*	5104
– *Piscis oleum omega-3 acidis abundans*	5118
– *Rapae oleum raffinatum*	5516
– *Ricini oleum hydrogenatum*	**10.1**-6481
– *Ricini oleum raffinatum*	**10.5**-8537
– *Ricini oleum virginale*	**10.5**-8536
– *Salmonis domestici oleum*	**10.3**-7289
– *Sesami oleum raffinatum*	5640
– *Soiae oleum hydrogenatum*	5662
– *Soiae oleum raffinatum*	5663
– *Theobromatis oleum*	**10.2**-6793
– *Tritici aestivi oleum raffinatum*	6176
– *Tritici aestivi oleum virginale*	6175
Oleae folii extractum siccum	2335
Oleae folium	**10.6**-8810
Oleamid *R*	**10.7**-9414
Oleanolsäure *R*	**10.7**-9414
Oleoresina	1318
Oleosa	1318
Oleuropein *R*	**10.7**-9414
Oleylalkohol	5103
Oleylalkohol *R*	**10.7**-9414
Olibanum indicum	2501
Olivae oleum raffinatum	5105
Olivae oleum virginale	5104
Olivenöl	
– natives	5104
– raffiniertes	5105
Olivenöl *R*	**10.7**-9414
Olmesartanmedoxomil	**10.3**-7363
Olmesartanum medoxomilum	**10.3**-7363
Olsalazin-Natrium	5109
Olsalazinum natricum	5109
Omega-3 acidorum esteri ethylici 60	5112
Omega-3 acidorum esteri ethylici 90	5115
Omega-3 acidorum triglycerida	**10.3**-7365
Omega-3-Säurenethylester 60	5112
Omega-3-Säurenethylester 90	5115
Omega-3-Säuren-reiche Öle	
– Bestimmung der Fettsäurenzusammensetzung (2.4.29)	**10.6**-8687
– Gesamtcholesterol (2.4.32)	224
Omega-3-Säuren-reiches Fischöl	5118
Omega-3-Säuren-Triglyceride	**10.3**-7365
Omeprazol	**10.5**-8515
Omeprazol-Magnesium	5125
Omeprazol-Natrium	5128
Omeprazolum	**10.5**-8515
Omeprazolum magnesicum	5125
Omeprazolum natricum	5128
Ondansetronhydrochlorid-Dihydrat	**10.2**-6813
Ondansetroni hydrochloridum dihydricum	**10.2**-6813
Ononidis radix	2209
Opaleszenz von Flüssigkeiten (2.2.1)	27
*Ophiopogonis radix**	2407
Ophthalmica	**10.6**-8774
Opii extractum siccum normatum	**10.3**-7126
Opii pulvis normatus	2339
Opii tinctura normata	2341
Opium	2337
Opium crudum	2337
Opiumpulver, eingestelltes	2339
Opiumtinktur, eingestellte	2341
Opiumtrockenextrakt, eingestellter	**10.3**-7126
Optische Drehung (*siehe* 2.2.7)	34
Optische Mikroskopie (2.9.37)	534
Orbifloxacin für Tiere	5132
Orbifloxacinum ad usum veterinarium	5132
Orcin *R*	**10.7**-9414
Orciprenalini sulfas	5134
Orciprenalinsulfat	5134
Orientalischer-Knöterich-Früchte*	2344
Orientin *R*	**10.7**-9415
Origani herba	2125
Orphenadrincitrat	5137
Orphenadrinhydrochlorid	5138
Orphenadrini citras	5137
Orphenadrini hydrochloridum	5138
Orthophosphat, Identitätsreaktion (*siehe* 2.3.1)	182
Orthosiphonblätter	2346
Orthosiphonis folium	2346
Oryzae amylum	5519
Oseltamiviri phosphas	5140
Oseltamivirphosphat	5140
Osmolalität (2.2.35)	85
Osthol *R*	**10.7**-9415
Ouabain	5143
Ouabainum	5143
Oxacillin-Natrium-Monohydrat	5145
Oxacillinum natricum monohydricum	5145
Oxaliplatin	5148
Oxaliplatinum	5148
Oxalsäure *R*	**10.7**-9415
Oxalsäure-Schwefelsäure-Lösung *R*	**10.7**-9415
Oxazepam	5151
Oxazepam *R*	**10.7**-9415
Oxazepamum	5151
Oxcarbazepin	5153
Oxcarbazepinum	5153
Oxeladinhydrogencitrat	5155
Oxeladini hydrogenocitras	5155
Oxfendazol für Tiere	**10.1**-6441
Oxfendazolum ad usum veterinarium	**10.1**-6441
Oxidierende Substanzen (2.5.30)	243
Oxitropii bromidum	5158
Oxitropiumbromid	5158
Oxolinsäure	5160
2,2′-Oxybis(*N,N*-dimethylethylamin) *R*	**10.7**-9415
4,4′-[Oxybis[(4,1-phenylen)sulfonyl]]dianilin *R*	**10.7**-9415
Oxybuprocainhydrochlorid	5162
Oxybuprocaini hydrochloridum	5162
Oxybutyninhydrochlorid	**10.6**-8963
Oxybutynini hydrochloridum	**10.6**-8963
Oxycodonhydrochlorid	5166
Oxycodoni hydrochloridum	5166

Oxygenium 5617
Oxygenium(^{15}O) 1916
Oxygenium 93 per centum 5618
Oxymetazolinhydrochlorid 10.1-6442
Oxymetazolini hydrochloridum 10.1-6442
Oxytetracyclin-Dihydrat 10.2-6815
Oxytetracyclinhydrochlorid 10.7-9735
Oxytetracyclinhydrochlorid R 10.7-9415
Oxytetracyclini hydrochloridum 10.7-9735
Oxytetracyclinum dihydricum 10.2-6815
Oxytocin 5175
Oxytocini solutio concentrata 5176
Oxytocin-Lösung, konzentrierte 5176
Oxytocinum 5175

P

Paclitaxel 10.1-6447
Paclitaxelum 10.1-6447
Paeoniae radix alba* 2365
Paeoniae radix rubra* 2363
Paeoniflorin R 10.7-9415
Paeonol R 10.7-9416
Palladium R 10.7-9416
Palladium(II)-chlorid R 10.7-9416
Palladium(II)-chlorid-Lösung R 10.7-9416
Palladium-Lösung (0,5 ppm Pd) R 10.7-9497
Palladium-Lösung (20 ppm Pd) R 10.7-9497
Palladium-Lösung (500 ppm Pd) R 10.7-9497
Palmatin R 10.7-9416
Palmitinsäure 5186
Palmitinsäure R 10.7-9416
Palmitoleinsäure R 10.7-9416
Palmitoylascorbinsäure 10.3-7371
Palmitylalkohol R 10.7-9416
Pamidronat-Dinatrium-Pentahydrat 5188
Pancreatis pulvis 5191
Pancuronii bromidum 5189
Pancuroniumbromid 5189
Pankreasnekrose-Impfstoff (inaktiviert, injizierbar,
  mit öligem Adjuvans) für Salmoniden (Infekti-
  öse-) 1732
Pankreas-Pulver 5191
Pankreas-Pulver R 10.7-9416
Panleukopenie-Impfstoff (inaktiviert) für Katzen,
  (infektiöse) 1734
Panleukopenie-Lebend-Impfstoff für Katzen,
  (Infektiöse-) 10.2-6734
Pantoprazol-Natrium-Sesquihydrat 5195
Pantoprazolum natricum sesquihydricum 5195
Papain R 10.7-9417
Papaverinhydrochlorid 5197
Papaverinhydrochlorid R 10.7-9417
Papaverini hydrochloridum 5197
Papaveris rhoeados flos 2257
Papier zur Chromatographie R 10.7-9417
Papierchromatographie
  - siehe (2.2.26) 61
  - siehe (2.2.46) 111
Paracetamol 10.7-9741
Paracetamol R 10.7-9417
Paracetamol, 4-aminophenolfreies R 10.7-9417
Paracetamolum 10.7-9741
Paraffin
  - dickflüssiges 5201
  - dünnflüssiges 5203
  - flüssiges R 10.7-9417
Paraffinum liquidum 5201
Paraffinum perliquidum 5203

Paraffinum solidum 4167
Parainfluenza-Virus-Lebend-Impfstoff
  - für Hunde 10.2-6736
  - für Rinder 10.2-6738
Paraldehyd 5204
Paraldehyd R 10.7-9417
Paraldehydum 5204
Pararosaniliniumchlorid R 10.7-9417
Pararosaniliniumchlorid-Reagenz R 10.7-9417
Parenterale Zubereitungen, Depyrogenisierung von
  Gegenständen in der Herstellung (5.1.12) ..10.3-7020
Parenteralia 10.5-8310
  - Bestimmung des entnehmbaren Volumens
    (2.9.17) 477
  - Gele zur Injektion 10.5-8310
  - Implantate 10.5-8310
  - Infusionszubereitungen 10.5-8310
  - Injektionszubereitungen 10.5-8310
  - Intravitreale Zubereitungen 10.5-8310
  - Konzentrate zur Herstellung von
    Infusionszubereitungen 10.5-8310
  - Konzentrate zur Herstellung von
    Injektionszubereitungen 10.5-8310
  - Pulver zur Herstellung von Infusionszuberei-
    tungen 10.5-8310
  - Pulver zur Herstellung von Injektionszuberei-
    tungen 10.5-8310
Parnaparin-Natrium 5205
Parnaparinum natricum 5205
Paroxetinhydrochlorid 10.4-8083
Paroxetinhydrochlorid-Hemihydrat 10.4-8086
Paroxetini hydrochloridum 10.4-8083
Paroxetini hydrochloridum hemihydricum 10.4-8086
Parthenolid R 10.7-9417
Partikeldichte (siehe 2.2.42) 105
Partikelgröße, Bestimmung durch Laserdiffraktome-
  trie (2.9.31) 511
Partikelgrößenverteilung, Bestimmung durch analyti-
  sches Sieben (2.9.38) 537
Partikelkontamination
  - Nicht sichtbare Partikeln (2.9.19) 10.3-6965
  - Nicht sichtbare Partikeln in nicht injizierbaren,
    flüssigen Zubereitungen (2.9.53) 10.6-8715
  - sichtbare Partikeln (2.9.20) 496
  - sichtbare Partikeln, Empfehlungen zur Prü-
    fung (5.17.2) 10.3-7025
Parvovirose-Impfstoff (inaktiviert)
  - für Hunde 1742
  - für Schweine 10.2-6740
Parvovirose-Lebend-Impfstoff für Hunde 10.5-8337
Passiflorae herba 10.3-7128
Passiflorae herbae extractum siccum 10.3-7130
Passionsblumenkraut 10.3-7128
Passionsblumenkrauttrockenextrakt 10.3-7130
Pasteurella-Impfstoff (inaktiviert) für Schafe ...1748
PCR, Polymerase-Kettenreaktion (siehe 2.6.21) 301
Pefloxacini mesilas dihydricus 5212
Pefloxacinmesilat-Dihydrat 5212
Peimin R 10.7-9418
Peiminin R 10.7-9418
Pelargonii radix 2351
Pelargoniumwurzel 2351
Pellets, Friabilität (2.9.41) 549
Pemetrexed-Dinatrium-Heptahydrat 5214
Pemetrexed-Dinatrium-2,5-Hydrat 10.5-8521
Pemetrexedum dinatricum heptahydricum 5214
Pemetrexedum dinatricum 2,5-hydricum 10.5-8521
Penbutololi sulfas 5217
Penbutololsulfat 5217
Penicillamin 10.5-8524

Penicillaminum	**10.5**-8524
Penicillinase-Lösung *R*	**10.7**-9418
Pentaerythrityli tetranitras dilutus	5221
Pentaerythrityltetranitrat-Verreibung	5221
Pentafluorpropansäure *R*	**10.7**-9418
Pentafluorpropansäureanhydrid *R*	**10.7**-9418
Pentamidindiisetionat	5224
Pentamidini diisetionas	5224
Pentan *R*	**10.7**-9419
1,2-Pentandiol *R*	**10.7**-9419
Pentanol *R*	**10.7**-9419
3-Pentanon *R*	**10.7**-9419
Pentazocin	5225
Pentazocinhydrochlorid	5226
Pentazocini hydrochloridum	5226
Pentazocini lactas	5227
Pentazocinlactat	5227
Pentazocinum	5225
Pentetsäure *R*	**10.7**-9419
Pentobarbital	**10.3**-7371
Pentobarbitalum	**10.3**-7371
Pentobarbitalum natricum	**10.3**-7373
Pentobarbital-Natrium	**10.3**-7373
Pentoxifyllin	**10.1**-6452
Pentoxifyllinum	**10.1**-6452
Pentoxyverincitrat	5235
Pentoxyverini hydrogenocitras	5235
tert-Pentylalkohol *R*	**10.7**-9419
Pepsin	5236
Pepsin *R*	**10.7**-9419
Pepsini pulvis	5236
Peptid-*N*-glycosidase F *R*	**10.7**-9419
Peptid-Identifizierung durch Kernresonanzspektroskopie (2.2.64)	164
Peptidmustercharakterisierung (2.2.55)	133
Perchlorsäure *R*	**10.7**-9419
Perchlorsäure (0,1 mol · l^{-1})	**10.7**-9517
Perchlorsäure-Lösung *R*	**10.7**-9419
Perfluorheptansäure *R*	**10.7**-9420
Pergolidi mesilas	5238
Pergolidmesilat	5238
Perindopril-*tert*-butylamin	**10.1**-6455
Periodat-Essigsäure-Reagenz *R*	**10.7**-9420
Periodsäure *R*	**10.7**-9420
Peritonealdialyselösungen	5244
Permethrin *R*	**10.7**-9420
Permethrin (25:75)	5247
Permethrinum 25:75	5247
Peroxid-Teststreifen *R*	**10.7**-9420
Peroxidzahl (2.5.5)	231
Perphenazin	5249
Perphenazinum	5249
Persicae semen*	**10.7**-9638
Persicariae tinctoriae folium*	2153
Pertussis-Adsorbat-Impfstoff	
– (azellulär, aus Komponenten)	1563
– (azellulär, co-gereinigt)	1566
Pertussis(Ganzzell)-Adsorbat-Impfstoff	1568
Pertussis(Ganzzell)-Impfstoff, Bestimmung der Wirksamkeit (2.7.7)	378
Pertussis-Impfstoff (azellulär), Bestimmung der Wirksamkeit (2.7.16)	396
Pertussis-Toxin, restliches (2.6.33)	334
Perubalsam	2352
Perylen *R*	**10.7**-9420
Pestizid-Rückstände (2.8.13)	**10.6**-8693
Pethidinhydrochlorid	5251
Pethidini hydrochloridum	5251
Petrolether *R*	**10.7**-9420
Petrolether *R* 1	**10.7**-9420
Petrolether *R* 2	**10.7**-9420
Petrolether *R* 3	**10.7**-9420
Petrolether *R* 4	**10.7**-9420
Petroleum ad praeparationes homoeopathicas	2597
Petroleum rectificatum für homöopathische Zubereitungen	2597
Pfeffer*	2353
Pfeffer, Langer*	2355
Pfefferminzblätter	2358
Pfefferminzblättertrockenextrakt	2359
Pfefferminzöl	2361
Pferdeserum-Gonadotropin für Tiere	5253
Pfingstrosenwurzel	
– rote*	2363
– weiße*	2365
Pfirsichsamen*	**10.7**-9638
Pflanzliche Arzneimittel zum Einnehmen und Extrakte zu deren Herstellung	
– mikrobiologische Prüfung (2.6.31)	330
– mikrobiologische Qualität (5.1.8)	1023
Pflanzliche Drogen	1353
– ätherische Öle in (2.8.12)	**10.4**-7529
– Bestimmung des Gerbstoffgehalts (2.8.14)	434
– Bestimmung von Aflatoxin B$_1$ (2.8.18)	435
– Bestimmung von Ochratoxin A (2.8.22)	442
– Fremde Bestandteile (2.8.2)	427
– für homöopathische Zubereitungen	2530
– Gerbstoffgehalt (2.8.14)	434
– Instantteezubereitungen	1346
– mikroskopische Prüfung (2.8.23)	443
– Monographien zu Extrakten, Informationskapitel (5.23)	1283
– Pestizid-Rückstände (2.8.13)	**10.6**-8693
– Probennahme und Probenvorbereitung (2.8.20)	438
– Prüfung auf Aristolochiasäuren (2.8.21)	440
– Schwermetalle, Grenzprüfung (2.4.27)	217
– TCM, Bezeichnungen (5.22)	**10.7**-9553
– TCM, Vorbehandlung bei der Zubereitung, allgemeine Informationen (5.18) (5.18)	**10.5**-8283
– und Zubereitungen aus pflanzlichen Drogen, Hochleistungsdünnschichtchromatographie (2.8.25)	446
– Zubereitungen aus	1356
– zur Teebereitung	1356
Pflanzliche Drogen und Zubereitungen aus pflanzlichen Drogen	
– Ätherische Öle	
– Anisöl	2019
– Bitterfenchelkrautöl	2060
– Bitterfenchelöl	2063
– Cassiaöl	2091
– Citronellöl	2117
– Citronenöl	**10.7**-9631
– Eucalyptusöl	**10.5**-8353
– Kamillenöl	2252
– Kiefernnadelöl	2255
– Korianderöl	2268
– Kümmelöl	2271
– Latschenkiefernöl	2272
– Lavendelöl	2276
– Mandarinenschalenöl	**10.7**-9633
– Minzöl	2315
– Muskatellersalbeiöl	2319
– Muskatöl	2321
– Nelkenöl	2325
– Neroliöl/Bitterorangenblütenöl	2326
– Niaouliöl vom Cineol-Typ	2329
– Pfefferminzöl	2361
– Rosmarinöl	2382
– Spanisches Salbeiöl	2399

- Speiköl 2440
- Sternanisöl 2450
- Süßorangenschalenöl **10.7**-9646
- Teebaumöl 2473
- Terpentinöl 2474
- Thymianöl vom Thymol-Typ 2481
- Wacholderöl 2494
- Zimtblätteröl 2518
- Zimtöl 2519
– Blattdrogen
  - Artischockenblätter 2026
  - Bärentraubenblätter 2032
  - Belladonnablätter 2046
  - Belladonnapulver, Eingestelltes 2050
  - Birkenblätter 2058
  - Bitterkleeblätter 2065
  - Boldoblätter 2074
  - Brennnesselblätter 2080
  - Digitalis-purpurea-Blätter 2123
  - Dreilappiger Salbei 2396
  - Efeublätter 2131
  - Eibischblätter 2132
  - Eschenblätter 2144
  - Eucalyptusblätter 2146
  - Färberknöterichblätter 2153
  - Ginkgoblätter 2179
  - Grüner Tee 2197
  - Hamamelisblätter 2206
  - Malvenblätter 2299
  - Mateblätter 2310
  - Melissenblätter 2312
  - Ölbaumblätter **10.6**-8810
  - Orthosiphonblätter 2346
  - Pfefferminzblätter 2358
  - Rosmarinblätter 2380
  - Salbeiblätter 2397
  - Schwarze-Johannisbeere-Blätter 2414
  - Sennesfiederblättchen **10.1**-6285
  - Spitzwegerichblätter 2441
  - Stramoniumblätter 2456
  - Stramoniumpulver, Eingestelltes 2459
  - Weißdornblätter mit Blüten **10.3**-7132
  - Zitronenverbenenblätter 2521
– Blütendrogen
  - Abelmoschus-Blütenkrone* 1985
  - Arnikablüten 2022
  - Bitterorangenblüten 2066
  - Färberdistelblüten* 2151
  - Gewürznelken **10.3**-7117
  - Hibiscusblüten 2218
  - Holunderblüten 2224
  - Hopfenzapfen 2226
  - Japanischer-Pagodenbaum-Blüten* 2238
  - Japanischer-Pagodenbaum-Blütenknospen* ..2240
  - Kamillenblüten 2249
  - Klatschmohnblüten 2257
  - Königskerzenblüten/Wollblumen 2259
  - Lavendelblüten 2274
  - Lindenblüten **10.3**-7124
  - Magnolia-biondii-Blütenknospen* 2292
  - Magnolia-officinalis-Blüten* 2295
  - Malvenblüten 2301
  - Ringelblumenblüten **10.1**-6283
  - Römische Kamille 2247
  - Rohrkolbenpollen* 2378
– Fluidextrakte
  - Chinarindenfluidextrakt, Eingestellter ...2101
  - Ipecacuanhafluidextrakt, Eingestellter 2231
  - Kamillenfluidextrakt 2251
  - Sägepalmenfrüchteextrakt 2393
- Weißdornblätter-mit-Blüten-Fluid-
  extrakt **10.3**-7136
– Fruchtdrogen
  - Amomum-Früchte* 1997
  - Amomum-Früchte*, Runde 2000
  - Anis 2018
  - Bitterorangenschale 2067
  - Bocksdornfrüchte* 2071
  - Braunellenähren* 2077
  - Cayennepfeffer 2092
  - Chinesische-Quitte-Früchte* **10.5**-8349
  - Fenchel, Bitterer 2160
  - Fenchel, Süßer 2161
  - Forsythienfrüchte* **10.4**-7919
  - Gardenienfrüchte* 2167
  - Hagebuttenschalen 2205
  - Heidelbeeren, Frische 2211
  - Heidelbeeren, Getrocknete **10.5**-8354
  - Koriander 2267
  - Kümmel **10.3**-7119
  - Mandarinenschale* 2302
  - Mariendistelfrüchte **10.6**-8804
  - Mönchspfefferfrüchte 2317
  - Orientalischer-Knöterich-Früchte* 2344
  - Pfeffer* 2353
  - Pfeffer, Langer* 2355
  - Sägepalmenfrüchte 2390
  - Schisandrafrüchte* 2405
  - Sennesfrüchte **10.1**-6287
  - Sternanis 2448
  - Stinkeschenfrüchte* 2454
  - Wacholderbeeren 2493
  - Weißdornfrüchte **10.1**-6290
  - Zanthoxylum-bungeanum-Schale* **10.4**-7927
– Krautdrogen, Sprossdrogen
  - Akebiaspross* 1991
  - Andornkraut 2002
  - Andrographiskraut* 2004
  - Asiatisches Wassernabelkraut 2496
  - Blutweiderichkraut 2070
  - Buchweizenkraut 2083
  - Clematis-armandii-Spross* 2120
  - Dostenkraut 2125
  - Echtes Goldrutenkraut 2194
  - Ecliptakraut* 2129
  - Eisenkraut 2136
  - Ephedrakraut* 2141
  - Erdrauchkraut 2143
  - Frauenmantelkraut 2165
  - Gekrönte-Scharte-Kraut 2171
  - Goldrutenkraut 2192
  - Herzgespannkraut 2216
  - Houttuyniakraut* 2227
  - Johanniskraut 2242
  - Löwenzahnkraut mit Wurzel 2286
  - Mädesüßkraut 2289
  - Mutterkraut **10.4**-7923
  - Odermennigkraut 2332
  - Passionsblumenkraut **10.3**-7128
  - Purpur-Sonnenhut-Kraut 2430
  - Quendelkraut 2371
  - Schachtelhalmkraut 2401
  - Schafgarbenkraut 2403
  - Schöllkraut 2412
  - Schwarznesselkraut 2416
  - Sinomenium-acutum-Spross* **10.5**-8356
  - Steinkleekraut 2444
  - Stiefmütterchen mit Blüten, Wildes 2452
  - Tausendgüldenkraut 2472
  - Thymian 2479

Gesamtregister

- – Uncariazweige mit Dornen* 2487
- – Vogelknöterichkraut 2491
- – Wermutkraut 2509
- – Wolfstrappkraut* 2511
- Pflanzensäfte und -harze, Harzextrakte
  - – Agar 1990
  - – Aloe, Curaçao- 1993
  - – Aloe, Kap- 1994
  - – Benzoe, Siam- 2053
  - – Benzoe, Sumatra- 2056
  - – Cayennepfefferdickextrakt, Eingestellter 2094
  - – Cayennepfefferölharz, Eingestelltes, raffiniertes 2096
  - – Gummi, Arabisches 2202
  - – Kolophonium 2262
  - – Mastix 2309
  - – Myrrhe 2323
  - – Opium 2337
  - – Opiumpulver, Eingestelltes 2339
  - – Perubalsam 2352
  - – Tolubalsam 2483
  - – Tragant 2486
  - – Weihrauch, Indischer 2501
- Rindendrogen
  - – Cascararinde 2087
  - – Chinarinde 2099
  - – Chinesische-Esche-Rinde* **10.1**-6277
  - – Eichenrinde 2135
  - – Eucommiarinde* 2149
  - – Faulbaumrinde 2157
  - – Hamamelisrinde 2208
  - – Magnolienrinde* 2297
  - – Pflaumenbaumrinde, Afrikanische 2367
  - – Seifenrinde 2417
  - – Strauchpäonienwurzelrinde* 2460
  - – Weidenrinde 2498
  - – Zimtrinde 2520
- Samendrogen
  - – Aprikosensamen, Bittere* **10.7**-9629
  - – Bockshornsamen 2072
  - – Flohsamen 2163
  - – Flohsamen, Indische 2164
  - – Flohsamenschalen, Indische 2165
  - – Guar 2199
  - – Guarana 2200
  - – Hiobstränensamen* 2222
  - – Kolasamen 2261
  - – Leinsamen 2277
  - – Pfirsichsamen* **10.7**-9638
  - – Rosskastaniensamen 2384
- Thallusdrogen
  - – Ganoderma* **10.6**-8800
  - – Isländisches Moos/Isländische Flechte 2237
  - – Poria-cocos-Fruchtkörper* 2368
  - – Tang 2471
- Tinkturen
  - – Arnikatinktur 2024
  - – Baldriantinktur 2036
  - – Belladonnatinktur, Eingestellte 2052
  - – Bitterorangenschalentinktur 2069
  - – Cayennepfeffertinktur, Eingestellte 2097
  - – Enziantinktur 2138
  - – Ipecacuanhatinktur, Eingestellte 2234
  - – Myrrhentinktur 2324
  - – Opiumtinktur, Eingestellte 2341
  - – Ratanhiatinktur 2373
  - – Salbeitinktur 2400
  - – Siam-Benzoe-Tinktur 2055
  - – Sumatra-Benzoe-Tinktur 2057
  - – Tormentilltinktur 2484
- Trockenextrakte
  - – Aloetrockenextrakt, Eingestellter 1996
  - – Artischockenblättertrockenextrakt 2028
  - – Baldriantrockenextrakt, mit wässrig-alkoholischen Mischungen hergestellter 2038
  - – Baldriantrockenextrakt, mit Wasser hergestellter 2037
  - – Belladonnablättertrockenextrakt, Eingestellter 2048
  - – Boldoblättertrockenextrakt 2076
  - – Cascaratrockenextrakt, Eingestellter 2089
  - – Faulbaumrindentrockenextrakt, Eingestellter 2159
  - – frische Heidelbeeren, Eingestellter, gereinigter Trockenextrakt 2212
  - – Ginkgotrockenextrakt, Quantifizierter, raffinierter 2181
  - – Ginsengtrockenextrakt 2184
  - – Johanniskrauttrockenextrakt, Quantifizierter ..2244
  - – Mariendistelfrüchtetrockenextrakt, Eingestellter, gereinigter **10.6**-8806
  - – Melissenblättertrockenextrakt 2314
  - – Mönchspfefferfrüchtetrockenextrakt 2318
  - – Ölbaumblättertrockenextrakt 2335
  - – Opiumtrockenextrakt, Eingestellter **10.3**-7126
  - – Passionsblumenkrauttrockenextrakt **10.3**-7130
  - – Pfefferminzblättertrockenextrakt 2359
  - – Rosskastaniensamentrockenextrakt, Eingestellter 2386
  - – Sennesfiederblättchentrockenextrakt, eingestellter **10.7**-9641
  - – Sennesfrüchtetrockenextrakt, eingestellter, mit wässrig-alkoholischen Mischungen hergestellter **10.7**-9644
  - – Sennesfrüchtetrockenextrakt, eingestellter, mit Wasser hergestellter **10.7**-9642
  - – Süßholzwurzeltrockenextrakt als Geschmackskorrigens 2465
  - – Teufelskrallenwurzeltrockenextrakt 2478
  - – Weidenrindentrockenextrakt 2500
  - – Weißdornblätter-mit-Blüten-Trockenextrakt **10.3**-7138
- Wurzeldrogen
  - – Achyranthiswurzel* 1987
  - – Anemarrhena-asphodeloides-Wurzelstock* ...2007
  - – Angelica-dahurica-Wurzel* 2009
  - – Angelica-pubescens-Wurzel* 2011
  - – Angelica-sinensis-Wurzel* 2014
  - – Angelikawurzel 2016
  - – Atractylodes-lancea-Wurzelstock* **10.6**-8797
  - – Atractylodes-macrocephala-Wurzelstock 2031
  - – Baikal-Helmkraut-Wurzel* **10.4**-7917
  - – Baldrianwurzel 2040
  - – Baldrianwurzel, Geschnittene 2042
  - – Ballonblumenwurzel* 2044
  - – Blasser-Sonnenhut-Wurzel 2432
  - – Brennnesselwurzel **10.6**-8798
  - – Buschknöterichwurzelstock mit Wurzel* 2085
  - – Chinesischer-Liebstöckel-Wurzel* 2104
  - – Chinesischer-Liebstöckel-Wurzelstock mit Wurzel* 2106
  - – Chinesischer-Tragant-Wurzel* 2108
  - – Chinesisches-Hasenohr-Wurzel* **10.5**-8351
  - – Cimicifugawurzelstock 2112
  - – Curcumawurzelstock 2122
  - – Cyathulawurzel* **10.3**-7113
  - – Drynariawurzelstock* 2127
  - – Eibischwurzel 2134
  - – Enzianwurzel 2139
  - – Färberwaidwurzel* 2155

- Gastrodienwurzelstock* 2170
- Gelbwurz, Javanische 2174
- Gelbwurz, Kanadische **10.6**-8802
- Ginsengwurzel 2186
- Glockenwindenwurzel* 2189
- Goldfadenwurzelstock* 2190
- Großer-Wiesenknopf-Wurzel* **10.4**-7925
- Hauhechelwurzel 2209
- Himalayaschartenwurzel* 2219
- Ingwerwurzelstock 2229
- Ipecacuanhapulver, Eingestelltes 2232
- Ipecacuanhawurzel 2235
- Knoblauchpulver 2258
- Kopoubohnenwurzel* 2263
- Kopoubohnenwurzel*, Mehlige 2265
- Leopardenblumenwurzelstock* **10.3**-7120
- Lerchenspornwurzelstock* 2281
- Liebstöckelwurzel **10.3**-7122
- Löwenzahnwurzel 2287
- Mäusedornwurzelstock 2290
- Morindawurzel* **10.4**-7921
- Ningpo-Braunwurzwurzel* **10.6**-8807
- Notoginsengwurzel* 2330
- Notopterygiumwurzelstock mit Wurzel* **10.7**-9634
- Pelargoniumwurzel 2351
- Pfingstrosenwurzel, Rote* 2363
- Pfingstrosenwurzel, Weiße* 2365
- Primelwurzel 2369
- Purpur-Sonnenhut-Wurzel 2435
- Queckenwurzelstock 2370
- Ratanhiawurzel 2374
- Rehmanniawurzel* **10.1**-6281
- Rhabarberwurzel 2375
- Rotwurzsalbei-Wurzelstock mit Wurzel* 2388
- Schlangenbartwurzel* 2407
- Schlangenwiesenknöterichwurzelstock* 2409
- Schmalblättriger-Sonnenhut-Wurzel 2437
- Schnurbaumwurzel* 2410
- Senegawurzel 2419
- Stachelpanaxwurzelrinde* 2443
- Stephania-tetrandra-Wurzel* 2446
- Süßholzwurzel 2463
- Taigawurzel 2468
- Teufelskrallenwurzel 2476
- Tormentillwurzelstock 2485
- Vielblütiger-Knöterich-Wurzel* 2489
- Yamswurzelknollen* 2514
- Yamswurzelknollen, japanische* 2515
- Zhekiang-Fritillariazwiebel* **10.6**-8811

Pflanzliche Öle
- fette 1357
- hydrierte, Nickel in (2.4.31) 223

Pflaster **10.5**-8314
- transdermale, Wirkstofffreisetzung **10.5**-8267
- wirkstoffhaltige **10.5**-8314

Pharmaceutica 1359
Pharmazeutische Zubereitungen 1359
- nicht sterile, mikrobiologische Qualität (5.1.4) **10.3**-7013
α-Phellandren *R* **10.7**-9421
Phenanthren *R* **10.7**-9421
Phenanthrolinhydrochlorid *R* **10.7**-9421
Phenazon 5254
Phenazon *R* **10.7**-9421
Phenazonum 5254
Pheniramini maleas 5256
Pheniraminmaleat 5256
Phenobarbital 5258
Phenobarbital-Natrium 5260

Phenobarbitalum 5258
Phenobarbitalum natricum 5260
Phenol 5262
Phenol *R* **10.7**-9421
Phenol in Sera und Impfstoffen (2.5.15) 236
Phenolphthalein 5263
Phenolphthalein *R* **10.7**-9421
Phenolphthalein-Lösung *R* **10.7**-9421
Phenolphthalein-Lösung *R* 1 .....**10.7**-9421
Phenolphthalein-Papier *R* **10.7**-9421
Phenolphthaleinum 5263
Phenolrot *R* **10.7**-9421
Phenolrot-Lösung *R* **10.7**-9422
Phenolrot-Lösung *R* 2 .....**10.7**-9422
Phenolrot-Lösung *R* 3 .....**10.7**-9422
Phenolsulfonphthalein 5264
Phenolsulfonphthaleinum 5264
Phenolum 5262
Phenothiazine, Identifizierung durch Dünnschichtchromatographie (2.3.3) 185
2-Phenoxyanilin *R* **10.7**-9422
Phenoxybenzaminhydrochlorid **10.6**-8969
Phenoxybenzamini hydrochloridum **10.6**-8969
Phenoxyessigsäure *R* **10.7**-9422
Phenoxyethanol 5265
Phenoxyethanol *R* **10.7**-9422
Phenoxyethanolum 5265
Phenoxymethylpenicillin **10.2**-6821
Phenoxymethylpenicillin-Benzathin-Tetrahydrat 5269
Phenoxymethylpenicillin-Kalium **10.2**-6823
Phenoxymethylpenicillinum **10.2**-6821
Phenoxymethylpenicillinum kalicum **10.2**-6823
Phentolamini mesilas 5274
Phentolaminmesilat 5274
Phenylalanin 5276
Phenylalanin *R* **10.7**-9422
Phenylalaninum 5276
Phenylbutazon 5278
Phenylbutazonum 5278
p-Phenylendiamindihydrochlorid *R* **10.7**-9422
Phenylephrin **10.1**-6459
Phenylephrinhydrochlorid **10.1**-6461
Phenylephrini hydrochloridum **10.1**-6461
Phenylephrinum **10.1**-6459
Phenylessigsäure *R* **10.7**-9423
Phenylglycin *R* **10.7**-9423
D-Phenylglycin *R* **10.7**-9423
Phenylhydrargyri acetas 5288
Phenylhydrargyri boras 5284
Phenylhydrargyri nitras 5285
Phenylhydrazin *R* **10.7**-9423
Phenylhydrazinhydrochlorid *R* **10.7**-9423
Phenylhydrazinhydrochlorid-Lösung *R* **10.7**-9423
Phenylhydrazin-Schwefelsäure *R* **10.7**-9423
Phenylisothiocyanat *R* **10.7**-9423
Phenylmercuriborat 5284
Phenylmercurinitrat 5285
Phenyl(50)methyl(50)polysiloxan *R* **10.7**-9424
Phenyl(5)methyl(95)polysiloxan *R* **10.7**-9423
Phenyl(50)methyl(50)polysiloxanpolysiloxan *R* 896
1-Phenylpiperazin *R* **10.7**-9424
1-Phenylpropan-2-ol *R* **10.7**-9424
Phenylpropanolaminhydrochlorid 5286
Phenylpropanolamini hydrochloridum 5286
Phenylquecksilber(II)-acetat 5288
1-Phenyl-1,2,3,4-tetrahydroisochinolin *R* **10.7**-9424
Phenytoin 5289
Phenytoin-Natrium 5291
Phenytoinum 5289
Phenytoinum natricum 5291

Beachten Sie den Hinweis auf „Allgemeine Monographien" zu Anfang des Bands auf Seite B

pH-Indikatorstreifen *R*	**10.7**-9424
Phloroglucid *R*	**10.7**-9424
Phloroglucin	5293
Phloroglucin *R*	**10.7**-9424
Phloroglucin-Dihydrat	5295
Phloroglucin-Lösung *R*	**10.7**-9424
Phloroglucinolum	5293
Phloroglucinolum dihydricum	5295
Pholcodin-Monohydrat	5298
Pholcodinum monohydricum	5298
Phosalon *R*	**10.7**-9424
Phosphat	
– Grenzprüfung (2.4.11)	196
– Identitätsreaktion (*siehe* 2.3.1)	182
Phosphat-Citrat-Pufferlösung pH 5,5 *R*	**10.7**-9503
Phosphat-Lösung (200 ppm PO$_4$) *R*	**10.7**-9497
Phosphat-Lösung (5 ppm PO$_4$) *R*	**10.7**-9498
Phosphat-Pufferlösung pH 2,0 *R*	**10.7**-9500
Phosphat-Pufferlösung pH 2,0 (0,125 mol · l^{-1}) *R*	**10.7**-9500
Phosphat-Pufferlösung pH 2,5 (0,2 mol · l^{-1}) *R*	**10.7**-9500
Phosphat-Pufferlösung pH 2,8 *R*	**10.7**-9500
Phosphat-Pufferlösung pH 3,0 *R*	**10.7**-9501
Phosphat-Pufferlösung pH 3,0 *R* 1	**10.7**-9501
Phosphat-Pufferlösung pH 3,0 (0,1 mol · l^{-1}) *R*	**10.7**-9501
Phosphat-Pufferlösung pH 3,2 *R*	**10.7**-9501
Phosphat-Pufferlösung pH 3,2 *R* 1	**10.7**-9501
Phosphat-Pufferlösung pH 3,25 *R*	**10.7**-9501
Phosphat-Pufferlösung pH 3,4 *R*	**10.7**-9501
Phosphat-Pufferlösung pH 3,5 *R*	**10.7**-9501
Phosphat-Pufferlösung pH 4,5 (0,05 mol · l^{-1}) *R*	**10.7**-9502
Phosphat-Pufferlösung pH 5,0 *R*	**10.7**-9502
Phosphat-Pufferlösung pH 5,4 (0,067 mol · l^{-1}) *R*	**10.7**-9503
Phosphat-Pufferlösung pH 5,5 *R*	**10.7**-9503
Phosphat-Pufferlösung pH 5,6 *R*	**10.7**-9503
Phosphat-Pufferlösung pH 5,8 *R*	**10.7**-9503
Phosphat-Pufferlösung pH 6,0 *R*	**10.7**-9503
Phosphat-Pufferlösung pH 6,0 *R* 1	**10.7**-9503
Phosphat-Pufferlösung pH 6,0 *R* 2	**10.7**-9504
Phosphat-Pufferlösung pH 6,4 *R*	**10.7**-9504
Phosphat-Pufferlösung pH 6,5 *R*	**10.7**-9504
Phosphat-Pufferlösung pH 6,5 (0,1 mol · l^{-1}) *R*	**10.7**-9504
Phosphat-Pufferlösung pH 6,7 (0,1 mol · l^{-1}) *R*	**10.7**-9504
Phosphat-Pufferlösung pH 6,8 *R*	**10.7**-9504
Phosphat-Pufferlösung pH 6,8 *R* 1	**10.7**-9504
Phosphat-Pufferlösung pH 7,0 *R*	**10.7**-9505
Phosphat-Pufferlösung pH 7,0 *R* 1	**10.7**-9505
Phosphat-Pufferlösung pH 7,0 *R* 2	**10.7**-9505
Phosphat-Pufferlösung pH 7,0 *R* 3	**10.7**-9505
Phosphat-Pufferlösung pH 7,0 *R* 4	**10.7**-9505
Phosphat-Pufferlösung pH 7,0 *R* 5	**10.7**-9505
Phosphat-Pufferlösung pH 7,0 *R* 6	**10.7**-9505
Phosphat-Pufferlösung pH 7,0 *R* 7	**10.7**-9505
Phosphat-Pufferlösung pH 7,0 (0,025 mol · l^{-1}) *R*	**10.7**-9506
Phosphat-Pufferlösung pH 7,0 (0,03 mol · l^{-1}) *R*	**10.7**-9506
Phosphat-Pufferlösung pH 7,0 (0,05 mol · l^{-1}) *R*	**10.7**-9506
Phosphat-Pufferlösung pH 7,0 (0,063 mol · l^{-1}) *R*	**10.7**-9506
Phosphat-Pufferlösung pH 7,0 (0,067 mol · l^{-1}) *R*	**10.7**-9505
Phosphat-Pufferlösung pH 7,0 (0,1 mol · l^{-1}) *R*	**10.7**-9505
Phosphat-Pufferlösung pH 7,2 *R*	**10.7**-9506
Phosphat-Pufferlösung pH 7,4 *R*	**10.7**-9506
Phosphat-Pufferlösung pH 7,5 (0,05 mol · l^{-1}) *R*	**10.7**-9507
Phosphat-Pufferlösung pH 7,5 (0,2 mol · l^{-1}) *R*	**10.7**-9507
Phosphat-Pufferlösung pH 7,5 (0,33 mol · l^{-1}) *R*	**10.7**-9507
Phosphat-Pufferlösung pH 8,0 (0,02 mol · l^{-1}) *R*	**10.7**-9508
Phosphat-Pufferlösung pH 8,0 (0,1 mol · l^{-1}) *R*	**10.7**-9508
Phosphat-Pufferlösung pH 8,0 (1 mol · l^{-1}) *R*	**10.7**-9508
Phosphat-Pufferlösung pH 8,5 *R*	**10.7**-9509
Phosphat-Pufferlösung pH 9,0 *R*	**10.7**-9510
Phosphat-Pufferlösung pH 11,3 (0,1 mol · l^{-1}) *R*	**10.7**-9511
Phosphat-Pufferlösung pH 7,2, albuminhaltige *R*	**10.7**-9506
Phosphat-Pufferlösung pH 7,2, albuminhaltige *R* 1	**10.7**-9506
Phosphat-Pufferlösung pH 6,4, gelatinehaltige *R*	**10.7**-9504
Phosphat-Pufferlösung pH 6,8, natriumchloridhaltige *R*	**10.7**-9504
Phosphat-Pufferlösung pH 7,4, natriumchloridhaltige *R*	**10.7**-9506
Phosphat-Pufferlösung pH 7,4, natriumchloridhaltige *R* 1	**10.7**-9507
Phospholipida ex ovo ad iniectabile	5300
Phospholipida ex soia ad iniectabile	5303
Phospholipide aus Eiern zur Injektion	5300
Phospholipide aus Soja zur Injektion	5303
Phosphor in Polysaccharid-Impfstoffen (2.5.18)	237
Phosphorige Säure *R*	**10.7**-9424
Phosphor(V)-oxid *R*	**10.7**-9425
Phosphorsäure 10 %	**10.5**-8527
Phosphorsäure 10 % *R*	**10.7**-9425
Phosphorsäure 85 %	**10.5**-8526
Phosphorsäure 85 % *R*	**10.7**-9425
Phosphorsäure, verdünnte *R* 1	**10.7**-9425
Phthalaldehyd *R*	**10.7**-9425
Phthalaldehyd-Reagenz *R*	**10.7**-9425
Phthalat-Pufferlösung pH 4,4 *R*	**10.7**-9502
Phthalat-Pufferlösung pH 6,4 (0,5 mol · l^{-1}) *R*	**10.7**-9504
Phthalazin *R*	**10.7**-9425
Phthaleinpurpur *R*	**10.7**-9425
Phthalsäure *R*	**10.7**-9426
Phthalsäureanhydrid *R*	**10.7**-9426
Phthalsäureanhydrid-Lösung *R*	**10.7**-9426
Phthalylsulfathiazol	5307
Phthalylsulfathiazolum	5307
Physostigmini salicylas (Eserini salicylas)	5308
Phytomenadion, all-rac	**10.6**-8970
Phytomenadionum, int-rac	**10.6**-8970
Phytomenadionum racemicum	5309
Phytosterol	5312
Phytosterolum	5312
pH-Wert	
– Indikatoren (2.2.4)	33
– Potentiometrische Methode (2.2.3)	31
– von Lösungen, ungefährer (2.2.4)	33
Picein *R*	**10.7**-9426
Picotamid-Monohydrat	5313
Picotamidum monohydricum	5313
Picrotin *R*	**10.7**-9426
Picrotoxinin *R*	**10.7**-9426
Pikrinsäure *R*	**10.7**-9426
Pikrinsäure-Lösung *R*	**10.7**-9427
Pikrinsäure-Lösung *R* 1	**10.7**-9427
Pilocarpinhydrochlorid	5314
Pilocarpini hydrochloridum	5314
Pilocarpini nitras	5316
Pilocarpinnitrat	5316
Pimobendan für Tiere	**10.1**-6463
Pimobendanum ad usum veterinarium	**10.1**-6463
Pimozid	5320
Pimozidum	5320
Pindolol	5322
Pindololum	5322
α-Pinen *R*	**10.7**-9427
β-Pinen *R*	**10.7**-9427
Pini pumilionis aetheroleum	2272
Pini silvestris aetheroleum	2255
Pioglitazonhydrochlorid	5324

Pioglitazoni hydrochloridum 5324
Pipemidinsäure-Trihydrat 5326
Piperacillin-Monohydrat **10.4**-8089
Piperacillin-Natrium **10.4**-8093
Piperacillinum monohydricum **10.4**-8089
Piperacillinum natricum **10.4**-8093
Piperazinadipat 5333
Piperazincitrat 5335
1,4-Piperazindiethansulfonsäure *R* **10.7**-9427
Piperazin-Hexahydrat 5332
Piperazin-Hexahydrat *R* **10.7**-9427
Piperazini adipas 5333
Piperazini citras 5335
Piperazinum hydricum 5332
Piperidin *R* **10.7**-9427
Piperin *R* **10.7**-9427
*Piperis fructus** 2353
*Piperis longi fructus** 2355
Piperiton *R* **10.7**-9427
Piracetam **10.4**-8098
Piracetamum **10.4**-8098
Pirenzepindihydrochlorid-Monohydrat 5337
Pirenzepini dihydrochloridum monohydricum 5337
Piretanid 5339
Piretanidum 5339
Pirfenidon 5341
Pirfenidonum 5341
Pirimiphos-ethyl *R* **10.7**-9428
Piroxicam 5342
Piroxicamum 5342
Piscis oleum omega-3 acidis abundans 5118
Pisi amylum 3742
Pivampicillin 5344
Pivampicillinum 5344
Pivmecillinamhydrochlorid 5347
Pivmecillinami hydrochloridum 5347
PKA, Präkallikrein-Aktivator (2.6.15) 292
Plantae ad ptisanam 1356
Plantae medicinales 1353
Plantae medicinales ad praeparationes homoeopathicas 2530
Plantae medicinales et plantae medicinales praeparatae
   – *Abelmoschi corolla** 1985
   – *Absinthii herba* 2509
   – *Acaciae gummi* 2202
   – *Acanthopanacis gracilistyli cortex** 2443
   – *Achyranthis bidentatae radix** 1987
   – *Agar* 1990
   – *Agni casti fructus* 2317
   – *Agni casti fructus extractum siccum* 2318
   – *Agrimoniae herba* 2332
   – *Akebiae caulis** 1991
   – *Alchemillae herba* 2165
   – *Allii sativi bulbi pulvis* 2258
   – *Aloe barbadensis* 1993
   – *Aloe capensis* 1994
   – *Aloes extractum siccum normatum* 1996
   – *Althaeae folium* 2132
   – *Althaeae radix* 2134
   – *Amomi fructus** 1997
   – *Amomi fructus rotundus** 2000
   – *Andrographidis herba** 2004
   – *Anemarrhenae asphodeloides rhizoma** 2007
   – *Angelicae archangelicae radix* 2016
   – *Angelicae dahuricae radix** 2009
   – *Angelicae pubescentis radix** 2011
   – *Angelicae sinensis radix** 2014
   – *Anisi aetheroleum* 2019
   – *Anisi fructus* 2018
   – *Anisi stellati aetheroleum* 2450
   – *Anisi stellati fructus* 2448
   – *Armeniacae semen amarum** **10.7**-9629
   – *Arnicae flos* 2022
   – *Arnicae tinctura* 2024
   – *Astragali mongholici radix** 2108
   – *Atractylodis lanceae rhizoma** **10.6**-8797
   – *Atractylodis macrocephalae rhizoma** 2031
   – *Aucklandiae radix** 2219
   – *Aurantii amari epicarpii et mesocarpii tinctura* 2069
   – *Aurantii amari epicarpium et mesocarpium* 2067
   – *Aurantii amari flos* 2066
   – *Aurantii dulcis aetheroleum* **10.7**-9646
   – *Ballotae nigrae herba* 2416
   – *Balsamum peruvianum* 2352
   – *Balsamum tolutanum* 2483
   – *Belamcandae chinensis rhizoma** **10.3**-7120
   – *Belladonnae folii extractum siccum normatum* 2048
   – *Belladonnae folii tinctura normata* 2052
   – *Belladonnae folium* 2046
   – *Belladonnae pulvis normatus* 2050
   – *Benzoe sumatranus* 2056
   – *Benzoe tonkinensis* 2053
   – *Benzois sumatrani tinctura* 2057
   – *Benzois tonkinensis tinctura* 2055
   – *Betulae folium* 2058
   – *Bistortae rhizoma** 2409
   – *Boldi folium* 2074
   – *Boldo folii extractum siccum* 2076
   – *Bupleuri radix** **10.5**-8351
   – *Calendulae flos* **10.1**-6283
   – *Camelliae sinensis non fermentata folia* 2197
   – *Capsici extractum spissum normatum* 2094
   – *Capsici fructus* 2092
   – *Capsici oleoresina raffinata et normata* 2096
   – *Capsici tinctura normata* 2097
   – *Carthami flos** 2151
   – *Carvi aetheroleum* 2271
   – *Carvi fructus* **10.3**-7119
   – *Caryophylli floris aetheroleum* 2325
   – *Caryophylli flos* **10.3**-7117
   – *Centaurii herba* 2472
   – *Centellae asiaticae herba* 2496
   – *Chaenomeles fructus** **10.5**-8349
   – *Chamomillae romanae flos* 2247
   – *Chelidonii herba* 2412
   – *Cimicifugae rhizoma* 2112
   – *Cinchonae cortex* 2099
   – *Cinchonae extractum fluidum normatum* 2101
   – *Cinnamomi cassiae aetheroleum* 2091
   – *Cinnamomi cortex* 2520
   – *Cinnamomi zeylanici corticis aetheroleum* 2519
   – *Cinnamomi zeylanici folii aetheroleum* 2518
   – *Citri reticulatae aetheroleum* **10.7**-9633
   – *Citri reticulatae epicarpium et mesocarpium** ...2302
   – *Citronellae aetheroleum* 2117
   – *Clematidis armandii caulis** 2120
   – *Codonopsidis radix** 2189
   – *Coicis semen** 2222
   – *Colae semen* 2261
   – *Colophonium* 2262
   – *Coptidis rhizoma** 2190
   – *Coriandri aetheroleum* 2268
   – *Coriandri fructus* 2267
   – *Corydalis rhizoma** 2281
   – *Crataegi folii cum flore extractum fluidum* ..**10.3**-7136
   – *Crataegi folii cum flore extractum siccum* ..**10.3**-7138
   – *Crataegi folium cum flore* **10.3**-7132

- *Crataegi fructus* **10.1**-6290
- *Curcumae longae rhizoma* 2122
- *Curcumae zanthorrhizae rhizoma* 2174
- *Cyamopsidis seminis pulvis* 2199
- *Cyathulae radix** **10.3**-7113
- *Cynarae folii extractum siccum* 2028
- *Cynarae folium* 2026
- *Digitalis purpureae folium* 2123
- *Dioscoreae nipponicae rhizoma** 2515
- *Dioscoreae oppositifoliae rhizoma** 2514
- *Drynariae rhizoma** 2127
- *Echinaceae angustifoliae radix* 2437
- *Echinaceae pallidae radix* 2432
- *Echinaceae purpureae herba* 2430
- *Echinaceae purpureae radix* 2435
- *Ecliptae herba** 2129
- *Eleutherococci radix* 2468
- *Ephedrae herba** 2141
- *Equiseti herba* 2401
- *Eucalypti aetheroleum* **10.5**-8353
- *Eucalypti folium* 2146
- *Eucommiae cortex** 2149
- *Evodiae fructus** 2454
- *Fagopyri herba* 2083
- *Filipendulae ulmariae herba* 2289
- *Foeniculi amari fructus* 2160
- *Foeniculi amari fructus aetheroleum* 2063
- *Foeniculi amari herbae aetheroleum* 2060
- *Foeniculi dulcis fructus* 2161
- *Forsythiae fructus** **10.4**-7919
- *Frangulae cortex* 2157
- *Frangulae corticis extractum siccum normatum* 2159
- *Fraxini chinensis cortex** **10.1**-6277
- *Fraxini folium* 2144
- *Fraxini rhynchophyllae cortex** 2102
- *Fritillaria thunbergii bulbus** **10.6**-8811
- *Fucus vel Ascophyllum* 2471
- *Fumariae herba* 2143
- *Ganoderma lucidum** **10.6**-8800
- *Gardeniae fructus** 2167
- *Gastrodiae rhizoma** 2170
- *Gentianae radix* 2139
- *Gentianae tinctura* 2138
- *Ginkgo extractum siccum raffinatum et quantificatum* 2181
- *Ginkgo folium* 2179
- *Ginseng extractum siccum* 2184
- *Ginseng radix* 2186
- *Graminis rhizoma* 2370
- *Guarana semen* 2200
- *Hamamelidis cortex* 2208
- *Hamamelidis folium* 2206
- *Harpagophyti extractum siccum* 2478
- *Harpagophyti radix* 2476
- *Hederae folium* 2131
- *Hibisci sabdariffae flos* 2218
- *Hippocastani semen* 2384
- *Hippocastani seminis extractum siccum normatum* 2386
- *Houttuyniae herba** 2227
- *Hydrastidis rhizoma* **10.6**-8802
- *Hyperici herba* 2242
- *Hyperici herbae extractum siccum quantificatum* 2244
- *Ipecacuanhae extractum fluidum normatum* 2231
- *Ipecacuanhae pulvis normatus* 2232
- *Ipecacuanhae radix* 2235
- *Ipecacuanhae tinctura normata* 2234
- *Isatidis radix** 2155

- *Juniperi aetheroleum* 2494
- *Juniperi galbulus* 2493
- *Lavandulae aetheroleum* 2276
- *Lavandulae flos* 2274
- *Leonuri cardiacae herba* 2216
- *Levistici radix* **10.3**-7122
- *Lichen islandicus* 2237
- *Ligustici chuanxiong rhizoma** 2104
- *Ligustici radix et rhizoma** 2106
- *Limonis aetheroleum* **10.7**-9631
- *Lini semen* 2277
- *Liquiritiae extractum siccum ad saporandum* 2465
- *Liquiritiae radix* 2463
- *Lupuli flos* 2226
- *Lycii fructus** 2071
- *Lycopi herba** 2511
- *Lythri herba* 2070
- *Magnoliae biondii flos immaturus** 2292
- *Magnoliae officinalis cortex** 2297
- *Magnoliae officinalis flos** 2295
- *Malvae folium* 2299
- *Malvae sylvestris flos* 2301
- *Marrubii herba* 2002
- *Mastix* 2309
- *Mate folium* 2310
- *Matricariae aetheroleum* 2252
- *Matricariae extractum fluidum* 2251
- *Matricariae flos* 2249
- *Melaleucae aetheroleum* 2473
- *Meliloti herba* 2444
- *Melissae folii extractum siccum* 2314
- *Melissae folium* 2312
- *Menthae arvensis aetheroleum partim mentholum depletum* 2315
- *Menthae piperitae aetheroleum* 2361
- *Menthae piperitae folii extractum siccum* 2359
- *Menthae piperitae folium* 2358
- *Menyanthidis trifoliatae folium* 2065
- *Millefolii herba* 2403
- *Morindae officinalis radix** **10.4**-7921
- *Moutan cortex** 2460
- *Myristicae fragrantis aetheroleum* 2321
- *Myrrha* 2323
- *Myrrhae tinctura* 2324
- *Myrtilli fructus recens* 2211
- *Myrtilli fructus recentis extractum siccum raffinatum et normatum* 2212
- *Myrtilli fructus siccus* **10.5**-8354
- *Neroli aetheroleum* 2326
- *Niaouli typo cineolo aetheroleum* 2329
- *Notoginseng radix** 2330
- *Notopterygii rhizoma et radix** **10.7**-9634
- *Oleae folii extractum siccum* 2335
- *Oleae folium* **10.6**-8810
- *Olibanum indicum* 2501
- *Ononidis radix* 2209
- *Ophiopogonis radix** 2407
- *Opii extractum siccum normatum* **10.3**-7126
- *Opii pulvis normatus* 2339
- *Opii tinctura normata* 2341
- *Opium crudum* 2337
- *Origani herba* 2125
- *Orthosiphonis folium* 2346
- *Paeoniae radix alba** 2365
- *Paeoniae radix rubra** 2363
- *Papaveris rhoeados flos* 2257
- *Passiflorae herba* **10.3**-7128
- *Passiflorae herbae extractum siccum* **10.3**-7130
- *Pelargonii radix* 2351
- *Persicae semen** **10.7**-9638

- *Persicariae tinctoriae folium** 2153
- *Pini pumilionis aetheroleum* 2272
- *Pini silvestris aetheroleum* 2255
- *Piperis fructus** 2353
- *Piperis longi fructus** 2355
- *Plantaginis lanceolatae folium* 2441
- *Plantaginis ovatae semen* 2164
- *Plantaginis ovatae seminis tegumentum* 2165
- *Platycodonis radix** 2044
- *Polygalae radix* 2419
- *Polygoni avicularis herba* 2491
- *Polygoni cuspidati rhizoma et radix** 2085
- *Polygoni multiflori radix** 2489
- *Polygoni orientalis fructus** 2344
- *Poria** 2368
- *Primulae radix* 2369
- *Prunellae spica** 2077
- *Pruni africanae cortex* 2367
- *Psyllii semen* 2163
- *Puerariae lobatae radix** 2263
- *Puerariae thomsonii radix** 2265
- *Quercus cortex* 2135
- *Quillajae cortex* 2417
- *Ratanhiae radix* 2374
- *Ratanhiae tinctura* 2373
- *Rehmanniae radix** **10.1**-6281
- *Rhamni purshianae cortex* 2087
- *Rhamni purshianae extractum siccum normatum* ..2089
- *Rhei radix* 2375
- *Ribis nigri folium* 2414
- *Rosae pseudo-fructus* 2205
- *Rosmarini aetheroleum* 2382
- *Rosmarini folium* 2380
- *Rusci rhizoma* 2290
- *Sabalis serrulatae extractum* 2393
- *Sabalis serrulatae fructus* 2390
- *Salicis cortex* 2498
- *Salicis corticis extractum siccum* 2500
- *Salviae lavandulifoliae aetheroleum* 2399
- *Salviae miltiorrhizae radix et rhizoma** 2388
- *Salviae officinalis folium* 2397
- *Salviae sclareae aetheroleum* 2319
- *Salviae tinctura* 2400
- *Salviae trilobae folium* 2396
- *Sambuci flos* 2224
- *Sanguisorbae radix** **10.4**-7925
- *Schisandrae chinensis fructus** 2405
- *Scrophulariae radix** **10.6**-8807
- *Scutellariae baicalensis radix** **10.4**-7917
- *Sennae folioli extractum siccum normatum* **10.7**-9641
- *Sennae foliolum* **10.1**-6285
- *Sennae fructus* **10.1**-6287
- *Sennae fructus extractum aquosum siccum normatum* **10.7**-9642
- *Sennae fructus extractum hydroalcoholicum siccum normatum* **10.7**-9644
- *Serpylli herba* 2371
- *Serratulae coronatae herba* 2171
- *Silybi mariani extractum siccum raffinatum et normatum* **10.6**-8806
- *Silybi mariani fructus* **10.6**-8804
- *Sinomenii caulis** **10.5**-8356
- *Solidaginis herba* 2192
- *Solidaginis virgaureae herba* 2194
- *Sophorae flavescentis radix** 2410
- *Sophorae japonicae flos** 2238
- *Sophorae japonicae flos immaturus** 2240
- *Spicae aetheroleum* 2440
- *Stephaniae tetrandrae radix** 2446
- *Stramonii folium* 2456
- *Stramonii pulvis normatus* 2459
- *Tanaceti parthenii herba* **10.4**-7923
- *Taraxaci officinalis herba cum radice* 2286
- *Taraxaci officinalis radix* 2287
- *Terebinthinae aetheroleum* 2474
- *Thymi herba* 2479
- *Thymi typo thymolo aetheroleum* 2481
- *Tiliae flos* **10.3**-7124
- *Tormentillae rhizoma* 2485
- *Tormentillae tinctura* 2484
- *Tragacantha* 2486
- *Trigonellae foenugraeci semen* 2072
- *Typhae pollis* 2378
- *Uncariae rhynchophyllae ramulus cum uncis** 2487
- *Urticae folium* 2080
- *Urticae radix* **10.6**-8798
- *Uvae ursi folium* 2032
- *Valerianae extractum aquosum siccum* 2037
- *Valerianae extractum hydroalcoholicum siccum* 2038
- *Valerianae radix* 2040
- *Valerianae radix minutata* 2042
- *Valerianae tinctura* 2036
- *Verbasci flos* 2259
- *Verbenae citriodorae folium* 2521
- *Verbenae herba* 2136
- *Violae herba cum flore* 2452
- *Zanthoxyli bungeani pericarpium** **10.4**-7927
- *Zingiberis rhizoma* 2229

Plantae medicinales praeparatae 1356
Plantarum medicinalium extracta 1318
Plasma, blutplättchenarmes *R* **10.7**-9428
Plasma humanum ad separationem 5352
Plasma humanum coagmentatum conditumque ad exstinguendum virum 5349
Plasma vom Kaninchen *R* **10.7**-9428
Plasma vom Menschen
- (gepoolt, virusinaktiviert) 5349
- (Humanplasma) zur Fraktionierung 5352

Plasmasubstrat *R* **10.7**-9428
Plasmasubstrat *R* 1 ....**10.7**-9428
Plasmasubstrat *R* 2 ....**10.7**-9429
Plasmasubstrat *R* 3 ....**10.7**-9429
Plasmid-Vektoren zur Anwendung am Menschen (siehe 5.14) 1201
Plasmin-Inhibitor vom Menschen, Wertbestimmung (2.7.25) 411
Plasminogen vom Menschen *R* **10.7**-9429
Platin-Lösung (30 ppm Pt) *R* **10.7**-9498
Platycodonis radix* 2044
Plutonium-242-Spikelösung *R* **10.7**-9429
Pneumokokken-Polysaccharid-Adsorbat-Impfstoff (konjugiert) 1571
Pneumokokken-Polysaccharid-Impfstoff 1574
Pocken-Lebend-Impfstoff **10.7**-9614
Pockenvirus-Vektoren zur Anwendung am Menschen (siehe 5.14) 1205
Podophyllotoxin 5354
Poliomyelitis-Impfstoff
- (inaktiviert) 1583
- (inaktiviert), In-vivo-Bestimmung der Wirksamkeit (2.7.20) 402
- (oral) 1587

Pollen für Allergenzubereitungen 5356
Pollines ad producta allergenica 5356
Poloxamer 188 *R* **10.7**-9429
Poloxamera 5358

Poloxamere 5358
Polyacrylamid-Gelelektrophorese
 – in zylindrischen Gelen (*siehe* 2.2.31) 70
 – mit Natriumdodecylsulfat (*siehe* 2.2.31) 71
Polyacrylat-Dispersion 30 % 5360
Polyacrylatis dispersio 30 per centum 5360
Poly(alcohol vinylicus) 5375
Polyamidfaden im Fadenspender für Tiere, steriler 1978
Polyamin-Poly(vinylalkohol)-Pfropfcopolymer *R* ..**10.7**-9429
Poly[(cyanopropyl)methylphenylmethyl]-
 siloxan *R* **10.7**-9429
Poly[(cyanopropyl)(phenyl)][dimethyl]siloxan *R* ..**10.7**-9429
Poly[cyanopropyl(7)phenyl(7)methyl(86)]=
 siloxan *R* **10.7**-9429
Poly(cyanopropyl)siloxan *R* **10.7**-9429
Polydatin *R* **10.7**-9429
Poly(*O*-2-diethylaminoethyl)agarose zur Ionenaus-
 tauschchromatographie *R* **10.7**-9429
Poly(dimethyl)(diphenyl)(divinyl)siloxan *R* **10.7**-9429
Poly(dimethyl)(diphenyl)siloxan *R* **10.7**-9429
Poly(dimethyl)(diphenyl)siloxan, desaktivier-
 tes *R* **10.7**-9429
Polydimethylsiloxan *R* **10.7**-9429
Polyesterfaden im Fadenspender für Tiere,
 steriler 1979
Polyetherhydroxidgel zur Chromatographie *R* **10.7**-9429
Polyethylen
 – mit Zusatzstoffen für Behältnisse zur Aufnah-
  me parenteraler und ophthalmologischer Zu-
  bereitungen (3.1.5) **10.3**-6978
 – ohne Zusatzstoffe für Behältnisse zur Auf-
  nahme parenteraler und ophthalmologischer
  Zubereitungen (3.1.4) 584
Polyethylenterephthalat für Behältnisse zur Aufnah-
 me von Zubereitungen, die nicht zur parenteralen
 Anwendung bestimmt sind (3.1.15) 616
Poly(ethylen-vinylacetat) für Behältnisse und
 Schläuche für Infusionslösungen zur totalen
 parenteralen Ernährung (3.1.7) **10.3**-6987
Polygalae radix 2419
Polygoni avicularis herba 2491
Polygoni cuspidati rhizoma et radix* 2085
Polygoni multiflori radix* 2489
Polygoni orientalis fructus* 2344
Polymer
 – mit eingebetteten polaren Gruppen, siliciumorganisches, amorphes, octadecylsilyliertes,
  nachsilanisiertes *R* **10.7**-9430
 – mit festem Kern, siliciumorganisches, mit zu
  100 Prozent wässrigen mobilen Phasen kompatibles, octadecylsilyliertes, nachsilanisiertes *R* **10.7**-9430
 – siliciumorganisches, amorphes, octadecylsilyliertes *R* **10.7**-9430
 – siliciumorganisches, amorphes, propyl-2-
  phenylsilyliertes, nachsilanisiertes *R* **10.7**-9430
 – zur Chromatographie, siliciumorganisches,
  amorphes, octadecylsilyliertes, nachsilanisiertes *R* **10.7**-9430
 – zur Chromatographie, siliciumorganisches,
  mehrschichtiges, octadecylsilyliertes, nachsilanisiertes *R* **10.7**-9430
Polymethacrylatgel *R* **10.7**-9430
Polymethacrylatgel, butyliertes *R* **10.7**-9430
Polymethacrylatgel, hydroxyliertes *R* **10.7**-9430
Poly[methyl(50)phenyl(50)]siloxan *R* **10.7**-9430
Poly[methyl(trifluorpropylmethyl)siloxan] *R* **10.7**-9479
Polymorphie (5.9) 1173
Polymyxin-B-sulfat **10.1**-6465
Polymyxini B sulfas **10.1**-6465

Polyolefine (3.1.3) **10.3**-6973
Polyorganosiloxan für sauerstoffhaltige Verbindun-
 gen *R* **10.7**-9430
Polyoxypropyleni aether stearylicus 5364
Polyoxypropylenstearylether 5364
Polyphosphorsäure *R* **10.7**-9431
Polypropylen für Behältnisse und Verschlüsse zur
 Aufnahme parenteraler und ophthalmologischer
 Zubereitungen (3.1.6) **10.3**-6982
Polysaccharid-Impfstoffe, Gehaltsbestimmung
 – von *O*-Acetyl-Gruppen (2.5.19) 237
 – von Hexosaminen (2.5.20) 237
 – von Methylpentosen (2.5.21) 238
 – von Nukleinsäuren (2.5.17) 236
 – von Phosphor (2.5.18) 237
 – von Protein (2.5.16) 236
 – von Ribose (2.5.31) 243
 – von Sialinsäure (2.5.23) 239
 – von Uronsäuren (2.5.22) 238
Polysaccharid-Impfstoffe (konjugiert) für Menschen,
 Trägerproteine für die Herstellung (5.2.11) 1077
Polysorbat 20 5365
Polysorbat 20 *R* **10.7**-9431
Polysorbat 40 5367
Polysorbat 60 5368
Polysorbat 65 *R* **10.7**-9431
Polysorbat 80 5369
Polysorbat 80 *R* **10.7**-9431
Polysorbatum 20 5365
Polysorbatum 40 5367
Polysorbatum 60 5368
Polysorbatum 80 5369
Polystyrol 900–1000 *R* **10.7**-9431
Poly(vinylacetat) 5371
Poly(vinylacetat)-Dispersion 30 % 5373
Poly(vinylalkohol) 5375
Poly(vinylis acetas) 5371
Poly(vinylis acetas) dispersio 30 per centum 5373
Poria* 2368
Poria-cocos-Fruchtkörper* 2368
Porosität und Porengrößenverteilung von Feststoffen,
 bestimmt durch Quecksilberporosimetrie (2.9.32) 516
Porosität von Glassintertiegeln, Vergleichstabelle
 (2.1.2) 21
Potentiometrie (Potentiometrische Titration) (2.2.20) 46
Potentiometrische Bestimmung
 – der Ionenkonzentration mit ionen-
  selektiven Elektroden (2.2.36) 87
 – pH-Wert (2.2.3) 31
Potenzierung
 – Erläuterung (*siehe* Homöopathische Zuberei-
  tungen) **10.3**-7143
 – Vorschriften zur Herstellung homöopathischer
  Zubereitungen **10.5**-8361
Povidon **10.6**-8972
Povidon *R* **10.7**-9431
Povidon-Iod 5381
Povidonum **10.6**-8972
Povidonum iodinatum 5381
POZ, Peroxidzahl (2.5.5) 231
*Praeadmixta ad alimenta medicata ad usum
 veterinarium* 1376
Praecursores chimici ad radiopharmaceutica 1312
Präkallikrein-Aktivator (2.6.15) 292
Praeparationes ad irrigationem 1408
Praeparationes buccales **10.5**-8317
Praeparationes celeres ad ptisanam 1346
Praeparationes homoeopathicae **10.3**-7143
Praeparationes insulini iniectabiles **10.4**-8039

Praeparationes intramammariae ad usum veterinarium 1426
Praeparationes intraruminales 1389
Praeparationes intra-uterinae ad usum veterinarium ... 1427
Praeparationes intravesicales **10.5**-8308
Praeparationes liquidae ad usum dermicum **10.7**-9587
Praeparationes liquidae peroraliae 1377
Praeparationes liquidae veterinariae ad usum dermicum 1382
Praeparationes molles ad usum dermicum 1385
Praeparationes molles veterinariae peroraliae 1389
Praeparationes pharmaceuticae in vasis cum pressu 1407
Praeparationes semi solidae ad usum dermicum .. **10.5**-8305
Pramipexoldihydrochlorid-Monohydrat 5382
Pramipexoli dihydrochloridum monohydricum 5382
Prasugrelhydrochlorid 5384
Prasugreli hydrochloridum 5384
Pravastatin-Natrium **10.6**-8977
Pravastatinum natricum **10.6**-8977
Prazepam 5388
Prazepamum 5388
Praziquantel 5390
Praziquantelum 5390
Prazosinhydrochlorid **10.1**-6467
Prazosini hydrochloridum **10.1**-6467
Prednicarbat **10.4**-8099
Prednicarbatum **10.4**-8099
Prednisolon **10.4**-8102
Prednisolonacetat **10.7**-9743
Prednisolondihydrogenphosphat-Dinatrium 5400
Prednisoloni acetas **10.7**-9743
Prednisoloni natrii phosphas 5400
Prednisoloni pivalas 5402
Prednisolonpivalat 5402
Prednisolonum **10.4**-8102
Prednison **10.3**-7377
Prednisonum **10.3**-7377
Pregabalin 5407
Pregabalinum 5407
Prilocain 5409
Prilocainhydrochlorid 5411
Prilocaini hydrochloridum 5411
Prilocainum 5409
Primäre aromatische Amine, Identitätsreaktion (*siehe 2.3.1*) 179
Primaquinbisdihydrogenphosphat **10.1**-6471
Primaquini diphosphas **10.1**-6471
Primelwurzel 2369
Primidon **10.3**-7380
Primidonum **10.3**-7380
Primulae radix 2369
Primverin *R* **10.7**-9431
Probenecid 5417
Probenecidum 5417
Procainamidhydrochlorid 5419
Procainamidi hydrochloridum 5419
Procainhydrochlorid 5420
Procainhydrochlorid *R* **10.7**-9431
Procaini hydrochloridum 5420
Prochlorperazinhydrogenmaleat 5421
Prochlorperazini maleas 5421
Producta ab arte ADN recombinandorum 1313
Producta ab fermentatione **10.7**-9567
Producta allergenica **10.6**-8759
Producta biotherapeutica viva ad usum humanum 1347
Producta cum possibili transmissione vectorium enkephalopathiarum spongiformium animalium 1363

Produkte mit dem Risiko der Übertragung von Erregern der spongiformen Enzephalopathie tierischen Ursprungs 1363
Progesteron 5423
Progesteronum 5423
Progressive-Rhinitis-atrophicans-Impfstoff (inaktiviert) für Schweine 1752
Proguanilhydrochlorid 5425
Proguanili hydrochloridum 5425
Prolin 5427
Prolin *R* **10.7**-9431
Prolinum 5427
D-Prolyl-L-phenylalanyl-L-arginin(4-nitroanilid)-dihydrochlorid *R* **10.7**-9431
Promazinhydrochlorid **10.4**-8105
Promazini hydrochloridum **10.4**-8105
Promethazinhydrochlorid **10.4**-8106
Promethazini hydrochloridum **10.4**-8106
Propacetamolhydrochlorid 5432
Propacetamoli hydrochloridum 5432
Propafenonhydrochlorid 5435
Propafenoni hydrochloridum 5435
Propan *R* **10.7**-9431
Propan-1,3-diol *R* **10.7**-9431
1-Propanol 5437
1-Propanol *R* **10.7**-9432
1-Propanol *R* 1 .... **10.7**-9432
2-Propanol 5439
2-Propanol *R* **10.7**-9432
2-Propanol *R* 1 .... **10.7**-9432
2-Propanol *R* 2 .... **10.7**-9432
2-Propanol, Prüfung auf (2.9.11) 472
Propanolum 5437
Propanthelinbromid 5440
Propanthelini bromidum 5440
Propetamphos *R* **10.7**-9432
Propidiumiodid *R* **10.7**-9432
Propionaldehyd *R* **10.7**-9432
Propionsäure *R* **10.7**-9432
Propionsäureanhydrid *R* **10.7**-9433
Propionsäureanhydrid-Reagenz *R* **10.7**-9433
Propofol 5442
Propofolum 5442
Propranololhydrochlorid 5444
Propranololi hydrochloridum 5444
Propylacetat *R* **10.7**-9433
Propylenglycol 5446
Propylenglycol *R* **10.7**-9433
Propylenglycoldicaprylocaprat 5447
Propylenglycoldilaurat 5448
Propylenglycoli dicaprylocapras 5447
Propylenglycoli dilauras 5448
Propylenglycoli monolauras 5449
Propylenglycoli monopalmitostearas 5451
Propylenglycolmonolaurat 5449
Propylenglycolmonopalmitostearat 5451
Propylenglycolum 5446
Propylenoxid *R* **10.7**-9433
Propylgallat 5452
Propyl-4-hydroxybenzoat **10.6**-8979
Propyl-4-hydroxybenzoat *R* **10.7**-9433
Propylis gallas 5452
Propylis parahydroxybenzoas **10.6**-8979
Propylis parahydroxybenzoas natricus 4989
Propylthiouracil 5456
Propylthiouracilum 5456
Propyphenazon **10.4**-8108
Propyphenazonum **10.4**-8108
Protamini sulfas 5459
Protaminsulfat 5459

Protaminsulfat *R*	**10.7**-9433
Protein C vom Menschen, Wertbestimmung (2.7.30)	417
Protein in Polysaccharid-Impfstoffen (2.5.16)	236
Protein S vom Menschen, Wertbestimmung (2.7.31)	419
α-1-Proteinase-Inhibitor vom Menschen	5461
– Wertbestimmung (2.7.32)	420
α-1-Proteinasi inhibitor humanum	5461
Proteinbestimmung, Gesamtprotein (2.5.33)	245
Proteine in Gelen, Nachweis (*siehe* 2.2.31)	75
Prothrombinkomplex vom Menschen	5463
Prothrombinum multiplex humanum	5463
Protirelin	5465
Protirelinum	5465
Protopinhydrochlorid *R*	**10.7**-9433
Proxyphyllin	5467
Proxyphyllinum	5467
Prozessanalytische Technologie (5.25)	**10.4**-7879
Prozesskontrolle	
– multivariante statistische (5.28)	**10.4**-7885
– statistische (*siehe* 5.25)	**10.4**-7879
Prüfung	
– auf Anti-D-Antikörper in Immunglobulin vom Menschen (2.6.26)	317
– auf Aristolochiasäuren in pflanzlichen Drogen (2.8.21)	440
– auf ausreichende antimikrobielle Konservierung (5.1.3)	**10.7**-9527
– auf Bakterien-Endotoxine (2.6.14)	286
– auf Bakterien-Endotoxine, Empfehlungen zur Durchführung (5.1.10)	**10.3**-7015
– auf Bakterien-Endotoxine unter Verwendung des rekombinanten Faktors C (2.6.32)	**10.3**-6955
– auf blutdrucksenkende Substanzen (2.6.11)	273
– auf fremde Agenzien in Virus-Lebend-Impfstoffen für Menschen (2.6.16)	**10.2**-6619
– auf Histamin (2.6.10)	272
– auf Identität, Erläuterungen (*siehe* 1.5)	**10.7**-9149
– auf Methanol und 2-Propanol (2.9.11)	472
– auf Monozytenaktivierung (2.6.30)	321
– auf Mykobakterien (2.6.2)	264
– auf Mykoplasmen (2.6.7)	264
– auf Neurovirulenz von Virus-Lebend-Impfstoffen (2.6.18)	299
– auf Partikelkontamination – sichtbare Partikeln, Empfehlungen (5.17.2)	**10.3**-7025
– auf Pestizid-Rückstände (2.8.13)	**10.6**-8693
– auf Pyrogene (2.6.8)	**10.5**-8263
– auf Reinheit, biologische, statistische Auswertung (5.3)	1091
– auf Reinheit, Erläuterungen (*siehe* 1.5)	**10.7**-9150
– auf Reinheit, statistische Auswertung (5.3)	1091
– auf restliches Pertussis-Toxin (2.6.33)	334
– auf Sterilität (2.6.1)	259
– auf Sterilität, Hinweise zur Anwendung (5.1.9)	1025
– aviärer Lebend-Impfstoffe auf fremde Agenzien in Chargen von Fertigprodukten (2.6.25)	312
– aviärer Virusimpfstoffe auf fremde Agenzien im Saatgut (2.6.24)	308
– der Fettsäurenzusammensetzung durch Gaschromatographie (2.4.22)	203
– der Gleichförmigkeit einzeldosierter Arzneiformen bei großem Stichprobenumfang (2.9.47)	561
– der Konsistenz durch Penetrometrie (2.9.9)	467
– des Fließverhaltens (2.9.16)	476
– fetter Öle auf fremde Öle durch Dünnschichtchromatographie (2.4.21)	203
– nicht steriler Produkte, Nachweis spezifizierter Mikroorganismen (2.6.13)	**10.3**-6945
– nicht steriler Produkte, quantitative Bestimmung der vermehrungsfähigen Mikroorganismen (2.6.12)	**10.3**-6939
– pflanzlicher Arzneimittel zum Einnehmen, mikrobiologische (2.6.31)	330
– pflanzlicher Drogen, mikroskopische (2.8.23)	443
– zellbasierter Zubereitungen, mikrobiologische (2.6.27)	**10.3**-6951
*Prunellae spica**	2077
Pruni africanae cortex	2367
Pseudoephedrinhydrochlorid	5468
Pseudoephedrini hydrochloridum	5468
Pseudomonas aeruginosa, Nachweis	
– in lebenden biotherapeutischen Produkten (*siehe* 2.6.38)	357
– in nicht sterilen Produkten (*siehe* 2.6.13)	**10.3**-6945
PSMA-11 *R*	**10.7**-9433
PSMA-1007 R	**10.7**-9433
(¹⁸F)PSMA-1007-Injektionslösung	**10.5**-8343
Psyllii semen	2163
Pteroinsäure *R*	**10.7**-9434
*Puerariae lobatae radix**	2263
*Puerariae thomsonii radix**	2265
Puerarin *R*	**10.7**-9434
Pufferlösung	
– zur Einstellung der Gesamtionenstärke *R*	**10.7**-9500
– zur Einstellung der Gesamtionenstärke *R* 1	**10.7**-9500
Pufferlösung pH 2,0 *R*	**10.7**-9500
Pufferlösung pH 2,2 *R*	**10.7**-9500
Pufferlösung pH 2,5 *R*	**10.7**-9500
Pufferlösung pH 2,5 *R* 1	**10.7**-9500
Pufferlösung pH 3,0 *R*	**10.7**-9501
Pufferlösung pH 3,5 *R*	**10.7**-9501
Pufferlösung pH 3,6 *R*	**10.7**-9501
Pufferlösung pH 3,7 *R*	**10.7**-9501
Pufferlösung pH 5,2 *R*	**10.7**-9503
Pufferlösung pH 5,5 *R*	**10.7**-9503
Pufferlösung pH 6,5 *R*	**10.7**-9504
Pufferlösung pH 6,6 *R*	**10.7**-9504
Pufferlösung pH 7,0 *R*	**10.7**-9505
Pufferlösung pH 7,2 *R*	**10.7**-9506
Pufferlösung pH 8,0 *R*	**10.7**-9508
Pufferlösung pH 8,0 *R* 1	**10.7**-9508
Pufferlösung pH 9,0 *R*	**10.7**-9510
Pufferlösung pH 9,0 *R* 1	**10.7**-9510
Pufferlösung pH 10,9 *R*	**10.7**-9511
Pufferlösung pH 11 *R*	**10.7**-9511
Pufferlösung pH 7,2, physiologische *R*	**10.7**-9506
Pufferlösungen (4.1.3)	**10.5**-8276
Pulegon *R*	**10.7**-9434
Pullulan	5469
Pullulanase *R*	**10.7**-9434
Pullulanum	5469
Pulver	
– Benetzbarkeit (2.9.45)	557
– Bestimmung der Fließeigenschaften mittels Scherzellen (2.9.49)	564
– Feinheit (2.9.35)	529
– Fließverhalten (2.9.36)	530
– Kompressibilität (2.9.34)	526
– Schütt- und Stampfdichte (2.9.34)	526
– zum Einnehmen	1397
– zur Herstellung einer Injektionslösung von Blutgerinnungsfaktor IX (rDNA) human	**10.3**-7179
– zur kutanen Anwendung	1398
Pulveres ad usum dermicum	1398
Pulveres perorales	1397
Purpur-Sonnenhut-Kraut	2430
Purpur-Sonnenhut-Wurzel	2435

Putrescin *R* **10.7**-9435
PVC-Behältnisse (weichmacherhaltig)
- leere, für Blut und Blutprodukte vom Menschen, sterile (*siehe* 3.3.5) 648
- mit Stabilisatorlösung für Blut vom Menschen, sterile (3.3.6) 650

PVC-Kunststoffe (weichmacherfrei)
- für Behältnisse zur Aufnahme fester Darreichungsformen zur oralen Anwendung (3.1.11) 603
- für Behältnisse zur Aufnahme nicht injizierbarer, wässriger Lösungen (3.1.10) 600

PVC-Kunststoffe (weichmacherhaltig)
- für Behältnisse zur Aufnahme von Blut und Blutprodukten vom Menschen (3.3.2) 637
- für Behältnisse zur Aufnahme wässriger Lösungen zur intravenösen Infusion (3.1.14) 611
- für Schläuche in Transfusionsbestecken für Blut und Blutprodukte (3.3.3) 642

Pyrantelembonat **10.1**-6473
Pyranteli embonas **10.1**-6473
Pyrazinamid 5472
Pyrazinamidum 5472
Pyrazin-2-carbonitril *R* **10.7**-9436
Pyridin *R* **10.7**-9436
Pyridin, wasserfreies *R* **10.7**-9436
Pyridin-2-amin *R* **10.7**-9436
Pyridin-4-carbonitril *R* **10.7**-9436
Pyridiniumbromidperbromid *R* **10.7**-9436
Pyridostigminbromid 5474
Pyridostigmini bromidum 5474
Pyridoxinhydrochlorid 5476
Pyridoxini hydrochloridum 5476
Pyridylazonaphthol *R* **10.7**-9436
Pyridylazonaphthol-Lösung *R* **10.7**-9436
4-(2-Pyridylazo)resorcin-Mononatriumsalz *R* **10.7**-9437
Pyrimethamin **10.1**-6475
Pyrimethaminum **10.1**-6475
Pyrogallol *R* **10.7**-9437
Pyrogallol-Lösung, alkalische *R* **10.7**-9437
Pyrogene, Prüfung auf (2.6.8) **10.5**-8263
Pyrrolidin *R* **10.7**-9437
Pyrrolidon 5480
2-Pyrrolidon *R* **10.7**-9437
Pyrrolidonum 5480
Pyrrolizidinalkaloide als Verunreinigungen (2.8.26) **10.6**-8695

Q

Quantifizierung und Charakterisierung von Wirtszell-DNA-Rückständen (2.6.35) 344
Queckenwurzelstock 2370
Quecksilber, Identitätsreaktion (*siehe* 2.3.1) 182
Quecksilber(II)-acetat *R* **10.7**-9438
Quecksilber(II)-chlorid **10.4**-8113
Quecksilber(II)-chlorid *R* **10.7**-9438
Quecksilber(II)-chlorid-Lösung *R* **10.7**-9438
Quecksilber(II)-iodid *R* **10.7**-9438
Quecksilber-Lösung (10 ppm Hg) *R* **10.7**-9498
Quecksilber-Lösung (1000 ppm Hg) *R* **10.7**-9498
Quecksilber(II)-nitrat *R* **10.7**-9438
Quecksilber(II)-oxid *R* **10.7**-9438
Quecksilberporosimetrie, Bestimmung der Porosität und Porengrößenverteilung von Feststoffen (2.9.32) ..516
Quecksilber(II)-sulfat-Lösung *R* **10.7**-9438
Quecksilber(II)-thiocyanat *R* **10.7**-9438
Quecksilber(II)-thiocyanat-Lösung *R* **10.7**-9438
Quellungszahl (2.8.4) 428
Quendelkraut 2371

Quercetin-Dihydrat *R* **10.7**-9438
Quercitrin *R* **10.7**-9439
Quercus cortex 2135
Quetiapinfumarat 5485
Quetiapini fumaras 5485
Quillajae cortex 2417
Quillaja-Saponine, gereinigte *R* **10.7**-9439
Quinaprilhydrochlorid 5489
Quinaprili hydrochloridum 5489

R

Rabeprazol-Natrium 5495
Rabeprazol-Natrium-Hydrat 5497
Rabeprazolum natricum 5495
Rabeprazolum natricum hydricum 5497
Racecadotril **10.7**-9749
Racecadotrilum **10.7**-9749
Raclopridi([^{11}C]methoxy) solutio iniectabilis 1878
Raclopridtartrat *R* **10.7**-9439
Radioaktive Arzneimittel **10.7**-9579
- unmittelbar vor Abgabe/Anwendung hergestellte (5.19) 1237
- Vorläufersubstanzen 1312

Radioaktive Arzneimittel und Ausgangsmaterialien für radioaktive Arzneimittel **10.4**-7911
- (^{125}I)Albumin-Injektionslösung vom Menschen ..1821
- (^{18}F)Alovudin-Injektionslösung 1822
- (^{13}N)Ammoniak-Injektionslösung 1825
- Betiatid zur Herstellung von radioaktiven Arzneimitteln **10.3**-7107
- (^{51}Cr)Chromedetat-Injektionslösung 1827
- (^{57}Co)Cyanocobalamin-Kapseln 1828
- (^{58}Co)Cyanocobalamin-Kapseln 1829
- (^{57}Co)Cyanocobalamin-Lösung 1830
- (^{58}Co)Cyanocobalamin-Lösung 1831
- (^{18}F)Fludesoxyglucose-Injektionslösung 1832
- (^{18}F)Fluorcholin-Injektionslösung 1836
- (^{18}F)Fluorethyl-L-tyrosin-Injektionslösung .. 1839
- (^{18}F)Fluorid-Lösung zur Radiomarkierung 1842
- (^{18}F)Fluormisonidazol-Injektionslösung 1843
- (^{18}F)Fluorodopa-Injektionslösung ((^{18}F)Fluorodopa hergestellt durch elektrophile Substitution) 1847
- (^{18}F)Fluorodopa-Injektionslösung ((^{18}F)Fluorodopa hergestellt durch nukleophile Substitution) 1849
- (^{68}Ga)Galliumchlorid-Lösung zur Radiomarkierung 1854
- (^{68}Ga)Galliumchlorid-Lösung zur Radiomarkierung (hergestellt in einem Beschleuniger) **10.3**-7108
- (^{67}Ga)Galliumcitrat-Injektionslösung 1856
- (^{68}Ga)Galliumedotreotid-Injektionslösung ... **10.6**-8789
- (^{68}Ga)Gallium-PSMA-11-Injektionslösung **10.4**-7911
- (^{111}In)Indium(III)-chlorid-Lösung 1860
- (^{111}In)Indiumoxinat-Lösung 1861
- (^{111}In)Indium-Pentetat-Injektionslösung 1863
- (^{123}I)Iobenguan-Injektionslösung 1864
- (^{131}I)Iobenguan-Injektionslösung für diagnostische Zwecke 1865
- (^{131}I)Iobenguan-Injektionslösung für therapeutische Zwecke 1867
- Iobenguansulfat zur Herstellung von radioaktiven Arzneimitteln 1868
- (^{131}I)Iodmethylnorcholesterol-Injektionslösung 1869
- (^{15}O)Kohlenmonoxid 1871
- (^{81m}Kr)Krypton zur Inhalation 1872
- Kupfertetramibitetrafluoroborat zur Herstellung von radioaktiven Arzneimitteln 1873

- (^{177}Lu)Lutetium-Lösung zur Radiomarkierung ..1874
- Medronsäure zur Herstellung von radioaktiven Arzneimitteln 1876
- ([^{11}C]Methoxy)Racloprid-Injektionslösung 1878
- ([^{11}C]Methyl)Cholin-Injektionslösung 1880
- (5-[^{11}C]Methyl)Flumazenil-Injektionslösung 1882
- L-([^{11}C]Methyl)Methionin-Injektionslösung 1884
- Natrium([1-^{11}C]acetat-Injektionslösung 1887
- Natriumcalcium-Pentetat-Hydrat zur Herstellung von radioaktiven Arzneimitteln **10.6**-8791
- Natriumdiphosphat-Decahydrat zur Herstellung von radioaktiven Arzneimitteln 1891
- Natrium(^{18}F)fluorid-Injektionslösung 1892
- Natriumiodhippurat-Dihydrat zur Herstellung von radioaktiven Arzneimitteln 1894
- Natrium(^{123}I)iodhippurat-Injektionslösung 1895
- Natrium(^{131}I)iodhippurat-Injektionslösung 1896
- Natrium(^{123}I)iodid-Injektionslösung 1898
- Natriumiodid-Kapseln für diagnostische Zwecke 1899
- Natrium(^{131}I)iodid-Kapseln für diagnostische Zwecke 1899
- Natrium(^{131}I)iodid-Kapseln für therapeutische Zwecke 1901
- Natrium(^{131}I)iodid-Lösung **10.4**-7913
- Natrium(^{123}I)iodid-Lösung zur Radiomarkierung 1904
- Natrium(^{131}I)iodid-Lösung zur Radiomarkierung 1905
- Natrium(^{99}Mo)molybdat-Lösung aus Kernspaltprodukten 1906
- Natrium(^{99m}Tc)pertechnetat-Injektionslösung aus Kernspaltprodukten 1911
- Natrium(^{99m}Tc)pertechnetat-Injektionslösung (hergestellt in einem Beschleuniger) 1909
- Natrium(^{99m}Tc)pertechnetat-Injektionslösung nicht aus Kernspaltprodukten 1913
- Natrium(^{32}P)phosphat-Injektionslösung 1915
- (^{18}F)PSMA-1007-Injektionslösung **10.5**-8343
- (^{15}O)Sauerstoff 1916
- Sterile Natrium(^{51}Cr)chromat-Lösung 1890
- (^{89}Sr)Strontiumchlorid-Injektionslösung 1917
- (^{99m}Tc)Technetium-Albumin-Injektionslösung ...1919
- (^{99m}Tc)Technetium-Bicisat-Injektionslösung ...1921
- (^{99m}Tc)Technetium-Etifenin-Injektionslösung ..1922
- (^{99m}Tc)Technetium-Exametazim-Injektionslösung 1924
- (^{99m}Tc)Technetium-Gluconat-Injektionslösung ..1926
- (^{99m}Tc)Technetium-Macrosalb-Injektionslösung 1928
- (^{99m}Tc)Technetium-Mebrofenin-Injektionslösung 1930
- (^{99m}Tc)Technetium-Medronat-Injektionslösung ..1931
- (^{99m}Tc)Technetium-Mertiatid-Injektionslösung ..1933
- (^{99m}Tc)Technetium-Mikrosphären-Injektionslösung 1935
- (^{99m}Tc)Technetium-Oxidronat-Injektionslösung 1936
- (^{99m}Tc)Technetium-Pentetat-Injektionslösung ...1938
- (^{99m}Tc)Technetium-Rheniumsulfid-Kolloid-Injektionslösung 1940
- (^{99m}Tc)Technetium-Schwefel-Kolloid-Injektionslösung 1941
- (^{99m}Tc)Technetium-Sestamibi-Injektionslösung ..1943
- (^{99m}Tc)Technetium-Succimer-Injektionslösung ..1945
- (^{99m}Tc)Technetium-Zinndiphosphat-Injektionslösung 1946
- (^{99m}Tc)Technetium-Zinn-Kolloid-Injektionslösung 1948
- Tetra-*O*-acetylmannosetriflat zur Herstellung von radioaktiven Arzneimitteln 1949
- (^{201}Tl)Thalliumchlorid-Injektionslösung 1951
- Tritiiertes-(^{3}H)Wasser-Injektionslösung 1953
- (^{15}O)Wasser-Injektionslösung 1952
- (^{133}Xe)Xenon-Injektionslösung 1954
- (^{90}Y)Yttriumchlorid-Lösung zur Radiomarkierung 1955

Radioaktivität, Detektion und Messung (2.2.66) ..**10.7**-9166
Radionuklide, Tabelle mit physikalischen Eigenschaften (5.7) 1161
Radiopharmaceutica **10.7**-9579
Raffinose R **10.7**-9439
Raffinose-Pentahydrat R **10.7**-9439
Raloxifenhydrochlorid 5501
Raloxifeni hydrochloridum 5501
Raltegraviri compressi **10.6**-8985
Raltegraviri compressi masticabiles **10.6**-8983
Raltegravir-Kalium 5503
Raltegravir-Kalium R **10.7**-9439
Raltegravir-Kautabletten **10.6**-8983
Raltegravir-Tabletten **10.6**-8985
Raltegravirum kalicum 5503
Raman-Spektroskopie (2.2.48) **10.7**-9163
Ramipril **10.5**-8531
Ramiprilum **10.5**-8531
Ramon-Bestimmung (2.7.27) 412
Raney-Nickel R **10.7**-9439
Raney-Nickel, halogenfreies R **10.7**-9440
Ranitidinhydrochlorid **10.5**-8534
Ranitidini hydrochloridum **10.5**-8534
Rapae oleum raffinatum 5516
Rapsöl R **10.7**-9440
Rapsöl, raffiniertes 5516
Rasterelektronenmikroskopie (2.9.52) 568
Ratanhiae radix 2374
Ratanhiae tinctura 2373
Ratanhiatinktur 2373
Ratanhiawurzel 2374
Reagenzien (4) **10.7**-9206
Rectalia 1433
Reduktionsgemisch *R* **10.7**-9440
Referenzlösung zur Mikrobestimmung von Wasser *R* **10.7**-9498
Referenzstandards (1.6) **10.7**-9153
Referenzstandards (5.12) 1189
Referenzsubstanzen, -zubereitungen, -standards (*CRS, BRP, HRS*), Referenzspektren, Bezug (4.3) **10.7**-9521
Regorafenibi compressi **10.6**-8987
Regorafenib-Monohydrat 5516
Regorafenib-Tabletten **10.6**-8987
Regorafenibum monohydricum 5516
Rehmanniae radix* **10.1**-6281
Rehmanniawurzel* **10.1**-6281
Reichstein-Substanz S *R* **10.7**-9440
Reineckesalz R **10.7**-9440
Reineckesalz-Lösung R **10.7**-9440
Reisstärke 5519
Rektale Anwendung, Zubereitungen zur 1433
- Halbfeste Zubereitungen 1433
- Pulver zur Herstellung von Rektallösungen 1433
- Pulver zur Herstellung von Rektalsuspensionen ..1433
- Rektalemulsionen 1433
- Rektalkapseln 1433
- Rektallösungen 1433
- Rektalschäume 1433
- Rektalsuspensionen 1433
- Rektaltampons 1433
- Tabletten zur Herstellung von Rektallösungen ...1433

- Tabletten zur Herstellung von Rektalsuspensionen 1433
  - Zäpfchen (Suppositorien) 1433
Relative Dichte (2.2.5) 33
Remifentanilhydrochlorid 5520
Remifentanili hydrochloridum 5520
Repaglinid 5523
Repaglinidum 5523
Reserpin 5525
Reserpinum 5525
Resonanz-Raman-Spektroskopie (2.2.48) 126
Resorcin 5526
Resorcin *R* **10.7**-9440
Resorcinolum 5526
Resorcin-Reagenz *R* **10.7**-9440
Respiratorisches-Syncytial-Virus-Lebend-Impfstoff für Rinder **10.2**-6744
Restliches Pertussis-Toxin (2.6.33) 334
Restlösungsmittel (Lösungsmittel-Rückstände), Identifizierung und Bestimmung (2.4.24) **10.1**-6249
Resveratrol *R* **10.7**-9440
Retrorsin *R* **10.7**-9440
Retrorsin-*N*-oxid *R* **10.7**-9441
Retroviridae abgeleitete Vektoren zur Anwendung am Menschen (*siehe 5.14*) 1208
Rhabarberwurzel 2375
Rhamni purshianae cortex 2087
Rhamni purshianae extractum siccum normatum 2089
Rhamnose *R* **10.7**-9441
Rhaponticin *R* **10.7**-9441
Rhei radix 2375
Rhein *R* **10.7**-9441
Rhenii sulfidi colloidalis et technetii(^{99m}Tc) solutio iniectabilis 1940
Rhinitis-atrophicans-Impfstoff (inaktiviert) für Schweine (Progressive-) 1752
Rhinotracheitis-Impfstoff (inaktiviert) für Rinder (Infektiöse) 1755
Rhinotracheitis-Lebend-Impfstoff für Truthühner (Infektiöse-) **10.2**-6745
Rhinotracheitis-Virus-Impfstoff (inaktiviert) für Katzen 1759
Rhinotracheitis-Virus-Lebend-Impfstoff für Katzen **10.2**-6747
Rhodamin 6 G *R* **10.7**-9441
Rhodamin B *R* **10.7**-9441
Rhynchophyllin *R* **10.7**-9441
Ribavirin 5527
Ribavirinum 5527
Ribis nigri folium 2414
Riboflavin 5529
Riboflavini natrii phosphas 5531
Riboflavinphosphat-Natrium 5531
Riboflavinum 5529
Ribose *R* **10.7**-9442
Ribose in Polysaccharid-Impfstoffen (2.5.31) 243
Ricini oleum hydrogenatum **10.1**-6481
Ricini oleum raffinatum **10.5**-8537
Ricini oleum virginale **10.5**-8536
Ricinolsäure *R* **10.7**-9442
Rifabutin 5534
Rifabutinum 5534
Rifampicin 5536
Rifampicinum 5536
Rifamycin-Natrium 5537
Rifamycinum natricum 5537
Rifaximin 5540
Rifaximinum 5540
Rilmenidindihydrogenphosphat 5542
Rilmenidini dihydrogenophosphas 5542

Rinderalbumin *R* **10.7**-9442
Rinderalbumin *R* 1 ....**10.7**-9442
Rinderhirn, getrocknetes *R* **10.7**-9442
Rinderserum 5543
Rinderthrombin *R* **10.7**-9442
Ringelblumenblüten **10.1**-6283
Riociguat **10.4**-8120
Riociguati compressi **10.6**-8991
Riociguat-Tabletten **10.6**-8991
Riociguatum **10.4**-8120
Risedronat-Natrium-2,5-Hydrat 5546
Risperidon 5548
Risperidonum 5548
Ritonavir 5551
Ritonavirum 5551
Rivaroxaban **10.3**-7389
Rivaroxabani compressi **10.6**-8993
Rivaroxaban-Tabletten **10.6**-8993
Rivaroxabanum **10.3**-7389
Rivastigmin 5555
Rivastigminhydrogentartrat 5557
Rivastigmini hydrogenotartras 5557
Rivastigminum 5555
Rizatriptanbenzoat 5559
Rizatriptani benzoas 5559
Rizinusöl
  - hydriertes **10.1**-6481
  - natives **10.5**-8536
  - polyethoxyliertes *R* **10.7**-9442
  - raffiniertes **10.5**-8537
Rocuronii bromidum 5565
Rocuroniumbromid 5565
Römische Kamille 2247
Röntgenpulverdiffraktometrie, Charakterisierung kristalliner und teilweise kristalliner Feststoffe (2.9.33) **10.6**-8708
Röteln-Immunglobulin vom Menschen 5568
Röteln-Lebend-Impfstoff **10.7**-9620
Rohcresol 5568
Rohrkolbenpollen* 2378
Ropinirolhydrochlorid 5569
Ropiniroli hydrochloridum 5569
Ropivacainhydrochlorid-Monohydrat 5571
Ropivacaini hydro-chloridum monohydricum 5571
Rosae pseudo-fructus 2205
Rosmarinblätter 2380
Rosmarini aetheroleum 2382
Rosmarini folium 2380
Rosmarinöl 2382
Rosmarinsäure *R* **10.7**-9442
Rosskastaniensamen 2384
Rosskastaniensamentrockenextrakt, Eingestellter 2386
Rosuvastatin-Calcium **10.6**-8995
Rosuvastatinethylester *R* **10.7**-9442
Rosuvastatini compressi **10.6**-8999
Rosuvastatin-Tabletten **10.6**-8999
Rosuvastatinum calcicum **10.6**-8995
Rotationsviskosimeter (2.2.10) 37
Rotavirusdiarrhoe-Impfstoff (inaktiviert) für Kälber **10.2**-6749
Rotavirus-Lebend-Impfstoff (oral) **10.7**-9622
Rote Pfingstrosenwurzel 2363
Rotigotin 5577
Rotigotinum 5577
Rotmaulseuche-Impfstoff (inaktiviert) für Regenbogenforellen 1765
Rotwurzsalbei-Wurzelstock mit Wurzel* 2388
Roxithromycin 5580
Roxithromycinum 5580
Rubi idaei folium **10.1**-6279

Rupatadinfumarat	5583
Rupatadini fumaras	5583
Rusci rhizoma	2290
Ruß zur Gaschromatographie, graphitierter *R*	**10.7**-9443
Rutecarpin *R*	**10.7**-9443
Rutheniumrot *R*	**10.7**-9443
Rutheniumrot-Lösung *R*	**10.7**-9443
Rutosid *R*	**10.7**-9443
Rutosid-Trihydrat	5585
Rutosid-Trihydrat *R*	**10.7**-9443
Rutosidum trihydricum	5585

S

Sabalis serrulatae extractum	2393
Sabalis serrulatae fructus	2390
Sabinen *R*	**10.7**-9443
Sacchari monopalmitas	5598
Sacchari sphaerae	6239
Sacchari stearas	5600
Saccharin	5591
Saccharin-Natrium	5592
Saccharin-Natrium *R*	**10.7**-9443
Saccharinum	5591
Saccharinum natricum	5592
Saccharose	5594
Saccharose *R*	**10.7**-9443
Saccharosemonopalmitat	5598
Saccharose-Sirup	5596
Saccharosestearat	5600
Saccharum	5594
Saccharum liquidum	5596
Sägepalmenfrüchte	2390
Sägepalmenfrüchteextrakt	2393
Säureblau 83 *R*	**10.7**-9443
Säureblau 90 *R*	**10.7**-9444
Säureblau 92 *R*	**10.7**-9444
Säureblau 93 *R*	**10.7**-9444
Säureblau-92-Lösung *R*	**10.7**-9444
Säureblau-93-Lösung *R*	**10.7**-9444
Säurezahl (2.5.1)	229
Safrol *R*	**10.7**-9444
Saikosaponin A *R*	**10.7**-9445
Saikosaponin D *R*	**10.7**-9445
SAL, Sterility Assurance Level (*siehe* 5.1.1)	995
Salbei, Dreilappiger	2396
Salbeiblätter	2397
Salbeiöl, Spanisches	2399
Salbeitinktur	2400
Salbutamol	**10.4**-8129
Salbutamoli sulfas	**10.6**-9005
Salbutamolsulfat	**10.6**-9005
Salbutamolum	**10.4**-8129
Salicin *R*	**10.7**-9445
Salicis cortex	2498
Salicis corticis extractum siccum	2500
Salicylaldazin *R*	**10.7**-9445
Salicylaldehyd *R*	**10.7**-9445
Salicylat, Identitätsreaktion (*siehe* 2.3.1)	182
Salicylsäure	5608
Salicylsäure *R*	**10.7**-9445
Salmeteroli xinafoas	5610
Salmeterolxinafoat	5610
Salmonella-Enteritidis-Impfstoff (inaktiviert) für Hühner	1767
Salmonella-Enteritidis-Lebend-Impfstoff (oral) für Hühner	1768
Salmonella-Typhimurium-Impfstoff (inaktiviert) für Hühner	1772
Salmonella-Typhimurium-Lebend-Impfstoff (oral) für Hühner	1774
Salmonellen, Nachweis	
– in lebenden biotherapeutischen Produkten (*siehe* 2.6.38)	357
– in nicht sterilen Produkten (*siehe* 2.6.13)	**10.3**-6945
– in pflanzlichen Arzneimitteln zum Einnehmen (*siehe* 2.6.31)	333
Salmonis domestici oleum	**10.3**-7289
Salpetersäure	5612
– blei- und cadmiumfreie *R*	**10.7**-9446
– bleifreie *R*	**10.7**-9446
– bleifreie *R* 1	**10.7**-9446
– bleifreie, verdünnte *R*	**10.7**-9446
– nickelfreie *R*	**10.7**-9446
– rauchende *R*	**10.7**-9447
– schwermetallfreie *R*	**10.7**-9447
– schwermetallfreie, verdünnte *R*	**10.7**-9447
– verdünnte *R*	**10.7**-9447
– verdünnte *R* 1	**10.7**-9447
– verdünnte *R* 2	**10.7**-9447
Salpetersäure *R*	**10.7**-9445
Salpetersäure (1 mol · l^{-1})	**10.7**-9518
Salviae lavandulifoliae aetheroleum	2399
*Salviae miltiorrhizae radix et rhizoma**	2388
Salviae officinalis folium	2397
Salviae sclareae aetheroleum	2319
Salviae tinctura	2400
Salviae trilobae folium	2396
Salvianolsäure B *R*	**10.7**-9447
Salze flüchtiger Basen und Ammoniumsalze, Identitätsreaktion (*siehe* 2.3.1)	179
Salzsäure	
– bleifreie *R*	**10.7**-9447
– bromhaltige *R*	**10.7**-9448
– ethanolische *R*	**10.7**-9448
– methanolische *R*	**10.7**-9448
– methanolische *R* 1	**10.7**-9448
– schwermetallfreie *R*	**10.7**-9448
– verdünnte *R*	**10.7**-9448
– verdünnte *R* 1	**10.7**-9448
– verdünnte *R* 2	**10.7**-9448
– verdünnte, schwermetallfreie *R*	**10.7**-9448
Salzsäure *R*	**10.7**-9447
(D)Salzsäure *R*	**10.7**-9448
Salzsäure *R* 1	**10.7**-9447
Salzsäure (2 mol · l^{-1}) *R*	**10.7**-9447
Salzsäure (3 mol · l^{-1}) *R*	**10.7**-9447
Salzsäure (6 mol · l^{-1}) *R*	**10.7**-9447
Salzsäure (0,1 mol · l^{-1})	**10.7**-9518
Salzsäure (1 mol · l^{-1})	**10.7**-9518
Salzsäure 10 %	5613
Salzsäure 36 %	5613
Salzsäure (0,1 mol · l^{-1}), ethanolische *R*	**10.7**-9448
Salzsäure, verdünnte *R* 3	**10.7**-9448
(D)Salzsäure-Lösung *R*	**10.7**-9448
Salzsäureunlösliche Asche (2.8.1)	427
Sambuci flos	2224
Sand *R*	**10.7**-9448
Sanguinaria canadensis ad praeparationes homoeopathicas	**10.6**-8817
Sanguinaria für homöopathische Zubereitungen	**10.6**-8817
Sanguinarinchlorid *R*	**10.7**-9449
*Sanguisorbae radix**	**10.4**-7925
Saquinaviri mesilas	5614
Saquinavirmesilat	5614
Sarafloxacinhydrochlorid *R*	**10.7**-9449
Sauerstoff	5617
– in Gasen (2.5.27)	242
Sauerstoff *R*	**10.7**-9449

Sauerstoff *R* 1	**10.7**-9449
(¹⁵O)Sauerstoff	1916
Sauerstoff 93 %	5618
Scandium-Standardlösung (0,1 % Sc) für ICP *R*	**10.7**-9498
Schachtelhalmkraut	2401
Schäume	
– zur kutanen Anwendung	**10.7**-9587
Schäume, wirkstoffhaltige	**10.6**-8773
Schafgarbenkraut	2403
Schaumindex (2.8.24)	**10.2**-6627
Scheinbare Lösungsgeschwindigkeit (2.9.43)	552
Schellack	5620
Scherzellmethoden	
– siehe (2.9.36)	534
– siehe (2.9.49)	564
Schiffs Reagenz *R*	**10.7**-9449
Schiffs Reagenz *R* 1	**10.7**-9449
Schimmelpilze für Allergenzubereitungen	5621
*Schisandrae chinensis fructus**	2405
Schisandrafrüchte*	2405
Schisandrin *R*	**10.7**-9449
γ-Schisandrin *R*	**10.7**-9450
Schlangenbartwurzel*	2407
Schlangengift-Immunserum (Europa)	1811
Schlangenwiesenknöterichwurzelstock*	2409
Schmalblättriger-Sonnenhut-Wurzel	2437
Schmelzpunkt	
– Sofortschmelzpunkt (2.2.16)	42
– Steigschmelzpunkt (2.2.15)	42
Schmelztemperatur, Kapillarmethode (2.2.14)	41
Schnurbaumwurzel*	2410
Schöllkraut	2412
Schöniger-Methode (2.5.10)	233
Schütt- und Stampfdichte von Pulvern (2.9.34)	526
Schüttdichte (*siehe* 2.2.42)	105
Schüttwinkel (*siehe* 2.9.36)	531
Schwarze-Johannisbeere-Blätter	2414
Schwarznesselkraut	2416
Schwefel	**10.3**-7399
Schwefel *R*	**10.7**-9450
Schwefeldioxid *R*	**10.7**-9450
Schwefeldioxid *R* 1	**10.7**-9450
Schwefeldioxid (2.5.29)	**10.4**-7525
Schwefelkohlenstoff *R*	**10.7**-9450
Schwefelsäure	**10.3**-7400
– ethanolische *R*	**10.7**-9451
– nitratfreie *R*	**10.7**-9451
– nitratfreie *R* 1	**10.7**-9451
– schwermetallfreie *R*	**10.7**-9451
– verdünnte *R*	**10.7**-9451
Schwefelsäure *R*	**10.7**-9450
Schwefelsäure *R* 1	**10.7**-9451
Schwefelsäure (5 mol · l⁻¹) *R*	**10.7**-9451
Schwefelsäure (0,5 mol · l⁻¹)	**10.7**-9518
Schwefelsäure (0,25 mol · l⁻¹), ethanolische *R*	**10.7**-9451
Schwefelsäure (2,5 mol · l⁻¹), ethanolische *R*	**10.7**-9451
Schwefelsäure, verdünnte *R* 1	**10.7**-9451
Schwefelwasserstoff *R*	**10.7**-9451
Schwefelwasserstoff *R* 1	**10.7**-9452
Schwefelwasserstoff-Lösung *R*	**10.7**-9452
Schweinepest-Lebend-Impfstoff, (aus Zellkulturen), Klassische-	**10.2**-6751
Schweinerotlauf-Impfstoff (inaktiviert)	1780
Schwermetalle	
– Grenzprüfung (2.4.8)	191
– in pflanzlichen Drogen und Zubereitungen aus pflanzlichen Drogen (2.4.27)	217
Sclareol *R*	**10.7**-9452
Scopolamin	5624
Scopolaminhydrobromid	5626
Scopolaminhydrobromid *R*	**10.7**-9452
Scopolamini hydrobromidum/Hyoscini hydrobromidum	5626
Scopolaminum/Hyoscinum	5624
Scopolaminum/Hyoscinum	5624
Scopoletin *R*	**10.7**-9452
*Scrophulariae radix**	**10.6**-8807
*Scutellariae baicalensis radix**	**10.4**-7917
SDS-PAGE (*siehe* 2.2.31)	71
SDS-PAGE-Lösung, gepufferte *R*	**10.7**-9452
SDS-PAGE-Proben-Pufferlösung	
– für reduzierende Bedingungen, konzentrierte *R*	**10.7**-9452
– konzentrierte *R*	**10.7**-9452
Seidenfaden im Fadenspender für Tiere, steriler, geflochtener	1980
Seifenrinde	2417
Sekundärstandard, Erläuterung (*siehe* 5.12)	1189
Selamectin für Tiere	5628
Selamectinum ad usum veterinarium	5628
Selegilinhydrochlorid	5630
Selegilini hydrochloridum	5630
Selen *R*	**10.7**-9452
Selendisulfid	5632
Selenige Säure *R*	**10.7**-9453
Selenii disulfidum	5632
Selenium ad praeparationes homoeopathicas	2598
Selenium für homöopathische Zubereitungen	2598
Selen-Lösung (1 ppm Se) *R*	**10.7**-9498
Selen-Lösung (100 ppm Se) *R*	**10.7**-9498
Semecarpus anacardium ad praeparationes homoeopathicas	**10.5**-8381
Senecionin *R*	**10.7**-9453
Senecionin-N-oxid *R*	**10.7**-9453
Seneciphyllin *R*	**10.7**-9453
Seneciphyllin-N-oxid *R*	**10.7**-9453
Senecivernin *R*	**10.7**-9453
Senecivernin-N-oxid *R*	**10.7**-9453
Senegawurzel	2419
Senkirkin *R*	**10.7**-9454
Sennae folioli extractum siccum normatum	**10.7**-9641
Sennae foliolum	**10.1**-6285
Sennae fructus	**10.1**-6287
Sennae fructus extractum aquosum siccum normatum	**10.7**-9644
Sennae fructus extractum hydroalcoholicum siccum normatum	**10.7**-9644
Sennesfiederblättchen	**10.1**-6285
Sennesfiederblättchentrockenextrakt, eingestellter	**10.7**-9644
Sennesfrüchte	**10.1**-6287
Sennesfrüchtetrockenextrakt, Eingestellter, mit wässrig-alkoholischen Lösungen hergestellter	**10.7**-9644
Sennesfrüchtetrockenextrakt, Eingestellter, mit Wasser hergestellter	**10.7**-9642
Sennosid A *R*	**10.7**-9454
Sennosid B *R*	**10.7**-9454
Sera, Phenolkonzentration (2.5.15)	236
Serin	5633
Serin *R*	**10.7**-9454
Serinum	5633
Serpylli herba	2371
Serratulae coronatae herba	2171
Sertaconazoli nitras	**10.6**-9008
Sertaconazolnitrat	**10.6**-9008
Sertralinhydrochlorid	5637
Sertralini hydrochloridum	5637
Serum bovinum	5543
Serumgonadotropin *R*	**10.7**-9454
Sesami oleum raffinatum	5640

Sesamöl, raffiniertes	5640
Sevofluran	5642
Sevofluranum	5642
Shampoos	**10.7**-9587
Sialinsäure *R*	**10.7**-9454
Sialinsäure in Polysaccharid-Impfstoffen (2.5.23)	239
Siam-Benzoe	2053
Siam-Benzoe-Tinktur	2055
Siebanalyse (2.9.12)	474
Siebe (2.1.4)	22
Siebmethoden (*siehe* 2.9.38)	538
Siedetemperatur (2.2.12)	40
Silber, Identitätsreaktion (*siehe* 2.3.1)	183
Silber, kolloidales	**10.3**-7400
Silberdiethyldithiocarbamat *R*	**10.7**-9454
Silberdiethyldithiocarbamat-Lösung *R*	**10.7**-9454
Silber-Lösung (5 ppm Ag) *R*	**10.7**-9498
Silbernitrat	5646
Silbernitrat *R*	**10.7**-9454
Silbernitrat-Lösung *R* 1	**10.7**-9455
Silbernitrat-Lösung *R* 2	**10.7**-9455
Silbernitrat-Lösung (0,1 mol · l^{-1})	**10.7**-9518
Silbernitrat-Lösung, ammoniakalische *R*	**10.7**-9455
Silbernitrat-Pyridin *R*	**10.7**-9455
Silbernitrat-Reagenz *R*	**10.7**-9455
Silberoxid *R*	**10.7**-9455
Silbersulfat *R*	**10.7**-9455
Sildenafilcitrat	5646
Sildenafili citras	5646
Silibinin *R*	**10.7**-9455
Silica ad usum dentalem	5651
Silica colloidalis anhydrica	5649
Silica colloidalis hydrica	5652
Silica hydrophobica colloidalis	5650
Silicagel *R*	**10.7**-9455
Silicat, Identitätsreaktion (*siehe* 2.3.1)	183
Siliciumdioxid	
– hochdisperses	5649
– hochdisperses *R*	**10.7**-9455
– hochdisperses, hydrophobes	5650
– zur dentalen Anwendung	5651
Siliciumdioxid-Hydrat	5652
Silicon-Elastomer für Verschlüsse und Schläuche (3.1.9)	598
Siliconöl zur Verwendung als Gleitmittel (3.1.8)	597
Silicristin *R*	**10.7**-9456
Silidianin *R*	**10.7**-9456
Silybi mariani extractum siccum raffinatum et normatum	**10.6**-8806
Silybi mariani fructus	**10.6**-8804
Simeticon	5653
Simeticonum	5653
Simvastatin	5655
Simvastatinum	5655
Sinensetin *R*	**10.7**-9456
*Sinomenii caulis**	**10.5**-8356
Sinomenin *R*	**10.7**-9456
Sinomenium-acutum-Spross*	**10.5**-8356
Sirolimus *R*	**10.7**-9456
Sirupe	1377
Sitagliptini compressi	**10.6**-9010
Sitagliptini phosphas monohydricus	5658
Sitagliptinphosphat-Monohydrat	5658
Sitagliptin-Tabletten	**10.6**-9010
Sitostanol *R*	**10.7**-9456
β-Sitosterol *R*	**10.7**-9457
Sofortschmelzpunkt (2.2.16)	42
Soiae oleum hydrogenatum	5662
Soiae oleum raffinatum	5663
Sojalecithin *R*	**10.7**-9457
Sojaöl	
– hydriertes	5662
– raffiniertes	5663
– raffiniertes *R*	**10.7**-9457
Solani amylum	4447
Solidaginis herba	2192
Solidaginis virgaureae herba	2194
Solifenacini succinas	5664
Solifenacinsuccinat	5664
Solutiones ad conservationem partium corporis	**10.3**-7311
Solutiones ad haemocolaturam haemodiacolaturamque	4148
Solutiones ad haemodialysem	4145
Solutiones ad peritonealem dialysem	5244
Solutiones anticoagulantes et sanguinem humanum conservantes	5713
Solutiones concentratae ad haemocolaturam haemodiacolaturamque	4151
Somatostatin	**10.5**-8543
Somatostatinum	**10.5**-8543
Somatropin	5668
Somatropin zur Injektion	5671
Somatropini solutio concentrata	5677
Somatropini solutio iniectabilis	5674
Somatropin-Lösung, konzentrierte	5677
Somatropin-Lösung zur Injektion	5674
Somatropinum	5668
Somatropinum ad iniectabile	5671
Sonnenblumenöl *R*	**10.7**-9457
Sonnenblumenöl, raffiniertes	5680
Sonnenhut-Kraut, Purpur-	2430
Sonnenhut-Wurzel	
– Blasser-	2432
– Purpur-	2435
– Schmalblättriger-	2437
*Sophorae flavescentis radix**	2410
*Sophorae japonicae flos**	2238
*Sophorae japonicae flos immaturus**	2240
Sorafenibi compressi	**10.6**-9011
Sorafenibi tosilas	**10.4**-8132
Sorafenib-Tabletten	**10.6**-9011
Sorafenibtosilat	**10.4**-8132
Sorbinsäure	5680
Sorbitani lauras	5681
Sorbitani oleas	5682
Sorbitani palmitas	5683
Sorbitani sesquioleas	5685
Sorbitani stearas	5684
Sorbitani trioleas	5686
Sorbitanmonolaurat	5681
Sorbitanmonooleat	5682
Sorbitanmonopalmitat	5683
Sorbitanmonostearat	5684
Sorbitansesquioleat	5685
Sorbitantrioleat	5686
Sorbitol	5687
Sorbitol *R*	**10.7**-9457
Sorbitol, Lösung von partiell dehydratisiertem	5690
Sorbitol-Lösung 70 % (kristallisierend)	5691
Sorbitol-Lösung 70 % (nicht kristallisierend)	5692
Sorbitolum	5687
Sorbitolum liquidum cristallisabile	5691
Sorbitolum liquidum non cristallisabile	5692
Sorbitolum liquidum partim deshydricum	5690
Sotalolhydrochlorid	**10.3**-7403
Sotaloli hydrochloridum	**10.3**-7403
Spaltöffnungen und Spaltöffnungsindex (2.8.3)	427
Spanisches Salbeiöl	2399
Spectinomycindihydrochlorid-Pentahydrat	5695
Spectinomycini dihydrochloridum pentahydricum	5695

Spectinomycini sulfas tetrahydricus ad usum veterinarium 5698
Spectinomycinsulfat-Tetrahydrat für Tiere 5698
Speiköl 2440
Spektroskopie
— IR- (2.2.24) **10.3**-6919
— Kernresonanz- (2.2.33) 78
— NIR- (2.2.40) 95
— Raman (2.2.48) **10.7**-9163
— Röntgenfluoreszenz- (2.2.37) 88
— UV-Vis (2.2.25) 56
Spezifische Drehung (*siehe* 2.2.7) 34
Spezifische Oberfläche
— Bestimmung durch Gasabsorption (2.9.26) 505
— Bestimmung durch Luftpermeabilität (2.9.14) 474
SPF-Herden, Definition (*siehe* 5.2.2) 1038
SPF-Hühnerherden für die Herstellung und Qualitätskontrolle von Impfstoffen (5.2.2) 1038
Sphingomyelin aus Eigelb *R* **10.7**-9457
Spicae aetheroleum 2440
Spiramycin **10.1**-6493
Spiramycinum **10.1**-6493
Spiraprilhydrochlorid-Monohydrat 5704
Spiraprili hydrochloridum monohydricum 5704
Spironolacton 5706
Spironolactonum 5706
Spitzwegerichblätter 2441
Spongiforme Enzephalopathie, Erreger tierischen Ursprungs
— Minimierung des Risikos der Übertragung durch Human- und Tierarzneimittel (5.2.8) 1058
— Produkte mit dem Risiko der Übertragung 1363
Squalan **10.1**-6496
Squalan *R* **10.7**-9457
Squalanum **10.1**-6496
Squalen 5712
Squalenum 5712
Stabilisatorlösungen für Blutkonserven 5713
Stachelpanaxwurzelrinde* 2443
Stärke, lösliche *R* **10.7**-9457
Stärkearten
— Erbsenstärke 3742
— Hydroxyethylstärken **10.5**-8479
— Hydroxypropylstärke 4244
— Hydroxypropylstärke, Vorverkleisterte 4246
— Kartoffelstärke 4447
— Maisstärke 4677
— Reisstärke 5519
— Vorverkleisterte Stärke 5717
— Weizenstärke **10.6**-9045
Stärke-Lösung *R* **10.7**-9457
Stärke-Lösung *R* 1 ....**10.7**-9457
Stärke-Lösung *R* 2 ....**10.7**-9458
Stärke-Lösung, iodidfreie *R* **10.7**-9458
Stärke-Papier
— iodathaltiges *R* **10.7**-9458
— iodidhaltiges *R* **10.7**-9458
Stammzellen vom Menschen, hämatopoetische 5718
Stampfdichte (*siehe* 2.2.42) 105
Stanni colloidalis et technetii(^{99m}Tc) solutio iniectabilis 1948
Stanni pyrophosphatis et technetii(^{99m}Tc) solutio iniectabilis 1946
Stannosi chloridum dihydricum 6223
Stanolon *R* **10.7**-9458
Stanozolol **10.1**-6497
Stanozololum **10.1**-6497
Staphylococcus aureus, Nachweis
— in lebenden biotherapeutischen Produkten (*siehe* 2.6.38) 357
— in nicht sterilen Produkten (*siehe* 2.6.13) ...**10.3**-6945
Staphylococcus-aureus-Stamm-V8-Protease *R* **10.7**-9458
Staphysagria für homöopathische Zubereitungen 2599
Statische Head-Space-Gaschromatographie (*siehe* 2.2.28) 65
Statistische Auswertung der Ergebnisse biologischer Wertbestimmungen und Reinheitsprüfungen (5.3) ..1091
Staupe-Lebend-Impfstoff
— für Frettchen und Nerze **10.2**-6754
— für Hunde **10.2**-6755
Stavudin 5721
Stavudin *R* **10.7**-9458
Stavudinum 5721
Stearinsäure **10.4**-8136
Stearinsäure *R* **10.7**-9458
Stearylalkohol 5726
Stearylalkohol *R* **10.7**-9458
Steigschmelzpunkt — Methode mit offener Kapillare (2.2.15) 42
Steinkleekraut 2444
*Stephaniae tetrandrae radix** 2446
Stephania-tetrandra-Wurzel* 2446
Sterile Einmalspritzen aus Kunststoff (3.3.8) **10.3**-6995
Sterile Kunststoffbehältnisse für Blut und Blutprodukte vom Menschen (3.3.4) **10.3**-6993
Sterile, leere PVC-Behältnisse (weichmacherhaltig) für Blut und Blutprodukte vom Menschen (3.3.5) 648
Sterile, nicht resorbierbare Fäden 1963
— im Fadenspender für Tiere 1976
Sterile Produkte, Bioindikatoren bei der Herstellung (5.1.2) 1000
Sterile PVC-Behältnisse (weichmacherhaltig)
— leere, für Blut und Blutprodukte vom Menschen (3.3.5) 648
— mit Stabilisatorlösung für Blut vom Menschen (3.3.6) 650
Sterile, resorbierbare, synthetische, geflochtene Fäden 1967
Sterile, resorbierbare, synthetische, monofile Fäden 1969
Sterile Zubereitungen, Methoden zur Herstellung (5.1.1) 995
Steriler, geflochtener Seidenfaden im Fadenspender für Tiere 1980
Steriler Leinenfaden im Fadenspender für Tiere 1978
Steriler Polyamidfaden im Fadenspender für Tiere 1978
Steriler Polyesterfaden im Fadenspender für Tiere 1979
Steriles Catgut 1961
Steriles, resorbierbares Catgut im Fadenspender für Tiere 1975
Sterilisationsmethoden
— Bioindikatoren (*siehe* 5.1.2) 1000
— Dampfsterilisation (Erhitzen im Autoklav) (*siehe* 5.1.1) 995
— Filtration durch Bakterien zurückhaltende Filter (*siehe* 5.1.1) 995
— Gassterilisation (*siehe* 5.1.1) 995
— Hitzesterilisation, Anwendung des F-Konzepts (5.1.5) **10.3**-7015
— Sterilisation durch trockene Hitze (*siehe* 5.1.1) 995
— Sterilisation im Endbehältnis (*siehe* 5.1.1) 995
— Strahlensterilisation (*siehe* 5.1.1) 995
Sterilität
— Prüfung (2.6.1) 259
— Prüfung auf, Hinweise zur Anwendung (5.1.9) ..1025
Sterilitätssicherheitswert (*siehe* 5.1.1) 995
Sterility Assurance Level, SAL (*siehe* 5.1.1) 995
Sternanis 2448
Sternanisöl 2450

Sterole in fetten Ölen (2.4.23)	206
Stickstoff	5727
– Kjeldal-Bestimmung, Halbmikro-Methode (2.5.9)	232
– sauerstoffarmer	5728
– sauerstofffreier R	10.7-9459
– zur Chromatographie R	10.7-9459
Stickstoff R	10.7-9459
Stickstoff R 1	10.7-9459
Stickstoffdioxid R	10.7-9459
Stickstoffdioxid in Gasen (2.5.26)	241
Stickstoff-Gas-Mischung R	10.7-9459
Stickstoffmonoxid	5730
– und Stickstoffdioxid in Gasen (2.5.26)	241
Stickstoffmonoxid R	10.7-9459
Stiefmütterchen mit Blüten, Wildes	2452
Stifte und Stäbchen	1427
Stigmasterol R	10.7-9459
Stinkeschenfrüchte*	2454
Stramonii folium	2456
Stramonii pulvis normatus	2459
Stramoniumblätter	2456
Stramoniumpulver, eingestelltes	2459
Strauchpäonienwurzelrinde*	2460
Streptokinase-Lösung, konzentrierte	5731
Streptokinasi solutio concentrata	5731
Streptomycini sulfas	10.3-7405
Streptomycinsulfat	10.3-7405
Streptomycinsulfat R	10.7-9459
Streukügelchen	
– siehe Homöopathische Zubereitungen	10.3-7144
– (Imprägnierte homöopathische Kügelchen)	2529
Strontii(⁸⁹Sr) chloridi solutio iniectabilis	1917
Strontiumcarbonat R	10.7-9459
Strontiumchlorid-Hexahydrat R	10.7-9459
(⁸⁹Sr)Strontiumchlorid-Injektionslösung	1917
Strontium-Lösung (1,0 % Sr) R	10.7-9498
Strontiumselektives Extraktionsharz R	10.7-9459
Strontium-85-Spikelösung R	10.7-9459
Strontium-85-Standardlösung R	10.7-9459
Strychnin R	10.7-9460
Strychnos ignatii ad praeparationes homoeopathicas	2589
Strychnos nux-vomica ad praeparationes homoeopathicas	2595
Styli	1401
Styrol R	10.7-9460
Styrol-Divinylbenzol-Copolymer R	10.7-9460
Substanzen zur pharmazeutischen Verwendung	10.3-7039
– Kontrolle von Verunreinigungen (5.10)	1177
– nicht sterile, mikrobiologische Qualität (5.1.4)	10.3-7013
Succinat-Pufferlösung pH 4,6 R	10.7-9502
Sucralfat	5736
Sucralfatum	5736
Sucralose	5737
Sucralosum	5737
Sudanorange R	10.7-9460
Sudanrot G R	10.7-9460
Süßer Fenchel	2161
Süßholzwurzel	2463
Süßholzwurzeltrockenextrakt als Geschmackskorrigens	2465
Süßorangenschalenöl	10.7-9646
Sufentanil	5739
Sufentanilcitrat	5741
Sufentanili citras	5741
Sufentanilum	5739
Sulbactam-Natrium	5743
Sulbactamum natricum	5743
Sulfacetamid-Natrium	5745
Sulfacetamidum natricum	5745
Sulfadiazin	5747
Sulfadiazinum	5747
Sulfadimethoxin	10.4-8137
Sulfadimethoxin-Natrium für Tiere	10.4-8139
Sulfadimethoxinum	10.4-8137
Sulfadimethoxinum natricum ad usum veterinarium	10.4-8139
Sulfadimidin	5753
Sulfadimidinum	5753
Sulfadoxin	5756
Sulfadoxinum	5756
Sulfafurazol	5757
Sulfafurazolum	5757
Sulfaguanidin	5758
Sulfaguanidinum	5758
Sulfamerazin	5760
Sulfamerazinum	5760
Sulfamethizol	10.1-6499
Sulfamethizolum	10.1-6499
Sulfamethoxazol	5762
Sulfamethoxazolum	5762
Sulfamethoxypyridazin für Tiere	5764
Sulfamethoxypyridazinum ad usum veterinarium	5764
Sulfaminsäure R	10.7-9460
Sulfanblau R	10.7-9460
Sulfanilamid	5765
Sulfanilamid R	10.7-9461
Sulfanilamidum	5765
Sulfanilsäure R	10.7-9461
Sulfanilsäure RV	10.7-9512
Sulfanilsäure-Lösung R	10.7-9461
Sulfanilsäure-Lösung R 1	10.7-9461
Sulfanilsäure-Lösung, diazotierte R	10.7-9461
Sulfasalazin	5766
Sulfasalazinum	5766
Sulfat	
– Grenzprüfung (2.4.13)	196
– Identitätsreaktion (*siehe* 2.3.1)	183
Sulfatasche (2.4.14)	196
Sulfathiazol	5769
Sulfathiazol R	10.7-9461
Sulfathiazolum	5769
Sulfat-Lösung (10 ppm SO₄) R	10.7-9498
Sulfat-Lösung (10 ppm SO₄) R 1	10.7-9498
Sulfat-Lösung (100 ppm SO₄) R	10.7-9498
Sulfat-Pufferlösung pH 2,0 R	10.7-9500
Sulfinpyrazon	5770
Sulfinpyrazonum	5770
Sulfit-Lösung (1,5 ppm SO₂) R	10.7-9499
Sulfit-Lösung (80 ppm SO₂) R	10.7-9499
Sulfobutylbetadex-Natrium	10.3-7407
Sulfobutylbetadexum natricum	10.3-7407
Sulfosalicylsäure R	10.7-9461
Sulfur	10.3-7399
Sulfur ad praeparationes homoeopathicas	2602
Sulfur ad usum externum	5623
Sulfur für homöopathische Zubereitungen	2602
Sulfuris colloidalis et technetii(⁹⁹ᵐTc) solutio iniectabilis	1941
Sulindac	10.5-8545
Sulindacum	10.5-8545
Sulpirid	5778
Sulpiridum	5778
Sultamicillin	5780
Sultamicillini tosilas dihydricus	5783
Sultamicillintosilat-Dihydrat	5783
Sultamicillinum	5780
Sumatra-Benzoe	2056

Gesamtregister

Sumatra-Benzoe-Tinktur 2057
Sumatriptani succinas 5786
Sumatriptansuccinat 5786
Suppositorien
— lipophile, Erweichungszeit (2.9.22) 497
— Zerfallszeit (2.9.2) 453
Suxamethonii chloridum 5789
Suxamethoniumchlorid 5789
Suxibuzon 5790
Suxibuzonum 5790
Swertiamarin *R* **10.7**-9461
Synthetischen Peptide, Gehaltsbestimmung von Essigsäure (2.5.34) 249
SZ, Säurezahl (2.5.1) 229
Szintillationslösung *R* **10.7**-9461
Szintillationslösung *R* 1 .... **10.7**-9462

T

Tabelle mit physikalischen Eigenschaften der im Arzneibuch erwähnten Radionuklide (5.7) 1161
Tabletten 1401
— Brausetabletten 1401
— Bruchfestigkeit (2.9.8) 467
— Kautabletten 1401
— Lyophilisate zum Einnehmen 1401
— magensaftresistente 1401
— mit veränderter Wirkstofffreisetzung 1401
— nicht überzogene 1401
— nicht überzogene, Friabilität (2.9.7) 466
— Schmelztabletten 1401
— überzogene 1401
— Zerfallszeit (2.9.1) **10.6**-8705
— zur Herstellung einer Lösung zum Einnehmen ... 1401
— zur Herstellung einer Suspension zum Einnehmen 1401
Tacalcitol-Monohydrat 5795
Tacalcitolum monohydricum 5795
Tacrolimus-Monohydrat 5797
Tacrolimusum monohydricum 5797
Tadalafil 5800
Tadalafilum 5800
Tagatose *R* **10.7**-9462
Taigawurzel 2468
Talcum **10.6**-9017
Talkum **10.6**-9017
Talkum *R* **10.7**-9462
Tamoxifencitrat 5806
Tamoxifeni citras 5806
Tamponae medicatae 1405
Tampons, wirkstoffhaltige 1405
Tamsulosinhydrochlorid 5808
Tamsulosini hydrochloridum 5808
Tanaceti parthenii herba **10.4**-7923
Tang 2471
Tannin 5811
Tannin *R* **10.7**-9462
Tanninum 5811
Tanshinon II$_A$ *R* **10.7**-9462
Tapentadolhydrochlorid 5811
Tapentadoli hydrochloridum 5811
Taraxaci officinalis herba cum radice 2286
Taraxaci officinalis radix 2287
Tartrat, Identitätsreaktion (*siehe* 2.3.1) 183
Tausendgüldenkraut 2472
Taxifolin *R* **10.7**-9462
TCM-Drogen
— Bezeichnungen (5.22) **10.7**-9553

— Vorbehandlung bei der Zubereitung, allgemeine Informationen (5.18) **10.5**-8283
Technetii(^{99m}Tc) bicisati solutio iniectabilis 1921
Technetii(^{99m}Tc) et etifenini solutio iniectabilis 1922
Technetii(^{99m}Tc) exametazimi solutio iniectabilis 1924
Technetii(^{99m}Tc) gluconatis solutio iniectabilis 1926
Technetii(^{99m}Tc) humani albumini solutio iniectabilis 1919
Technetii(^{99m}Tc) macrosalbi suspensio iniectabilis 1928
Technetii(^{99m}Tc) mebrofenini solutio iniectabilis 1930
Technetii(^{99m}Tc) medronati solutio iniectabilis 1931
Technetii(^{99m}Tc) mertiatidi solutio iniectabilis 1933
Technetii(^{99m}Tc) microsphaerarum suspensio iniectabilis 1935
Technetii(^{99m}Tc) oxidronati solutio iniectabilis 1936
Technetii(^{99m}Tc) pentetatis solutio iniectabilis 1938
Technetii(^{99m}Tc) sestamibi solutio iniectabilis 1943
Technetii(^{99m}Tc) succimeri solutio iniectabilis 1945
(^{99m}Tc)Technetium-Albumin-Injektionslösung 1919
(^{99m}Tc)Technetium-Bicisat-Injektionslösung 1921
(^{99m}Tc)Technetium-Etifenin-Injektionslösung 1922
(^{99m}Tc)Technetium-Exametazim-Injektionslösung 1924
(^{99m}Tc)Technetium-Gluconat-Injektionslösung 1926
(^{99m}Tc)Technetium-Macrosalb-Injektionslösung 1928
(^{99m}Tc)Technetium-Mebrofenin-Injektionslösung 1930
(^{99m}Tc)Technetium-Medronat-Injektionslösung 1931
(^{99m}Tc)Technetium-Mertiatid-Injektionslösung 1933
(^{99m}Tc)Technetium-Mikrosphären-Injektionslösung ... 1935
(^{99m}Tc)Technetium-Oxidronat-Injektionslösung 1936
(^{99m}Tc)Technetium-Pentetat-Injektionslösung 1938
(^{99m}Tc)Technetium-Rheniumsulfid-Kolloid-Injektionslösung 1940
(^{99m}Tc)Technetium-Schwefel-Kolloid-Injektionslösung 1941
(^{99m}Tc)Technetium-Sestamibi-Injektionslösung 1943
(^{99m}Tc)Technetium-Succimer-Injektionslösung 1945
(^{99m}Tc)Technetium-Zinndiphosphat-Injektionslösung .. 1946
(^{99m}Tc)Technetium-Zinn-Kolloid-Injektionslösung 1948
Tecnazen *R* **10.7**-9462
Teebaumöl 2473
Teicoplanin **10.7**-9755
Teicoplaninum **10.7**-9755
Telmisartan 5817
Telmisartanum 5817
Temazepam 5819
Temazepamum 5819
Temozolomid 5821
Temozolomidum 5821
Temperaturangaben, Definition (*siehe* 1.2) ... **10.7**-9146
Tenosynovitis-Virus-Lebend-Impfstoff für Geflügel **10.2**-6757
Tenoxicam 5823
Tenoxicamum 5823
Terazosinhydrochlorid-Dihydrat **10.6**-9020
Terazosini hydrochloridum dihydricum **10.6**-9020
Terbinafinhydrochlorid 5829
Terbinafini hydrochloridum 5829
Terbutalini sulfas 5831
Terbutalinsulfat 5831
Terconazol 5832
Terconazolum 5832
Terebinthinae aetheroleum 2474
Terfenadin 5834
Terfenadinum 5834
Teriflunomid **10.5**-8549
Teriflunomidi compressi **10.7**-9758
Teriflunomid-Tabletten **10.7**-9758
Teriflunomidum **10.5**-8549
Teriparatid 5837
Teriparatidum 5837

Terlipressin	5840
Terlipressinum	5840
Terminologie in Monographien zu Impfstoffen und anderen biologischen Produkten (5.2.1)	1037
Terpentinöl	2474
α-Terpinen *R*	**10.7**-9462
γ-Terpinen *R*	**10.7**-9463
Terpinen-4-ol *R*	**10.7**-9463
α-Terpineol *R*	**10.7**-9463
Terpin-Monohydrat	**10.7**-9759
Terpinolen *R*	**10.7**-9463
Terpinum monohydricum	**10.7**-9759
Testosteron	**10.1**-6505
Testosteron *R*	**10.7**-9463
Testosterondecanoat	5847
Testosteronenantat	5849
Testosteroni decanoas	5847
Testosteroni enantas	5849
Testosteroni isocaproas	5852
Testosteroni propionas	5854
Testosteronisocaproat	5852
Testosteronpropionat	5854
Testosteronpropionat *R*	**10.7**-9463
Testosteronum	**10.1**-6505
Tetanus-Adsorbat-Impfstoff	**10.3**-7097
– Bestimmung der Wirksamkeit (2.7.8)	379
Tetanus-Antitoxin	1812
Tetanus-Immunglobulin vom Menschen	5855
Tetanus-Impfstoff für Tiere	**10.3**-7103
Tetanus-Toxin und -Toxoid, Flockungswert (Lf) (2.7.27)	412
1,2,3,4-Tetra-*O*-acetyl-β-D-glucopyranose *R*	**10.7**-9464
1,3,4,6-Tetra-*O*-acetyl-β-D-mannopyranose *R*	**10.7**-9464
Tetra-*O*-acetylmannosetriflat zur Herstellung von radioaktiven Arzneimitteln	1949
Tetrabutylammoniumbromid *R*	**10.7**-9464
Tetrabutylammoniumdihydrogenphosphat *R*	**10.7**-9464
Tetrabutylammoniumdihydrogenphosphat-Lösung *R*	**10.7**-9464
Tetrabutylammoniumhydrogensulfat *R*	**10.7**-9464
Tetrabutylammoniumhydrogensulfat *R* 1	**10.7**-9464
Tetrabutylammoniumhydroxid *R*	**10.7**-9464
Tetrabutylammoniumhydroxid-Lösung *R*	**10.7**-9465
Tetrabutylammoniumhydroxid-Lösung *R* 1	**10.7**-9465
Tetrabutylammoniumhydroxid-Lösung (0,1 mol · l^{-1})	**10.7**-9518
Tetrabutylammoniumhydroxid-Lösung (0,1 mol · l^{-1}), 2-propanolische	**10.7**-9519
Tetrabutylammoniumiodid *R*	**10.7**-9465
Tetrabutylammonium-Pufferlösung pH 7,0 *R*	**10.7**-9506
Tetracain	5858
Tetracainhydrochlorid	**10.7**-9761
Tetracaini hydrochloridum	**10.7**-9761
Tetracainum	5858
Tetrachlorethan *R*	**10.7**-9465
Tetrachlorkohlenstoff *R*	**10.7**-9465
Tetrachlorvinphos *R*	**10.7**-9465
Tetracosactid	5861
Tetracosactidum	5861
Tetracos-15-ensäuremethylester *R*	**10.7**-9465
Tetracyclin	5863
Tetracyclinhydrochlorid	5865
Tetracyclinhydrochlorid *R*	**10.7**-9465
Tetracyclini hydrochloridum	5865
Tetracyclinum	5863
Tetradecan *R*	**10.7**-9465
Tetraethylammoniumhydrogensulfat *R*	**10.7**-9466
Tetraethylammoniumhydroxid-Lösung *R*	**10.7**-9466
Tetraethylenpentamin *R*	**10.7**-9466
Tetraheptylammoniumbromid *R*	**10.7**-9466
Tetrahexylammoniumbromid *R*	**10.7**-9466
Tetrahexylammoniumhydrogensulfat *R*	**10.7**-9466
Tetrahydrofuran *R*	**10.7**-9466
Tetrahydrofuran zur Chromatographie *R*	**10.7**-9467
Tetrahydropalmatin *R*	**10.7**-9467
Tetrakis(decyl)ammoniumbromid *R*	**10.7**-9467
α-Tetralon *R*	**10.7**-9467
Tetramethylammoniumbromid *R*	**10.7**-9467
Tetramethylammoniumchlorid *R*	**10.7**-9467
Tetramethylammoniumhydrogensulfat *R*	**10.7**-9467
Tetramethylammoniumhydroxid *R*	**10.7**-9467
Tetramethylammoniumhydroxid-Lösung *R*	**10.7**-9467
Tetramethylammoniumhydroxid-Lösung, verdünnte *R*	**10.7**-9468
Tetramethylbenzidin *R*	**10.7**-9468
1,1,3,3-Tetramethylbutylamin *R*	**10.7**-9468
Tetramethyldiaminodiphenylmethan *R*	**10.7**-9468
Tetramethyldiaminodiphenylmethan-Reagenz *R*	**10.7**-9468
Tetramethylethylendiamin *R*	**10.7**-9468
Tetramethylsilan *R*	**10.7**-9468
Tetrandrin *R*	**10.7**-9469
Tetra-O-acetylmannosi triflas ad radiopharmaceutica	1949
Tetrapropylammoniumchlorid *R*	**10.7**-9469
Tetrapropylammoniumhydrogensulfat *R*	**10.7**-9469
Tetrazepam	5867
Tetrazepamum	5867
Tetrazolblau *R*	**10.7**-9469
Tetrazoliumbromid *R*	**10.7**-9469
Tetrazoliumsalz *R*	**10.7**-9469
Tetryzolinhydrochlorid	5869
Tetryzolini hydrochloridum	5869
Teufelskrallenwurzel	2476
Teufelskrallenwurzeltrockenextrakt	2478
(^{201}Tl)Thalliumchlorid-Injektionslösung	1951
Thallium-Lösung (10 ppm Tl) *R*	**10.7**-9499
Thallium(I)-sulfat *R*	**10.7**-9469
Thallosi(^{201}Tl) chloridi solutio iniectabilis	1951
Thebain *R*	**10.7**-9469
Theobromatis oleum	**10.2**-6793
Theobromin	5870
Theobromin *R*	**10.7**-9470
Theobrominum	5870
Theophyllin	5871
Theophyllin *R*	**10.7**-9470
Theophyllin-Ethylendiamin	5873
Theophyllin-Ethylendiamin-Hydrat	5875
Theophyllin-Monohydrat	5877
Theophyllinum	5871
Theophyllinum et ethylendiaminum	5873
Theophyllinum et ethylendiaminum hydricum	5875
Theophyllinum monohydricum	5877
Thermoanalyse (2.2.34)	83
Thermogravimetrie (*siehe* 2.2.34)	83
Thiamazol	5879
Thiamazol *R*	**10.7**-9470
Thiamazolum	5879
Thiaminchloridhydrochlorid	5881
Thiamini hydrochloridum	5881
Thiamini nitras	5883
Thiaminnitrat	5883
Thiamphenicol	5885
Thiamphenicolum	5885
(2-Thienyl)essigsäure *R*	**10.7**-9470
Thioacetamid *R*	**10.7**-9470
Thioacetamid-Lösung *R*	**10.7**-9470
Thioacetamid-Reagenz *R*	**10.7**-9470
Thioäpfelsäure *R*	**10.7**-9470
Thiobarbitursäure *R*	**10.7**-9470
Thiocolchicosid (aus Ethanol kristallisiert)	5887

Thiocolchicosid-Hydrat 5889
Thiocolchicosidum ex ethanolo cristallisatum 5887
Thiocolchicosidum hydricum 5889
Thioctsäure 5892
Thiodiethylenglycol *R* **10.7**-9470
Thioglycolsäure *R* **10.7**-9471
Thioharnstoff *R* **10.7**-9471
Thiomersal 5894
Thiomersal *R* **10.7**-9471
Thiomersalum 5894
Thiopental-Natrium und Natriumcarbonat **10.7**-9763
Thiopentalum natricum et natrii carbonas **10.7**-9763
Thioridazin 5897
Thioridazinhydrochlorid 5900
Thioridazini hydrochloridum 5900
Thioridazinum 5897
Threonin 5902
Threonin *R* **10.7**-9471
Threoninum 5902
Thrombin vom Menschen *R* **10.7**-9471
Thrombin-vom-Menschen-Lösung *R* **10.7**-9471
Thrombin-vom-Menschen-Lösung *R* 1 ....**10.7**-9471
Thrombin-vom-Menschen-Lösung *R* 2 ....**10.7**-9471
Thromboplastin-Reagenz *R* **10.7**-9471
Thujon *R* **10.7**-9471
Thymi herba 2479
Thymi typo thymolo aetheroleum 2481
Thymian 2479
Thymianöl vom Thymol-Typ 2481
Thymidin *R* **10.7**-9472
Thymin *R* **10.7**-9472
Thymol 5904
Thymol *R* **10.7**-9472
Thymolblau *R* **10.7**-9472
Thymolblau-Lösung *R* **10.7**-9472
Thymolphthalein *R* **10.7**-9472
Thymolphthalein-Lösung *R* **10.7**-9472
Thymolum 5904
Tiabendazol 5905
Tiabendazolum 5905
Tiamulin für Tiere 5906
Tiamulinhydrogenfumarat für Tiere 5909
Tiamulini hydrogenofumaras ad usum
  veterinarium 5909
Tiamulinum ad usum veterinarium 5906
Tianeptin-Natrium 5913
Tianeptinum natricum 5913
Tiapridhydrochlorid 5915
Tiapridi hydrochloridum 5915
Tiaprofensäure **10.1**-6507
Tibolon 5919
Tibolonum 5919
Ticagrelor **10.4**-8145
Ticagrelori compressi **10.6**-9023
Ticagrelor-Tabletten **10.6**-9023
Ticagrelorum **10.4**-8145
Ticarcillin-Natrium 5921
Ticarcillinum natricum 5921
Ticlopidinhydrochlorid 5923
Ticlopidini hydrochloridum 5923
Tierische Epithelien und Hautanhangsgebilde für
  Allergenzubereitungen 5925
Tigecyclin **10.6**-9025
Tigecyclinum **10.6**-9025
Tiliae flos **10.3**-7124
Tilidinhydrochlorid-Hemihydrat **10.1**-6509
Tilidini hydrochloridum hemihydricum **10.1**-6509
Timololi maleas 5931
Timololmaleat 5931
Tincturae 1318

Tincturae maternae ad praeparationes homoeo-
  pathicas 2532
Tinidazol 5934
Tinidazolum 5934
Tinkturen 1318
  – Urtinkturen für homöopathische Zubereitungen ..2532
Tinzaparin-Natrium 5936
Tinzaparinum natricum 5936
Tioconazol 5937
Tioconazolum 5937
Tiotropii bromidum monohydricum 5939
Tiotropiumbromid-Monohydrat 5939
Titan *R* **10.7**-9473
Titan(III)-chlorid *R* **10.7**-9473
Titan(III)-chlorid-Lösung *R* **10.7**-9473
Titan(III)-chlorid-Schwefelsäure-Reagenz *R* **10.7**-9473
Titandioxid **10.5**-8552
Titangelb *R* **10.7**-9473
Titangelb-Lösung *R* **10.7**-9473
Titangelb-Papier *R* **10.7**-9473
Titanii dioxidum **10.5**-8552
Titan-Lösung (100 ppm Ti) *R* **10.7**-9499
Titan(IV)-oxid *R* **10.7**-9473
Titration
  – amperometrische (2.2.19) 45
  – coulometrische, von Wasser (2.5.32) 244
  – potentiometrische (2.2.20) 46
Titrationen, komplexometrische (2.5.11) 233
Tizanidinhydrochlorid 5943
Tizanidini hydrochloridum 5943
Tobramycin **10.6**-9027
Tobramycinum **10.6**-9027
TOC, total organic carbon (2.2.44) 109
Tocopherol
  – *RRR*-α 5949
  – all-*rac*-α 5947
Tocopherol *R* **10.7**-9473
Tocopherolacetat
  – *RRR*-α 5952
  – all-*rac*-α 5950
  – Trockenkonzentrat 5954
Tocopherolacetat *R* **10.7**-9473
Tocopherolhydrogensuccinat
  – *RRR*-α **10.6**-9029
  – DL-α 5955
RRR-α-*Tocopherolum* 5949
RRR-α-*Tocopherylis acetas* 5952
α-*Tocopherylis acetatis pulvis* 5954
RRR-α-*Tocopherylis hydrogenosuccinas* **10.6**-9029
DL-α-*Tocopherylis hydrogenosuccinas* 5955
Tolbutamid 5960
Tolbutamidum 5960
Tolfenaminsäure 5962
o-Tolidin *R* **10.7**-9473
o-Tolidin-Lösung *R* **10.7**-9474
Tollwut-Antiserum, fluoresceinkonjugiertes *R* **10.7**-9474
Tollwut-Immunglobulin vom Menschen 5964
Tollwut-Impfstoff
  – aus Zellkulturen für Menschen 1602
  – (inaktiviert) für Tiere **10.4**-7905
Tollwut-Lebend-Impfstoff (oral) für Füchse und
  Marderhunde **10.2**-6759
Tolnaftat 5966
Tolnaftatum 5966
Tolterodini tartras 5968
Tolterodintartrat 5968
Tolubalsam 2483
o-Toluidin *R* **10.7**-9474
p-Toluidin *R* **10.7**-9474
Toluidinblau *R* **10.7**-9474

o-Toluidinhydrochlorid R **10.7**-9474
Toluol R **10.7**-9474
Toluol, schwefelfreies R **10.7**-9474
2-Toluolsulfonamid R **10.7**-9474
4-Toluolsulfonamid R **10.7**-9475
Toluolsulfonat in Wirkstoffen, Methyl-, Ethyl- und
    Isopropyl- (2.5.40) 254
4-Toluolsulfonsäure R **10.7**-9475
Toluolsulfonylharnstoff R **10.7**-9475
Ton, weißer 5970
Topiramat 5971
Topiramatum 5971
Torasemid 5973
Torasemidum 5973
Tormentillae rhizoma 2485
Tormentillae tinctura 2484
Tormentilltinktur 2484
Tormentillwurzelstock 2485
Tosylargininmethylesterhydrochlorid R **10.7**-9475
Tosylargininmethylesterhydrochlorid-Lösung R ...**10.7**-9475
Tosylchloramid-Natrium 5975
Tosylchloramidum natricum 5975
Tosyllysinchlormethanhydrochlorid R **10.7**-9475
Tosylphenylalanylchlormethan R **10.7**-9475
Toxaphen R **10.7**-9476
Toxicodendron pubescens ad praeparationes homoeopathicas **10.6**-8819
Toxicodendron quercifolium für homöopathische
    Zubereitungen **10.6**-8819
Toxinum botulinicum A ad iniectabile 3001
Toxinum botulinicum B ad iniectabile 3003
Trägerproteine für die Herstellung von Polysaccharid-
Impfstoffen (konjugiert) für Menschen (5.2.11) 1077
Tragacantha 2486
Tragant 2486
Tragant R **10.7**-9476
Tramadolhydrochlorid **10.3**-7415
Tramadoli hydrochloridum **10.3**-7415
Tramazolinhydrochlorid-Monohydrat **10.3**-7417
Tramazolini hydrochloridum monohydricum **10.3**-7417
Trandolapril 5979
Trandolaprilum 5979
Tranexamsäure **10.1**-6511
Transfusionsbestecke für Blut und Blutprodukte
    (3.3.7) 651
Trapidil 5983
Trapidilum 5983
Trazodonhydrochlorid **10.6**-9032
Trazodoni hydrochloridum **10.6**-9032
Trehalose-Dihydrat 5985
Trehalosum dihydricum 5985
Trennmethoden, chromatographische (2.2.46) 111
Tretinoin 5987
Tretinoinum 5987
Triacetin 5989
Triacetin R **10.7**-9476
Triacetinum 5989
Triamcinolon 5989
Triamcinolon R **10.7**-9476
Triamcinolonacetonid 5991
Triamcinolonacetonid R **10.7**-9476
Triamcinolonhexacetonid 5993
Triamcinoloni acetonidum 5991
Triamcinoloni hexacetonidum 5993
Triamcinolonum 5989
Triamteren 5995
Triamterenum 5995
Tribenosid 5997
Tribenosidum 5997
Tribromphenol R **10.7**-9476

Tributylacetylcitrat 5999
Tributylcitrat R **10.7**-9476
Tributylis acetylcitras 5999
Tri-*n*-butylphosphat 6001
Tributylphosphat R **10.7**-9476
Tributylphosphin R **10.7**-9477
Tricalcii phosphas **10.6**-9034
Tricalciumphosphat **10.6**-9034
Trichloressigsäure 6003
Trichloressigsäure R **10.7**-9477
Trichloressigsäure-Lösung R **10.7**-9477
Trichlorethan R **10.7**-9477
Trichlorethen R **10.7**-9477
Trichlortrifluorethan R **10.7**-9477
Trichodesmin R **10.7**-9477
Tricin R **10.7**-9477
Triclabendazol für Tiere 6004
Triclabendazolum ad usum veterinarium 6004
Tricosan R **10.7**-9477
Tridecylalkohol R **10.7**-9478
Tridocosahexaenoin R **10.7**-9478
Triethanolamin R **10.7**-9478
Triethylamin R **10.7**-9478
Triethylamin R 1 ....**10.7**-9478
Triethylamin R 2 ....**10.7**-9478
Triethylcitrat 6005
Triethylendiamin R **10.7**-9478
Triethylis citras 6005
Triethylphosphonoformiat R **10.7**-9478
Triflumuron R **10.7**-9479
Trifluoperazindihydrochlorid 6007
Trifluoperazini hydrochloridum 6007
Trifluoressigsäure R **10.7**-9479
Trifluoressigsäureanhydrid R **10.7**-9479
3-Trifluormethylanilin R **10.7**-9479
4-Trifluormethylphenol R **10.7**-9479
Trifluridin **10.7**-9765
Trifluridinum **10.7**-9765
Triflusal 6008
Triflusalum 6008
Triglycerida media 6009
Triglyceride, mittelkettige 6009
Triglyceroldiisostearat 6010
Triglyceroli diisostearas 6010
Triglycin R **10.7**-9479
Trigonellae foenugraeci semen 2072
Trigonellinhydrochlorid R **10.7**-9479
Trihexyphenidylhydrochlorid 6011
Trihexyphenidyli hydrochloridum 6011
Trimebutini maleas 6013
Trimebutinmaleat 6013
Trimetazidindihydrochlorid 6015
Trimetazidini dihydrochloridum 6015
Trimethadion 6017
Trimethadionum 6017
Trimethoprim 6018
Trimethoprimum 6018
1,2,4-Trimethylbenzol R **10.7**-9479
Trimethylpentan R **10.7**-9480
Trimethylpentan R 1 ....**10.7**-9480
Trimethylpentan zur Chromatographie R **10.7**-9480
1-(Trimethylsilyl)imidazol R **10.7**-9480
Trimethylsulfoniumhydroxid R **10.7**-9480
Trimethylzinn(IV)-chlorid R **10.7**-9480
Trimipramini maleas 6021
Trimipraminmaleat 6021
Tri-n-butylis phosphas 6001
2,4,6-Trinitrobenzolsulfonsäure R **10.7**-9480
Triolein R **10.7**-9480
Triphenylmethanol R **10.7**-9481

Triphenyltetrazoliumchlorid R **10.7**-9481
Triscyanoethoxypropan R **10.7**-9481
Tritici aestivi oleum raffinatum 6176
Tritici aestivi oleum virginale 6175
Tritici amylum **10.6**-9045
Tritiiertes-(^{3}H)Wasser-Injektionslösung 1953
Trockenextrakte 1318
Trockenrückstand von Extrakten (2.8.16) 435
Trocknungsverlust
   – siehe (2.2.32) 77
   – von Extrakten (2.8.17) 435
Trolamin 6023
Trolaminum 6023
Trometamol 6025
Trometamol R **10.7**-9512
Trometamol-Acetat-Pufferlösung pH 7,4 R **10.7**-9507
Trometamol-Acetat-Pufferlösung pH 8,0 R **10.7**-9509
Trometamol-Acetat-Pufferlösung pH 8,5 R **10.7**-9509
Trometamol-Acetat-Pufferlösung pH 7,4,
   natriumchloridhaltige R **10.7**-9507
Trometamol-Acetat-Pufferlösung pH 8,0,
   natriumchloridhaltige R **10.7**-9509
Trometamol-Aminoessigsäure-Pufferlösung
   pH 8,3 R **10.7**-9509
Trometamol-Lösung R **10.7**-9481
Trometamol-Lösung R 1 . . . . **10.7**-9481
Trometamol-Natriumedetat-BSA-Pufferlösung
   pH 8,4, albuminhaltige R **10.7**-9509
Trometamol-Natriumedetat-Pufferlösung
   pH 8,4 R **10.7**-9509
Trometamol-Natriumedetat-Pufferlösung
   pH 8,4 R 1 . . . . **10.7**-9509
Trometamol-Pufferlösung pH 6,8 (1 mol · l^{-1}) R . . **10.7**-9504
Trometamol-Pufferlösung pH 7,4 R **10.7**-9507
Trometamol-Pufferlösung pH 7,5 R **10.7**-9507
Trometamol-Pufferlösung pH 7,5 R 1 . . . . **10.7**-9508
Trometamol-Pufferlösung pH 7,5
   (0,05 mol · l^{-1}) R **10.7**-9508
Trometamol-Pufferlösung pH 7,5
   (0,1 mol · l^{-1}) R **10.7**-9508
Trometamol-Pufferlösung pH 7,5 (1 mol · l^{-1}) R . . **10.7**-9508
Trometamol-Pufferlösung pH 8,0 R **10.7**-9508
Trometamol-Pufferlösung pH 8,0 (1 mol · l^{-1}) R . . **10.7**-9508
Trometamol-Pufferlösung pH 8,1 R **10.7**-9509
Trometamol-Pufferlösung pH 8,3 R **10.7**-9509
Trometamol-Pufferlösung pH 8,8
   (1,5 mol · l^{-1}) R **10.7**-9510
Trometamol-Pufferlösung pH 8,8 (3 mol · l^{-1}) R . . **10.7**-9510
Trometamol-Pufferlösung pH 9,0 R **10.7**-9510
Trometamol-Pufferlösung pH 9,0 R 1 . . . . **10.7**-9510
Trometamol-Pufferlösung pH 9,0
   (0,05 mol · l^{-1}) R **10.7**-9510
Trometamol-Pufferlösung pH 7,4, natriumchlorid-
   haltige R **10.7**-9507
Trometamol-Pufferlösung pH 7,4, natriumchlorid-
   haltige R 1 . . . . **10.7**-9507
Trometamolum 6025
Tropasäure R **10.7**-9481
Tropfpunkt (2.2.17) 43
Tropicamid 6026
Tropicamidum 6026
Tropisetronhydrochlorid 6028
Tropisetroni hydrochloridum 6028
Trospii chloridum 6031
Trospiumchlorid 6031
Troxerutin 6032
Troxerutin R **10.7**-9481
Troxerutinum 6032
Trypsin **10.4**-8149
Trypsin R **10.7**-9481

Trypsin zur Peptidmustercharakterisierung R **10.7**-9482
Trypsinum **10.4**-8149
Tryptophan 6036
Tryptophan R **10.7**-9482
Tryptophanum 6036
TSE, Risikominimierung der Übertragung durch
   Human- und Tierarzneimittel (5.2.8) 1058
Tuberculini aviarii derivatum proteinosum
   purificatum 6040
Tuberculini bovini derivatum proteinosum
   purificatum 6041
Tuberculini derivatum proteinosum purificatum ad
   usum humanum 6043
Tuberculinum pristinum ad usum humanum 2694
Tuberkulin
   – aus *Mycobacterium avium*, gereinigtes 6040
   – aus *Mycobacterium bovis*, gereinigtes 6041
   – zur Anwendung am Menschen, gereinigtes 6043
Tumorigenität (*siehe* 5.2.3) 1044
Turbidimetrie
   – siehe (2.2.1) 27
   – siehe (5.1.6) 1009
Tylosin für Tiere 6046
Tylosini phosphas ad usum veterinarium 6051
Tylosini phosphatis solutio ad usum veterinarium . . . 6057
Tylosini tartras ad usum veterinarium 6062
Tylosinphosphat für Tiere 6051
Tylosinphosphat-Lösung als Bulk für Tiere 6057
Tylosintartrat für Tiere 6062
Tylosinum ad usum veterinarium 6046
Typhae pollis* 2378
Typhaneosid R **10.7**-9482
Typhus-Impfstoff 1606
Typhus-Lebend-Impfstoff (Stamm Ty 21a) (oral) 1606
Typhus-Polysaccharid-Impfstoff 1609
Tyramin R **10.7**-9482
Tyrosin 6068
Tyrosin R **10.7**-9482
Tyrosinum 6068
Tyrothricin 6070
Tyrothricinum 6070

U

Ubidecarenon 6075
Ubidecarenonum 6075
Überprüfung der Gleichförmigkeit einzeldosierter
   Arzneiformen bei großem Stichprobenumfang
   (2.9.47) 561
Umbelliferon R **10.7**-9482
Umhüllte homöopathische Kügelchen 2531
Uncariae rhynchophyllae ramulus cum uncis* 2487
Uncariazweige mit Dornen* 2487
Undecansäure R **10.7**-9482
Undecylensäure 6077
Ungefährer pH-Wert von Lösungen (2.2.4) 33
Unmittelbar vor Abgabe/Anwendung hergestellte
   radioaktive Arzneimittel (5.19) 1237
Unverseifbare Anteile (2.5.7) 232
Uracil R **10.7**-9482
Ureum 4162
Uridin R **10.7**-9483
Urofollitropin 6078
Urofollitropinum 6078
Urokinase 6080
Urokinasum 6080
Uronsäuren in Polysaccharid-Impfstoffen (2.5.22) . . . 238
Ursodesoxycholsäure 6082
Ursolsäure R **10.7**-9483

Urtica dioica ad praeparationes homoeopathicas 2603
Urtica dioica für homöopathische Zubereitungen 2603
Urticae folium 2080
Urticae radix **10.6**-8798
Urtinkturen
– für homöopathische Zubereitungen 2532
– *siehe* Vorschriften zur Herstellung homöopathischer konzentrierter Zubereitungen und zur Potenzierung **10.5**-8361
Uvae ursi folium 2032
UV-Analysenlampen (2.1.3) 22
UV-Vis-Spektroskopie (2.2.25) 56

V

Vaccina ad usum humanum **10.7**-9574
Vaccina ad usum veterinarium **10.6**-8761
Vaccinum actinobacillosidis inactivatum ad suem 1620
Vaccinum adenovirosidis caninae vivum **10.2**-6677
Vaccinum adenovirosis caninae inactivatum 1617
Vaccinum anaemiae infectivae pulli vivum **10.2**-6678
Vaccinum anthracis adsorbatum ab colato culturarum ad usum humanum **10.7**-9609
Vaccinum anthracis vivum ad usum veterinarium 1721
Vaccinum aphtharum epizooticarum inactivatum ad ruminantes 1718
Vaccinum Bordetellae bronchisepticae vivum ad canem 1638
Vaccinum bronchitidis infectivae aviariae inactivatum **10.2**-6695
Vaccinum bronchitidis infectivae aviariae vivum ..**10.5**-8333
Vaccinum brucellosis (Brucella melitensis stirps Rev. 1) vivum ad usum veterinarium 1648
Vaccinum bursitidis infectivae aviariae inactivatum **10.2**-6700
Vaccinum bursitidis infectivae aviariae vivum **10.2**-6702
Vaccinum calicivirosis felinae inactivatum 1655
Vaccinum calicivirosis felinae vivum **10.2**-6705
Vaccinum chlamydiosidis felinae inactivatum 1658
Vaccinum cholerae aviariae inactivatum 1660
Vaccinum cholerae perorale inactivatum 1445
Vaccinum Clostridii botulini ad usum veterinarium 1640
Vaccinum Clostridii chauvoei ad usum veterinarium ...1662
Vaccinum Clostridii novyi B ad usum veterinarium 1663
Vaccinum Clostridii perfringentis ad usum veterinarium 1665
Vaccinum Clostridii septici ad usum veterinarium 1668
Vaccinum coccidiosidis vivum ad pullum **10.2**-6720
Vaccinum colibacillosis fetus a partu recentis inactivatum ad ruminantes 1673
Vaccinum colibacillosis fetus a partu recentis inactivatum ad suem 1671
Vaccinum diarrhoeae viralis bovinae inactivatum 1799
Vaccinum diphtheriae adsorbatum 1448
Vaccinum diphtheriae, antigeniis minutum, adsorbatum 1450
Vaccinum diphtheriae et tetani adsorbatum **10.3**-7057
Vaccinum diphtheriae et tetani, antigeni-o(-is) minutum, adsorbatum **10.3**-7058
Vaccinum diphtheriae, tetani et hepatitidis B (ADNr) adsorbatum **10.3**-7060
Vaccinum diphtheriae, tetani et pertussis ex cellulis integris adsorbatum **10.3**-7086
Vaccinum diphtheriae, tetani et pertussis sine cellulis ex elementis praeparatum adsorbatum **10.3**-7062
Vaccinum diphtheriae, tetani et pertussis sine cellulis ex elementis praeparatum, antigeni-o(-is) minutum, adsorbatum **10.3**-7064

Vaccinum diphtheriae, tetani et poliomyelitidis inactivatum, antigeni-o(-is) minutum, adsorbatum **10.3**-7095
Vaccinum diphtheriae, tetani, pertussis ex cellulis integris et poliomyelitidis inactivatum adsorbatum **10.3**-7088
Vaccinum diphtheriae, tetani, pertussis ex cellulis integris, poliomyelitidis inactivatum et haemophili stirpis b coniugatum adsorbatum **10.3**-7091
Vaccinum diphtheriae, tetani, pertussis sine cellulis ex elementis praeparatum et haemophili stirpis b coniugatum adsorbatum **10.3**-7066
Vaccinum diphtheriae, tetani, pertussis sine cellulis ex elementis praeparatum et hepatitidis B (ADNr) adsorbatum **10.3**-7069
Vaccinum diphtheriae, tetani, pertussis sine cellulis ex elementis praeparatum et poliomyelitidis inactivatum adsorbatum **10.3**-7076
Vaccinum diphtheriae, tetani, pertussis sine cellulis ex elementis praeparatum et poliomyelitidis inactivatum, antigeni-o(-is) minutum, adsorbatum **10.3**-7079
Vaccinum diphtheriae, tetani, pertussis sine cellulis ex elementis praeparatum, hepatitidis B (ADNr), poliomyelitidis inactivatum et haemophili stirpis b coniugatum adsorbatum **10.7**-9593
Vaccinum diphtheriae, tetani, pertussis sine cellulis ex elementis praeparatum, poliomyelitidis inactivatum et haemophili stirpis b coniugatum adsorbatum **10.3**-7082
Vaccinum encephalitidis ixodibus advectae inactivatum 1492
Vaccinum encephalomyelitidis infectivae aviariae vivum **10.2**-6687
Vaccinum erysipelatis suillae inactivatum 1780
Vaccinum febris flavae vivum **10.2**-6665
Vaccinum febris typhoidis 1606
Vaccinum febris typhoidis polysaccharidicum 1609
Vaccinum febris typhoidis vivum perorale (stirpis Ty 21a) 1606
Vaccinum furunculosidis inactivatum ad salmonidas cum adiuvatione oleosa ad iniectionem 1684
Vaccinum haemophili stirpis b coniugatum **10.7**-9597
Vaccinum haemophili stirpis b et meningococcale classis C coniugatum 1505
Vaccinum hepatitidis A inactivatum adsorbatum 1507
Vaccinum hepatitidis A inactivatum adsorbatum et febris typhoidis polysaccharidicum 1510
Vaccinum hepatitidis A inactivatum et hepatitidis B (ADNr) adsorbatum 1516
Vaccinum hepatitidis A inactivatum virosomale 1512
Vaccinum hepatitidis B (ADNr) 1517
Vaccinum hepatitidis viralis anatis stirpis I vivum **10.2**-6717
Vaccinum herpesviris equini inactivatum **10.5**-8335
Vaccinum inactivatum diarrhoeae vituli coronaviro illatae **10.2**-6707
Vaccinum inactivatum diarrhoeae vituli rotaviro illatae **10.2**-6749
Vaccinum influenzae equinae inactivatum 1694
Vaccinum influenzae inactivatum ad suem 1697
Vaccinum influenzae inactivatum ex cellulis corticisque antigeniis praeparatum 1539
Vaccinum influenzae inactivatum ex cellulis virisque integris praeparatum 1527
Vaccinum influenzae inactivatum ex corticis antigeniis praeparatum 1536
Vaccinum influenzae inactivatum ex corticis antigeniis praeparatum virosomale 1542

Vaccinum influenzae inactivatum ex viris integris praeparatum 1525
Vaccinum influenzae inactivatum ex virorum fragmentis praeparatum 1534
Vaccinum influenzae vivum pernasale **10.7**-9600
Vaccinum laryngotracheitidis infectivae aviariae vivum **10.2**-6689
Vaccinum leptospirosis bovinae inactivatum 1707
Vaccinum leptospirosis caninae inactivatum 1704
Vaccinum leucosis felinae inactivatum 1709
Vaccinum mannheimiae bovinae inactivatum 1711
Vaccinum mannheimiae inactivatum ad ovem 1713
Vaccinum meningococcale classis C coniugatum 1553
Vaccinum meningococcale classium A, C, W135 et Y coniugatum 1551
Vaccinum meningococcale polysaccharidicum 1556
Vaccinum morbi Aujeszkyi inactivatum ad suem ..**10.2**-6681
Vaccinum morbi Aujeszkyi vivum ad suem ad usum parenteralem **10.2**-6684
Vaccinum morbi Carrei vivum ad canem **10.2**-6755
Vaccinum morbi Carrei vivum ad mustelidas **10.2**-6754
Vaccinum morbi haemorrhagici cuniculi inactivatum **10.2**-6715
Vaccinum morbi Marek vivum **10.2**-6724
Vaccinum morbi oris rubri inactivatum ad Oncorhynchum mykissem 1765
Vaccinum morbi partus diminutionis MCMLXXVI inactivatum ad pullum **10.2**-6709
Vaccinum morbillorum, parotitidis et rubellae vivum **10.7**-9606
Vaccinum morbillorum, parotitidis, rubellae et varicellae vivum **10.7**-9607
Vaccinum morbillorum vivum **10.7**-9603
Vaccinum Mycoplasmatis gallisepticii inactivatum 1722
Vaccinum myxomatosidis vivum ad cuniculum **10.2**-6727
Vaccinum necrosis pancreaticae infectivae inactivatum ad salmonidas cum adiuvatione oleosa ad iniectionem 1732
Vaccinum panleucopeniae felinae infectivae inactivatum 1734
Vaccinum panleucopeniae felinae infectivae vivum **10.2**-6734
Vaccinum papillomaviri humani (ADNr) 1520
Vaccinum parainfluenzae viri canini vivum **10.2**-6736
Vaccinum paramyxoviris 3 aviarii inactivatum ad meleagrem **10.2**-6691
Vaccinum parotitidis vivum **10.7**-9611
Vaccinum parvovirosis caninae inactivatum 1742
Vaccinum parvovirosis caninae vivum **10.5**-8337
Vaccinum parvovirosis inactivatum ad suem **10.2**-6740
Vaccinum pasteurellae inactivatum ad ovem 1748
Vaccinum pertussis ex cellulis integris adsorbatum 1568
Vaccinum pertussis sine cellulis copurificatum adsorbatum 1566
Vaccinum pertussis sine cellulis ex elementis praeparatum adsorbatum 1563
Vaccinum pestis anatis vivum **10.2**-6711
Vaccinum pestis classicae suillae vivum ex cellulis **10.2**-6751
Vaccinum pneumococcale polysaccharidicum 1574
Vaccinum pneumococcale polysaccharidicum coniugatum adsorbatum 1571
Vaccinum pneumoniae enzooticae suillae inactivatum ..1681
Vaccinum poliomyelitidis inactivatum 1583
Vaccinum poliomyelitidis perorale 1587
Vaccinum pseudopestis aviariae inactivatum **10.2**-6729
Vaccinum pseudopestis aviariae vivum **10.2**-6731
Vaccinum rabiei ex cellulis ad usum humanum 1602
Vaccinum rabiei inactivatum ad usum veterinarium **10.4**-7905
Vaccinum rabiei perorale vivum ad vulpem et nyctereutem **10.2**-6759
Vaccinum rhinitidis atrophicantis ingravescentis suillae inactivatum 1752
Vaccinum rhinotracheitidis infectivae bovinae inactivatum 1755
Vaccinum rhinotracheitidis infectivae bovinae vivum **10.2**-6693
Vaccinum rhinotracheitidis infectivae vivum ad meleagrem **10.2**-6745
Vaccinum rhinotracheitidis viralis felinae inactivatum 1759
Vaccinum rhinotracheitidis viralis felinae vivum ..**10.2**-6747
Vaccinum rotaviri vivum perorale **10.7**-9622
Vaccinum rubellae vivum **10.7**-9620
Vaccinum Salmonellae Enteritidis inactivatum ad pullum 1767
Vaccinum Salmonellae Enteritidis vivum perorale ad pullum 1768
Vaccinum Salmonellae Typhimurium inactivatum ad pullum 1772
Vaccinum Salmonellae Typhimurium vivum perorale ad pullum 1774
Vaccinum tenosynovitidis viralis aviariae vivum ..**10.2**-6757
Vaccinum tetani ad usum veterinarium **10.3**-7103
Vaccinum tetani adsorbatum **10.3**-7097
Vaccinum tuberculosis (BCG) cryodesiccatum 1441
Vaccinum varicellae vivum 1611
Vaccinum variolae gallinaceae vivum **10.2**-6713
Vaccinum variolae vivum **10.7**-9614
Vaccinum vibriosidis aquae frigidae inactivatum ad salmonidas 1797
Vaccinum vibriosidis inactivatum ad dicentrarchus labrax **10.6**-8785
Vaccinum vibriosidis inactivatum ad salmonidas 1795
Vaccinum viri parainfluenzae bovini vivum **10.2**-6738
Vaccinum viri syncytialis meatus spiritus bovini vivum **10.2**-6744
Vaccinum zonae vivum 1500
Vaginale Anwendung, Zubereitungen zur 1436
– Halbfeste Zubereitungen 1436
– Tabletten zur Herstellung von Vaginallösungen ..1436
– Tabletten zur Herstellung von Vaginalsuspensionen 1436
– Vaginalemulsionen 1436
– Vaginalkapseln 1436
– Vaginallösungen 1436
– Vaginalschäume 1436
– Vaginalsuspensionen 1436
– Vaginaltabletten 1436
– Vaginaltampons, wirkstoffhaltige 1436
– Vaginalzäpfchen 1436
– Vaginalzäpfchen, Zerfallszeit (2.9.2) 453
Vaginalia 1436
Valaciclovir 6087
Valaciclovirhydrochlorid-Hydrat 6091
Valacicloviri hydrochloridum 6087
Valacicloviri hydrochloridum hydricum 6091
Valencen R **10.7**-9483
Valerensäure R **10.7**-9483
Valerianae extractum aquosum siccum 2037
Valerianae extractum hydroalcoholicum siccum 2038
Valerianae radix 2040
Valerianae radix minutata 2042
Valerianae tinctura 2036
Valeriansäure R **10.7**-9483
Validierung
– alternativer mikrobiologischer Methoden (siehe 5.1.6) 1017
– von Arzneibuch-Methoden (siehe 1.1) **10.7**-9145

Valin 6094
Valin *R* **10.7**-9483
Valinum 6094
Valnemulinhydrochlorid für Tiere 6097
Valnemulini hydrochloridum ad usum veterinarium 6097
Valproinsäure 6099
Valsartan **10.3**-7423
Valsartanum **10.3**-7423
Vanadium-Lösung (1 g · l⁻¹ V) *R* **10.7**-9499
Vanadium(V)-oxid *R* **10.7**-9483
Vanadium-Schwefelsäure *R* **10.7**-9484
Vancomycinhydrochlorid **10.4**-8155
Vancomycini hydrochloridum **10.4**-8155
Vanillin 6107
Vanillin *R* **10.7**-9484
Vanillin-Phosphorsäure-Lösung *R* **10.7**-9484
Vanillin-Reagenz *R* **10.7**-9484
Vanillinum 6107
Vardenafilhydrochlorid-Trihydrat 6108
Vardenafili hydrochloridum trihydricum 6108
Varizellen-Immunglobulin vom Menschen 6110
 – zur intravenösen Anwendung 6111
Varizellen-Lebend-Impfstoff 1611
Vaselin
 – gelbes 6111
 – weißes 6112
 – weißes *R* **10.7**-9484
Vaselinum album 6112
Vaselinum flavum 6111
Vecuronii bromidum 6114
Vecuroniumbromid 6114
Vedaprofen für Tiere 6116
Vedaprofenum ad usum veterinarium 6116
Vektoren für Gentransfer-Arzneimittel (5.14) 1197
Venlafaxinhydrochlorid 6118
Venlafaxini hydrochloridum 6118
Verapamilhydrochlorid **10.6**-9039
Verapamili hydrochloridum **10.6**-9039
Veratrol *R* **10.7**-9484
Verbandwatte
 – aus Baumwolle 6123
 – aus Viskose 6124
Verbasci flos 2259
Verbenae citriodorae folium 2521
Verbenae herba 2136
Verbenon *R* **10.7**-9484
Verdampfungsrückstand von ätherischen Ölen (2.8.9) ...429
Verdünntes Isosorbidmononitrat 4394
Verdünnungen, flüssige (*siehe* Vorschriften zur Herstellung homöopathischer konzentrierter Zubereitungen und zur Potenzierung) **10.5**-8376
Verfahren
 – zur Amplifikation von Nukleinsäuren (2.6.21) 301
 – zur Amplifikation von Nukleinsäuren, Nachweis von Mykoplasmen (*siehe* 2.6.7) 268
Vernebelung, Charakterisierung von Zubereitungen (2.9.44) 553
Verreibungen (*siehe* Vorschriften zur Herstellung homöopathischer konzentrierter Zubereitungen und zur Potenzierung) **10.5**-8377
Verseifungszahl (2.5.6) 231
Verunreinigungen
 – durch Elemente (2.4.20) 199
 – durch Elemente (5.20) 1249
 – durch Pyrrolizidinalkaloide (2.8.26) **10.6**-8695
 – in Substanzen zur pharmazeutischen Verwendung, Kontrolle (5.10) 1177
 – Nicht sichtbare Partikeln in nicht injizierbaren, flüssigen Zubereitungen (2.9.53) **10.6**-8715

Via praeparandi stirpes homoeopathicas et potentificandi **10.5**-8361
Vibriose-Impfstoff (inaktiviert)
 – für Salmoniden 1795
 – für Seebarsche **10.6**-8785
 – Kaltwasser, für Salmoniden 1797
Vielblütiger-Knöterich-Wurzel* 2489
Vigabatrin 6126
Vigabatrinum 6126
Vinblastini sulfas 6128
Vinblastinsulfat 6128
Vincamin **10.4**-8159
Vincaminum **10.4**-8159
Vincristini sulfas 6131
Vincristinsulfat 6131
Vindesini sulfas 6133
Vindesinsulfat 6133
Vinorelbini tartras 6136
Vinorelbintartrat 6136
Vinpocetin 6139
Vinpocetinum 6139
Vinylacetat *R* **10.7**-9484
Vinylchlorid *R* **10.7**-9485
Vinyl(1)phenyl(5)methyl(94)polysiloxan *R* **10.7**-9485
Vinylpolymer zur Chromatographie
 – aminoalkyliertes *R* **10.7**-9485
 – octadecyliertes *R* **10.7**-9485
 – octadecylsilyliertes *R* **10.7**-9485
2-Vinylpyridin *R* **10.7**-9485
4-Vinylpyridin *R* **10.7**-9485
1-Vinylpyrrolidin-2-on *R* **10.7**-9485
Violae herba cum flore 2452
Virusdiarrhoe-Impfstoff (inaktiviert) für Rinder 1799
Virus-Lebend-Impfstoffe
 – für Menschen, Prüfung auf fremde Agenzien (2.6.16) **10.2**-6619
 – Prüfung auf Neurovirulenz (2.6.18) 299
Virussicherheit (5.1.7) 1023
Viskosimeter
 – Kapillarviskosimeter (2.2.9) 35
 – Kegel-Platte-Viskosimeter, konzentrische (*siehe* 2.2.10) 38
 – Kugelfallviskosimeter (2.2.49) **10.3**-6928
 – Kugelrollviskosimeter (2.2.49) **10.3**-6928
 – Rotationsviskosimeter (2.2.10) 37
 – Spindelviskosimeter (*siehe* 2.2.10) 38
 – Zylinder-Viskosimeter, konzentrische (*siehe* 2.2.10) 37
Viskosität (2.2.8) 35
Vitalität von kernhaltigen Zellen (*siehe* 2.7.29) 416
Vitamin A 6141
 – ölige Lösung von synthetischem **10.3**-7425
 – (synthetisch)-Pulver 6146
 – wasserdispergierbares, synthetisches 6145
Vitamini A synthetici densati pulvis 6146
Vitaminum A 6141
Vitaminum A syntheticum densatum oleosum **10.3**-7425
Vitaminum A syntheticum, solubilisatum densatum in aqua dispergibile 6145
Vitexin *R* **10.7**-9486
Vitexin-2″-*O*-rhamnosid *R* **10.7**-9486
Vogelknöterichkraut 2491
Voltametrie (2.2.65) 165
Von-Willebrand-Faktor vom Menschen 6148
 – Wertbestimmung (2.7.21) 404
Voriconazol 6150
Voriconazolum 6150
Vorschriften zur Herstellung homöopathischer konzentrierter Zubereitungen und zur Potenzierung **10.5**-8361

Vorverkleisterte Hydroxypropylstärke 4246
VZ, Verseifungszahl (2.5.6) 231

W

Waagen für analytische Zwecke (2.1.7) **10.6**-8679
Wacholderbeeren 2493
Wacholderöl 2494
Wachs
 - gebleichtes 6157
 - gebleichtes *R* **10.7**-9486
 - gelbes 6158
Wahre Dichte (*siehe* 2.2.42) 104
Warfarin-Natrium 6159
Warfarin-Natrium-Clathrat 6160
Warfarinum natricum 6159
Warfarinum natricum clathratum 6160
Wasser
 - Aktivität, Bestimmung (*siehe* 2.9.39) 545
 - ammoniumfreies *R* **10.7**-9486
 - Bestimmung der Sorptions-Desorptions-Isothermen und der Wasseraktivität (2.9.39) 541
 - Bestimmung durch Destillation (2.2.13) 40
 - coulometrische Titration (2.5.32) 244
 - destilliertes *R* **10.7**-9486
 - destilliertes, deionisiertes *R* **10.7**-9486
 - für Injektionszwecke 6165
 - für Injektionszwecke *R* **10.7**-9486
 - gereinigtes 6162
 - Halbmikrobestimmung (2.5.12) 234
 - in ätherischen Ölen (2.8.5) 428
 - in Gasen (2.5.28) 242
 - kohlendioxidfreies *R* **10.7**-9486
 - Mikrobestimmung (2.5.32) 244
 - nitratfreies *R* **10.7**-9486
 - partikelfreies *R* **10.7**-9487
 - Wechselwirkung mit Feststoffen (2.9.39) 541
 - zum pharmazeutischen Gebrauch, gesamter organischer Kohlenstoff (2.2.44) 109
 - zum Verdünnen konzentrierter Hämodialyselösungen 6169
 - zur Chromatographie *R* **10.7**-9487
 - zur Herstellung von Extrakten aus pflanzlichen Drogen 6171
Wasser *R* **10.7**-9486
Wasser *R* 1 .... **10.7**-9486
(D_2)Wasser *R* **10.7**-9487
(D_2)Wasser *R* 1 .... **10.7**-9487
Wasserbad, Definition (*siehe* 1.2) **10.7**-9146
Wasserhaltiges Zanamivir **10.1**-6523
(^{15}O)Wasser-Injektionslösung 1952
(^{3}H)Wasser-Injektionslösung, Tritiiertes- 1953
Wassernabelkraut, Asiatisches 2496
Wasserstoff zur Chromatographie *R* **10.7**-9487
Wasserstoffperoxid-Lösung (2 ppm H_2O_2) *R* **10.7**-9499
Wasserstoffperoxid-Lösung 3 % 6174
Wasserstoffperoxid-Lösung 3 % *R* **10.7**-9487
Wasserstoffperoxid-Lösung 30 % 6173
Wasserstoffperoxid-Lösung 30 % *R* **10.7**-9487
Wechselwirkung von Wasser mit Feststoffen: Bestimmung der Sorptions-Desorptions-Isothermen und der Wasseraktivität (2.9.39) 541
Wedelolacton *R* **10.7**-9487
Weidenrinde 2498
Weidenrindentrockenextrakt 2500
Weihrauch, Indischer 2501
Weinsäure 6174
Weinsäure *R* **10.7**-9487
Weißdornblätter mit Blüten **10.3**-7132

Weißdornblätter-mit-Blüten-Fluidextrakt **10.3**-7136
Weißdornblätter-mit-Blüten-Trockenextrakt **10.3**-7138
Weißdornfrüchte **10.1**-6290
Weiße Pfingstrosenwurzel 2365
Weißer Ton 5970
Weitere Vorgaben zu Monographien und Allgemeinen Kapiteln (1.2) 1945
Weizenkeimöl
 - natives 6175
 - raffiniertes 6176
Weizenstärke **10.6**-9045
Wermutkraut 2509
Wertbestimmung
 - statistische Auswertung der Ergebnisse (5.3) 1091
 - vom Protein S vom Menschen (2.7.31) 419
 - von Antibiotika, mikrobiologische (2.7.2) 363
 - von Antithrombin III vom Menschen (2.7.17) 400
 - von Blutgerinnungsfaktor II vom Menschen (2.7.18) 400
 - von Blutgerinnungsfaktor VII vom Menschen (2.7.10) 388
 - von Blutgerinnungsfaktor VIII vom Menschen (2.7.4) 368
 - von Blutgerinnungsfaktor IX vom Menschen (2.7.11) 389
 - von Blutgerinnungsfaktor X vom Menschen (2.7.19) 401
 - von Blutgerinnungsfaktor XI vom Menschen (2.7.22) 406
 - von C1-Esterase-Inhibitor vom Menschen (2.7.34) 421
 - von Heparin (2.7.5) 370
 - von Heparin in Blutgerinnungsfaktoren (2.7.12) .. 390
 - von Von-Willebrand-Faktor vom Menschen (2.7.21) 404
 - von Plasmin-Inhibitor vom Menschen (2.7.25) 411
 - von Protein C vom Menschen (2.7.30) 417
 - von α-1-Proteinase-Inhibitor vom Menschen (2.7.32) 420
Wildes Stiefmütterchen mit Blüten 2452
Wirkstofffreie Kügelchen für homöopathische Zubereitungen **10.3**-7145
Wirkstofffreisetzung
 - aus festen Arzneiformen (2.9.3) 454
 - aus lipophilen festen Arzneiformen (2.9.42) 551
 - aus Pflastern (2.9.4) **10.5**-8267
 - aus wirkstoffhaltigen Kaugummis (2.9.25) 500
 - Empfehlungen zur Bestimmung (5.17.1) 1231
Wirkstoffhaltige
 - Kaugummis 1393
 - Kaugummis, Wirkstofffreisetzung (2.9.25) 500
 - Pflaster **10.5**-8305
 - Schäume **10.6**-8773
 - Tampons 1405
Wirtszell-DNA-Rückstände, Quantifizierung und Charakterisierung (2.6.35) (2.6.35) 344
Wolframatokieselsäure *R* **10.7**-9487
Wolframatophosphorsäure-Lösung *R* **10.7**-9487
Wolfstrappkraut* 2511
Wollblumen/Königskerzenblüten 2259
Wollwachs 6179
 - hydriertes 6183
 - wasserhaltiges 6185
Wollwachsalkohole **10.3**-7430

X

Xanthangummi	6191
Xanthani gummi	6191
Xanthine, Identitätsreaktion (*siehe* 2.3.1)	183
Xanthydrol *R*	**10.7**-9488
Xanthydrol *R* 1	**10.7**-9488
Xanthydrol-Lösung *R*	**10.7**-9488
(^{133}Xe)Xenon-Injektionslösung	1954
Xenoni(^{133}Xe) solutio iniectabilis	1954
Xylazinhydrochlorid für Tiere	**10.4**-8163
Xylazini hydrochloridum ad usum veterinarium	**10.4**-8163
Xylenolorange *R*	**10.7**-9488
Xylenolorange-Lösung *R*	**10.7**-9488
Xylenolorange-Verreibung *R*	**10.7**-9488
Xylitol	6194
Xylitol *R*	**10.7**-9488
Xylitolum	6194
Xylol *R*	**10.7**-9488
m-Xylol *R*	**10.7**-9489
o-Xylol *R*	**10.7**-9489
Xylometazolinhydrochlorid	**10.1**-6517
Xylometazolini hydrochloridum	**10.1**-6517
Xylose	6199
Xylose *R*	**10.7**-9489
Xylosum	6199

Y

Yamswurzelknollen*	2514
Yamswurzelknollen, japanische*	2515
Yohimbinhydrochlorid	6203
Yohimbinhydrochlorid *R*	**10.7**-9489
Yohimbini hydrochloridum	6203
Yttrii(^{90}Y) chloridi solutio ad radio-signandum	1955
(^{90}Y)Yttriumchlorid-Lösung zur Radiomarkierung	1955

Z

Zähflüssige Extrakte	1321
Zählung	
– der CD34/CD45+-Zellen in hämatopoetischen Produkten (2.7.23)	407
– kernhaltiger Zellen (2.7.29)	415
– von Einzelzellen, Durchflusszytometrie (2.7.24)	409
Zanamivir, wasserhaltiges	**10.1**-6523
Zanamivirum hydricum	**10.1**-6523
*Zanthoxyli bungeani pericarpium**	**10.4**-7927
Zanthoxylum-bungeanum-Schale*	**10.4**-7927
Zellbanksystem (*siehe* 5.2.3)	1042
Zellbasierte Zubereitungen, mikrobiologische Kontrolle (2.6.27)	**10.3**-6951
Zellen, genetisch modifizierte (*siehe* 5.14)	1198
Zellkulturen	
– für die Herstellung von Impfstoffen für Menschen (5.2.3)	1041
– für die Herstellung von Impfstoffen für Tiere (5.2.4)	**10.2**-6633
Zellzählung und Vitalität von kernhaltigen Zellen (2.7.29)	415
Zerfallszeit	
– von Suppositorien und Vaginalzäpfchen (2.9.2)	453
– von Tabletten und Kapseln (2.9.1)	**10.6**-8705
Zhekiang-Fritillariazwiebel*	**10.6**-8811
Zidovudin	**10.5**-8557
Zidovudinum	**10.5**-8557
Zimtaldehyd *R*	**10.7**-9489
trans-Zimtaldehyd *R*	**10.7**-9489
Zimtblätteröl	2518
Zimtöl	2519
Zimtrinde	2520
trans-Zimtsäure *R*	**10.7**-9490
Zinci acetas dihydricus	**10.6**-9049
Zinci acexamas	**10.3**-7435
Zinci chloridum	6215
Zinci gluconas	**10.6**-9050
Zinci oxidum	**10.6**-9051
Zinci stearas	**10.5**-8560
Zinci sulfas heptahydricus	6221
Zinci sulfas hexahydricus	6220
Zinci sulfas monohydricus	6220
Zinci undecylenas	6222
Zingiberis rhizoma	2229
Zink	
– aktiviertes *R*	**10.7**-9490
– Identitätsreaktion (*siehe* 2.3.1)	183
– komplexometrische Titration (*siehe* 2.5.11)	234
Zink *R*	**10.7**-9490
Zink *RV*	**10.7**-9512
Zinkacetat *R*	**10.7**-9490
Zinkacetat-Dihydrat	**10.6**-9049
Zinkacetat-Lösung *R*	**10.7**-9490
Zinkacexamat	**10.3**-7435
Zinkchlorid	6215
Zinkchlorid *R*	**10.7**-9490
Zinkchlorid-Ameisensäure *R*	**10.7**-9490
Zinkchlorid-Lösung (0,05 mol · l^{-1})	**10.7**-9519
Zinkchlorid-Lösung, iodhaltige *R*	**10.7**-9490
Zinkgluconat	**10.6**-9050
Zinkiodid-Stärke-Lösung *R*	**10.7**-9490
Zink-Lösung (5 mg · ml^{-1} Zn) *R*	**10.7**-9499
Zink-Lösung (5 ppm Zn) *R*	**10.7**-9499
Zink-Lösung (10 ppm Zn) *R*	**10.7**-9499
Zink-Lösung (100 ppm Zn) *R*	**10.7**-9499
Zinkoxid	**10.6**-9051
Zinkoxid *R*	**10.7**-9490
Zinkstaub *R*	**10.7**-9491
Zinkstearat	**10.5**-8560
Zinksulfat *R*	**10.7**-9491
Zinksulfat-Heptahydrat	6221
Zinksulfat-Hexahydrat	6220
Zinksulfat-Lösung (0,1 mol · l^{-1})	**10.7**-9519
Zinksulfat-Monohydrat	6220
Zinkundecylenat	6222
Zinn *R*	**10.7**-9491
Zinn(II)-chlorid *R*	**10.7**-9491
Zinn(II)-chlorid-Dihydrat	6223
Zinn(II)-chlorid-Lösung *R*	**10.7**-9491
Zinn(II)-chlorid-Lösung *R* 1	**10.7**-9491
Zinn(II)-chlorid-Lösung *R* 2	**10.7**-9491
Zinn-Lösung (0,1 ppm Sn) *R*	**10.7**-9499
Zinn-Lösung (5 ppm Sn) *R*	**10.7**-9499
Zinn-Lösung (1000 ppm Sn), ölige *R*	**10.7**-9499
Zinn-Prüfset zur halbquantitativen Bestimmung *R*	**10.7**-9491
Ziprasidonhydrochlorid-Monohydrat	6224
Ziprasidoni hydrochloridum monohydricum	6224
Ziprasidoni mesilas trihydricus	6227
Ziprasidonmesilat-Trihydrat	6227
Zirconium-Lösung (1 g · l^{-1} Zr) *R*	**10.7**-9499
Zirconiumnitrat *R*	**10.7**-9491
Zirconiumnitrat-Lösung *R*	**10.7**-9491
Zirkulardichroismus (2.2.41)	103
Zitronenverbenenblätter	2521
Zitzensprays	1382
Zitzentauchmittel	1382
Zoledronsäure-Monohydrat	**10.1**-6525

Zolmitriptan 6232
Zolmitriptanum 6232
Zolpidemi tartras **10.1**-6527
Zolpidemtartrat **10.1**-6527
Zonenelektrophorese (*siehe* 2.2.31) 69
Zopiclon 6236
Zopiclonum 6236
Zubereitungen
   – aus pflanzlichen Drogen 1356
   – in Druckbehältnissen 1407
   – Intravesikale **10.5**-8308
   – konzentrierte (*siehe* Homöopathische Zubereitungen) **10.3**-7143
   – Pharmazeutische 1359
   – zum Einnehmen, flüssige 1377
   – zum Einnehmen, Pulver 1397
   – zum Einnehmen, Tabletten 1401
   – zum Spülen 1408
   – zur Anwendung am Auge **10.6**-8774
   – zur Anwendung am Ohr **10.6**-8778
   – zur Anwendung an Wiederkäuern, intraruminale Wirkstofffreisetzungssysteme 1389
   – zur Anwendung in der Mundhöhle **10.5**-8317
   – zur Inhalation **10.5**-8322
   – zur Inhalation: Aerodynamische Beurteilung feiner Teilchen (2.9.18) 478
   – zur intramammären Anwendung für Tiere 1426
   – zur intrauterinen Anwendung für Tiere 1427
   – zur kutanen Anwendung am Tier, flüssige 1382
   – zur kutanen Anwendung, flüssige **10.7**-9587
   – zur kutanen Anwendung, halbfeste **10.5**-8305
   – zur kutanen Anwendung, Pflaster **10.5**-8314
   – zur kutanen Anwendung, Pulver 1398
   – zur kutanen Anwendung, wirkstoffhaltige Pflaster **10.5**-8316
   – zur kutanen Anwendung, wirkstoffhaltige Schäume 1399
   – zur lokalen Anwendung, Stifte und Stäbchen 1401
   – zur lokalen Anwendung, wirkstoffhaltige Tampons 1405
   – zur nasalen Anwendung **10.3**-7050
   – zur oralen Anwendung am Tier, halbfeste 1389
   – zur rektalen Anwendung 1433
   – zur vaginalen Anwendung 1436
   – zur Vernebelung: Charakterisierung (2.9.44) 553
   – zur veterinärmedizinischen Anwendung, Arzneimittel-Vormischungen 1376
Zucker-Stärke-Pellets 6239
Zuclopenthixoldecanoat **10.4**-8167
Zuclopenthixoli decanoas **10.4**-8167
Zulassungsdokumente, Verweis auf (*siehe* 1.1) ...**10.7**-9144